寒五个节气；反映天气现象的有雨水、谷雨、白露、寒露、霜降、小雪、大雪七个节气；反映物候现象的有惊蛰、清明、小满、芒种四个节气。

二十四节气的形成和发展，是我国古代探索农业生产与季节变化规律关系的结果。农业发展初期，为了提高农业生产质量，于是开始探索农业生产的季节规律，出现了春种、夏长、秋收、冬藏等农事活动概念。春秋战国以后因为铁制农具的出现，农业生产出现了前所未有的发展，随着人们对农事活动与季节性影响的认识加深，就逐渐形成了节气的概念。到了春秋时，就已经开始用土圭测日影定节气。最初只有夏至、冬至，随后逐渐增加了春分、秋分及立春、立夏、立秋、立冬。西汉《淮南子·天文训》中记载了完整的二十四节气，它是以北斗星斗柄的方位来确定节气。确定立春为阴历的正月节（节气），雨水为正月中（中气），其他节气依此类推。一年中共有十二节气和十二中气，后来人们就把节气和中气统称为节气，于是二十四节气便产生了，一直沿用至今。

人们通过科学研究发现，因为季节交替导致的天气变化对人的生理有着很大的影响。例如，人的血色素在夏季降低，在冬季升高；人体的白细胞在冬季较高，12月份升至最高点；人体的血小板在3~4月份较高，而到了8月份开始降低；成年人的凝血酶原在冬、春两季时较低，并在气压变化时出现波动；人体内的纤维蛋白在冬季要低于夏季；人体内的血蛋白夏天高，冬天低，球蛋白冬季高，夏季低；人体的血磷在2月份最低，夏秋最高；人体的血钙在2~3月份最低，8月份最高；血镁在2月份最低，12月最高；血碘在冬季最低，夏季最高；人体毛细管的抵抗力会在冷风后增强，暖风后降低；人体组织的穿透力会在冷风后减少，暖风后增强，等等。

医学研究表明，节气交替时气象中的温度、湿度和气压的变化，对人身体的健康有着很大的影响。其中气压对人体的影响最为明显，表现在生理和心理两个方面。

气压对人体生理的影响主要表现在影响人体内氧气的供应。它包括人每天需要大约750毫克的氧气，其中20%为大脑耗用。当自然界气压下降时，大气中氧分压、肺泡的氧分压和动脉血氧饱和度都随之下降，导致人体发生一系列生理反应。这一反应典型的例子是当人登到高山时，出现的呼吸急促，心率加快，同时还会伴有头晕、头痛、恶心、呕吐和全身无力等症状的高山反应。

气压对人体的心理影响表现在它能使人产生压抑情绪。例如，在阴雨和下雪的天气以及夏季雷雨前的高温湿闷天气，此时因为气压下降常使人感到压抑。这时，自律神经（植物神经）系统趋向紧张，释放肾上腺素，引起血压上升、心跳加快、呼吸急促等。同时，皮质醇被分解出来，引起胃酸分泌增多、血管易发生梗塞、血糖值急升等。另外，月气压最低值与人口死亡高峰的出现有密切关系。有学者以72个月的当月气压最低值为例进行研究，结果发现48小时内共出现死亡高峰64次之多，出现概率高达88.9%。

由此可见，现代科学为气候变化对人体健康的影响提供了科学依据，更进一步说明顺应四时养生的重要性。所以，结合二十四节气变化时所带来的不同气候特点而采用不同的养生方法，才是科学的养生之道，才能求得身体安康。对于我国古代养生家们来说，在一年二十四个节气中，哪一个节气时应该吃些什么东西，做些什么运动，是很有讲究的，可见，他们是十分注重不同时节采用不同的养生方法的。我国古代的二十四节气，不但是古人天文观察上的成就及生活经验的总结，而且包含着周易八卦及五行的辩证思想。

三、二十四节气与八卦辩证思想

我国最初的春、夏、秋、冬是用八卦中的震、离、兑、坎来代表。由于每卦中有六个爻，所以四个卦共有二十四个爻以代表二十四节气。东方春天是震卦五行属木，南方夏天是离卦属火，西方秋天是兑卦五行属金，北方冬天是坎卦五行属水。震卦、离卦、兑卦、坎卦，共四季，每卦六爻，每一爻管十五日，每卦共管九十日，四卦共管三百六十日。

这样，八卦中的六十四卦除掉震、离、兑、坎四个正卦则余下六十卦，共有三百六十爻、每爻各代表一日，共有三百六十日。可是每年共有三百六十五点二五日，所以尚有五点二五日无爻可对，于是将此五点二五日均分六十卦、如果每日为八十分，则五点二五日共为四百二十分。将这四百二十分均分六十卦，则每卦为七分，由于一爻生一日，一卦主六日，加上平均的七分，所以一卦配以六日七分。这就是汉代著名易学家孟喜的“六日七分法”。由于古人将每个节气的五天作为一候，所以一年有十二个月，二十四节气，七十二候。

同时，我国古代还用八卦中的十二辟卦表示一年中十二个月的气候变化，并且用律吕证实每种气候的来临。传说律吕是在我国西北陕西、河南边界发明的。律吕是一种形状据说像竹子又不是竹子的吕管，吕管长短粗细有一定的标准，共有十二种，埋在地下，据说是埋在天山的阴谷。由于这十二种管子长短不一，深入地下的深度也不同，而上端则是齐平的，管中装满了芦灰，管口贴上“竹衣”（竹子内的薄膜），到了冬至一阳生的时候，最长管子中的芦灰，首先受到地下阳气上升的冲击，便喷出管外，同时发出“嗡”的声音，人们称这种声音叫黄钟之音。然后是每一个月便有一根管子的芦灰喷出来，发出的声音是不同的。这样由黄钟、大吕、太簇、夹钟、姑洗、中吕、蕤宾、林钟、夷则、南宫、无射、应钟分别发出的声音，说明地球中的热量正在向地表扩散，地上的温度开始慢慢升高。

黄钟是在十一月发出声音，也就是子月，即冬至一阳初生的时候，卦是复卦。到了十二月阳能又逐渐上升了一些，初爻和第二爻都是阳爻，因为内卦变了，成为地泽临卦。在节气上，为小寒和大寒。

到了正月是寅月，是地天泰卦，所谓“三阳开泰”，就是说已经有三个阳了。律吕是太簇之音时，节气便是立春和雨水。二月是卯月，卦象内卦是乾卦，外卦是震卦，震为雷，雷天大壮。二月是大壮卦，此时节气为惊蛰和春分。三月的卦，节气是清明、谷雨，为夬卦，外卦是兑卦，兑为泽，内卦是乾卦，乾为天，泽为夬，这个卦象，表现出地球物理的气象，这时阳能强于阴能，与我们人类生活息息相关。

四月份是乾卦，这时阳能升至极点，人们每年最难受、最闷热的日子来临了。

中华养生宝典

卷二

竭宝峰 主编

黑龙江科学技术出版社

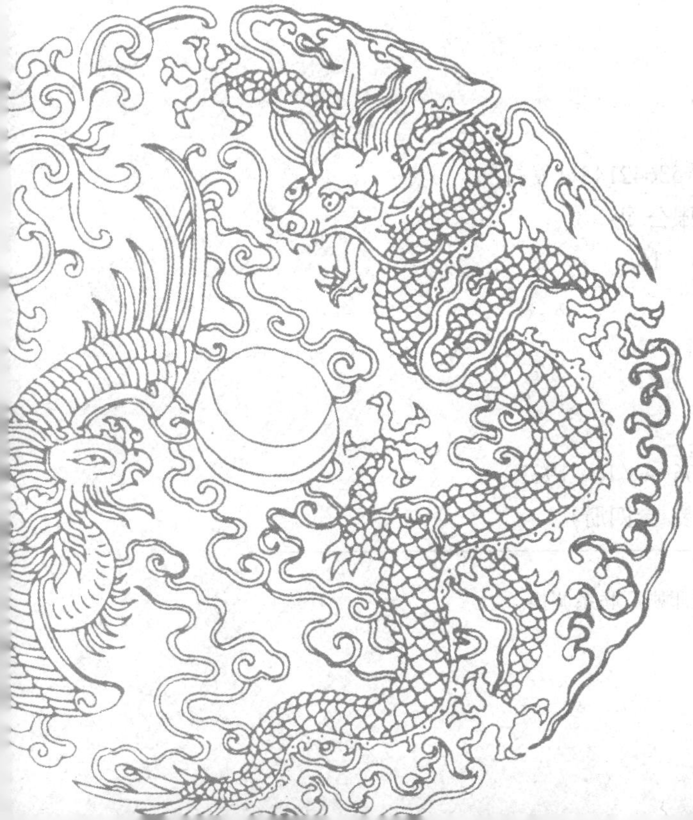

图书在版编目（CIP）数据

中华养生宝典 / 竭宝峰主编. -- 哈尔滨 ：黑龙江科学技术出版社，2011.7
ISBN 978-7-5388-6766-4

Ⅰ. ①中… Ⅱ. ①竭… Ⅲ. ①养生（中医）-基本知识 Ⅳ. ①R212

中国版本图书馆CIP数据核字(2011)第156642号

中华养生宝典

主　　编：竭宝峰
责任编辑：李欣育　刘丽奇
书装设计：张立娟
出版发行：黑龙江科学技术出版社
电　　话：（0451）53642106 电传53642143（发行部）
印　　刷：三河市文通印刷包装有限公司
开　　本：850mm×1168mm　1/16
字　　数：1361千字
印　　张：63
版　　次：2011年7月第1版
印　　次：2011年7月第1次印刷
书　　号：ISBN 978-7-5388-6766-4/R·1927
定　　价：395.00元（古典函套线装 全四册）

序　言

我国古代养生名著《黄帝内经》说："四时阴阳者，万物之根本也，所以圣人春夏养阳，秋冬养阴，以从其根。"《养老奉亲书》说："人能执天道生杀之理，法四时运用而行，自然疾病不生，长年可保。"

由此可见，我们的祖先在几千年以前就已经把顺应四时、效法自然奉为重要的养生之道，作为渴望长寿、青睐健康的现代人来说，更应该知晓四时养生的法则，谨循其道，实现延年益寿的梦想。为了满足人们的这种愿望，我们编写了以我国古代"天人合一，顺应四时"的养生法则为基础的本套书。

该书重点介绍了季节变换、节气交替之时，我们应该如何养生保健的方法，其中收录了古今最行之有效、最具有实用价值的养生功法以及食疗、食补的妙方，并结合现代一些有科学依据的食疗理论和养生保健常识，向读者提供抗衰防老、青春永驻以及祛病延年的秘诀。

一、顺应四时可保安康

我国传统医学及养生学认为，人是存在于宇宙之间的一个小宇宙，宇宙中各种变化会对人体的各个方面都产生影响，人体也会因为宇宙的各种变化产生不同的感应。自然界的暑去寒来等规律转变，风雨雷电等自然现象，尤其是因为四时节气交替所带来的春燥暑热秋凉冬寒等气候环境，对人的吃穿住行以及身体健康有着重要的影响。所以我们要想祛病延年，就要顺应四时，通过道法自然以求得身心健康。

《黄帝内经》中说："圣人不治已病治未病"，也就是说，人们应该在身体没有得病之前通过保养和锻炼提高身体的免疫能力，从而预防疾病的发生，达到保健的目的。清代著名医学家汪昂在《勿药元诠》中说："夫病已成而后药之，譬犹渴而凿井，斗而铸兵，不亦晚乎?"他指出，往往由于人们在病症明显时才去求医，就好比口渴了才去凿井，战争已经开始了才去铸造兵器，会延误病情而不能得到很好的治疗。这种"预防为主，治疗为辅"的养生观念，也是现代养生保健的指导思想。事实上，在节气交替变换之际，气温变化大，是人体致病的主要因素。所以结合二十四节气的不同气候特点，科学地进行饮食起居、身体保健对疾病的预防有着十分重要的意义。

相传汉武帝在一次东巡泰山时，曾从一寿翁处得到一个神枕方，该方是在枕头里放33种中药，其中有24味药是无毒的，以应一年的二十四节气，8味药是有毒的，以应自然界的八风。据说这位寿翁由于每天枕着神枕，所以这位寿翁虽然180

岁了但看上去就像五十来岁的样子。在这个传说中，虽然神枕的奇效有点玄虚，但枕方中强调养生要应时令倒是事实。

众所周知，汉武帝在我国历史上是一位极其好色的皇帝，他活了70岁，这在历代的好色皇帝中可算作是高寿的了。当然这与他注重养生修炼是分不开的。也正因为如此，所以后世的修炼家们才把他与仙丹妙药的故事扯到了一起。可是在今天科学高度发展的文明社会里，虽然，有些人并不好色，并且很注重身体的保养、锻炼，但是却不能与健康携手。这是为什么呢？其实，关键就在于对养生知识的错误理解和片面认识。尤其不懂得顺应四时的养生原理，只知对身体倍加呵护，最终却导致身体适应自然的能力降低，无法适应不同节气的气候变化，使身体日渐脆弱，无法抵御自然界的春瘟、秋燥、夏暑和冬寒；或者是违背时序养生法则进行运动养生，到头来是事与愿违，仍然无法逃脱风寒暑湿燥热六淫对身体的伤害。

元朝的《饮膳正要》收录了汉武帝神枕的药方："用五月五日、七月七日取山林柏，以为枕，长一尺一二寸，高四寸，空中容一斗二升。以柏心赤者为盖，厚二分，盖致之令密，又使开闭也。又钻盖上为三行，每行四十九孔，凡一百四十七孔，令容粟大。用下项药：芎䓖、当归、白芷、辛夷、杜衡、白术、藁本、木兰、蜀椒、桂、干姜、防风、人参、桔梗、白薇、荆实、肉苁蓉、飞廉、柏实、薏苡仁、款冬花、白衡、秦椒、谭芜凡二十四物，以应二十四气。乌头、附子、藜芦、皂角、茵草、矾石、半夏、细辛八物毒者，以应八风。右三十二物各一两，皆㕮咀。以毒药上安之，满枕中，用囊以衣枕。百日面有光泽，一年体中无疾，一一皆愈而身尽香。四年白发变黑，齿落重生，耳目聪明。"

中国中医研究院有关专家根据以上药方，并结合现代科学技术研制而成为新一代"汉武帝药枕"。它具有活血化淤、健脑安神、白发变黑、齿落复出、祛病延年等功效，并能治疗高血压、神经衰弱、失眠多梦、头痛眩晕、颈椎病等多种病症。由此可见，古人给我们留下了珍贵的养生遗产，而这小小的枕方其实只不过是古代养生成就中的沧海一粟，而古代关于时令养生的理论与方法，却是可以促使你与健康长寿相约的途径。

二、浅谈二十四节气

我国古代将一年分成从立春到大寒等共二十四个节气，以表征一年中天文、季节、气候与农业生产的关系。它作为一部完整的农业气候历，在指导我国农业生产方面发挥了巨大作用。

我们知道，地球每365天5时48分46秒围绕太阳公转一周，并且每24小时还要自转一周。正因为如此，所以一年四季太阳光直射到地球的位置是不同的。以北半球为例，太阳直射到北纬23.5度时，在天文上被称为夏至；太阳直射到南纬23.5度时称为冬至；夏至和冬至即指已经到了夏、冬两季的中间了。一年中当太阳两次直射在赤道上时，被分别称为春分和秋分，也就是说季节到了春、秋两季的中间，这两天白昼和黑夜一样长。标志一年四季节气变化的有：立春、春分、立夏、夏至、立秋、秋分、立冬、冬至等八个节气，其中立春、立夏、立秋、立冬叫做"四立"，表示四季开始的意思；反映温度变化的有：小暑、大暑、处暑、小寒、大而五月份则是六爻，阳气开始逐渐减少了。当夏至节气到来之时，由于地球开始吸收太阳辐射的能量，于是空气湿度增大，标志着阴气来了，正所谓夏至一阴生。由于一阴生的原因在这个季节里人容易生病，所以保养时要注意少吹电风扇，少吃凉东西。六月是小暑、大暑的节气，也就是我们常说的所谓三伏天。这时是阳气慢慢要退伏了，所以名为“伏”，每十天一伏，三伏有三十天。所以夏天我们体外感到很热，这是身上的阳能向外放射，而身体的内部还是寒的，所以夏天的消化能力反而没有冬天好。

七、八、九三个月，阴气在不断增加，形成否、观、剥三个卦。最后在十月的立冬，成为纯阴的坤卦。天气上十月有一个小阳春，这时有几天气候的气温要回升。这就是阴极则阳生的道理。

有趣的是，在我国古代随着朝代的更迭正月也随之而变化的。商朝曾把夏朝的十二月作为每年的第一月，周朝曾把十一月算作每年的第一个月，秦始皇统一天下后，规定十月为每年的第一个月，直到汉武帝时，才又恢复为夏朝的月份排法，一直尚用至今。由于这些皇帝更改了月份次序，又由于没能使全国人都知晓月份的更改，于是在当时月份便显得有些混乱。在这种情况下，二十四节气便因具有记时与表征气候的双重作用，成为人们记时记月的方法，尤其是当时的农民。以立春雨水节气作为正月，惊蛰春分作为二月的节气记月法，当时还有一首广为流传的歌诀：“正月立春雨水节，二月惊蛰及春分，三月清明并谷雨，四月立夏小满方，五月芒种并夏至，六月小暑大暑当，七月立秋还处暑，八月白露秋分忙，九月寒露并霜降，十月立冬小雪涨，子月大雪并冬至，腊月小寒大寒昌。”

这种以二十四节气代表月份的记时方法也深受古代医家、易学家、占卜家所青睐。比如现在的医学上也结合节气的变化特点为病人开药方，并且创建出许多配合二十四节气特点的锻炼功法。二十四节气就这样包含着阴阳、八卦及五行的辩证哲学，而显示着其强大的生命力。随着人们对二十四节气变换的重视，于是便产生了与二十四节气有关的各种风俗，更值得一提的是：结合二十四节气的特点进行养生的观念越来越引起人们的重视。本书便是以二十四节气养生之道为基础，对不同时令从民间风俗、生活起居、运动保健、饮食养生及药疗养生等方面进行阐述，并详细介绍了许多科学的养生保健常识，为广大渴望健康的人们提供了一套极具实用价值的养生宝典。读者应根据自身实际情况，慎重选用本书的提供的仅供参考的方剂，且不可盲从。

编者

目　录

序　言……………………………………………………………………………………（1）
第一编　春季养生知识…………………………………………………………………（1）
一、春季养生概述………………………………………………………………………（1）
顺应时节可保安康………………………………………………………………………（4）
春季养生原则……………………………………………………………………………（10）
入春话饮食………………………………………………………………………………（15）
春捂秋冻…………………………………………………………………………………（25）
春天防“春困”……………………………………………………………………………（26）
消除“春困”疲劳法………………………………………………………………………（28）
春天防病常识……………………………………………………………………………（29）
适度房事求安宁…………………………………………………………………………（46）
春季养生活动……………………………………………………………………………（50）
春季心理保健……………………………………………………………………………（58）
二、立春养生……………………………………………………………………………（62）
民间风俗…………………………………………………………………………………（62）
生活起居…………………………………………………………………………………（64）
运动保健…………………………………………………………………………………（66）
饮食养生…………………………………………………………………………………（70）
药疗养生…………………………………………………………………………………（74）
房事养生…………………………………………………………………………………（78）
三、雨水养生……………………………………………………………………………（80）
民间风俗…………………………………………………………………………………（80）
生活起居…………………………………………………………………………………（83）
运动保健…………………………………………………………………………………（87）
饮食养生…………………………………………………………………………………（89）
药疗养生…………………………………………………………………………………（93）
房事养生…………………………………………………………………………………（95）
四、惊蛰养生……………………………………………………………………………（96）
民间风俗…………………………………………………………………………………（96）
生活起居…………………………………………………………………………………（97）
运动养生…………………………………………………………………………………（101）
饮食养生…………………………………………………………………………………（104）

药疗养生……………………………………………………………(107)
房事养生……………………………………………………………(112)
五、春分养生……………………………………………………………(114)
民间风俗……………………………………………………………(114)
生活起居……………………………………………………………(116)
运动保健……………………………………………………………(118)
饮食养生……………………………………………………………(120)
药疗养生……………………………………………………………(121)
房事养生……………………………………………………………(123)
六、清明养生……………………………………………………………(125)
民间风俗……………………………………………………………(125)
生活起居……………………………………………………………(127)
运动保健……………………………………………………………(130)
饮食养生……………………………………………………………(133)
药疗养生……………………………………………………………(136)
房事养生……………………………………………………………(138)
七、谷雨养生……………………………………………………………(139)
民间风俗……………………………………………………………(139)
生活起居……………………………………………………………(141)
运动保健……………………………………………………………(143)
饮食养生……………………………………………………………(147)
药疗保健……………………………………………………………(150)
房事养生……………………………………………………………(153)
八、春季养生保健食补……………………………………………………(155)
美容养颜……………………………………………………………(156)
美发护发……………………………………………………………(158)
润肤护肤……………………………………………………………(161)
减肥健美……………………………………………………………(164)
养肝明目……………………………………………………………(166)
聪耳健齿……………………………………………………………(169)
健脑益智……………………………………………………………(171)
防老抗衰……………………………………………………………(174)
益肾壮阳……………………………………………………………(177)
防癌抗癌……………………………………………………………(180)
妇女、儿童保健……………………………………………………(183)
老年人保健…………………………………………………………(185)
九、春季保健药茶…………………………………………………………(189)
姜糖茶………………………………………………………………(189)

核桃葱姜茶…………………………………………………………………… (189)
紫苏叶茶……………………………………………………………………… (189)
蒲公英茶……………………………………………………………………… (190)
痄腮茶………………………………………………………………………… (190)
茵陈蒿茶……………………………………………………………………… (191)
板蓝清肝茶…………………………………………………………………… (191)
聪耳明目茶…………………………………………………………………… (191)
决明苁蓉茶…………………………………………………………………… (192)
山楂二花茶…………………………………………………………………… (192)
十、春季养生野菜………………………………………………………… (193)
椿芽甘寒无毒，嫩芽消风祛毒……………………………………………… (193)
三月三，荠菜胜灵丹………………………………………………………… (194)
陟彼南山，言采其蕨………………………………………………………… (196)
苦菜里有三两粮，既饱肚子又壮阳………………………………………… (197)
若想通血脉，赶紧吃蒿菜…………………………………………………… (199)
蒲公英真英雄，乌须发抗病毒……………………………………………… (201)
素食枸杞芽，除风明目又壮阳……………………………………………… (202)
采食桔梗，健康高寿………………………………………………………… (203)
常服山精，必能长生………………………………………………………… (204)
久服玉竹，强筋壮骨………………………………………………………… (205)
常吃荇菜，补钾补钙………………………………………………………… (206)
其他野菜……………………………………………………………………… (207)
附　长寿之道……………………………………………………………… (218)
长寿溯源……………………………………………………………………… (218)
长寿之法……………………………………………………………………… (226)

第一编　春季养生知识

一、春季养生概述

天文科学上，中国是将“四立”作为四季的开始。即立春、立夏、立秋、立冬。自立春到立夏为春，自立夏到立秋为夏，自立秋到立冬为秋，自立冬到立春为冬。全年划分为大致相等的四个季节。每个季度三个月。这样划分的结果是全国各地四季的日期是固定的、统一的。

春季有立春、雨水、惊蛰、春分、清明、谷雨六个节气。根据祖国传统医学理论，春季是万物生发的季节，气候变化以风为特点。此时天气由寒转温，草木生发萌芽，万物复苏，人类的新陈代谢也开始变得活跃起来。人体内以肝、胆经脉的经气最为旺盛和活跃。所谓“百草回生，百病易发”，人在这时候应特别关爱自己的身体，防治疾病。体弱多病者、老年人和孩子更要防止病情加重，或旧病复发。

中国古代的养生书《内经素问·四气调摄》中说：“春夏养阳，秋冬养阴。”这是四时调摄的宗旨，它是根据自然界和人体阴阳消长、气的升降出入、五脏盛衰的不同时间的特点状态，所制定的四时养生原则。

高士宗在《素问直解》里说：“春夏养阳，使少阳之气生，太阳之气长；秋冬养阴，使太阴之气收，少阴之气藏。”此句的意思是说，春

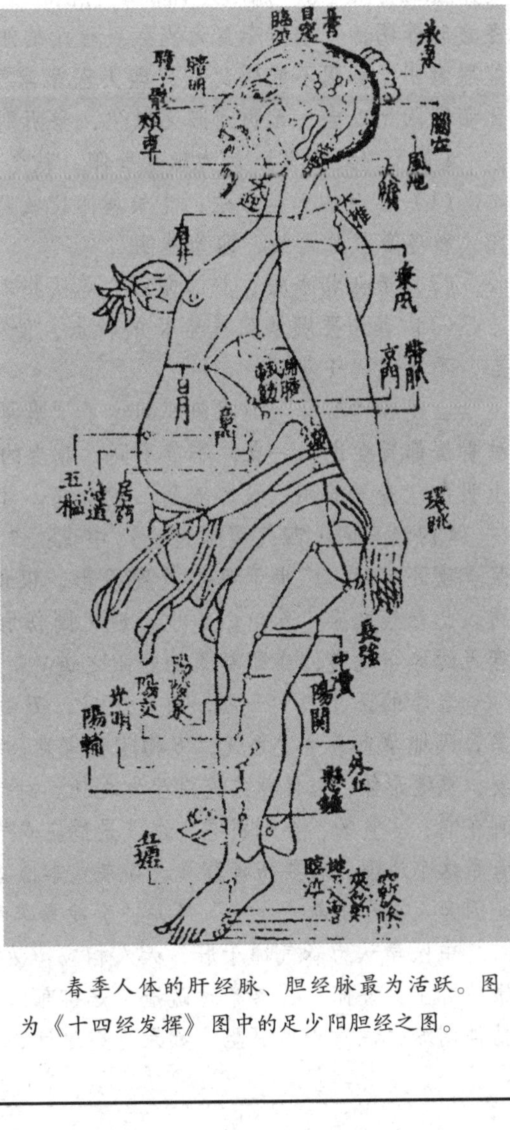

春季人体的肝经脉、胆经脉最为活跃。图为《十四经发挥》图中的足少阳胆经之图。

夏之时，自然界阳气升发，万物生机盎然，人就应该充养，保护体内阳气，使之充沛，不断旺盛起来，不要做损害体内阳气的事；而在秋冬之时，万物敛藏，此时人就应顺应自然界的收藏之势，收藏体内阴精，使精气内聚，以润养五脏。

张志聪在《素问集注》里说："春夏之时，阳盛于外而处于内；秋冬之时，阴盛于外而虚于内。"故圣人春夏养阳，秋冬养阴，以从其根而培养之。"此句的解释亦很有道理。正如谚语说："夏有真寒，冬有真火"，即夏天有阳虚内寒之泻泄，而冬天不乏阴虚内热之盗汗。春夏之季，因为阳处于内，故要养阳；秋冬之时，因为阴处于内，故要养阴。只有这样才能"从其根"，也就是从根本上解决养生问题。

张景岳在《类经》里解释说："阴根于阳，阳根于阴，阴以阳生，阳以阴长。所以圣人春夏养阳，以为秋冬之地；秋冬则养阴，以为春夏之地，皆所以从其根也。今人有春夏不能养阳者，每因风凉生冷，伤其阳气，以致秋冬多患泻泄，此阴脱之为病也。有秋冬不能养阴者，每因纵欲过度，伤其阴气，以致春夏多患火症，此阳盛之为病也。"意思是说，若能在春夏之时养阳，可预防秋冬之寒病；而在秋冬之时养阴，可预防春夏之火症。张氏的注解体现了阴阳互根的观点，因为养阳不能脱离阴，养阴不能脱离阳，即大医学家王冰所说："阳气根于阴，阴气根于阳，无阳则阴无以生，无阴则阳无以化，全阴则阳气不极，全阳则阴气不穷。"

《黄帝内经析义》认为春夏养阳，秋冬养阴，可以概括为三种含义：

（1）四时的养生方法，生长属阳，收藏属阴。所以，春夏养生长之气，即为养阳，秋冬养收藏之气，即为养阴。

（2）养阳指养心、肝二阳脏；养阴指养肺、肾二阴脏。

（3）养阳要顺从阳气生长的特点，使阳气发泄；而养阴要顺从阴气收藏的特点，不要使阴气发泄。

上述各种解释从不同角度阐述了"春夏养阳，秋冬养阴"的理论意义，不管哪种看法都旨在说明一点，季节不同，养生的原则和方法就不一样，人们只有在理论上明白"春夏养阳，秋冬养阴"的含义，才能更好地去"顺四时而适寒暑"。

《内经素问·四气调神大论》中说："春三月，此谓发陈，天地俱生，万物以荣。夜卧早起，广步于庭，被发缓形，以使志生，生而勿杀，予而勿夺，赏而勿罚，此春气之应，养生之道也。逆之则伤肝，夏为寒病，奉长者少。"这里讲的是春天的养生之道，亦即春天的养阳之道。

春季的正、二、三月，阳气上升，万物萌动，自然界呈现一片生机蓬勃的景象，天地孕育着生发之气，万物欣欣向荣。人们应当晚睡早起，阔步于庭院，披散头发，宽缓形体，以使意志充满生发之气。对待事物，当生的不要杀害它，当给的不要剥夺它，当赏的不要刑罚它，这就是适应春气，调养人体"生气"的道理。如果人违背了这个道理，就要伤害肝气。如果春季伤害了肝气，到了夏季，就会发生寒病，这是因为人在春季养"生气"不足，会使夏季奉养"长气"力量不够的缘故。

中医学认为春气通于肝，天人相应，故春季养生重在养肝，方能预防疾病保健康。肝主升发阳气，喜条达疏泄，恶抑郁。要想肝气顺应自然，首要一条必须重视精神调养，注意心理卫生。如果思虑过度，日夜忧愁不解，则会影响肝脏的疏泄功能，进而影响其他脏腑的生理功能，导致疾病滋生。例如，春季精神病的发病率明显高于其他季节，原有肝病及高血压的患者在春季会加重或复发。所以，春季尤应重视精神调摄，心情舒畅，切忌愤然恼怒。按照中医理论，怒伤肝，故春季养生必须戒怒。

随着春天的到来，人体生物钟的运转也受到了一定程度的影响。又由于这时候的天气骤暖骤冷，变化很大，所以会使人患有皮炎、低血压、甲状腺机能亢进、癫痫、胃溃疡、脊髓灰质炎、感冒、流感、流脑、肺炎、急性支气管炎、病毒性肝炎等各种疾病；老年人最易复发偏头痛、胃痛、慢性咽炎、过敏性哮喘、高血压、冠心病、精神病等。由此可见，在春天采取积极地防治措施，以顺应季节的变化对于养生保健有着重要意义。

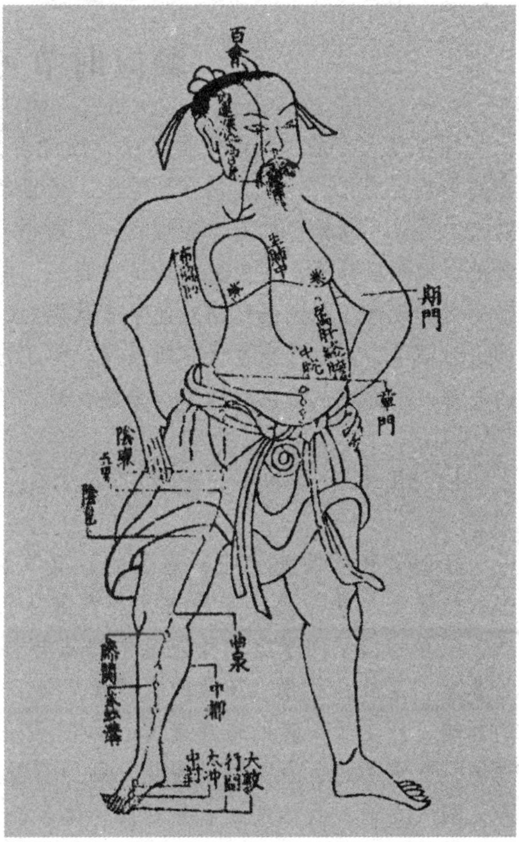

中医认为，肝主发阳气，如果思虑过度，则会伤肝。图为《十四经发挥》图中的足厥阴肝经之图。

春天阳气升发，风和日丽，树林、河水边的空气中负氧离子较多，对人体很有利，人们应尽量多到这些地方去活动。在睡眠充足的情况下，还要坚持体育锻炼，参加适量的体力劳动，以舒展筋骨，畅通气血，增强免疫力与抗病能力。

春季人们常会出现“春困”，表现为精神不振、困乏嗜睡，可以通过运动来予以消除，绝不能贪睡，因为中医认为“久卧伤气”，久睡会造成新陈代谢迟缓，气血循环不畅，筋骨僵硬，脂肪积聚，吸收与运载氧的功能下降，毒素不能及时排出体外，遂致体质虚弱，病患滋生。

春季食补宜多吃温补阳气的食物，葱、蒜、韭菜是益肝养阳的佳品，菠菜舒肝养血，都宜常吃。大枣性平味甘，养肝健脾，春天可常吃多吃。春季除保肝外，还要注意补充微量元素硒，多吃富含硒的动、植物，如海鱼、海虾、牛肉、鹌鹑蛋、芝麻、杏仁、枸杞子、豇豆、黄花菜等，以提高人体的免疫能力，达到保健养生的目的。

有道是“春种一粒粟，秋收万颗籽”，春季养生得法，将有益于全年的健康。

顺应时节可保安康

地球是太阳系的九大行星之一，围绕着太阳公转，每一周期都出现春、夏、秋、冬的季节性变化。人类生活在地球上，已自然地形成了适应四时运动变化的能力，这是人类得以不断繁衍的基本条件之一，所谓“顺之者昌，逆之者亡”。当然，人类不是被动地顺应自然，而应主动地适应自然，并改造自然，但改造自然也必须符合其运动变化的规律。祖国医药学对此早有认识，《内经》《难经》《伤寒论》等医学典籍中的论述颇丰，后世医家也代有所发展。为了进一步研究季节气候变化与人体生命活动的关系，下面试从摄生、脉象、分娩、死亡、发病、治疗等方面作一初步探析。

1. 摄生

在四时气候的变化中，春属木，其气温；夏属火，其气热；长夏属土，其气湿；秋属金，其气燥；冬属水，其气寒。因此，春温、夏热、长夏湿、秋燥、冬寒，就显示出不同季节中气候变化的基本规律。顺应季节与气候的变化，生物形成了春生、夏长、秋收、冬藏的自然适应性。人类生活在自然界中，因受其气候环境的影响，产生了一定的适应能力，如“天暑衣厚则腠理开，故汗出”；“天寒则腠理闭，气湿不行，水下留于膀胱，则为溺与气”（《灵枢·五癃津液别》）。这说明春夏阳气发泄，人体气血容易趋向于体表，表现为皮肤松弛，以出汗来散余热，起到调节体温的作用；秋冬阳气收藏，人体气血容易趋向于内，表现为皮肤致密、少汗、多尿。这是人体适应外界季节气候变化的一种自我调节能力。

为了更好地适应自然环境的变化，《内经素问·四气调神大论》提出了一整套四时摄生方法：

在春季，由于天地间的生气发动，万物都有欣欣向荣的趋势，气候开始转暖，自然界由冬季的萧条景色而逐渐变为蓬蓬勃勃的新气象。在这种生机盎然的大好春光里，人们应该“夜卧早起，广步于庭，披发缓形，以使志生，生而勿杀，予而勿夺，赏而勿罚”。也就是说，要适应春天的气候而活动，并保持心情舒畅，不要扼杀生机，这是春季的“养生”之道。

在夏季，天气下降，地气上升，天地之气相交，万物都茁壮地生长，并开花结果。在这茂盛秀丽的季节里，人们应该“夜卧早起，无厌于日，使志无怒，使华英成秀，使气得泄，若所爱在外”。也就是说，要适应夏天的气候而活动，并要戒急戒躁，使神情焕发，以保持精力充沛，这是夏季的“养长”之道。

在秋天的季节里，气温又由热转凉，地气清肃，植物的果实成熟，到了应该收获的时期。在这秋风肃杀的金色季节里，人们应该“早卧早起，与鸡俱兴，使志安宁，以缓秋刑，收敛神气，使秋气平，无外其志，使肺气清”。也就是说，要适应秋天的气候而活动，并要宁静安逸，以使神气内敛，不要烦扰浮躁，勿让意志外驰，这是秋季的“养收”之道。

在冬季，朔风凛冽，霜雪满天，大地冰封，万物的生机都潜藏起来了。在这寒冷的季节里，人们应该“早卧晚起，必待日光，使志若伏若匿，若有私意，若已有得，祛寒就温，无泄皮肤，使气亟夺”。也就是说，要适应冬天的气候而活动，避寒就暖，勿使腠理过度开泄，以减少体内阳气向外发散，并要使精神内蓄，保持于潜藏伏匿的状态，不要随意宣泄无度，这是冬季的“养、藏”之道。

由此可见，不管外界环境如何变化，只要明白了摄生的道理，洞悉了不同季节的气候变化规律，就能够主动地适应自然，并掌握自然，进而改造自然，所谓“顺之自然即养生”。

2. 脉象

由于自然界的季节气候有更替，阴阳盛衰有变化，所以，反映在人体的脉象上，也就出现了“春弦、夏洪、秋毛、冬石”的特点。如《素问·脉要精微论》中指出：“万物之外，六合之内，天地之变，阴阳之应，彼春之暖，为夏之暑，彼秋之忿，为冬之怒，四变之动，脉与之上下，以春应中规，夏应中矩，秋应中衡，冬应中权。是故冬至四十五日，阳气微上，阴气微下；夏至四十五日，阴气微上，阳气微下。阴阳有时，与脉为期。”可见脉象的变化，是人体适应自然界阴阳消长的一种年周期性变化，因为四时正常脉象的形成是与四时气候变化相一致的。

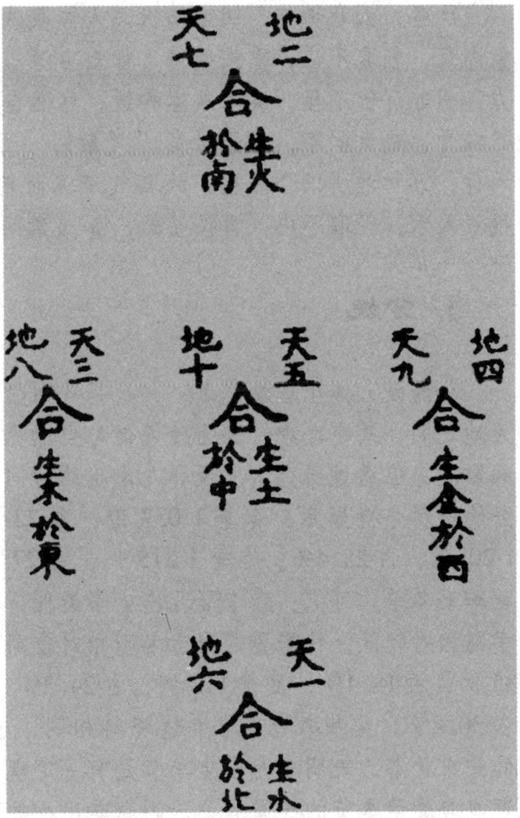

五位相得各有合图，选自宋代佚名辑《周易图》。五位即五行，此图阐述了五行中的阴阳变化之理。中医认为，自然界有阴阳四时的变化，如果阴阳失调，则天地间万物的运行也就止息，人的生命亦是如此。

早春，阳气渐长而阴气渐消，天气由寒转暖，这是其基本规律，但其阳气的增长并非是直线上升，阴气的衰退也非是直线下降，而是乍暖还寒、时热时冷的曲线式递增递减。人体血脉应阳气渐长之热而上浮，但渐退未尽之阴寒之气却又令其内敛不散，阴阳二气相搏，致使春脉呈现浮滑而微弦之态，其浮滑为阳动之征，其微弦为阴敛之象，应“春日浮，如鱼之游在波”（《素问·脉要精微论》）。《素问·玉机真藏论》谓："春脉者，肝也，东方木也，万物之所以始生也，故其气来，软弱轻虚而滑，端直以长，故曰弦，反此者病。"

夏季，天气炎热，人体肌肤血管舒张，表现为脉象上浮而大，按之稍减不空，其搏动起落较大，来去若波澜之状，象征草木茂盛，鸟兽肥壮，应"夏日在肤，泛泛乎万物有余"（《素问·脉要精微论》）。《素问·玉机真藏论》谓："夏脉者，心也，南方火也，万物之所以盛长也，故其气来盛去衰，故曰钩，反此者病。"

入秋，阴气渐长而阳气渐消，既有金风习习，气温下降，又有暑气尚存，余热未消，二气相搏；化湿为燥。天气以复，阳消阴长，使人气血内敛；地气以明，暑热未尽，又致气血敛而不下，如《素问·脉要精微论》云："秋日下肤，蛰虫将去。"与夏脉相比，其势已稍下，并渐而下沉。《素问·玉机真藏论》谓："秋脉者，肺也，西方金也，万物之所以收成也，故其气来，轻虚以浮，来急去散，故曰浮，反此者病。"来急去散，如微风吹拂禽鸟之羽，轻浮而滑利，故《素问·平人气象论》又谓："秋胃微毛。"

严冬，天寒地冻，阴盛阳伏，人体肌肤血脉紧缩，以减少体温的耗散，所以脉象渐沉，轻取不应，重按始得，如蛰虫潜居地下越冬一般。但冬脉之沉，必滑匀有力，而非沉伏不显，其动从容和缓，悠然自得，如《素问·脉要精微论》云："冬日在骨，蛰虫固密，君子居室。"《素问·玉机真藏论》谓："冬脉者，肾也，北方水也，万物之所以合藏也，故其气来沉而转，故曰营，反此者病。"沉而转者，若投石入水，轻取不应，重按显然，如《素问·平人气象论》云："冬胃微石。"

3. 分娩

分娩是人体生理功能之一，也是气血循环、周流出入的一种特定形式。人生于天地之间、气交之中，其生殖繁衍与自然界密切相关。虽然分娩的时间受多元因素的影响，但通过研究，发现婴儿出生的时间仍有一定的规律性可循。如经4 748例分娩资料分析显示：春季1 057例，占22.3%；夏季1 171例，占24.7%；秋季1 205例，占25.4%；冬季1 315例，占27.7%。呈现的总趋势是：春季<夏季<秋季<冬季。可见：春季婴儿出生率最低，冬季婴儿出生率最高，而夏季婴儿出生率则相对较低，秋季婴儿出生率则相对较高。另据461例分娩资料分析显示：春季85例，占18.4%；夏季112例，占24.3%；秋季122例，占26.5%；冬季142例，占30.8%。其基本趋势与上述资料相同，也呈现出"春季<夏季<秋季<冬季"的分布状态，表明婴儿出生季节是有一定规律性的。为何春季出生率最低呢？这很可能与受孕季节的气候有关，因春季出生的婴儿必在夏季受孕，受孕期的生物、气象因素对胎儿至关重要。夏季气候炎热，雨水又多，呈现高温多湿，最适宜于微生物的生长繁殖，增加了生殖器的感染机会，使受精卵的自然流产率升高，这是其一。再者，夏季气温太高，也必然影响人们的性欲，以致性交的频率下降，自然减少了卵子受精的机会，这也是不可忽视的一个方面。此外，是否还与夏季气温太高，影响人们的食欲，导致人体营养失调等因素有关，如人体缺锌则性欲减退，也

不利于受孕。国外医学家 Miura 曾提出“流行性季节不育症——婴儿出生季节性变化原因假说”，似乎有其存在的可能性。为何冬季的出生率最高呢？这是因为冬季出生的婴儿，其受孕期必在春季，当此时期，天气由寒转暖，大地复苏，温度适宜，万物生荣，发芽的发芽，开花的开花，可谓“鸟语花香，人欢马叫”，自然界呈现出一片欣欣向荣的景象，正是一切动植物生长繁衍的大好时光。作为万物之灵的人类，自然会顺应天地造化之机。

4. 死亡

大量资料表明，死亡与季节也有密切的关系，这可能主要是由于不同季节存在着气温差异所致。夏季炎热，阳气充盛，极易耗伤人体的元阴；冬季寒冷，阴气充盛，极易耗伤人体的元阳。这两个季节均对人体不利。但由于我国地域辽阔，南北各异，在不同的地区又有不同的表现。如据西安等地调查的 10 185 例死亡病例资料分析，其发病时间与死亡时间均以冬季为高，并以 1 月份居顶峰，而 4 ~ 7 月份则较低，8 月份相对较高，9 ~ 10 月份又有所下降。西安地处我国西北地区，1 月份前后的气温最低，正是阴盛阳衰之时，“人与天地相应”（《灵枢·邪客》），故此时人体也处于阴盛阳衰之际，以致疾病的发生与死亡都处在最高峰。4 ~ 7 月份气候温暖平和，人们生活得比较舒适，故疾病的发生与死亡均较少。8 月份进入一年中气温最高的季节，于人体的阴液不利，故其疾病的发生与死亡也相对较高。9 ~ 10 月份秋高气爽，故疾病的发生与死亡又相对下降。再如据南京等地调查的 4 435 例死亡病例资料分析，也印证了西安等地调查的死亡病例资料，其死亡时间大体相似，也是以冬季为高，并以 1 月份居顶峰，4 ~ 6 月份较低，7 月份开始回升，8 月份较高，9 月份又显著下降。这与南京地区冬季气温较低、夏季气温较高的因素密切相关。又据福建省部分地区调查的 1 294 例死亡病例资料分析，则呈现夏季死亡率最高、冬季死亡率较低的分布状态，其中以 6 月份的死亡率最高，超过月平均死亡率的 1.42 倍，而以 11 月份的死亡率最低，只占月平均死亡率的 0.59。这与《素问·阴阳

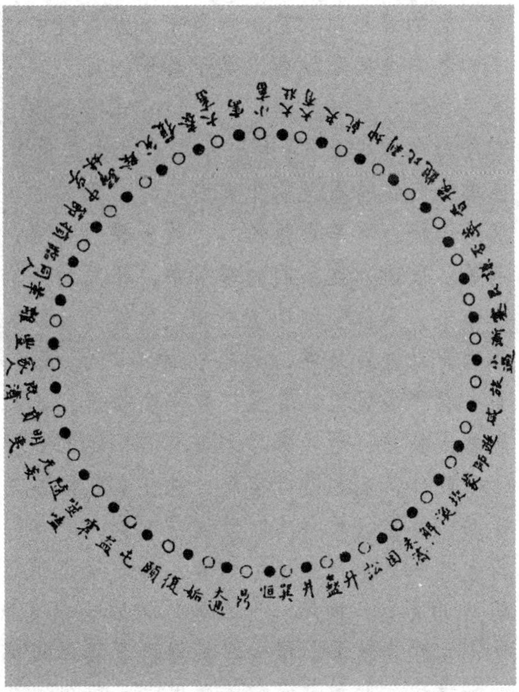

一阴一阳图，选自元代张理《大易象数钩沉图》。中医认为，一阴一阳谓之道，如果人体的阴阳失调，就会坐卧不安而且睡眠多梦。

应象大论》中有关“地不满东南，故东南方阳也”的论述相符。福建省地处东南沿海，气温较高，所以死亡病例多数出现在炎热的夏季，同时6月正值夏至，阳气已旺盛到极点，所以夏至前后为其一年中死亡率最高之时。福建省的冬季并不怎么寒冷，气候还是比较适宜的，故冬季的死亡率反而较低。由此可见，中医强调“因时、因地、因人制宜”的观点是颇有道理的。

5. 发病

季节气候的变化是一切动植物“生、长、化、收、藏”的重要条件之一，但有时也会成为动植物生存的不利因素。人类适应自然环境的能力是有一定限度的，如果气候骤变，超过了人体机能调节的范围，或者人体的调节机能失常，不能对自然界的变化做出相适应的调节时，就会发生疾病。

在季节气候的变化中，每一时期都有其不同的特点。因此，除了一般疾病之外，常常可以发生一些特定性的多发病或时令性的流行病。如春常病衄、夏常病泄、秋常病疟、冬常病痹等。

兹举温病为例，其发生大多具有明显的季节性：有的温病只发生于某一特定季节，如流行性乙型脑炎，属“暑温”范畴，仅发生于暑热高温季节，一般在夏至到处暑之间，因其传染媒介与蚊虫叮咬有关。冬春季节无蚊虫叮咬，故不可能发生本病。有的温病则在某一特定季节发病较多，如大叶性肺炎，四季均可发生，但以春季和冬季发病率较高，发于春季的称为“风温”，清代名医叶天士认为：“风温者，春月受风，其气已温。”又云：“春季温暖，风温极多。”陈平伯也谓：“风温为病，春季与冬季居多。”由此可见温病的发生与四时的气温变化有密切关系，因为一年四季的气候特点及变化有所不同，形成的温邪也各具特点。如春季温暖多风，故多风热为病；夏季暑热酷蒸，故多暑热为病；长夏天气既热，湿气也重，故多湿热为病等。同时，在不同的季节中，不同的气候条件也可造成人体反应性的差异。如冬春季节，人体脾肺功能失调，故容易导致风热病邪侵犯。夏秋之交，热盛湿重，人体脾胃功能多呆滞，故外在的湿热病邪较易侵犯脾胃。从四时温病的分布情况来看：春季多风温、春温；夏季多暑温，长夏多湿温，秋季多秋燥，秋冬多伏暑，冬春多大头瘟、烂喉痧等，确有其一定的规律性。

此外，某些慢性宿疾，往往在气候剧变或季节转换时发作或增剧：如呼吸系统疾病，常在气候寒冷时复发或加剧，老年慢性支气管炎、肺气肿、肺心病等都表现得尤为明显，自深秋至初春，其发病率明显增高，而以冬季为顶峰。急性胃肠道疾病（如肠炎、痢疾、伤寒等）的发生以夏秋季为多，某些慢性胃肠道疾病的急性发作也常在夏秋季，但大多数慢性胃肠道疾病（如慢性胃炎、胃溃疡、慢性肠炎等）的加重或复发却是在冬季复发或加重如冠心病、心绞痛、慢性肾炎等。据9 710例患者发病时间调查分析，以每年12、1、2月份为高，其中1月份居顶峰。

6. 治疗

在汗牛充栋的中医古籍中，有着丰富的季节治疗学内容，其中“因季施治”方面主要表现在根据季节诊断疾病、根据季节辨证立法、根据季节选方用药、根据季节判断预后等。如《内经》中提出治疗疾病需根据四时气候的变化选用相适应的药物，“用寒远寒”、“用热远热”。再如《难经·七十二难》在论述针法时指出：“春夏者阳气在上，人气亦在上，故当浅取之；秋冬者，阳气在下，人气亦在下，故当深取之。”也即春夏不可过深，欲其无太过；秋冬不可过浅，欲其无不及。若当深反浅，则未及于营而反伤于卫；当浅反深，则诛伐无过而损及于营。这些理论都是“因季施治”的经验总结，对指导临床诊疗均有一定的实用价值。

为了进一步阐明“因季施治”的机理、方法及其实践意义，兹以临床最为常见、且四季均可发生的咳嗽为例，以探讨其辨证用药规律：春三月，此谓发陈，天气渐次转暖，但犹带冬令之余寒。若早春起居不慎，感触风寒，极易形成风寒咳嗽，并兼见身热恶寒、鼻塞、流清涕等症，治当宣肺止咳，合以疏表散寒，宜偏于辛温之法，方如三拗汤、桂枝加厚朴杏子汤等，药如麻黄、杏仁、苏叶（梗）、桂枝、桔梗、前胡等，宣散并用，以启门驱病，使邪从表解。若感受时令风热之邪，则又可形成风热咳嗽，并兼见发热、鼻塞、流黄浊涕、咯吐黄痰等症，治当肃肺止咳，合以疏风散热，宜偏重于辛凉之法，方如桑菊饮、银翘散之属，药如桑叶、菊花、杏仁、桔梗、前胡、银花、连翘、薄荷、牛蒡子等。若“见咳止咳”，则致“闭门留寇”，反不如“疏表为主、化痰为辅”取效之捷。

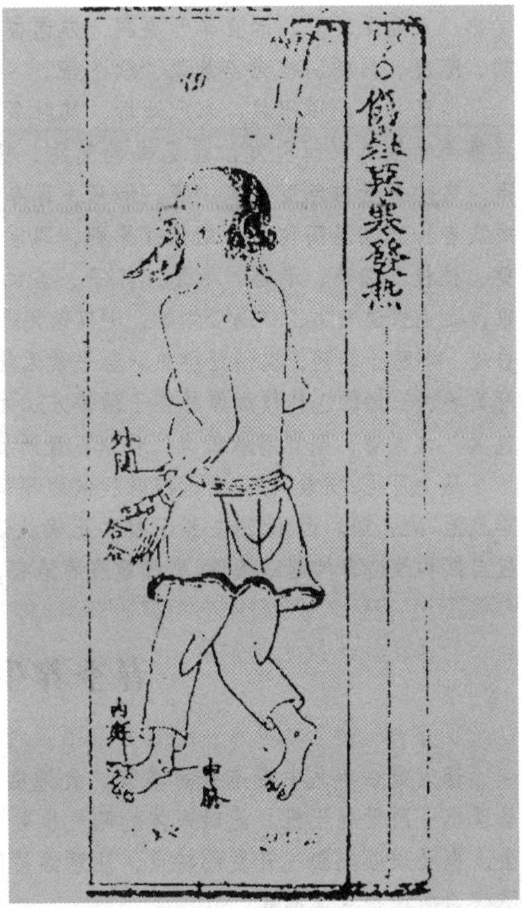

中医认为，若春季失于调养、起居不慎，则会感触风寒，会有身热恶寒、鼻塞流涕等症状。图为明代何柬《针灸捷径》针灸方图中的伤寒恶寒发热取穴图。

夏三月，此谓蕃秀，天暑下逼，地湿上蒸，当此季节，人体腠理疏松，时令咳嗽大致仍属风邪所伤，但多兼夹暑湿秽浊之气。如暑风伤肺，症见咳嗽气喘、壮热无汗等，可用新加香薷饮合桑叶、杏仁、桔梗、前胡等药，以宣气、解表、化湿、祛秽。若平素湿盛，外邪人里，内外合邪，暑湿蕴阻，肺胃同病，则见咳嗽多痰、身热倦怠、脘腹饱胀、不思饮食等症，宜于轻宣疏解之中佐以清暑化湿之藿香、佩兰、六一散、荷叶（梗）等时令芳香宣化之品，使其内外之邪各得分解。若病后邪热留恋，低热咳嗽者，可酌选青蒿、白薇、银柴胡等与止咳药合用，以搜剔余邪。

秋三月，此谓容平，天气以急，地气以明，时令燥邪伤肺，多见咳嗽病症。但由于秋天的气候有偏热与偏凉之异，故其所受病邪也有温燥与凉燥之分。若久晴无雨，秋阳以曝，感之者多病温燥咳嗽，症见咳嗽少痰；咽干鼻燥、口渴，兼发热、微恶寒、头痛、少汗、舌红、苔薄黄等，治宜辛凉甘润，轻透肺卫，方选桑杏汤加减，药如桑叶、杏仁、沙参、象贝、豆豉、山栀、梨皮等。若秋深气凉、西风肃杀之时，感之者多病凉燥咳嗽，症见干咳、咯吐少量黏白痰、咽干唇燥、鼻塞、恶寒发热、头痛无汗等，治宜辛开温润，方选杏苏散加减，药如杏仁、苏叶、半夏、前胡、陈皮、桔梗、枳壳、紫菀、款冬等。

冬三月，此谓闭藏，水冰地坼，其时多见痰饮咳嗽（如老年慢性支气管炎等），且每因感触风寒而引发，症见咳嗽气急、呼吸不利、胸膈满闷，甚则喘逆痰鸣有声、咯吐多量白色清稀泡沫痰、形寒、背冷、舌苔白滑等，宜宗《金匮要略》“病痰饮者，当以温药和之”的治疗原则，取温肺化饮法，选用小青龙汤加减，药如麻黄、桂枝、细辛、干姜、半夏、苏子、杏仁、紫菀、款冬等。若痰饮咳嗽有化热之象，症见咳逆气急、口渴心烦等，则宜改用小青龙加石膏汤，并酌加黄芩、知母、桑白皮、葶苈子等药，以清泄肺热。若平素无痰饮宿疾，偶然感受寒凉而咳者，可酌选麻黄汤、三拗汤、桂枝加厚朴杏子汤等方。如原有痰热内蕴而又偶感风寒，呈现“寒包火”之候者，则宜用麻黄杏仁甘草石膏汤加味治疗，以外解表寒、内清郁热。

从上可见,咳嗽一病,由于四时气候之不同,其证治方药也各有特点,由此可窥“因季施治”之一斑。因此,进一步了解和正确认识季节气候变化对活动的影响,对人们适应自然和改造自然创造条件,更好地防病治病,求得安康,延年益寿有着重要作用。

春季养生原则

春天是一年之中最美好的季节。大地回春，冰雪消融，阳气升发，万物复苏，呈现出一派勃勃生机。此时人体的阳气也顺应自然，向上向外疏发。因此，春季养生，也必须顺应阳气升发的特点，注意维护阳气，使之充沛，不断旺盛起来，才能防病治病保护身体健康。

1. 精神调解

中医养生家认为，肝在五行中属木，与春相应，主升发，喜条达，恶抑郁。要想让肝气顺应春天自然之气，首要一条是调摄情态。人有喜、怒、忧、思、悲、恐、惊七种不同的情绪变化。在正常情况下，七情是不会致病的，但如果思虑过度，忧愁不解，则会影响到肝的疏泄、阳气的升发顺达，导致脏腑机能紊乱，则疾病丛生。据统计，春季精神病发病率高于其他季节，有肝病或高血压病史的人往往加重。因此，春季尤应重视精神调理，保持心胸开阔、情绪乐观，以使肝气顺达、气血调畅，达到防病治病保护健康之目的。

其次，着重练习养肝功法，以达到疏渲肝火、平秘阴阳的作用。现介绍几种古人提出的春季养肝功法。

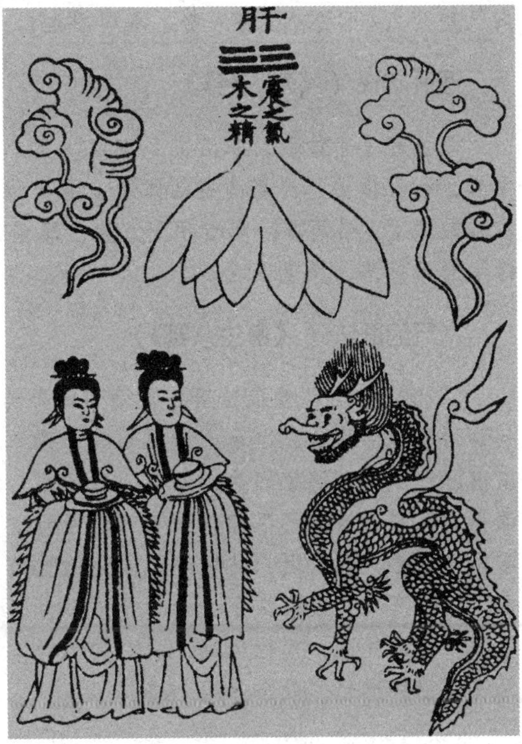

唐代胡愔《黄庭内经五脏六腑图》之肝图

肝脏吐纳法（《黄庭内经五脏六腑图》）

以鼻微引气，以口嘘之。肝病，用大嘘三十遍，细嘘十遍。能去肝的虚热，亦除四肢壮气，眼暗，一切热者，数数嘘之，绵绵不绝为妙。病瘥即止，过度请不必，恐损。

修养肝脏法（《遵生八笺》）

以春三月朔旦，东面平坐，叩齿三通，闭气九息，吸震宫青气人口，九吞之，以补肝虚受损，以享青龙之荣。

补肝藏春四势（《灵剑子》）

一势：以两手掩口，取热汁及津液摩面。上下三五十遍，食后为之，令人华润。又以两手摩拭面，使极热，令人光泽不皱。行为三年，色如少女。兼明目，散诸故疾。后肝藏中出肩、背。然引天和，补肝藏，人下亢，行导引之法，皆闭气为之，先使血脉通流，后遍身中出，百病皆痊。慎勿开口舒气为之。用力之际，勿以外邪气所入于藏腑中，反招祸害，慎护之。

二势：平身正坐，两手相叉，争力为之。治肝中风掩项后，使面仰视之，使项与手争力，去热毒、肩疼痛、目视不明、积聚风气不散、元和心气焚之，令出散然，调冲和之气，补肝之气，海添内珠尔。

三势：以两手相重、按拔去左右、极力，去腰间风毒之气及胸膈，补肝兼能明目。

四势：左右射雕，去胸肋及胸膈结聚风气、脾藏诸疾。来去用力为之，闭口使

内气趁散之尔。（补脾脏一势，春季用之）

理肝木诀（《寿人经》）

两手轻垂于体侧，掌心向下按定。意念集注掌心，两手分别上下起按，使气达手掌，行于指尖；再将两臂在体侧上下展动，如鸟舒展翅膀，动作要柔和轻盈，左右各做3次。屈两臂，掌心朝上，置于腹前，翻掌，掌心朝下，缓缓向上捧起，再徐徐向下按落，反复3次。

六气治肝法（《遵生八笺》）

《秘诀》曰："嘘以治肝，要两目睁开为之，口吐鼻取，不使耳闻。"

治肝脏用嘘法，以鼻渐渐引长气，以口嘘之。肝病用大嘘三十遍，以目睁起，以出肝邪气，去肝家邪热，亦去四肢壮热、眼昏胬肉、赤红风痒等症。数嘘之，绵绵相次不绝为妙。疾平即止，不可过多为之，多则损肝气。病止又恐肝虚，当以嘘字作吸气之声以补之，使肝不虚，而他脏之邪不得以入也。大凡六字之诀，不可太重，恐损真气。人能常令心志内守，不为怒动，而生喜悦，则肝病不生。故春三月木旺，天地气生，万物荣茂，欲安其神者，当止杀伤，则合乎太清，以顺天地发生之气。夜卧早起，以合养生之道。

2. 运动保健

春季应顺应自然，多多活动锻炼身体。这是重要的养生方法。现存最早的中医经典著作《黄帝内经》指出了春季养生方法："春三月，此为发陈，天地俱生，万物以荣。夜卧早起，广步于庭，披发缓形，以使志生。"古人这一春季养生的经验已被现代医学研究证明，坚持在春天进行体育锻炼，人体免疫力增强，不易患病。在阳光明媚、风和日丽的三月阳春，各人根据自身体质，选择适宜的锻炼项目，如打太极拳、散步、慢跑、放风筝、跳舞等，让身体沐浴在春光之中，最大限度地汲取大自然的精气，身心融入大自然之中，是最佳养生之道。

3. 饮食调养

春季要多吃点能温补阳气的食物。葱、蒜、韭菜是养阳的佳蔬良药，尤其是韭菜，虽然四季常青，终年供人食用，但以春天吃最好。春天气候冷暖不一，需要保养阳气，而韭菜性温，最宜人体阳气。此外，春季宜少食酸、多食甜。唐代著名医学家孙思邈说："春日宜省酸增甘，以养脾气。"这样做的好处是能补益人体的脾胃之气。大枣性味甘平，宜于春季食用，它是滋养血脉、强健脾胃的佳品。

根据春饮食应以温补为原则，可供选择的有如下食品：

肉类

牛肉：味甘性温，能补脾胃；羊肉：补阳佳品，能暖中祛寒，温补气血，开胃健力；兔肉：味辛性平，凉，功能补中益气，肉质细嫩，易于消化吸收，为心血管及肥胖病患者的理想动物性蛋白质食品；鸡肉：味甘，性微温，有温中、益气、补虚之功。

鱼类

鲫鱼：味甘、性温，能健脾利湿；草鱼：味甘、性温，能暖胃和中；带鱼：味甘、性温，有补益五脏功效；胖头鱼：味甘、性温，有温肾补虚功效；虾类：味甘、性温，有补肾壮阳功效。

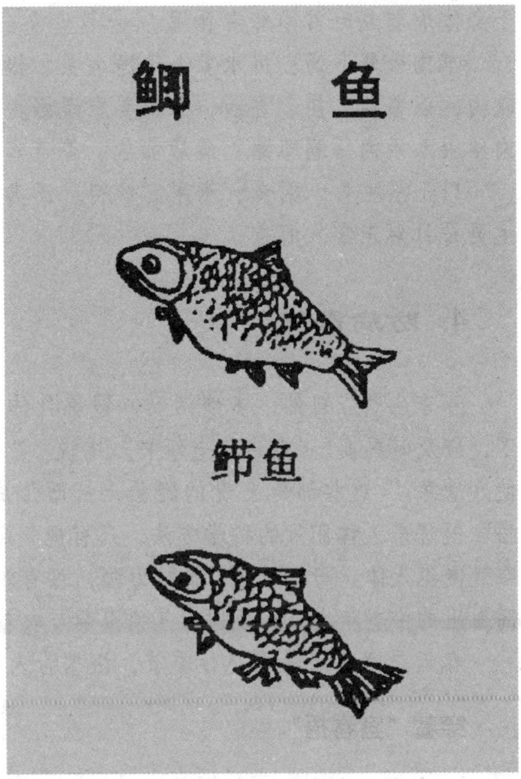

鲫鱼图，选自《本草纲目》。

水果

苹果：营养丰富，汁味甜美，一年四季均可买到，常作为病人辅助食物中的首选水果；香蕉：味甘，寒，能通行血脉，除烦止渴，还能用于消化不良，尤其有益于中年人的健康，使人精力充沛延年益寿；核桃：性味甘温，润皮肤，补血益精，其桃仁营养价值很高；山楂：为保健佳品，是治疗冠心病、高血压、高脂血症、心衰、各种细菌感染等病较有效的水果，性味酸甘微温，主要功能为消食积、散淤血，健胃宽膈等。

饮料

酒类：各种白酒均可适量少饮，有条件的可喝一点好酒，如茅台、五粮液、董酒、汾酒、西凤、古井、洋河大曲等，但对于老人、妇女应喝一点果酒为好，尤其是葡萄酒。若不是肥胖者，宜喝点啤酒。

除酒类外，还有各种各样的可乐、雪碧、健力宝、杏仁露、椰子汁、果茶等饮料。

汤类

酸辣汤：将鸡血30克、豆腐30克、熟猪肉15克、冬笋9克以及木耳少许均切成细丝，香菜切成末；炒勺内放入高汤、鸡血、豆腐、熟肉、冬笋、木耳，随后再加入酱油、精盐、料酒，烧开后，撇去浮沫，加上味精，勾上芡，再加醋搅均匀，倒入汤碗内，撒上胡椒面、香菜末，淋上香油即可。本汤补气血，活血通络，极益于身体虚弱或时常倦怠者食用。

羊肉氽萝卜汤：将水萝卜洗净去头、根部，切斜刀片。羊肉选嫩肉，切丝放在碗内，以酱油、盐、香油、葱、姜末煨好。再用汤水将水萝卜煮开锅，把煨好的羊肉丝氽入汤内一涮即熟。最后加盐、香菜盛汤盆中。

以上从主食、副食、水果、饮料、汤类几个方面论述了春天饮食的一般方法，主要是针对正常人而言。

4. 防病保健

春季应顺应自然，多多活动，锻炼身体，但要注意运动后及时穿衣，若衣服湿了，应及时更换。《寿亲养老新书》中说：“春季天气渐暖，衣服宜渐减，不可顿减，使人受寒。”这些都是宝贵的经验，从而形成了“春捂秋冻”的养生格言。而“春捂”是保养人体阳气的科学方法，只有视气温变化，“捂”得适当，才能不致使春日寒气侵犯人体。阳气旺盛，抵抗力强，可有效地预防感冒、肺炎、流脑等疾病。患有高血压的中老年人，宜根据天气预报调节衣着，防寒保暖，可预防中风的发生。

春天是寒冷温暖的交替季节，根据古人养生保健经验，要注意做到“四宜”：

穿着“宜春捂”

春季从冬季转暖，寒气未尽，宜多穿点衣服，热一点无妨。

睡眠“宜早起”

冬去春来，气温开始上升，空气由干燥渐渐变得润湿，这时候皮肤、脑部的血液供应增多了，汗腺分泌也增加了，对身体产生了一种镇静和催眠作用，容易使人困倦，于是出现“春眠不觉晓”的现象，促使一些老人喜欢睡懒觉。睡懒觉对身体不利，“多卧伤气”，故春天应早起床。要早起，就要适当早睡。

饮食“宜温暖”

元代养生家忽思慧在《饮食正要》中说：“春气温，宜食麦以凉之。”就是说，春天饮食宜温，禁忌生冷，多吃面食，有利于扶助阳气，使之兴旺。医学界认为，春天贪食生冷易伤胃，会导致夏季发生胃肠道疾病。

晨练“宜少汗”

中医学认为，人在春季，周身血气和活，经脉舒畅，肌肤松弛，人体阳气较易发泄，这时须注意保护体内的阳气，避免过度损耗。《黄帝内经》提到的“广步于庭”，就是说春季适宜小运动量的活动，运动量过大就会多出汗。中医认为“汗为心之液”“汗血回源”，春天出汗过多，会耗心血、损阳气，对身体不利。

入春话饮食

春属木，其气温，通于肝，主发泄，风邪当令，为四季之首。这一时期，阳气初升，天气由寒转暖，万物萌发生机，人体阳气得以升发，肝脏得以疏泄，气血趋于体表，积一冬之内热也将散发出来。人体的肠胃经过冬季的长期进补和正月的肥甘美食，积滞较重，且易酿生痰热。此外，由于风邪当令，人体易为风邪所伤。风为阳邪，具有升发、向上、向外的特点，易引动伏邪而发病。有旧病宿疾的人，特别是平素肝阳偏亢的人，此时易萌发目疾、眩晕、头痛等症。有肝炎病患者，也易感肝区胀痛。同时，时令性多发病、常见病也易流行。

《饮膳正要》说：“春气温，宜食麦以凉之，不可一于温也。禁温食及热衣服。”根据春温阳气升发，肠胃积滞较重、肝阳易亢，以及多发病、常见病易于流行的特点，春季饮食养生，宜由冬季的温补和肥甘厚味转为清补养肝，通利肠胃。

1. 饮食调配原则

春天是万物生长、万象更新的季节。中医学认为此时阳气开始升发，气血趋向于表，护布于外。《黄帝内经》曰：“春三月，此谓发陈，天地俱生，万物以荣。”“春气之应，养生之道也。”意思是说，在春天养生，就该顺应春季除旧迎新，生机盎然的特点，调养生气，使人的机体与自然界统一起来，有助于人的健康长寿。因此，春季饮食应选辛甘温之品，忌酸敛收涩之品。辛甘发散可助升发之春阳，温食则有利于护阳，如葱、蒜、姜、麦、粟、枣、花生等。

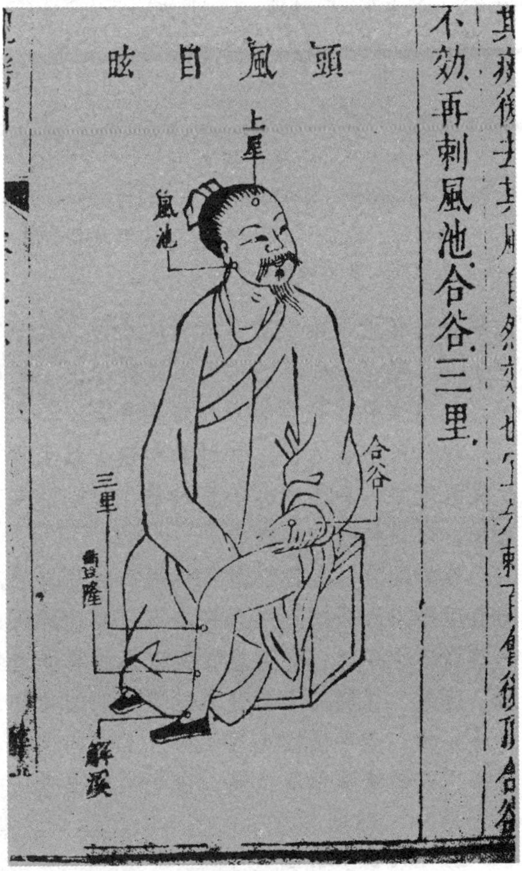

春天易发目疾、眩晕等症。图为明代傅仁宇《审视瑶函》眼科针方图中的头风目眩取穴图，为清康熙六年刊本。

现代医学认为，早春时节，气候仍较寒冷，故饮食上仍以高热量食物为主，如谷类制品、黄豆、芝麻、核桃等，以便及时为御寒和维持基础体温补充能量物质。另外，

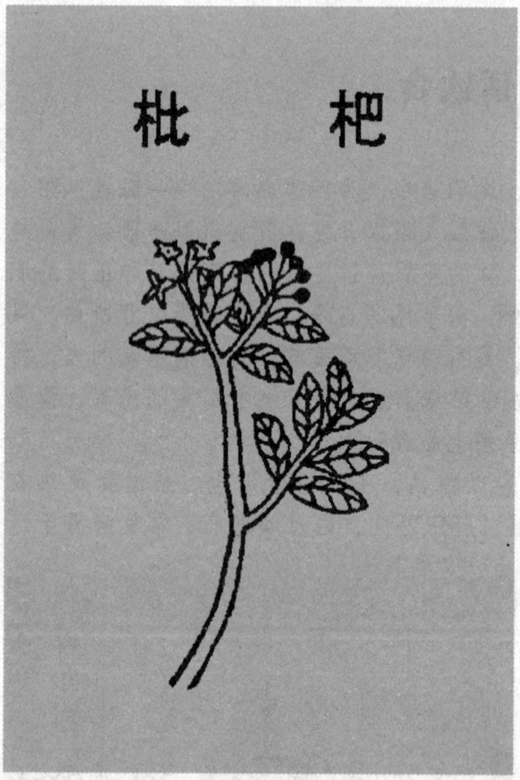

枇杷图，选自《本草纲目》。枇杷为老年慢性支气管病人食用的佳品。

寒冷的刺激可加速体内蛋白质的分解，导致免疫功能下降，抵抗力较弱。因此，早春期间还应及时补充蛋白质特别是优质蛋白质食品，如鸡蛋、鱼类、虾类、牛肉、鸡肉、兔肉和豆制品等。这些食物中含有丰富的蛋氨酸，而蛋氨酸具有增强人体耐寒力的功能。

到暖春时节，气温由寒变暖，温差很大，细菌、病毒等致病毒细菌即开始繁殖，致病力增强，容易侵犯人体。加上冬季一般蔬菜品种较少，人体摄取的各种维生素一般不足，使人体容易患病，所以此时在饮食上不仅应继续补充优质蛋白质，还应多补充足够的维生素和无机盐。多吃一些时鲜蔬菜和水果，如小白菜、油菜、柿子椒、番茄和柑橘、柠檬等，其中富含具有抗病毒作用的维生素C，还有维生素A，具有保护和增强上呼吸道黏膜和其他呼吸器官上皮细胞防御能力的功能。在胡萝卜、苋菜等黄绿色蔬菜中含丰富的维生素A，可在体内酶的作用下发挥作用。芝麻、青色卷心菜、菜花中含维生素E较多，能增强机体抗病能力和防止衰老。

现代医学认为，饮食过量和缺少维生素B族，往往是引起春困的原因之一。这里提醒老年人春季饮食不宜过量，少吃油腻生冷之物，多吃富含维生素B类的蔬菜水果，以保持充沛的精力。

春季还是一些慢性老年性疾病的高发季节，亦可通过饮食达到食疗的作用。如高血压病人可多吃一些含钾丰富、有助降压的香蕉、柠檬、梨子等；溃疡病人多吃一些蜂蜜、牛奶、青色卷心菜以保护胃肠道黏膜，少吃猪肉汤、鸡汤、鱼汤、牛肉汤、菠菜、豆制品等富含肌酸嘌呤碱的食物，以免刺激胃酸分泌或产气过多，加重溃疡症状；老年慢性支气管病人多吃些枇杷、橘子、莲子、百合、大枣、核桃、蜂蜜等，以助健脾理气化痰，少吃刺激呼吸道的辛辣之物。

2. 饮食注意

以高热量食物为主

早春时节，气温仍较低，人体必须消耗一定的能量来维持基础体温；尤其是老年人热能储备不多，御寒能力较差，所以饮食中除谷物外，还应选用黄豆、芝麻、花生、核桃等热量高的食物，及时补充人体的能量消耗。

多补充优质蛋白质

早春因寒冷的刺激，使体内蛋白质分解加速，人们常由于蛋白质不足而免疫力降低。应多食蛋、奶、鱼、虾、鸡肉、牛肉、兔肉、豆类，以补充体内优质蛋白质，增强机体抗病能力和耐寒能力。

要有足够的维生素与无机盐

春季气温变化大，由寒转暖，是细菌、病毒等的繁殖期，毒性增强，易侵犯人体而致病。饮食中含充足的维生素和无机盐，有助于提高机体免疫功能，增强人体抗病能力，抵御各种致病因素的侵袭，保障身体健康。如多食富含维生素C的小白菜、油菜、辣椒、西红柿、韭菜、芹菜等新鲜绿叶蔬菜和柑橘、柠檬等水果，可增强抗病毒的能力；多食富含维生素A的胡萝卜、苋菜、菠菜、韭菜、芹菜等绿色蔬菜和猪肝、牛肝、羊肝等动物性食物，可以维护机体上皮细胞的健康，抵御致病因素的侵袭；多食富含维生素E的菜花、芝麻、青色卷心菜及肉、蛋、奶、鱼等食物，可以增强机体抗病能力。

宜甘平，忌酸涩；宜清淡可口，忌油腻辛辣

中医学认为，春季的饮食“宜省酸增甘”，可以保护肠胃的消化功能，防止体内代谢失调，避免刺激性食物对呼吸道黏膜等的影响，有助于维护机体健康。

饮食宜忌

宜清淡饮食，以顾护肠胃；不宜甘肥厚味，以免阻滞肠胃，酿生痰热；饥不暴食，渴不狂饮。

古人认为，膏粱厚味，食入太多，醇酒浓烈，饮用过量，均于人体有害。民间俗语“饥不暴食，渴不狂饮”“佳肴不过食，美酒不过量”“少吃多滋味，过饱坏肠胃”，说的就是不能暴饮暴食。《韩非子·扬权》中就指出：“夫香美脆味，厚酒肥肉，甘口而病形。”《吕氏春秋·本生》中说：“肥肉厚酒，务以自强，命之曰烂肠之食。”《素问·生气通天论》还说：“膏粱之变，足生大丁”。后世医家也都强调酒肉切忌过度。如龚廷贤《寿世保元·饮食》中说：“善养生者养内，不善养生者养外。”所谓“养内”，是要善于和畅脏腑气机，调顺周身血脉，则“百病不作”。所谓“养外”，是指但“恣口腹之欲，极滋味之美，穷饮食之乐”。虽然表面上肌体肥胖，面色也很红润，可是实质上脏腑暗被“内蚀”，形体正虚，怎么能够享受遐龄呢？

暴饮暴食，首先引起肠胃疾病。《素问·痹论》上说过：“饮食自倍，肠胃乃伤。”如果突然大量摄入饮食，使肠胃食满，轻则呕吐泄泻，重则可致“食厥”。暴饮暴食很容易引起急性胰腺炎，其症常见于中上腹或右上腹出现刀割样绞痛，并

伴以恶心呕吐，中度发热等。另外，暴饮暴食还能引起急性胃扩张、急性胃肠炎等。对原有胃病患者容易引起胃穿孔。同时，暴饮暴食也往往是许多慢性疾病突然加重的一个诱因。现代医学研究证明，高血压症、冠心病、糖尿病、胆结石、癌症和肥胖等，均与高脂肪食物有关。所以，在节日期间，合理安排饮食是非常重要的。宋人娄居中有一句至理名言："节满意之食，省爽口之味。"

除以上所讲的饮食宜忌外，在饮食上还必须注重以下几点：

(1) 饮食有节。日常饮食应该有规律，定时定量。《蠢子医》中曾记载："纵然适口莫乱食，只食八分便已足。"指导人们在美酒佳肴、喜食之品面前，不要吃得太多、太饱，免伤脾胃。也就是吃七八分饱即可。饥饿过度，可使脾胃功能减弱，疲惫乏力，对身体也是不利的，但这时虽然饥饿难忍，也要避免饱食过量。若进食量多而猛，往往会使食物壅阻于胃，食停气阻，食厥而亡，故《寿世保元》中有"饱食即死"的记载。孙思邈说："先饥而食，先渴而饮，食欲数而少，不欲顿而多，则难消也。常欲令如饱中饥、饥中饱耳。"一日三餐，早餐要好，午饭要饱，晚食要少。因此，饮食有节，脾胃运纳正常，是保证身体健康的前提条件。

(2) 饮食要多样化。饮食的种类很多，要互相搭配，才能获得丰富的营养。《素问·脏气法时论》说："五谷为养，五果为助，五畜为益，五菜为充，气味合而服之，以补精益气。"把谷果肉菜混合起来食用，即保持均衡营养，以保证各个脏腑所需的营养，维持脏腑之间的功能活动。这对于老年人尤其重要。老年人要多食蔬菜，蔬菜不但有营养，而且植物纤维多，有利于肠道排泄，可防止结肠癌、直肠癌的发生，即"取其疏通而易化"。另外，要多吃粗粮，因为谷物经磨碾精制以后，其中蛋白质、维生素被大量损失。所以，我们千万不要因偏食而导致各种疾病的发生，必须注意饮食营养的平衡。

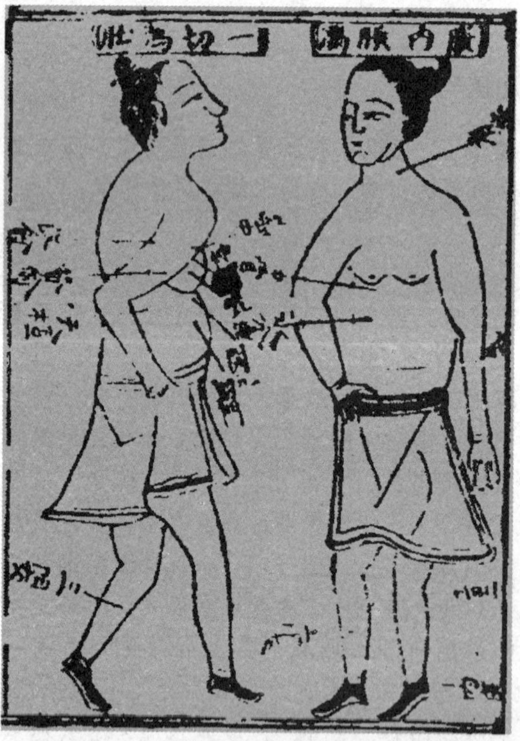

中医认为，进食寒温应适度，如果食用过冷的食物，可能导致腹泻、呕吐等。图为明代朱鼎臣《针灸全书》针灸方图中的腹内胀满及一切泻肚取穴图。

(3) 寒温应适度。食物有生、有熟，也有冷、有热。一般而言，宜熟食、温食，少生食、冷食。过冷会影响正常的胃液分泌，特别是儿童，容易引起消化不良，以致腹泻、呕吐等；过热容易损伤胃黏膜，容易导致癌变。《灵枢·师传》指出：“食饮者，热无灼灼，寒无沧沧，寒温中适，故气将持，乃不致邪避也。”总之，食物的温度要适中，既不可过冷，也不可过热，尽可能避免冷热夹进。能熟食者，就不要生食。生物多冷硬，易致停积；熟食多温软，易于消化。

(4) 讲究饮食卫生。食品要新鲜、干净。特别是要注意消除化学污染物及农药。对馊腐变质的饭菜或经虫蝇污染的食物均应丢弃，以免饮食不洁而发生食物中毒。凉拌菜应在沸水烫煮后吃，瓜果应用消毒液清洗干净。饭前便后要洗手，饭后要漱口。

3. 如何进补

正常饮食，不能完全满足人体对营养素的需要。因此，就需要进补。

进补，就是合理应用补益药物，以补充人体一定的营养和功能活动所需的物质，从而起到增强体质，延缓衰老的作用。

体虚的人，更需要进补。在应用补益药物后，可以起到以下三方面的作用。首先，可以补充人体营养物质。很多补益的药物，含有人体必需的各种营养素，如蛋白质、脂肪、碳水化合物、维生素、无机盐以及各种微量元素。服用这些药物后，就可以达到补充营养素的目的。其次，有些补益药物，具有改善、增强机体体质和免疫功能的作用。第三，有些补益药物能够改善、调节机体的生理功能。体弱者，往往有功能失调或低下等表现。补益药物，可以起到调节人体的阴阳平衡。调节新陈代谢，使之趋向正常。

补益药的抗衰老作用，主要是通过以下几种途径而起作用的：

(1) 补益药有强壮作用。如黄芪能增加白细胞数，减低致病因素的毒性，促使抗体形成，增强特异性抵抗力。

(2) 有调节内分泌的作用。有些补益药能兴奋肾上腺、性腺、甲状腺功能。如刺五加，就有调节上述各种内分泌的功能，并能调节血糖代谢，使之处于正常状态。

(3) 能延长组织细胞的寿命，有些补益药物，可以延长组织细胞的存活期，如黄芪可延缓人胚肺二倍体细胞的衰老过程。延长其寿命的1/3以上，从而达到延年益寿的目的。

(4) 通过增强免疫系统的作用，提高抗病毒能力。补益药黄芪、党参、灵芝、银耳，以及四物汤、四君子汤、六味地黄丸等，均可增强机体的免疫功能。提高机体抗病能力。如银耳，能使T细胞和B细胞增多，提高淋巴细胞转化率，提高免疫球蛋白，增强巨噬细胞的吞噬能力。

(5) 通过神经系统的作用，调整神经系统的功能。刺五加、人参等，对神经系统有良性双向调节作用，并提高大脑的功能，延缓或推迟大脑的老化过程。

(6) 通过代谢的作用，如人参、刺五加等，可促进人体新陈代谢，增强蛋白质、脂肪、糖的吸收。同时，还可降低血清胆固醇含量。

中药的补益作用广泛，中医的补法适应范围宽。补益药物，还具有良性双向调节作用。对功能低下者，可使之增强；对功能亢进者，可使之趋向正常。所以，中药补益法使用得当，可以取得较好的效果。

进补很讲究时间问题，要适应自然界的春生、夏长、秋收、冬藏的规律。

春季是人体生理功能、新陈代谢最旺盛、最活跃的时期，生活规律也易发生较大地变化。一般健康人很快容易适应，无须进补。但对有旧病者极易复发。所以，对这类患者及体虚者，可以适当地进补，以提高机体的抵抗力。此时，进补宜以食补为主，选用鸡、蛋、瘦猪肉等。而对明显虚弱者，必须选用补药调养。对气阴不足者，表现为疲乏无力、口渴，可选用偏于凉性的生晒参、皮尾参。如阴虚而火不旺者，西洋参是适用的。阳虚者，表现为年老体虚，久病气虚，头晕眼花，动则汗出、气喘，神疲乏力，肢寒畏寒，可选用红参、龙眼肉、蜂王浆、十全大补元气之品等。

大补元气之品首推人参。中医学认为：人参性味甘平，微苦，能大补元气、健脾益肺、生津止渴、益智安神。既能用于久病脾、胃、心、肺气虚之症，又可用于虚脱危候，《本草经》记载人参"补五脏、安精神、除邪气"。市售的红参（包括别直参、红参须等）、生晒参（包括人参须等），均可选购服用。

红参是用人参经蒸熟晒干或烘干制成；生晒参是人参采集后直接洗净晒干或烘干制成。一般认为脾胃阳气虚弱而致疲乏无力、气短、形寒，属于阳气不足的，可服红参；疲乏无力、五心烦热、口渴思饮，属于气阴不足的，可服生晒参。

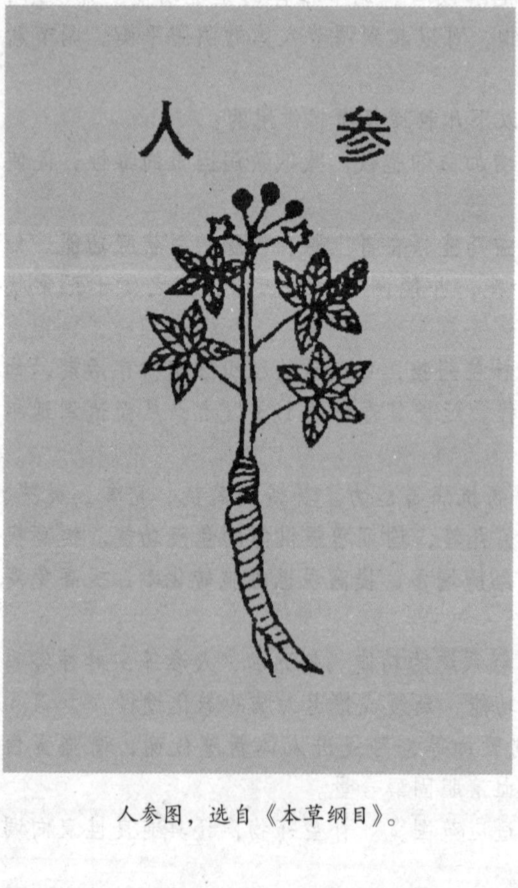

人参图，选自《本草纲目》。

食用人参，最简便的服法是每次用3~5克，切碎（红参在切片前先在火上烘软），放在小瓷碗里，加水大半碗及糖少许，隔水蒸炖，每天服1~2次，也可直接购买用红参制成的"人参片"服用，每次4片，每日2~3次，或放入口中含服，然后嚼碎吞下。

因人参价格比较昂贵，所以在临床上常选用与人参功效基本相同且价廉物美的党参代替。但因党参补气功效远较人参为弱，如遇虚脱危重之症，还是用人参为宜。另外，还可选用太子参、黄芪、山药、甘草、大枣等补气药。服用时可用党参（太子参）10~20克，黄芪15~30克，红枣10~15克，煎汤饮服。或用"参芪膏"（由党参、黄芪、白术、桂圆肉等制成），每次服10～15克，每天1～2次。或用四君子丸（由党参、白术、茯苓、草等制成），每次服6～9克，每天服2～3次，用开水送服。这些都有补气健脾作用，可以选择使用。

采用补药与补品配合起来食用，效果更好。如对体虚疲倦乏力、气短懒言或内脏下垂者，可用党参、黄芪各20克，鸡肉250克，红枣5个，生姜3片，水适量，隔水炖熟，加盐调味，饮汤吃肉。每3～5天吃1次，可健脾胃、益气血。

对脾胃虚弱而致脱肛、内脏下垂、久泻、久痢等症，可选用补中益气丸（汤），补中益气、升阳举陷。对体虚、中气不足所致之四肢乏力、早期白发、高血压、冠心病等，可适量选用人参、首乌、山药、芝麻之类。

在食物方面，母鸡、精肉炖汤以及鸡蛋、红枣等都可作为一般调补食品；至于牛奶、桂圆肉偏于温热，适宜于气阳不足的情况；其他如蜂皇浆、蜂蜜、胎盘也都是滋补良品，适量服用，具有补虚益羸的效能。

对于冬季好发病的阳虚病人，如肾虚引起的哮喘或慢性咳喘者，虽已过了其疾病的好发季节，但体内虚损却依然存在，若在春季适当进补一些养阳的药物，可以减少其他季节的发病的机会取得良好的效果。

进服补药，可以滋补身体，增进健康，但是如果服食不当，也会对人体有害。古人说："误用致害，虽人参、甘草亦毒药之类也。"因此需要说明几点注意事项：

中医治病强调"辨证施治"，对于进补亦是如此。应根据季节气候特点和体质情况，酌情选用补药。

服用补药，量必须适当，太少了效果不够明显，太多了有时反而会产生不良反应。如多服人参，可以造成脘腹胀闷、不思饮食等。

服用补品时，如遇到感冒发热、消化不良、不思饮食、呕吐腹泻等病症，都需暂时停止进补，等到病情好转后再继续服食。

服食人参时，应该忌食萝卜和饮茶，或同时不要再同莱菔子作为药物治病，以免影响人参的补气功能。进补时尽量避免食用未吃过或平时不常吃的食物，如海鲜一类食品，以免食物的性味和药性相对抗，或由这些平时未接触过的食品引起诸如过敏反应一类的意外问题，使补品达不到功效。

服用补益药时，要同时注意适当地增加营养，以促进和维持体内营养的平衡。

服用补药时，如必须同时使用其他中西药物，为避免发生配伍禁忌，一般应将服用补益药和服用中西药时间分开，以间隔1～2小时为宜。

阳盛的人不宜使用温补之品。否则，易于升火助热，出现口干咽燥、烦躁失眠、鼻腔出血、便秘等。

高血压患者，应慎用温补之品，如属肝阳上亢型的，再出温补之品，则会加重病情。

服用补品、补药虽然对人体起到了一定的抗衰老作用，但唯有食补是真正的养生之道。

春季阳光普照，冰消雪融，群蛰皆苏，草木萌芽，自然界显现出一派生机盎然、欣欣向荣的景象。人体此时也正是舒畅发放之际，新陈代谢开始旺盛，需要大量营养物质，以供给机体活动、生长、发育的需要。所以，祖医学提出，春天养生“当需食补”。春季阳气生发，故食养宜选辛、甘、温之品。辛甘发散为阳，可助春阳之升发；温食有助维护人体阳气。但不宜食大辛大热之物，以防肝阳升发太过而乘克脾土，不利于机体健康。

我国幅员辽阔，春季南北气候温差较大，对人体的影响也不同。所以春季食养应该因地施膳。初春，北方气候尚寒冷，应偏于温补，可选用桂圆、猪肝、羊肝等。但随着气候转暖，阳气渐升，温补不宜太过。南方，春季常阴雨绵绵，多雨潮湿地区，湿邪偏盛，湿气困脾，故宜多进健脾利湿之品，如鲫鱼、红豆汤、豆浆等。不宜过食生冷、油腻之品，以免助湿碍脾。温暖之日，可进凉补之品。

春季养生，还需遵循五行相生相克的理论。春属木，应于肝，肝亢于春，肝木过旺可克制脾土，酸味入肝，其性收敛，不利阳气升发和肝气的疏泄，且多食酸味饮食，能使肝木过旺，抑制脾胃消化功能。所以唐代医家孙思邈在《千金方》中说：“当春之时，食宜省酸增甘，以养脾气。”吃酸性食物过多，易伤脾脏。《素问，脏气法时论》指出：“肝苦急，急食甘以缓之……肝欲散，急食辛以散之，川辛补之，酸泻之。”汉代名医张仲景在《金匮要略》中指出：“春不食肝”也就是说人体在春季肝气比较旺盛，在饮食上无须吃补肝的食物。否则，肝气过旺，会乘脾犯胃，导致脾胃虚弱。另外，《云笈七笺》曾谓：“春气温，宜食麦以凉之，不可一于温也。”要求少吃过于辛辣燥热的食物。

春天，阳气初升，万物萌发。人体刚气的生发，肝肌得以疏泄，聚集一冬的内热敞发出来。由于冬季的长期进补，人体的胃肠积滞较重，湿聚生痰，使胃失和降，出现恶心、呕吐等症。春在自然界主东方，属木，主风，“春气者，诸病在头”。到了春天，肝阳上亢的人，特别容易出现头痛、眩晕，故而根据春天肠胃积滞较重，肝阳易亢，春温易于流行等特点，春季食养宜清补养肝，使肝的阳气生发，人体气机条畅；宜利肠胃，消除肠胃积滞，使脾胃之气上升，故春宜升补。常用的清补养肝食物有：芹菜、荠菜、春笋、荸荠、鸡蛋、瘦猪肉等。通利肠胃的食物有：萝卜、黄瓜、海蜇、香蕉等。总之，春天食补可用这样一句顺口溜来概括：“春天里来日渐暖，厚味饮食宜转淡，酒肉辛辣要少吃，时鲜蔬菜可多添。”这样，健康长寿就有保障了。

4. 鲜韭味美早品尝

韭菜，又名起阳草、懒人菜、长生韭等。原产于亚洲东部。我国栽培韭菜的历史已超过3 000年。在我国最古老的历书《夏小正》中，就有“正月……囿有见韭”的记载。《诗经》中有“献羔祭韭”的诗句，可见那时韭菜不但是人们常食的蔬菜，而且还被当作祭品。初春的鲜韭脆嫩可口，是人们“尝春”的时蔬佳品。历史上就曾有许多诗人吟诗诵韭，如杜甫的“夜雨前春韭，新炊间黄粱”；又如苏东坡的“渐觉东风料峭寒，青蒿黄韭试春盘”等。

“一畦春雨足，翠发剪还生。”韭菜初春开始发芽，7月开花，一直到9月。它四季常青，一年可剪收十多次，且易于繁殖，易于栽种。我国的韭菜品种繁多，一般可分为宽叶韭和细叶韭两大类。宽叶韭，叶宽而柔软，色淡绿，纤维少，品质优，多见于北方，著名品种有北方的大白根、郑州的马蔺韭等。细叶韭，叶狭小而长，色深绿，富有香味，耐热，多见于南方，优良品种有河南的一寸青、天津的卷毛、广州的软尾等。

韭菜营养丰富，既可炒菜做汤，又可做包子、饺子、馅饼的菜馅。据统计，每100克鲜韭菜中含有蛋白质2.01克、脂肪0.6克、糖4.2克、胡萝卜素3.5克、维生素C 39毫克以及铁、钙、磷等矿物质。另外，韭菜还含有挥发性精油及硫化物等特殊的成分，这是韭菜辛香味的由来，有促进食欲及杀菌的功效。

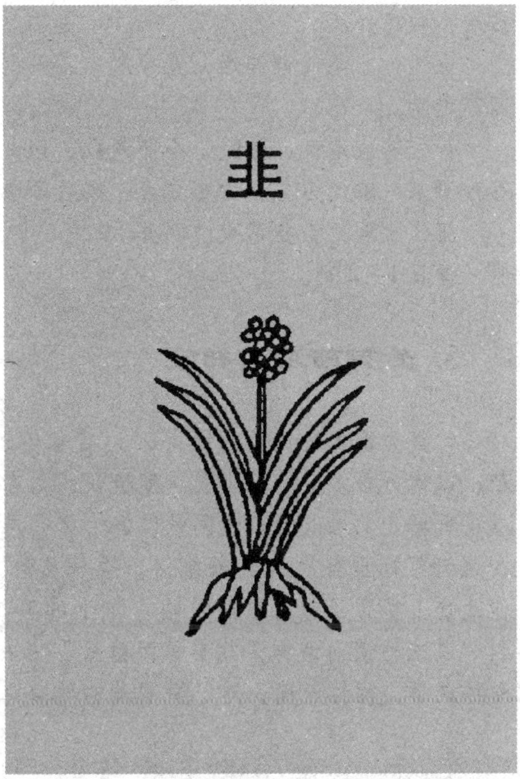

韭菜图，选自《本草纲目》。

中医学认为：韭菜性温，味甘、辛，无毒。韭菜的生熟不同，性能也不一样。熟食性温，生食性热。《本草集注》认为："生则辛而行血，熟则甘而补中，益肝、散滞、导淤。"韭菜为振奋性强壮药，有健胃提神、温补肝肾、助阳固精、温中下气、活血行淤等功效。根、叶捣汁有消炎、止血、止痛之功。适用于跌打损伤、肠炎、吐血、胸痛等症。韭菜籽有固精、助阳、补肾、治带等作用，适用于肾阳虚衰、腰膝酸软、妇女白带等症。李时珍称赞韭菜"乃菜中最有益者"。

食用韭菜一次不宜过多。明代李时珍曾说过："韭菜春食则香，夏食则臭；多食则神昏目暗，酒后尤忌。"另外，因韭菜含粗纤维较多，不易被胃肠消化吸收，而且多食易上火，阴虚阳亢者应忌服。韭菜叶和根部易带粪便、病原菌及寄生虫卵，故食用时要彻底洗干净。

具体应用如下：

噎膈反胃（包括食道癌、胃癌咽下困难或食入即吐等）：韭菜或韭菜根，洗净，捣汁。每次以此汁一匙和人牛乳半杯，煮沸后乘温缓缓咽下，一日数次。

体虚盗汗、肺结核盗汗：韭菜或韭黄，同蚬肉（猪肝或羊肝亦可）适量，一起煮食喝汤，蚬肉不要多吃，防止消化不好。

跌打骨折：韭菜20克，葱白、生姜各10克，白胡椒10粒，红糖50克，黄栀子5枚，面粉100克，共捣烂，推成饼状，敷伤处包扎好。

跌打损伤、淤血肿痛：韭菜籽300克，桃仁20克，红花10克，归尾20克，共捣烂，敷患处。

昏迷：韭菜或根捣烂，置于瓶中，另用醋或酒煮沸，冲入，乘热熏鼻，有急救回苏之功。

肾亏梦遗滑精、腰酸、小便频数、妇女腰酸带多：韭菜籽炒熟，桑螵蛸、龙骨等分研末，水泛为丸，如小豆大。饭后每服4克，1日2次。

扭伤腰痛：生韭菜或韭菜根50克，切细，加黄酒150毫升，煮沸后，乘热饮服，每日1~2剂。

5. 竹笋药蔬两相宜

竹笋为禾木科竹类的嫩芽，又名春笋、冬笋、毛竹笋等。我国南北方均有出产，以南方居多。竹笋生长速度极快，如春笋平均每天生长20~40厘米，最快的1昼夜可增长1米以上。我国是以笋为馔最早的国家之一，迄今已有3 000年的历史。在《诗经》里就有“其簌维何，维笋及蒲”的诗句，可见早在周代，竹笋就作为佳蔬登上宴席了。南宋时仅临安市上的笋馔就有近30种。阳春三月，新笋上市，因“其味恬淡而清鲜，气美醇而蕴藉”为人们所喜食。清代著名画家郑板桥，一生爱竹成癖，画竹入迷，对鲜嫩肥美的竹笋更是情有独钟，他的诗：“江南鲜笋趁鲥鱼，烂煮春风三月初”，把春笋与鲥鱼作为春天最美味的食品。

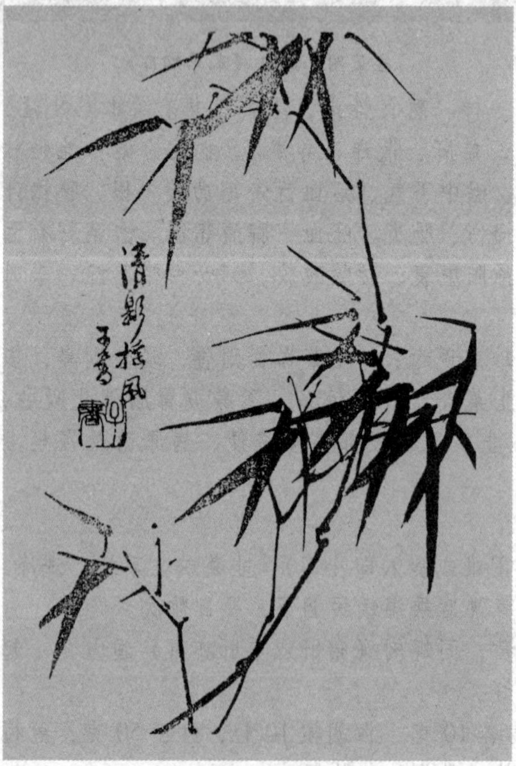

竹图，选自《芥子园画谱》。

竹笋的营养非常丰富，据测定，每100克笋中含蛋白质3克、脂肪0.2克、糖类0.4克，还含有维生素B_1、B_2、磷、铁、钙和18种氨基酸、胡萝卜素等成分。竹笋吃法很多，荤素皆宜，可煮食、可清蒸、可爆炒、可做汤，如笋烧肉、笋烧鱼等。另外，笋还可加工成笋干、笋丝、腌笋、笋脯、油焖笋等多种食品，吃起来更加方便。笋因其各个部位鲜嫩程度不同，也要分档食用。上部嫩头，宜用来炒食，或做肉圆、鱼圆的配料等，中部切成笋片，能供单烧或与其他菜肴搭配；根部质地较老，除供煮煨肉、烹鸡汤外，还可以放入坛中经发酵制成霉笋，然后炖吃也很好。

竹笋还是一味很有疗效的药物，明代医家李时珍的《本草纲目》中归纳竹笋的功用为："消渴，利水道，益气，可久食。利膈，下气，化热，清痰，爽胃。"清代养生学家王孟英谓："笋，甘凉，舒郁，降浊升清，开膈消痰。味冠素食。"新的竹笋可用来治疗肺热咳嗽、急性支气管炎、冠心病、糖尿病、浮肿、腹水、脚气足肿、急性肾炎等。

应用举例：

久泻、久痢、脱肛：鲜笋煮粥食用。

产后心热虚烦、手足心热：鲜竹笋100克，竹叶芯30克，水煮服。

肾炎、心脏病、肝脏病等浮肿腹水：竹笋、陈葫芦瓜各100克，或加冬瓜皮50克，生姜皮20克，水煎服。

小儿麻疹、风疹：鲜竹笋适量，同鲫鱼炖汤，令小儿食，有促进透发早愈之功。

高血压、头痛、烦渴、失眠：鲜竹笋50～100克，夏枯草20克，槐花15克，水煎服。或用新竹笋适量，捣碎后取汁服用。

肺热吐血：鲜竹笋500克，洗净切碎，挤汁，加白糖调服。

高脂血症、肥胖病：笋根煮水，代茶饮。

竹笋虽美，但"食笋者比如治药，得法则益人，反之则有损。"因笋中含有较多的草酸，会影响人体对钙的吸收，儿童及尿路结石者应少吃或忌食。又因含较多的粗纤维，患有消化性溃疡、胃出血、肝硬化、食道静脉曲张以及慢性腹泻者，均不宜食用。皮肤瘙痒及对本品过敏者忌食。

春捂秋冻

早春二月，虽然冰雪开始融化，但人们仍觉得很冷。谷话说："春天冻人不冻水。"究其原因，是由于大地表面的热量，主要来源于太阳光。太阳光的热量，首先照射到地面上，当地面温度升高以后，再传给空气。因此，越接近地面的空气温度就越高，冰雪融化得也早一些。在冰雪融化的过程中，还需要吸收空气大量的热量，所以，地面的温度，就不可能很快回升。这时，冰雪虽然融化了，但人们仍然感到很冷；特别是在初春，这种冷的感觉会更加明显。

春天温暖多风，天气忽冷忽热，要注意不正常气候对身体的影响。《摄生消息论》说："春季天气寒暖不一，不可顿去棉衣，老人气弱体怯，风冷易伤，时备夹衣，遇暖易之，一重渐减一重，不可暴去。"刘处士也说："春来不可令背寒，寒即伤肺，令鼻塞咳嗽。身觉热甚，稍去上衣，稍冷莫强忍，即便加衣。"这些都是经验之谈。我国有句古老的生活谚语："春捂秋冻。"这句谚语告诉人们，春天气候刚一转暖，不要急急忙忙脱掉棉衣，免得遇上刮风下雨，身体突然着凉而伤风感冒，这是符合人体生理机能，并对皮肤的耐寒耐热锻炼，有着积极的意义。特别是年老体弱的人和小孩，根据天气变化，随时增减衣服，对防病健身是大有益处的。

对老年人来说，春捂确能制造一个抵御春寒的"衣服气候"。比如，当外界气温与身体裸露部位的温差为15℃~17℃，穿一件衬衫时，那衬衫表面与外界气温的温差便降至11.8℃，再加一件背心又可降至9.9℃，若再穿上外套，则降为6.3℃了。

强调御避春寒还有另外一个重要原因。受冬季严寒的激发，人体的肾上腺素和甲状腺素分泌大量增多，使体内产生的热达到高度的平衡。而春季的到来，随着气温的变化，产生的热需要逐渐减弱，体内的新陈代谢也因而发生变化，此时负责身体恒温的下丘脑就不得不加紧工作，以便使身体产生的热与外界温度平衡。但是，下丘脑与体内各系统对气候的应变能力至少需要几个星期才能调节好，而老年人则会调节得更慢一些。这也就是为什么在春天到来时，老年人要比年轻人捂得时间长些的原因。

但春捂要有限度。尤其是中原地区，进入4月，气温就明显回升，如果春捂过头，同样对健康不利。

春捂要根据天气变化，灵活掌握。一般来说，春天昼夜温差较大，早晚气温低，可以穿厚一点儿，中午时可适当减衣。近几年来，由于厄尔尼诺和拉尼娜现象的影响，春季气候经常出现两个极端：一是春寒，二是暖春。因此，春天衣着，应随天气气温的变化而增减。俗话说“急脱急着，胜似服药”，可谓春季穿衣的经验之谈，有一定道理。

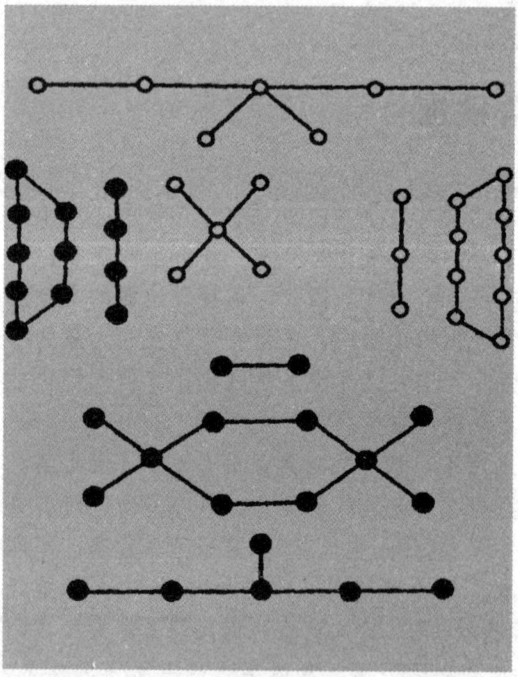

天地之数图，选自宋代刘牧《易数钩隐图》。表述了天地万物的运动与阴阳相互作用的关系。

春天防“春困”

春天到来，人们常常感到困倦，欲睡，而且早晨不容易睡醒，疲倦乏力，懒洋洋使不出劲。

春天为什么会产生春困呢？

人体的变比，同自然是息息相关的，自然界有春、夏、秋、冬的周期改变，人的生理也有同样的周期性变化。在冬天，人体为了抵御寒冷，体表血管处于收缩状态，以减少散热，保持体温。由于体表血管收缩，使脏器的血流量增加，脑组织的氧供应量也相应的增加。所以，人们在冬季精神比较饱满。时间一长后，脑组织对于这种供氧状态产生一定的依赖性，到了春天，气候回升，暖风轻拂，阳光和煦，气温宜人，机体内的产热正好与体外环境协调而保持平衡。大脑的体温调节中枢，不需要像冬天那样紧张调节积聚热量。春天的皮肤血管处于弛缓状态，血流缓慢，体表的血流量增加，脑组织的血流量相应减少，脑组织对于冬季氧气供应充足的依赖性，尚不能很快地解除。同时，春季是“发陈”季节，天地俱生，万物以荣。人体代谢旺盛，需氧量也增大了，脑组织的供氧就显得不足，于是，产生了春困现象。现代医学研究认为，缺少维生素B以及饮食过量，也是引起春困的原因之一。这种春困现象，并不是生理需要，而是血液循环的季节差异所造成的。虽然增加睡眠时间，但不一定能解决问题，反而使人的精神陷入萎顿状态。

其实，“春困”并不是一种病态，而是由于外界的气温升高，人体不能很快适应外界环境变化的一种生理现象。如何消除“春困”呢？

早睡早起

人体要顺乎自然变化规律，“早卧早起，广步于庭。”午后可小憩片刻，给肌体“充电”，晚上不宜过多“开夜车”，以免诱发或加重春困。

刷牙洗脸

当你感到疲倦欲睡时，可用具有芳香气味的牙膏刷牙漱口，并洗个冷水脸，可起到提神醒脑的作用。

视觉刺激

走出户外，投身于大自然的怀抱，到郊外、湖畔、泉边、海滨、山巅，举目眺望，那葱郁的树木，嫩绿芳草、蓝天白云、大海沙滩尽收眼底，使你的视觉得到良好的刺激，有助于消除春困。

食物提神

困乏时，可吃点苦酸麻辣的食品，亦可泡杯浓茶或冲杯咖啡喝，以解困意。

气味刺激

困乏时，可闻闻风油精、清凉油、花露水以及点燃的卫生香味道，对驱除困意，振作精神有一定帮助。

活动肢体

欲睡时，不妨活动活动肢体，如散散步、跑跑腿、打打拳、练练功。锻炼能加速心率，促进血液循环，改善机体对氧气利用的功能，从而可有效地抑制春困。

音乐刺激

困倦时，可选听一些能振奋人心，消除疲倦、富有韵味的音乐。老年人可听听《步步高》等广东音乐，中年人可听听外国古典名曲，年轻人可听听流行音乐，流行歌曲。女性可听一些生活气息浓厚的民族音乐等。

消除“春困”疲劳法

春天，大自然充满无限生机。然而，人在春天却感到困顿乏力，提不起精神来，这就是“春困”。为什么会发生春困呢？或许有人会说，春天昼长夜短，睡眠不足，所以才会“春眠不觉晓”，夜间睡不透，白天没精神。当然这是产生春困的原因之一，但根本原因还是身体对春天的气候反应。人在冬季，机体为了减少散热，全身皮肤处于紧缩状态。一到春天，阳气上升，气温升高，皮肤不再为保暖而过度地收缩。这时血管呈扩张状态，皮肤血液循环旺盛，通向大脑的血液相对减少，加上温暖的阳光和“吹面不寒杨柳风”的刺激，使人产生困顿或昏昏欲睡的感觉。春困并不是生理上真正需要更多的睡眠。如果用延长睡眠时间来对付春困，就会越睡越困，越歇越懒，因为过多的睡眠，使大脑皮质抑制占优势，精神不振，工作学习都会受到影响。可见克服春困最好的办法是加强体育活动，早睡早起，参加各种形式的体育锻炼，或体力劳动，每次活动后，最好用温水擦浴，这样就能够增加大脑的供血量，提高兴奋性，保持精力充沛，有效地排解春困的困扰。

春天正是春游和锻炼的好时机。但由于春困的干扰，往往使人不愿活动。特别是春光明媚、阳光普照的日子，更使人感到昏昏欲睡，软弱无力。这里介绍几种解除疲劳的方法，能够收到立竿见影的效果。

打哈欠

当你感到疲劳时，有意识地鼓肚，使腹部肌肉紧张，很快就想打哈欠。这时你可以因势利导，张大嘴巴，深深地打哈欠，张口时用手扶托下巴，以防颞颌关节脱位。接二连三地打几个哈欠，你会意外地感觉到头脑清醒，全身轻松。这是因为打哈欠时是腹式深呼吸，吸进更多的氧气，呼出二氧化碳，改善了身体的慢性缺氧状态，促使脑细胞活跃。

脚尖走

春游走路时间长，会感到下肢酸困无力。这时你不妨抬起脚走路，用脚尖着地走几步，或原地站立，双脚立定后慢慢抬起脚后跟，用脚尖立地，坚持几秒钟放下。这样反复十多次，下肢疲劳立即缓解。因为脚尖着地时，下肢肌肉要重新调整，运动的肌肉得以休息，不运动的肌肉得以锻炼，改变了下肢肌肉忙闲不均状态。腿脚酸软无力也能暂时缓解。

热水浴足

人的双足分布着丰富的血管、神经。脚上的神经末梢与大脑和身体的其他部位相连，足部受凉，上呼吸道黏膜立即收缩。有人实验，把双足泡在4℃的冷水中，鼻黏膜收缩，清鼻涕增加。所以，足部保健是养生的重要手段。足部保健的方法很多，热水浴足是其中一种。民谣曰："春季洗脚，升阳固脱。"晚上临睡前用热水洗脚，不但能消除疲劳，改进睡眠，还可增进食欲，帮助消化。

热水浴足要有一定的刺激量，水温应在40℃～50℃，以能肌肤耐受为准；水量以淹没踝部为度；浸泡时间不少于15分钟。为保持水的温度，可不时添加热水。浴后双足皮肤通红发热，拭干水后用双手揉按脚趾、脚心处约2～3分钟。按摩后由于血液循环加快，全身温暖舒适。

踝部运动

踝部周围有很多穴位和肌腱，走路时间长，容易使踝部酸痛，导致全身疲劳。踝部运动的方法是，取站或坐势，转动踝关节，由慢到快，左右各转动30次。站立时手扶墙壁，随时随地都可进行。运动后由于踝部肌腱得到放松，双足顿感轻松，全身舒适。

人们在防春困的同时不宜坐着打盹儿。在春暖花开的时节，由于阳气上升，皮肤血管扩张，大量血液流向体表，大脑血流量相对减少，因而容易昏昏欲睡，特别是老年人，坐在椅子上就迷迷糊糊地想打盹儿。

不少人反映，坐在椅子上打盹儿醒来后，感到不解乏，仍然觉得全身疲倦、头晕、腿软、耳鸣、视力模糊。如果马上站起来行走，很容易跌倒。另外，坐着打盹儿，流向脑部的血液减少，上部身躯容易失去平衡而跌倒。坐着打盹儿还容易引起腰肌劳损，导致腰痛。坐着打盹儿，双腿紧张，醒后腿部容易发麻，严重时，十几分钟之内不能动弹。坐着入睡，体温会比醒时低，又不便添加衣服、被褥，很容易引起伤风感冒。所以如有睡意，应平卧或侧卧在床上休息，尽量不坐着打盹儿。

春天防病常识

1. 春季应防风

风是春天的使者，使大地绿意盎然，生机春回。春风历来被人们称赞，温顺和蔼，如母亲的笑脸。但"春日春风有时好，春日春风有时恶，不得春风花不开，花开又被风吹落"。

春风吹来了大地的生机，也吹来了黄沙遮日，"清明别刮土，一刮四十五"。春风也给人们身体带来一些不利的影响，给人的情绪带来了烦恼。

气象学告诉我们，大风呼啸，空气中的冲撞摩擦噪音会使人心里感到烦躁不安。特别是大风音频过低，甚至达到"次声波"的标准时，它能直接影响人体的中枢神经系统，使人头痛、恶心、烦躁。此外，猛烈的大风常使空气中的负氧离子严重地减少，导致那些对天气变化敏感的人，体内的化学过程发生变化，开始在血液

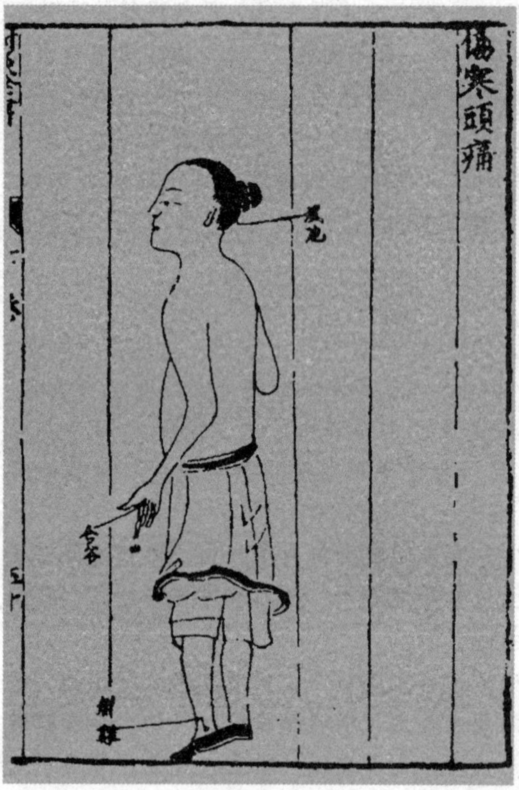

春季风大，易使人头痛、恶心、烦躁等。图为明万历刊本《杨敬斋针灸全书》针灸方图中的伤寒头痛取穴图。

中大量地分泌血清素，让人感到神经紧张、压抑和疲劳，并会引起一些人的甲状腺负担过重，并发炎症。不仅如此，大风使刚刚复苏的地表上的水分蒸发过快，空气中湿度极大地减少，使人们口干唇裂，鼻腔黏膜变得干燥，弹性减少，皮肤干裂，极易出现小裂口，防病功能随之降低，使很多冬眠过后的病菌乘虚而入，导致呼吸道疾病的发生，如支气管炎、流感、肺结核、流行脑炎等许多疾病流行。所以《黄帝内经》里说“风者，反病之始也”。意思是说，许多疾病的发生，常常与风邪相关联。所以人们常说春季多病。

中医学认为，风邪侵入人体后，可使人体产生一系列的病理变化，出现如伤风感冒等常见的头颈疼痛、鼻塞、咽喉痒痛、皮肤风疹、游走性的大关节红肿热痛等。春季养生的关键是要防风。现代医学亦很重视风与健康的关系，因为气流的变化可影响到人的呼吸、能量的消耗、新陈代谢和精神状态。对于老年人和体弱人的养生要注意“春风”，也就显得格外重要了。适度的气流使空气清洁、新鲜，对健康有益，而反常的、猛烈的气流则有害于人体健康。

2. 早春防腿老

寒冬已去，春天来临，经过一冬居室的人们，开始到户外活动，舒展筋骨。此时，劝您多活动双腿，以防腿部功能退化。

俗话说：“人老腿先老”，指的是一进入老年，腿部的运动机能较之手臂等运动器官早衰，常表现为腿的行动不利，发软无力。据研究，人到中年以后，腿部肌肉开始减少，骨质逐渐疏松、软化，弹性韧性降低。此时，如果自以为健壮而不注意锻炼，人的许多重要器官就会加快退化、衰老。腿老是人老的先兆，其原因有三。第一，腿老与感觉神经、运动神经有关。尤其是老年人，腿部感觉向大脑的传递及大脑向腿部发出的指令的传达，其准确性和速度都有所下降。第二，腿较之于上肢距心脏较远，由于重力作用血液回流心脏较困难。当年龄增长，血管弹性减弱时，容易发生循环不良，所以腿比手臂的疲劳更难去除。第三，从腿和手臂的肌肉群比较看，很明显腿的肌肉群大得多，故腿的最大肌肉力量也相应成比例地要比上肢强，因此，若上、下肢同样承担相同的负荷，上肢就可能要用最大肌力的10%左右，下肢就是40%左右，这样腿部肌肉先衰老就不难理解了。另外，心脏病专家认为，腿部肌肉坚实的人，必然有一颗强壮的心脏。一个步态稳健、行走如风的老人，必定是寿星。人到老年，会头发变白，皮肤松弛，耳聋眼花，这只能说明人体内脏和器官的局部退化，不完全能预测寿命的长短，而腿部肌肉结实才是健康长寿的重要标志。所以人们应该想方设法增加腿部的活动，保持腿部坚实有力。

早春，是预防腿老的最好时机。其良方就是多走路，每天最好在30分钟以上。走路的速度可紧走一段、慢走一段，依自己体质情况而定。坚持下去，定会走上健康长寿之路。

3. 预防伤风感冒

春季是阳气升发时期。春季多风，性质偏温，正是推陈出新的时候，容易散发病毒。所以，热性病比较多。

春季是感冒和流行性感冒（以下称流感）的多发季节。感冒又是多发病，据调查，约有85%的人群，平均一年要得3次感冒。对于易患感冒的人，预防感冒，首先应加强耐寒锻炼，提高机体的御寒能力。具体的方法：按平时身体状况，在盛夏伏天开始，先用手按摩面部，而后逐渐用冷毛巾摩擦头面部，渐及四肢。抵抗力较好的，可以全身冷水擦澡，持续到9月份，再恢复到头面部冷毛巾摩擦，直到冬季。体质差者，也应坚持用冷毛巾洗鼻，冷水漱咽。通过穴位按摩，也可以起到预防感冒的目的。主要穴位如迎香、风池、足三里等穴位。要是在流感流行期间，可用食醋烧蒸法，一般每立方米5毫升食醋，加水一倍，加热烧蒸，关闭窗户，每周2次。如果家庭有人发病，或有流感流行威胁等情况，可服中药预防（贯众9克，板蓝根12克，甘草6克。水煎服，连服3～5天）。

4. 春天预防肝病复发

“春三月，此谓发陈，天地俱生，万物以荣……逆之则伤肝。”春天的气候开始转暖，草木即将萌发，自然界充满生机。人体也会随着环境的周期变化，生理功能也要随着季节的改变而出现内分泌等节律的改变。这时内伤疾病也会受到这种影响而使内脏功能失却阴阳平衡，导致旧病复发。患有头晕、脑涨、目眩、耳鸣等症状的人，每年春季就容易复发，这种称之为“肝阳”，这是由于阴分不足，经受不起风阳的刺激之故，而出现肝经的症状。内热体质，肝火偏旺的人，春季易患目赤，咽喉肿痛，血压容易增高，性情不安。这些都是受了春天气候的影响，助长了本来不平之气。所以，肝病容易在春天复发。

现代医学的研究表明，乙型肝炎慢性化，或病变向肝硬化进展的过程中，起主要作用的是乙肝病毒在慢性持续感染。这种持续感染作用，又与遗传因素、性别、饮食、纵酒、疲劳、感染、治疗等因素有关。这一研究表明，慢性迁延性肝炎患者，除应积极医治原发病和并发病外，还应避免工作过度劳累，精神紧张，力戒饮酒、吸烟、暴饮暴食或过食肥腻等。春天的气候和自然环境，对人们的确是一种“诱惑”。但是，对慢性迁延性肝炎、肝硬化患者来说，应该“居安思危”，不能像健康人一样，疲于旅游观光，探亲访友，过于消耗精力和体力。要节制饮食，切忌酗酒，注意保暖，预防感冒，以防止慢性迁延性肝炎的春天复发。

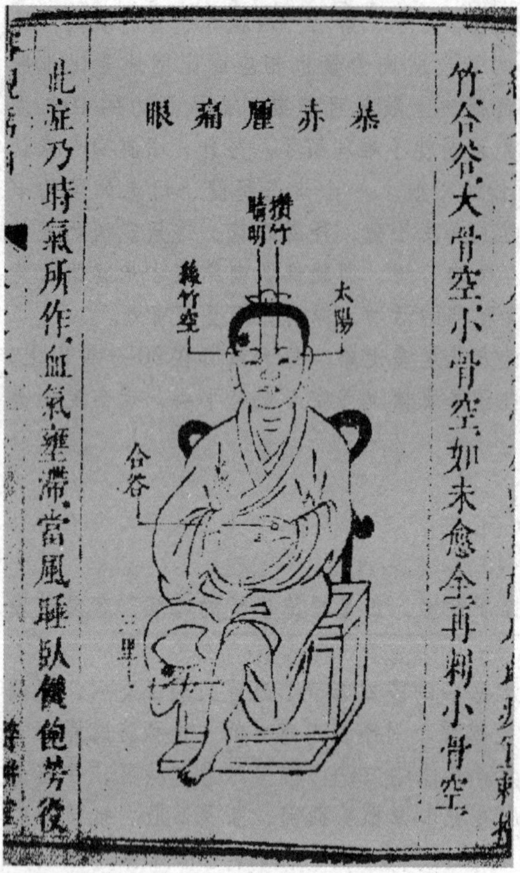

春季，内热体质、肝火偏旺的人易患目赤、咽喉肿痛等病。图为明代傅仁宇《审视瑶函》眼科针方图中的暴赤肿痛眼取穴图，为清康熙六年刊本。

5. 春天预防“老伤”复发

所谓“老伤”，就是陈旧性软组织损伤，是以前在日常生活或工作劳动中，曾经受过的扭伤、挫伤、跌伤等软组织的损伤。

老伤，为什么在春天容易复发？根据“天人相应”的观点，人与自然是一个整体，自然界的一切变化，都要不同程度地影响到人体。冬去春来，气温逐渐回升，由寒转暖，但在春天气温忽冷忽热，变化多端，春雨连绵，空气潮湿。这些对软组织损伤的病者来说，都是非常不利的因素，风湿寒冷的变化，对患者反应敏感，容易导致老伤复发。

预防春天老伤复发，可以根据不同情况采取预防措施。

(1) 在春天冷热多变的季节，要注意天气的变化，及时加减衣服。对有老伤者来讲，要比正常人多穿一些，宁可暖一些，不能受凉，也就是俗语所说：“春捂秋冻。”特别是受伤的部位，对寒湿的变化尤为敏感，更要注意保暖。

(2) 要加强锻炼。体育锻炼的疗效，也不一定比药物差。患者可以根据不同部位的病伤，而采取不同的锻炼方法。

(3) 可以服用舒筋活血、强筋健骨的药物。会饮酒的可以饮用风湿骨痛酒等，不会饮酒的可以服用小活络丹、桑枝膏等。

一般讲，患者要是能从以上三方面做好防治工作，老伤的复发可能避免，或可减轻老伤复发的症状。

6. 预防“流脑”

“流脑”，在西医学上称流行性脑脊髓膜炎，俗称脑膜炎。中医划为温疫病范围。中医认为本病是由于人体正气内虚，感受疫疠之邪而致病。这是春季最常见的急性传染病，不论男女老少皆可得病，但多数是15岁以下的儿童。以起病急骤、发热、头痛、呕吐、身发斑疹及脑膜刺激症为主要特点。

脑膜炎，是由脑膜炎双球菌传染的，这种细菌经过呼吸道进入人体。如果人体抵抗力低下，细菌就会在体内大量繁殖，这时人体就要发病；另一种情况，细菌侵入机体后，由于抵抗力较强，人体与细菌势均力敌，只出现局部表现，如咽痛等，没有其他症状，这在医学上叫“不显性感染”。这种人很容易被人们忽视，当机体抵抗力降低时，细菌又大量繁殖起来，这时就发生典型的脑膜炎。从“不显性感染”移行到“显性感染”的移行过程中，有许多蛛丝马迹，这种移行过程的病人，即医学上所谓的“苗头病人”。我们预防脑膜炎，主要是如何及早发现这种病人，及早治疗。避免造成严重后果。

预防脑膜炎，要注意以下几点：

(1) 要注意室内通风、换气，搞好室内、外的卫生，尤其是青少年比较集中的幼儿园、中小学校等。

(2) 适当参加体育锻炼，多到户外活动，增强体质。同时，注意个人卫生。在流行期间应避免到公共场所，不要串门走户。

(3) 在流行季节，或有脑膜炎流行的地区，要细心观察孩子以及周围的人，是否有“苗头病人”。如发现有发热、头痛、急性鼻咽炎、皮肤或黏膜有出血点的4项症状中，有两项以上的，就可以定为“苗头病人”。发现“苗头病人”，要及时请医生诊治。也可以先服磺胺噻唑（ST）或磺胺嘧啶（SD），成人每日4~6克，分3~4次服，加等量苏打，连服3~5天；儿童酌减。磺胺-6-甲氧嘧啶（SD-36或SMM），成人首次1克，以后每天0.5克，连服3天；儿童首剂，每公斤体重30毫克，以后15毫克。服法同成人。

(4) 注射流脑预防针。6个月至15岁的儿童，在发病季节前1~2个月注射。每天吃1~2瓣生大蒜，早晚用淡盐水漱咽喉。周围有流脑病人的，可以预防服磺胺类药物。

7. 精神病人注意复发

中医历代医家认为癫狂是由于七情过激，气郁痰火，阴阳失调为其病机。所以，提出有效的预防办法是“和喜怒而安居处，节阴阳而调柔刚”（《灵枢》本神篇）。

春天，人体的某些生理也随着季节出现周期节律改变，机体代谢旺盛，在精神情绪上容易出现不稳定。春天的天气忽冷忽热，变化多端，这种多变的气候也容易扰乱人们的生理功能。春雨连绵的阴雨天，能使人感到心情沉闷，抑郁不欢；浓雾重重，春雷交加，可以使人的精神出现焦躁不安，冲动或消极等表现。一般精神病人的生理功能较正常人脆弱，环境的改变有可能对精神病患者的内分泌系统，特别是脑垂体产生影响，从而导致精神活动的异常。所以，春天精神病人要注意预防复发。

季节气候的变化，对精神病人虽有一定影响，但是，只要做好预防工作，可以避免使病情加重。

(1) 要避免各方面的刺激，加强心理调解，保持情绪稳定，做到“和喜怒”。

(2) 要保持环境的宁静，避免嘈杂喧闹的境况。做到“安居处”。《素问》痹论说：“静则神藏，躁则消亡。”《医门法律》先哲格言说：“设能善养此心，而居处安静……则志意和，精神定。”

(3) 要遵照医生的嘱咐，按时服药，巩固疗效。

春天虽是精神病的易发季节，但只要注意做好预防工作，完全可以安全度过复发关。

8. 小心胃病复发

春天的勃勃生机，对胃病患者也带来一些不利。在这“发季”要当心保养，以免旧病复发。

中医说：“肝旺于春”，不但肝脏的疾病容易在春季复发，同时，也由于肝气失调，肝木失于疏泄，横逆犯胃，气机阻塞，胃失和降，因而使胃病复发。其次，一般胃病患者，禀赋不足，阳气衰微，脾胃虚弱，如果春季亲朋欢聚，饮食过度；或外出春游，偶遇劳累；或由于天乍冷，稍触寒邪，均可导致脾胃损伤，脾不运化，胃失和降而使胃病复发。

胃病，主要强调“防重于治”的预防思想。

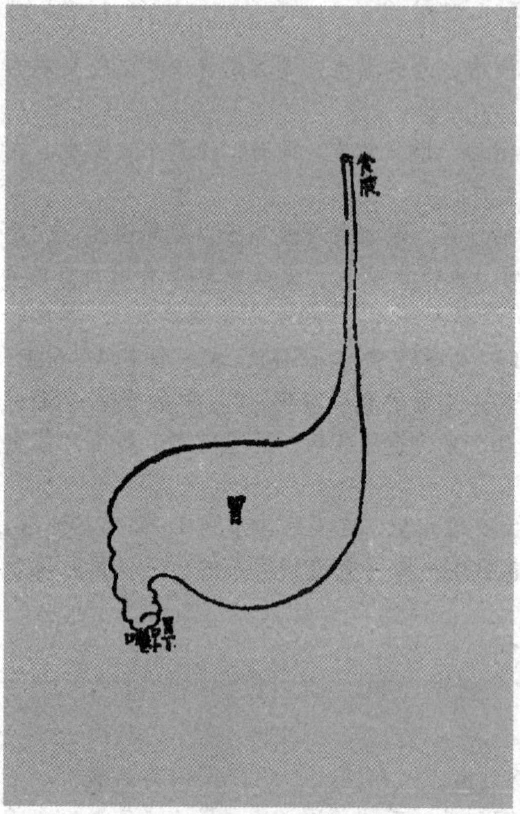

明代高武《针灸聚英》脏腑图之胃图

(1) 必须消除精神上的紧张因素。元·邱处机《摄生消息论》说：“春日融和，当眺园林亭阁，虚敞之处，用摅滞怀，以畅生气。不可兀坐，以生抑郁。”所以，胃病患者应该在春暖花开时，要调节自己的心境，消除复发的心理因素。医学心理学认为，溃疡病的发病与身心状态有着密切的关系。有人曾做过猴子躲避电击的实验。结果证明，由于受到电击而疲于奔命，心理负担沉重的猴子易得溃疡病；而不受电击的猴子，由于无心理负担，则安然无恙。我国古医籍《医学正传》早就认识到“胃脘当心而痛……七情九气触于内之所致”。气愤、恐惧、激动、忧郁、焦虑、沮丧等，均易导致胃病的复发。这是由于这些心理因素，通过神经内分泌系统，使胃酸分泌量持续升高、胃黏膜充血和脆性增高，或可使胆汁、胰液返流，从而导致胃黏膜病变。

(2) 要注意饮食。要做到“五要”“五忌”。“五要”是：要少食多餐，要定时定量，要营养丰富，要低脂低糖，要容易消化。“五忌”是：忌重油煎炸，忌酸醋辛辣，忌生硬冷烫，忌过浓过咸，忌烟酒茶糖。

(3) 要及时服药。胃病多属脾胃阳虚，用黄芪建中汤加珍珠母蜜丸，连服半年至一年，可防止胃病的复发。

(4) 注意多方调理。在春天乍冷乍热季节，要注意做好保暖；出外旅游，要避免过劳，以免在人体虚弱之际，寒邪入侵；节日期间，要注意饮食，不要酗酒，不要过食甘肥，以免损伤脾胃。春天乍热，不要嗜食生冷，以防寒湿内生，导致胃病复发。

9. 预防哮喘

哮喘，在中医学里属“喘促”“上气”“喘证”“哮证”等范围。

哮喘，主要由外感六淫，饮食失调，七情内伤，劳逸失调等因素，使肺气不得肃降而发。中医认为春季天气乍寒乍暖，人们要特别注意防止感受风寒。《摄生消息论》载：“春来之病……不可令背寒，寒即伤肺。身觉热甚，少去上衣；稍冷莫强忍，即便加服，肺俞五脏之表，胃俞经络之长，二处不可失寒热之节。谚云：避风如避箭”。可见背部的保暖非常重要，因为背是肺俞之所在，最容易感受外邪。寒邪侵入于肺，内则壅阻肺气，外则兼伤皮毛，郁遏肌表，肺卫为邪所伤，表气失于疏泄，以致肺气壅实，不得宣降，因而成喘。寒入肺俞，聚液成痰，也是寒痰之因。其次，春季要注意饮食。春天如果饮食不当，过食酸咸，或甘肥太过，饮酒过度，都可使脾失健运，积湿生痰，上干于肺，而成哮喘。对于有元气虚的虚喘，在春季要防止过于劳累，出外旅游踏青，要量力而行。否则，也容易诱导喘病的复发。

从现代医学观点分析，哮喘有内源性和外源性之分。前者，是因吸入外界致敏原而发病，也叫支气管哮喘；后者，多与呼吸道感染有关，也叫哮喘性支气管炎。春到人间，大自然百花争艳、鸟语花香，这时外源性致敏原如花粉、羽毛多起来，外出之时，接触野外的螨类的机会也频繁起来，这就增加了哮喘病的患病机会。对于由花粉引起的哮喘，常常是突然发病，先有鼻痒、喷嚏、胸闷等症状，而后迅速出现哮喘。

预防哮喘，按中医的观点，要谨护皮毛，防止外邪伤肺；又要调理脾胃，不使痰浊内生；对于先天五脏虚弱之人，要加强耐寒锻炼，补充肺肾元气，就自无哮喘之患。特别要防止寒邪入侵，注意防寒保暖，要注意饮食，不要恣意取用美酒佳肴。

对有过敏体质者来讲，要避免与发病有关的过敏原接触。过敏原有时防不胜防，不容易明确找到，自己要细心观察，一旦确定，也可采用脱敏疗法来达到预防发病的目的。

10. 防桃花癣

春天，年轻人的脸上爱长一种叫“桃花癣”的皮肤病。这种皮肤病，常有细小脱皮，有瘙痒或干痛的感觉，影响患者的外观。这种病多在桃花开放的早春季节发生，所以叫桃花癣。其实它不是癣，与真菌无关。实际上它是几种相似的皮肤病，包括单纯糠疹、脂溢性皮炎、春季皮炎的总称。

单纯糠疹，是一种常见于儿童的桃花癣，在男孩更为多见。患者脸上有一至数块色素减退斑。表面有细小鳞屑，鳞屑有时增多，这是疾病的活动期；鳞屑减少、消失，是疾病的静止期或痊愈期。有时孩子家长误认为痊愈了的单纯糠疹，是患了白癜风。但白癜风的色素完全脱失，表面也从无鳞屑，两者容易区别。单纯糠疹的发病，可能与风吹日晒过多，消化不良，维生素不足，皮肤干燥等因素有关。

治疗：可以用维生素 B_6 霜膏、5% 的硫黄霜膏、2.5% 的白降汞含水软膏等；有瘙痒或轻度炎症时，可用肤轻松软膏；口服维生素 B 族。

要避免过度日晒和风吹；不要用碱性大的肥皂洗脸；要多吃水果和蔬菜；及时治疗肠道寄生虫病，纠正消化不良和偏食等，对于防复发有一定帮助。

脂溢性皮炎和春季皮炎，是常见于青年女性的桃花癣。两者很相似，都有大小不规则，多少不等的红斑、丘疹和鳞屑。有瘙痒、干痛、灼热感等症状，在受风、洗脸后更加明显。脂溢性皮炎的发病同内分泌紊乱、消化不良、刺激性饮食、维生素不足以及风吹日晒等有关。春季皮炎，则常在干性皮脂溢的基础上发生，主要可能是日光中的紫外线。一般在每年的 4~5 月份发病，有明显的季节性。

《红楼梦》第五十九回中描述：湘云两腮作痒，恐又犯了“杏斑癣”，因问宝钗要些蔷薇硝来。恰巧宝钗用完了，便命莺儿找黛玉要了一包给湘云。后来蕊官又弄了一包蔷薇硝送给芳官，芳官忙递给宝玉瞧，说是擦“春癣”的。贾环听了，便伸着头，瞧了一瞧，又闻得一股清香，就伸手来要，宝玉只得与他，芳官舍不得，忙道：“别动这个，我另拿些来。”遂进入房内，偷偷改换了一包茉莉粉，交给贾环。贾环接了，揣在怀内，辞别宝玉，兴冲冲地去找彩云，笑嘻嘻地说道：“你常说蔷薇硝擦脸，比外头的银硝强，如今我也得了一包好的，送你擦脸。”

从以上描述可知，大观园中的几个女儿，如宝钗、湘云、琴妹妹、黛玉、芳官、彩云等，都曾犯过杏斑癣。因其发生在春天，常发在脸上，故“两腮作痒”。红楼女儿们用的治疗药蔷薇硝、茉莉粉等，类似于今天的香粉一类的化妆品，既作美容，又作药用，一举两得。

由于春季皮炎发生在春暖花开之时，以往认为是患者对植物的花粉过敏而引起的，故俗称“杏斑癣”或“桃花癣”。在南方，正值鲜竹笋大量上市，故又有人认为皮炎的发生与吃竹笋有密切关系。其实这两种看法都是不恰当的。现已明确，春季皮炎主要属光感性皮炎。在春季，地球与太阳的位置发生变化，使地球上紫外线含量骤然升高，人经过冬天已适应低紫外线环境，到了春天，人体对紫外线敏感性增高，而室内工作者更敏感些；青春期敏感性高，幼儿及老年人敏感性低。故春季发癣多发于青壮年及室内工作者身上。在日光中的紫外线作用下，表皮细胞受到损伤，蛋白质多发生变性、分解，形成组织胺等介质，使皮肤毛细血管扩张充血，而出现红斑和丘疹，形成皮炎。患过春季皮炎的人，每年春天来临之时，可适当使用防晒剂，以保护皮肤免受阳光中紫外线的损伤。

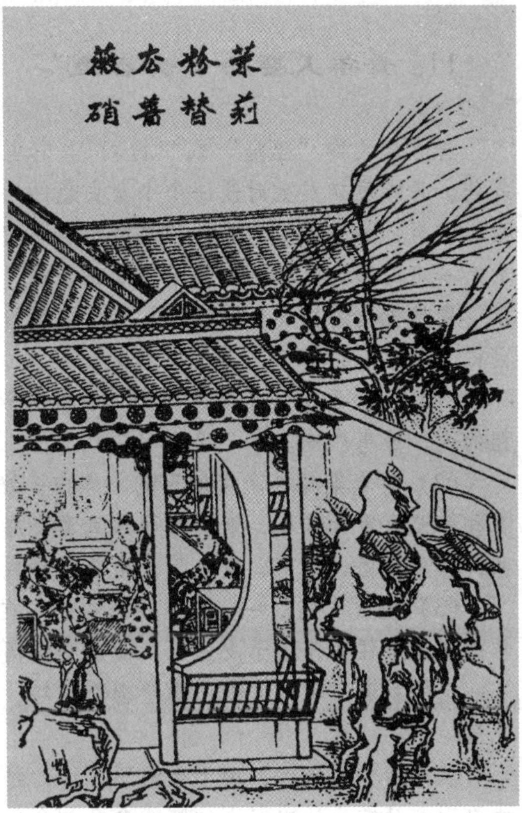

《红楼梦》第六十回插图《茉莉粉替去蔷薇硝》，书中所说的“蔷薇硝”即古代治疗春季皮炎的药物。

《红楼梦》中治疗“杏斑癣”的蔷薇硝，可能是用蔷薇类植物制成。蔷薇中有黄蔷薇、香水蔷薇、十姊妹、粉团蔷薇等。落叶灌木，茎上多刺，夏初开花，除栽培供观赏外，花、果、根可供药用或制香料。古人用蔷薇制成蔷薇水或露水。唐·张泌《妆楼记》载：“周显德五年，昆明国献蔷薇水十五瓶，云得自西域，以洒衣，衣敝而香不减。”唐·冯赞《云仙杂记》载：柳宗元得韩愈所寄诗词，先以蔷薇露沐手，薰玉蕤香后才开读。贾府所用的蔷薇硝，就有可能是在蔷薇露的基础上加工改制而成的粉剂。

在治疗上，杏斑癣与桃花癣两者基本相同。首先，要除去可能的病因，要禁绝刺激性饮食，避免风吹日晒，多吃新鲜蔬菜。在炎症早期，可用3%的硼酸溶液湿敷，20%氧化锌油外用。急性期过去后，可用维生素 B_6 霜膏、去炎松霜膏，内服维生素B、C，静脉注射葡萄糖酸钙，内服抗组织胺药物。

对紫外线过敏的人，可涂15%对氨安息香酸软膏。反复不愈者，可试用小量氯喹。

在春天多风干燥，脸上觉得发紧干痛时，要提高警惕，及早防治。

11. 青年人要防“青春痘”

青春痘又称“痤疮”或“粉刺”。它主要发生在青年男女的面部、胸部、背部等处。青春痘初发生时是一个个黄白色的小点，以后顶端变黑。青春痘受挤压刺激后会发炎，如果再受感染，顶端常出现小脓疱，愈后会留下疤痕，对青年男女的颜面有一定的影响。因此，如果患了青春痘，一定要注意防止感染。

青春痘是怎样发生的呢？从生理上来看，现代医学研究认为大概有三方面的原因：

(1) 先天素质。某些人天生皮肤就比较粗糙，平时面部油脂分泌偏多，毛孔较粗的人，易患痤疮。

(2) 青春期雄性激素的影响，即内分泌失调。这些雄性激素对皮肤中的皮脂发育和分泌有重大作用，能刺激面部毛囊皮脂腺分泌太多的油脂，造成毛孔或脂腺堵塞，感染杆菌、球菌、螨虫等微生物，形成毛囊皮脂腺慢性炎症。

(3) 毛囊皮脂内一些微生物的作用。在皮肤毛囊皮脂栖身的以痤疮棒状杆菌为首的皮肤常住菌作用于皮脂后，使皮肤游离脂肪酸增多，这种游离脂肪酸对毛囊起着一定的刺激作用，促进毛囊壁损伤破坏，从而引起毛囊周围不同程度炎症，形成此病。

从生活方面来看，由于生活不规律，过于劳累，或情绪不稳定也是青春痘出现的原因。日常生活中，吃油腻的食品和含有酒精的饮料过多，易于引起皮脂分泌旺盛；现代美容药物化妆品使用不当，堵塞毛孔，使皮脂排出不畅，引起病变；滥用含有各种添加剂的食品与补品等。

怎样防治青春痘呢？下面几点是需要引起重视的：

饮食调解：饮食宜清淡，少食油腻、辛辣刺激、过甜的食物，火腿、香肠等腌制品少吃，咖啡、酒类也应少饮，多食清淡的蔬菜水果，保持消化器官通畅，防止便秘。

清洁皮肤：常用温水肥皂洗脸，以便去掉油脂。可以选用普通肥皂，最好使用硫黄肥皂，而不再用香皂和酸性肥皂。

化妆适宜：春夏气候炎热，不应使用油膏类化妆品，以免阻塞毛囊，不利于油脂排出。不要轻信或过多地使用化妆品，特别是不能用假冒伪劣产品。

生活规律：保持良好的精神状态，排除一切烦恼，劳逸结合，保持正常的、充足的睡眠。

切忌用手挤压，这样容易使毛囊口扩大，影响面容，严重的还会感染，产生疤痕。

药物治疗：原则是“抗菌消炎、除去皮脂”，如使用黄芩甙、抗炎灵、四季青、银黄素、维生素 B_6、四环素等药，或用5%新霉素溶液外擦，用硫黄制剂（硫黄霜、硫黄擦剂等）外敷。应该指出的是，单纯外用药是不会根治粉刺的，只对清除感染有效。如果能够采取中西医结合疗法，将有更好的效果。

简便方：

仙人掌适量，捣烂，涂敷患处，每日2次。

鲜槐叶、丝瓜叶各30克，捣烂，涂敷患处。

明矾少许，研末，用酒调，涂面。

羊蹄跟、十姜、椒末、穿山甲各等分，加水浸泡3天，用其水擦面。

用番茄汁润湿痤疮患处，再轻压粉刺，将粉刺的内容物压出（最好用粉刺压除器），然后用水洗净。在洗净的挤压处连续涂擦番茄汁几次，可使痤疮患处愈合如初。

用紫背浮萍15克、鲜苍耳草25克（无鲜品可用干品），水煎，每天早晨用来洗脸一次，连洗十余次即愈。

12. 营养肌肤

春回大地，人体循环系统功能相应增强，四肢、皮肤等末梢循环血液供应增多，人体皮肤的新陈代谢变得活跃起来，汗孔亦逐渐舒展开来。为了排出冬天皮肤所集聚的废物，皮脂和汗液的分泌也日渐增加。在春风吹来之时，花粉和灰尘到处飞扬，侵袭人体皮肤，引起过敏性皮炎、斑疹等疾病。此外，早春气候的变化多端，冷暖交替，使皮肤难以适应其变化，从而影响健美。

春季保养皮肤，首先应做好环境的防护，不要长时间在阳光下曝晒，曝晒是起皱的最主要原因。外出春游应戴太阳镜、草帽或打遮阳伞，身体的暴露部位应涂避光油、防晒露。另外，要注意皮肤的清洁。清洁皮肤主要靠水洗。自来水、雨水是软水，清洁皮肤较为适宜；井水、河水是硬水，里面含有较多的矿物质，长期使用易使皮肤干燥、开裂，所以皮肤干燥的人不宜过多使用硬水。温水和热水去污能力比冷水强，但皮肤干燥的人也不宜过多地使用热水，以防皮肤干裂。选择刺激性较小及香料含量少的香皂（切不可用碱性肥皂）彻底洗脸，每日至少洗脸3次，以保持脸面洁净。洗脸后可使用有杀菌作用的酸性化妆品。

春季使用的化妆品，须根据各人不同的皮肤性质，由油性化妆品改为中性化妆品。初春，天气较冷，宜用一些油质的化妆品，如百雀羚、香脂、清洁霜等；晚春气候较暖，宜用一些水质的化妆品，如蝶霜、雅霜、奶液、人参蜜、珍珠蜜、杏仁蜜等。春季气候较暖，人体毛孔乍开，不宜扑擦香粉，以免香粉堵住皮肤毛孔，从而使肌肤减少接触春天阳光的机会。

注意饮食调节。为防皮肤早衰，要注意饮食平衡，避免过量食用高脂类、淀粉类、糖类食品以及葱、蒜、辣椒等刺激性调味品，进食含有大量维生素A、维生素C的各种蔬菜、水果，维生素D_2强化的乳制品，以及含有维生素E、锌和硒的各种谷类。同时摄取花生油、菜子油等植物油。此外，肉皮、猪蹄中含有丰富的胶质蛋白质，可使皮肤丰满、白嫩、富有弹性。饮足量水，注意饮用对皮肤有利的矿泉水、草药茶和热柠檬水等饮料。

生活要有规律，避免过度紧张，不要时常熬夜，保证充足的睡眠。加强体育锻

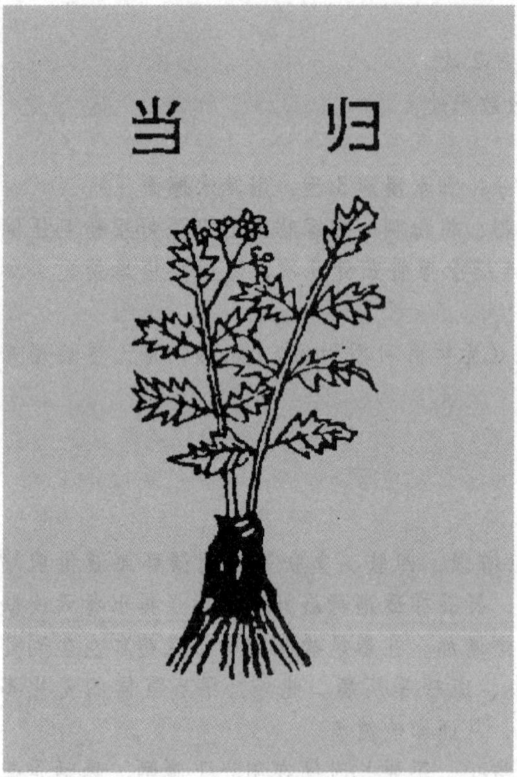

当归图，选自《本草纲目》。

炼，适当运动可使全身血液循环加速，皮肤血管充盈通畅，大量的营养和氧气被输送到皮肤细胞。运动时流汗有助于排泄废物，皮肤温度高有助于胶原产生，从而防止皮肤过早地老化。另外，还应避免过多接触灰尘、花粉等致敏性物质，以防皮肤过敏。

护理皮肤还可进行面部蒸汽浴。将当归、荆芥、防风、桑叶、菊花、蝉衣、薄荷等药物，按适量比例熬汁，滤入碗内。洗净面部，把头俯在碗上方，用毛巾蒙住头和碗，让蒸汽熏蒸面部，持续10～15分钟，然后用温水和香皂洗脸，再用清水冲洗干净。蒸汽作用于人体的面部，不仅使毛孔和血管得以扩张，皮肤供血状态得以改善，还可使冬季造成的皮脂腺导管中的堵塞栓软化和消失，皮肤分泌物溶解，促使过敏发炎的硬结消散。

总之，在这温暖的春天，我们只有精心呵护自己的肌肤，才能使自己的肌肤与大自然和谐一致。

现附古人春季护肤的一些方法：

《四时纂要》曾载："是月三日，取桃花片收之，至七月七日，取乌鸡血和，涂面及身，光白如玉。"

《万花谷》曾载："初三日，取枸杞煎汤沐浴，令人光泽不老。"

《法天生意》曾载："三月三日，采桃花浸酒饮之，除百病，益颜色。"

注：上三方中的日期均指农历三月初三。

13. 儿童防痄腮

痄腮是由风温邪毒引起的急性传染病，俗称"蛤蟆瘟""猪头风""大嘴巴"等，现代医学称之为"流行性腮腺炎"。本病一年四季均有发生，冬春两季易于流行。3岁以上的儿童最易受到传染。本病主要是通过飞沫传播，健康儿童与腮腺炎儿童玩耍时，如果健康儿童吸到了含有腮腺炎病毒的空气，就可传染上腮腺炎。

痄腮的症状特点是一侧或双侧耳下肿大，以耳垂为中心漫肿，边缘不清楚，外表皮肤不红，触之有压痛及弹性感，张口不利，咀嚼疼痛，腮腺管口可见红肿。一般发生腮肿前可有轻度发热、畏寒、头痛、呕吐等症状。腮颌肿胀约持续4～5天开始消退，整个病程约1～2周。严重的除见腮肿外，还可见到下颌部、颈部肿胀，这是由于舌下腺、颌下腺也受累的缘故。本病的愈后一般良好，不会留下后遗症，多数人患过一次后就会终生免疫。但据现在新的临床报道：流行性腮腺炎，因其感染的病毒类型不同，也可出现第二次腮腺炎症，应引起重视。

腮腺炎病毒在侵袭腮腺的同时，往往也会侵袭其他脏器，造成炎症反应。如腮腺炎病毒较易侵犯生殖腺体，约有1/3的青少年可发生睾丸炎，出现高热、寒战、睾丸胀痛和触痛。得了睾丸炎一般不影响生育，但当两侧睾丸都受累时，则可能受到影响。据统计，约15%～30%患过双侧睾丸炎的病人不能生育。有极少数儿童可于腮腺肿胀后5天左右，出现发热、头痛、精神不佳、呕吐、嗜睡、颈部发硬等现象，这种情况可能是并发脑膜炎了。此时，应及时送往医院治疗，一般患者都能在1～2周内恢复，愈后良好。极个别可能会留下智力减退、听力障碍、运动神经麻痹等后遗症。如果儿童在腮肿后5～10天出现面部浮肿、尿混浊时，应去医院检查小便，若小便中出现少许红细胞与少量蛋白，这是由于腮腺炎病毒直接损害肾脏而出现急性肾小球肾炎的缘故，合并肾炎的患儿要卧床休息，直到浮肿消退，小便检查正常为止。同时要忌食盐，多吃水果等富含维生素的食物。儿童在患流行性腮腺炎时，在腮肿后5～10天，若发现小孩面色苍白、胸闷、心慌、心率增快、心律不齐，可能是并发心肌炎了，须立即就医。患流行性腮腺炎的病人，除易发生上述4种常见的并发症外，还可并发卵巢炎、胰腺炎、多发性神经炎、甲状腺炎等。因此，家长在家庭护理腮腺炎病儿时，一旦发现有上述并发症，应引起警惕，及时送孩子去医院检查和治疗。

在一般情况下，我们该如何去防治和护理呢？首先发现病人应及时隔离治疗，直至腮肿消退5天左右为止。流行期间，应经常检查儿童腮部，有可疑病人应及时隔离观察。其次，患儿发热期间要卧床休息，保持口腔清洁，多饮水，饮食以流质、半流质为主，可进食粥、藕粉、面条等，禁食肥腻及酸、辣、炒、炸的食物，以减少咀嚼时的疼痛。如体温过高，可口服阿斯匹林退热，疼痛厉害的可口服止痛片。有接触史的易感染儿童，可用板蓝根15～30克，煎服，每日1剂。患儿局部可用青黛散15克，温水或用醋调敷腮部肿胀处，每日3～4次，或用天花粉、绿豆各等分，研为细末，加入冷开水调成糊状，外敷患处，每日3～4次。

14. 防治婴幼儿水痘

水痘又叫“水花”“水喜”。是由水痘病毒所致的一种急性呼吸道传染病，因其形态如豆，色泽明净如水，故名。其主要症状足发热，皮肤分批出现丘疹、疱疹、结痂。

水痘全年均可发生，但多见于冬春两季。儿童时期任何年龄都可发病，但以6个月至3岁的儿童发病最多。一般如果患过一次水痘，就有持久的免疫力，很少第二次发病。

水痘的传染性很强，病人是唯一的传染源。水痘病毒存在于病人的皮肤、血液和口腔分泌物中，它可以通过病人的谈笑、咳嗽、打喷嚏等呼吸道飞沫直接传染给他人，也可通过衣服、用具等污染物而引起间接传染。一般认为，从出疹前24小时到出疹后7～10天的全部结痂期均有传染性，并以出疹期的传染性最强。由于水痘病变发生在皮肤黏膜，主要累及表皮层，所以愈后一般不留疤痕。但是由于疱疹期具有严重的瘙痒，小儿受不了，用手去搔抓，就容易引起继发感染，损伤真皮层而遗留疤痕。因此，必须重视小儿的皮肤卫生。

水痘是一种良性的呼吸道传染病。一般发疹前1～2天，可出现发热、头痛、咽痛、咳嗽等轻微上呼吸道症状。发疹期，皮疹先见于躯干、头部，逐渐延及面部、四肢，呈向心性分布，开始为粉红色的针头大小的斑疹，数小时内变为血疹，再很快变为水泡，随之即结痂。水泡明亮如露珠，呈椭圆形，大小不一，边缘不齐，周围有红晕、有痒感。水痘最主要的特性是在同一时期、同一部位往往可看到丘疹、疱疹、结痂同时存在的症状，严重的还可累及口腔、咽部、眼结膜等部位。在临床上一定要注意与脓疱疮相区别。

水痘的病情一般很和缓，绝大多数病程短、恢复快，无并发症和后遗症，也不危及小儿生命安全。但是，对于个别营养不良的婴幼儿及久病不愈的小儿，发生水痘往往比较严重，易继发感染，甚至出现一些并发症。如肺炎、肝炎、脑膜炎等。所以我们一定要做好患儿的防护工作切不可掉以轻心。

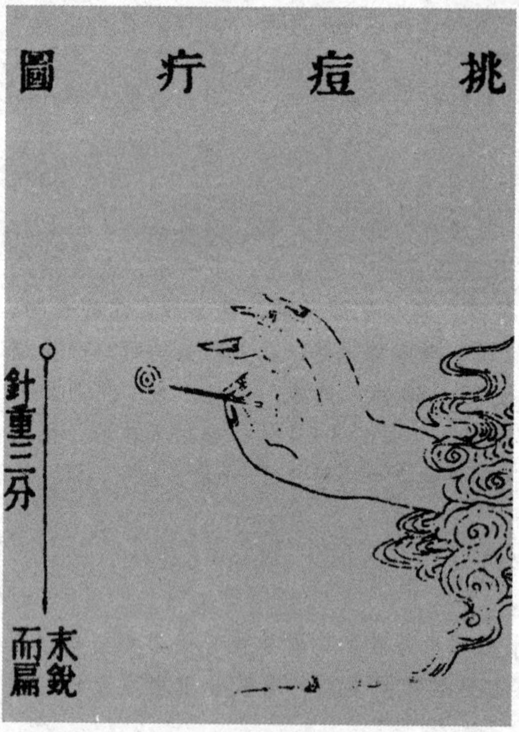

春季幼儿易发水痘，中医可用针挑水痘进行治疗。图为清代吴谦等《医宗会鉴》中的挑痘疗图。

一旦发现水痘患儿，应立即隔离。水痘患儿不要与易感儿接触，必须经过1周之后，待水痘完全干燥结痂为止。与患儿接触的易感儿，应检疫21天。患儿居室一定要通风，保持屋内空气清新，以减少并发症。此外，要将患儿的衣服、被褥等勤换勤洗，并放在阳光下曝晒。保持患儿的皮肤清洁，将孩子的指甲剪短，必要时要用布包裹住双手或戴手套，以防抓破水疱而产生继发感染。皮疹瘙痒时，可用炉甘石洗剂或5%碳酸氢钠溶液外涂。如已抓破，则可用1%龙胆紫、硫黄软膏涂擦局部，或用青黛散撒布患处。患儿饮食宜清淡易消化，常用绿豆煎汤代饮料，有良好的清热解毒作用，多饮水。对于症状较重的患儿，应多给其抚慰，使其不感到孤独和恐惧，从而保持心情愉快，以利于康复。

15. 初春之时防风疹

风疹是由风疹病毒引起的一种较轻微的急性传染病。中医称之为“风痧”“野痧”。初起类似伤风感冒，以轻度发热、咳嗽、细小如沙的特殊皮疹、耳后及枕部淋巴结肿大等为其特征。

本病流行于冬春季节，以1~5岁小儿较多见。风疹病人是唯一的传染源。出疹前后5天均具有传染性，尤其是出疹前传染性最强。病毒主要存在于病人的口、鼻、咽部的分泌物以及血液、大便等。主要是经呼吸道飞沫传播，被病毒污染过的奶瓶、奶头、尿布、衣物等，也可传播。本病如护理得当，则预后良好，恢复较快。但妇女妊娠3个月内患本病，容易影响胎儿的正常发育，导致胎儿发生先天性心脏病、白内障等。患本病后的小儿可获终身免疫。

中医学认为本病是由于外感风热时邪，由口鼻而入，郁于肺卫，蕴于肌腠，与气血相搏，外发于皮肤所致。现代医学认为风疹病毒侵入人体后，先在呼吸道黏膜及颈部淋巴结生长繁殖，然后进入血液循环，扩散至全身淋巴组织，从而引起淋巴结肿大。皮疹是由病毒直接损伤血管内皮细胞或真皮上的毛细血管充血以及轻微的炎性渗出液所致。

得了风疹后，初起可表现为发热、咳嗽、流涕等上呼吸道感染症状，发热1~2天，全身皮肤透发细小稀疏的淡红疹，1~2天内布满全身。出疹顺序一般先由面部开始，然后延及躯干和四肢，但手足心较少或无疹，有瘙痒感。疹点大约2~3天消退，消退后无落屑及疹痕。发病期间可见耳后、枕部淋巴结肿大，且有压痛。

得了此病后，使用中医治疗效果颇佳。中医把此病分为邪郁肺卫和邪热炽盛两症。邪郁肺卫症主要是外感风热为主，治疗宜疏风清热、解表发汗，以祛邪外出，方选银翘散加减。药用：银花10克，连翘10克，竹叶10克，牛蒡子10克，薄荷6克（后下），荆芥10克，豆豉1克，桔梗10克，甘草3克。水煎取汁，饮服。邪热炽盛症是由于少数病例护理不当，而致邪毒炽盛，出现高热、口渴、心烦不宁、疹色鲜红、疹点较密的症状。治疗宜清热解毒，方选透疹凉解汤。药用：桑叶10克，菊花10克，薄荷8克（后下），牛蒡子10克，蝉衣8克，连翘10克，黄连1克，紫花地丁10克，赤芍8儿，红花8克。水煎服。

风疹病的预防和护理是非常重要的。如果确诊为风疹患儿，发热期间应卧床休息，多喝水，并以流食为主。饮食宜清淡易消化，忌吃煎炸、油腻等不消化食物。注意隔离，托儿所、幼儿园等儿童集中的地方，发现风疹患儿，应隔离到出疹后5天。注意护理，防止搔痒时抓破而引起感染，避免风寒侵袭，防止并发其他病症。未患过风疹的小儿，尽量避免与患儿接触，并勿去公共场所。

16. 防治麻疹病

麻疹俗称“痧子”，是由外感麻疹病毒引起的一种呼吸道传染病。临床以发热、咳嗽、鼻塞流涕、泪水汪汪、满身布发红疹为特征。因疹点如麻粒大，故名“麻疹”。本病一年四季均可发生，但多流行于冬春季节，传染性很强。易发于儿童，尤以6个月以上、5岁以下的幼儿为多见。本病患过一次以后，一般终身不再发病。麻疹病毒主要停留在麻疹病人的鼻腔和咽部的分泌物中，当病人咳嗽、打喷嚏或说话时，带有麻疹病毒的唾沫飞散在空气中，孩子吸入这种空气，就会感染发病。

麻疹一般经过疹前、出疹、疹回三个阶段。在初期有发热、鼻塞流涕、喷嚏、咳嗽、眼睛发红、泪水汪汪、怕光等现象，很像伤风感冒。发热2~3天后，口腔两侧黏膜上可出现像针尖大小的白色疹点，周围红晕，由少增多，医学上称为“科氏斑”，是诊断此病最早和最可靠的依据。继白色的斑疹后，接着全身就会出现鲜红色或玫瑰色的细小斑丘疹。疹点先从耳后发际开始，继而延及头面、胸腹、四肢、最后手心、足底、鼻准部都见疹点，即为出齐。疹点初起细小而稀少，渐见加密；疹色先红后暗红，稍觉凸起，触之碍手。从疹点开始出现至透发完毕，为期约3天。病儿因体质虚弱或治疗护理不当，可出现许多并发症，如肺炎、喉炎、口腔炎、脑炎等，常可危及生命。

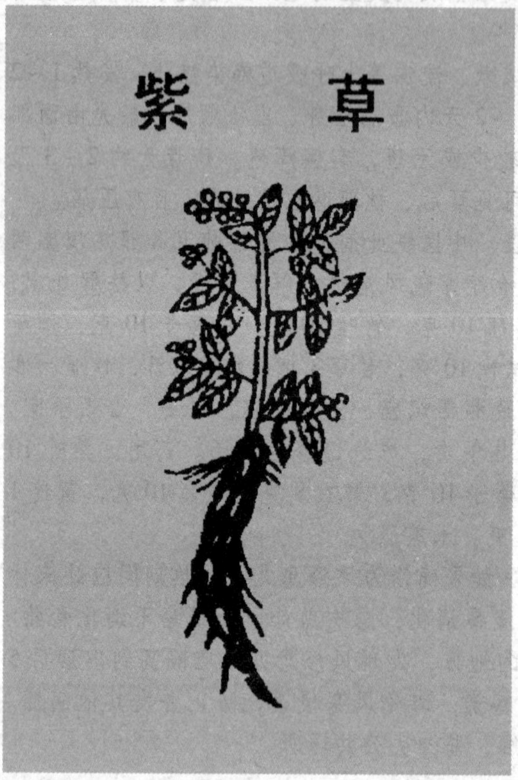

紫草图，选自《本草纲目》。用紫草三豆饮可以预防或减轻麻疹病毒。

那么，我们该如何去防治和护理呢？

麻疹的预防，中医学历来重视。如用紫草三豆饮（紫草根、绿豆、黑豆、赤小豆），煎水分服，以减轻麻毒或预防。做好麻疹的预防工作具有重要意义，即使不能绝对避免，至少可以减少流行或推迟发病年龄，从而降低发病率。一般应注意做到以下几点：

(1) 做好保健工作，保持室内空气流通，加强饮食调节，增强身体抗病能力。

(2) 在麻疹流行期间，未患过麻疹的小儿，尽量不去公共场所或小儿比较集中的地方。

(3) 一旦与麻疹患儿接触，应立即隔离，不得外出。

麻疹的护理工作，也极其重要。如果护理得当，可以经过顺利，减少并发症。具体做法是：可在家中隔离，让患儿卧床休息，被子不要捂得太紧，空气要流通，定时开窗，不要轻信“受风”等不科学的说法，但须避免直接吹风受寒或过强的阳光刺激。注意冷暖适宜，防止感染，尤以不并发肺炎为最重要。口腔、鼻孔、眼睛要经常保持清洁，要多给患儿喝开水。发病期间，因高烧等症状，机体消耗较大，故不应忌嘴，要注意多进食富含蛋白质的食物。出疹前及出疹期，宜清淡素食，以流质、稀粥为宜，忌荤甜黏食。疹回期以清淡蔬菜为主，渐增动物蛋白质等营养品，以稀粥、面条为主食，盐类应偏少，忌生冷、硬固、油腻、奶糖、海腥发物、咸鱼、咸肉等食品。合理搭配饮食，以补充足够的营养，促进身体康复。时刻观察病儿的皮疹情况，对疹出不畅者，可用鲜芦根30克，西河柳9克，芫荽9克，浮萍6克，煎汤服用。另外，要确立以应急接种为主导的预防对策。对与麻疹病人密切接触者，应迅速而不失时机地接种麻疹疫苗0.2~0.4毫升，或口服糖丸疫苗等，这样可有效地防止麻疹病的发生。

17. 夏病春防

《素问》四气调神大论说：“春三月……此春气之应养生之道也。逆之则伤肝，夏为寒变”……春季的养生方法，应该与阳气生发，万物俱兴的时令相一致。如果违背了，就会导致体内生养之气不足，损伤肝气机能，甚至无法供奉夏月阳气旺盛的需求而发生寒变之病。

一些肠道传染病，多发生在夏秋季节。现代医学认为，在春季，肠道传染病，如伤寒、痢疾等。其致病菌的活动能力差，虽存在于一些人的肠道内，但不使人致病，排到体外的病菌，也难以生存繁殖。到了夏季，由于外界气温增高，细菌可以在外界大量繁殖。这时如果人体的抵抗力降低，消化道功能减弱，就很容易受到病菌的侵入而发病。带菌者，在抵抗力极度低下的情况下，也可能复发。

对有些传染病，如疟疾、丝虫病。过去曾经患过，但没有根治，在肝细胞或血中存在着病原体。如果在春季患者进行抗疟或抗丝虫的治疗，就可以防止或减少夏秋的发病。

18. 春季灭鼠好处多

鼠是四害之一。鼠的危害，人人皆知。鼠能传染许多疾病，如鼠疫、流行性出血热、钩端螺旋体病、斑疹伤寒等30余种疾病。据统计，有史以来，全世界死于鼠传染疾病的人数，远远超过直接死于战争人数的总和。此外，鼠还要损害作物，破坏草场，毁坏树木，伤害禽畜，咬坏物品，污染食品，等等。总之，鼠多则害重，我们要千方百计地做好灭鼠工作。

鼠类的繁殖率极高。一般家鼠，每年可繁殖2~8次，每次产仔4~8只。生下的褐家鼠3个月、小家鼠2个月，即可成熟受孕。多数鼠类，四季均可繁殖，春、

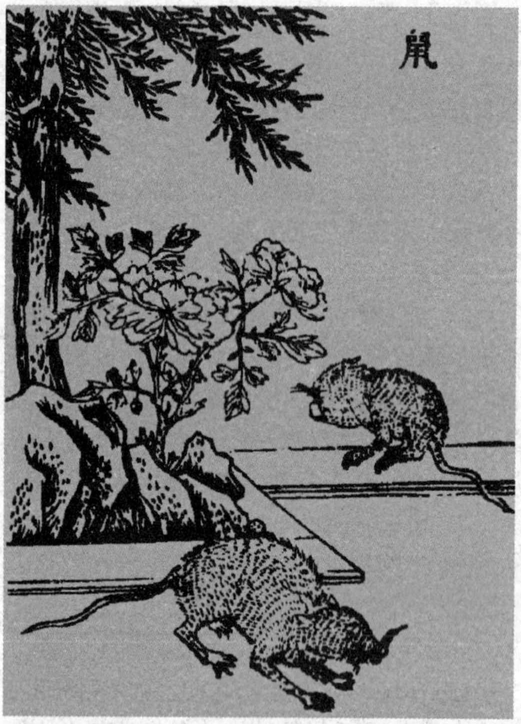

鼠图

秋两季，为其繁殖高潮。据观察，一对褐家鼠在实验室里，一年可繁殖1 500只。所以，春、冬季灭鼠，可以达到杀一灭百，起到事半功倍的效果。

灭鼠的方法很多，主要分两类：一类，为器械灭鼠；另一类，为药物灭鼠。一般可按如下办法：

查：先查鼠洞、鼠迹，了解其规律。

诱：用鼠喜吃的花生、油条、熟肉等，随地撒，先让鼠吃几天，消除老鼠的戒心。

绝：灭鼠以前，要藏好食物，断绝粮食。

捕：用器械捕杀老鼠。如鼠笼、鼠夹等。还有碗扣、石板压、水缸翻板等。

毒：毒鼠药物，有磷化锌、安妥、敌鼠钠盐、氟乙酰胺、灭鼠优、杀鼠灵、溴敌隆等，均可选用。

防：老鼠繁殖能力强，灭鼠以后，只有做好防鼠工作，才能巩固灭鼠效果。

在用器械捕鼠中，为了提高捕鼠率，尚应注意以下几点：

(1) 诱饵的选择：老鼠喜吃香甜食物，如花生、面粉、油条等。但在使用中，要注意经常更换新鲜的，才能提高引诱力。

(2) 捕鼠时间：多数老鼠在傍晚即出洞活动，但活动高峰，在半夜前后。因此，要在日落前做好准备工作，先断鼠粮，盖好水缸，再放好鼠夹、鼠笼。

(3) 鼠笼、鼠夹的摆法：捕鼠工具，应放在鼠洞口和鼠经常活动的地方、路线。如能在老鼠跑道上迎头摆放，效果更佳。

(4) 注意气候变化。一般家鼠，雨天比晴天易捕，刮大风时，鼠类不多活动，不易捕到。

适度房事求安宁

春季，万物欣欣向荣，蓬勃向上，人也应和万物一样，勿使思想意识和身体活动受到任何压抑，让其充分地生发，尽量使身心保持一种畅达的状态。此时的性生活会比冬季有所增加，这样能有助于机体代谢活动。

人们常用“相敬如宾，白首偕老”之辞来祝愿新婚夫妇婚姻美满。有位学者在专门研究中老年医学中的人际问题后指出：“一个人的寿命长短与其终生是否感到生活幸福有密切关系，在影响人类寿命的问题中，夫妻感情和婚姻状况是尤为突出的。”夫妻恩爱与性生活和谐是相辅相成的。性生活和谐，夫妻恩爱能增寿；反之，夫妻感情恶化，性生活不协调，或婚姻破裂，常会产生不良情绪，影响身心健康。独身与禁欲是违反人之生理常情的，不利于健康长寿。据调查，长寿者多有正常的性生活。可见适当的性生活是人的天性之需，也是养生之需。

春季人体新陈代谢加快，性激素分泌增多，人的性要求也较其他季节强烈，因而性生活的次数自然较其他季节为多，这是中医“天人相应”理论的又一重要体现。但这并不意味着可以放纵自己，恣情纵欲。禁欲固然不利于健康，但纵欲也同样有害于健康。

历代养生者都知道，养生必节欲，节欲可以保精，而且能养神，而纵欲却促使早衰短寿。古代多数皇帝，三宫六院七十二偏妃；贵族大臣，妻妾成群，生活放荡糜烂，虽然每天山珍海味，美酒佳肴，却多恶疾缠身，过早夭亡。纵情于色，必耗损肾精。肾精是人体生命活动的根本，肾精充沛则人体健康长寿，肾精亏虚则多病早衰。房事过度，损精伤肾，影响身体健康，并可出现一系列性生活过度的“信号”，如面色萎黄，容颜憔悴，形体消瘦，头晕目眩，记忆力减退，精神倦怠，委靡不振，周身乏力，腰膝酸软，少气懒言，动则心悸，虚汗淋漓，眼干鼻燥，纳呆泛恶，失眠多梦等。男子还会出现遗精、早泄、阳痿；女子还会出现崩漏、带下、不孕、流产、早产、经闭等。

现代医学曾对性交后的兔子进行脑垂体前叶细胞学检查，结果显示垂体前叶功能减退，其所分泌的生长激素、促肾上腺皮质激素、促甲状腺激素的含量明显减少，而这些激素对机体的生命活动起着重要的调节作用。从而也说明房事过度会严重影响机体健康及寿命。明代著名医家张景岳在《类经·摄生》中指出：“故善养生者，必宝其精，精盈则气盛，气盛则神全，神全则身健，身健则病少。神气坚强，老而益壮，皆本乎精也……恣意极情，不知自惜，虚损生也。譬枯朽之木，遇风则折；将溃之岸，值水先颓……恣其情欲，则命同朝露也。”奉劝那些“日日花前常纵酒，不辞镜里朱颜瘦”的人们，应善于自珍，节欲保精，防止早衰，延年益寿。

那么在春季怎样才可称既顺应自然，又行房有度呢？一般来说，健康无病的年轻夫妇，每周两次为好，中年夫妇每周一次为好，老年夫妇每三周一次为好。当然，尚需结合自己的体质强弱、精血盛衰、生活习惯等酌情而定。

要使性生活符合科学，符合养生之需，除了懂得顺应自然，注意行房有度外，还应掌握入房禁忌，谨慎行事。

酒性大热，容易引起阳气妄动，性欲旺盛。酒后血管扩张，心跳加快，心脏耗氧增加，并对中枢神经系统产生影响，表现为过度兴奋。故酒后多妄为而不能自制。此时行房，不但会使阴精溢泄，还会引起性器官的损伤。特别是男子大量饮酒，常会采取伤害他人的行为，使女子感到恐惧、害怕。因此，古人早就提出：“醉不可接房”，“大醉入房，气竭肝伤。男子则梢液衰少，阳痿不举；女子则月事衰微，恶心淹留，生恶疮。”更重要的是，酒后行房会累及下一代。父母饮酒后受孕的胎儿易流产、早产，出现畸形和低智能儿，或出生后易患各种疾病。可见古人说，酒“非唯乱性，亦且乱精”，是有科学依据的。唐代李白、晋代陶渊明等饮酒成癖，其后代多为愚钝之辈，即是明证。

喜、怒、忧、思、悲、恐、惊为人之七情。七情人皆有之，但七情太过常会伤及气血，并损伤内脏。此时行房，必然脏腑气血更耗，以致百病丛生。唐代著名医家孙思邈认为“大喜大怒皆不可合阴阳”。明代龚廷贤也认为：“愤怒中尽力行房事，精虚气竭，发为痈疽。恐惧中入房，阴阳偏虚，自汗盗汗，积而成劳。”七情太过之人，须待心理状态恢复正常方可行房。有些夫妻在一方情绪不佳时勉强过性生活，不仅得不到性生活的和谐，反而会使情绪不好的一方对此产生反感，如此反复发生，则会导致一方的性冷淡或性功能减退。

现代医学认为，饮食以后，血液较多地集中在胃肠道，大脑的主要精力是指挥消化液的分泌，此时行房，全身性的紧张活动及大脑精力的转移，致使消化功能紊乱，很容易引起肠胃病。身体过度疲劳时，人的气血必定处于亏虚状态，此时勉强行房，不仅是自我摧残，稀薄的精液也不可能孕育健康的孩子。

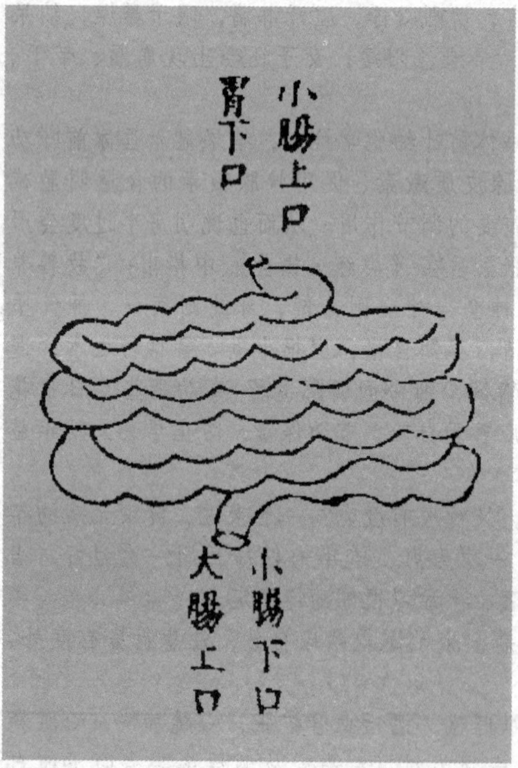

中医认为，饱食后行房对人的肠胃不利。图为明代高武《针灸聚英》脏腑图之胃下口、小肠上、下口图及大肠上口图。

孙思邈曾经指出：“交会者当避大风、大雨、大寒、大暑、雷电霹雳、天地晦暗、日月薄蚀、虹蜺地动”，告诫人们气候异常时不行房。这些气候环境超出了人体调节功能所能承受的限度，必然会破坏人体阴阳平衡，使人心情恐惧或烦躁不安。此时应慎重保精，积蓄元气，调养脏腑，不应反其道而行之。环境恶劣是指行房时的居处不洁。前人曾指出：“井灶圊厕之侧，冢墓尸柩之旁，皆悉不可。”现在虽然很少有这样的环境，但居处条件肮脏、拥挤，则容易引发疾病。周围有噪声，甚至惊吓声，或居处离公共场所很近，易引起心理负担。特别是那种突然出现的惊吓声，很容易引起男子性功能障碍，也会使女子性功能淡漠。所以从预防学角度，行房时应营造良好的居室环境，有利于性生活的和谐，也是减少性功能障碍疾病的必要条件。

患病期间及疾病初愈的恢复阶

段，应节欲保精，禁止夫妇合房。由于夫妇合房而致病情加剧甚至危及生命者并非罕事。患病期间，由于病理变化，使人体正常的生理平衡被破坏，机体抵抗力低下，此时若频频行房，则“正气”更耗，无异于“雪上加霜”。常见的慢性支气管炎及各种心脏病人应节制房事；严重的高血压病人忌房事；急性肾炎、急性肝炎、病毒性心肌炎、大叶性肺炎、大出血、流行性出血热和其他急性传染性疾病应禁止房事，即使在恢复期，至少2个月内也应禁止行房。慢性肝炎、慢性肾炎、慢性胃炎、胃及十二指肠溃疡病、再生障碍性贫血、白血病、肿瘤术后等，在临床症状未控制前应禁止行房。生殖器疾病或泌尿道疾病在急性炎症期，应严禁行房。

妇女经期、孕期、产后及哺乳期应当禁止房事。如果不禁房事，不但会损精耗血，引发多种疾病，还会给妇女身心造成很大痛苦。妇女月经期，身体抵抗力减退，子宫内膜有创伤。此时行房，易引起双方生殖器官感染，并可导致崩漏、痛经、子宫糜烂、宫颈癌等。故经期应严禁同房。妊娠后，最初三个月及临产前三个月内均应严禁房事。最初三个月内行房，会由于性刺激引起子宫收缩而致流产；临产前三个月内行房，易引起早产、羊膜早破。特别是最末一个月行房事，还会引起产道感染，甚至造成严重的宫内、附件和整个盆腔的感染，引发高烧、败血症、中毒性休克等。所以孕期行房事当慎之又慎。产后及哺乳期是妇女身体虚弱、抵抗力低下需要调养的时期。此时行房，不仅有害母体健康，还有害婴儿的健康。因产后行房必致母体气血更虚，乳汁分泌稀薄，影响婴儿喂养。为了婴儿的健康成长，为了自身的早日康复，产后及哺乳期均应禁止行房。

科学研究发现季节也是影响儿童智力的重要因素。要想优生优育，就要选择好受孕时间。春季不是受孕的最佳季节。医学家认为，胎儿大脑皮层初步形成的时间是在母腹中的第三个月，如春季受孕，则其后适逢夏季，温度高、湿度大，孕妇的饮食起居诸多不便，容易影响胎儿大脑皮层的发育。冬天，肾气闭藏，肾精充足，此时受孕如同种下种子，是育种的最好季节。到了春天，自然界生机勃勃，人体气血也开始运行旺盛，胎儿的大脑受自然界生机的促进，接受旺盛气血的润养，加上春季里天地之气、人体之气都向上、向外，正好促进气血升腾，上充大脑。因此，春季最利于大脑发育。夏季天气炎热，是胎儿生长身体的时候，大脑形成期已过。到了秋季，胎儿发育成熟，“瓜熟蒂落”，自然分娩，与自然界生长规律相适应，得“四时天地之正气”，所以聪明而健康。当然，出生季节不是智力高低的唯一决定因素，但却为智力的发育提供了物质基础。愿未来的年轻父母们能在选择受孕季节方面给后代留下先天发育充盛的智力禀赋。

春季养生活动

1. 春游

春游除了可以陶冶心情，有益于身心健康，春游活动还可以锻炼身体。人们在游山玩水，观赏风景的同时，还可以使全身各系统得到锻炼，加强呼吸、循环，血脉通畅，增强胃肠道蠕动，改善消化功能，食欲增加。春天的踏青活动，到大自然中去，森林中，海滨湖畔，喷泉瀑布，辽阔原野，呼吸清新的空气，这些地方有大量的负离子，可以调节大脑功能，促进新陈代谢，提高抵抗力，振奋精神，消除疲劳，克服“春困”。对高血压、气喘病、关节炎有一定的治疗作用。所以，人们要珍惜春天的大好时光，积极参加春游活动。

“自觉山人胆足夸，行年七十走天涯。公然一万三千里，听水听风笑到家。”这是清代诗人袁枚徒步远游、饱览祖国大好河山的自我写照。作者跋山涉水，带着轻松愉快的心情，抒发他领略自然风光的亲身感受。

春季气候宜人，正是旅游的大好季节。居住在都市的人们，更应该利用这个大好时光，去拥抱大自然，尽情享受大自然的恩赐。

徒步旅游因人而异，选点和旅游路线的选择，要充分考虑自己的身体条件，以免路程长，体力适应不了而半途而废。不宜单独外出，最好约三两人结伴而行，途中边说边赏，可快可慢。春游的目的，是欣赏自然风光和地理景观，要知道世界上没有完全相同的山峰、峡谷、河流。植物更是千姿百态，千差万别。动物的种类不计其数。宁静的原野和山林与喧嚣的城市形成强烈的反差。所以春游时不要赶速度，应仔细欣赏沿途的景物，才能得到美好的享受。只有陶醉在如诗如画的环境中，身心才能受益。对大自然的杰作，你不去了解她，她也不会来取悦你。正如著名学者朱光潜先生所说：“许多人在车如流水马如龙的世界里生活，恰如在阿尔卑斯山谷中乘车兜风，匆匆忙忙地急驰而过，无暇回首留恋风景，于是这绚艳华丽的世界便成为一个毫无生趣的囚牢，这是一件多么可惜的事情啊!”徒步旅游能锻炼体魄，增长知识，开阔眼界，陶冶情操，了解风景名胜。春天是迷人的，让我们去拥抱春天、享受春天，在一饱眼福之后，轻松自在地“听风听水笑到家”。

春游应注意以下几点：

做好准备

出发前应把衣物、食品、药品、随身用具考虑周全，装入提包，千万不可匆忙行事，起身就走。

择好天气

先收听气象预报，预知风雨、气温等信息，尽量避开坏天气。

量力而行

应根据年龄和体质安排旅程，可长可短，可快可慢。不必过于劳累。要轻松愉快，才是旅游的真正目的。

结伴而行

忌独身外出，万一发生意外，无人照料，后患无穷。最好三五个好友，或全家旅游。

2. 清明踏青

清明踏青，是我国古代就有的风俗习惯。明高濂《遵生八笺》记载："高子曰：时值春阳，柔风和景，芳树鸣禽，邀朋郊游，踏青载酒，湖头泛棹，问柳寻花，听鸟鸣于茂林，看山弄水，修禊子于曲水。香堤艳赏，紫陌醉眠，杖钱沽酒，陶然浴沂，午风茵草，坐花酣矣。行歌踏月，喜鸿鹈之睡沙，羡鸥凫之浴浪。夕阳在山，饮兴未足，春风满座，不醉无归。此皆春朝乐事，将谓闲学少年时乎？"这实在是春天踏青时的美妙画图。直至今天，仍是养生健身的一项有益活动。

清明时节，春回大地，万物复苏，植物开始长出翠绿的嫩叶。春光明媚的日子里，走出去到郊外看看"草色青青柳色黄，桃花历乱李花香"的景象。在"青青才能没马蹄"的季节里，到处一片嫩绿，空气显得特别新鲜，因为草地能保持水分，使空气湿润，青草还能吸附灰尘，降低温度，调节周围的空气。有人测定，当水泥地面温度为31.9℃时，而草地表面的温度仅为27.8℃。草地植物的面积如果扩展开来，面积是所占地面的22～38倍。草地上空气的含尘量仅为裸露场地含尘量的1/3～1/6。每个叶片都是氧气的加工厂，草地上的空气含氧量比居室多数倍，负离子数比城市公共场所多几十倍。人是需氧动物，人在草地上活动几小时，摄取的氧比在居室内生活一天摄取的氧还要多。

郊外的草地，不像城市人工培植的草坪那样娇嫩，繁殖力极强，随你踩踏、游玩，它照样生机勃勃。真是"野火烧不尽，春风吹又生"。

春天人们多到户外，在绿草如茵的草地上走走、坐坐、玩玩对健康十分有益。特别是心肺功能不好的患者，更不要错过这大自然的美好时光。

3. 春雨中散步

"枕上诗篇闲处好，门前景物雨中佳。"春雨是迷人的，尤其是小雨、细雨的时候，走出户外，伫立在雨中，或在雨中散步，听到细小的雨珠滴落在撑开的雨伞

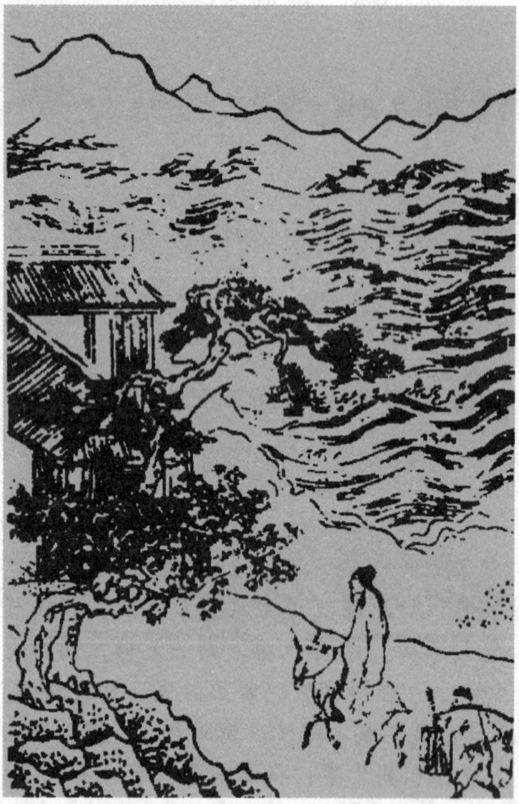

春季是郊游的季节，中国人自古就有“踏青”的传统。图为杜甫游春图，描绘了唐代大诗人杜甫沽酒游春的情景。

上，发出咚咚的响声，这声音如翠玉碰击，如珍珠坠地，听了令人激动，使人振奋，无怪乎古人有“留得残荷听雨声”的名句。地面上万物被雨水冲洗，灰尘无影无踪，大脑里一切欲望和杂念，全被这雨水荡涤得干干净净。下雨天空气中含有大量的负离子，郁闷的人会使心绪愉悦；烦躁的人会使心情平静。作家们思路不畅时，往往会到雨中去启发灵感，寻找创作的冲动。据说古代有一位学者叫解学诗，有一次在雨中散步，因路滑不小心摔了一跤，旁边几个年轻人见了捧腹大笑。解学诗灵机一动，赋诗一首：“春雨贵似油，下得满街流，滑倒解学诗，笑死一群牛。”诗人巧妙地回敬了这些幸灾乐祸的旁观者。

春天雨少，更感到春雨可贵，雨象难得。我们应充分把握春雨来临的机会，去接受春雨的滋润和洗涤。

那么春天为什么会雨水稀少呢？我们知道，下雨要有云，云是天上飘浮着的“湖泊”，含有成千上万吨水。不过云里的水却是无数的极细小的水珠，这些小水珠的直径只有百万分之一毫米左右。这么小的水珠，轻如鸿毛，它被云朵下面的热气流捧托着，不会从天上掉下来，只有云里的小水珠，变得越来越大，重量超过上升的热气流的浮力时，才降落下来，这样就形成了雨。夏秋季高空的温度高于摄氏零度，气流起伏变化很剧烈。起伏着的气流会迅速使小水滴相互合并，由小变大，形成雨滴。春天就没有这样的气象条件，只有北方过来的冷气流与南方的暖气流相撞时，才会形成下雨的条件，所以春天雨水就少。

当我们明白了“春雨贵似油”的道理后，就应该去体会一下沐浴春雨的滋味，享受雨中散步的乐趣。但需要注意的是，不要在车水马龙的路上散步，因为在这些地方既不安全，空气也不新鲜，最理想的地方是曲径通幽的林间小道。物理学家最近又对雨中散步作出新的解释，大气层的高处有很多有害物质，如宇宙射线、地面污染物的聚积、多种元素相互作用的混合产物等。这些污染物大都附着在悬浮的雨滴上，如果雨滴不降落，它们便留在空中。但由于细雨降落的速度慢，雨滴与污染物下降的速度不一致，雨滴就能摆脱污染物的“纠缠”变得“冰清玉洁”。所以在绵绵细雨中散步，享受着不受污染的雨滴润泽，是一项有益的运动。而在大雨中漫步，由于大雨时雨滴从空中降落到地面时间短，污染物会伴随雨水一起降落，故对人体不利。

4. 放风筝

杨柳因风舞，纸鸢徐徐升，幼童拍手笑，老翁喜盈盈。

春风起，阳气升，正是放风筝的好季节。每当这个时候，在空旷的场地，在蓝天白云之下，在傍晚的夜幕中，各式各样的风筝竞相飞翔，不时传来人们欢乐的笑声，这是多么令人兴奋的游戏啊！

放风筝是一种有益于身心健康的活动，老少皆宜，少可开发智力，老可强身健体，因而颇受各国人民的喜爱。自上个世纪以来，世界上许多国家，对放风筝感兴趣的人越来越多，掀起了一股“风筝热”，并建立了组织，定期举行全国性和国际性的风筝比赛。我国山东潍坊市的“风筝节”闻名遐迩，成了一项国际性的游戏活动。

风筝又称纸鸢，或称鹞子。我国的风筝历史悠久，已有两千多年的历史，始于汉初，盛于唐宋，明清时风筝更是盛行。时至今日风筝已成为群众性的娱乐、体育活动。

风筝之所以有如此的魅力，就在于风筝集智慧与手工艺于一体，制作精细，栩栩如生，种类繁多，精彩纷呈；放风筝时，人体又置身于大自然之中，沐浴着阳光、空气、暮色，观赏着鲜花、绿草、山川、河流，顿感心旷神怡，无限愉悦。所有这一切，对健脑、健体十分有益。

放风筝是一项带有娱乐性的体育活动，轻松自如，没有激烈的动作，很适宜许多人参与。当你把心爱的风筝放上高空时，纸鸢在空中随风翱翔，路人会驻足仰视，发出赞叹。此时此刻，你的心也似乎轻飘飘地飞上了天空，令你感到成功的喜悦和幸福。这种喜悦幸福的情绪，会使机体的各系统处于最佳状态。长此下去，毫无疑问，对身心健康十分有益。在放风筝中得到生活的乐趣。近年来国外不少风筝疗养院应运而生，通过放风筝来治疗神经衰弱、精神抑郁症、视力减退、颈椎病，并取得了一定的疗效。

放风筝时要注意安全，应在开阔平坦的地方，尽量避免在道路旁、高压电线下、河边或有悬崖的地方，更不能在楼顶上放风筝，以免发生意外。

5. 日光浴

太阳是地球上最重要的能源，是人和一切生物赖以生存的必要条件。地球上的四季交替，风、云、雨、雪，江河奔流，花红柳绿和万象更新，都是在太阳“能”影响下发生的。

太阳的表面温度为6 000℃，太阳距离地球约1.5亿万公里，太阳的辐射线约经过8.5分钟才到地球上，但它到地球上的辐射能量只占其向四周空间辐射能量二十万万分之一，其他都消失在宇宙空间。

阳光和空气、水一样，都是自然界赋予人类最重要的生命因素。俗话说：“太阳不照门，医生常来临。”俄国著名学者契米尔列捷夫曾称人是“太阳之子”。古代知名学者希波克拉底在两千年前就利用日光浴治疗疾病。

使人体皮肤直接暴露在日光下，按照一定顺序和时间进行系统照晒，就叫做日光浴。也被称为日光空气浴。日光浴时，人体不仅受到日光中的红外线、可见光线和紫外线的照射，同时也受到空气的温度、湿度、气流及其他气象因素的影响。因而，日光浴的作用很多。

日光浴对人体的作用

(1) 紫外线的作用：太阳光按其波长可分为四类：波长在8 000～12 000埃之间的叫长光，也就是红外线；波长在4 000～8 000埃之间的叫可见光，具有照明作用；波长在3 000～4 000埃之间的叫紫外线。这些射线照射到人体皮肤上，具有不同的物理和化学作用。

紫外线对人体影响最大。紫外线分两种：A段紫外线波长3 000～4 000埃之间；B段紫外线波长在2 000～3 000埃之间。对人体有益的主要是A段紫外线。照射到人体的紫外线几乎全被表皮组织所吸收，引起一系列生理效应，最明显的有以下几种：

第一，色素沉着，皮肤变褐。紫外线少量反复照射或一次大量照射皮肤，数天后皮肤便逐渐出现色素沉着，呈现黑褐色，这就是我们通常所说的皮肤晒黑了。日光为什么能晒黑皮肤呢？原来，在人的表皮组织中分布着一层基底细胞，这种细胞含有黑色素原，在紫外线的作用下，“黑色素原”借氧化酶的作用转变成黑色素，沉着在被晒皮肤表面，呈现均匀的黝黑色，这就是色素沉着的形成。

色素沉着对身体深部组织有一定的保护作用，可防止身体过多吸收紫外线。据报道，黑色素能吸收较多的光能，并迅速转变成热能，从而刺激汗腺分泌。汗液里含有尿酸，这种物质能吸收部分紫外线，因而可起屏障作用。同时，通过汗液蒸发，局部散热加强，可保护深部组织免受过热的刺激。

第二，促进钙、磷代谢。阳光是人体获得维生素D的重要来源，阳光中的紫外线能使皮肤表面的类脂质转变成维生素D，然后皮肤再把维生素D吸收到体内，促进消化道对钙、磷的吸收利用。钙是骨骼的重要成分，骨质中钙的含量不足时，小儿会出现一系列缺钙症状，如鸡胸、方脑袋、晚出牙、爱哭等。易患佝偻病。成人易患骨软化症。如果体内维生素D缺乏，即使食物里有足够的钙，也不能充分吸收，而是白白排出体外。

维生素D除可由阳光照射皮肤转化外，也可以从动物食品中摄取。植物食物中几乎不含有维生素D，所以以素食为主的人更应多晒太阳。

第三，组胺形成。人体接受一定量的B段紫外线照射以后，容易引起毛细血管充血，使皮肤发生红肿，细胞的蛋白质分解，形成组胺类物质，这种物质能使毛细血管扩张，出现面部潮红，血压下降，头晕耳鸣等不良反应，还能损害弹性纤维，使皮肤弹性减弱，严重者还可造成皮肤干燥发皱，甚至引起角质软化。所以，日光浴应从小剂量开始，待人体对微量的组胺耐受性提高以后，再逐渐延长时间，这样就可以发挥组胺对人体的积极作用，使胃液分泌增多，食欲增加，血流加快，代谢加强。

第四，杀菌作用。紫外线能使菌体蛋白质分解变性，导致细菌死亡。室内常透阳光，勤晒被褥，可减少疾病传播。

第五，保健作用。适量的紫外线照射能促进新陈代谢和造血功能，提高机体氧化过程和肌肉关节的灵活性，使体内各种酶的生理活性加强，改善神经系统，增强免疫功能。有人观察，日光浴后血液中的红细胞、白细胞、血红蛋白均有所增加。

（2）红外线的作用：1800 年，赫谢尔发现在太阳的红光之外有一种看不见的光能使温度升高，故称为红外线或热线。其实任何物体在一定温度下都能辐射出红外线，温度越高，辐射出来的红外线波长越短，穿透力也越强。日光中含红外线约 50% ~60%。因太阳温度极高，红外线波长很短，可穿入组织深部达 3 ~8 厘米。适量的日光照晒能使照晒部位温度升高，血管扩张，血流加快 10 ~15 倍，改善皮肤和组织的营养状况，使人食欲增加，精神愉快。头部长时间接受照晒，会引起脑膜间的温度升高，甚至出现充血、水肿，引起头痛和头晕。红外线长时间作用于眼睛，可引起白内障，所以日光浴时应戴凉帽和墨镜。

（3）可见光线的作用：1666 年，牛顿在日光下放置一个三棱镜，发现平常所见的阳光可分为红、橙、黄、绿、靛、蓝、紫七色可见光。可见光照射到人体时，通过视觉使人能够识别周围物质，区别各种不同颜色。这七色光对人的情绪各有独特的作用，如红色光可起兴奋作用，紫色和蓝色有抑制作用，靛色有镇静作用等。可见，光能开阔视野，调整睡眠，促进氧气吸入和二氧化碳的呼出，加强新陈代谢，提高全身的紧张度，所以人在阳光明媚的日子里精神也格外舒畅。

人体对日光辐射的反应

人体受到日光辐射时，因日光中不同性能的光热作用，使人体产生两种不同的生理反应。

第一种反应：主要是日光中的红外线透入组织后，被人体吸收，转变为热能，刺激血管扩张，血流加快，皮肤出现红斑——热红斑。这种红斑一般在强烈日光照射后一两分钟出现，停止照射后一小时内消失。如果照射时间延长，可能产生头晕、疲倦等不舒服的感觉，严重者还会出现体温升高、眩晕、烦躁等不良反应。

第二种反应：长时间强烈的日光照射，人体受到过多的紫外线刺激，体内产生一定量的组胺，局部血管扩张，经过 3 ~6 小时的潜伏期，皮肤重现红斑，并伴有轻度水肿、疼痛或全身不适。这种红斑在停止照射后数日才能消失。初次照射时间过长，皮肤还可能出现红肿、疼痛、水疱等无菌性炎症。如能严格控制照射时间，第二种反应就不会明显出现。

日光浴方法

太阳给人体健康带来这么多好处，要充分享受天赐的良药。冬季太阳位置偏南，阳光通过大气层斜照下来，紫外线在射向地面以前，被大气中的灰尘、水分和杂质反射到空间，到达地面时仅为夏天的1/6，因此冬日的阳光更加宝贵。紫外线能穿过玻璃的不到50%，距窗口4米处，甚至不到室外紫外线量的2%，因此日光浴宜在室外进行。在生产劳动或体育锻炼时，可在阳光下少穿衣服结合进行日光浴。但年老体弱或不常接触阳光的人（如室内或井下工作者），可参照下列方法专门进行日光浴锻炼。这些方法在日常生活、劳动中顺便进行日光浴时，也可参考采用。

（1）间接照射法

日光浴前，最好先在树荫下利用反射的日光和弥散的阳光进行数日空气浴（间接照射），经过一段适应期，再进行直接照射。

光线具有反射和散射的性质，在烈日的阴凉处也可有反射来的光线作用于机体。间接日光浴时，应考虑到空气的温度、湿度和风速的影响。行浴时，应尽量少穿衣服，同时伴随一定的体力活动，应根据自我感觉掌握锻炼时间，以不出现寒战为度。

（2）直接照射法

姿势：可采取卧位或坐姿。坐姿时，先晒下肢和背部，后晒上肢和胸腹，照射时用白布遮挡头面部。

卧姿的照射顺序是：俯卧，左侧卧，右侧卧。各部的照射时间大致相同。在照射过程中，如出现心慌、头晕、恶心、呕吐、眩晕，说明照射过量，应立即停止照射，以后锻炼时要缩短时间。

在结合生产劳动或体育锻炼进行日光浴时，力求各部位都能得到比较均匀的照射。

日光浴也可作为一种治疗手段，如关节炎病人只晒有病的关节，慢性肠炎病人只晒腹部等。

时间：日光浴时间适当对健康有益，时间过长反而会造成危害。对人体有害的主要因素是B段紫外线，而B段紫外线必须借助大气中的臭氧层帮助，才能到达地面。日光穿过臭氧层越厚，B段紫外线越强。美国有人将飞机高空测定结果与全国癌症调查结果进行比较，查明天上臭氧越多，则地上相应地区居民中的皮肤癌患者就越少。这是因为B段紫外线有致癌作用，而臭氧能吸收一部分B段紫外线。因此，当太阳斜照时要比直射时B段紫外线强，所以上午10时以前、下午17时以后不宜做日光浴。每年10月至次年5月，可在上午10时至下午14时，6~9月可在上午10时至下午16时进行锻炼。较冷地区一年四季均可照射。

每次照射时间，可依日光强弱和个人体质而灵活掌握。一般全身日光浴从5分钟开始，即身体前后各照2.5分钟，以后每次前后共增加5分钟，最后达1~2小时，这是一个通用的安全方法。

地点：日光浴的场地选择，高山比洼地好，田野比城市好，海滨比内陆好。在城市，最好选择清洁、干燥、绿化较好、空气流通的地方，冬季也可开窗在室内进行。日光浴场地应尽量离柏油马路远些，因沥青含有挥发性物质，在烈日照射下会产生蒸汽污染皮肤或经呼吸道进入人体起毒害作用。日光浴也不要在石墙角的朝阳处进行，因石头吸热性很差，在烈日照射下其表面温度可达50℃以上，并以辐射方式向周围散热。墙角的空气不流通，热空气不能迅速扩散，使人感到闷热、出汗，体温调节不好的人还可能引起中暑或其他不良反应。

高山上，大气中尘埃少，日光在空间被吸收反射的机会也少，所以比平地日光强，紫外线多，宜于日光浴。

靠近自然水域的地方，由于空气中阴离子浓度高，借水面反射作用，射线充足，适宜于日光浴。

日光浴注意事项

（1）注意自我反应

每次照射将要结束时，体内吸收了较多的能量，可能出现体温轻微升高、恶心、呕吐、眩晕等反应。这时应迅速转移到通风阴凉处休息，反应多会自行消退。如果休息后症状不减轻，甚至出现头痛，食欲减退，睡眠不好，心跳加快等，表明照晒过量，应暂停照晒，进行体检。继续照晒时，应缩短时间。

（2）不要强求皮肤变褐

由于每个人的体质不同，色素沉着时间和程度也各不相同，即使皮肤上不出现褐色和光泽，只要反应良好，同样能收到锻炼效果。

（3）在下列情况下不宜进行日光浴

第一，空腹。空腹日光浴时，物质代谢旺盛，能量消耗增加。空腹时，由于血糖低，照射时容易出现头晕或其他不良反应。

第二，饭后短时间内。饭后，血液本应集中在胃部，这时行日光浴因全身血管扩张，血液分散，会影响消化，故饭后不宜在强烈阳光下照射。

第三，过度疲惫时。此时人的身体反应能力降低，除了柔和的阳光，不宜在烈日下曝晒，以免引起不良反应。

第四，情绪不好时。情绪也能影响日光浴效果，照晒时应细心体察自我感觉，排除杂念，尽量摆脱坏情绪的干扰，不应在阳光下看书或睡眠。

（4）日光浴并非尽人皆宜

太阳辐射能引起人体强烈的生理反应，因而日光浴并非尽人皆宜。婴儿皮肤娇嫩，不宜日光浴。周岁以内的幼儿晒太阳时也要谨慎。妇女在经期和分娩后未满月，不宜曝晒，以免引起出血。发烧、高血压病和有出血倾向的慢性病患者以及活动性肺结核、心脏衰弱或其他急性疾病患者禁忌日光浴。

（5）日光浴不宜使用肥皂

行日光浴前可先洗个凉水澡，以消除疲劳，但不要使用肥皂。肥皂能溶解皮脂，而紫外线是要把分泌到皮肤表面的类脂质转变成维生素D，如果晒太阳前用肥皂水把皮肤洗干净，身体就得不到维生素 D 了。

(6) 皮肤上涂防晒油膏

夏日进行日光浴时，皮肤上可涂些防晒油膏如奎宁软膏、安息香酸、二氧化钛软膏等，这些油脂都含有阻止 B 段紫外线侵入人体的成分。

春季心理保健

东风解冻，春阳上升，不仅人的生理活动随春季生物钟发生变化，人的心理活动也将随着春季生物钟发生变化。乍暖还寒，变化多端的气候使很多人难以适应，那些对春季气候变化特敏感的人甚至无法忍受，以致出现激动、暴怒、无是生非等病态情绪。不良的情绪加之敏感的季节都会扰乱人体生物钟的正常运行。在这春光明媚的季节里调解好自己的情绪，怡养心神，将会受益无穷。

据世界卫生组织统计，全球目前至少有5亿人存在各种精神心理问题，约占世界总人口的8%。情绪变化对健康的影响，已引起国内外学者的高度重视。俄国生理学家巴甫洛夫曾经指出："一切顽固、沉重的忧愁和焦虑，足以给各种疾病大开方便之门。"一个健康的人如果处于舒适和愉快状态时，则生物钟运转正常，血压稳定，脉搏次数适中。如果精神状态不好，终日闷闷不乐，或时常急躁暴怒，就会使体内各种酶和乙酰胆碱的分泌紊乱，内脏器官功能失调，发生胃痉挛、血压升高等症状，并容易引发心脏病。有的人生气时或生气后，觉得胃不舒服，这多是因为胃酸分泌增多，胃肠蠕动亢进。经常出现这种现象就容易形成胃溃疡。所以有人称胃肠道是"情绪器官"。许多人都有这样的体会：高兴时吃东西感到很香，"微笑着进食比喝开胃酒要好得多"；在悲伤、紧张、忧虑时吃东西，则食不知其味，甚至出现呃逆、嗳气、胸闷、腹胀等症状。值得注意的是：愉快和乐观的情绪也应当是平稳的，

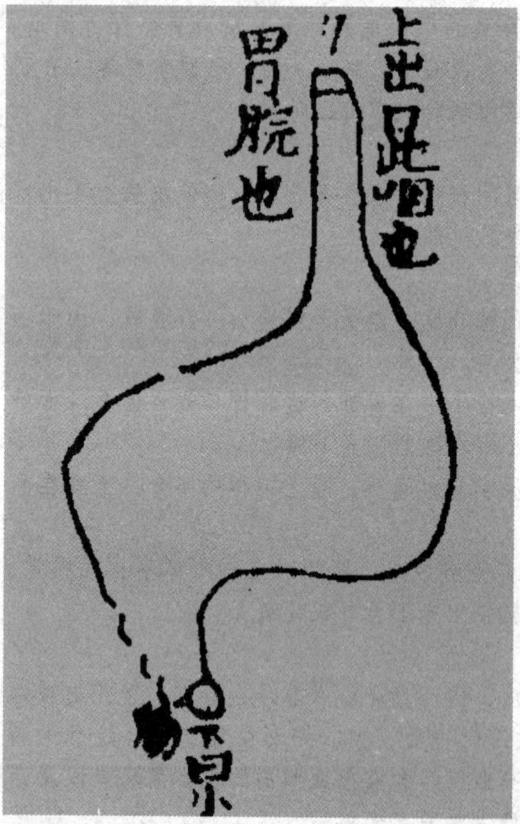

中医认为，人如果长期精神状态不好，终日闷闷不乐，就会导致胃病。图为明代吴嘉言《针灸原枢》脏腑图中的胃形象之图。

即使是积极的情绪反常，例如大喜过度，也会破坏神经系统的稳态，从而引起不良后果，甚至乐极生悲。

情绪还会引起许多器官系统乃至微观的失衡。平时我们所看到的人的情绪仅是外在的整体表现。其实，情绪的影响在微观上的变化十分剧烈。蹙眉、瞪眼、虎脸、切齿、掩面之间，身体内部已遭受严重损害。受到影响的大脑在忙着调兵遣将，继而导致心率、血压、呼吸、代谢、体温、激素等一系列的复杂变化。纵然表面上只不过是轻起涟漪，但内部世界却翻江倒海。近年来，由快速的生活节奏、剧烈的竞争所带来的巨大压力和刺激，使心身疾病的发病率直线上升。这些心身疾病包括心脑血管疾病、癌症、糖尿病、肥胖症、支气管哮喘、胃与十二指肠溃疡、偏头痛、慢性荨麻疹、神经性皮炎、斑秃、瘙痒症、神经性厌食等。因为躯体是疾病的载体，这些疾病仍由躯体表现出来，但其病因却是由于心理情绪的不正常，并非躯体性的，一般躯体性的药物治疗无效。研究人生延寿法的胡夫兰德有一句名言："一切对人不利的影响中，最能使人短命夭亡的就是不好的情绪和恶劣的心情。"因而在日常生活中，保持乐观情绪，调节精神情绪尤为重要。

春天是心理活动最活跃的季节，也是精神病患者易发病的季节。一般人也可能出现情绪不稳、多梦、精力难以集中，并会出现困倦乏力、精神不振等"春困"症。改变这种状况的最佳方式就是根据个人的体质和爱好，寻求各自的雅兴，舒畅情志，养肝调神。不宜孤眠独坐，自生郁闷。在春暖花开之时，可散步练功也可约上亲朋好友外出踏青赏柳等，这样有利于人体吐故纳新，采纳真气，以化生精血，充养脏腑。

中医学认为：肝主疏泄，有调节人体情绪活动的功能，其气主升发，喜条达而恶抑郁。要想让肝气顺应春天自然之气，首要一条就是调解情绪。人有喜、怒、忧、思、悲、恐、惊等不同的情绪变化。在正常情况下，七情是不会致病的。但思虑过度，忧愁不解，恼怒不断，则会影响肝气的疏泄和阳气的升发，最终导致脏腑功能紊乱，疾病丛生。如果不懂得肝的生理特点，不注意情绪调整，便很难安然度春。

据统计，情绪性疾病，特别是躁狂症，大多易发于春季，俗谚"菜花黄，痴子忙"即是明证。有肝病、高血压病史的人，也往往会在春季加重。故春季尤应重视精神调适，避免不良情绪刺激，"戒怒暴以从其性"，保持心胸开阔，情绪乐观，以使肝气顺达，气血调畅，达到防病保健之目的。

精神活动要以静制动，少受外界牵引，以豁达开朗为前提，以愉悦身心为目的。明确我是自然界的主人，能够适应自然变化的规律，并能够运用自然规律来为人服务。四时气候之变化乃是正常现象，不需去为之而扰乱自我心神。天冷加衣，天暖减衣。下雨喜，春雨润物细无声，庄稼长得好，又是丰收年；天晴也喜，阳光明媚悦目、怡神，处处春满园。任气候千变万变，总以愉悦应之。弃其于不利者，取其于有益者，还有什么悲伤忧愁可言？人的胸怀要豁达开朗，如果终日计较于名誉地位，或为气候变化所苦，或为功名利禄所役，就不可能做到心静神安，必然会过喜过忧，心情浮躁，最终贻害自己身心。人活在俗世上，要想处处称心，事事如意，那只能是一种愿望，事实上是不可能的。喜怒哀乐，人皆有之，本是正常现象，问题不在于有无，而贵在于自我调节，使之不伤害身体健康。只有胸怀豁达开朗的人，才能幸福安宁，俗谚"知足常乐"，即是此理。

清代曹庭栋在《老老恒言·燕居》中说："老年人虽事值可怒，当思事与身孰重，一转念间，可以涣然冰释。"这就是说，老年人如遇到某些不如意的事，难免会令人生气，但只要想一想这些事情与身体健康哪个重要，就会于一转念间，使所生之气顿然消散，所谓"忍一分，天高云淡；退一步，海阔天空"。这样，就可以使波动的情绪稳定下来，就可慢慢消除悲忧怒思等不良情绪。有一位离休老干部说："凡事不要使自己过不去，钻进死胡同走不出来。要使自己过得去，思想才会开朗，胸怀才会舒畅。"

任何事情都没有生命重要，不能为那些价值没有生命大的事情去损伤自己的健康。如果那样做，就太不值得了。对于每一个人来说，身体健康就是最大的幸福。没有了身体，什么也做不了，什么也做不成。有了健康的身体，才能为人民、为国家多做贡献。没有身体，也就没有什么"为人民为国家做贡献"可言了。人要有所追求，这是自我调节的基础。人的追求目标如果是崇高而美好的，就会产生一种巨大的精神力量，可以排除杂念，舍弃情欲，静心安神地去努力达到自己定下的目标。这样，他的喜怒哀乐是以他所追求的目标为调节标准的，他的劳与思是定向的，成为一种习惯。他的生活有他自己的规律，由此，他的机体生理活动也有了规律。精神的专一，就能减少很多其他的烦恼，也可以达到节制欲望的目的，这对身体也有好处。但是，有些热衷于追求的人，往往思之过度，劳逸失调，饮食无常规，那就难免会损伤身体、早逝短寿了。

在现实生活中，常常可以见到心胸豁达的人，在遭遇挫折后，仍然精神焕发，身体健康。但有些人因受到打击，精神状态不佳，很容易衰老多病。

体弱多病的人，尤其是老年人，在心理上有压力，由于长期疾病缠身，痛苦不堪，这就会使体弱多病者产生一种消极情绪，导致恐惧。春天是发病的时节，他们心理上就会产生"病劫难逃"的情绪。由于体弱者有恐惧心理，就会引起人体气血失调，更易感染外邪而致病。体弱的人更需要消除顾虑，才能安然度过多发病的春季。明代王文禄在《医先》中指出："一切病在于心。心神安宁，病从何生?"思想平静，元气自然调和；心境平和，病邪之气就难以侵入。这都说明，在多发病的春季，虽然体弱易病，但只要安心防病，也就能增强体质。

有些慢性病（如心脏病、高血压等）与思想情绪的关系极为密切，影响极大。情绪稳定，心境良好，精神愉快，不仅可以稳定病情或消除疾病，而且在春季多发病期间也可防止复发。如果情绪不佳，即使不在多发病的春季，同样也会加重病情，甚至恶化。元代邹铉在《寿亲养老新书·保养》中说："自身有病自心知，身病还将心自医，心境静时身亦静，心生还是病生时。"知道自己患的病，了解致病的因素，也就明白了治疗的方法。因此，在春季遇上气候变化给身体带来不适，也就可以静心益气，怡养精神，消去不适，防止旧病复发。

体弱多病的人之所以多病，其中有个主要的原因，就是失去信心，自信心不强，不相信自身能够抗拒病邪的侵入，只是消极地求医服药，以致体力愈加衰弱，使疾病缠身不降。无论防病或是治病，都必须坚定信念，充满信心，十分自信身体有足够的力量抗击病邪的侵入，能够治好已经患有的疾病。有了这种信念，身体内就会产生一种力量，大脑也就因之会有秩序地指挥全身五脏六腑、组织器官的正常生理活动，使心平气和，气血顺畅，体力也就会慢慢地增强，抗病能力也会提高，疾病也就会少生。因为人对防病或治病坚定信念，充满了信心，就能使人从忧郁中解脱出来，心胸开朗而乐观，精神状态良好，情绪稳定，精力也就随之充沛，对于春季气候变化也能适应，因此也就能平安地度过春季了。

二、立春养生

民间风俗

立春时斗指东北，太阳黄经为315度，时值公历的2月4日前后，是二十四节气的第一个节气。其含义是开始进入春天，“阳和起蛰，品物皆春”，过了立春，万物复苏，生机勃勃，一年四季从此开始了。立春也是最早的“八节”之一，“节”有段落的意思，发展到二十四节气，是把一年分成二十四个段落，因此战国时代的二十四节气、是用“平气”，即把一岁（当时以冬至至次年冬至的三百六十五又四分之一日）平分成二十四份，每节约十五日多一点。到了清初改增用“定气”，才是以太阳在黄经（以地球为中心看太阳不同位置）上的度数为准。春分点是0°，立春就是太阳黄经315°的位置。

我国古代还将二十四节气分成七十二候，每五天为一候，立春十五天的三候为“一候东风解冻，二候蛰虫始振，三候鱼陟负冰”。这是说立春后，东风送暖，大地开始解冻。立春五日后，蛰居的虫类慢慢在洞中苏醒，再过五日，冰开始溶化，鱼开始到水面上游动，此时水面上还有没完全溶解的碎冰片，如同被鱼负着一般浮在水面。

常言说一年之计在于春，我国人民对于春天的到来寄予着极其美好的希望，历来都很重视这个节气。

立春日东郊迎春，是我们先民于立春日进行的一项重要活动，是从天子到庶民都要参加的一项活动。《礼记·月令》记载说：“是月也，以立春。先立春三日，太史谒之天子，曰：‘某日立春，盛德在木。’天子乃斋。立春之日，天子亲率三公、九卿、诸侯、大夫于朝。命布德和令，行庆施惠，下及兆民。庆赐遂行，毋有不当。”由此可见，迎春是古时候从天子到朝臣的一项重大活动。

立春前三天，天子就要准备。立春日那天，天子和朝臣一起出动去东郊，回来之后，要赏赐群臣，布德和令以施惠兆民。这种活动必然影响到庶民，使之成为后来全民性的迎春活动。

古时的迎春活动，开始时在东郊，因为迎春活动中祭拜的句芒神是东方之神。后来，迎春活动的地点就不止是在东郊了，宫廷内、府衙门前等地都有迎春的活动，活动的内容也越来越丰富。在宋代，“立春日，宰臣以下，入朝称贺”（宋吴自牧《梦粱录》），这种立春的贺节，也是一种迎春活动。

在清代，还有所谓“拜春”的习俗：“立春日为春朝，士庶交相庆贺，谓之‘拜春’。研粉为丸，祀神供先，其仪亚于岁朝，埒于冬至”（清·顾禄《清嘉录·拜春》)。这种“拜春”的活动，与元旦的“拜年”相似，也是迎春活动的一种。迎春仪式，又称行春。

立春除迎春大典外，还有打春牛、喝春酒、吃春饼的习俗。

古代帝王常常率领群臣举行隆重的迎春大典，有的还要亲自扶犁耕一块地，表示对农耕的重视。汉代的文帝、景帝颁发诏书时称“朕亲耕为天下先”，这种迎春仪式相沿到清朝。“打春牛”就是在立春日用黄土造牛并鞭打之。皇宫内打春完后，又把春牛放置在府前，让府僚打春。从早到晚，府内僚臣及至过路人都到府前打春牛，表示鞭策耕牛，辛勤耕耘。由于这种风俗，所以民间把立春又叫做“打春”。

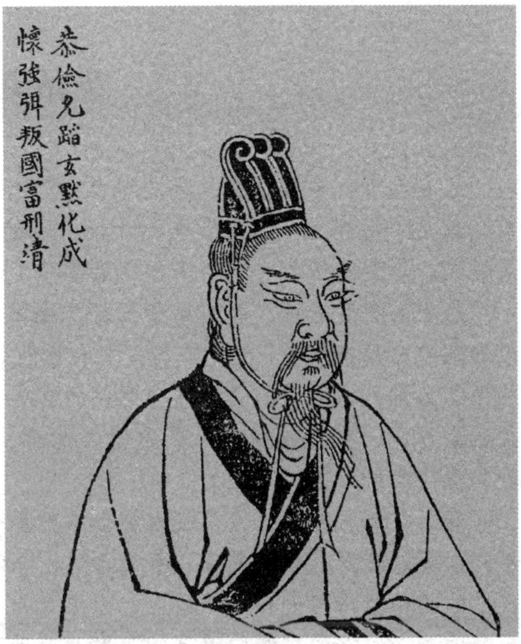

古代帝王常于立春日率群臣举行迎春大典，汉代文帝还曾发诏书称“朕亲耕为天下先”，开创了帝王于立春日扶犁亲耕的迎春仪式。图为汉文帝像，出自明·天然撰《历代古人像赞》。

立春这一天，民间有吃春饼、春卷的食俗。春饼是以麦面烙制或蒸制的薄饼，以豆芽、韭黄、粉丝、土豆丝等炒成的菜做馅儿包着食用，有时还要加上葱丝、豆酱等。昔日，吃春饼时讲究到盒子铺去叫“苏盘”（又称盒子菜）。盒子铺就是酱肉铺，店家派人送菜到家。盒子里分格码放熏大肚、松仁小肚、炉肉（一种挂炉烤猪肉）、清酱肉、熏肘子、酱肘子、酱口条、熏鸡、酱鸭等，吃时需改刀切成细丝，另配几种家常炒菜（通常为肉丝炒韭芽、肉丝炒菠菜、醋烹绿豆芽、素炒粉丝，摊鸡蛋等，若有刚上市的“野鸡脖韭菜”炒瘦肉丝，再配以摊鸡蛋，更是鲜香爽口）一起卷进春饼里吃。吃春饼讲究将菜包起来，从头吃到尾，叫“有头有尾”，取吉利的意思。作料有细葱丝和淋上香油的黄酱（烤鸭配甜面酱）。吃春饼时，人们围坐一起，把烙好的春饼放在蒸锅里，随吃随拿，为的是吃个热乎劲儿。

有记载说宋代官廷的荠菜迎春饼是“翠缕红丝，金鸡玉燕，备极精巧，每盘值万钱”。明清时期，随着烹调技术的发展和提高，春饼改成了小巧玲珑的春卷，不仅是民间的食品，而且成为宫廷的糕点之一，登上了大雅之堂，深受乾隆皇帝的赞赏。清朝的满汉全席一百二十八道菜点中，春卷是九道点心之一。

立春的风俗，不单反映了我国古代人民对春耕的重视，还包含有科学的春季养生思想。迎春活动是叫人们从立春开始要经常到户外活动，呼吸新鲜空气，陶冶性情，使得心神愉悦；鞭打春牛则可使人身体得到适当地运动，以提高身体的免疫能力；吃春卷则表现出古人对春季饮食的重视。春卷菜多而面少，其中的豆芽、韭菜、葱、鸡蛋等，特别是荠菜确为春季饮食的佳品。

生活起居

立春时节，冬藏结束，春发到来。“立春”时值公历二月上半月，一般在“春节”前后，习惯上认为是春季的开始。此时温度渐升，土壤由下层开始化冻，冻土层变浅。华北地区此时常年平均气温零下1℃左右，最低零下10℃左右。

从中医角度来讲，春季属于五行“金木水火土”中的木，而人体五脏与五行对应的是“心肝脾肺肾”。肝属木，木的物性是生发，肝脏也具有这样的特性。因此从情绪上讲，以明朗的心境迎接明媚的春光是有利于肝脏的。所以从立春开始在精神养生方面，要力戒暴怒，更忌情怀忧郁，要做到心胸开阔，乐观向上，保持恬静、愉悦的好心态。

春天在起居方面，人体气血亦如自然界一样，需舒展畅达，这就要求我们夜卧早起，免冠披发，松缓衣带，舒展形体，多参加室外活动，克服倦懒思眠状态，使自己的精神情绪与大自然相适应，力求身心和谐，精力充沛。春天的到来，好像新生命的到来，人的机体内随万物萌发，蕴动着一种勃勃的生机。

春寒虽不像寒冬腊月“三九”“四九”那样酷冷，但若过早脱下棉衣，很可能使人体防御功能进一步下降，导致流感、肺炎、哮喘等呼吸道疾病的发生，或使原有的疾病加重。忽冷忽热的气候，易使人体的血管不断收缩扩张，很不稳定，这对患有高血压、心脏病的人危害极大，它会使患高血压病人发生“脑中风”，诱发心绞痛或心肌梗死。忽冷忽热的干寒气候更易使体弱的儿童遭受“倒春寒”之苦，感染白喉、百日咳、猩红热、感冒等疾病。据医学史料记载，早春患胃肠溃疡病的人比平时多，病情易加重。因春天主生发，万物皆蠢蠢欲动，细菌、病毒等亦随之活跃，故稍不留心就容易生病。这时需要捂一捂。除了仍需保持穿暖少脱之外，特别要注意的是护好两头，即重点照顾好头颈与双脚。

老人，尤其是头发稀疏者，不宜过早摘下帽子、围巾。因为整个冬天都戴着帽子的头颈，已经多少习惯于这种环境生活，若在乍暖还寒的气温下，突然远离帽子，就容易遭受风寒头痛、感冒伤风。若在早春疏于保护，颈椎病、肩周炎等就会乘虚而入，尤其是已有颈椎增生的中老年人，若在春寒时长久暴露于寒湿中，常常会导致局部肿胀，颈椎病的症状加重。一些老年人在早春时颈部疼痛、僵硬不适、头昏、肩重、手麻、乏力等缠绵不已，正是源于颈部疏于保护之故。

早春容易使人大意的是一双脚的保暖和保干。一些人常早早地换上春装，穿上单鞋，早春的寒气与湿气也悄悄地乘虚而入，由下而上，由表入里，浸透骨骼、关节，尤其是踝露的脚趾与踝、膝关节，不知不觉间会感酸胀不适，走路酸痛，下肢沉重、乏力、关节僵直等。所以《老老恒言》中说：“春冻半泮，下体宁过于暖，上体无妨略减，所以养阳之生气。”

究竟应该捂到什么时候，则要看个人体质的好坏，不能强求一致。例如沈阳3月中旬才算真正春回大地，5月中旬白天气温才能达到20℃左右，气温才算稳定。

另外由于居室紧闭一冬，会有不少灰尘积聚，如果在立春进行除尘通风，可减少和抑制病菌病毒繁殖，达到预防疾病的效果。

立春时节，睡眠时头部应朝向东方，睡前用热水洗脚，并用双手按摩双足尤其是涌泉穴，能使全身暖和、舒适，睡得更安稳。早晨起来，要先使头脑清醒后，再睁开眼睛。然后闭目将双手搓热，熨眼几十遍。接着将眼睛左右各旋转九遍后，将双眼紧闭一会儿，然后猛然睁开双眼，这样可以去除眼中的风火。

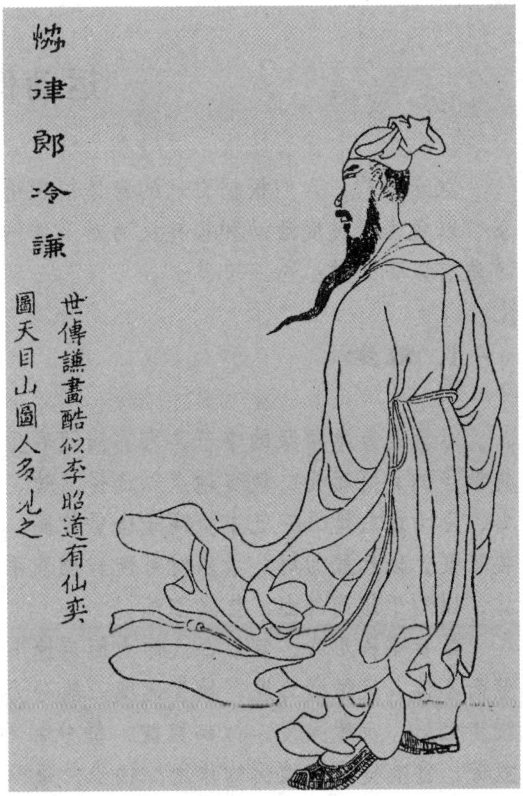

冷谦像，选自清·上官周绘《晚笑堂画传》。

明朝冷谦所著的《修龄要旨》一书中，对起居调适作了较为精辟地论述，书中说："平时睡觉，先醒心，后醒眼，两手搓热，熨眼数十遍，以睛左旋、右转各九遍，闭住少顷，忽大挣开，祛除风火。披衣起坐，叩齿集神，次鸣天鼓，吐浊吸清，按五行相生循序而行一周，散夜来蓄积邪气。随便导引，或进功夫，徐徐栉沐，饮食调和，面宜多擦，发宜多梳，目宜常运，耳宜常凝，齿宜常叩，口宜常闭，津宜常咽，气息常提，心宜常静，神宜常存，背宜常暖，腹宜常摩，胸宜常护，囊宜常裹，言语宜常简默，皮肤宜常干沐。食饱徐行，摩脐擦背，使食下舒，方可就座。饮食发痔，食后曲身而坐，必病中满。怒后勿食，食后勿怒。身体常欲小劳，流水不腐，户枢不朽，运动故也。勿得久劳，久行伤筋，久立伤骨，久坐伤肉，久卧伤气，久视伤神，久听伤精。忍小便膝冷成淋，忍大便乃成气痔。着湿衣、汗衣令人生疮。夜膳勿饱，饮酒勿醉，醉后勿饮冷，饱余勿便卧。头勿向北卧，头边勿安火炉。切忌子后行房，阳方生而顿灭之，一度伤于百度。大怒交合成痈疽，疲劳入房，虚损少子，触犯阴阳禁忌，不唯父母受伤，生子亦不仁不孝。临睡时调息咽津，叩齿鸣天鼓。先睡眼，后睡心，侧曲而卧，觉直而伸，昼夜起居，乐在其中矣。"

书中所提及的叩齿、鸣天鼓（即双手掩住双耳，然后食指迭压在中指上，向下用力敲击后脑）、擦面、梳发及身体按摩等保健方法，确为历代养生保健的精华，日常起居能将上述养生法养成习惯，会达到极其显著的强身健体的效果。

运动保健

立春时节，人们根据自己的身体情况进行各项锻炼。不要选择高强度的剧烈运动，以免由于过度活动和损耗反而对人体的养阳和生长造成不利影响。最好的锻炼方法有以下几种：

1. 散步

春天是万木争荣的季节，人亦应随春生之势而动。春季的日出之后、日落之时是散步的大好时光，散步地点以选择河边、湖旁、公园之中、林阴道或乡村小路为好，因为这些地方空气中负离子含量较高，空气清新。散步时衣服要宽松舒适，鞋要轻便，以软底为好。散步时可配合擦双手、揉摩胸腹、捶打腰背、拍打全身等动作，以利于疏通气血，生发阳气。

散步不拘形式，宜以个人体力而定速度快慢，时间的长短也要顺其自然，应以劳而不倦，见微汗为度。散步速度一般分为缓步、快步、逍遥步三种。中老年人以缓步为好，步履缓慢，行步稳健，每分钟约行60～70步，可使人稳定情绪，消除疲劳，亦有健胃助消化的作用。快步，每分钟约行走120步左右，这种散步轻松愉快，久久行之，可振奋精神，兴奋大脑，使下肢矫健有力，适合于体质较好者和年轻人。散步时且走且停，时快时慢，行走一段，稍事休息，继而再走，或快走一程，再缓步一段，这种走走停停、快慢相间的逍遥步，适合于病后恢复期的患者及体弱者。

2. 慢跑

慢跑是一种简便而实用的运动项目，它对于改善心肺功能、降低血脂、提高身体代谢能力和增强机体免疫力、延缓衰老都有良好的作用。慢跑还有助于调节大脑皮质的兴奋和抑制，促进胃肠蠕动，增强消化功能，消除便秘。

慢跑前做3～5分钟的准备活动，如伸展肢体及徒手操等。慢跑速度掌握在每分钟100～200米为宜，每次锻炼时间以10分钟左右为好。慢跑的正确姿势为两手握拳，步伐均匀有节奏，注意用前脚掌着地不能用足跟着地，慢跑后应做整理运动。

锻炼时间以早晚为宜，宜选择空气新鲜、道路平坦、绿化较好的地方进行。

3. 保健操

从立春至春分，人体的经气分别运行于肝胆脾胃，如果以上脏腑素有旧疾，则可能在春季复发，所以可以经常做下列保健操：

（1）一脚或前或后，轻轻踮起脚跟，再轻轻放下脚跟着地，一脚做几次，再换另一脚，做几分钟以后，感觉头目舒适即可。

（2）两脚张开，约与肩同宽，脚趾稍向外张，以感觉身体舒适的角度为原则，右手上举，位于耳旁，手掌向上，右肩稍向前或向后活动，感觉右肋部有热气冲出来为度，如果没有这种感觉也一样可以做此动作，几秒钟后，右手放松下垂，如此重复几次，然后换左手重复以上动作。

以上两节保健操有舒肝健脾，舒经活络，消除体内积滞的功效，可以帮人排除冬季体内的积食，是适合春季的养生运动。

4. 梳头气功

（1）气功预备式。正身站立，两脚分开，双膝稍屈，头正项直，两眼平视前方，全身自然放松，意守腹部丹田。年老体弱者可改用坐式，自然呼吸，鼻吸口呼，要求均匀和缓。

（2）入静放松后，双手缓缓上提，两掌心轻按前额经鼻口轻擦至下颌，再转向头后颈部，往上擦过头顶回至前额。共按36次，首次宜轻，以后渐重。

（3）轻抓头皮。双手十指屈成弓形，自前额发际开始经头顶向后至颈后为止，依此顺序共抓36次。

（4）两掌心贴于头面，自前额始擦至下颌后，再翻向后颈部，复经头顶再至前额止。共按36次，先重后轻。

（5）缓慢收功。收功时宜用梳齿圆滑的木梳轻梳头发，可按本人所需发型梳理。梳时呼吸均匀、动作柔和。

常练梳头功，可疏通血脉，并改善头部血液循环，使头发得到滋养，既防脱发又能耳聪目明，并有助于降低血压。还可以起到提神健脑、解除疲劳等作用，从而保持大脑清醒，防止大脑老化，延缓衰老。

5. 干洗脚

方法是双手紧抱一侧大腿根，稍用力从大腿根向下按摩直到足踝，再从足踝往回按摩至大腿根。同样方法再按摩另一条腿，重复10～20遍。还可采用甩腿、揉腿肚、扭膝、搓脚、暖足、蹬腿等方法来活动下身。

6. 立春正月节坐功

此为明朝高濂所著《遵生八笺》中收录的一套养生功法，为宋朝陈希夷所创。这套功法针对二十四节气的养生保健共有24势，此为其一，原文如下："运主厥阴初气。时配手太阳、三焦。坐功：宜每日子、丑时，迭手按髀，转身拗劲，左右耸

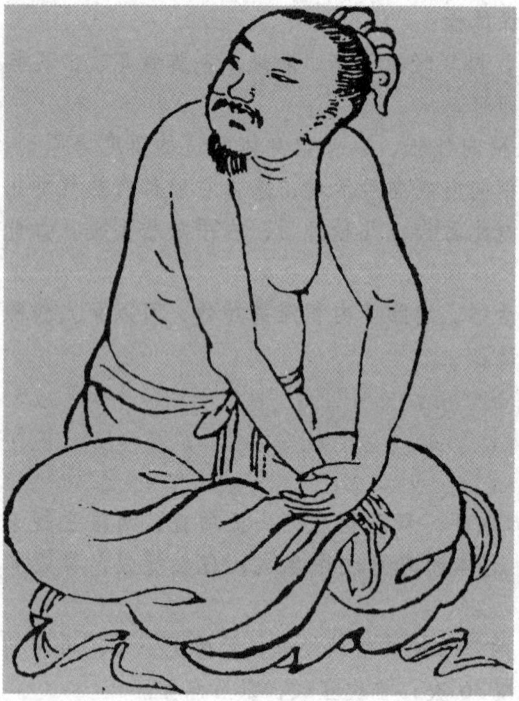

明代高濂《遵生八笺》陈希夷导引坐功图中的立春正月坐功图。

引，各三五度，叩齿，吐纳漱咽三次。治病：风气积滞，顶痛、耳后痛、肩痛、背痛、肘臂痛，诸痛悉治。”

本法以“立春”命名，正是顺应这一时令特点而特定的气功锻炼方法，适宜于立春时节锻炼，可于立春时开始，练至雨水为止。风为令主气，在气候变化上，春季以风的变化较为突出。《素问·风论》说：“风者，百病之长也。”风邪侵袭人体，常表现为游走性的关节疼痛，痛无定处。原书所列本法主治病症，头顶、耳后、肩背、肘臂等处疼痛，均与春令风邪的偏胜侵袭有关，坚持采用本功法锻炼，有利于这些病症的祛除，无病者还有强身防病的作用。

具体方法为：在每天夜11时至凌晨3时，运气调息，去除心中杂念，将呼吸调整得极其细长缓慢，然后盘腿而坐，将双手相叠压在腿上，向两侧转动上肢及头颈，同时两肩上耸，身体上提，各三五次，将口中津液咽入丹田三次，可治：风气积滞，头痛，耳后及肩背疼痛、背痛、肘臂等各种杂病都可以治愈。

注：我国古代的各种运动养生法，全是通过肢体的运动而导引气体运行，以达到更好的气功效果的目的，所以也称之为导引术。由于古代养生术中运气调息已是修炼的最基本功法，所以古代很多养生著作中只著述的导引的姿势，但是并不是叫人们只练花架子而放弃运气。其实中国的武术本来也是极其讲究运气的，这就叫“内练一口气，外练筋骨皮”，现在的武术已经逐渐向击打技术和表演上发展，由于不强调练气，其健体的功效已不太显著。

7. 五字真诀养生功

五字真诀养生功是我国古老的一种养生术，由于其功效显著，所以被历代养生家所推崇。南北朝时期的陶弘景在其所著的《养性延命录》中有较为详尽地论述。书中说：“道者，气也。保气则得道，得道则长存神者，精也。保精则神明，神明则长生。精者，血脉之川流守骨之灵神也。精去则骨枯，骨枯则死矣。是以为道，务宝其精。从夜半至日中为生气，从日中后至夜半为死气，常以生气时正仰卧，瞑目攫固（攫固者，如婴儿之拳手，以四指押拇指也），闭气不息，于心中数至二百，乃口吐气出之，日增息。如此身神具，五脏安，能闭气至二百五十，华盖明（华盖，眉也），耳目聪明，举身无病，邪不干人也。凡行气，以鼻纳气，以口吐气，微而引之，名日长息。纳气有一，吐气有六。纳气一者谓吸也。吐气有六者，吹，呼、唏、呵、嘘，皆出气也。凡人之息，一呼一吸，元有此数。欲为长息吐气之法，时寒可吹，时温可呼。委曲治病，吹以去风，呼以去热，唏以去烦，呵以下气，嘘以散滞，以解极。凡人极者，则多嘘。道家行气，率不欲嘘。屯嘘者，长息之心也，此男女俱存法，法出于《仙经》。行气者，先除燎鼻中毛，所谓通神之路。若天露恶风，猛寒大热时，勿取气。”

从文中我们可以看出，书中“先除燎鼻中毛，所谓通神之路”的观点是不太科学的。其他还是比较符合中医的养生理论的。南北朝以后的历代养生家根据此书中的记载，对五字诀功法做了很多修改。所以现在有很多种五字诀养生修炼法。下面我们就向大家介绍现在较为流行的一种针对于春季养生的六字养生功法。当然，最好应该参考上面的原文进行修炼：

首先，双脚叉开与肩同宽，脚趾抓地，闭口，闭目，提肛，拔顶，舌尖抵住上腭，双手自然下垂于身体内侧，身体放松，排除杂念。然后双手重叠，将内侧手掌的鱼际穴（拇指丘）贴在肚脐上。开始缓慢深长地用鼻吸气，将意念随气流沿肝经上升，从大敦穴（脚的每一趾靠近第二趾侧）开始，从脚的内侧经膝关穴、阴包穴、阴廉穴、阴部、小腹、章门穴、肺、喉咙、额再到百会穴，然后停一停，缓慢将气呼出（呼气时口向前用力嘟起，嘴角往侧面拉，如发出“嘘”声的样子，但不要出声，呼气要缓慢轻柔）。并且意念引气沿肺经下降，从中府穴开始（肩膀根部），经手臂内侧云门穴、侠白穴、尺泽穴、孔最穴、太渊穴、鱼际穴，从少商穴（大拇指指腹前端）将气排出。这样反复做六遍。然后进行收功。

此功法可强壮肝脏，对由肝积、肝虚、肝肿大等引起的食欲不振、消化不良、眼睛疲劳及目眩等病症疗效显著。

8. 其他

如广播操、健美操及健身操等。其中广播操是经有关专家认真研究而制定的，一年四季均可操练。每节操的动作分别活动身体的不同部位，它的适应范围广，对不同的人有不同的锻炼效果，适用于长期伏案工作的中老年人以及体质较差者或患有高血压和冠心病的病人。

健美操除了活动肌肉关节外，还有保持形体美的特殊作用，具有促进全身血液循环，改善内脏、神经及肌肉的功能状态，增强内脏的功能等作用。针对腰腹肌的健美操，可以去除腰腹部脂肪，提高腰部肌肉的弹性和韧性，特别适合于中青年人锻炼。健身操的适应范围也很广，可以根据不同年龄、不同体质加以选择。

在我国传统的健身方法中还有太极拳、气功、五禽戏、八段锦等，也是春季很好的锻炼项目。另外，日常生活中爬楼、骑车、甩手、仰卧起坐、退步行走等都是可以选择的项目。

饮食养生

我国民俗中，在立春、立夏、立秋、立冬四个节气的当天或前一天后一天这三天时间里，总要吃一些带有节令特点的果品、食品及药类。如立春时，吃点豆芽（绿豆芽、黄豆芽、黑豆芽、蚕豆芽、豌豆芽）；立夏时，可吃点杏仁、苏子、茅草根；立秋时，可吃点枸杞子、麦冬、生地；立冬时，可吃点人参、黄芪、大枣。这样对养胃和中大有益处。有人甚至对此编成如下歌诀：立春五芽炒，立夏杏苏草，立秋杞冬地，立冬参芪枣。由此可见古人对饮食的利弊及禁忌是很有讲究的，什么季节吃什么食物有着很多说法，并且已经成为许多人的生活习惯。

远古时期的人类，饮食水平很差，经常暴饮暴食，并且不讲究饮食的禁忌与卫生，导致人们百病丛生，过早夭折。自神农氏发明种植五谷并亲尝百草、研制出中草药后，人们的生活才变得日趋科学和文明，寿命也有所提高。古书上说"人生上寿一百二十年，中寿百年，下寿八十年"便是指神农氏及其以后的一段时期。黄帝时期饮食科学有了进一步的发展，只是随着朝代的变迁，由于社会环境越来越复杂，人们的劳作越来越沉重，心理压力也一天天沉重起来，所以寿命便很少有能达到一百二十岁的了。在旧时代，一个百姓负担沉重，当权者处心积虑，并且又是多妻制的社会中，"人到七十古来稀"便也就不足为怪了。不过饮食科学却越来越受到古人的重视，因为随着社会的发展，会逐渐出现很多影响人寿命的因素，并且是人所不能左右的。比如繁重的体力工作，恶劣的工作环境，人际关系的虚伪险恶造成的心理压力，生存环境恶劣而出现的瘟疫，等等，往往不是通过个人的努力所能够解决和避免的。于是古人便将合理饮食作为延缓衰老、强壮身体的重要手段之一，这使古代饮食科学得到进一步地完善。我们不得不承认，古代的饮食是极其丰富而且很有讲究的，并且古代人的身体，也并非像近代因战争频起而缺衣少食、被外国人称之为"东亚病夫"的样子，而是很强健，要比近代人的身体素质强得多。所以说中国古代对饮食的研究是几千年文明的沉淀，我们今天更应该重视饮食的合理性。

春季的饮食调理对身体的健康至关重要，宜甜少酸。《素问·藏气法时论》说："肝主春……肝苦急，急食甘以缓之……肝欲散，急食辛以散之，用辛补之，酸泻之。"在五脏与五味的关系中，酸味入肝，具收敛之性，不利于阳气的生发和肝气的疏泄，饮食调养要投其脏腑所好，即"违其性故苦，遂其性故欲。欲者，是本脏之神所好也，即补也。苦者是本脏之神所恶也，即泻也"。明确了这种关系，就能有目的地选择一些柔肝养肝、疏肝理气的草药和食品，草药如枸杞、郁金、丹参、元胡等，食品选择辛温发散的大枣、豆豉、葱、香菜、花生等灵活地进行配方选膳。

春天应该少吃刺激性及不好消化的食物，如糯米、面团等，食补宜选用较清淡温和且扶助正气、补益元气的食物。如偏于气虚的，可多吃一些健脾益气的食物，如米粥、红薯、山药、土豆、鸡蛋、鹌鹑蛋、鸡肉、鹌鹑肉、牛肉、瘦猪肉、鲜鱼、花生、芝麻、大枣、栗子、蜂蜜、牛奶等。偏于气阴不足的，可多吃一些益气养阴的食物，如胡萝卜、豆芽、豆腐、莲藕、荸荠、百合、银耳、蘑菇、鸭蛋、鸭肉、兔肉、蛙肉、龟肉、甲鱼等。另外，春季饮食还要吃些低脂肪、高维生素、高矿物质的食物，如新鲜蔬菜荠菜、油菜、芹菜、菠菜、马兰头、枸杞头、香椿头、蒲公英等，这对于因冬季过食膏粱厚味，近火重裘所致内热偏亢者，还可起到清热解毒、凉血明目，通利二便、醒脾开胃等作用。

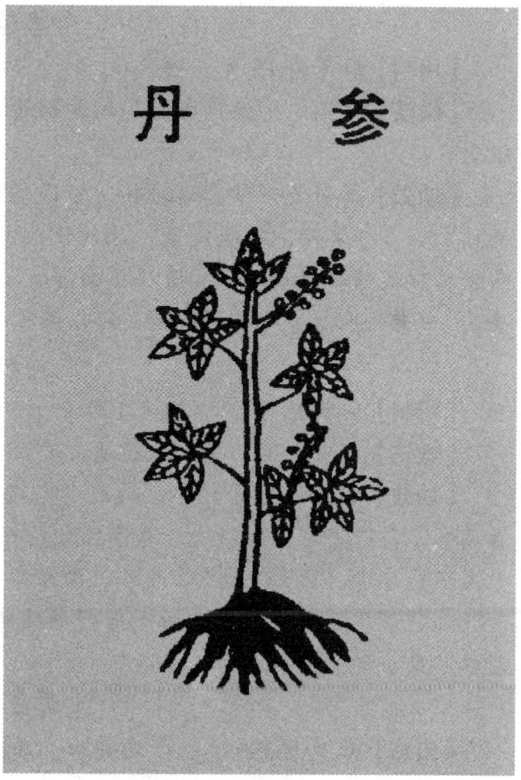

丹参图，选自《本草纲目》。丹参具有养肝的功效，适宜在春季食用。

至于药补，是针对人体已明显出现气、血、阴、阳方面的不足，依靠食补已不能纠正其亏损时，则应在中医指导下，施与甘平的补药，以平调阴阳，祛病健身。对于体虚乏力，少气懒言，不耐劳累，经常感冒，容易出汗或内脏下垂等症状，可酌情选用中成药如补中益气丸、人参健脾丸、香砂养胃丸、玉屏风散等，药膳可选食黄芪党参炖鸡、人参蘑菇汤、参枣米饭、风栗健脾羹等配合治疗。另外，根据中医“春宜养阳，重在养肝”等理论，春季人体肝的功能较为旺盛，故应注意补肝，可用芡实粥以益精气、地黄粥以补体虚、防风粥去四肢气，用枸杞子、黄精、玉竹、沙参等以进补。还可选具有升补作用的首乌肝片、燕子海参、人参米肚、赤箭凤冠等以助肝气之升发。

食疗方

△红枣粥

【用料】取红枣50克，粳米100克。

【做法】同煮为粥，早、晚温热服食。

【功效】红枣具有良好的补益作用，对小孩的生长发育有很大的好处。尤其是其性平和，能养血安神，适用于久病体虚、脾胃功能薄弱煮服食。红枣粥对美容护肤也是大有益处。

△薄荷粥

【用料】取薄荷15克，粳米60克。

【做法】煮粥。待粥将成时加入冰糖适量，再煮一二沸即可。可供早晚餐温热服食。

【功效】薄荷是一种唇形植物，中医用薄荷作为发汗解热剂。明李时珍《本草纲目》云："薄荷，辛能发散，凉能清利，专于清风散热。故头痛、头风、眼目、咽喉、口齿诸病为要药。"据《医余星》记载："薄荷通关节，利咽喉，令人口香。"中老年人春季吃些薄荷粥，可以清心怡神，疏风散热，增进食欲，帮助消化。

△枸杞粥

【用料】取枸杞50克，粳米100克。

【做法】同煮成粥，早、晚随量食用。

【功效】枸杞子性味甘平，为肝肾经要药，是一种滋补肝肾的药食两用之品。春属木，与肝关系甚为密切。春季选食枸杞粥，可以补肝肾不足，治虚劳阳痿，咳嗽久不能愈者（无外感者）。此外，由于本品有降低血糖和胆固醇、保护肝脏、促进肝细胞新生等作用，故有助于治疗糖尿病、动脉粥样硬化、慢性肝炎、夜盲症、营养不良、贫血等。

△胡萝卜粥

【用料】胡萝卜350克，洗净切碎，加粳米100克。

【做法】和水煮粥，早、晚服食或做午后点心。

【功效】胡萝卜含有丰富的胡萝卜素，人体摄入后，可转变成维生素A，能保护眼睛和皮肤的健康。患有皮肤粗糙和夜盲症、眼干燥症、小儿软骨病的人，食之很有裨益。特别是春季多风，天气温暖干涩、头屑增多现象，以胡萝卜煮粥食用，有一定的防治作用。平素脾虚泄泻者慎用本品。

△菊花粥

【用料】菊花50克，粳米100克。

【做法】先将菊花煎汤，再将菊花汤与粳米同煮成粥，早、晚随量食用。

【功效】中药菊花早为古代医家所喜用，《神农本草经》中把它列为上品，其性味甘苦而凉，具有疏散风热、宣通肺气、平肝明目的作用。现代药理研究发现，菊花中含有挥发性精油，故具芳香，也含胆碱、维生素A、维生素B、氨基酸，还可增强毛细血管的抵抗力，并降低血压。临床上也有用以防治冠心病，中老年人如能在春季吃些菊花粥，不仅可防治风热头痛，肝火目赤，眩晕耳鸣，而且久服还有使人肢体轻松，耳聪目明，提神醒脑效果。

△山药粥

【用料】以干山药片45~60克，或鲜山药100~200克。

【做法】洗净切片，与粳米100克同煮粥，作为早、晚餐食用。

【功效】山药味甘平，是一种性质平和的滋补脾、肺、肾的食物，据近代医学研究，山药含有淀粉酶、胆碱、黏液质、糖蛋白和自由氨基酸、脂肪、碳水化合物、维生素C及碘、钙、磷等。山药中所含的淀粉酶，有人称之为“消化素”。因为它能分解蛋白质和碳水化合物，所以有滋补效果。中老年人在春季里经常食用山药粥，补益颇多。

△首乌炒猪肝

【用料】首乌液20毫升，鲜猪肝250克，水发木耳25克，青菜叶少许，绍酒、醋、盐、淀粉、鲜汤、酱油、葱、姜、蒜、油适量。

【做法】首乌煎汤浓缩，取20毫升药液备用，猪肝剔筋洗净切片，葱、姜、蒜洗净，葱姜切丝，蒜切片，青菜洗净控干。

将猪肝片放入首乌汁内浸蘸（取一半首乌汁），加少许食盐，放适量淀粉搅拌均匀，另把剩余的首乌汁、酱油、绍酒、醋、湿淀粉和鲜汤兑成汁。

炒锅置大火上烧热入油，待油热放入拌好的猪肝片滑透，用漏勺沥取余油，锅内剩少量油，下入蒜片、姜末略煸出香味下猪肝、水发木耳，爆炒数分钟，将青菜叶入锅翻炒数次，八成熟时倒入兑成的汁炒拌均匀，出锅前把葱丝下锅，翻炒即下，起锅即成。

【功效】此药膳具有补肝肾，益精血，乌发明目的功效。首乌即能保肝，又可降脂、降压；木耳有通利血脉之效，无病常吃也能健身益寿。

△虾仁韭菜

【用料】虾仁30克，韭菜250克，鸡蛋1个，食盐、酱油、淀粉、植物油、麻油各适量。

【做法】虾仁洗净，水发胀，约20分钟后捞出沥干水分待用；韭菜择洗干净，切3厘米长段备用；鸡蛋打破盛入碗内，搅拌均匀加入淀粉、麻油调成蛋糊，把虾仁倒入拌匀待用；炒锅烧热倒入植物油，待油热后下虾仁翻炒，蛋糊凝住虾仁后放入韭菜同炒，待韭菜炒熟，放食盐、淋麻油，搅拌均匀起锅即可。

【功效】此药膳具有补肾阳、固肾气、通乳汁之功效。因韭菜含有大量粗纤维，能刺激肠壁，增强蠕动，故这道菜也可作习惯性便秘患者之膳食。

△珍珠三鲜汤

【用料】鸡肉脯50克，豌豆50克，西红柿1个，鸡蛋清1个，牛奶

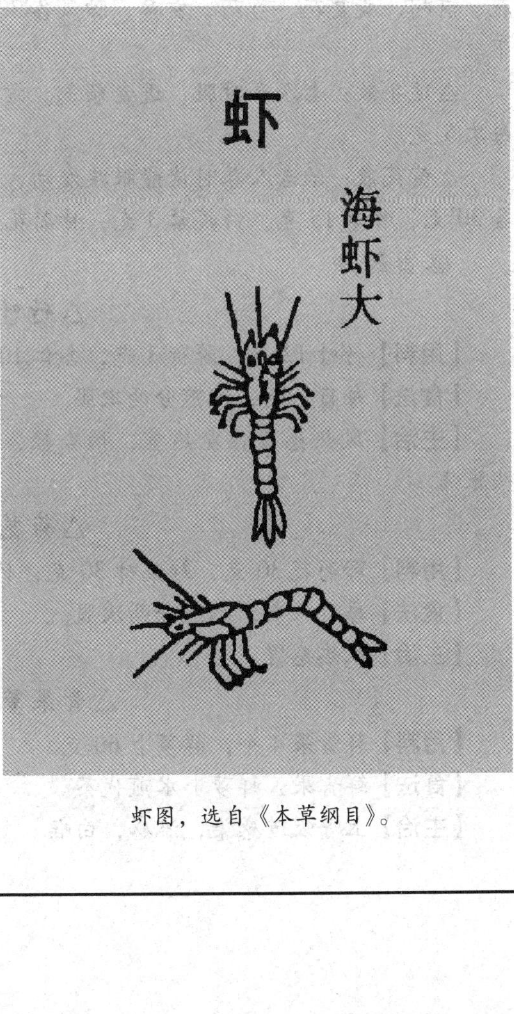

虾图，选自《本草纲目》。

25克，淀粉25克，料酒、食盐、味精、高汤、麻油适量。

【做法】鸡肉剔筋洗净剁成细泥；5克淀粉用牛奶搅拌；鸡蛋打开去黄留清；把这三样放在一个碗内，搅成鸡泥待用；西红柿洗净开水滚烫去皮，切成小丁；豌豆洗净备用；炒锅放在大火上倒入高汤，放盐、料酒烧开后，下豌豆、西红柿丁，等再次烧开后改小火，把鸡肉泥用筷子或小勺拨成珍珠大圆形小丸子，下入锅内，再把火开大待汤煮沸，入水淀粉，烧开后将味精、麻油入锅即成。

【功效】此药膳具有温中益气，补精填髓，清热除烦之功效。

食物禁忌

猪肝忌与黄豆、豆腐同食（同食易发痼疾）；忌与鱼肉同食（同食令人伤神）。

药疗养生

老年人保健药方

△细辛散：老人在春天多昏倦，可服之。药方为细辛3克，炙甘草1.5克，川芎3克。水煎热呷，可常服。

△菊花散：老人春时热毒气上冲颈项，头痛面肿及风热眼涩，宜服。方为甘菊花、前胡、旋复花、芍药、玄参、防风各30克。共为末，临睡前米汤调3~6克送下。

△延年散：老人春时服，进食顺气。方为陈皮120克，甘草60克。共研细末，每次5克。

△黄芪散：治老人春时诸般眼疾发动，兼治口鼻生疮。方为黄芪、川芎、防风各30克，甘草15克，白蒺藜3克，甘菊花1.5克共为细末，每次服6克。

感冒药方

△竹叶汤

【用料】竹叶12克，薄荷3克，杏仁10克，连翘10克。

【食法】每日一剂，水煎分两次服。

【主治】风热感冒。发热重，怕冷轻，鼻塞，鼻涕黏稠，咽痛口干，咯黄痰，头胀痛。

△菊花饮

【用料】野菊花30克，鲜桑叶30克，竹叶12克。

【食法】每日一剂，水煎分两次服。

【主治】风热感冒。

△青果萝卜茶

【用料】鲜青果4个，鲜萝卜60克。

【食法】鲜青果、鲜萝卜水煎代茶。

【主治】上呼吸道感染，流感，白喉。

△葱豉黄酒汤

【用料】豆豉15克，葱须30克，黄酒50毫升。

【食法】豆豉加水1小碗，煎煮10分钟，再加洗净的葱须，继续煎煮5分钟，然后加黄酒，出锅。趁热顿服。

【主治】感冒初起之属于风寒型者。

白喉药方

疫毒犯肺型

【症状】发热恶寒，头痛咽痛，咽喉出现伪膜，舌红苔薄白略干，脉浮数。

【方药】除瘟化毒饮加减。

【用料】桑叶10克，葛根30克，生地20克，山豆根15克，黄芩12克，贝母12克，土牛膝12克，沙参12克。

【食法】水煎服，一日一剂，早晚分两次口服。

疫毒化火型

【症状】壮热心烦，咽干疼痛，咽喉伪膜迅速蔓延，色黑，颈肿显著（“牛颈”），舌红、苔黄、脉滑数。

【方药】白虎汤、犀角地黄汤合普济消毒饮加减。

【用料】生石膏20克，知母12克，生地20克，水牛角10克，赤芍12克，丹皮12克，板蓝根20克，玄参15克，银花15克，山豆根15克，牛蒡子12克，甘草10克。

【食法】水煎服，一日一剂，早晚分两次口服。

肺气阻遏型

【症状】伪膜迅速增大，咽干喉紧，犬吠样咳嗽，喉间有痰，呼吸急迫，舌红、苔黄腻、脉滑数。

【方药】麻杏石甘汤加味。

【用料】麻黄6克，杏仁12克，石膏15克，甘草9克，浙贝母12克，山豆根15克，葶苈子10克，川军10克（后下），土牛膝根15克。

【食法】水煎服，一日一剂，早晚分两次口服。可配服竹沥膏、鲜竹沥水。

阴虚肺燥型

【症状】咽干口燥，伪膜干黄，大便燥结，舌红、苔薄黄，脉细数。

【方药】养阴清肺汤加减。

【用料】生地20克，玄参15克，麦冬12克，赤芍12克，丹皮12克，浙贝母12克，黄芩12克，山豆根15克，土牛膝15克，板蓝根15克。

【食法】水煎服，一日一剂，早晚分两次口服。

心肾亏损型

【症状】面色苍白，精神麻木，心悸胸闷，舌淡苔白，脉结代或数急。

【方药】炙甘草汤加减。

【用料】党参15克，炙甘草15克，阿胶12克（烊化），麦冬12克，生地20

克，麻仁15克，瓜蒌15克，薤白12克，五味子10克。

【食法】水煎服，一日一剂，早晚分两次口服。

毒窜经络型

【症状】语塞咽梗，呛咳或口眼歪斜，肢体瘫痹，舌淡红、苔白、脉细。

【方药】养正汤加减。

【用料】熟地20克，首乌15克，玉竹12克，麦冬12克，山药30克，白芍12克，桑枝10克，木瓜12克，鸡血藤15克，丹参20克。

【食法】水煎服，一日一剂，早晚分两次口服。

百日咳

西药治疗

早期可用抗菌剂，首选红霉素，30～50mg/kg/日，也可用氯霉素，30～50mg/kg/日，增效联磺片也有效。控制痉咳可酌选皮质激素、维生素K1，对百日咳脑病抽风，可用苯巴比妥钠5mg/kg肌注，或安定每次0.1～0.3mg/kg静脉注射，另用甘露醇或山梨醇每次1～2g/kg静脉注射，地塞米松静脉点滴以降低颅内压。

中医治疗

风邪袭表型（初咳期）

【症状】咳嗽初起，微热或体温正常、流涕，舌淡红，苔薄白，脉浮数。

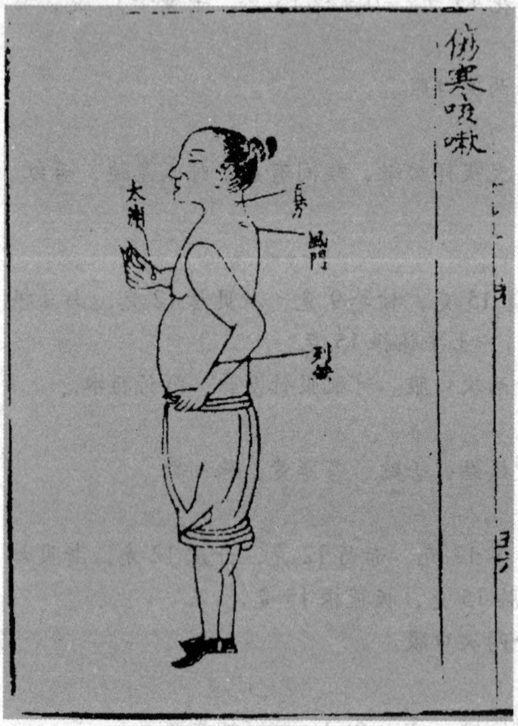

明万历刊本《杨敬斋针灸全书》针灸方图中的伤寒咳嗽取穴图。

【方药】止嗽散加减。桔梗、紫苑、荆芥、百部、陈皮、杏仁、桑叶、乌梅。

【食法】水煎服，早晚分2次口服，1日1剂。

肺热壅盛型（痉咳期）

【症状】反复阵发性痉挛性咳嗽，入夜尤甚，痰多而黏，常伴呕吐，舌质红、苔黄、脉滑数。治则：清热、止咳、化痰。

【方药】桑白皮汤加减。桑白皮、川贝、黄芩、杏仁、葶苈子、冬瓜子、百部、枳实、青黛。

【食法】水煎服，早晚分2次口服，1日1剂。

气阴亏耗型（恢复期）

【症状】阵咳次数减轻，咳而无力，痰稀少，易出汗，声音低微，食欲不振，舌质淡红，舌苔少，脉细弱。治则：益肺健脾。

【方药】人参五味子汤加减。人

参、麦冬、五味子、沙参、白术、茯苓、川贝、百部、陈皮、炙甘草。也可用补肺汤加减：人参、黄芪、熟地、五味子、紫苑、桑白皮。

【食法】水煎服，早晚分两次口服，1 日 1 剂。

单方验方

△百部，每次 3 克，每日 3 次，水煎服。现代研究证明，百部根主要含百部碱，该碱能降低呼吸中枢兴奋性，抑制咳嗽反射，故有镇咳作用。体外试验表明百部煎剂及酒浸液对百日咳杆菌等多种致病菌有抑制作用。

△大蒜，2～3 头切片与白糖 120 克同煎，3 岁以上 1 天服完，2 岁以下 2 天服完。

△何首乌 6～12 克，甘草 1.5～3 克，水煎服。

△马鞭草，每日 15～30 克，水煎服。

猩红热中医治疗

邪在肺卫型

【症状】突然起病，发热，头痛，怕冷，咽红肿痛，甚则溃烂，恶心呕吐，皮疹稀少，舌质红，舌苔薄白或薄黄，脉浮数有力。

【方药】银翘散加减。银花 20 克，连翘 20 克，射干 10 克，桔梗 10 克，马勃 10 克，生甘草 6 克，淡豆豉 10 克，牛蒡子 15 克，荆芥 10 克，赤芍 9 克，大青叶 30 克。

【食法】水煎服，一日一剂。

邪入气营型

【症状】高热，烦躁不安，口渴欲饮，咽喉极度充血，扁桃体红肿并有白色渗出物，皮疹猩红弥漫，舌质红绛起刺状如杨梅，舌苔黄糙，继之剥脱，脉洪数。

【方药】清瘟败毒饮加减。大青叶、鲜生地各 30 克，石膏 20 克，丹皮 9 克，赤芍 9 克，知母 9 克，黄芩 10 克，淡竹叶 9 克，玄参 15 克，桔梗 5 克，生甘草 4.5 克，黄连 3 克。

【食法】水煎服，一日一剂。

邪毒内陷型

【症状】高热，烦躁，昏迷，谵语，抽搐，皮疹呈紫红色或伴有淤点，舌红绛，脉细数。

【方药】清营汤加减。广犀角 10 克，鲜生地 30 克，紫草 30 克，银花 9 克，连翘 9 克，丹皮、赤芍各 9 克，黄连 3 克，竹叶卷心 9 克。

【食法】水煎服，一日一剂。

余毒未尽型

【症状】发热，心悸，胸闷，神乏，多汗，肢节疼痛，舌苔薄，脉数无力或结代。

【方药】炙甘草汤加减。甘草 15 克，人参 10 克，当归 10 克，丹参 15 克，生地 12 克，麦冬 15 克，石斛 10 克，五味子 10 克，柏子仁 10 克，桂枝 5 克。

【食法】水煎服，一日一剂。

肺胃阴虚型

【症状】纳呆神疲，唇口干燥，或有干咳，皮肤脱屑，舌红少津，脉细数。

【方药】沙参麦冬汤加减。沙参20克，天冬10克，麦冬15克，石斛15克，玄参15克，桔梗10克，甘草6克，芦根10克。

【食法】水煎服，一日一剂。

房事养生

春季到来，大地一派生机盎然。人们普遍感到心情舒畅，春心萌发，性生活也开始活跃、增多，这是适应春季生发之性的表现。然而，春季气温由寒转暖，天时由阴转阳，房事由少增多，尚需调适，切不可任意放纵，耗伤自己的精气。

新春佳节，是中国传统婚嫁的吉日良辰，处处都有新婚之喜。新婚燕尔，性生活开始，在初尝性欢悦之际，兴奋而又激动，往往有新婚之期性交过频的情况，有时也会发生新婚射精过快的现象。在新婚期性生活要掌握频率和速度，适可而止，以免耗散精、气、神，妨碍夫妻双方身心健康。

对已婚夫妻而言，在春风吹拂、阳光和煦之期，由于性兴奋的潜在萌发，有时会有“即兴做爱”的要求，这是春心情感冲动所激发。诸如当妻子正在梳妆打扮或沐浴之时，丈夫会突然要求做爱，在感情融洽的配偶中，此时常会热忱地予以接受，使情感更加融洽和恩爱。但在情感基础薄弱的夫妇中，常会有拒绝甚至更加反感的表现，使对方升发的情感急转直下，会对性兴奋引起抑制，可能由此引起性功能障碍。因此在中年夫妻中，这种即兴做爱不能单纯依靠性欲，而是要立足于感情的基础上，被动的一方也应考虑到双方的感情基础，不能一味以自己的心情或事务而推诿，而要尽量满足对方。

老年夫妻在大地春回之际，同样也会有性兴奋，然而由于老年人生理功能的自然减退，在性欲冲动上可能有所减退。性周期的各种反应，无论在速度上，还是在强度上都有削弱，由此性兴奋时间延长，故春季的老年人性欲萌动仍可保持夫妇间的性和谐。

我国古代房中术中，极其重视房事与节气的关系，认为人应当随四季节气的变化而控制性生活的频率。《养性延命录》中说：“春三日一施精，夏及秋一月再施精，冬常闭精勿施。夫天道，冬藏其阳，人能法之，故得长生。冬一施，当春百。”由此我们可以看出，古代养生家认为，一年四季中，春季是应当性交频率最高的季节。但也告诫人们应该三日才能泄一次精，要适度。按照我国的阴阳八卦说法，立春时节刚刚进入有三个阳的“三阳开泰”时期，时临“泰”卦。从卦象上我们可以看出，卦上有三阴三阳，由此我们可以看出此时阳气渐渐强盛，正处于即将强于阴气的过渡时期。所以人在生理上开始出现性欲的萌动，但此节气中，还是应当适度为好，因为阳气还未强盛于阴气。适度的性生活，会有助于阳气的发散、强壮，对人身体是有很大好处的。

不过，光是性生活适度，对身体达到更好的养生保健还是不够的。重要的还要求性生活要有正确的方法。即要做到《子都经》上说的：“施泻之法，须当弱入强出（何谓弱入强出，纳玉茎琴弦麦齿之间，及洪大便出之，弱纳之，是谓弱入强出。消息之，令满八十动，则阳数备，即为妙也）。”此处所讲的是告诉人们，性交时，要采用弱入强出的性交方法。即在性交时，男子要在性交结束后仍然保持阴茎的强壮。如何保持呢？上面已经说得很清楚了，“纳玉茎琴弦麦齿之间，及洪大便出之”是告诉我们性交要浅，性交过程中阴茎极其强壮，快要射精时便停止性交。“弱纳之”是说待阴茎变软时再进入进行性交，如此，在女性达到高潮后，男子便可保持“强出”。此处要强调一点的是，古人所说的“春三日一施精”，指的是男子射精的意思，而不是告诉我们三天才可进行一次性生活。因为我国古代是一个多妻制的社会，如每交必泄，男子们恐怕吃不消。所以老子说：“弱入强出知生之术。强入弱出，良命乃卒，此之谓也。”现代的人们不必这样做。

三、雨水养生

民间风俗

雨水时斗指壬，太阳黄经为330°，时值公历2月19日前后。这时春风遍吹，冰雪溶化，空气湿润，雨水增多，所以叫雨水。人们常说："立春天渐暖，雨水送肥忙。"在中原地带此时冻土层变浅，土壤表层夜冻日化，开始返浆，有利于小麦返青，是适合播种的时节。雨水节气中的三候为："一候獭祭鱼；二候鸿雁来；三候草木萌动。"说明雨水节气中，水獭开始捕鱼了，将鱼摆在岸边如同先祭后食的样子，五天过后，大雁开始从南方飞回北方，再过五天，在"润物细无声"的春雨中，草木随地中阳气的上腾而开始抽出嫩芽。从此，大地渐渐开始呈现出一派勃勃生机的景象。

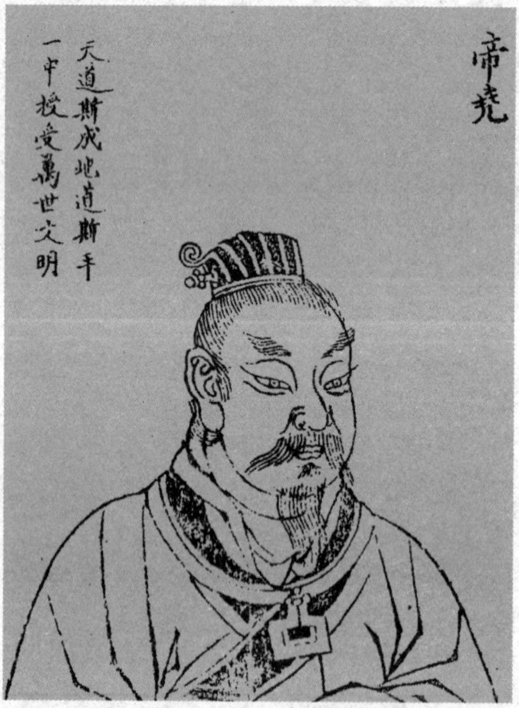

帝尧像，图出自明·天然撰《历代古人像赞》。元宵节在雨水前后，传说元宵节是道家"三官"之一天官大帝的生日，而天官大帝就是尧。

雨水前后有个重要的民俗节日便是元宵节，在正月十五，这一天又称为"上元节"，是上元天官大帝圣诞，系道家所奉的三官之一。而所谓的三官，即是天官、地官、水官，又称为"三界公"，天官大帝称紫微大帝，传说为尧帝所担任；舜帝善于耕地垦荒称地官；禹帝善于治水称水官。舜帝与禹帝的圣诞分别在七月十五与十月十五。

元宵节是新年的最后一个庆祝活动，元宵节又称小过年，家家户户张灯结彩，制作元宵圆仔，先敬神祀祖，然后全家聚食，象征合家团圆，过了元宵，才算过完了年。元宵节也是喻示着春耕开始的一个节日，自古以来，百姓们高高兴兴地过完元宵节，便开始投入到繁忙的农耕中了。由于元宵节自古以来都“张灯为戏”，所以也称之为“灯节”，古代各庙宇在正月十五的前后三天依照惯例要举行灯谜晚会。灯谜均以谜语书条，贴在张挂的纸灯上，供人猜射，故亦称做文虎或灯虎，意思是说猜谜如同射虎一样。赏灯的古俗，曾使得门禁“放夜”，如宋代《事物纪原》说：“唐睿宗光天二年正月望，初弛门禁。玄宗天宝六年正月十八日，诏重门夜开，以达阳气。朱梁开平中，诏开坊门三夜……《僧史略》曰：太平兴国六年，敕燃灯放夜为著令。”

在我国南方，元宵节里还有听香的特殊风俗：先向神前焚香礼拜，掷杯以卜听香的方向，然后循着所卜得的方向寻去，密听路上行人所说的第一句话，再掷杯以卜好坏，这就是俗语所说的“听香卜佳婿”。未出嫁的姑娘，在这天晚上必须到菜园偷得葱蒜，据传说：“偷得葱，嫁好尪。”又相传闽南方言中灯与丁同音，所以凡是未育有子女的新妇，必须在花灯丛中穿梭，借以祈求得子，也就是所谓的“穿灯求贵子”。

元宵节在南方还有祭门的风俗。据《荆楚岁时记》记载：“正月十五日，作豆糜，加油膏其上，以祠门户。先以杨枝插门，随杨枝所指，乃以酒脯饮食及三粥插箸而祭之。”用来祭祀门户的豆粥，要加些油脂在上边。门上插杨柳枝叶，枝条随风飘动的方向，便被选为行祭祀之礼的方向。古人将祭门之俗，同祭蚕神联系起来。《荆楚岁时记》的作者注文，是隋代人。注文在书中谈到正月十五人们大祭蚕神，祭品是米粥表面撒上肉；并引《续齐谐记》说，神女曾在蚕农张成家里显形，并对张成说，正月十五用白米粥加些肉脂祭神，“当令君蚕桑阿倍。”张成照此祭祀神灵，年年养蚕获丰收。

据旧时方志记载，湖南一些地方“十三夜，各家张灯门外，谓之上灯”，赏灯从正月十三开始。河南信阳一带民俗，上元“挂门灯，前后各三日”，“自十三日为始，市民各于门首悬挂灯球，纤巧不一，至十六七方止，游者竞观之”。灯节的节期长达五六天。

关于灯节，还有“倒灯”的说法。陕西《续修醴泉县志稿》：正月十五家家张灯结彩，“新嫁娘未逾年者，其母家则于一十四日前送灯，婿家是夜悬家门前，名曰‘倒灯’”。

正月十五过后，河南灵宝的人们要剪金牛了。家家黄纸剪金牛，贴在大门上。金牛贴门的风俗据说源于老子的故事。相传，老子骑牛来到函谷关，要出关，函谷关令尹喜请他留下著述，老子便写《道德经》。就在这期间，函谷关一带瘟疫流行。老子的牛吐出个大肉团，当地人把肉团抱回乡里，瘟疫很快止息。原来，老子的坐骑是神牛，驱瘟镇邪不在话下。

贴金牛是为了驱邪除病。所以在金牛下面黏着条纸带上，一般用朱砂写着：“新春正月二十三，太上老君炼仙丹，家家门上贴金牛，一年四季保平安”等字样。与灵宝隔黄河相望的山西夏县一带，也贴金牛。民谚说：“正月二十三，老聃要上天，门上贴金牛，四季保平安。”

有些地方门上不贴金牛，贴的是剪纸的人、车轮、葫芦等图案。如山西解州一带兴贴葫芦，地方志上说：正月二十三“以葫芦、车轮等形贴门，曰老君炼丹日，

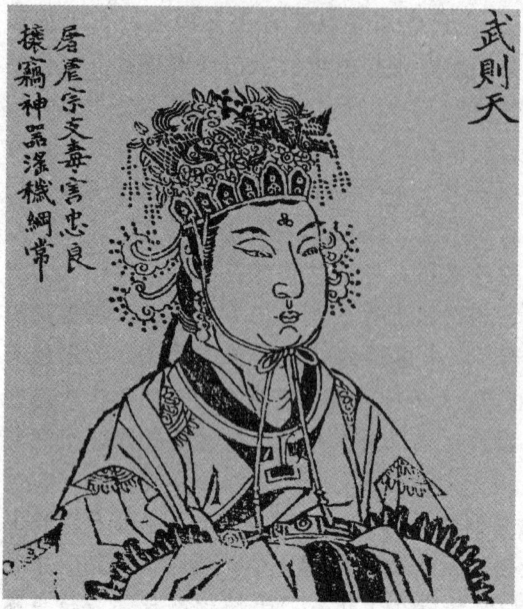

武则天像，图出自明·天然撰《历代古人像赞》。民间传说中，二月二龙抬头与武则天登基称帝有关。

贴则四时平安”。

到了二月二，一般在雨水节气的最后几天中，民间传说，每逢农历二月初二，是天上主管云雨的龙王抬头的日子；从此以后，雨水会逐渐增多起来。因此，这天就叫“春龙节”。我国北方广泛的流传着“二月二，龙抬头；大仓满，小仓流”的民谚。

每当春龙节到来，我国北方大部分地区在这天早晨家家户户打着灯笼到井边或河边挑水，回到家里便点灯、烧香、上供。旧时，人们把这种仪式叫做“引田龙”。这一天，家家户户还要吃面条、炸油糕、爆玉米花，比作为“挑龙头”“吃龙胆”“金豆开花，龙王升天，兴云布雨，五谷丰登”，以示吉庆。

春龙节的来源，在我国北方民间流传着这样一个神话故事。据说因为唐朝武则天当上了皇帝，惹恼了玉皇大帝，于是传谕四海龙王，三年内不得向人间降雨。不久，司管天河的龙王听着民间的哭声，看着饿死人的惨景，不禁动了恻隐之心，便违抗玉帝的旨意，为人间降了一场雨。玉帝知道后，把龙王打下凡间，压在一座大山下，山上立碑：龙王降雨犯天规，当受人间千秋罪；要想重登灵霄阁，除非金豆开花时。人们为了拯救龙王，到处找开花的金豆。到了第二年二月初二，人们正在翻晒玉米种子时，想到这玉米就像金豆，炒一炒开了花，不就是金豆开花吗？于是家家户户爆玉米花，并在院子里设案焚香，供上开了花的“金豆”。龙王抬头一看，知道百姓救它，便大声向玉帝喊道：“金豆开花了，快放我出去！”玉帝一看人间家家户户院里金豆花开放，只好传谕，诏龙王回到天庭，继续给人间兴云布雨。从此，民间形成了习惯，每到二月初二这一天，人们就爆玉米花吃。

北京人在这一天同立春一样也要吃春饼，名曰“吃龙鳞”，还讲究把出嫁的姑娘接回家一起过节。老北京的习俗中，人们总喜在农历二月份买“驴打滚”品尝。

驴打滚是一种豆面糕，属于清真风味小吃。用蒸熟的黄米（或糯米）揉成团，撒炒熟的黄豆面，再加入赤豆馅心，卷成长条，撒上芝麻桂花白糖食用，由于清代经营食摊现制现售“驴打滚”时，随制随撒豆面，犹如郊野毛驴就地打滚粘满黄土似的，故得此诙谐之名。

在许多地区，还有吃猪头肉的习惯。大概是吃不着龙头肉，只好以猪头肉代替。

二月二龙抬头之俗，早见于明·刘侗、于奕正《帝京景物略·卷二春场》：

"二月二日，曰龙抬头，放元旦祭余饼，熏床炕，曰熏虫儿，谓引龙，虫不出也。"清代仍沿其俗。富察敦崇《燕京岁时记》："二月二日，古之中和节也。今人呼为龙抬头。是日食饼者谓之龙鳞饼，食面者谓之龙须面。闺中停止针线，恐伤龙目也。"龙是中国古代文化中地位显赫的神物，是祥瑞之物，更是和风化雨的主宰。俗云"龙不抬头天不雨"，龙抬头意味着云兴雨作，而天地交泰、云兴雨作是万物生育的条件。又因为古以为龙为鳞虫之精，百虫之长，龙出则百虫伏藏。二月初正值春回大地、农事开始之时，又是百虫出蜇、蠢蠢欲动之时，故民间有扶龙头、引青龙、剃龙头之举，又有食龙皮、龙须、龙子、龙鳞饼之俗，还有停针、忌磨等禁忌。

雨水节气中的各种风俗，表达了我国劳动人民祈求风调雨顺、五谷丰登、体健身安、无病无灾的美好愿望。但从中我们也可以看出，我国古代劳动人民在雨水渐多的"雨水"节气里，已经感到不单是进行农事的安排，还要注意瘟疫的发生，如贴金牛的风俗。至于举国欢庆的元宵节，则可以说是大型的春季调养情志的养生活动，在进行农耕前先怀有一份喜悦的心情，确实是对农事对身体都有好处的事情。

至于农历二月中吃"驴打滚"这种食品，也很有意思，本来按照中医五行学说，春季肝木旺，而胃土受肝木所克而死，不应当吃这种不好消化的食物，可是一年四季中春温、夏热、秋凉、冬寒，似乎春天吃这种食品还是恰当的。并且这种食品不益多食已成为人们的饮食常识，更何况，此时人体内的阳气已经盛于阴气了呢？这种说法，也许有人会说是牵强附会，但只要想到中国的民俗是几千年的生活总结，并非是一时引发的时尚，便会相信其中还是有些科学性的。

生活起居

雨水不仅表征降雨的开始，而且表示雨量开始增多。雨水之前的天气相对比较寒冷。雨水后，我们可以明显地感到春天的脚步越来越清楚，芬芳的花香，沁人心脾的气息激励着身心。此时我国大部分地区气温回升到0℃以上，黄淮平原日平均气温已达3℃左右，江南平均气温在5℃上下，华南气温在10℃以上，而华北地区平均气温仍在0℃以下。

雨水季节，天气变化不定，是全年寒潮过程出现最多的时节之一。这种变化无常的天气，很容易引起人的情绪波动，及至心神不安，影响人的身心健康，对高血压、心脏病、哮喘患者更是不利。为了消除这些不利的因素，除了应当继续进行春捂之外，应采取积极的精神调适养生锻炼法。保持情绪的稳定对身心健康有着重要的作用。《少有经》上说："少思、少念、少欲、少事、少语、少笑、少愁、少乐、少喜、少怒、少好、少恶，行此十二少，养生之都契也。多思则神殆，多念则志散，多欲则损志，多事则形疲，多语则气争，多笑则伤脏，多愁则心慑，多乐则意溢，多喜则忘错乱，多怒则百脉不定，多好则专迷不治，多恶则憔煎无欢，此十二多不除，丧生之本也。无多者，几乎真人。大计奢懒者寿，悭勤者夭，放散劬吝之异也。田夫寿，膏粱夭，嗜欲少多之验也。处士少疾，游子多患，事务繁简之殊

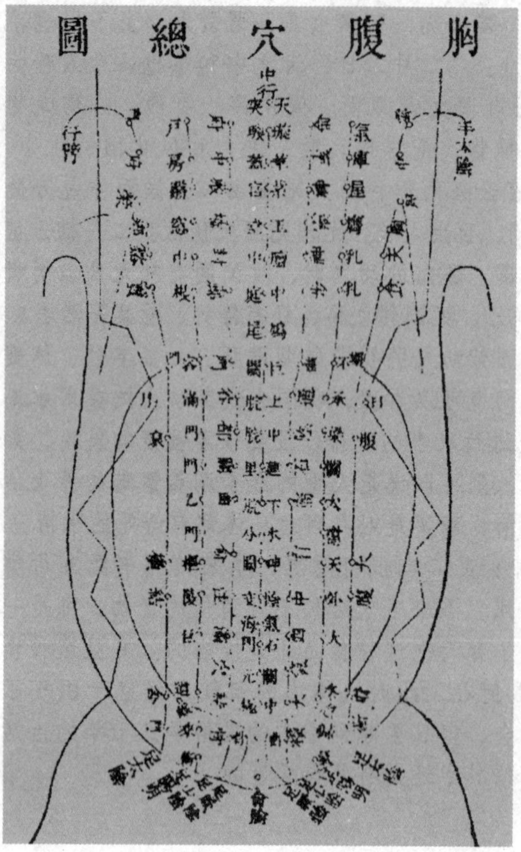

清代吴谦等人所撰《医宗会鉴》中的胸腹总穴图。

也。故俗人竞利，道士罕营。胡昭曰：目不欲视不正之色，耳不欲听丑秽之言，鼻不欲向膻腥之气，口不欲尝毒辣之味，心不欲谋欺诈之事，此辱神损寿。又居常而叹息，晨夜而吟啸，干正来邪也。夫常人不得无欲，又复不得无事，但当和心少念，静身损虑，先去乱神犯性，此则啬神之一术也。”经中告诉我们养生保健中要做到“少思、少念、少欲、少事、少语、少笑、少愁、少乐、少喜、少怒、少好、少恶”才是关键。其中说“多笑则伤脏”，指的就是肝脏，所以说，春天保持乐观的精神状态是对的，但是却不能使志过于喜乐，心存淡泊才是养生的关键。

雨水时节，天气变化无常，经常会有阴天，并且会有严重的“倒春寒”现象，俗语说“春寒冻死牛”，其实一点也不夸张。因为春天随着天气的变暖，人的毛孔开始扩张，当冷空气突然来临，极易使人患病。在这种恶劣的天气中，我们要保持平和的心情，对身体的健康及疾病的康复是极其有益的。养生修炼中的精神调适是极重要的一环，我国历代养生家都对此极为重视。张湛在《养生集》的叙中说：“养生大要，一曰啬神，二曰爱气，三曰养形，四曰导引，五曰言语，六曰饮食，七曰房室，八曰反俗，九曰医药，十曰禁忌。过此已往，义可备焉。”由此可见，对精神的保养与调理应当放在养生修炼的首位的。

在春季，人的肝气旺盛而升发，使人显得精神焕发。但是，人的肝气升发太过，就会出现面红目赤、烦躁不安、四肢抽动等现象。因此，春季的调养，重在调肝。调养肝脏，首先应调神。因为肝气升发太过与肝气郁结都与人的情绪有着密切的关系。人因精神焕发，过于劳累不加节制，会使肝气升发过甚；人因阴雨连绵，心情不快，也会使肝气郁而不升发，由此导致心脏病、高血压的患者病情加重，或引发旧病等。如是，静心养性，求得性平气和，使肝气有升有节，是有益而无害的。

至于“春捂”，指的是不要突然减衣的意思，而并非如现代人所认为的穿得越多越好，而要随着天气的变化适当增减衣服。古人并不认为穿得多会对身体有好处，恰恰相反，却认为“重衣厚褥，体不劳苦，以致风寒之疾”。这就告诉人们，穿得太多，盖得太厚，身体不运动，会使人机体免疫能力下降，致使风寒入侵人的虚弱体内，最终形成疾病。

《养性延命录》中说："重衣厚褥，体不劳苦，以致风寒之疾。厚味脯腊，醉饱厌饫，以致聚结之病。美色妖丽，嫔妾盈房，以致虚损之祸。淫声哀音，怡心悦耳，以致荒耽之惑。驰骋游观，弋猎原野，以致发狂之失。谋得战胜，兼弱取乱，以致骄逸之败。盖圣贤或失其理也。然养生之具，譬犹水火，不可失适，反为害耳。"这是告诫人们疾病往往是由于每天被世俗所累、为情欲所动，而导致身体空虚所致。古人认为人在身体虚弱的时候便是有病了，只不过有的时候病症没有明显地显现出来了。如《养性延命录》中说："人不知道，径服药损伤，血气不足，肉理空疏，髓脑不实，内已先病，故为针物所犯，风寒酒色，以发之耳。若本充实，岂有病乎！"此种论断，确为对养生的精辟论述。

因冬季的寒冷，不少人皮裘厚棉，围炉向火，热饮温食，辛辣冒汗致体内郁火或痰热蓄积。入春后，郁热外散，人感不适，加之春风送暖，致病菌邪毒易随风传播，故春季传染病（中医称之为春瘟）常易暴发流行，如流行性感冒、流行性脑膜炎、腮腺炎、肺炎、麻疹、白喉、百日咳、肺结核、猩红热等呼吸系统传染病的发病率常远超过其他季节。某些中老年人中风、心肌梗死等心脑血管病，或溃疡病、腰腿痛、癌症、精神病等因气候的变化也多可使病情恶化或加重。轻者头昏、痰多、咳嗽、胸闷不适、四肢酸痛，重者寒热往来、神志不清、头痛如裂，甚至危及生命。故早春应特别注意及时清除冬天的积热，预防伤风外感的发生。另外，由于关节炎患者往往受到寒冷刺激而发病，阴雨天更是如此，特别是曾经骨折或有外伤史的患者更应引起注意。雨水时节气候多变，关节组织往往随气候改变而收缩和松弛，容易造成关节酸痛，患者要注意保暖，适当按摩患部，加强局部血流畅通。

由于雨水时节，人体血液循环系统开始处于旺盛时期，故易发生高血压、痔疮出血、女性月经失调等疾病。这个时期也是草木生长发芽期，生物激素正处于高峰期，因此易发生皮肤病等过敏性疾病。对此也应当引起高度的重视。

在春季，肝旺而脾弱，脾弱又使得脾胃的输送、消化功能受影响，如精神抑郁，腹胀腹痛等。由此，春季的养脾健脾很重要。养脾也要静心，以精神的调摄为主。第一，心平气和，使肝气不横逆，使脾胃安宁，让脾胃的运化功能正常，以达到健脾的目的。第二，静心养气，既不会扰乱心血，也不会损耗心气，使心气充和，进而滋养脾脏，养脾得以健胃。对于春天的天气多变，一定要保持心境平和，只有情绪相适，加上饮食的调养，健脾的功效才会非常显著。

中医认为，脾胃为"后天之本""气血生化之源"，脾胃的强弱是决定人之寿夭的重要因素。明代医学家张景岳认为："土气为万物之源，胃气为养生之主。胃强则强，胃弱则弱，有胃则生，无胃则死，是以养生家必当以脾胃为先（在五行与五脏的关系中，五行中的土对应于五脏中的脾）。"《图书编·脏气脏德》指出："养脾者，养气也，养气者，养生之要也。"可见，以调养脾胃为出发点进行养生，也是中国养生修炼的一个重要法门。

中医学称脾胃为"水谷之海"，有益气化生营血之功能。人体机能活动的物质

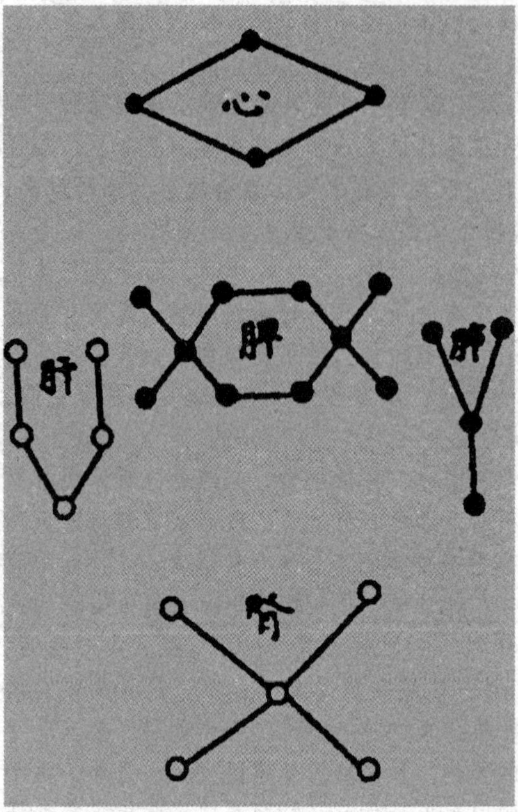

中医认为，五行与人的五脏相对应。图为人禀五行图，选自宋代刘牧《易数钩隐图》。

基础，营卫、气血、津液、精髓等，都化生于脾胃，脾胃健旺，化源充足，脏腑功能才能强盛；脾胃又是气机升降运动的枢纽，脾胃协调，可促进和调节机体新陈代谢，保证生命活动的协调平衡。而人身元气是健康之本，脾胃则是元气之本。元代著名医学家李东垣提出：脾胃伤则元气衰，元气衰则人折寿的观点。在他的《脾胃论》中："真气又名元气，乃先身生之精气，非胃气不能滋。"并指出："内伤脾胃，百病丛生。"说明脾胃虚弱是滋生百病的主要原因。

综上所述，雨水节气的养生重点是：一、摄养精神；二、继续进行春捂防春寒，并防止风湿；三、做适当的体育运动，提高身体免疫力；四、适当对脾胃进行补益。

"春困"是人们经常遇到的现象。特别是在春日的下午，人们工作学习时间长了，就感到特别疲乏。这时候伸个懒腰，就会马上觉得全身舒展，精神爽快，十分自在。即使在不疲劳的时候，有意识地伸几个懒腰，也会觉得舒适。

伸懒腰时可使人体的胸腔器官对心、肺挤压，利于心脏的充分运动，使更多的氧气能供给各个组织器官。同时，由于上肢、上体的活动，能使更多的含氧的血液供给大脑，使人顿时感到清醒舒适。

人体解剖学、生理学告诉我们，人脑的重量虽然只占全身体重的1/50，而脑的耗氧量却占全身耗氧量的1/4。人类由于直立行走等因素，身体上部和大脑较易缺乏充分的血液和氧气的供应。久坐不动，加上大量用脑工作容易引起大脑缺血、缺氧症状，头昏眼花，腿麻腰酸，导致工作效率降低。所以经常伸伸懒腰，活动活动四肢对消除疲劳是绝对有好处的。

伸懒腰可以说是最简单最有效的养生功法。每天早晨刚睡醒，在床上伸个懒腰，会使人感到浑身轻松，睡意顿消；工作劳累时伸个懒腰，会使人立刻恢复精力。动作简单，功效显著，千万别小看它，希望您日常起居中要养成常伸懒腰的好习惯。

运动保健

雨水时节，人们除了可以进行前面提到的体育锻炼外，还可以选择以下几种针对雨水节气的功法进行修炼。

1. 雨水正月中坐功

《遵生八笺》中原文："运主厥阴初气，时配三焦手少阳相火。坐功：每日子丑时，迭手按髀，拗劲转身右偏引，各三五度，叩齿，吐纳，漱咽。治病：三焦经络留滞邪毒，嗌干及肿，哕，喉痹，耳聋，汗出，目锐眦痛，颊痛，诸候悉治。"

本法以"雨水"命名，正是根据这一时令特点而特定的气功锻炼方法，适宜于雨水时节锻炼。对人们在雨水节气中出现的耳聋、咽喉肿痛、目痛、颊部痛、耳后痛、肩及前臂痛、汗出、上肢肌肉拘挛以及心慌、烦躁不安、胸胁满闷、甲状腺肿大等病症有很好的疗效。文中所说的手少阳三焦经，起于无名指尺侧端，上手腕，经前臂外侧中线，过肘，上肩，向前行入缺盆，布膻中，散络心包，过膈膜，依次属上中下三焦。其分支从膻中分出，上行出缺盆，至肩上顶，沿耳前后直上耳上角，前行经额至目眶下。其经另有一支脉从耳后分出，进入耳中，出走耳前，至目眦处。练功时配合此经脉才会达到很好的疗效。

具体方法为：应该于每天夜十一时至凌晨三时进行修炼，自然盘坐，周身肌肉放松，两手握拳，弯肘上提平胸。调息用意念引气运行于手少阳三焦经脉络，练功时，两肘后引，缩颈含肩，头部缓慢向左移转，吸气；头复正后，两手前伸，收下颚，提耳根，头部缓慢向右移转，呼气。如此反复各15次。练毕，叩齿、漱口、咽津、伸腿踢足，起立后自然散步。这些功法都有相应的防病健体功效（一定要配合调息运气于经络中进行修炼，效果才会显著）。

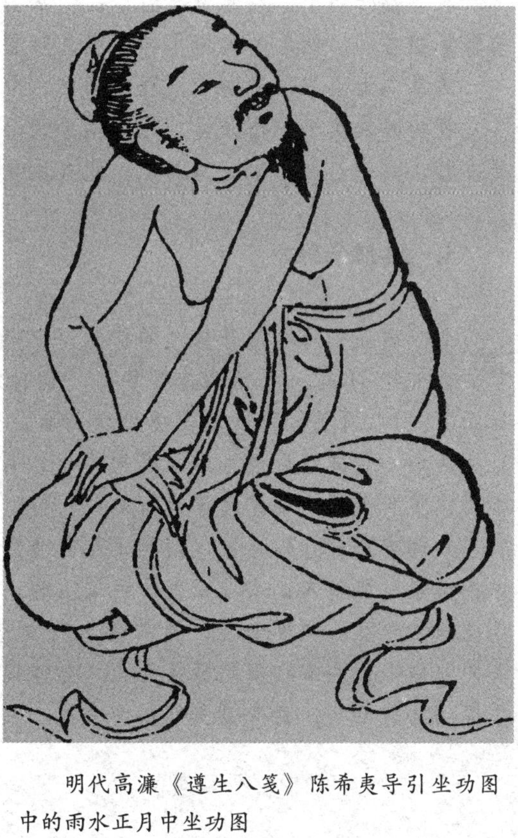

明代高濂《遵生八笺》陈希夷导引坐功图中的雨水正月中坐功图

2. 画圆功

适应病症：慢性肠胃疾病、糖尿病、关节炎、腰腿痛。由于此功法对内脏的广泛按摩作用，使机体免疫功能增强，可防治各种免疫性疾病，可预防艾滋病，可减肥健美，男性可刺激睾丸分泌。

具体方法：并腿站立，两臂自然垂下，两掌心贴近股骨外侧，手中指尖紧贴风市穴；头顶正直，舌顶上腭，体重平均在两脚，摒除杂念，使身心达到虚静的松空。然后两眼平视，松肩垂肘，两臂左右展开，向前上画弧，至胸前两掌相合，两手心劳宫穴相贴，但勿用力，意念两掌心。两掌向左前上围绕头部划第一个圆弧。

视线要始终注视手掌运动方向，在两掌向左侧运动时，腰胯要向相反方向右侧扭动，两掌转到身体右侧时，腰胯尽量向左，运动当中手掌与腰胯的运动方向始终相反。头部第一个圆弧画完后，两掌回到胸前，屈膝蹲身，两掌继续向左绕膝画第二个圆弧。画完膝部第二个圆弧后，腿也随着直起，两掌经小腹前绕胸部画第三个圆弧，画完两臂伸直停在小腹前。

左掌翻转向上，左肘屈向左后，两掌向左画第四个圆弧，高度在左胯上方，右前臂紧贴左肘。然后两大拇指转向上，转腰两掌回到中间。

右掌翻转向上，右肘屈向右后，两掌向右画第五个圆弧，高度在右胯上方，左前臂紧贴右肋。然后两大拇指转向上，转腰两掌回到身体前面，两臂向前伸直。

两掌向上至头顶沿面前下降。画第六个圆弧，合掌当胸，停于胸前。

收功时依次小手指分开，无名指分开，中指分开，食指分开，大拇指分开，松肩垂肘，两手自然落于身体两侧。此式反复做六遍。

3. 摸膝动功

适应病症：可增强脊神经的功能，中枢神经包括脑神经和脊神经。脑神经有12对，脊神经31对（包括颈神经8对，胸神经2对，腰神经5对，尾神经5对，骶神经1对）。脊神经可以支配躯干及四肢，全身大部分骨骼肌的运动，及大部分内脏的活动，脊神经后根可增强感觉传导，活跃内脏和躯干功能，可防治癌症。对颈椎病、腰肌劳损、腰背疼痛有特效。

具体方法：开脚站立，两脚距离与肩同宽，两臂松垂，掌心贴近股骨外侧，手中指尖紧贴风市穴；头顶正直，舌顶上腭，体重平均在两脚，摒除杂念，使身心达到虚静和松空。两眼平视，两掌转至两大腿前面，含胸实腹，屈膝蹲身，溜臀部，头向前微低，两掌心摸到膝盖为止。身体慢慢直立，挺胸仰头使脊椎向后弯。蹲身手摸到膝盖低头，直身挺胸仰头为一次。共做36次。

4. 降压功

适应病症：此功法对高血压病有特效，对阴虚阳亢或阴阳两虚，症状有头痛、眩晕、心悸、失眠、烦躁不安等很有疗效。

具体方法：①开脚站立，两脚距离与肩同宽，两臂松垂，掌心贴近股骨外侧，手中指指尖紧贴风市穴；头顶正直，舌顶上腭，体重平均在两脚，摒除杂念，使身心达到虚静和松空。两眼轻轻闭起来，两臂松垂，手心向上两中指相接触，置于小腹前，意想此时正在下牛毛细雨，雨水由头顶、脸部、前胸、后背慢慢下流，此时应感到全身凉爽舒适，每次站 10～20 分钟，意念一想到雨停，两手自然下落于两腿旁即收功。②并腿站立，两臂自然垂下，两掌心贴近股骨外侧，手中指尖紧贴风市穴；头顶正直，舌顶上腭，体重平均在两脚，摒除杂念，使身心达到虚静的松空。两手放在大腿外侧，臂微屈，手心向下，手指朝前，两手在大腿外距离 10 厘米左右，两眼轻闭，意想两手心劳宫穴两脚心涌泉穴相合，每次静做 20 分钟。

5. 养脾健胃功

适应病症：对胃炎、胃神经痛、消化不良疗效显著。

具体方法：自然站立，双脚分开与肩同宽，双臂自然下垂，掌心朝内侧，中指指尖紧贴风市穴，拔顶，舌抵上腭，提肛，净除心中杂念。全身放松，左手抬至胸前，手心向内，指尖向右，合谷张开放平，右手无名指、小指、大拇指回曲，食指中指伸直成剑指，指尖朝下，沿大拇指尖、合谷、食指画弧，距离 3～5 厘米，画 108 圈。再换成右手放置胸前，左手食指中指成剑指，在右手合谷上画 108 圈。每天画 2～3 次，或在胃不舒服时画，即可止痛和减轻症状。

6. 闭气发汗功

适应病症：治疗感冒，疗效极为显著。

具体方法：端坐于椅子上，两脚分开与肩同宽，大腿与小腿呈 90°角，躯干伸直，全身放松，下颌向内微收。排除心中杂念，双眼轻闭，用鼻子做深长匀细之吸气，吸满后闭气，尽量闭到最大限度，再慢慢的呼出，呼吸次数以出汗为度。

饮食养生

饮食是人的生命活动的第一要义。安身之本，必资于食，不知食之宜忌者，必有病灾。

我国古代养生家十分重视食养，在一系列养生专著中，所陈述的八项食养原则

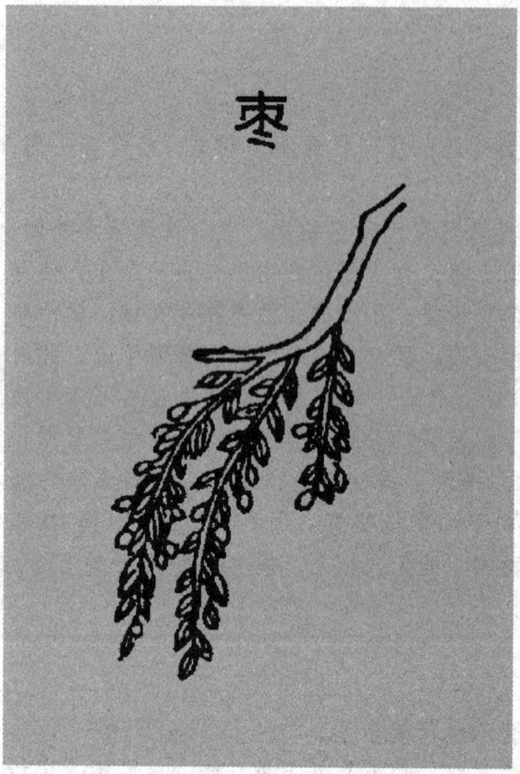

枣图，选自《本草纲目》。枣是补血的佳品，养生家建议春季多吃大枣。

是人们必须要知道的：饮食有节，忌暴饮暴食；食宜清淡，忌膏粱厚味；不可偏嗜，多食五谷杂粮；不勉强进食；不渴强饮则胃胀，不饥强食则脾劳；怒后勿进食，古人常说食后不怒，怒后不食；饮食不可过冷过热，过冷伤胃气过热灼内膜；食后不要做剧烈运动；注意食后养生。食后养生包括食毕漱口；食后叩齿，三十六津令满口；食后环脐摩腹三十六次；食后要进行散步消食；食后要远视三分钟。

雨水节气中，在我国北方，虽然雨水仍然较少，但地湿之气渐升。并且早晨会有浮霜、飘露出现，所以针对其独特的气候特点，饮食调养应当侧重于调养脾胃和祛除风湿。又由于此时天气依然寒冷，并且按照中国的阴阳八卦理论此节气属阴，阴具有收敛的性质，所以在这个特定的季节里，还是可以适当进补的，只不过要轻补，如蜂蜜、大枣、山药、银耳、沙参等都是很适合这一节气的补品。在这个时候如有意识地喝点银耳核桃粥（银耳15克，核桃仁15克，小米适量，杞果30克），对润和脾胃也大有益处。

不少养生家赞成春天多用大枣，因此物性平味甘，含有大量的蛋白质、糖、有机酸、维生素乙、丙及黏液质等，是补脾和胃的佳品。老年人身体衰弱，孩童及脾胃素弱的人，春季宜经常服用大枣羹、焦枣茶，常可达到健脾生津、补中益气的效用。谚语说："一日吃三枣，终生不显老"，这一养生之谈是可信的。其他如蜂蜜，因其也是性味甘平，营养成分丰富而全面，有补脾益气、健中止痛的功效，对因脾胃气虚引起的腹部隐痛、大便干结多有良好效果，且可常服。养生家多认为，春季不宜多服补药、补品，只要平时能注意调节饮食即可。唐代养生学家孙思邈在《千金方》中说："春七十二日，省酸增甘，以养脾气。"五行中肝属木，味为酸，脾属土，味为甘，木胜土。所以，春季饮食应少吃酸味，多吃甜味，以养脾脏之气。可选择韭菜、香椿、百合、豌豆苗、茼蒿、荠菜、春笋、山药、藕、芋头、萝卜、荸荠、甘蔗等。又由于此节气气候温润，所以也应当食用一些辛辣的食物以发散风寒与湿气。并且在此节气里适当饮酒也是有益于健康的，当然，要适当，不能过量。

由于雨水节气中也是多风的日子，所以常会出现皮肤、口舌干燥，嘴唇干裂等现象，所以应当多吃新鲜蔬菜、多汁水果以补充人体水分。由于春季为万物生发之始，阳气发越之季，应少食油腻之物，以免助阳外泄，否则肝木生发太过，则克伤脾土。

《千金月令》中说："正月宜食粥"，确实很有道理，因为粥是易消化的食物，配合一些药物而成的药粥，对身体很有滋补作用，并且正月里肝旺脾胃虚弱，采用食粥的方法对脾胃进行滋补，确实很高明。书中介绍的一些药粥方也很有实用价值，大部分很适用于雨水节气食用。如书中说："一曰地黄粥，以补肾。"（鲜地黄150克，捣汁备用，粳米50克洗净，冰糖适量，同入锅中加适量水，煮成粥后，将鲜地黄汁倒入粥内，文火煮20分钟即好。）二曰防风粥，用以祛四肢之风。取防风一份，煎汤去汁煮粥。三曰紫苏粥，取紫苏一份，炒至微黄，略有香气时，煎汁煮粥。少吃生冷黏杂食物，以防伤及脾胃。"这三种药粥很适合雨水这段日子食用。故此，我们也选择了一些适于本节气的药粥及饮品方记录于下。

食疗方

△仙人粥

【用料】制何首乌30～60克，粳米100克，红枣3～5枚，红糖适量。

【做法】将制首乌煎取浓汁，去渣，同粳米、红枣同入砂锅内煮粥，粥将成时，放入红糖或冰糖少许以调味，再煮一会儿，沸即可。

【功效】此粥有补气血，益肝肾之功效。适用于肝肾亏损、须发早白、血虚头昏耳鸣、腰膝软弱、大便干结以及高脂血症、冠状动脉粥样硬化性心脏病、神经衰弱、高血压等病症。

△菠菜粥

【用料】菠菜250克，粳米250克，食盐、味精适量。

【做法】将菠菜洗净，在沸水中烫一下，切段。粳米淘净，放入铝锅内，加水适量，煮至粳米熟时，将菠菜放入锅中，继续煮熬成粥时停火。然后放入食盐、味精即可食用。

【功效】本方有养血润燥之功效。适用于贫血、大便秘结及高血压等症。

△枸杞叶粥

【用料】枸杞叶250克，粳米150克，五味子、葱白、豆豉汁各适量。

【做法】枸杞叶洗净，切细；将粳米和豆豉汁拌和，共煮成粥。五味子研粉，与葱、粥调和后食用。

【功效】此方有滋补肾阴的功效。适用于五劳七伤所致的体倦乏力、房事衰弱等症。

△银耳粥

【用料】银耳3克，大米50～100克，冰糖（或白糖）适量。

【做法】择净洗好银耳，淘洗干净大米，放入锅内同煮粥，熟时加入冰糖（或白糖），每天一次。

【功效】此方具有滋阴补肾之功效。适用于自汗盗汗、遗精腰痛、妇女带下等症。

△山药粥

【用料】山药25克，芡实25克，苡米100克。

【做法】洗净山药，切块。加入苡米、芡实、水适量，共煮为粥，熟后即可食。

【功效】此方有补肾固精、健脾和胃的功效。适用于脾肾阳虚的梦遗滑精，便溏乏力、面色萎黄等症。

△麻仁苏子粥

【用料】紫苏子50克，火麻仁50克，粳米250克。

【做法】将紫苏子和火麻仁反复淘洗，除去泥沙，再烘干水汽、打成极细的末、倒入约200毫升的温水，用力搅拌均匀，然后静置待粗粒下沉时、滗去上层药汁待用。然后粳米淘洗干净后下入锅内，掺入药汁（如汁不够可再加清水），置中火上煮熬成粥。分两次服食。

【功效】本方火麻仁、紫苏子同用，具有润肠通便、下气宽肠之功效。草药与米煮粥，药性中和、食之易化，且能益胃气、养胃阴。用于老年津亏便秘或大便不爽，确有较好疗效。本方亦可供产后便秘、习惯性便秘者食用。

△蒲公英粥

【用料】蒲公英40~60克（鲜者60~90克），粳米50~100克。

【做法】取干蒲公英，或新鲜蒲公英带根的全草60~90克，洗净，切碎，煎取药汁，去渣。入粳米同煮为稀粥。

【功效】此方具有清热解毒、消肿散结之功效。适用于急性乳腺炎、乳痈肿痛、急性扁桃体炎、疔疮热毒、尿路感染、传染性肝炎、胆囊炎、上呼吸道感染、急性结膜炎等症。

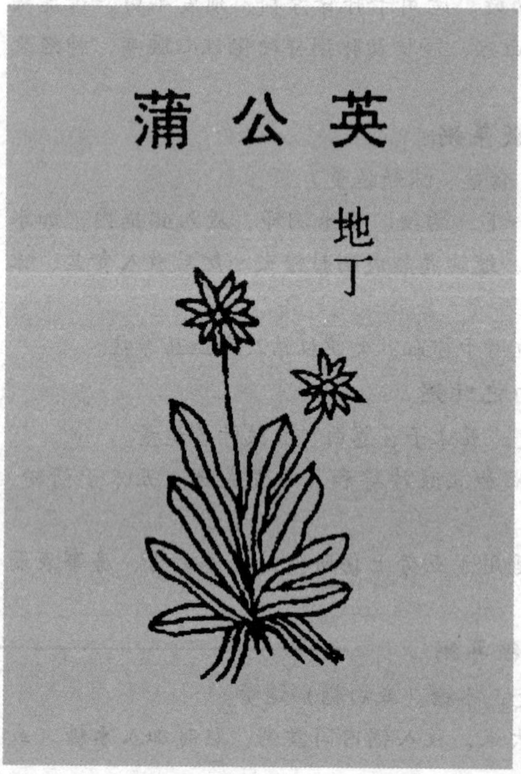

蒲公英图，选自《本草纲目》。

△鲤鱼汤

【用料】荜茇5克，鲜鲤鱼1000克，川椒15克，生姜、香菜、料酒、葱、味精、醋各适量。

【做法】首先将鲜鲤鱼去鳞、鳃，剖腹去内脏，洗净切成3厘米小块，将葱、姜洗净，用力拍碎。然后将荜茇、鲤鱼、葱、生姜放入铝锅内，加水适量，置武火上烧开，移文火上炖熬约40分钟。最后加入香菜、料酒、味精、醋即成。

【功效】此方具有利水、消肿的功效。适用于各种水肿，尤其对于脾虚水肿甚宜。

△菊槐绿茶饮

洁净的菊花、槐花、绿茶各5克，放入瓷杯，用滚开水冲泡，加盖后浸泡10分钟，不时代茶饮用。可清热去火。

△竹叶粥

取竹叶50片（洗净）、石膏90克、白砂糖40克、粳米250克。先用3大碗凉水微火先煎竹叶、石膏至剩2碗水时停下，待稍凉后滤去渣滓，待片刻，再用上部澄清液煮沸粥。粥熟后加入适量砂糖，即可服用。此粥可预防春瘟。

忌食食物

正月忌食羊肉、狗肉、雀肉，不得生食葱蒜，花生宜煮不宜炒。

药疗养生

腮腺炎中医治疗

温毒在表型

【症状】恶寒发热，头痛腮胀，舌红苔薄黄，脉浮数。

【方药】银翘散加减。金银花12克，连翘9克，桔梗9克，牛蒡子9克，薄荷6克，板蓝根15克，夏枯草9克，丹参15克，黄芩9克。

【食法】水煎服，1日1剂。

胆热犯胃，气血壅滞型

【症状】壮热烦渴，腮肿拒按，心烦恶心，便干尿赤，舌红苔黄，脉滑数或弦数或洪数。

【方药】普济消毒饮加减。柴胡6克，升麻9克，连翘12克，薄荷6克，僵蚕9克，牛蒡子9克，板蓝根15克，马勃9克，黄芩12克，桔梗9克，丹参15克。

【食法】水煎服，1日1剂。

余毒未清，腮肿尚存

【症状】热退腮肿渐消，或睾丸肿痛，舌红苔黄而干，脉数。

【方药】消瘰丸加减。夏枯草12克，玄参9克，全瓜蒌12克，浙贝母12克，牡蛎12克，板蓝根15克，大青叶9克，王不留行12克。

【食法】水煎服，1日1剂。

气血亏损，痰淤阻留

【症状】热退神呆，痰鸣涎垂，肢体活动不灵，舌淡红或紫暗，体胖苔润，脉细涩。

【方药】菖蒲6克，郁金6克，丹参12克，茯苓9克，地龙6克，胆南星3克，葛根6克，黄芪12克，白术9克。

【食法】水煎服，1日1剂。

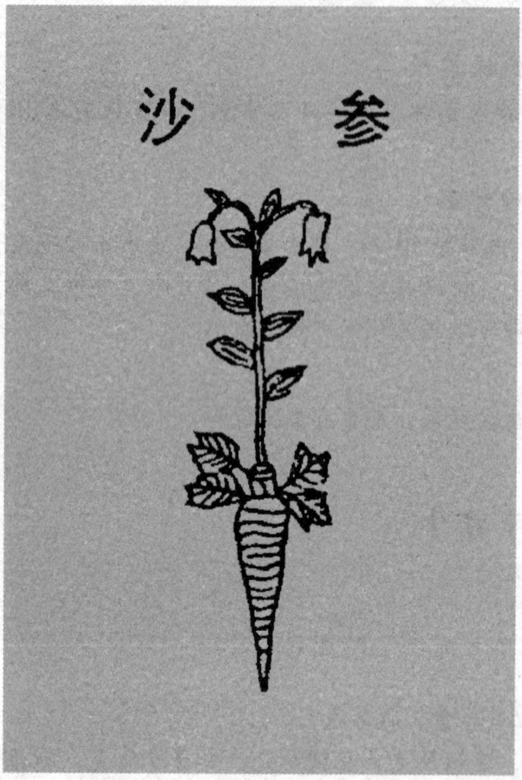

沙参图，选自《本草纲目》。沙参，有退邪正虚之功效。

邪退正虚，气阴两虚

【症状】头晕心烦，纳呆困倦，舌红少津，苔薄黄而干，脉细数。

【方药】沙参6克，麦冬9克，茯苓9克，白术6克，太子参6克，炒麦芽9克，神曲6克，炒山楂6克，甘草3克。

【食法】水煎服，1日1剂。

痔疮

△红糖荸荠汤

【用料】荸荠500克，红糖150克。

【食法】荸荠洗净，加红糖和水煮沸1小时，每日服1次，连服3天。

【主治】痔疮出血。

△香椿条

【用料】鲜香椿叶250克，面粉适量。

【食法】将鲜香椿叶洗净切碎，调面糊和食盐。入油锅内，成条索状，炸焦黄后捞出。随量食。

【主治】痔疮。

△青果蜂蜜方

【用料】青果核、蜂蜜各30克。

【食法】将青果核煅成炭研末，蜂蜜调服。每日1剂，早晚分服。同时，以少许外搽患处。

【主治】混合痔。

月经不调

△羊肾枣酒

【用料】羊肾、黑枣适量。

【食法】羊肾配黑枣浸酒一个月后，每次15毫升，每日两次。

【主治】月经不调，遗尿。

△文蛤方

【用料】文蛤30克，葱、姜适量。

【食法】文蛤加葱、姜煮熟食之。

【主治】月经不调。

△**生姜豆腐肉**

【用料】豆腐250克，羊肉60克，生姜15克。

【食法】将豆腐、羊肉和生姜加盐等调料煮熟食用。长期食用。

【主治】月经不调。

房事养生

雨水节气中风雨多变，寒温反复，并且天气潮湿，所以房事应慎重。古代有一些性交姿势，据说可有祛除体内风湿之功效，似乎很适合雨水节气中使用，其实只是将一些气功中的导引之法牵强于性交姿势上，有些不伦不类，故此本书不对此无稽之谈作介绍。由于此节气中气候变化无常，所以行房事时要注意不要受凉风，并且不要过于频繁地进行性生活导致机体虚弱，而无法抵御“倒春寒”对身体造成的侵害。

我国古代养生术中很重视房事与气候及自然现象的关系，如《养性延命录》中说：“消息之情，不可不知也。又须当避大寒，大热、大雨、大雪、日月食、地动、雷震，此是天忌也。醉饱，喜怒忧愁，悲哀恐惧，此人忌也。山川神祇，社会稷井灶之处，此为地忌也。既避此三忌，又有吉日，春甲乙，夏丙丁，秋庚辛，冬壬癸，四季之月戊己，皆王相之日也。宜用嘉会，令人长生，有子必寿。其犯此忌，既致疾，生子亦凶夭短命。”初看这些文字，我们会感到这不过是迷信而已。仔细一想，却发现很有道理，因为自然界的变化，尤其是一些不常见的自然现象，对人体的生理与情绪都会有很大影响，而夫妻之间美满的性生活，却需要一个温馨安静的环境和双方恬静温和的情绪，房事时双方情绪过于激动、紧张或郁闷、烦躁或恐惧、不安，不但会影响房事质量，而且会给身心带来疾病。所以我们不得不惊服古人在房事研究的成就，竟然在几千年以前，便已经明白自然现象、气候与人的情绪对房事的影响！

雨水节气中，应尽量不要在“倒春寒”时进行房事，因为即使进行房事时是在温暖的卧室，不会受到寒风的侵害，可是房事会消耗人体大量的能量，当人在出门时，便不免要受到寒流的侵袭而得病。

我国古代房事养生中，讲究性交中不能泄精，并且研创出很多使男子交而不泄的方法。如《仙经》上说：“男女俱仙之道，深内勿动精，思脐中赤色大如鸡子，乃徐徐出入，精动便退，一旦一夕可数十为之，令人益寿。男女各息，意共存之，唯须猛念。”这便是告诉人们，性交中要想不泄精，动作便要缓慢，并且将意念引导至脐中，感觉此处有一个如鸡蛋大小的红色气团，当快要泄精时便停止性交。其实这也就是现在医学上治疗男子早泄的意念转移法。由此可见，这套功法还是具有一定科学性的。此功法尤其适合老年人的房事生活，因为老年人体质虚弱，用此法进行不泄精的性生活，既丰富了生活，又保养了身体。确实是很实用的。不过，文中说“一旦一夕可数十为之，令人益寿”的说法，恐怕就得因人而异了，似乎对老年人还是很不适合的，因为性生活也如同劳作一样，应当“劳作适度”才符合养生原则。

四、惊蛰养生

民间风俗

惊蛰时斗指丁，太阳黄经为345°，时值公历的3月5日前后，是一年中的第三个节气。

传说盘古开天辟地后，他的呼吸变成风，声音变成雷。雷秋冬之时藏于土中，春天农民挖地，使雷破土而出。进入冬眠的虫类，如蛇、蝎、蜈蚣、青蛙等叫做蛰虫，冬眠名为蛰伏，所以整个冬天它们躲在泥土下面不食不动，到了惊蛰这一天，被春雷惊动才从蛰伏的状态中惊醒过来，所以名为惊蛰。惊蛰是一个重要的节气，一声春雷，不单是惊醒了蛰虫，而使整个大地苏醒过来，出现一派勃勃的生机。这一声春雷确实太了不起了，据美国科学家研究，一声雷可使大地产生几万吨的肥料。

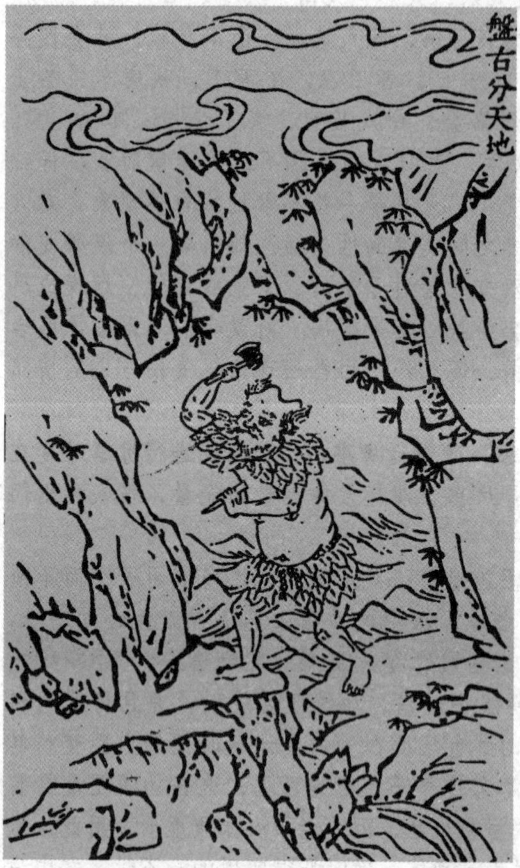

盘古分天地图，选自《二十一史通俗演义》。

七十二候中惊蛰三候为“一候桃始华，二候鸧鹒（黄鹂）鸣，三候鹰化为鸠”，惊醒了蛰伏在泥土中冬眠的各种昆虫的时候，此时过冬的虫卵也要开始卵化，由此可见惊蛰是反映自然物候现象的一个节气。惊蛰时节，我国有些地区已是桃花红、李花白，黄莺鸣叫、燕飞来的时节，大部分地区都已进入春耕季节。正如华中地区农谚所说：“过了惊蛰节，春耕不停歇。”

《中华全国风俗志·江苏吴中》载：“土俗以惊蛰节闻雷，主岁有秋。谚云：‘惊蛰闻雷米似泥。’若雷动于未交惊蛰之前，则主岁歉。谚云：‘未蛰先蛰，人吃狗食。’”惊蛰日，人们摆上供品，焚香烧钱，祭祀雷公，以祈本年人畜平安、雨水充足。山西雁北一带这天讲究吃梨。云南宣威，是日清晨，农家闻雀鸣，即唤牧童，手提铜器，往田间边敲边念咒雀词。据说这样可以使鸟雀在谷熟时不会啄谷。湖北恩施，惊蛰前一夕画灰于地，像弓矢，谓之射虫。中国最普遍的民俗是这天在房屋的四周，墙边墙脚等地方，撒上生石灰以驱虫。有些地区在惊蛰日的晚上，儿童边敲锣鼓边歌唱，谓之赶蛤蟆。有的地方认为此日“人牛百叶开”，家家喝酥油茯茶、醪酒、吃鸡蛋煎饼拌芥末汁。

惊蛰这天，我国汀州民间除了在橱脚、桌脚、柱脚、墙脚等处撒一些生石灰以外，还有炒豆子、炒麦子，或在热水中煮连毛芋子的习俗，认为这样可以消灭多种小虫，叫做“炒虫炒豸，沙虫沙豸”；惊蛰是冬眠昆虫开始复苏活动之时，古人主张早期灭虫。现在这种习俗已不多见了。惊蛰当天，人们也有做芋子糍或芋子饺吃的。惊蛰节气在一天中何时交，汀州风俗认为可推测粮价贵贱，清晨交，要惊三餐，意即要忧三餐的粮食，米价将贵；上午交，惊两餐，下午交，惊一餐，米价可能下跌。

旧时民间风俗，惊蛰前后凡第一次听到雷声隆隆时，母亲便会抱着孩子在床上拍拍枕头，翻动一下，表示万物苏醒了，不再久眠之意。

惊蛰这一天也叫“白虎开口日”，传统习俗亦为打小人的日子，小人是指那些喜欢挑拨离间、惹是生非的人，亦可象征无故惹来的是非或厄运，而通过打小人的仪式，以祈求消灾解难，化险为夷。打小人志在发泄情绪，就像西方的巫术一样，给那些无故惹上是非或受了委屈，又无从发泄的人，通过这种活动来宣泄情绪，所以打小人除了由专业的小人婆主持外，亦可以自己亲自上场，打得痛快，亦有减压及平衡心理的作用。这个活动不但反映了我国古代劳动人民对“小人”的痛恨，也反映出宣泄不快的心情，以符合春天的养生原则，保持心身健康的养生思想。

生活起居

“惊蛰”是反映物候的节令，时值公历三月上半月，天气渐渐回暖，春雷开始震响，蛰伏泥土里的冬眠动物和多种昆虫感于春季温暖，震惊而出。本节时逢“九九”到九尽，鲁北土地完全解冻，气温一般4℃～5℃，寒潮频繁。最高气温18℃～23℃，最低零下3℃～7℃。降水量一般3～5毫米，多时达20多毫米，也有时不足1毫米。

我国常武地区民谚说：“二月十八，马和尚过江。”这不仅是一句俗语，而且是气象谚语。事实证明，每年农历二月十八前后，在春暖以后必有一次最后的“冷信”“冷风暴”。常武一带人们希望这一天刮东南风（天气和润）、送“马和尚过江”，那么是年定收成丰盛、人口平安；如果刮西北风（天气冷湿）则“马和尚”过不了江，天灾人祸就会降临江南。这么说来，“马和尚”似乎是个“瘟神恶煞”！

但长江以北的人民群众却把它当作“财神”，点香燃烛迎他过江北上。这个风俗源于何时？马和尚何许人也？无从查考。有人说“马和尚”就是六朝梁代、从印度东来中国、“一苇渡长江”的佛神宗师达摩大师。由此我们可以看出，江面的“倒春寒”现象要一直延续到惊蛰的最后几天，而北方寒冷气候则还要时间更长一些，所以“春捂”在此节气中还很重要。尤其是老年人，在此节气中不要因天气变暖而将衣服减得过少。应随气候冷暖而适当增减衣服。此时肝气旺盛，老年人易动怒，要注意情绪神志的调适，保持心平气和，不妄动肝火，否则肝气升腾太过，易患眩晕、中风之病。此节气宜用枸杞煎水擦身洗面，可使皮肤光泽不老。

惊蛰虽然是一个春暖花开的季节，可是同时也是一个疾病多发的季节。中医向来就有“不治已病治未病”的说法，所以我们在这一节气中必须做好以下疾病的预防工作。

1. 防感冒和流感

普通感冒和流行性感冒共同的病因均源于病毒，症状以上呼吸道感染为主，同时伴有脚软无力、发热、鼻塞流涕等，个别体质较弱者还可因感冒引发气管炎、肺炎、肾炎、心肌炎等病，因此不可小视感冒。预防为主，应适量增减衣着，体弱者少去公共场所，保持室内通风，中午时可多晒晒太阳，夜间娱乐要适度。易感冒者可每日早晚两次用盐水漱口，用姜末加红糖、开水冲泡晚间服用。

2. 防精神病的发生

当气候多变时，容易扰乱人体生理功能，对神经系统、内分泌系统都有一定的影响。容易引发精神活动的异常，导致精神病多发。此时应注意起居的规律性，适当增加丰富多彩的业余活动，如歌舞、欣赏音乐、踏青、多与人际沟通，等等，都可以转移注意力，避免心情不愉快。

3. 预防“旧伤”复发

所谓“旧伤”，指的是以前因各种原因引起的软组织的扭、挫、跌伤及手术后的损伤。这一时段气候多变，造成损伤组织血液循环、压迫和刺激，中医称之为经络运行不畅，“不通则痛”。预防方法是适度地动静结合，参加适量的运动锻炼，活气血、通经络。另外要注意身体局部的保暖，也可进行局部按摩保健，口服一些通经络的药物，等等。

4. 重视几种严重的致命疾病

（1）春季是甲型肝炎的好发季节。在这段时间里，特别是在接触甲型肝炎病人半个月至一个月后的时间里，凡出现发热，没有其他原因，如吃得过饱、吃了油腻食品、夜间睡眠不足等可以解释的吃不下饭，甚至饭后恶心、呕吐、乏力，连上一步楼梯都感费力、面黄、小便像浓茶等症状时，应及时去医院诊治。

（2）流行性出血热是一种冬春季急性传染病。目前对这种病尚无令人满意的特效药物，病后不及时诊治，死亡率相当高。在这个季节，一旦出现突然畏寒、继之高热、面红、颈红、胸肩部红、貌似醉酒、伴有头痛、眼眶痛、腰痛和皮肤黏膜有出血点的病人，应及时求治。早发现、早诊断、早治疗、及时抢救，对降低出血热的死亡率十分关键。近年来，随着医疗水平的提高、人们对出血热认识程度的加深，出血热的死亡率已由25%下降到3%～7%。

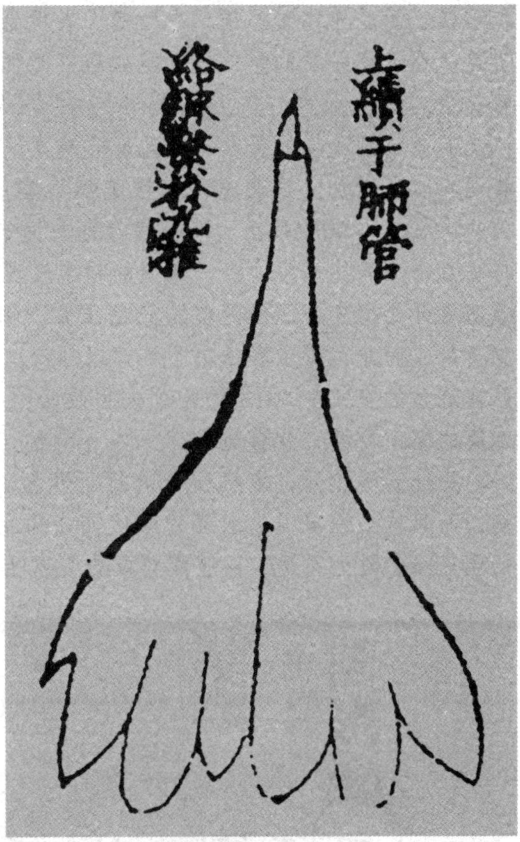

春季为肝病的多发季节，所以一定要重视肝的保养。图为明代吴嘉言《针灸原枢》脏腑图中的肝脏形象图。

（3）流行性脑脊髓膜炎简称流脑，俗称脑膜炎，是脑膜炎双球菌引起的急性传染病，男女老幼都可得病，其中儿童为多。

一旦发现突然高热、头痛、喷射状呕吐、惊厥和皮肤黏膜有出血点的病人，应加以注意。该病患者居室应开窗通风，病人使用的被褥应在太阳光下曝晒消毒。

（4）冠心病。医疗统计表明，每年的3～4月份，是心肌梗死的一个发病高峰期。由于这时天气变化无常，忽冷忽热、时风时雨，寒潮过境天气频繁，会使已患冠心病的患者病情恶化。因此，冠心病患者在度过严冬之后，不要忽视春天的考验；此外，风湿性心脏病人常因寒冷、潮湿、过度劳累以及上呼吸道感染之后，出现复发和加重，患者应特别注意保健。

5. 预防皮肤病的发生

此节气中风疹、麻疹、水豆和皮炎等皮肤病的发病率也很高。风疹以幼儿发病为多。怀孕妇女特别是妊娠早期得了风疹容易引起胎儿畸形。此病多有发热，体温不太高，1～2天后面部、颈部皮肤出现淡红色疹子，在24小时内迅速蔓延至全身，但手掌、足底大多无疹子。少数病人表现为出血性皮疹，有的可合并脑膜炎、关节炎等。在风疹易发的季节里，孕妇尽可能少去人多拥挤的公共场所，外出时尽可能戴口罩。

随着计划免疫的普及，小儿麻疹越来越少。随着疫苗保护力的下降，青壮年麻疹病人有所增加。据北京地坛医院病案室统计，近年来在该院接受治疗的麻疹病人，青壮年占60%以上。麻疹病毒是通过呼吸道飞沫传播的，病人咳嗽、打喷嚏可将病毒借飞沫传播给他人。典型的临床表现为发热、流涕、流泪、畏光等，发烧后第四天开始出皮疹，疹间皮肤颜色正常，部分病人可合并肺炎、心肌炎、结膜炎、脑炎等，因此，得了麻疹决不可掉以轻心。疹病毒抵抗力较弱，在阳光照射下，暴露在流动的空气中20分钟即可失去致病力。因此，集体宿舍、教室、家庭等人口密集的室内要经常开窗通风。

每逢春暖花开，水痘便会流行于儿童们中间。这是由病毒引起的传染性皮肤病，而且传染性很强。水痘的潜伏期多为半个月，起病较急，先出现发热、头痛、咽喉疼痛、乏力不适、四肢酸痛或恶心呕吐及腹痛等。发热通常在39℃以下，一般经过2～5天消退，在发病24小时内出现皮疹。由躯干向头面部和四肢蔓延，起初为针尖大小的散发性红斑，迅速变为丘疹，数小时至1天内发展为绿豆样的水疱，周围可有红晕。水疱开始为清澈的水珠状，以后逐渐浑浊，疱壁薄而易破，常伴有瘙痒，2～3天后干燥结痂，随后痂皮脱落，2个星期后愈合，不留疤痕。病毒引起的小“豆豆”，由于瘙痒，抓破后还会导致皮肤黏膜的继发感染，甚至会出现急性淋巴结炎、蜂窝组织炎、脓毒血症和败血症，另外也可并发肾炎、心肌炎。预防水痘首先要做患儿的隔离工作。要从发病到皮肤完全干燥结痂才可解除隔离，而接触过水痘患儿的易感儿童，应观察3个星期。患儿每日要更换内衣，将其洗净后煮沸30分钟消毒。房间可以阳光或紫外线消毒。

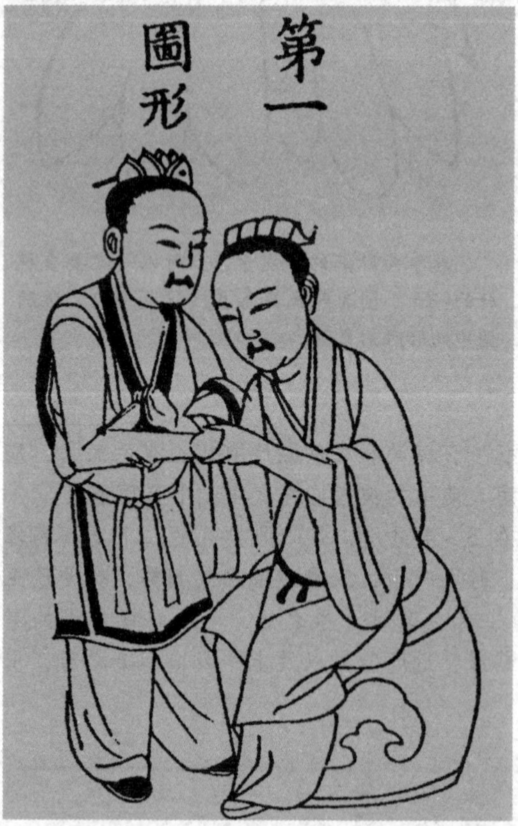

宋代《急备灸法》中骑竹马图中的第一图形。骑竹马灸是我国古代治疗外科痈疽的一种特殊灸法。

皮炎多见于18～30岁的女性，主要表现为脱眉、瘙痒、干疼等症状，有的表现为红斑、丘疹和鳞屑等。还有些女性表现为褐斑增多或雀斑加重。因多发生在桃花盛开的季节，故也叫“桃花癣”。因此，应尽量少晒太阳，不用劣质化妆品，多吃新鲜蔬菜瓜果，对易致过敏的虾蟹等应禁食。

花粉过敏症也易发生于春暖花开的季节，症状为鼻子奇痒难忍，接连不断地打喷嚏、流清涕，眼睛也经常流泪、发痒。有的人还会出现胸闷、头痛、哮喘等症状，这种季节性疾病多是过敏体质者接触花粉后引起的过敏反应，所以称为花粉过敏症。因此，有过敏体质的人要尽量减少外出，尤其要少接触各类花粉。即使外出，也应注意戴上口罩、墨镜等，必要时应带些防止过敏的药物，如扑尔敏等。

春天要加强皮肤的护理，肥皂要选用酸性肥皂，不用普通碱性肥皂。有条件的可用环保天然型的肥皂。洗脸后，可用甘油涂面，四肢皮肤可以用淡蜂蜜涂擦，以减少刺激，保护皮肤。古人也有春季护肤的经验方。如宋《太平圣惠方》载有桃花散：在农历三月三日桃花盛开时，采摘桃花，去杂质后阴干，捣研为细末，用蜂蜜调成膏，每晚睡前涂搽面部，第二天早晨洗去，连续4～5天可见效，能使面部皮肤细嫩光洁。据说古时皇妃、公主贵族多用之。还有一个让皮肤“吃”水果的方法，当你吃水果时，请不要把皮抛弃，可顺手颜面及肢体皮肤，如能够坚持，可以护肤养颜。一年四季都可采用，如苹果、鸭梨、西红柿、西瓜、黄瓜、萝卜、香蕉皮等均可。

惊蛰节气的养生还要根据自然物候现象，自身体质差异进行合理的精神、起居、饮食的调养。《素问·异法方宜论》指出：“东西南北中五方由于地域环境气候不同，居民生活习惯不同，所形成不同的体质，易患不同的病症，因此治法随之而异。”朱丹溪的《格致余论》说：“凡人之形，长不及短，大不及小，肥不及瘦，人之色，白不及黑，嫩不及苍，薄不及厚。何况肥人多湿，瘦人多火；白者肺气虚，黑者肾不足。形色既殊，脏腑亦异，外证虽同，治法迥别也。”在《医理辑要·锦囊觉后篇》中又有：“要知易风为病者，表气素虚；易寒为病者，阳气素弱；易热为病者，阴气素衰；易伤食者，脾胃必亏；易老伤者，中气必损。”由此可以看出，人体发病的内因，取决于体质的不同，也就是说体质决定着对某些致病因素的易感性。只要我们本着乐观的生活态度，采取积极的养生措施，是可以纠正体质上的偏颇，达到身心健康、延年益寿的效果。

运动养生

1. 惊蛰二月节坐功

《遵生八笺》中说：“运主厥阴初气，时配手阳明大肠燥金。坐功。每日丑、寅时，握固转颈，反肘，后向顿掣五六度，叩齿六六，吐纳，漱咽三三。治病：腰膂肺胃蓄积邪毒，目黄，口干，鼽衄，喉痹，面肿，暴哑，头风，牙宣，目暗羞明，鼻不闻臭，遍身疙疮悉治。”

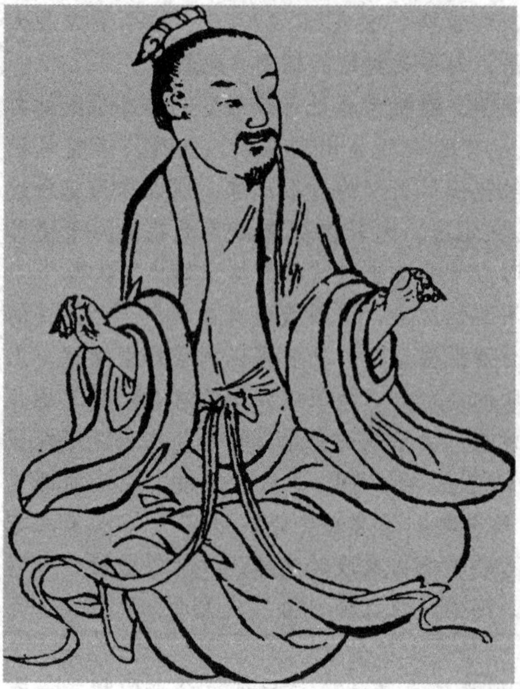

明代高濂《遵生八笺》陈希夷导引坐功图中的惊蛰二月坐功图

时至惊蛰，地温逐渐升高，冬眠的万物开始觉醒，天地间，生机勃勃。本法以“惊蛰”命名，正是顺应这一时令特点而制定的气功锻炼方法。适宜于惊蛰时节锻炼，可于惊蛰时开始，到春分时为止。惊蛰时节，人体疾病多表现在手阳明大肠经。手阳明大肠经起于食指，经手背行于上肢伸侧前缘，上肩，经大椎，下入缺盆，进入胸腔络肺，通过膈膜下行，属大肠。其分支由锁骨上窝上行，经颈部至面颊，进入下齿中，还出口角上唇，左右交叉于人中，至对侧鼻旁迎香穴。其主要病症有下牙痛，咽喉肿痛，鼻衄，鼻流清涕，口干，目黄，颈肿，上肢伸侧前缘及肩部疼痛，运动障碍等。当然，在时为春，春为风令，人易病风，所列病症中的“遍身疙疮”即与风势蕴结肌肤有关的各种皮肤病。凡此，坚持采用本功法锻炼，有较好的防治作用。

具体方法：每日凌晨一点至五点时，盘腿而坐，全身放松，运气调息，双手用四指握住大拇指，屈肘。配合手少阳三焦经络运气，将上肢向左右各尽力扭转三十次，然后叩齿三十六下，继续进行调息吐纳，当口中津液满口时，将唾液分三次咽下至下丹田，这样反复做三遍。然后收功。可治：人体经络中滞留的毒邪之气，咽喉干涩及红肿，痰多喉痛、耳聋、出虚汗，眼角、两腮疼痛等症。

2. 补脾坐功

适应病症：此法可防治肩痛、头颈痛、目视朦胧诸症。

具体方法：全身放松端坐，闭口，用鼻缓慢深长地呼吸。然后用左手向左侧用力伸展外拉，同时右肘弯曲并向右用力，如做开弓射箭状；继之易于再做反方向开弓势。如此反复做16次即可。

3. 意想宁心功

适应病症：对风湿性心脏病、冠心病、心动过速心律不齐等有疗效。

具体方法：端坐于椅子上，两脚分开与肩同宽，大腿与小腿呈90度角，躯干伸直，全身放松，下颌向内微收。将两手掌互相摩擦64下。左手放小腹前，手心对正小腹相距10厘米左右，右手抬起手心对正胸正中偏左心脏部位。意想心脏是红色的，手心距离胸部约10厘米每次做10分钟。

4. 内观肝胆功

适应病症：传染性肝炎，慢性肝炎。

具体方法：自然站立，双脚分开与肩同宽，双臂自然下垂，掌心朝内侧，中指指尖紧贴风市穴，拔顶，舌抵上腭，提肛，净除心中杂念。

全身放松，两臂左右展开，向前上画弧，合掌当胸，意想，两手心相贴5分钟。两掌分开，手心向内，左掌对正右乳上方，距离胸部10厘米左右，右掌在左掌下，对正右乳下方，距离胸部与左掌相同，两膝微屈，意想，手心两股热流，射入肝脏，肝脏绿气向下经涌泉穴排入地下。

两掌相互摩擦至热，两手内劳宫紧贴后胆俞穴上，位于背后胸椎第十、第十一椎之间两侧处，约5分钟。

5. 观想丹田功

适应病症：对肝、胰、胆、胃之功能的康复及提高很有益处。

具体方法：自然站立，双脚分开与肩同宽，双臂自然下垂，掌心朝内侧，中指指尖紧贴风市穴，拔顶，舌抵上腭，提肛，净除心中杂念。全身放松，意念观想中丹田，部位在肚脐至命门分为十等份，在肚脐内三等份处。此部位相当于为幽门和肠腺的部位，观想此丹田促使胃肠蠕动，胃液和肠液分泌增多，气沉丹田疏通百脉。

6. 转趾放松功

适应病症：关节炎、风湿性关节炎、踝关节疼、下肢麻木等症。

具体方法：双腿并拢站立，双臂自然垂下，两掌心贴近股骨外侧，中指指尖紧贴风市穴；拔顶，舌抵上腭，去除心中杂念。屈膝蹲身，两手内劳宫紧贴两膝盖上，意念，膝关节沿右脚大趾、小趾、左足跟、左脚小趾、左脚大趾画圆弧，顺时针转36圈，再向相反方向逆时针转36圈。

7. 推擦会阴功

适应病症：治阴囊湿疹。

具体方法：自然站立，两脚分开，用左手将睾丸搂起，用右手摩擦睾丸下面，一推一拉为一次，共搓64次，每天早晚各1次。

饮食养生

惊蛰节气是传染病多发的日子，要注意预防季节性的传染病的发生。饮食调养的原则要保阴潜阳，多吃清淡食物，如糯米、芝麻、蜂蜜、乳品、豆腐、鱼类、蔬菜、甘蔗等。也可以适当选用一些滋补品，以提高人体的免疫功能。一般选服具有调血补气、健脾补肾、养肺补脑的补品。像鹌鹑汤、白木耳煮麻雀、清补菜鸭、枸杞银耳羹、荸荠萝卜汁、枸杞蛇肉汤、虫草山药烧牛髓、扁豆粥等。或食用一些海参、龟肉、蟹肉、银耳、雄鸭、冬虫夏草等。燥烈辛辣之品应少吃。

食疗方

△**鸭粥**

【用料】青头雄鸭1只，粳米适量，葱白2根。

【做法】青头鸭去毛及内脏后，切细煮至极烂，再加米、葱白煮粥，或用鸭汤煮粥。

【功效】此方具有补虚劳、滋阴血、健脾胃、消水肿的功效。适用于身体虚弱、骨蒸潮热及一切水肿病人服用。

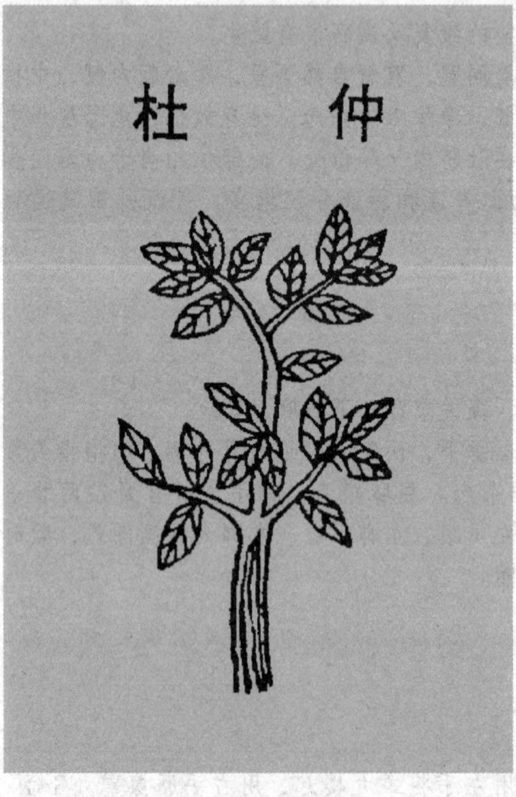

杜仲图，选自《本草纲目》。

△**黄芪猴头汤**

【用料】猴头菌150克，黄芪30克，鸡肉250克，料酒、精盐、姜、葱白、胡椒粉各适量。

【做法】①猴头菌冲洗后放入盆内用温水发涨，约50分钟，捞出洗净，切成薄片、发猴头的水用纱布过滤待用。②鸡肉洗净后剁成约3厘米长、1.5厘米宽的长方块。黄芪用湿毛巾揩净后切成薄片。生姜、葱白切成细节。③锅烧热下猪油，投入黄芪、姜、葱、鸡块共煸炒后，放入盐、料酒、发猴头的水和少量清汤，用武火烧沸后用文火烧约1小时，然后下猴头菌片，再煮半小时，撒入胡椒粉。④先将鸡块放在碗底，再捞猴头菌片盖在上面。汤加盐调好味盛入即成。

【功效】此方适用于气血虚弱、消化不良、神经衰弱、胃及十二指肠溃疡、消渴症等疾病。尤其对胃癌有明显的功效。

△枸杞杜仲鹌鹑汤

【用料】鹌鹑1只，枸杞30克，杜仲10克。料酒、精盐、胡椒粉、姜末、葱末、鸡清汤各适量。

【做法】①将枸杞、杜仲分别洗净。②将鹌鹑闷死，去毛、内脏、脚爪，洗净斩块放锅内。③注入鸡汤，加入料酒、盐、胡椒粉、姜、葱、枸杞、杜仲共煮至肉熟烂，拣出杜仲，盛入汤盆即成。

【功效】此方具有补肝益气、强筋健骨、益精明目、降压安胎之功效。适用于肝肾虚弱、腰膝酸软、气短乏力之症。高血压患者及孕妇等食之效果更佳。

△银耳鹑蛋汤

【用料】银耳12克，鹌鹑蛋10个，冰糖适量。

【做法】①水发银耳，除去杂蒂，放入碗内加清水，上笼蒸透。②将鹌鹑蛋放入冷水锅内煮开，捞出，放在冷水中剥去外壳。③另用洁净小锅，加清水和冰糖，待烧开后放入备好的银耳、鹌鹑蛋，撇去浮沫即成。

【功效】此方具有强精补肾、益气养血、健脑强身之功效。对贫血、妇婴营养不良、神经衰弱、气管炎、血管硬化、心脏病、代谢障碍等病人均有补益作用。常食之能防止老年疾病，并能延年益寿。

△雪羹汤

【用料】海蜇30克，鲜荸荠15克。

【做法】①将海蜇用温水泡发，洗净、切碎，备用。②将鲜荸荠洗净，去皮。③把切碎的海蜇和荸荠一齐放入砂锅内，加水适量，用小火煮1小时，煮好后，将汤倒入碗内，分次服用。

【功效】此方具有养阴清热，清肺止咳的功效。适用于阴虚内热的咳嗽，痰黄而黏稠，口燥咽干等症。

△苦菜炖猪肉

【用料】苦菜、醉浆草各30克，瘦猪肉250克，葱、生姜、精盐、味精各适量。

【做法】①将苦菜、醉浆草洗净，切碎，用白纱布包好，扎紧；②猪肉洗净，切块，与纱布药包同置砂锅内，摆上葱节、姜片，加适量水炖1小时，拣去葱、姜和药包不用，加入精盐、味精即可。

【功效】此方具有预防肝炎的功效。

△清炖海鳗肉丸

【用料】海鳗鱼肉500克，3个鸡蛋的蛋清，食盐、姜、葱、味精、胡椒粉、料酒、熟猪油、酱油各适量。

【做法】①将鳗鱼洗净，除去鱼刺，剁肉为泥，放入碗中，加酱油、盐、猪油、姜末、味精和蛋清，搅作茸；②将鱼茸用手挤成小丸子入沸水锅中汆透，捞出；③将葱节、姜片、料酒下入原汤中，小火炖至汤沸，拣去葱节、姜片，再下鱼肉丸子煮15分钟，加入味精和胡椒粉调好味，盛入碗中即成。

【功效】此方可预防肝炎。

△鸡眼草蜜枣煲猪肝

【用料】鸡眼草30克，蜜枣7~8枚，瘦猪肉100克，食盐适量。

【做法】鸡眼草洗净，与蜜枣、瘦猪肉（洗净切块）一起放进砂锅中，加水适量，先猛火，烧开后改为文火煮，食盐适量调味，煎至汤约一碗，离火，去渣，喝汤吃肉。每日一剂。

【功效】本方具有清热去湿、散淤解毒、扶正护肝之功效。治疗湿热型肝炎。中医学将传染性肝炎分型为五种类型，即湿热型、肝气郁滞型、湿邪困脾型、肝肾亏损型、热毒炽盛型。湿热型主要症状为：面目周身俱黄、肠闷纳呆、尿赤便结。

△大小蓟草汁

【用料】鲜大蓟草250克，鲜小蓟草250克。

【做法】将大小蓟草洗净沥水；捣烂绞汁。温水和服每天三次，每次一小杯。

【功效】本方适用于湿热型和湿邪困脾型肝炎。

△五味子红枣炖冰糖

【用料】五味子9克；红枣10枚（去核）；冰糖适量。

【做法】红枣去核与五味子一起入砂锅，加开水和冰糖适量同炖半小时，去渣饮水。每日2次，每次一剂。30天为一疗程。

【功效】五味子性温，味酸，有敛气敛汗、益气生津等功效。红枣冰糖与之同炖治疗肝肾亏损型传染性肝炎患者。肝肾亏损型的主要症状是胁痛隐隐、低热、口干舌燥、手足心热。

△西瓜番茄汁

【用料】西瓜适量；番茄适量。

【做法】番茄用沸水泡烫剥皮，去子，用纱布绞取汁液。然后与西瓜汁合并。代水随量服用。

【功效】中医认为，番茄性味甘酸微寒，具有生津止渴，健胃消食、凉血平肝、清热解毒的功效。西瓜性寒味甘，可清热利湿去黄疸。番茄汁与西瓜汁合并不拘量食之可治疗热毒炽盛型传染性肝炎。其主要症状为：高热、口渴烦躁、神昏、黄疸深重。

△泥鳅末

【用料】泥鳅500克。

【做法】将泥鳅放清水中，滴少量植物油，每天换清水，使其净肠内粪便。将经过排肠的泥鳅取出，用微火烘干后研末。每日3次，每次服10克。

【功效】本方适合各种类型传染性肝炎。

药疗养生

治疗荨麻疹验方

苍术15克，生地15克，蛇蜕15克，石膏10克，知母10克，荆芥10克，大胡麻10克，牛蒡子10克，甘草10克，木通10克，苦参10克。每日1剂。早晚2次水煎服。轻者1剂，重者3剂愈。

治疗神经性皮炎方

土槿皮30克，蛇床子30克，百部30克，五倍子20克，密陀僧20克，轻粉5克。共研细末。用时取适量以米醋调成糊状，敷于患处，上用塑料覆盖，每日更换1次，治愈为止。此方治愈率高，不易复发。

病毒性肝炎验方

(1) 鲜马齿苋150克。用法：每日1剂，2次水煎服。

(2) 苦菜18克，佛手6克。用法：每日1剂，2次水煎服。

(3) 红枣20枚，山楂15克。用法：每日1剂，2次水煎服。

(4) 南瓜叶25克，茅根15克。用法：每日1剂，2次水煎服。

(5) 青松针（叶）30克。用法：每日1剂，2次水煎服。在流行期连服数日。适用于预防病毒性肝炎。

(6) 玉米须30克，茵陈蒿、蒲公英各15克。用法：每日1剂，2次水煎服。

(7) 鲜橘皮30克，葡萄叶15克。用法：每日1剂，2次水煎服。

(8) 香菜30克，胡萝卜60克。用法：每日1剂，2次水煎服。

(9) 白萝卜1个，绿豆30克。用法：每日1剂，2次水煎服，连服3~4周。

(10) 红枣10枚，赤豆20克，苡仁10克。用法：每日1剂，2次水煎服。

(11) 红枣10枚，田螺100克。用法：将红枣、田螺洗净，2次水煎服。每日1剂。

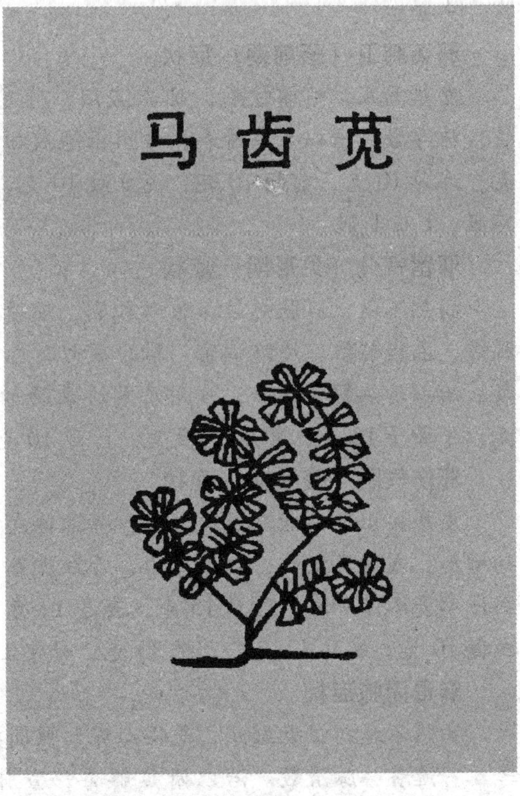

马齿苋图，选自《本草纲目》，用其煎汤可治疗病毒性肝炎。

(12) 丝瓜适量，蜂蜜少许。用法：将丝瓜洗净，切成小块，用榨汁机榨取原汁，贮瓶备用。每日2～3次，每次30毫升用蜂蜜调服。

风疹验方

(1) 板蓝根10克，水煎分3次服。

(2) 芦根30～60克，竹叶心30克，煎水代茶，频服。

(3) 银花10克，甘草3克，板蓝根30克，僵蚕10克，煎汤代茶饮。

(4) 菊花15克，蝉蜕、甘草各5克，煎水代茶饮。

(5) 风疹初起发热恶寒：散疹茶。生地9克，苍术3～6克，茶叶1～3克。将苍术、生地加水煎，并以沸药汗冲泡茶叶于杯内，每日1剂，不拘时慢慢饮服。至全身汗出为止。

(6) 风疹皮疹作痒，烦躁不宁：银蝉散。金银花3克，蝉蜕3克，甘草1克，竹叶1克。为散，用沸水冲泡10分钟，饮服。

(7) 外治法：取枯矾适量，研为细末，投入热酒中和匀，用棉球蘸酒搽患处。适用于小儿风疹作痒。鲜地肤子、鲜苍耳子适量，加水煎汤，搽洗患处。适用于风疹作痒。

麻疹

中医治疗

邪袭肺卫（疹前期）症状

发热恶寒，喷嚏咳嗽，目赤流泪，倦怠思睡，口颊有麻疹斑。舌苔薄白或微黄，脉浮数。治以辛凉透表，方用银翘散加减。银花12克，连翘12克，牛蒡子12克，浮萍10克，前胡10克，淡豆豉10克，蝉蜕6克，升麻6克，葛根10克。水煎服，1日1剂。

邪留气分（见形期）症状

高热不退，肌肤灼热，咳嗽加剧，烦躁不安，口渴欲饮、皮疹循序透发，初起稀疏，色较鲜红，逐渐稠密，融合成片，色转暗红，分布周身。舌质红苔黄，脉洪数。治以清热解毒透疹，方用清解透表汤加减。西河柳15克，蝉蜕6克，葛根12克，牛蒡子12克，紫草根12克，浮萍10克，元参12克。

邪伤气阴（疹殁期）症状

皮疹按出现的顺序依次退疹，并见糠皮样脱屑及皮肤棕褐色斑，热退身凉，食纳增加，或遗有潮热，口渴乏力，舌红少苔，脉细数。治以益气养阴兼清余邪，方用沙参麦冬汤加减。沙参15克，麦冬12克，生地15克，元参12克，党参12克，白薇10克，扁豆12克，芦根30克，丹皮10克。水煎服，1日1剂。

麻毒闭肺症状

高热不退，咳嗽剧烈，气促血煽，喉间痰鸣，疹出不透，甚则口唇青紫，舌红绛，苔薄黄，脉滑数。治以清热解毒，宣肺化痰，方用麻杏石甘汤加减。麻黄6克，杏仁10克，生石膏30克，银花12克，连翘12克，鱼腥草30克，紫草10克，蝉蜕6克，天竺黄19克。水煎服，1日1剂。

心阳虚脱症状

面色苍白，手足冰冷，冷汗淋漓，疹出不透，神昏不安，舌淡苔白，脉沉细，治以回阳救逆，方用参附汤加减。人参12克，附片6克（先煎），黄芪30克，桂枝9克，五味子10克，麦冬10克，龙骨10克，甘草9克。水煎服，1日1剂。

邪闭心包症状

高热神昏，谵语烦躁，面赤气粗，疹出不畅，或疹密色紫，时有抽搐，舌质红绛，苔黄燥，脉滑数。治以清热解毒开窍醒神，方用清营汤加服安宫牛黄丸或紫雪丹。犀角3克（水牛角30克代），生地12克，山栀10克，黄连9克，丹皮10克，地龙10克，菖蒲10克，郁金9克。水煎服，1日1剂。

麻毒攻喉症状

咽喉肿痛，声音嘶哑，呛咳呕吐，烦躁不安，甚则呼吸困难，张口抬肩，颜面紫绀，舌红苔黄，脉浮数。治以清热解毒，利咽消肿，方用清咽利膈汤加减。银花12克，连翘12克，元参15克，桔梗10克，射干10克，牛蒡子12克，紫草12克，胖大海10克，甘草6克。水煎服，1日1剂。

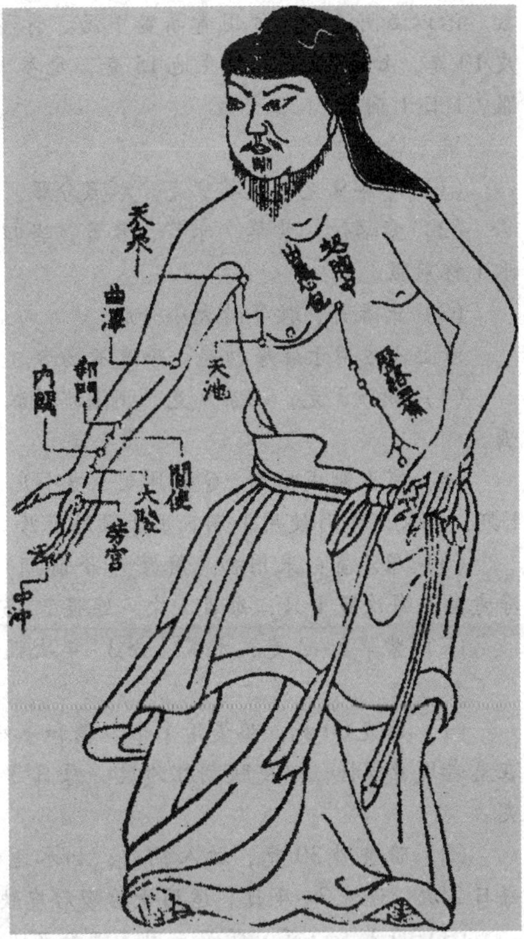

《十四经发挥》图中的手厥阴心包经图。

邪窜血分症状

壮热不退，烦躁不安，斑疹稠密，融合成片，颜色紫暗，甚则鼻衄、肌衄，舌红苔黄，脉数。治以清营凉血，解毒化斑，方用化斑汤加减。犀角3克（冲服），生地12克，山栀10克，元参15克，白茅根30克，丹皮10克，紫草12克，板蓝根30克，三七9克。水煎服，1日1剂。

麻后痢疾症状

麻疹虽收，身热未退，腹痛里急后重，大便赤白夹杂，纳呆神疲，舌红苔黄，脉滑数。治以清热利湿、解毒止痢，方用白头翁汤加减。白头翁15克，黄连10克，银花12克，秦皮10克，赤芍10克，枳壳12克，黄檗9克，茯苓10克，甘草6克。水煎服，1日1剂。

麻后潮热症状

麻疹虽收，潮热日久不解，五心烦热，形体消瘦，口渴多饮，舌红少苔，脉细数。治以滋阴清热，方用青蒿鳖甲汤。青蒿15克，鳖甲15克，地骨皮15克，丹皮10克，知母10克，细生地15克，元参12克，玉竹10克，麦门冬10克。水煎服，1日1剂。

单方验方

（1）浮萍9克，芫荽9克。水煎分服。

（2）紫草饮：紫草、赤芍、麻黄、当归、甘草各等份，共为粗末，每服10克，水1杯煎服。

（3）回春丹，按年龄大小分服。

以上3方用于麻疹初起，疹透不畅者。

（4）硼砂3克，儿茶9克。用滚水泡饮，少量多次分服。适用于麻疹后声音嘶哑。

（5）贯众制成粉剂，6个月至3岁小儿，每服0.25克，1日2次，连服3日为1期，每隔1个月使用1期。用于预防麻疹。

（6）尿泡蛋：采用初患麻疹（疹前期）病儿的童便，浸泡鸡蛋7天以后，洗净煮熟，每次服1只，每日1次，连服2~3日。用于预防麻疹。

（7）紫草2~3克，水煎，分3~4次服用，用于预防麻疹。

外治法

（1）荞麦60克，鸡蛋清1个。调和一处，揉成面块，如核桃大，加香油少许，在患者周身揉搓，以皮肤潮红为度。每日3次，每次30分钟。适用于麻疹并发肺炎。

（2）晚蚕砂30克，放入锅内，加水适量煎煮取汤，倒入盆中，待温洗患处，每日2次，连洗3~4日。适用于治疹后皮肤发痒起疹，抓破后出血如疮。

（3）麻黄、浮萍、芫荽，用黄酒加水适量煮沸，使水蒸气布满室内，再用热毛巾蘸药液热敷头面或胸背。对麻疹透发不利者，颇有疗效。

水痘

中医治疗

风热型

【症状】无发热或发热较轻，1~2日内出疹，先于躯干、头面部见红色小丘疹，疹色红润，疱浆清亮，根盘红晕不明显，疱疹稀疏，可伴有鼻塞流涕、咳嗽喷嚏等。脉浮数，舌质淡红，苔薄白。

【方药】银翘散加减：银花15克，连翘15克，牛蒡子12克，薄荷10克，桔梗10克，荆芥6克，竹叶6克，鲜茅根20克，紫花地丁15克，板蓝根15克，甘草6克。水煎服，1日1剂。若湿邪较重，可加滑石、木通等利水渗湿之品；疹边有红晕者，加丹皮、赤芍等；皮肤瘙痒甚，加蝉衣、僵蚕等。

毒热型

【症状】发热较高，或壮热不退，烦躁不安，口渴欲饮，面红目赤，水痘过密，疹色紫暗，疱浆晦浊；或伴有口舌生疮，牙龈肿痛，大便燥结，小便短黄，脉洪数或沉实，舌质红或绛，舌苔黄燥而少津。

【方药】清营汤合清胃散加减：水牛角10克，生地15克，丹参10克，玄参10克，麦冬12克，黄连6克，银花15克，连翘12克，当归12克，丹皮15克。水煎服，1日1剂。疹色深红者可加紫花地丁、紫草、山栀清热凉营；阴津耗伤甚，口干燥者加花粉、麦冬、芦根等养阴生津；牙龈肿痛、口舌生疮、大便干燥者，加服硝黄粉或大黄、枳实等泻火通腑。

单方验方

（1）银花12克，甘草3克，水煎服，每日1剂，连服2~3天。

（2）芦根60克，野菊花10克，水煎连服2~3天。

（3）黄芩5克，木通2.5克，共为细末，或水煎，分3~4次口服。若服散剂，其量减半。本方有清热利湿之功，适用于水痘湿热较盛者。

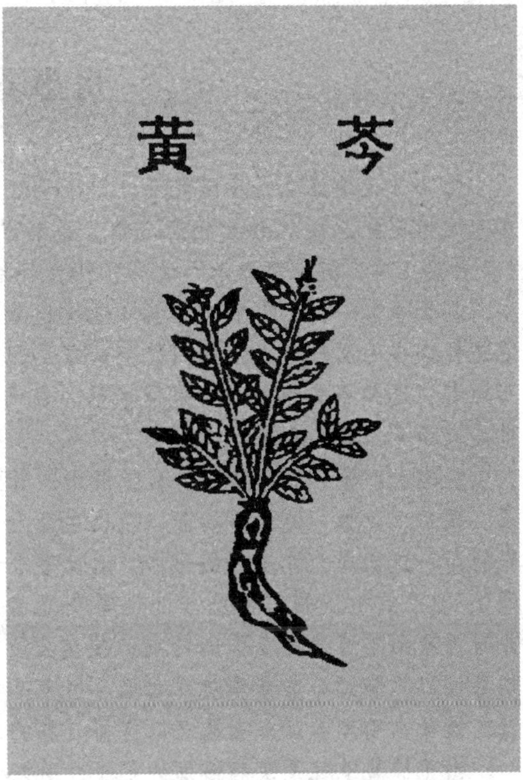

黄芩图，选自《本草纲目》。黄芩与木通研成细末加水煎服可去春季毒热型水痘。

（4）三豆汤：黑豆、绿豆、赤小豆各60克（生用），甘草90克。将豆淘净，同甘草用雪水或长流水煮至豆熟为度，去甘草将豆晒干，又入汁再浸，再晒干。逐日取豆任意食用。适用于痘疹将发之际，服之令多者少、少者可无或有终生不出者。

（5）水痘方：柴胡3克，茯苓6克，桔梗3克，生甘草1.5克，黄芩1.5克，竹叶10片，灯草1团，水煎服。适用于水痘轻症。

（6）紫草0.3克，陈皮0.15克，为粗末，新汲水煎服。适用于小儿痘疮紫暗，发出不畅。

外治法

（1）苦参30克，浮萍15克，芒硝30克，水煎外洗，1日2次。

（2）止痒药方：地肤子30克，僵蚕15克，白鲜皮15克，芥穗15克，茵陈15克，败酱草15克，白矾9克，白芷9克，共为细末，擦于患处，每日2~3次。

（3）青黛散：青黛、黄檗、石膏、滑石各等份，研为细末，撒布患处，或用麻油调敷，1日1~2次。适用于痘疹破溃，继感邪秽时。

房事养生

惊蛰是大地泛青，春暖花开，万紫千红的时节。在动物界中，大部分动物都在春季发情交配，故对男女相恋之情，也有“春情”之喻，如古乐府《春歌》中有“云眉忘注口，游步散春情”之句。少女怀春；少男春心萌动，有时可有遗精的发生，甚至春梦一刻，有梦交之情。这就是春季生发之气促动，对健壮的少男少女来说是性兴奋的反映。男性体内性激素睾丸酮水平也随着季节而改变，可促使性欲有所冲动，这并不是邪念，而是性成熟。春天好发的“青春痘”，面部痤疮斑斑，这也是性激素偏旺的象征。

从中医而论，春风当令，应于肝木，肝气旺于春季。肝气疏泄，具有舒畅、开展、调达、宣散、流通等功能，所以在春天，人们一改冬天倦藏之性，喜爱外出踏青旅游，这已成为许多人的习惯。对性事来说，也呈春情萌动之态，所谓“春心荡漾”，性兴奋的激情，使春季的性事明显多于冬寒，甚至可能发生性冲动的行为。此时性生活既要迎合春季的特点，使生发之性充分展露，让身心调畅，意气风发。切忌恼怒抑制，有悖春季疏发之性。但又不能任其春情滋生，心猿意马，任意放荡过旺性欲当用理智加以克服。以保持心身的健康。

由于惊蛰节气是疾病多发的日子，所以此节气中的性生活一定要注意卫生。仅仅在身体上要注意经常清洁还是不够的，还要注意双方身体的健康状况，如果一方患有传染性疾病，会使性生活成为疾病传染的途径，或者如果有一方身体健康状态不佳，性生活会导致健康状况更加恶化，使身体抵抗能力降低，极容易被传染上此季节流行的各种疾病。

另外，性生活的不当也会影响身体健康，甚至会使身体患有各种疾病。如过于频繁的性生活，尤其是一次性生活中数次泄精，对男子的身体健康都是很有害的。女性无法达到性高潮也会影响身体健康，甚至会诱发各种疾病的发生。可是女性如果一味地追求性高潮，使得每次性生活中产生多次性高潮，造成性高潮过度，对身体也是有害的。轻则会使皮肤失去光泽，浑身乏力，严重则使身体患有各种妇科疾病。

我国魏晋时的《道林》上说：“命本者，生命之根本，决在此道，虽服大药及呼吸导引，备修万道，而不知命之根本。根本者，如树木，但有繁枝茂叶而无根本，不得久活也。命本者，房中之事也。故圣人云：欲得长生，当由所生。房中之事，能生人，能杀人。辟如水火，知用之者，可以养生，不能用者，立可死矣。交接尤禁醉饱，大忌，损人百倍。欲小便忍之以交接，令人得淋病，或小便难，茎中痛，小腹强。大恚怒后交接，令人发痈疽。道机房中禁忌，日月晦朔，上下弦望，日月食，大风恶性雨，地动，雷电，霹雳，大寒暑。春夏秋冬节变之日，送迎五日之中，不行阴阳，本命行年月日忌禁之尤重（阴阳交错不可合，损气血，泻正纳邪，所伤正气甚矣，戒之）。新沐头，新行疲倦，大喜怒，皆不可行房事。”

由此可见，我国很早就讲究性生活的艺术，追求其质量，对房事生活有着很高的科学见解。其中说“房中之事，能生人，能杀人”，就告诫我们房事不可不慎重，美满和谐的性生活，对人的身体是有好处的。文中说男女交合最忌讳酒足饭饱，可损人百倍。如果憋尿进行交合，会使人得淋病、阴茎疼痛、小腹痛、小便点滴难出等疾病。怒后性交使人易患急性化脓性皮肤病。刚洗完头，刚远行归来，或大喜大怒之中，都不能进行男女交合。这些都是很符合养生之道的，不可不注意。

五、春分养生

民间风俗

春分时斗指壬，太阳黄经为0度，时值公历3月20日前后。春分的那一天太阳在赤道上方，这是春季90天的中分点，南北两半球昼夜相等，所以叫春分。这天以后太阳直射位置便向北移，北半球开始昼长夜短。所以春分是北半球春季的开始。此时我国大部分地区越冬作物进入春季生长阶段。各地农谚有："春分在前，斗米斗钱"（广东）；"春分甲子雨绵绵，夏至甲子火烧天"（四川）；"春分有雨家家忙，先种瓜豆后插秧"（湖北）；"春分种菜，大暑摘瓜"（湖南）；"春分种麻种豆，秋分种麦种蒜"（安徽）。从这一天起，白天开始长于黑夜，地面接收的太阳辐射热量日趋增多。年平均气温8℃左右，北方冷空气仍不断侵入，天气时暖时寒，终霜期在鲁北一般是三月底或四月初，降水量依然稀少，一般为5～10毫米，蒸发量明显增多，十年九春旱为常规。春分节气中三候为："一候元鸟至，二候雷乃发声，三候始电。"便是说春分日后，燕子便从南方飞来了，下雨时天空便要打雷并发出闪电。

春分日，农民将余下的水稻、黄豆等种子磨粉蒸糕，糕面置红枣，俗称春分糕，用以食用及馈赠亲友，表示祈祝新年五谷丰登之意。此俗现在乡间犹存。在古代许多县城有赶"春分会"的习俗，凡所需的竹、木、铁、棕制品等春耕物资，均

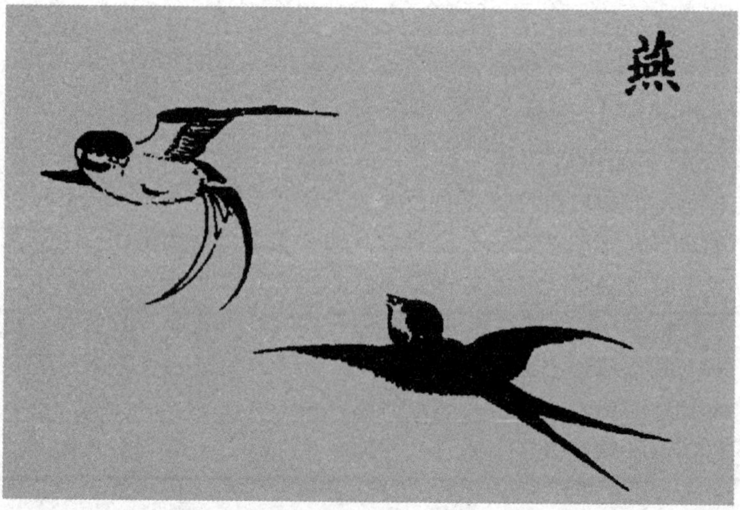

春分时节，燕子就从南方飞回北方。

可在会上购置，实为物资交易会。

春社是春分节气中最大的祭祀活动。在周朝的时候春社便是最重要的天子祭奠活动，当时选春分后的“甲”日祭春社。汉代以后五行的观念盛行，由于五行中“戊”属土，于是改订春分后的戊日为祭春社日。这种民俗一直沿用至今。古代天子在这天用五种颜色的泥土和五谷向土地神献祭，在民间只以一抔土来祭土地。原始的土地崇拜并没有土地神的偶像，甚至这一抷土也是露天而放；清代将土地崇拜设在城隍庙内，共立有两个牌位，左边为稷，右边为社；古代天子将不同颜色的泥土分给诸侯，让他们自己分别立社。于是这一天，便成为全国性的一种向土地神献祭的日子。

旧时，大姓望族也要在春分、秋分举行祠堂祭祖仪式，俗称春祭、秋祭。宗祠内，主要收藏先世遗像、族谱等。每年春分、秋分二节，都要行春秋两祭。届时，都要事先扫除庭院，清理祭具，采办牛、羊、猪三牲、香烛、供品。由族中长者，率族众一起焚香点烛，行三跪九叩之礼。祭毕，全宗族还要设宴欢聚，以联络感情。旧社会，子女私塾毕业、中举人等，都要在祠堂张榜，以荣宗耀祖；有的族人在外经商致富，回乡来也要到祠堂祭祀祖先；如族内人败坏族规，严重的还要开祠堂，当众惩罚。

农历二月十五日，为俗传的花王的生日，即百花的生日，叫花朝节，也叫花朝。“花朝”一词在唐诗中就已出现，如司空图《早春》诗云：“伤怀同客处，病眼即花朝。”至于民间花朝节的具体日子，古籍里有不同说法，如《诚斋诗话》称：“东京（即河南开封）二月十二日曰花朝，为扑蝶会”；《翰墨记》谓：“洛阳风俗，以二月二日为花朝节。士庶游玩，又为挑菜节”；《西湖游览志》则说：“二月十五日为花朝，花朝月夕，世俗恒言。”

花朝节有“张花神灯”的活动，该灯通常以当地所产可作伞面的半透明油纸“淡笺”糊成，多呈伞形、六角，故也称“凉伞灯”，上镂人物、花卉、珍禽异兽，据清人王韬《瀛土需杂志》载：“出灯多者，至二三百盏，间以五彩吴绫折枝花灯……或扎彩为亭，高可三四丈，间饰龙凤，以云母石为鳞甲，上下通明，光照数丈。”除此之外，这天的习俗尚有采戴荠菜花（相传可保一年不头痛）、文人宴饮赋诗、男童蓄顶发、女孩穿耳洞等。

很可能由于各地的地理、气候情况不同，所以有的地区以二月二日为花朝，有的以二月十二日或十五日为花朝，总之是春暖花开的时候。这个节日，据说唐代就已经有了，宋代流传较广。明清时期，花朝就不如宋代那么热闹了，虽也有赏花、饮酒之类的活动，但多限于文人墨客。民间在此时期也仍有踏春、饮酒等活动，但多与上巳节、寒食节、清明节有关，与花朝节渐疏。今天，洛阳花会、虞城花会等各种大型综合性文化活动已取代了古代的花朝节，古代的民俗已被赋予了新时代的内容。

生活起居

按照八卦记时法，春分节气正处于八卦中的大壮卦。卦象为，内卦是乾卦，外卦是震卦，震为雷，乾为天，所以称作雷天大壮。由卦象中我们可以看出，此时为四阳二阴。说明阳气已十分强壮。此时大地上的所有生物都已长得强壮起来，包括细菌在这一季节也繁殖得很快。所以这时流行性传染病很多。又由于卦中还存有两个阴爻，所以天气还会有变冷的现象。春分前后的这几天，温度与湿度往往相差很大，气候上会有剧烈地变化，体弱的人容易生病，有旧病的人容易复发，尤其是生太多孩子的妇女要注意，尽量减少声色的刺激，不要过分忧郁。这段节气春暖日和，当游园踏青，以搪带情，以畅生气，不可待在家里以生抑郁。

春天里百花盛开，正是人们出门踏青的大好时光。脚踏青青草地，沐浴和煦阳光，阵阵花香袭人，怎能不让人感到心旷神怡，然而，春季踏青需防花毒，更不能因一度好奇而误食了有毒的花果，有些人在花丛前待久了，会出现头昏脑涨、咽喉肿痛等症状。原来有些花会释放一种对人体有害的废气，有的花粉含有毒碱，久与花伴会造成慢性中毒。所以这一季节中要了解哪些花草是有毒的，对养生保健很有意义。

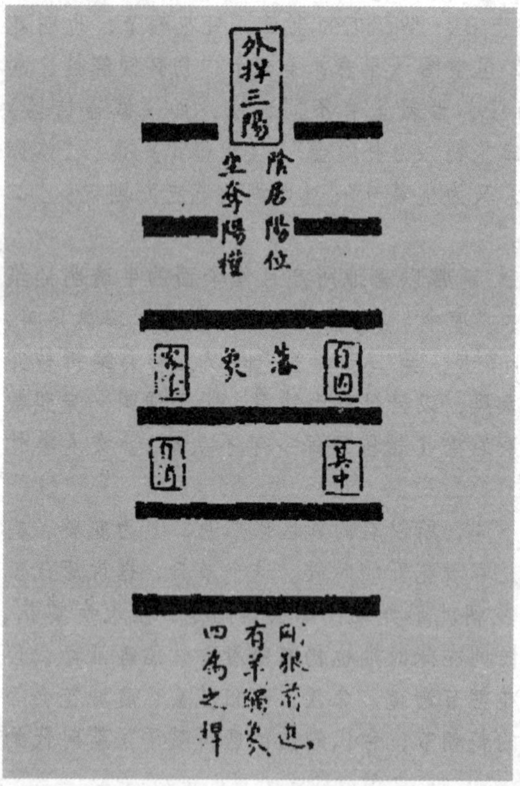

按八卦记时法，春分属六十四卦中的大壮卦。图为大壮羊藩图，选自宋·佚名《周易图》。

杜鹃花又叫映山红，在南方的一些山上，一到开春的时节，漫山遍野地开着红的、黄的杜鹃花。其中黄色杜鹃花中含有四环二苷类毒素，中毒后会引起呕吐、呼吸困难、四肢麻木等症状。夜来香夜间停止光合作用时，会排出大量废气，对人的健康极为不利，因而在晚上不应在夜来香花丛前久留。含羞草内含有含羞草碱，接触过多会引起眉毛稀疏，毛发变黄，严重的甚至会引起毛发脱落。郁金香的花中含有毒碱，人在这种花丛中待上两小时就会头昏脑涨，出现中毒症状，严重者可能导致毛发脱落。夹竹桃的茎、叶、花朵都有毒，它分泌出的乳白色汁液含有一种叫夹竹桃苷的有毒物质，误食会中毒。人体一旦接触到水仙花叶和花的汁液，可导致皮肤红肿；如果这种汁液不小心弄到眼睛里去，那么后果就更为严重。水仙花鳞茎内含有拉丁可毒素，误食后会引起呕吐。马蹄莲花有毒，内含大量草本钙结晶和生物碱，误食会引起昏眠等中毒症状。一品红全株有毒，一品红中的白色乳汁一旦接触皮肤，会使皮肤产生红肿等过敏症状，误食茎、叶有中毒死亡的危险。飞燕草整株有毒，其中以种子的毒性最大，主要含有生物碱，误食后会引起神经系统中毒，严重时可产生痉挛，甚至因呼吸衰竭而导致死亡。万年青花叶内含有草酸和天门科素，误食后会引起口腔、咽喉、食道、胃肠肿瘤，甚至伤害声带，使人变哑。虞美人整株有毒，尤其以果实的毒性最大，误食后会引起中枢神经系统中毒，严重的甚至可导致生命危险。仙人鳖类植物刺内含有毒汁，人体被刺后，易引起皮肤红肿疼痛、瘙痒等过敏症状。以上所述这些花草，我们在踏青游玩时，要特别注意，尽量不要在有毒的花草附近游玩，更不要将这些花草拿在手中玩耍，以免引起意外。

在此季节，暖湿气流活跃，冷空气活动也比较频繁，因此，阴雨天气较多。将居室安排得合适而有序，对身心的健康也很有益处。比如将客厅布置得温和舒畅，同室外的阴雨天气形成反差，又同风和日丽的天气相和谐；将卧室布置得温馨适意，室内的温度保持在14℃～16℃之间，会给人一种温柔静谧的感觉；将书房布置得明亮温和，空气清新，但又不能湿气太重；饭厅注重色彩搭配，会唤起人的食欲；将阳台布置成一个“小花园”，鲜花绚丽，清香四溢，空气清新，悦人心目。这种营造出来的小环境既可以助人解除疲劳，又能使人心安神怡。

由于此季节病菌活跃，是传染病多发时期。因此，为了保护我们的身体健康，注意环境卫生也是非常重要的。环境卫生不仅仅指室内卫生，也包括室外的卫生。不管是室内还是室外，一定要把不起眼的角落和阴暗死角的污垢清扫干净。可以经常喷洒一些杀虫剂、消毒水杀死病菌；家庭里保持干净和空气流通，餐具茶具天天洗，餐前最好是用开水将碗筷冲洗一下。厨房、卫生间的臭气要排除掉，减少空气污染。另外，调节好温湿度，室内摆放物品注意温湿度的调配。

此季节是一个使人情绪高涨的季节，人们都喜爱到户外去参加各种运动，只不过根据每个人的身体素质，应当有所选择地去活动。比如身体虚弱或患有慢性疾病的人，不易做剧烈地运动；老年人与小孩最好不要到人多的地方去活动，以免被传染上疾病。早晨晨练不易太早，应选在太阳刚出来的时候锻炼为宜；运动量不宜太大，应以刚出汗为度。避免不适当的运动而破坏人体内外环境的平衡，加速人体某些器官损伤和生理功能失调，进而引起疾病的发生，缩短人的生命。《素问·至真要大论》中说：“谨察阴阳所在而调之，以平为期。”便是说人体应该根据不同时期的阴阳状况，使“内在运动”也就是脏腑、气血、精气的生理运动，与“外在运动”即脑力、体力和体育运动和谐一致，保持“供销”关系的平衡。由于春分节气平分了昼夜、寒暑，人们在保健养生时也应注意保持人体的阴阳平衡状态。

由于在这个季节，人体血液也正处于旺盛时期，激素水平也处于相对高峰期，所以，易发常见的非感染性疾病如高血压、月经失调、痔疮及过敏性疾病等。对于这些非感染性疾病我们也应当给予高度的重视。正如《素问·骨空论》中所说：“调其阴阳，不足则补，有余则泻。”在情绪、运动及饮食上以“虚则补之，实则泻之”为原则，对身体阴阳的平衡进行调整，从而达到杜绝疾病，强身健体的目的。

运动保健

1. 春分二月中坐功

《遵生八笺》中原文如下：“运主少阴二气，时配手阳明大肠燥金。坐功：每日丑、寅时，伸手回头，左右挽引，各六七度，叩齿六六，吐纳，漱咽三三。治病：胸臆、肩背、经络虚劳邪毒，齿痛、颈肿、寒栗、热肿、耳聋、耳鸣、耳后肩肘臂外背痛、气满、皮肤彀彀然不坚而痛，搔痒。”

《春秋繁露·阴阳出入上下篇》上说：“春分者，阴阳相半也。故昼夜均而寒暑平。”春分日阳光直射赤道，昼夜几乎相等。谚云：“春分麦起身，一刻值千金。”进入春分时节，万物生长茂盛，机体的功能活动转向加强。本法以“春分”命名，正是顺应这一特点而制定的气功锻炼方法，适宜于春分时节锻炼，可于春分时开始，终至清明为止。春季在气候变化上以风气变化较大，在人体中以肝气变化较为突出，肝病较多见。文中所列本法主治病症虽较复杂，但不外乎肝经郁势，风邪侵入。肝与肾同居下焦，肝肾同源，肝病及肾，有耳聋、耳鸣等症。采用本功法锻炼，有利于对这些病症的防治。

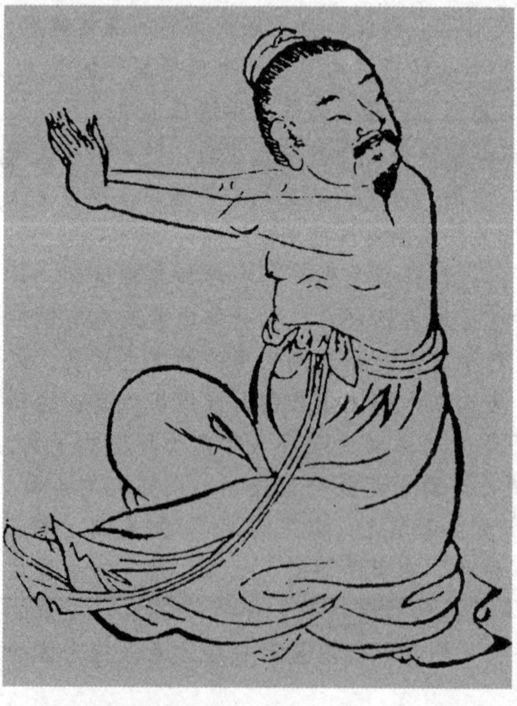

明代高濂《遵生八笺》陈希夷导引坐功图中的春分二月中坐功图。

具体方法：每日一点至五点时，盘腿静坐，运气调息，双手握拳头颈肩肘向后活动，用力做五六次，牙齿叩动三十六次，深呼吸，津液入丹田九次，可治：腰肩酸麻、肺胃邪毒积蕴、眼珠发黄口发干，流鼻血，喉部痛，面部浮肿，嗓音哑，头闷，牙龈肿痛，目迷鼻塞及皮肤疙疮等症。

2. 头部点按功

适应病症：头痛、头晕、偏头痛。

具体方法：自然站立，双脚分开与肩同宽，双臂自然下垂，掌心朝内侧，中指指尖紧贴风市穴，拔顶，舌抵上腭，提肛，净除心中杂念。全身放松，用左手大拇指点按左风池，由下往右前上方点按，按时两眼轻闭，点按1~2分钟。然后再用右手大拇指点按右风池，由下往左前上方点按，点按1~2分钟。然后两手食指伸直，指尖朝下，其余四指向手心回曲，两食指由前颌向头两侧掠按，至太阳穴处，正转6圈反转6圈为1次，共做6次。

3. 胸部导引功

适应病症：治胸闷。

具体方法：自然站立，双脚分开与肩同宽，双臂自然下垂，掌心朝内侧，中指指尖紧贴风市穴，拔顶，舌抵上腭，提肛，净除心中杂念。全身放松，两眼轻轻闭起来，膝盖微屈，安静地站立5分钟左右，然后意念想由两乳两条腺往下沉流，到肚脐为止，连续想5分钟。

4. 意念场疗功

适应病症：胆囊炎症。

具体方法：双腿并拢站立，双臂自然垂下，两掌心贴近股骨外侧，中指指尖紧贴风市穴；拔顶，舌抵上腭，去除心中杂念。两掌心相搓2分钟。两掌心照患处，距离身体约10厘米，每次照10~20分钟，默念消炎止痛，胆囊畅通。

5. 循环归一功

适应病症：此功可调节人体阴阳平衡，十二经络气血畅通，代谢旺盛，百病不生。

具体方法：自然站立，双脚分开与肩同宽，双臂自然下垂，掌心朝内侧，中指指尖紧贴风市穴，拔顶，舌抵上腭，提肛，净除心中杂念。全身自然放松，两眼轻轻闭起来，左右手并拢合掌当胸。意念先集中于丹田，然后想膻中穴，左肩井，左曲池，左手外劳宫，左手中指尖，左手内劳宫，过渡到右手内劳宫，右手中指尖，右手外劳宫，右曲池，右肩井，膻中穴，中丹田，调动阴经、阳经十二经络。反复做三次，建立条件反射，沟通经络，重整气息，培养真元。

饮食养生

在此节气的饮食调养，应当根据自己的实际情况选择能够保持机体功能协调平衡的膳食，禁忌偏热、偏寒、偏升、偏降的饮食误区，如在烹调鱼、虾、蟹等寒性食物时，其原则必佐以葱、姜、酒、醋类温性调料，以防止本菜肴性寒偏凉，食后有损脾胃而引起脘腹不舒之弊；又如在食用韭菜、大蒜、木瓜等助阳类菜肴时常配以蛋类滋阴之品，以达到阴阳互补之目的。在情绪上要保持轻松愉快，乐观向上的精神状态。在起居方面要坚持适当锻炼、定时睡眠，有目的地进行调养，方可达到养生的最佳效果。

食疗方

△酥炸月季花

【用料】鲜月季花瓣100克，面粉400克，鸡蛋3个，牛奶200克，白糖100克，精盐一撮，色拉油50克，发酵粉适量。

【做法】将鸡蛋清、蛋黄中加入糖、牛奶，搅匀后抖入面粉、油、盐及发酵粉，轻搅成面浆；蛋白用筷子搅打至起泡后兑入面浆。花瓣加糖渍半小时，和入面浆。汤勺舀面浆于五成热的油中炸酥。可做早、晚餐或点心食用。

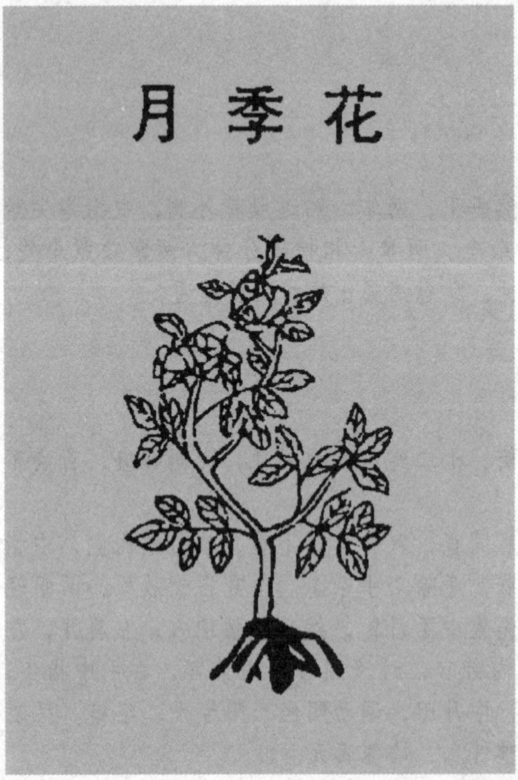

月季花图，选自《本草纲目》。

【功效】此方具有疏肝解郁、活血调经之功效，适用于血淤之经期延长。月季花有活血调经之功效，可治肝郁不舒，淤血阻滞所致的月经不调、胸腹胀痛、烦闷呕恶等症。

△白菜绿豆芽饮

【用料】白菜根茎头1个，绿豆芽30克。

【做法】白菜根茎头洗净、切片；绿豆芽洗净；一同放入锅中，加水适量。将锅置武火上烧沸，用文火烧煎煮15分钟，滤去渣，稍晾凉，装入罐中即成。

【功效】此饮早晚分服，具有清热解毒、利湿的功效。适用于带状疱疹、发热发痒较甚，或伴发热、头痛、全身不适等症。

△百合杏仁粥

【用料】鲜百合50克（干品30克），杏仁10克，粳米50克，白糖适量。

【做法】①将百合去皮，杏仁去尖，将粳米淘净，一同放锅中。②加水适量，以武火烧沸，再以文火熬煮至熟，加入白糖搅匀。

【功效】此粥早餐食用，可具有养阴润肺，止咳安神之功效。适用于大叶肺炎后期，干咳无痰、虚烦少眠、口舌干燥等症。

△首乌红枣鸡蛋汤

【用料】何首乌24克，红枣12个，鸡蛋2个。

【做法】①将首乌、红枣（去核）洗净。鸡蛋煮熟，去壳。②把全部用料一齐放入锅内，加清水适量，文火煮30分钟，调味即可。随量饮用，亦可调入蜜糖服用。具有补养肝血之功效。

△白烧鳝鱼

【用料】鳝鱼500克，黄酒、葱白、生姜、食盐、胡椒粉、植物油各适量。

【做法】鳝鱼去骨及内脏，洗净切成寸段备用，锅内到入植物油，烧至七成热时，放入鳝鱼、葱、姜，略炒后加入黄酒、食盐、少量清水，小火烧至熟透撒入胡椒粉即成。

【功效】此方具有补虚损，止便血之功效。对于产后虚羸、痔疮出血、下痢脓血，脏腑耗损等症疗效甚好（无论用何种方法烹饪鳝鱼，都不可忘记佐以胡椒）。

△大蒜烧茄子

【用料】大蒜25克，茄子500克，葱、姜、淀粉、酱油、白糖、食盐、味精、植物油、清汤各适量。

【做法】茄子去蒂洗净，剖成两瓣，在每瓣的表面上花成十字花刀，切成长4厘米、宽2厘米的长方形块（不要切断）。葱、姜洗净切碎，大蒜洗净切成两瓣备用。炒锅置大火上烧热，倒入植物油待七成热时，将茄子逐个放入锅内翻炒见黄色时，再下入姜末、酱油、食盐、蒜瓣及清汤，烧沸后，用文火闷10分钟，翻匀，撒入葱花，再用白糖、淀粉加水调成芡，收汁和匀，加入味精起锅即成。

【功效】此方具有凉血止血、消肿定痛之功效。适用于便血、高血压、动脉硬化、紫斑等病症。本方取其茄子甘寒之特性，清血热、散淤中肿、利水湿、止疼痛，佐以辛温之大蒜，可暖脾胃、行气滞、消征瘕、解邪毒。茄子中所富含的维生素D，能增强血管弹性，防止小血管出血。

药疗养生

防春瘟

春瘟是现代医学所说的发生在春天的多种流行性急性传染病的总称。如流行性脑膜炎、流行性感冒、痄腮、风疹、麻疹、百日咳、流行性腮腺炎等。专家主张以非药物性的食物预防“春瘟”为好。现介绍几种非药物性食疗如下：

△葱豉汤：葱白3株、豆豉10克，加两杯冷水用小火煎煮，煎至一杯水时止火，待稍凉后一次饮用。

△参苏饮：人参、葛根、苏叶、前胡、云苓、姜半夏各15～20克，陈皮、桔梗、枳壳、木香、甘草各10～15克。加生姜3片、大枣3枚制成散剂、颗粒剂或丸剂，冲服、口服或稍煎沸后服均可。

△荠菜代茶：取荠菜带根30克，每日5～6次，加水煮代茶饮，4～5天为一疗程，间隔几天再服一个疗程，可预防麻疹和“流脑”。

△萝卜葱白饮：取鲜萝卜切片加葱白煮水代茶，早晚各一次，连服4～5天为一疗程。若用生萝卜汁加糖，每日早中晚各一匙，预防流行性感冒、百日咳效果更佳。

△鲜荸荠：荸荠15个削皮，用石膏15～30克煮水加入白糖每日1～2次，连服3～4天，对于预防流行性脑膜炎效果好，脾虚体弱者不宜久服。

△绿豆60克，白菜心3个，将绿豆煮烂，再加入白菜心煮至熟吃，每日一剂，分2次吃，连服4天，可预防流行性腮腺炎。

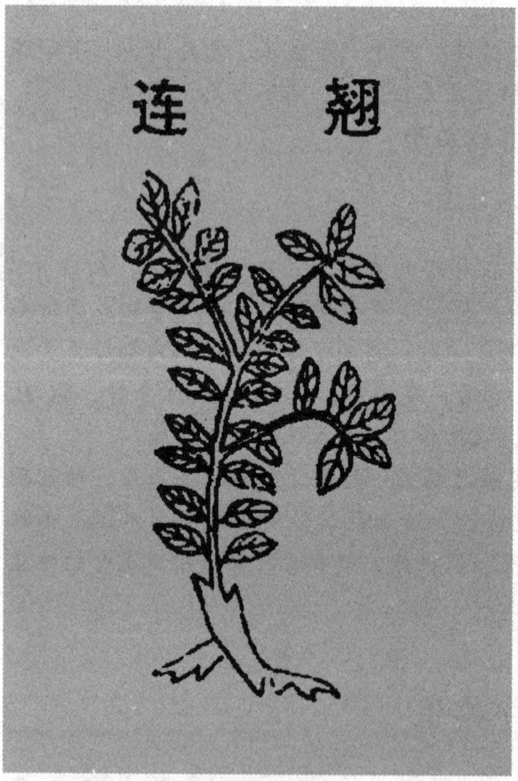

连翘图，选自《本草纲目》。连翘与银花、六一散、车前子、紫花地丁等合用，具有治疗小儿水痘的功效。

△野菊花、金银花各6～10克，加水煎，流行季节以此代茶，连服一星期，对流行性感冒、流行性腮腺炎有一定预防效果。

外感风热

【症状】发热恶风，或微恶寒，头痛，鼻塞流浊涕，咳嗽痰黄，口干渴，咽喉红肿疼痛，舌边尖红，苔薄黄，脉浮数。

【方药】银翘散。银花、连翘、桔梗、薄荷、竹叶、生甘草、芥穗、淡豆豉、牛蒡子、鲜芦根。

【加减】鼻塞头痛明显，加苍耳子、辛夷、白芷；咽痛较重，加元参、马勃、板蓝根；口渴甚，加天花粉；热甚，加黄芩。

【食法】水煎服。一日2次。

小儿水痘验方

(1) **【组成】**苇根9克，桑叶5克，蝉蜕3克，薄荷1克，淡豆豉5克，山栀衣2克，金银花6克，连翘6克，紫地丁6克。

【食法】水煎服。3 岁左右儿童用量。

【主治】水痘。症见水痘初起，发热，微痒。

【加减】若水痘浑浊，周围紫红，可酌加板蓝根、蒲公英、生地等凉血解毒药。

(2)【组成】银花 6 ~ 10 克，连翘 6 ~ 10 克，六一散（包）6 ~ 10 克，车前子 6 ~ 10 克，紫花地丁 10 ~ 15 克，黄花地丁 10 ~ 15 克。

【食法】以上药水煎 50 ~ 100 毫升，分 2 ~ 3 次服，也可煎后外洗患部。

【主治】小儿水痘，症见痘渗发于躯干、头面、四肢、掌足心、口腔和眼结膜，发热，伴咳嗽、流涕，咽部充血，腹泻，口腔溃疡，舌淡红苔薄或见白腻苔、舌红苔薄黄或苔黄腻黄燥而厚，见浮脉、浮数脉、洪数脉。

【加减】瘙痒加蝉衣；发热无汗加荆芥、薄荷；烦热口渴加石膏，知母；痘疹根晕大而色赤加赤芍、丹皮；疹色深红加紫草；口舌生疮加黄连，生甘草；大便干结，舌红苔黄燥而厚加生军或熟军；舌红津少加生地、麦冬。

(3)【组成】蒲公英 6 克，银花 10 克，紫地丁 6 克，连翘 10 克，黄芩 5 克，芦根 10 克，炒栀衣 3 克，薄荷 2.4 克，蝉蜕 3 克，木通 3 克，滑石 10 克，甘草 3 克。

【主治】水痘出痘期。

房事养生

以色列医生内森·罗德沙恩斯基认为，一年四季的变化对人类受孕、怀孕和生育有着明显的影响，通过研究发现春天是人类最佳的受孕季节。罗德沙恩斯基等科学家对 650 位试验人工授精的妇女进行了 4 年的跟踪调查。通过调查发现，接受日照时间长短对受孕的成功比率以及胚胎的健康有直接关系。

罗德沙恩斯基医生指出，从季节方面比较，春天受孕成功的比率最高，其次是夏天和冬天，秋天最低。其原因是春天正是白天明显变长、阳光充足的季节，也是气候温暖的季节，便于男女性事。

此节气春和景明，各种花卉已开放，大地上的一片生机，往往会勃发人的性欲。对于想生育的夫妇，此时不失为最好的时机。

《养生延命录》中说："人生俱舍五常，形去复同，而有尊卑贵贱者，皆由父母合八星阴阳，阴阳不得其时中也。不合宿，或得其时人中上也。不合宿，不得其时，则为凡夫矣。合宿交会者，非生子富贵，亦利己身，大吉之兆（八星者，室、参、井、鬼、柳、张、心、斗，在此星可以合阴阳，求子）。月二日、三日、五日、九日、二十日，此是王相生气日，交会各五倍，血气不伤，令人无病。仍以王相日，半夜后，鸡鸣前，徐徐弄玉泉，饮玉浆戏之。若合用春甲寅、乙卯、夏丙午、丁未，秋庚申、辛酉，冬壬子，癸亥，与上件月宿日合者，尤益佳。若欲求子，待女人月经绝后一日、三日、五日择中王相日，以气生时，夜半之后乃施精有子皆男，必有寿贤明。其王相日，谓春甲乙，夏丙丁，秋庚辛，冬壬癸。凡养生，要在于受精。若能一月再施精，一岁二十四气施精，皆得寿百二十岁。若加药饵，则可长生，所患人年少时不知道，知道亦不能信行，至老乃始知道，便以晚矣，病难养也。虽晚而能自保，犹得延年益寿若少壮而能行道者，仙可冀矣。”

由此可以看出，古人认为，在欲得子的情况下，应选择良辰吉日，这样不但对夫妇双方有好处，对将来的孩子也有益处。古人的这些看法，不一定有科学道理。但是，现在欲得子女的夫妇应该做到，在双方身体处于最佳状态中交合，也就是情绪处于最佳状态，不动烟酒，不动药物。这样做会有好处，一般来说会使将来的孩子身体健康，聪明伶俐。

六、清明养生

民间风俗

清明时节斗指丁，太阳黄经为15度，时值公历4月5日前后。“清明”含义是气候温和、草木萌发、杏桃开花，处处给人以清新明朗的感觉。清明三候为：“一候桐始华；二候田鼠化为鹌；三候虹始见。”意即在这个时节先是白桐花开放，接着喜阴的田鼠不见了，全回到了地下的洞中，然后是雨后的天空可以见到彩虹了。在农业生产中，清明作为重要的节气，更有“清明谷雨两相连，浸种耕田莫拖延”“清明前后种瓜点豆”的说法；在城市里也有“植树造林、莫过清明”之说。由此可见，不论在农村还是在城市，清明都是一个让人们值得重视的日子。

自宋代以来，清明成为人们祭祖扫墓的日子。宋代高菊涧的《清明》诗云：“南北山头多墓田，清明祭扫各纷然。纸灰飞作白蝴蝶，血泪染成红杜鹃。日暮狐狸眠冢上，夜归儿女笑灯前，人生有酒须当醉，一滴何曾到九泉。”各地清明虽都有祭祖之习俗，但其祭祖的方式各不相同。北方地区常有“清明不戴柳，红颜成皓首”“清明不戴柳，死后变猪狗”的说法，而且从人们把清明称为“鬼节”的意义上看，插柳、戴柳似有驱邪避煞、消灾解祸的作用。

清明扫墓，是中华民族崇本尊亲、“慎终追远”之孝道的具体表现，已成了相沿已久的习俗。然而，各地的清明也有其不同之处。老北京人特别重视清明节，多在清明扫墓，但祭扫仪式并不在清明当天，而是在临近清明的“单”日举行。据说，只有僧人才在清明当天祭扫坟茔。清代《帝京岁时记胜》记载：“清明扫墓，倾城男女纷出四郊，担酌挈盒，轮撵相望。”扫墓时，除了坟前陈列酒食叩头祭扫外，还需树纸幡、培新土、烧纸钱。

浙南有一个地方，清明那天亲朋聚集，家家户户都置办酒席，供客人饮用。不论是否认识，都可以随意入席，一律受到主人的款待。

杭州的清明，据明田汝成《西湖游览志余》记载：“是日，倾城上冢，南北两山之间，车马云集，樽酒担食，山家村店，享浚遨游，或张幕籍草，并舫随波，日暮忘返。”这里描写的既是上坟又是春游。

从前人们在上坟的日子，即使遇到大雨，也从不推迟。在祭扫时，铲除杂草，整理墓碑，添加新土，插上纸幡，供奉佳肴，燃香奠酒，然后从长辈到晚辈按次序跪拜。祭后，有的围坐聚餐饮酒，有的则放起风筝，甚至互相比赛，进行娱乐活动。妇女或者小孩们还要就近折些柳枝，将撤下的蒸食供品用柳条穿起来。

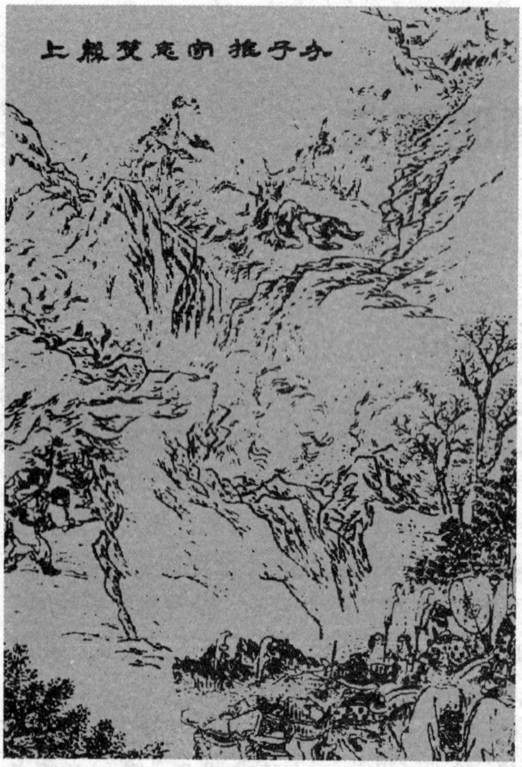

《东周列国志》版画之介子推守志焚绵上图，讲的是晋公子重耳归国当上晋国国君（晋文公）后，当初跟他共同逃难的介子推拒不受禄，与母亲归隐于绵山，重耳为使介子推出山，乃放火烧山，结果介子推母子丧生于火海之事。后人为了纪念介子推，把这一天定为“寒食节”，即清明节。

民间还把清明称为“寒食节”。据说这一风俗是为了纪念春秋时期晋文公的贤臣介子推。晋文公在外流亡了十九年，在秦穆公的帮助下回国当了国君，他犒赏了当初伴随他流亡的功臣，唯独漏掉了介子推。介子推非常鄙视那种争功讨赏的人，他和母亲一起到绵山隐居。

晋文公想起自己忘记了奖赏这个贤臣，便亲自去请，介子推背着母亲躲进了绵山。晋文公知道他是个孝子，心想如果放火烧山，他定会背着母亲出来。于是下令火烧绵山，烧了三天三夜，但仍不见其出来，火熄后，只见介子推背着老母靠着一棵烧焦的大柳树根死去了。晋文公把他们母子安葬在绵山，并改绵山为介山，立庙纪念，下令每年从介子推烧死的这天开始的一个月内，全国禁止烟火，家家吃冷食，所以叫寒食节，又叫禁烟节，后来日期由原来的一个月变为十天，最后又变为清明前后的三天内，现在一般将清明这天称作寒食节。

清明这天还有摘采新柳，制成柳圈，戴在头上的习俗。民谚云：“清明不戴柳，生来变黄狗。”其实，清明戴柳的风俗起源很早，正如清人富察敦荣的《燕京岁时记》所云：“至清明戴柳者，乃唐高宗三月三日被拨契于渭阳，赐群臣柳圈各一，谓戴之可免趸毒。今盖师其遗意也。”

关于清明插柳的这一习俗，大约起于“青盲日”禁忌——如《临晋县志》记：“清明是日，妇女不作生活，曰‘青盲日’。”就是说，这天是妇女们的休假日，请放下手里的活儿；若不然，于视力会大有不利的。对于致盲的禁忌，生发了明目的联想，且并不全以插柳为媒介。清嘉庆十六年《西安县志》说，清明“折柳枝插门或簪之，食青豆令人眼明”；清嘉庆十年《长兴县志》，清明食螺，谓之“挑青”，可明目；此外，还说清明日采新茶能明目。

清明门插柳，又有迎接春燕之意。燕是候鸟，春归北方。所以，迎燕说只见于北方。河北的《乐亭县志》“插柳枝于户，以迎元鸟”，《滦州志》“以面为燕，著于柳枝插户，以迎元鸟”。元鸟就是燕子。对于北方来说，燕归来永远是一件有意义的事。值得说明的是，山西人这天用面做成燕子穿在柳条上，插于门户，称为“子推燕”。

柳枝辟邪是古老的说法。贾思勰《齐民要术》说：“正月巳，取柳枝着门户上，百鬼不入家。”清乾隆年间《曲阜县志》也说：“把清明，插柳于门外，辟不祥。”而清嘉庆年间刻本《峨眉县志》则记：清明时妇女贴胜于鬓，名“柳叶符”。浙江《临海县志》：清明插柳于门，或簪之，谓之驱“香几娘”，盖指螯虫云。同辟邪相近者，是避蛇虫之说。如河北《怀来县志》：“折柳枝插门，谓可避蛇虫。”

而关于清明插柳的传说中，则又是另一番意思了。相传古时候，那些财主老爷们过着花天酒地的生活，粮食吃不了，霉烂了，就倒在河里。而穷人们连肚皮都填不饱，忍饥挨饿，四处逃荒讨饭。这天，土地神到人间巡查，看见河里有许多倒掉的霉烂五谷，于是上天禀报说：“土地长出的五谷都被人给糟蹋了。”玉皇大帝闻奏，立即令火光菩萨到人间去降天火。这天正是清明节，火光菩萨带着火龙火柱，脚踏白云来到人间，只见三五成群的人出去讨饭。火光菩萨想：既然把粮食倒在河里，为什么这些人又没有吃的呢？先看看再说。于是他就变成个讨饭的叫花子，来到一家穷人门前。那穷人见他可怜，将端到自己嘴边的一碗野菜给他吃。火光菩萨才知道把五谷倒在河里的是财主们。便叫这家穷人转告其他贫寒人家：这一天都在门前插上柳条。这天晚上，财主们的房屋突然都燃起了熊熊大火，而穷人家插了柳条，都平安无事。后来，人们为了防火避灾，每年清明节这一天，就在门前插上青青的柳条了。

我国南方清明节必食清明团子。清明团子，也称清明果，用糯米粉和青蒿草混合揉成，团子呈深绿色。清明果有糖馅，也有用豆腐干炒雪里蕻和春笋、胡葱等为馅的。又有不用馅而将青粉制成狗形的，谓之“清明狗儿”，或放于灶山，或藏于食橱，或用小篮悬挂，任其干燥，至立夏日，才用荠菜花煮熟给小儿吃，据说可以不疰夏。做香粉的青蒿，则是一种芳香植物，性凉，有消暑、散热、解毒的作用。其所以做成狗形，是因为俗说“三日猫、四日狗”，猫狗不生病，取其“健而贱”的意思。

此外，荡秋千、蹴鞠（鞠是一种皮球，球皮是用皮革做成，球内用毛塞紧。蹴鞠，就是用足去踢球。这是世界上最早的足球运动，正因为如此，足球现已被公认是起源于中国）、踏青（又叫春游、古称探春、寻春；取义人如花草一样青翠）、植树、放风筝、扫墓都是清明时节的风俗活动。

共和国建立后，机关、团体、学校多在清明日组织祭扫烈士陵墓，缅怀革命先烈，已成为一种新的风尚。

生活起居

清明是一个重要的节气，此节气的养生对身体健康有着重要的意义。此时的天气，除交节的几天有可能出现倒春寒的情况，基本上不会再有寒流出现了。只不过多雨也是这一季节的特点，所以说气温会随着降雨而降低，雨过天晴后，气温的大趋势是在不断升高。在八卦中，此时为卦，卦象中五阳一阴，可见阳气已十分充足。有道是否极泰来，物极必反，所以在此节气中不可对肝脏进补。古人所谓“食酸咸甜苦，即不得过分食。春不食肝，夏不食心，秋不食肺，冬不食肾，四季不食脾，如能不食，此五脏万顺天理。”即是在告诫人们，养生中对五脏的食物进补要适中，不可过度。其中所说的“四季不食脾”，指的便是农历一年中的三月、六月、九月及十二月四个季月，不应吃脾，或对脾进行过度的进补，这只是大致的说法。精确地说，每个季月的最后十八天，才是脾旺的时节，所以说清明节气中尽管处于三月，但肝脏在此时仍处于极其旺盛的状态中，所以避免补肝过度才是此节气养生的重点。

肝属木，木生火，火为心，所以在此节气中心脏会过于旺盛，所以这一段时间也是高血压的易发期，对此要予以高度的重视。高血压是指体循环内动脉压持续增高而言，并可伤及血管、脑、心、肾等器官的一种常见的临床综合征。该病的发病率是随着年龄的增长而增加的。高血压患者冠心病和急性心肌梗死的发病率也较正常血压者高出3~5倍。中医对本病的辨证要点，除观察血压变化外，还要对病人眩晕、头痛等全身症状进行分析。常见类型有：阴虚阳亢（头痛头晕，耳鸣眼花，失眠多梦，腰膝酸软，面颊潮红，四肢麻木）；肝肾阴虚（头晕眼花，目涩目干，耳鸣耳聋，腰酸腿软，足跟疼痛）；阴阳两虚（头目昏花，行走如坐舟船，面白少华，间有烘热，心悸气短，腰膝酸软，夜尿频多，或伴有水肿）。患有高血压的人在进行养生时，应针对阴阳失调，本虚标实的病理，以调和阴阳，扶助正气为宗旨，采用综合调养的方法，重视情绪调适。因为本病与情志因素关系密切，在情志不遂，喜怒太过之时，常常影响肝木之疏泄、肾水之涵养。

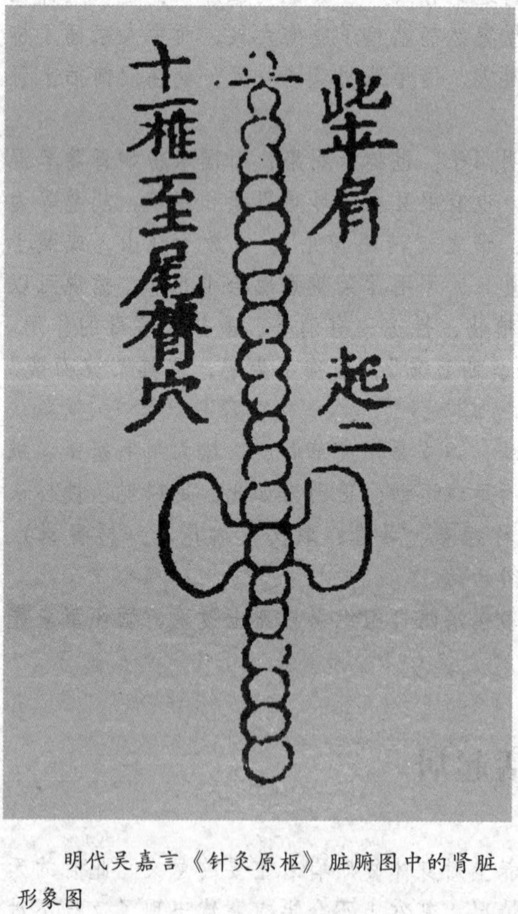

明代吴嘉言《针灸原枢》脏腑图中的肾脏形象图

现代医学研究亦表明，外界的不良刺激，长时间的精神紧张、焦虑和烦躁等情绪波动，都可导致和加重高血压病的症状。因此，在调整过程中的情绪方面，应当减轻和消除异常情绪反应，移情易性，保持心情舒畅。如选择动作柔和、动中有静的太极拳作为首选锻炼方式；避免参加带有竞赛性的活动，以免情绪激动；避免做负重性活动，以免引起屏气，而引起血压升高等。

其次，旺木伤金，金为肺，所以这一节气中对呼吸系统疾病也要予以高度的重视才行。此时春暖花开，人们脱去厚厚的冬装备感清爽。可令人烦心的是，过敏症也悄悄地随之而来，令人起居不宁。在此提醒有过敏症的朋友特别注意加强“保护”，让过敏症远离你。在自然界，花粉是一类主要的致敏原，每当春暖花开之季，容易引起花粉过敏的多为种子树，以构树、蓖麻、地肤、法国梧桐居多，这些植物花粉量大体积小，空气中含量高，在风起的日子更容易传播，所以春天郊游时出现花粉过敏者更多。花粉中含有的油质和多糖物质被人呼入后，可被鼻腔黏膜的分泌物消化，随后释放出十多种抗体，如果这种抗体和入侵的花相遇，并大量积蓄，就会引起过敏。过敏症状以流稀涕、鼻塞、打喷嚏、流眼泪为主，同时眼、鼻、耳多处发痒。且发病时痛苦，若进一步可诱发肺炎，不但影响正常的工作和休息，而且严重的会有生命危险。

中医认为，肝是刚脏，易于横逆侵犯他脏；肺是娇脏，易受他脏侵犯。所以这一节气中，一定要注意肝和肺的保养。春天本来就是瘟疫易发期，可以说年年都会有传染性疾病的发生，只不过侵害程度不同而已，比如感冒，可以说人们每天都在受着感冒病毒的传染，世上每天都会有很多人患有感冒，只是由于死亡率低，所以人们便不那么重视。一旦肝炎、霍乱及“非典”、禽流感等出现，人们才感到恐怖起来。事实上，根本不用太恐慌，而应该保持一种正确的心态，对抵抗疾病反而有利。因为“春瘟”并不是今天才有的，而是自古以来就存在的。古人的养生之道在于顺应四时使身体的精、气、神充盈，认为这样便可抵御各种疾病的侵害。而现在社会中，却有很多病症易发生在青壮年身上，如结核病、风疹、麻疹、肾衰竭、糖尿病、花粉过敏及“非典”、禽流感等，这是为什么呢？其实很简单，因为现在的青壮年并不“年轻”也不“强壮”，身体是极其虚弱的。现在的年轻人不注重养生学，他们的生活不是工作压力大，劳动强度大，便是生活起居不节制、没有规律。现在的轻年也不注重锻炼身体，我们看见晨练中，大部分都是中老年人，却几乎看不到年轻人。这样一来，青年身体机能过早衰退，只留下一个青春的空壳，而其真实的体质却早已衰老了。这样的“青春”当然不堪疾病一击了。所以说加强锻炼，增强身体素质，提高机体免疫能力对疾病的预防有着重要的意义。

所以此节气中尽管“春瘟”流行，但也不可闭门不出，更不可在家中坐卧太久。因为我国中医认为“久视伤血，久卧伤气，久立伤骨，久行伤筋，久坐伤肉。”应当保持乐观的心情，经常出去到树林河边散步，多呼吸新鲜的空气，并进行一些适当的体育运动。保持充足的睡眠，早睡早起。身体要注意经常清洁，尤其是手要勤洗，脸要勤洗。不可做体力过重的劳作，也不可思虑太多，因为身心负荷过重会损伤肺。《少有经》上说：“少思、少念、少欲、少事、少语、少笑、少愁、少乐、少喜、少怒、少好、少恶，行此十二少，养生之都契也。多思则神殆，多念则志散，多欲则损志，多事则形疲，多语则气争，多笑则伤脏，多愁则心慑，多乐则意溢，多喜则忘错乱，多怒则百脉不定，多好则专迷不治，多恶则憔煎无欢，此十二多不除，丧生之本也。无多者，几乎真人。大计奢懒者寿，悭勤者夭，放散劬吝之异也。田夫寿，膏粱夭，嗜欲少多之验也。处士少疾，游子多患，事务繁简之殊也。故俗人竞利，道士罕营。”这可以说是养生的至理名言，而对于此一节气尤为重要。文中说“一般来说对钱物大度而适当劳动的人长寿。吝啬钱财、过度劳苦的人短命。这是因为胸怀宽阔，安逸得当与劳苦俭吝不同的结果。种田的农夫长寿，常吃美味佳肴的人短命，这就是嗜好与欲望对人寿命的影响。有居所的人得病的少，到处流浪的人易得病，这是事务繁忙与轻闲造成的区别。所以世俗的人追求名利，修道的人却从来不谋取什么”。这是对人之所以长寿的高度概括，只不过在现今社会，要做到这些是很难的。因为竞争激烈，生存困难，不费一番脑筋，不经一番奋斗，是很难生存下去的。但是要想健康长寿，就不能过于劳作、辛苦，这里面应把握适当的工作尺度。

青少年在春季长得最快。所以加强营养很重要。奶类、蛋类、豆类以及各种新鲜蔬菜、水果、芝麻、枣类、玉米、花生等都要吃，力求品种多样，不能偏食，让孩子有好胃口。俄罗斯专家观察，坚持吃野菜的孩子较不吃者平均高出5~10厘米之多。科学证明，孩子熟睡时比清醒时生长速度要快3倍。这是因为睡眠时脑垂体分泌的生长激素要比清醒时多。因此，专家建议，7~12岁的孩子每天至少睡11~12小时，7岁内的孩子则应在12小时以上。青少年还要注意经常进行合理的户外活动。户外活动增加了孩子接受日光照射的时间，同时通过跑、跳等运动对身体进行机械刺激，进而加快生长。

这个节气中还要注意不要感冒，衣着要适当，居室装饰避免有毒材料，经常通风换气。外出旅游时，尽量不到野花丛生的地方，同时应准备一个口罩，以备不时之需。

运动保健

1. 清明三月节坐功

《国语》说：“清明风属巽，即阳气上升，万物至此，齐而巽。”清明，天气晴朗明净，草木葱茏，是万物欣欣向荣、奋发向上的时节。本法以“清明”命名，正是顺应这一时令特点而制定的气功锻炼方法，适宜于清明时节锻炼，可于清明时开始，练至谷雨为止。清明时节人体疾病在经络方面的表现多在手太阳小肠经。手太阳小肠经起于小指外侧端，沿手背、上肢外侧后缘，过肘，上行绕肩胛，交肩上，前行入缺盆，络心，沿食道下膈至胃，下行，属小肠。其支脉从缺盆沿颈上颊，到目外眦，转入耳中；另有支脉从颊分出，经眼眶下缘，至目内眦，交于足太阳膀胱经。其主要病症表现为耳聋、目黄、咽痛，下颌及颈部肿痛以至头不能转动，肩臂及上肢伸侧后缘疼痛等。文中所述本功法主治病症即属此类，坚持采用本功法锻炼，有较好的作用。

《遵生八笺》中原文如下："运主少阴二气。时配手太阳小肠寒水。坐功：每日丑、寅时，正坐定，换手，左右如引硬弓，各七八度，叩齿，纳清吐浊，咽液各三。治病：腰肾肠胃虚邪积滞，耳前势，苦寒，耳聋，嗌痛，颈痛不可回顾，肩拔，折，腰软，及肘臂诸病。"

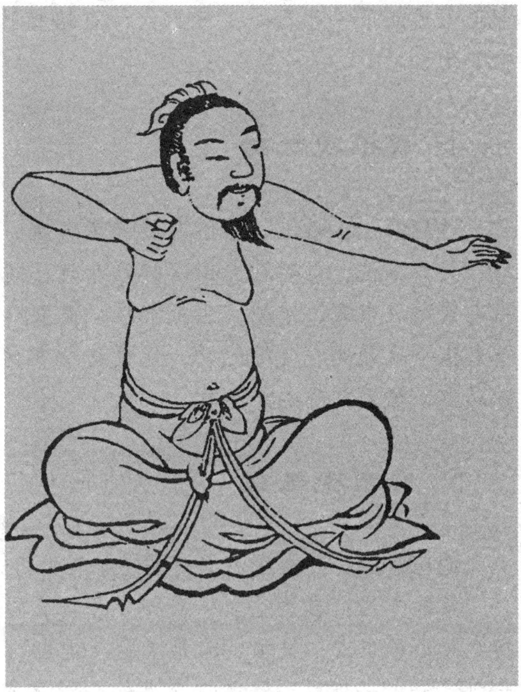

明代高濂《遵生八笺》陈希夷导引坐功图中的清明三月节坐功图

具体方法：每日一点至五点时，盘腿静坐，运气调息，先左手朝左侧平伸如开弓状，右手弯曲平胸并用力向右后方向牵拉如开弓状，两手指各起剑诀（中指、食指平行伸直，大拇指扣于向掌心弯曲的小指、无名指指甲端），头眼同时朝左转动并吸气；继之复原如预备坐式。随后，右手朝右平伸如开弓状向右前伸出，左手如拉弓状，向左后拉并呼气，双手指仍起剑诀，头眼同时向右转动。如此交替反复练功七八次，然后牙齿叩动36次，调息吐纳，津液咽入丹田9次。可治：腰肾肠胃虚邪积滞，畏寒耳聋，咽喉肿痛，颈椎麻木，肩痛臂折、腰、臂等杂症。对于高血压等病引起的头昏、目眩、胸肋胀满等症状亦有很好的疗效。

2. 劳宫观想功

适应病症：心脏疾病、头痛等症。

具体方法：自然站立，双脚分开与肩同宽，双臂自然下垂，掌心朝内侧，中指指尖紧贴风市穴，拔顶，舌抵上腭，提肛，净除心中杂念。全身放松，意念观想两手心劳宫穴，长时间观想劳宫，可改善上肢躯干的生理机制，促进手指的各种共能，手指上有很多经络，手三阴、手三阳都通过手指，常言十指连心，故它对心脏疾病、头痛等症有一定的治疗作用。

3. 气海观想功

适应病症：大肠、小肠、膀胱等部位病症。

具体方法：自然站立，双脚分开与肩同宽，双臂自然下垂，掌心朝内侧，中指指尖紧贴风市穴，拔顶，舌抵上腭，提肛，净除心中杂念，全身放松，意念观想腹部正中线脐下一寸五处，气海穴，可培植达任脉。每次观想20分钟，每日观想早晚2次。

4. 脊椎观想功

适应病症：心脏、肺脏及腰背诸病症。

具体方法：自然站立，双脚分开与肩同宽，双臂自然下垂，掌心朝内侧，中指指尖紧贴风市穴，拔顶，舌抵上腭，提肛，净除心中杂念。全身放松，意念观想后脊大椎下夹脊处。久练此功，能促进脊神经功能，疏通督脉，每次练功观想20分钟以上，每天早晚各练1次。

5. 涌泉观想功

适应病症：高血压、肾虚等症。

具体方法：自然站立，双脚分开与肩同宽，双臂自然下垂，掌心朝内侧，中指指尖紧贴风市穴，拔顶，舌抵上腭，提肛，净除心中杂念。全身放松，意念观想足底前三分之一与后三分之二交点处，涌泉穴，久守此穴可使人进入松弛反映状态，可排除体内病气，增强气血的上下通畅。

6. 闭气导引功

适应病症：咳嗽、气上逆。

具体方法：自然站立，双脚分开与肩同宽，双臂自然下垂，掌心朝内侧，中指指尖紧贴风市穴，拔顶，舌抵上腭，提肛，净除心中杂念。全身放松，用鼻子做深细之吸气，随吸气头慢慢转向左侧，闭气稍停，两眼向左凝视，然后慢慢把气呼出来，再用鼻子深细之吸气，随吸气头慢慢转向右方，闭气稍停，两眼凝视后方，再慢慢把气呼出来，将头转回前方预备势位置，接着吸气头向右侧及后侧转动，重复进行吸气、闭气。目凝视动作，左右反向各12次。

7. 咳呼导引功

适应病症：咳嗽、逆气。

具体方法：双腿并拢站立，双臂自然垂下，两掌心贴近股骨外侧，中指指尖紧贴风市穴；拔顶，舌抵上腭，净除心中杂念。端坐全身放松，用鼻子做深细匀长之吸气，吸后闭气稍停，咳嗽一声使气从胸中上冲喉而出，咳后再呼气，可反复做此吸、咳、呼12次或24次，每天早晚各做1次。

饮食养生

清明节气中，不宜食用具有“发”性的食品，如笋、鸡等。春季正是冬笋、春笋相继上市的时节，笋味鲜美，人多喜食。但它性寒，滑利耗气。《本草从新》说：“虚人食笋，多致疾也。”人有痼疾，其气多虚。食笋更耗其气，因虚而益虚，易于发病。每见食笋引起咳嗽，导致咯血、哮喘的复发。鸡能动风助肝火。春季正值肝阳上升时节，食鸡就易动风助肝火，引起肝木偏亢，每多导致迁延性、慢性肝炎及高血压等病的复发。可多食些柔肝养肺的食品，如荠菜，益肝和中；菠菜，利五脏，通血脉；山药，健脾补肺；淡菜，益阴，可以滋水涵木。

可以服一些适时的滋补品，如银耳，甘平，无毒，能润肺生津，益阴柔肝。春升之际，常服银耳，可以收到柔肝养肺的效果。据现代科学研究，银耳多糖，具有治癌防癌的功效，能促进肝脏蛋白质的合成。还有人们熟悉的菊花茶，菊花能疏风清热，有平肝、预防感冒、降低血压等作用。现代药理研究认为，菊花茶有扩张冠状动脉、增强心肌收缩力、改变心肌缺血的功用。但是，久服菊花，疏泄太过，又会使肝木失于滋养。菊花可与桑葚同泡茶喝，桑葚有养血柔肝、益肾润肺的作用，可以收到肝肺同养的效果。

春天，凡有肝阳上亢的老人，特别容易出现头痛、昏眩，这就是祖国医学所说的“春气者诸病在头”。现代医学也发现，春天的气候变化，容易使人血压增高，出现头痛、头晕、失眠的症状。饮食调节方面，须定时定量，不暴饮暴食。对形体肥胖者，须减少甜食，限制热量摄入，多食瓜果蔬菜。对老年高血压患者应特别强调低盐饮食，在降低摄盐的同时，还应增加钾的摄入，如多食用蔬菜、水果类食品。每天吃香蕉或橘子250~500克；或用香蕉皮100克，水煎代茶，频频饮之。因为香蕉含有能降低血压的钾离子。另外，经常食用含钾的柠檬、梨、绿豆等，对防治高血压也有益处。还可用芹菜500克水煎，加白糖

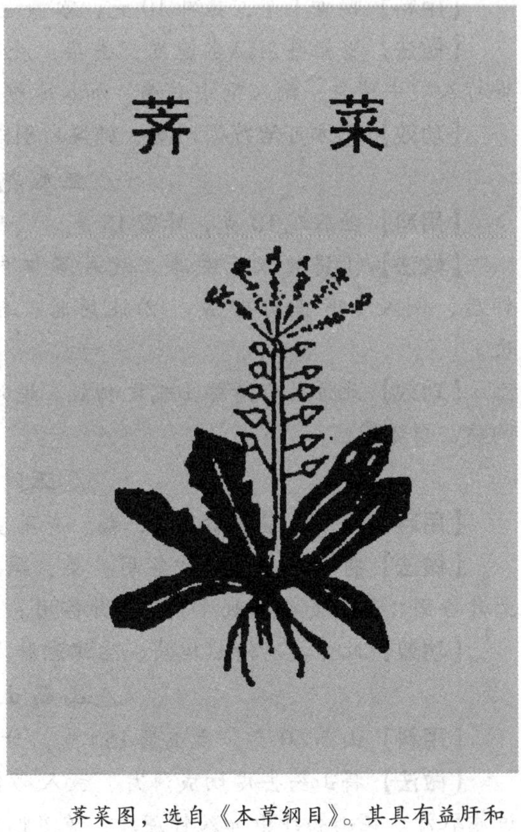

荠菜图，选自《本草纲目》。其具有益肝和中的功效，适于清明前后食用。

适量，代茶饮；或用芹菜250克、红枣10枚，水煎代茶饮；或将生花生米浸泡醋中，7日后，每日早晨空腹服用7~10粒。这些，也均有较好减压效果。

胃及十二指肠溃疡病，也宜在春天发作，患者饮食上应避免摄取含肌酸、嘌呤碱等物质丰富的猪肉汤、鸡汤、鱼汤、牛肉汤及菠菜、豆类、动物内脏和刺激性调味品，因为上述食物有较强的刺激胃液分泌的作用，能形成气体，产生腹胀，增加胃肠负担。可采用蜂蜜疗法，将蜂蜜隔水蒸熟后，于饭前空腹服用，每日100毫升，分3次服用；也可用新鲜青色卷心菜，洗净，捣烂，用消毒纱布绞汁，服时稍加温，每日2次，15天为一疗程；或用牛奶250毫升，煮开后调入蜂蜜50克，白芨6克，调匀后饮用。这些均有养阴益胃之功效。

老年慢性气管炎也易在春季发作，饮食防治方法是多吃具有祛痰、健脾、补肾、养肺的食物，如枇杷、橘子、梨、莲子、百合、大枣、核桃、蜂蜜等，有助于减轻症状。饮食应以清淡为主，禁食海腥、油腻食物，俗话所说的"鱼生痰，肉生火，白菜豆腐保平安"是有一定科学道理的。刺激性食物如辣椒、胡椒、葱、蒜及过甜、过咸食物也宜少吃，以免刺激呼吸道，加重病情。

食疗方

△银耳鸭蛋羹

【用料】鸭蛋1个，银耳10克，冰糖适量。

【做法】将银耳用温水泡发，去杂，洗净，放锅中加水煮，煮一段时间后将鸭蛋打入碗中搅匀，倒入粥中煮沸，加入冰糖稍煮，盛入碗中即成。

【功效】此方可治疗因阴虚、肺燥所引起的咳嗽、痰少、咽干痛等症。

△丝瓜花蜜饮

【用料】丝瓜花10克，蜂蜜15克。

【做法】①将丝瓜花洗净，放入茶杯内，加开水冲泡，盖上盖，浸泡10分钟后，倒入蜂蜜投匀即成。②服用时，拣去丝瓜花不用。趁热饮用，每日3次。

【功效】此方具有清肺平喘之功效。适用于肺热型支气管炎、咳吐黄痰、喘息、胸痛、口燥等症。

△五汁饮

【用料】荸荠、梨各150克，藕、芦苇茎各100克，麦冬20克。

【做法】将荸荠去皮绞汁备用。梨、藕洗净绞汁备用。芦苇洗净水煎取汁100毫升备用。另将麦冬水煎汁100毫升备用。最后将5种汁混合即成。

【功效】此方具有清热化痰、生津润肺之功效。

△山药止咳饮

【用料】山药60克，生鸡蛋150克，甘蔗汁50毫升，酸石榴汁20毫升。

【做法】将山药去皮切成薄片，放入砂锅内加水适量，煎煮30分钟，稍凉后，过滤取汁。在山药汁中加入甘蔗汁、酸石榴汁、蛋黄，煮沸即可。

【功效】此方具有健脾益肺、滋阴益精之功效。

△银耳茶

【用料】银耳20克，茶叶5克，冰糖20克。

【做法】茶水去渣，银耳泡开加冰糖炖烂，倒入茶汁搅匀即可。

【功效】此方具有滋阴润肺之功效，适用于阴虚久咳、发热等患者。

△家常公鸡

【用料】嫩公鸡250克，芹菜75克，冬笋10克，辣椒20克，瘦肉汤30克，姜、豆瓣酱、白糖、酱油、醋、食盐、淀粉、味精、植物油各适量。

【做法】鸡肉切成小块，用有水焯后捞出备用；芹菜切断，冬笋切细条，辣椒剁碎，姜取其末，淀粉兑成湿粉，取一半和酱油、料酒、醋、盐放入同一碗内拌匀；另一半湿淀粉和白糖、味精、高汤、调和成粉芡备用。植物油入锅加热，先煸鸡块至鸡肉变白，水分将干时，放进冬笋、豆瓣酱、姜等用大火急炒至九成熟，加入切好的芹菜，略炒一会儿，倒入调好的粉芡，随炒随搅至熟起锅即成。

【功效】此方具有温中补虚，降压安神之功效。适用于高血压、冠心病、营养不良及术后恢复期患者食用。

△口蘑白菜

【用料】白菜250克，干口蘑3克，酱油、白糖、精盐、味精、植物油适量。

【做法】白菜洗净切成3厘米段，口蘑温水泡发。油入锅内烧热后，将白菜入锅炒至七成熟，再将口蘑、酱油、糖、盐、入锅，炒熟后，放入味精搅拌均匀即成。

【功效】此方具有清热除烦，益胃气、降血脂之功效。适用于高血压、冠心病、牙龈出血等患者。

△鸡汤鱼卷

【用料】鲜活鲤鱼250克，瘦猪肉30克，鸡蛋清、豌豆各10克，火腿8克，冬笋、鸡汤、料酒、酱油、盐、淀粉、味精各适量。

【做法】火腿蒸熟切丝，冬笋切丝，姜、瘦肉剁成末，淀粉水调成湿粉，活鱼常规处理，剔去骨刺，片成小长方形鱼片。肉末加入酱油、半个蛋清和料酒、味精、姜末及一半湿淀粉搅拌成馅，剩下的蛋清与湿淀粉调成糊状，把鱼平放在案板上，先抹上一层糊，再放上肉馅，把鱼片卷起来，再涂上少许糊，把

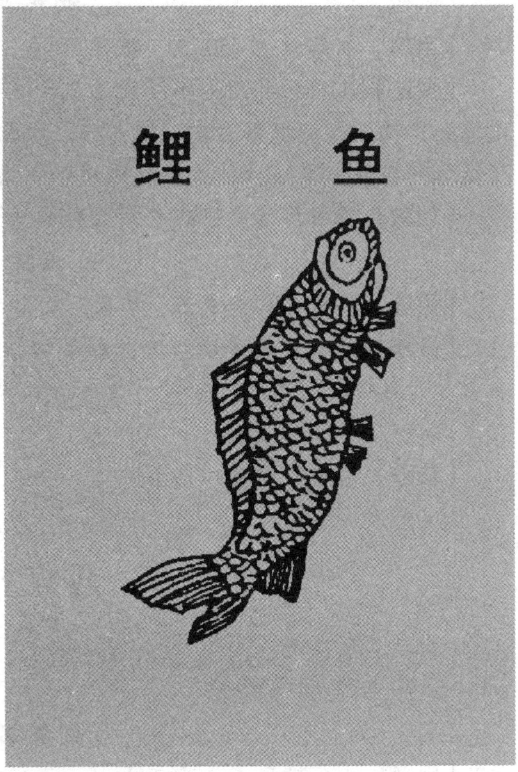

鲤鱼图，选自《本草纲目》。

鱼卷粘住。将鸡汤放于旺火烧开，改为小火，将卷好的鱼卷下入锅内汆一下，去掉浮沫使汤清凉，待鱼卷熟后，再把切好的火腿、冬笋和其他作料加入汤内，烧开即成。

【功效】此方具有滋阴润燥、清热利湿之功效。对于高血压、冠心病、脑血管病、慢性肾炎、消化不良等患者都很适宜。

△枇杷叶粥

【用料】枇杷叶10～15克（鲜者30～60克），粳米50～100克，冰糖少许。

【做法】先将枇杷叶用布包入煎，取浓汁后去渣，或将新鲜枇杷叶刷尽叶背面的绒毛，切细后煎汁去渣，入粳米煮粥，粥成后入冰糖少许，煮成稀粥。

【功效】此方清肺、化痰、止咳、降气，适用于肺热咳嗽、咳吐黄色脓性痰、或咳血、衄血以及胃热呕吐呃逆。

△百合粥

【用料】百合60克，大米250克，白糖100克。

【做法】①大米淘净，放入锅内，再放入洗净的百合，加水适量。②将锅置旺火上烧沸，再改用文火煨熬，待百合与米熟烂时，加入白糖伴匀即成。③服用时，每日食3～5次，吃百合喝粥。

【功效】此方具有润肺止咳、清心安神之功效。适用于肺痨久咳、咳痰咯血、虚烦惊悸、神志恍惚等症。

△枇杷银耳汤

【用料】新鲜枇杷150克，银耳10克，白糖适量。

【做法】①将银耳用冷水浸发清洗干净，放入碗内加少量水，上笼蒸至银耳黏滑成熟，选新鲜批把剥去皮，挖去籽，切成小片待用。②洗净锅，放清水烧开，先下蒸好的银耳，烧滚后再放入枇杷片和白糖，放入大汤碗中即成。

【功效】此方可治疗肺热伤阴、肺燥咳嗽、咯痰不爽、肺结核等病症。

△温拌海蜇

【用料】海蜇250克发好，香菜、白菜、香油、酱油、醋适量，芥末面30克。

【做法】①海蜇洗净切细丝，白菜切细丝，香菜切段烫一烫后均放入盆中，芥末面加开水搅匀，盖十几分钟；②加香油烧热，酱油、醋烹，倒入盛海蜇的盆中，加芥末拌匀，即可食用。

【功效】此方对高血压很有疗效。

药疗养生

小儿上呼吸道感染

△荆芥石膏茶

【用料】荆芥穗9克，生石膏30克，知母9克，山药9克，金银花9克，芦根24克，甘草3克。

【食法】药品放入砂锅内，加水1 000毫升煎沸20分钟，取汁倒入茶杯，待温后代茶饮用。每日1剂。连服3～7日病可痊愈。

【主治】适于冬、春季小儿病毒性上呼吸道感染，发烧时间长、咽充血不明显、白血球不高者饮用。

△荆芥生地茶

【用料】荆芥穗、生地、元参、知母、黄芩、连翘、板蓝根各9克，薄荷、桔梗、竹叶各3克，生石膏18克。

【食法】将上药放入砂锅，加水1 500毫升，煎沸20分钟，取汁倒入茶杯，待温代茶饮用。每日1剂，分3次饮服。连服3～8日痊愈。

【主治】适于细菌性呼吸道感染、扁桃体炎、咽炎、白血球增高者饮用。

急性上呼吸道感染

基本症状：简称上感。由病毒或细菌引起的鼻、鼻咽或咽喉部局限性急性炎症的总称。起病较急，轻者仅为上呼吸道卡他性炎症，如打喷嚏、鼻塞、流清涕等，重者伴畏寒、发热、头痛、乏力等。如无并发症1～7日内症状消退，7～10日痊愈，冬春季发病较多，可继发支气管炎、副鼻窦炎、肾炎、风湿热等。

西药治疗

（1）头痛，发热口服APC 0.5克，每日3次，或扑热息痛0.5克，每日4～6次。

（2）鼻塞、流涕，用扑尔敏4毫克，每日3次，或用1%麻黄素滴鼻。

（3）若为细菌感染引起者，可给予抗菌素，如复方新诺明或红霉素、青霉素等。

（4）若为病毒感染引起者，可给予病毒灵片口服。

中药治疗

△双解散：柴胡、黄芩、银花各10克，甘草6克，蒲公英、板蓝根各24克，知母、连翘、青蒿各15克，大黄6克（后下），水煎服，每日1剂。适用于症状较重、体温较高者。

△荆银汤：荆芥、防风各10克，银花、连翘各15克，杏仁、柴胡、甘草各12克，蒲公英、牛蒡子各20克。水煎服，每日1剂。

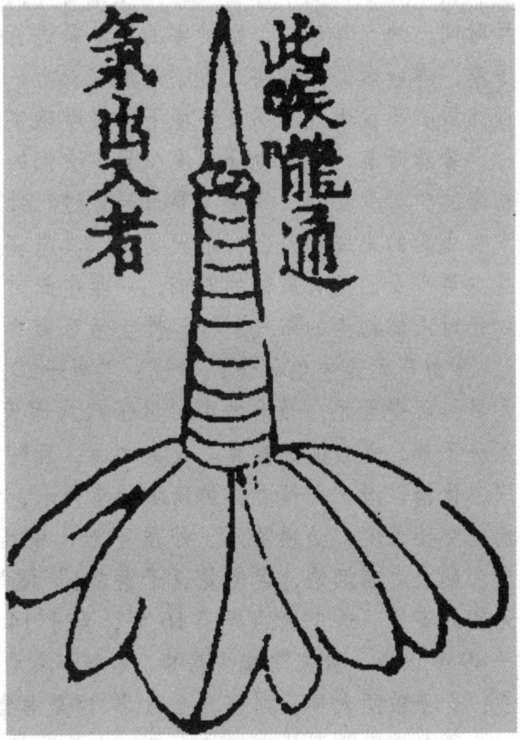

春季为上呼吸道感染的多发季节，所以平日应注意咽喉部的保养。图为明代吴嘉言《针灸原枢》脏腑图之喉咙图。

△生姜糖：生姜3片，大枣5枚，红糖适量，煎汤频饮，使微汗出。

△银花茶：银花30克，甘草10克，生姜3~5片，煎汤代茶频饮。

房事养生

诗云“春宵一刻值千金”，相爱的人们对温馨的春夜分外珍惜，总是想尽办法创造一个温柔宁静的气氛，然后共渡爱河。然而，春夜也不宜熬得太晚，尤其是性生活，最好不要安排在后半夜。

《修龄要旨》中说：“切忌子后行房，阳方生而顿灭之，一度伤于百度。大怒交合成痈疽，疲劳入房，虚损少子，触犯阴阳禁忌，不唯父母受伤，生子亦不仁不孝。”便是告诫人们不可在夜里11点以后性交。古人认为子时以后进行房事，会损伤体内刚刚生长的阳气，对身体有很大损害，并且认为这种损害相当于一百次性生活对身体的损害。从现代生活来考虑，熬夜太晚，往往会影响第二天的精力，所以熬夜是不可取的。并且人的深层睡眠时间一般都在午夜11点至下半夜2点之间，所以熬夜太晚也会扰乱人体的生物钟，造成神经功能紊乱。同时还要避免大怒交合、疲劳交合，这不但会使身体虚损而降低生殖能力，如果再不注意交合时合理选择时间、地点等禁忌，则受害的不单是进行性生活的夫妇，还会使生下的孩子不仁不孝，寿命短促。其实这也不是危言耸听，因为现代科学已经证明，不良情绪、不良体质、不良天气及不良环境下的受孕确实不利于后代的健康。

暮春时节，往往也会引发少男少女们的春怀萌动，情窦初开。在这里我想告诉初恋的少男少女们，尽量不要过早地进行性生活，因为过早的性交对身体没有完全发育成熟的未成年人会有很大伤害，其原理亦同“子后行房”的道理一样。此时正是少男少女们发育最快的时期，一年中此时身高增长得最快，少男少女们的身体正如子时人体初生的阳气一样，性生活可影响身体的正常发育。

《勿药元诠·色欲伤》中说：“男子二八而天癸至，女子二七而天癸至，交合太早，斫丧天元，乃夭之由；男子八八而天癸绝，女人七七而天癸绝，精血不生，入房不禁，是自促其寿算。人身之血，百骸贯通，及欲事作，撮一身之血，至于命门，化精以泄。夫精者，神倚之如鱼得水，气依之如雾覆渊，不知节啬，则百脉枯槁，交接无度，必损肾元。外虽不泄，精已离宫，定有真精数点，随阳之萎而溢出，如火之有烟焰，岂能复返于薪哉!”便是告诫人们交合太早、老不禁房及交接无度的害处。这里说的男子16岁，女子14岁以后才算成熟。而男子64四岁，女子49岁以后，就应当减少房事。《寿世保元》也提出：“男子破阳太早，则伤其精气；女子破阴太早，则伤其血脉。”这是非常正确的观点。

所以情窦初开的少男少女们，在此节气中要培养积极向上的意识，把精力用在学习上，做一些有益处的文体活动，对异性交往应该有一个健康的认识，尽量不要让性过早地扰乱你的生活。

七、谷雨养生

民间风俗

谷雨时节斗指癸。太阳黄经为30°。时值公历每年的4月20日前后。谷雨，有“雨水生百谷”的意思，是二十四个节气中的第六个节气，也是春季的最后一个节气。常言道“清明断雪，谷雨断霜”，此时我国大部分地区的平均气温都在12℃以上，寒潮天气基本结束了。

谷雨三候为：“第一候萍始生，第二候鸣鸠拂其羽，第三候为戴任降于桑。”是说谷雨后降雨量增多，浮萍开始生长，接着布谷鸟便开始提醒人们播种了，然后是桑树上开始见到戴胜鸟。

每年到这个时候，都会降下绵绵的细雨来，而且这时正值桃花开放，所以也有人称这时候的雨为桃花雨或桃花泛。自谷雨时节起，是农事忙碌的开始。谷雨后的气温回升速度加快，雨量开始增多，其丰沛的雨水使初插的秧苗、新种的作物得以灌溉滋润，农作物得以很好地生长。池塘里的浮萍开始孳生，桑树也长出了翠绿的新叶，正是养蚕人家开始忙碌的时候。此时，春茶也在这时节的前后开始采收，长江以南地区，从丘陵到高山，处处可见汗流满面的茶农们在辛勤地忙着采茶，茶农家里忙着制茶。正所谓“阳春三月试新茶”，据说谷雨采摘的新茶，具有生津止渴、消暑清热、祛病延年的功效。

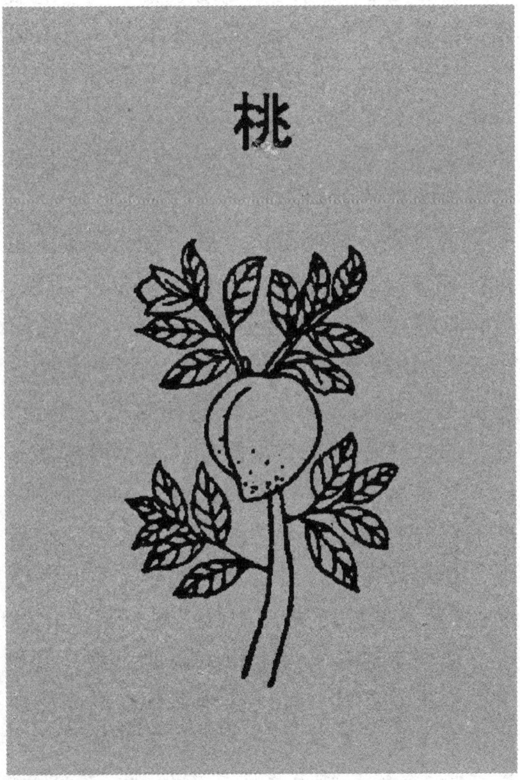

桃图，选自《本草纲目》。

谷雨时洛阳牡丹开花。在江南，牡丹花俗称谷雨花，有“谷雨三朝看牡丹”之谚。凡有花之处，皆有士女游观，也有在夜间垂幕悬灯，宴饮赏花的，号曰“花会”。清顾禄《清嘉录》：“神祠别馆筑商人，谷雨看花局一新。不信相逢无国色，锦棚只护玉楼春。”在山东、陕西地区，是日人家贴厌蝎符于壁，认为可除毒虫，符上书咒曰：“谷雨日，谷雨晨，奏请谷雨大将军。茶三盏，酒三巡，逆竭千里化为尘。”南方等地谷雨前茶农采茶，细者如雀舌，曰“雨前茶”。并种植棉花，民间有“要得棉，谷雨前”之谚。

谷雨通常在农历三月，正值暮春。谷雨之后便是立夏了。湖北《兴山县志》：“每岁三四月，里民……门首各贴符字，又纸糊船焚送于水，谓之‘化龙船’，可以收瘟摄毒。”这已是着眼于夏季的风俗。每年4月20日，是山东省荣成市的渔民节日。该节起源于谷雨节。在我国北方沿海一带渔民们，过谷雨节已有两千多年的历史，到清朝道光年间（1821年）易名为渔民节。由于谷雨这天，山东沿海的渔民祈求海神保佑，出海平安，鱼虾丰收。故今天富裕起来的荣城渔民，在谷雨这天，隆重举行“祭海”活动，向海神娘娘敬酒，然后扬帆出海捕鱼。

旧时代，山西临汾一带谷雨日画张天师符贴在门上，名曰“禁蝎”。陕西凤翔一带的禁蝎咒符，以木刻印制，可见需求量是很大的。其上印有：“谷雨三月中，蝎子逞威风。神鸡叼一嘴，毒虫化为水”。画面中央雄鸡衔虫，爪下还有一只大蝎子。画上印有咒符。雄鸡治蝎的说法早在民间流传。神魔小说《西游记》第五十五回，孙悟空猪八戒敌不过蝎子精，观音也自知近他不得，只好让孙悟空去请昴日星官，结果马到成功。昴日星官本是一只双冠子大公鸡。书中描写，昴日星官现出本相——大公鸡，大公鸡对着蝎子精叫一声，蝎子精即时现了原形，是个琵琶大小的蝎子。大公鸡再叫一声，蝎子精浑身酥软，死在山坡。山东民俗也禁蝎。清乾隆六年《夏津县志》记：“谷雨，朱砂书符禁蝎。”“禁蝎”的民俗反应了人们驱除害虫及渴望丰收平安的心情。

旧时代，晋西南，运城、临汾一带的民俗中，还有农历四月初一以牛图画及皂角叶装饰门户的习俗。清代乾隆年间《曲沃县志》：“四月朔日，贴画牛，簪皂角叶，以禳瘟。”有趣的是清代山西《翼城县志》记此俗，说这是“关壮缪侯破蚩尤之日”。1929年的《翼城县志》记此民俗，较为详尽：“初一日，相传为关壮缀侯破蚩尤之日。人多于门旁插皂角叶，粘印牛于门楣，或以色布作三角式，用线串之，间以枯蒜梗令小儿佩带，殆皆避瘟之意欤。”

这是富有地域特色的民俗。关壮缪侯即关羽，他是山西今运城解州人，是这一方人们的骄傲。蚩尤，上古神话人物。神话故事讲，蚩尤战黄帝，双方战得黑天昏地，蚩尤战败，付出了血的代价。《山海经》说，蚩尤弃其浸血的桎梏，化为枫树林；《梦溪笔谈》说，山西“解州盐泽，卤色正赤，俚俗谓之‘蚩尤血’”。

两个与这一方大地相关联的人物，还被装入同一传说。《三教源流搜神大全》中说：宋真宗时，解州盐池灾变。城隍托梦，说是“盐之患乃蚩尤也。往昔蚩尤与轩辕帝争战，帝杀之于此地盐池之侧”。张天师则推荐关羽讨蚩尤。关羽对宋真宗说：“先令解州管内户民三百里内，尽闭户不出，三百里外尽告示行人，勿得往来，待七日之期，必成其功，然后开门如往。恐触犯神鬼，多致死亡。”宋真宗从之，诏告解州居民悉知。几天里，大风阴暗，白昼如夜，云空似有金戈铁马之声。到后来，盐池真的水清如初。

清代袁枚的志怪小说《子不语》记此传说，又添枝蔓，续出张飞来：盐池之水熬不出盐，关羽托梦说："盐池为蚩尤所据，故烧不成盐；蚩尤我可制之，蚩尤妻名枭，只有张飞能擒服。"人们依梦，在关公庙里新塑张飞像。次日取水煮盐，成者十倍。

关羽、蚩尤的传说，正可引为对这一带四月初一风俗的诠释。1920 年《虞乡县志》也记："俗传宋时蚩尤作祟，盐池水涸。关帝率神兵讨之，令神兵各戴皂叶以为标记。蚩尤亦令妖兵头戴槐叶，意图混乱。及至日午，槐叶尽干，卒为所破，池水如初。"皂叶、槐叶的精彩细节，体现了民间文学的创造力。

生活起居

谷雨节气后降雨增多，空气中的湿度逐渐加大，此时我们在调摄养生中不可脱离自然环境变化的轨迹，通过人体内部的调节使内环境（体内的生理变化）与外环境（外界自然环境）的变化相适应，保持正常的生理功能。《素问·保命全角论》说："人以天地之气生，四时之法成"。这是说人生于天地之间自然界中的变化必然会直接或间接地对人体的肌体产生影响，保持肌体内部与自然环境的平衡协调是避免、减少发生疾病的基础。因此在调适养生时要考虑谷雨节气的因素，针对其气候特点有选择地进行调养。

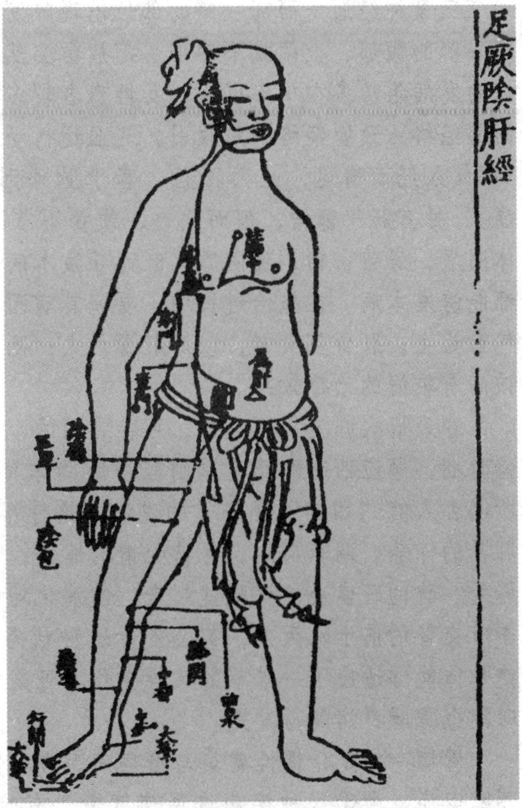

谷雨前为肋痛高发期，《灵枢·五邪》认为肋痛为肝病，称"邪在肝，则两肋中痛"，因此如果有肋痛症状，则应检查是否患有肝病。图为明代高武《针灸聚英》经穴图中的足厥阴肝经图。

谷雨节气以后是神经痛的发病期，如肋间神经痛、坐骨神经痛、三叉神经痛，等等。这里提醒朋友们一旦发病不要紧张，可根据不同的病因，对症治疗。

就肋间神经痛而言，多为临床常见的一种自觉症状，表现为一侧或两侧胸肋疼痛。中医将其称为"肋痛"。《灵枢·五邪》上说："邪在肝，则两胁中痛。”《素问·臧气法时论》又说：“肝病者，两胁下痛引少腹。”从病因病机上讲，肝位于胁部，其脉分布于两胁，故肝脏受病，往往出现胁痛的症状。且肝为风木之脏，其性喜调达，恶抑郁。如遇情志郁结，肝气失于疏泄，络脉受阻，经气运行不畅，均可发为胁痛。若肝气郁结日久，气滞产生血淤或因跌扑闪挫，引起络脉停淤，也可导致血淤胁痛。不论属于何种情况，其根本病因都与肝气不舒有关，因此在治疗上都离不开疏肝行气、活血通络的原则。

坐骨神经痛是指在坐骨神经通路及其分布区内的疼痛而言。多表现在臀部、大腿后侧、小腿踝关节后外侧的烧灼样或针刺样疼痛，严重者痛如刀割，活动时加重。本病属祖国医学的“痹证”范畴，痹有闭阻不通的含义。其病因不外乎风、寒、湿邪侵袭经络，致使该经气血痹阻不畅所致。根据临床症状不同，可分为四种类型：感受风邪为主的，疼痛呈游走性者，称为行痹；感受寒邪为主的，疼痛剧烈者，称为痛痹；感受湿邪为主，表现酸楚、麻木、困重者，称为著；发病急剧，伴有发热症状者，称为热痹。凡是患上坐骨神经痛者，都应根据上述四型，有针对性施治，以疏通经络气血的闭滞，祛风、散寒、化湿使营卫调和而痹病得解。

三叉神经痛是面部一定的部位出现阵发性、短暂性剧烈疼痛。本病多发生于面部一侧的额部、上颌或下颌部。疼痛常突然发作，呈闪电样、刀割样难以忍受。该病的发病年龄多在中年以后，女性患者较多。其病因病机多为感受风寒之邪，客于面部经络，致使经络拘急收引，气血运行受阻，而突然疼痛。《素问·举痛论》说：“寒气入经而稽迟，泣而不行，客于脉外则血少，客于脉中则气不通，故卒然而痛。”另有肝气郁结，郁而化火，饮食不节，食滞生热，肝胃之火上冲于面以及素体阴虚，房劳伤精，致阴虚火旺而导致本病的发生。此外，牙、口腔、耳鼻等疾病都能诱发本病。在施治过程中，要究其病因、辨其病症。对感受风寒者，要以疏通气血为主；肝胃郁火者，以泻肝胃之火；阴虚火旺者，应以滋阴降火之法。针刺对该病有较好的治疗效果。

春天肝火旺盛，脾衰弱，可在谷雨的十五天及清明的最后三天中，当脾处于旺盛时期，顺应四时的养生原则应多做些体育运动，并可适当进行轻补。但不易过，所以古人有“四季不食脾”的说法。此时肝肾处于衰弱状态中，所以应注意加强对肝肾的保养。调养情志，保持心情的愉快，惜精啬神，节制房事，对身体会有很大好处。脾的旺盛会使胃强健起来，使消化功能处于旺盛的状态中。其实人体在每个季节交替的前十八天内，都会处于这种状态中，消化功能旺盛有利于营养的吸收，使身体能够适应下一季节的气候变化。可是饮食不当却极易使肠胃受损。所以这一时期也是肠胃病的易发期。

胃病一般是指慢性胃炎与溃疡病而言。慢性胃炎是胃黏膜的慢性浅表性和慢性萎缩炎症。由于这种疾病进展速度慢，有时得不到人们足够重视，往往使病情恶化。有人把胃癌的发生分为三部曲：浅表性胃炎→萎缩性胃炎→胃癌。而溃疡病是指胃、十二指肠的圆形或椭圆形组织缺损，引起胃炎的各种因素都是溃疡病形成的直接或间接原因。

慢性胃炎常常表现为上腹部不适、烧灼感、食欲不振、口苦、倦怠、消瘦、贫

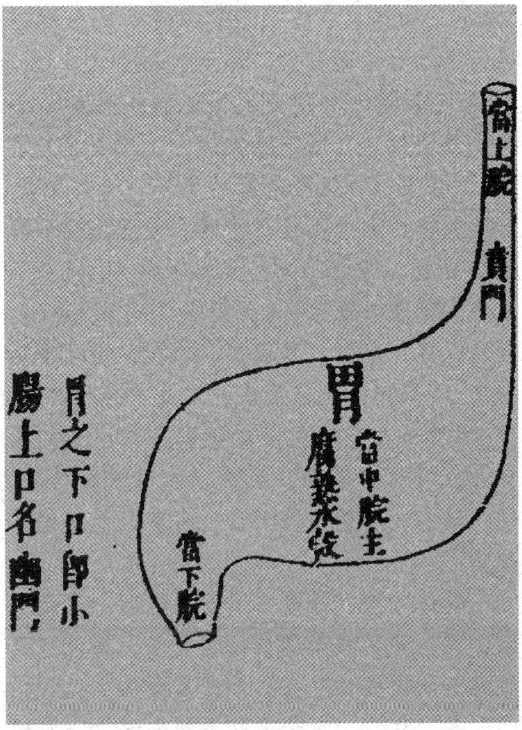

谷雨前后为胃病高发期，因此这个节气要注意胃的保健。图为明代张介宾《类经图翼》脏腑图中的胃脏图。

血、头晕等。如果有规律性反复发作的上腹痛，伴有泛酸、恶心、呕吐，并出现呕血、柏油样便，那就说明得了溃疡病。

如有上述症状，就应及时求医就诊。通过钡餐拍片及纤维内镜检查，胃病不难确诊，根据不同类型的表现可采取对症治疗或对因治疗的措施。关于慢性胃炎与溃疡病的治疗，方法很多。消除病因是治疗的关键，如戒烟、戒酒，不暴饮暴食，也不饥饿无度，少吃多餐和避免食用对胃有刺激的食物和药物等。如少吃辛辣有刺激性的食物，不吃不易消化的食物等。药物治疗可选用胃复安（甲氧氯普胺），每天3次，每次10毫克，或吗丁啉（多潘立酮），每天3次，每次10毫克；维酶素，每天3次，每次800毫克；痢特灵，每天3次，每次100毫克口服，这些都是治疗慢性胃炎的很好药物。有溃疡病时还要加用甲氰咪胍，每天3次，每次200毫克，睡前加服200毫克；或雷尼替丁每天2次，每次150毫克；胃酸多时加服胃得乐或不得胃等碱性药物。

中药中有许多药对治疗胃病是行之有效的，如香砂养胃丸、香砂理中丸、珍珠胃安丸等。也可以运用中医辩证施治理论，根据患者的体质、年龄、发病季节，以及体征、症状灵活用药，效果更为满意。

谷雨节气中雨水较多，但也有一段时间处于干旱之中。所以风温、眩晕、癣疮等症也极易发生。总之注意调养情绪，合理饮食，加强锻炼，就会减少疾病的发生。

运动保健

1. 谷雨三月中坐功

谷雨前后一般天气较暖，雨量也较以前增加，生物生长也较以前旺盛。本法以

"谷雨"命名，正是顺应这一时令特点所制定的气功锻炼方法，适宜于谷雨时节锻炼，可于谷雨时开始，练至立夏为止。《礼记正义》："谓之谷雨者，谓物生清静明洁。"《素问·气交变大论》说："岁木太过，风气流行，脾土受邪。民病飧泄食减，体重烦冤，肠鸣腹支满，上应岁星，甚则忽忽善怒，眩冒巅疾……反胁病而吐甚。"在自然界风气偏胜的春季，人体的肝气也相应偏盛，"气有余则制已所胜。"肝气偏盛，则必然传之于脾，使脾土受邪发病。文中所述本法主治病症有"脾胃结瘕"之说，即由乎此。余所列病症，大多是属于手太阳小肠经的病变，这是因其时配手太阳寒水而致。《灵枢·经脉第十》说："小肠手太阳之脉……是动则病嗌痛，颔肿，不可以顾，肩似拔，似折。是主液所生病者，耳聋，颊肿，颈颔肩肘臂外后廉痛。"采用本功法锻炼，对此有较好的防治作用。

《遵生八笺》中原文如下："运主少阴二气。时配手太阳小肠寒水。坐功：每日丑、寅时，平坐，换手左右举托，移臂左右掩乳，各五七度，叩齿，吐纳，漱咽。治病：脾胃结瘕淤血，目黄，鼻鼽衄，颔肿，肘臂外后廉肿痛，臂外痛，掌中热。"

具体方法：每日一点至五点时，盘腿静坐，运气调息，然后闭气，左手用力上举，另一只手移至胸前按住乳头，缓慢呼气后，闭气，再换右手用力上举，另一只手移至胸前按住乳头。如此反复做5~7次，然后牙齿叩动36次，调息吐纳，津液咽入丹田9次。可治：脾胃损伤淤血、眼珠发黄、流鼻血、下颔肿痛、小臂外侧等部位肿痛、掌心发热等症。

2. 盘坐导引功

适应病症：嗜睡、精神不振。

具体方法：自然盘坐，上身正直，全身放松，两手从两大腿外侧，全身放松，左手抓住右脚，右手抓住左脚，向两侧用力拉六次，然后两臂交叉，两手由两大腿内侧伸入，左手抓住左脚，右手抓住右脚，用力向后拉六次。

3. 四字诀养生功

四字诀是一种吐纳法。它是通过呵、呼、吹、嘻四个字的不同发音口形，唇齿喉舌的用力不同，以牵动不同的脏腑经络气血运行。

预备式两足开立，与肩同宽，头正颈直，含胸拔背，松腰松胯，双膝微屈，全身放松，呼吸自然。

呼吸采用腹式呼吸，先呼后吸，呼所时读字，同时提肛缩肾，体重移至足跟。

调息每个字读六遍后，调息一次，以稍事休息，恢复自然。

嘘字功平肝气

嘘，读（Xū）。口形为两唇微合，有横绷之力，舌尖向前并向内微缩，上下齿有微缝。

呼气念嘘字，足大趾轻轻点地，两手自小腹前缓缓抬起，手背相对，经胁肋至与肩平，两臂如鸟张翼向上、向左右分开，手心斜向上。两眼反观内照，随呼气之势尽力瞪圆。呼气尽吸气时，屈臂两手经面前、胸腹前缓缓下落，垂于体侧。再做第二次吐字。如此动作六次为一遍，作一次调息。

呼字功培脾气

呼，读（hū）。口形为撮口如管状，舌向上微卷，用力前伸。

呼字时，足大趾轻轻点地，两手自小腹前抬起，手心朝上，至脐部，左手外旋上托至头顶，同时右手内旋下按至小腹前。呼气尽吸气时，左臂内旋变为掌心向里，从面前下落，同时右臂回旋掌心向里上穿，两手在胸前交叉，左手在外，右手在里，两手内旋下按至腹前，自然垂于体侧。再以同样要领，右手上托，左手下按，作第二次吐字。如此交替共做六次为一遍，做一次调息。

呼字功治腹胀、腹泻、四肢疲乏、食欲不振、肌肉萎缩、皮肤水肿等脾经疾患。功可以治疗目疾、肝肿大、胸胁胀闷、食欲不振、两目干涩、头目眩晕等症。

嘻字功理三焦

嘻，读（Xī）。口形为两唇微启，舌稍后缩，舌尖向下。有喜笑自得之貌。

呼气念嘻字，足四、五趾点地。两手自体侧抬起如捧物状，过腹至两乳平，两臂外旋翻转手心向外，并向头部托举，两手心转向上，指尖相对。吸气时五指分开，由头部循身体两侧缓缓落下并以意引气至足四趾端。重复六次，调息。

嘻字功治由三焦不畅而引起的眩晕、耳鸣、喉痛、胸腹胀闷、小便不利等疾患。

四字诀全套练习每个字做四次呼吸，早晚各练三遍，日久必见功效。

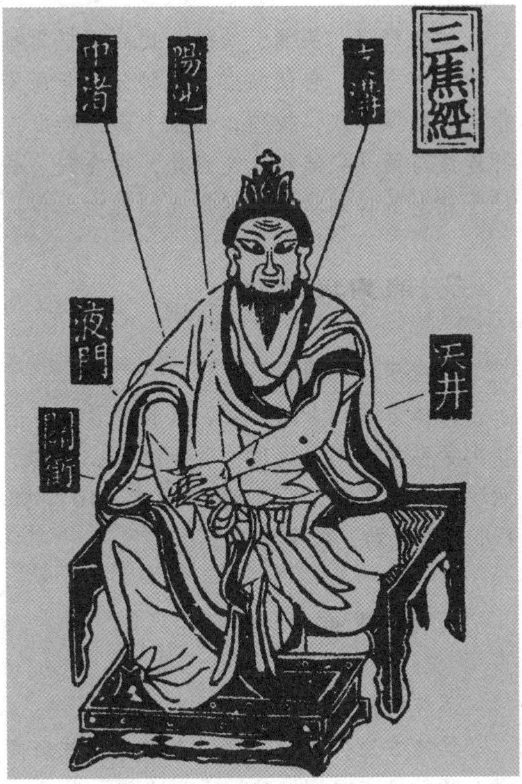

《铜人图经》五腧穴图中的三焦经图。

4. 脚部保健功

适应病症：腹胀、伤食。

具体方法：坐在沙发上或椅子

上均可，用左手搬自己左脚放在右腿上用右手心用力摩擦左脚心上半部，一上一下为一次，共搓108次，然后再将右脚放左腿上，用左手用力摩擦右脚心上半部108次。

5. 放松入静功

适应病症：此功法可滋阴补肾，使浊气下降，清气上升，能调理神经，治神经衰弱、烦躁不安、胸闷、气管炎、高血压失眠等症。

具体方法：仰卧，周身放松，头枕在高低适度的枕头上，两脚与肩同宽，两手放身体两侧大腿旁边，手心向下，轻轻闭起眼睛。意想头顶放松，两耳朵放松，两肩放松，两大臂放松，两小臂放松，两手掌放松，两手指放松，然后再想头顶放松，脸部放松，腹部放松，会阴部放松，两大腿放松，膝盖放松，小腿放松，脚面放松，大脚趾、二脚趾、三脚趾、四脚趾、小脚趾依次放松，脚心放松，两脚好像浸泡在温水中（夏天意想两脚浸泡在凉水里），最后连续默念："全身放松"三遍（此功站、坐、卧都能练习）。

6. 百会观想功

适应病症：头痛、头晕，提高记忆思维功能。

具体方法：自然站立，双脚分开与肩同宽，双臂自然下垂，掌心朝内侧，中指指尖紧贴风市穴，拔顶，舌抵上腭，提肛，净除心中杂念。全身放松，观想前后发际连线与两耳尖连线之交点处，白会穴。长时间观想可增强大脑生理功能，使大脑处于相对的抑制状态，促进大脑气血之供应。

7. 照胃运趾功

适应病症：消化不良。

具体方法：自然站立，双脚分开与肩同宽，双臂自然下垂，掌心朝内侧，中指指尖紧贴风市穴，拔顶，舌抵上腭，提肛，净除心中杂念。两手掌相互摩擦至热，两手心对正胃部，距离约10厘米，10个脚趾同时抓地，每次做10分钟。每次饭后1小时做此功，效果显著。

8. 照截疟穴功

适应病症：疟疾，胸肋串痛。

具体方法：自然站立，双脚分开与肩同宽，双臂自然下垂，掌心朝内侧，中指指尖紧贴风市穴，拔顶，舌抵上腭，提肛，净除心中杂念。全身放松，屈膝下蹲，两掌合掌当胸，两眼似闭非闭，神视两掌中指尖，站5分钟后，两掌分开对正截疟穴，距离胸部10厘米，照20分钟。截疟穴位置位于胸部，从左右乳直下四寸处，左右计两个穴。

9. 点按额中功

适应病症：额窦炎、面神经炎。

具体方法：端坐于椅子上，两脚分开与肩同宽，大腿与小腿呈90度角，躯干伸直，全身放松，下颌向内微收。全身放松，用手中指点按额中穴108次，每天早晚各点按1次。额中穴位置，此穴在头额正中线，由两眉至发际下三分之一处。

饮食养生

此节气中人的消化功能正处于旺盛时期，所以正是使身体受到补益的大好时机，不过不能像冬天一样进补，而应当适当食用一些具有补血益气功效的食物，这样不但可以抵抗春瘟，提高身体素质，而且还可以为安度盛夏打下基础。

食疗方

△参蒸鳝段

【用料】鳝鱼1 000克，党参10克，当归5克，熟火腿150克，食盐、绍酒、胡椒粉、生姜、大葱、味精各适量，清鸡汤500克。

【做法】党参、当归洗净浸润后切片备用；鳝鱼剖后除去内脏，清水洗净再用开水稍烫一下捞出，刮去黏液，剁去头尾，再把肉剁成6厘米长的段；熟火腿切成大片，姜、葱洗净切片、段备用。锅内入清水，下入一半的姜、葱、绍酒烧沸后，把鳝鱼段倒入锅内烫一下捞出，装入汤钵内，将火腿、党参、当归、放于面上，加入葱、姜、绍酒、胡椒粉、食盐，再灌入鸡汤，用绵纸湿浸封口，上蒸笼蒸约1小时至蒸熟为止，取出启封挑出姜、葱加入味精，调味即成。

【功效】此方具有温补气血，强健筋骨，活血通络之功效。多用于风寒湿痹引发的腰膝酸痛。

△菊花鳝鱼

【用料】粗活鳝鱼1斤（两条），白糖2两，西红柿酱1两，干淀粉1两，黄酒、白醋、食盐、葱、姜、湿淀粉、麻油、蒜泥各适量，花生油2斤。

【做法】鳝鱼宰杀、剖腹去内脏，去骨去皮，切成2寸5分长片块，用刀顶头斜劈成两片（末端不劈断），再直切成条状（一头不切断），加黄酒、盐、葱、姜浸渍起来，然后再逐个排上干淀粉；将西红柿酱、白糖、白醋、湿淀粉一起放入碗内，加适量水调成芡汁。烧锅置旺火上烧热，锅内倒油1斤，烧至八成热，将鳝鱼抖散入锅炸至金黄色，捞出装盘，锅内留少余油，投入蒜泥煸炒出香味，倒入调好的芡汁烧沸后淋入麻油，起锅浇在菊花鱼上即成。

【功效】此方具有补虚损、除风湿、强筋骨之功效。对体虚乏力、风寒湿痹、痔疮等患者尤为适宜。

△三色汤

【用料】黄豆芽 2 两，姜丝 20 克，红大椒 1 个，植物油、白醋、湿淀粉、鸡汤、食盐、麻油、味精各适量。

【做法】将油锅烧热，下黄豆芽煸炒几下，放入白醋炒至八分熟，出锅备用；将锅内放入鸡汤，姜丝，烧开后把红大椒入锅再次滚开后，将黄豆芽、盐、入锅，再用湿淀粉勾芡，淋上麻油出锅即成。

【功效】此方具有祛风除湿、活血通络之功效。对筋骨拘挛、腰膝疼痛者更为适宜。

△枸杞牛肉

【用料】熟牛胸脯肉 500 克，枸杞子 50 克，鸡蛋 1 个，水淀粉 50 克，面粉少许，葱、姜丝、蒜片各 10 克，花椒、盐、味精、料酒各适量，酱油 20 克，清汤 750 克，米醋少许，植物油 750 克（实耗 75 克）。

【做法】①将枸杞子分为 2 份，一份用水煮，提取枸杞子浓缩汁 25 毫升；另一份 25 克，洗净，置小碗内上笼蒸半小时（蒸熟）备用；②将牛肉切成 2 厘米见方的小块。鸡蛋破壳放在碗内，加淀粉、面粉、水少许搅成糊，将肉放入调匀；③将锅烧热，加入植物油，待五成热时，将肉下锅炸成金黄色捞出，沥去余油，将葱、姜、蒜、花椒及蒸熟的枸杞子撒在碗底，将肉码在上边，摆整齐；④将锅放在火上，添入清汤，加入盐、味精、料酒，尝好味道，浇在肉碗内，用旺火蒸 30 分钟取出，将汁倒在锅内，将肉合在盘内，拣去花椒；⑤将锅放火上，再加入香油、醋少许及枸杞子浓缩汁，汤沸时，浇在肉上即成。

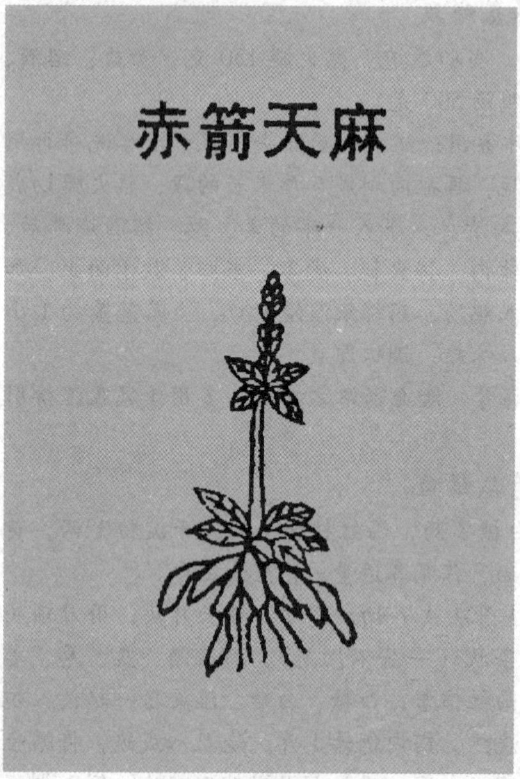

赤箭天麻，选自《本草纲目》。

【功效】此方营养丰富，具有滋阴壮阳功效。

△天麻鲤鱼

【用料】天麻 5 克，茯苓 10 克，川芎 50 克，鲜鲤鱼 500 克，料酒、精盐、味精、白糖、胡椒粉、葱、姜、麻油各适量。

【做法】①鲤鱼去鳞刮腹，去鳃和内脏后洗净，从鱼背部剖开为两半，每一半再切成三四段，每段划几刀，装在蒸碗内；②将川芎、茯苓等切成大片，与天麻同放在清水中约 4 ~6 小时，再捞出天麻蒸透切成薄片；③将天麻片、川芎片、茯苓等片分别夹在鱼块中，然后放入料酒、姜葱，加入适量清汤，上笼蒸 30 分钟；④鱼蒸好后，拣去葱、姜，把鱼和天麻等扣入碗中，原汤倒入勺内，调入白糖、盐、味精、胡椒粉、麻油、清汤，烧沸撇去浮沫，浇在碗中即成。

【功效】此方可去除体中湿气，具有滋阴强体之功效。

△鸽蛋烩银耳

【用料】干银耳 30 克，鸽蛋 12 只，火腿末 15 克，鸡汤 1 500 克，精盐 6 克，料酒 15 克，味精、胡椒粉、香菜叶各少许，熟猪油 15 克。

【做法】①银耳用温水泡胀，洗净泥沙，摘去黑根，开水汆一次，再用清水泡后蒸熟；②香菜叶洗净，火腿切成末；③取 12 个圆形铁皮模子，内壁抹上猪油，将鸽蛋打破倒入，上面放一片香菜叶和少许火腿末，上笼蒸 5 分钟（蒸透），从笼内取出放到冷水中，再将熟鸽蛋取出，泡在冷水内；④将鸡汤烧开，下入料酒、盐、胡椒粉，把银耳捞入鸡汤内，再把鸽蛋捞入鸡汤内，最后放入味精，即成。

【功效】此方滋补阴气，具有扶阳美容之功效。

△当归羊肉羹

【用料】猴头菌 150 克，黄芪 30 克，鸡肉 250 克，料酒、精盐、姜、葱白、胡椒粉各适量。

【做法】①猴头菌冲洗后放入盆内用温水发涨，约 30 分钟，捞出洗净，切成薄片，发猴头的水用纱布过滤待用。②鸡肉洗净后剁成约 3 厘米长、1.5 厘米宽的长方块。黄芪用湿毛巾揩净后切成薄片。生姜、葱白切成细节。③锅烧热下猪油，投入黄芪、姜、葱、鸡块共煸炒后，放入盐、料酒，发猴头的水和少量清汤，用武火烧沸后用文火烧约 1 小时，然后下猴头菌片，再煮半小时，撒入胡椒粉。④先将鸡块放在碗底，再捞猴头菌片盖在上面，汤加盐调好味盛入即成。

【功效】此方用于气血虚弱、消化不良、神经衰弱、胃及十二指肠溃疡、消渴症等疾病。尤其对胃癌有明显的功效。

△枸杞杜仲鹌鹑汤

【用料】鹌鹑 1 只，枸杞 30 克，杜仲 10 克，料酒、精盐、胡椒粉、姜末、葱末鸡清汤各适量。

【做法】①将枸杞、杜仲分别洗净。②将鹌鹑闷死，去毛，内脏，脚爪，洗净斩块放锅内。注入鸡汤，加入料酒、盐、胡椒粉、姜、葱、枸杞、杜仲共煮至肉熟烂，拣出杜仲，盛入汤盆即成。

【功效】此方具有补肝益肾，强筋健骨，益精明目，降压安胎之功效。适用于肝肾虚损，腰膝酸软，气短乏力之症。高血压患者及孕妇等食之效果更佳。

食物禁忌

风寒湿痹之人忌食柿子、柿饼、西瓜、芹菜、生黄瓜、螃蟹、田螺、蚌肉、海带等生冷性凉的食物；热痹患者忌食胡椒、肉桂、辣椒、花椒、生姜、葱白、白酒等温热助火之品。

药疗保健

治胃溃疡单方

甘草250克，蜂蜜500克。将甘草放入药壶熬3次后，放入瓶内。服前先将熬好的甘草药水3匙放在杯里，然后再放入20匙蜂蜜，搅拌均匀，每天分两次空腹喝完。服药后，大便次数增加，并逐渐便稀，大便似有脓血排出。一般一周可愈，病久且长的患者，需两周。注意：一个月内需吃软食。

慢性胃炎

基本症状：不同病因引起的各种慢性胃黏膜炎性病变。分为慢性浅表性、慢性萎缩性和慢性肥厚性胃炎三种类型。病程迁延，缺乏特异性症状，多有程度不同的消化不良如食后饱胀、嗳气或食欲减退、恶心等。也可伴发贫血、消瘦、舌炎、腹泻等。

△胃炎宁胶囊：水飞滑石、醋制元胡、炒白芍、甘草各等份，研末为筛，装胶囊（每丸0.6~0.7克），每次5丸，每日3次，适用于慢性浅表性胃炎。

△扶脾益阴汤：乌药、桂枝、高良姜、党参、玉竹各10克，降香、白芍、香橼皮各12克，百合15克，丹参30克，砂仁、炙甘草各6克，水煎服，每日1剂，30日为1疗程。适用于慢性萎缩性胃炎。

△扁豆饮：炒扁豆、党参、玉竹、山楂、乌梅各等份，水煎至豆熟透时，加白糖适量饮用，适用于各型胃炎，尤其是慢性萎缩性胃炎。

坐骨神经痛中医验方

中医认为本病主要是由于风寒或风湿之邪客于经络，经气阻滞，不通则痛，如迁延日久，出现气滞血淤，缠绵难愈。

（1）药方：食盐1 000克，茴香、生川乌、生草乌各100克。用法：将以上四味药放锅内炒热，布包熨肾俞、白环俞、环跳、承扶、殷门、委中、阳陵泉，每穴熨1刻钟，冷后可再炒热用，每日2~3次，1周为一疗程，一般3~7天即可缓解或症状消失，注意不要过烫，以免引起烫伤，如迁延日久，表现为痛有定处，痛如针刺，舌质紫暗，舌有淤点或淤斑，可配合活血祛淤具有止痛功效的内服汤药，以缓解其症状。

（2）药方：当归15克，乳香、没药、桃仁各10克，细辛3克，黄芪、川牛膝、鸡血藤、丹参各30克，蜈蚣1条，地龙12克，水煎内服，每天1剂，直到症状消失为止。

△舒筋活络汤：方药组成：制乳香12克，制没药12克，当归20克，川芎15克，丹参30克，玄胡15克，杜仲15克，川断15克，鸡血藤30克，独活12克，

威灵仙15克，川牛膝15克，地龙15克，甘草10克。用法每日1剂，水煎两遍混匀，早晚分服。

△定痛汤：方药组成：鸡血藤、丝瓜络各30克，当归、牛膝、杜仲、独活各15克，威灵仙、玄胡、地龙各12克，桂枝9克，红花、川芎各6克。用法：每天1剂，水煎2次，合为1碗，兑酒少许，分早午晚服。疼痛较剧者每天2剂。药渣加水复煎，滤取药液，趁热先熏后洗，再敷痛处，早晚各1次，每次20分钟，药液洗后保留，加热后再次使用。10天为1个疗程，直至疼痛及伴随症状消失。治疗期间应避风寒及重体力，孕妇、月经过多、有出血倾向者禁服本方。

△虎杖、老鹤草、牛膝各15克，用水煎服，每日2次。

△大通筋、南天竹各60克，用水煎服，每日2次。

△当归15克、牛膝15克、白芍30克、威灵仙30克、鸡血藤30克、桂枝10克、制川、草乌各3克、细辛3克、甘草10克，用水煎服，每日2次。

△坐骨神经痛成药方：①芬必得，每次服0.3克，每日3次。②追风透骨丸，每次服6克，每日3次。③小活络丸，每次服6克，每日3次。④大活络丸，每次服1丸，每日2次。

△独活寄生汤：独活9克，熟地黄12克，茯苓9克，桑寄生9克，当归9克，杜仲（炒）9克，白芍12克，秦艽9克，膝9克，防风9克，川芎6克，党参9克，细辛6克，桂枝6克，生甘草3克。水煎服，日一剂，第一次煎后口服，第二次煎后可口服，也可加大水量后外洗。

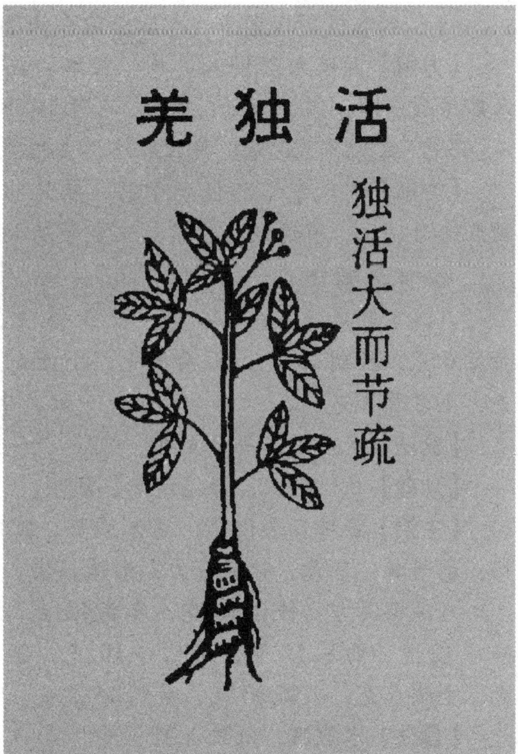

羌独活图，选自《本草纲目》。独活与熟地黄、茯苓等药材煎制的独活寄生汤可治疗坐骨神经痛。

关节炎单方

（1）鲜嫩桑枝30克。用白酒将桑枝炒后再用水煎服。

【方解】因湿邪侵袭关节经络，症见关节疼痛，治宜除湿通络。桑枝苦、平，人肝经，有祛风湿、利关节、行水气等功效。治风寒湿痹，四肢拘挛，肌肤风痒。

（2）虎杖100克。将虎杖用高粱酒1斤浸泡7日，每日服小酒杯，孕妇忌服。

【方解】因气虚风寒湿邪侵入血脉肌体，症见周身疼痛，沉重，麻木，项背拘紧，治宜益气和营，祛风利湿。虎杖苦、平，有祛风、利湿、破淤、通络等功效，治风湿筋骨疼痛。

(3) 独活20克。用水煎服。

【方解】因风寒湿邪侵袭关节经络，症见关节疼痛，痛无定处。治宜祛风散寒利湿。独活辛、苦、温，人肾、膀胱经，有祛风、渗湿、散寒止痛等功效。

(4) 淫羊霍250克。将淫羊霍切细后，用白酒泡浸7天，适量服。

【方解】因房事过度伤肾，症见腰背偻曲不能伸，下肢挛曲，腰痛遗精。治宜益肾祛邪。淫羊藿辛、甘、温，人肝肾经，有补肾壮阳，祛风除湿作用，治风湿痹痛，四肢不红，腰膝无力等。

(5) 柳枝2克。将柳枝研细加酌量茶叶，泡汤代茶饮。

【方解】因风寒湿邪侵袭关节、经络，症见四肢重着，肌肤顽麻，关节疼痛，痛有定处，遇阴雨发作，治宜除湿，祛风逐寒。柳枝苦、寒，太阳明、厥阴经，有祛风利水、止痛消肿等功效。治风湿痹痛、气血凝滞等症。

(6) 白芥子15克。将白芥子、生姜同研细末贴于痛处。

【方解】因风寒湿邪侵袭关节、经络，症见四肢关节疼痛，痛势较剧，遇寒更甚，得热痛减，治宜温经散寒。白芥子辛、温，入肺胃经，有温中散寒，通络止痛等功效，可治中风不语、四肢痹痛麻木、跌扑肿痛等症。

(7) 木瓜根250克。将木瓜根泡白酒服，1日3次，剂量适度。

【方解】因风寒湿侵入关节、经络，症见关节肌肉疼痛不止，治宜祛风散寒。木瓜根酸、涩、温，入肝、脾经，有祛湿舒筋等功效，治湿痹、痛痹。

(8) 丝瓜络500克。将丝瓜络用火炼焦，研细末，加红糖冲服，1次3克。

【方解】因风寒湿邪侵袭于筋，症见筋脉拘挛，关节疼痛等，治宜通经活络。丝瓜络甘、平，有通经络、清热化痰等功效。

关节炎验方

△泻下蠲痹汤：猪苓6克，黄芩15克，广木香3克，厚朴15克，蜈蚣2条，黄檗6克，朴硝15克，山柰6克，小活血12克，大黄15克，全蝎3克，藿香3克，生甘草3克。

【食法】水煎服，每日1剂。

【功效】祛风散寒，燥湿清热，通下。

【主治】痹证日久化热，肢体关节、肌肉疼痛，小便不利、大便秘结或溏而不畅，色酱黄，苔黄，脉沉有力，形体壮实，用诸疏风散寒、燥湿清热之方无效者。

△通痹灵方：桂枝10克，麻黄10克，白芍15克，防风15克，制川乌12克，知母12克，白术15克，制乳香10克，制没药10克，制马钱子0.6克，蕲蛇10克，全蝎6克，川断20克，黄精15克。

【食法】水煎服，每日1剂。

【功效】祛风，散寒，除湿，活血，通络，止痛及补肝肾。

【主治】类风湿性关节炎，强直性脊柱炎，坐骨神经痛及颈椎病等。

△乌蛇祛湿汤：破故纸5克，巴戟天5克，乌蛇肉6克，川桂枝2.4克，伸筋草10克，地龙肉6克。酒当归6克，嫩桑枝15克，酒川芎3克，赤白芍各5克，

桑寄生15克，节菖蒲5克，桑螵蛸6克，生银杏10枚（连皮打），炙甘草5克，虎骨胶3克（虎骨胶现多用狗骨代替）。

【功效】散风活血，通络止痛。

【主治】类风湿性关节炎。症见周身关节肿痛，发热，十指及肘部拘挛不伸，于阴雨时发作更甚，食睡尚好，夜间遗尿，苔白腻，脉沉滑。

△通痹汤：苍术10克，漏芦10克，鸡血藤10克，矮地茶10克，汉防己10克，寻骨风10克。

【加减】热痹加黄檗、虎杖、白石英；如伴全身高热，口苦口渴，便结尿黄者，加金银花、连翘、石膏；风寒湿痹加独活、防风、桂枝、姜黄；下肢疼痛加牛膝。

【功效】祛风燥湿，清热解毒。

【主治】风湿之邪所致之关节疼痛。

△祛痹汤：桂枝3克，赤芍12克，威灵仙12克，忍冬藤15克，络石藤15克，生苡仁15克，乌梢蛇9克，泽兰叶12克，陈皮4.5克，川牛膝9克，红花4.5克。

【食法】水煎服。

【功效】祛风清热，化湿通络。

【主治】风湿热。症见膝关节灼热肿胀，疼痛酸楚，食欲不振，舌苔黄腻，脉细弦。

△疏风养血通络汤：秦艽15克，羌独活10克，白芷10克，防风10克，生熟地20克，川芎10克，白僵蚕10克，地龙15克，生石膏50克，黄芩15克，甘草7.5克。

【加减】风邪不重减二活；内热不重去石膏；腑气不通加生大黄、瓜蒌；痰湿重者加半夏、苍术、胆星；气虚加黄芪；抽搐加全蝎、蜈蚣。

【食法】水煎服；每日1次。

【功效】祛风清热，养血通络。

【主治】风痹，身痛走窜不定，或肉抽；中风半身不遂，语言不利，而兼头痛、颈强，咽干口燥，恶风自汗脉滑或弦数，属血虚内热、风邪外袭者。

房事养生

春天气候温和，男女之间难免春心荡漾。但春天过度的性生活，会使人体质虚弱；而强制自己不性交也会导致身体患有各种疾病。那么，该怎样适度地进行性生活呢？所以在此谈一谈古人房事中积累的养生经验，希望对读者们能有所启发。

古人房事养生经验可简要归纳为“嬉、静、缓、采、忌”这五个字。

“嬉”，即指在交接前，男女要相互培养情感，说些情话，互相煽情，做到心旷神怡，情投意合，搂抱接吻，并徐徐吞咽口中津。正如《玉房旨要》中指出：“凡御女之道……必欲先徐徐嬉戏，使神和意感良久，乃可交接。”《仙经》中又说：“令人长生不老，先与女戏，饮玉浆。玉浆即口中津也。”

“静”，即交接前心情要静，不想入非非，更勿急于刺入，则“高自投掷，颠倒五脏”，“（接）阴之道，以静为强”。(《十问》)《素女经》曰：“交接之道……在于定气、安心、和志，三气皆至，神明统归……性必舒迟……以此为节。”

“缓”，即刺入后要从容不迫，缓慢松徐，切忌大动快动莽撞、气喘吁吁、大汗淋漓。彭祖曰：“交接之道，无复他奇，但当从容安徐，以和为贵。”“浅内（纳）徐动，出入欲希，女快意，男盛不衰”，“进退舒迟，情动而止。”（《千金方·房中补益》）

“采”，即在同房中应学会采气，讲究呼吸吐纳，服食玉浆等。《房中补益》中叙述较详：“采气之道，但深接而勿动，使良久气上面热，以口相当，引取女气而吞之……缓息眠目，偃卧导引，身体更强”，“凡人习交合之时，常以鼻多纳气，品微出，自然益矣。”“凡欲施泻者，当闭口，张目，握固两手；左右上下缩鼻取气……并琢齿数千遍，则精上补脑，使人长生。若精妄出，则损神也。”

从上述，“嬉、静、缓、采”这四字诀中，是中国古代对房事方法的总结。如能坚持这四点，适度而协调地进行性生活，不但会增添性生活乐趣，而且会使精力旺盛，身心健康。

“忌”，即在交接时，忌“天时”“地利”“人和”等不利的各种因素。如天气有大风大雨，地处山川庙宇，人的年幼期、月经期、患病期、不良情绪及随四时变化应适当控制性生活频率等。

当然我们不能完全按部就班地把古人的东西拿过来就用，每个人的情况都不同，可根据自己的体力、年龄、情绪、习惯等进行适当掌握，在借鉴前人经验的基础上，会创建出更好的更科学的性生活方式。

八、春季养生保健食补

春季，气温由寒转暖，阳气上升，人应适应季节，调养生气，使机体与自然界协调统一。人们在饮食上，应由冬天的膏粱厚味转变为清温平淡，同时又要注意人体各组织器官功能充满生机活力，应补充较多营养物质，以供机体活动、生长发育之需要，适当选用一些扶助正气、生发补益元气的食物。主食可多选用大米、面粉、小米、红小豆等，副食可多选食水产、瘦肉、鸡肉、鸡蛋，而羊肉、牛肉等温热食物不宜过多食。应少吃高脂肪的食物及刺激性强的辛辣食物，更不要喝浓度高的烈性酒。应多吃牛奶、豆浆、豆制品和各种新鲜蔬菜、水果，尤其绿叶蔬菜，如白菜、青菜、春笋、小白菜、油菜、菠菜、芹菜、莴笋、绿豆芽、豌豆、荠菜、胡萝卜以及海带、木耳、紫菜、慈姑、水萝卜、嫩藕等。特别是时令蔬菜要注意多食。还要适当吃点野菜、沾酱菜等。水果主要有鸭梨、荸荠、橘子、甘蔗等。春季菜肴不宜太腻，以清淡为主。

此外，春天处处生气勃勃、春意盎然；作为万物之灵的人，也与自然界一样，充满生机。这时人体各组织器官功能活跃，所以饮食除注意清淡外，还需补充大量的营养物质，以供机体活动、生长发育之需要。著名医书《四季五补》指出：春天“万物向上，在天为风，在地为木，在脏为肝，万物生长并复苏，此时当‘开补’。”所以春天应根据季节的特点，适当选用一些扶助正气、生发补益元气的补品，以开发人体之阳，强壮精力。尤其是对久病刚愈，病后或年老体虚、手术后失血亏虚，或儿童体质素弱者，更为必要。如鸡肉、动物肝脏、鱼类、瘦肉、蛋黄、牛奶、豆浆、红枣、花生、山药、首乌、人参、黄芪等，均为滋补气血之佳品，适量久服，必然收致强精力、补虚损之功效。

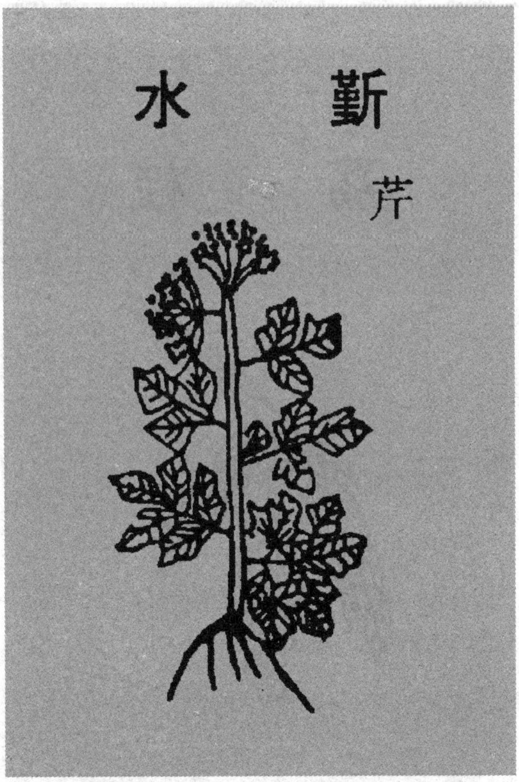

芹图，选自《本草纲目》。芹菜为春季养生蔬菜之一，应该经常食用。

食时，可将补品与上述甘凉清

淡之瓜果、蔬菜、豆类及豆制品配合起来食用。如用菠菜或黑木耳炒猪肝，芹菜、莴笋或荸荠炒肉片，海带或慈姑炖瘦肉，毛豆米烧鸡块，紫菜做蛋汤、拌凉菜等。这些食品既有营养又防滋腻。

美容养颜

△炖什锦豆腐

【用料】南豆腐200克，瘦猪肉25克，虾子3克，火腿25克，鸡肉50克，干冬菇5克，干虾米10克，笋尖25克，猪油20克，葱花3克，姜末3克，酱油15克，黄酒3克，肉汤适量，味精少许。

【做法】①先将水发好的冬菇和虾米、火腿、笋尖、鸡肉、猪肉都切成片；豆腐蒸过之后，切成方块。②炒锅上火，倒油烧热，先煸姜末、虾子，煸后立即放入蒸好的豆腐和切好的肉片、鸡片、火腿片、笋片、虾米，略炒一会儿，倒入酱油、黄酒，略炒，加入肉汤，待烧开后倒入砂锅内，小火煮约10分钟，再加入味精，拌匀即可。

【功效】营养丰富，口味鲜美，常食可滋润肌肤，健美身体。

△阿胶粥

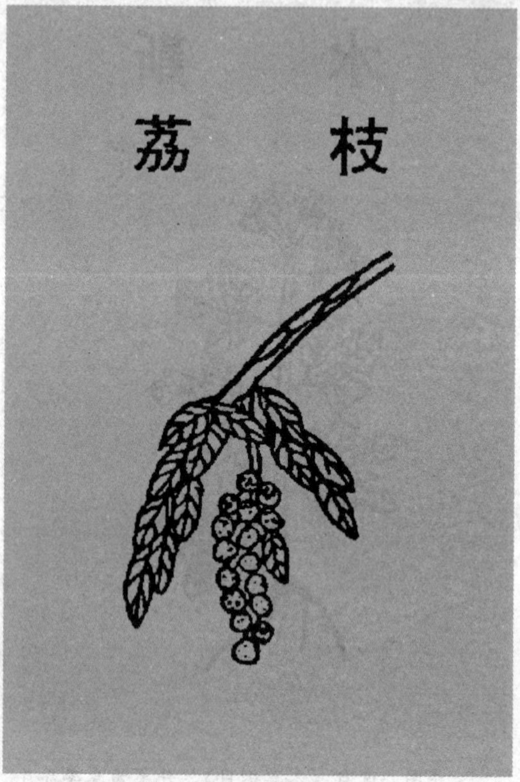

荔枝图，选自《本草纲目》。

【用料】阿胶30克，糯米60克。红糖适量。

【做法】①将糯米加水煮粥。②粥将成时，加入捣碎的阿胶，边煮边搅拌，稍煮片刻，加入红糖调味即可。

【功效】早、晚各服1碗，养血补虚，驻容颜乌须发。

△桂圆花生糊

【用料】桂圆（即龙眼肉）半两、花生2两、白米1汤匙、碎冰糖1两。

【做法】桂圆肉用清水浸发，花生炒香后去衣，白米洗净，与花生同放入搅拌机中搅至极细，滤去粗渣，放入煮滚的2碗清水中继续煮，加入冰糖，边煮边搅拌，至煮成糊状后，放入桂圆肉便成。

【功效】养颜和胃，补血安神。

△荔香雪耳露

【用料】荔枝肉20粒，雪耳半

两，椰汁2杯，糖6两，清水4杯。

【做法】新鲜荔枝去壳及去核，备用。雪耳用水浸发，然后剪成小朵，用清水炖约半小时，备用。将清水及糖放入锅内，煲至糖溶，放入雪耳，煮滚，加入荔枝肉及椰汁，一滚便成。

【功效】清热解毒养颜滋阴。

△鸡蛋豆腐汤

【用料】豆腐2砖，鸡蛋5只，鲜奶0.5杯，金华火腿片5钱，青豆、盐、白砂糖、烧酒、生粉各适量。

【做法】①鸡蛋去壳，取出鸡蛋白。豆腐漂洗干净，剁碎，沥干水。青豆用温水泡软，洗净。火腿片洗净，切丝。生粉调开成稀糊状，作芡浆。将鸡蛋白、豆腐、鲜奶、白砂糖、盐搅匀，加清水拌和匀，放入锅内，隔水以慢火蒸25分钟，再以大匙捞起，使成芙蓉状。②将青豆和火腿丝加清水、烧酒、盐，煮滚，再以生粉水勾芡，倒入豆腐蛋内，即可饮用。

【功效】本汤清热解毒、生津止渴、滋润养颜。如病后或发热后、饮食无胃口、精神不振、口干口渴、皮肤干涩、大便秘结，可用本汤作食疗。

△冰糖炖燕窝

【用料】燕窝1两，龙眼肉0.5两，冰糖4两，清水6杯，鹌鹑蛋12只。

【做法】燕窝先用水浸发，拣净；鹌鹑蛋蒸熟，去壳，龙眼肉略冲洗。将清水煮滚，下燕窝，炖2小时，加入龙眼肉及鹌鹑蛋，最后加入冰糖，炖至糖溶便成。

【功效】滋阴养颜。

△核桃芝麻糊

【用料】核桃10个，黑芝麻4两，冰糖适量。

【做法】核桃去壳去衣，与黑芝麻同放入锅中，用白锅慢火炒香，盛起待冷却。然后放入搅拌机中，加进适量清水，搅至成糊状。将芝麻糊及冰糖倒入煲内，加适量清水，一边煮，一边不停搅拌，至冰糖完全溶化，便可供食用。

【功效】润肤养颜，强精黑发。

△枸杞鸡丁

【用料】鸡脯肉7两5钱，枸杞2钱半，核桃仁1两2钱，鸡蛋2个，鸡汤70毫升，精盐半钱，白糖1钱，料酒4钱，胡椒粉半钱，生姜4钱，猪油2两5钱，干豆粉9钱，湿豆粉4钱。

【做法】核桃仁用开水泡涨剥去皮。枸杞用温水洗净。鸡肉切成一厘米见方的丁。鸡蛋去黄留清。将干豆粉用蛋清调成蛋清豆粉。生姜切成小片。葱切成葱花。用精盐和蛋清豆粉将鸡丁浆好，再用鸡汤、精盐、白糖、胡椒粉、料酒、湿豆粉调成芡汁。锅内放入猪油，待油热下核桃仁炸透，捞出待用。待油六成热时，投入鸡丁快速滑炒，随即放入葱花、姜片，接着倒入芡汁翻炒，最后倒入核桃仁、枸杞炒匀起锅即成。

【食法】佐餐服食。

【功效】双补气血，健身明目，乌发，润肤，驻颜，丰肌。美容应用：适用于精亏血少所致的目暗，乏力，面色无华，形体消瘦，须发早白。

【说明】本方以鸡肉为主料，功在补中益气，治脾胃虚弱而致的消瘦，目暗；枸杞子养阴补血，益气补虚损，悦色明目肥健身；核桃仁滋补肝肾，润肤乌发，丰肌，三药相伍，相得益彰，佐配料为膳，功力不减，宜于改善精亏血少所致的目暗视弱，早白之毛发，不华之容，皮肤粗糙，且治疗眩晕、便秘、乏力等症。中老年食用可防老抗衰。

△菊花鸡片

【用料】鲜菊花2两5钱，鸡脯15两，鸡蛋3个，鸡汤4两，食盐3钱，白糖1钱，黄酒8钱，胡椒粉半钱，麻油1钱，葱5钱，姜5钱，水豆粉1两2钱，干豆粉5钱。

【做法】将鸡脯肉去皮、筋后，切成薄片，菊花瓣用清水轻轻洗净，用冷开水漂净，葱、姜洗净后，切成指甲片。将鸡片加蛋清、食盐、黄酒、味精、胡椒粉、玉米粉、调匀上浆，另用小碗放食盐，白糖、鸡汤、胡椒粉、味精、水生粉、麻油（少许）调成芡汁。将炒锅烧热，放油烧至油五成热时，放入鸡片，划散，鸡片盛起，留余油12钱，锅内烧至油五成热时，下葱、姜稍炒，即放鸡片，烹黄酒，再将调好的芡汁搅匀倒入锅内，先翻炒几下，接着把菊花瓣倒入锅内，翻炒均匀即成。

【食法】佐餐食用。

【功效】补养五脏，祛风明目，益血润容，丰肌。美容应用：用于目赤、视物不明等目疾，头发早白，体虚形瘦。

【说明】本膳宜于各种目疾，疗体虚形瘦。益颜色，乌须发。无论是有病之体，还是无病之人，久食均无辛温燥烈之弊，可驻颜防老，明目健身。

△美味双耳

【用料】银耳2两5钱，黑木耳2两5钱，盐、味精、白糖、胡椒粉、麻油各少许。

【做法】先将银耳、黑木耳去杂质后洗净，用开水烫一下，立即放入冷开水中，冷却后捞出，沥干后装盘中。另取1个碗，加入精盐、味精、白糖、胡椒粉、麻油，用冷开水调匀，浇在盘中即成。

【食法】佐餐食之。

【功效】益气滋阴、补肾强身、润肤、养颜、和面养容。美容应用：用于气血不足及久病体虚而致的脸色不华；肌肤不仁。

美发护发

△何首乌猪肝

【用料】味精1/4钱，醋1钱，酱油5钱，生姜4钱，葱2钱半，水豆粉6钱，混合油12两5钱（实耗1两8钱）。

【做法】何首乌用砂锅加水熬2次，收药液5钱。猪肝剔去筋膜，切薄片，葱切段，姜切片。猪肝用何首乌药液、盐、水豆粉各约一半浆好。另用碗把酱油、料酒、盐、醋、味精、汤、水豆粉调成汁。锅置猛火上，注入混合油，烧至七八成热，放入拌好的肝片滑透，用漏勺沥去油。锅内留底油约12钱，下入姜片、葱段，炒出香味后下入肝片，同时将小白菜叶、木耳下入锅内翻炒几下倒入滋汁炒匀即成。

【食法】佐餐服用。

【功效】补益肝肾，明目，乌发。美容应用：用于肝肾亏虚，精血不足所致的视物不清，须发早白。

【说明】乌发名药炙首乌及养肝明目的猪肝，分别在各种乌发、明目的药膳中每每提及。本菜首乌配猪肝，行补肝益肾、明目、乌发、延缓衰老的功效，适于肝肾亏虚、精血不足导致视物不清、须发早白、未老先衰的人食用。对于学生及经常看书、看电视、射击等用眼过度的人，食后可消除眼疲劳。健康人食之亦可乌发美颜、目睛光彩。对慢性肝炎、冠心病、高血脂症、神经衰弱患者也为理想膳食。

△核桃拌韭菜

【用料】核桃仁10两，韭菜茎2两5钱，猪油、白糖2钱半，白醋5钱，精盐半钱，香油2钱半。

【做法】核桃仁用开水泡涨，剥去皮，清水洗净，沥干水分。韭菜洗净，再用温开水洗两次，切成3厘米长段待用。锅内放入猪油，待油温七成热时，下核桃仁炸至浅黄色捞出。先把核桃仁摆在盘中间，取碗放入韭菜，白糖，醋、精盐拌入味，围在核桃仁周围即成。

【食法】佐餐服食。

【功效】温补肾阳，固纳肾气，驻颜，润肤，乌发。美容应用：适用于虚弱羸瘦，脸色晦黑憔悴，白发早生，皮肤粗糙。

【说明】本方以核桃仁为主，功在补肾固精，通经脉、血脉，以润肤丰肌，乌发。配生韭菜以行血，益肝，健身。常食可使肾之精充血旺，可达发乌、肤润、色悦、肌丰的效果。还适用阳痿、乏力、遗精、带下、小便频数、腰膝冷痛等症。常人食之健身益智美容颜。

【食法】佐餐食之。

【功效】滋肾，平肝，熄风，润肤，乌发，明目。美容应用：适用于肝肾虚而致的目暗，眼花，早生白发，皮肤粗糙。

【说明】大鱼味甘性温，有暖胃和中，截症、祛风功效，配以疏风散热、解郁明目，轻身、乌发的菊花及补肾生津益气悦色明目的枸杞等各种调料制成佳肴，具滋肾平肝益气之功，共奏驻颜明目，润肤美容之效力。且宜于虚弱、虚风头痛及中老年人防老抗衰。

△首乌粥

【用料】制首乌30克，粳米100克，大枣8枚，冰糖适量。

【做法】①将粳米淘净。②将首乌放入砂锅内，加水适量，用中火煎煮，然后去渣，取浓汁。③将粳米、大枣、冰糖、首乌汁液放入锅内，加水适量，用武火烧沸后，转用文火煮至米烂成粥。

【食法】每日服3次。糖尿病人忌服。

【功效】益肾抗老，养肝补血。适用于肝肾不足、头晕耳鸣、头发早白、贫血、精神衰弱、老年性高血脂、便秘等症。

△乌发汤

【用料】熟地黄3克，淮山药3克，丹皮1.5克，枣皮2克，泽泻1.5克，当归1克，红花1克，天麻1.5克，制首乌5克，菟丝子3克，侧柏叶1克，黑豆5克，黑芝麻5克，核桃仁3克，羊肉500克，羊头1个，羊骨500克。

【做法】①将羊骨、羊头打破；羊肉洗净，入沸水锅内焯去血水，同羊骨、羊头块放入锅内（羊骨垫底）。②将以上药物用纱布袋装好扎口，放入锅内，并放入葱、生姜和白胡椒，加适量清水。③将锅置炉上，先用武火将汤烧开，打去浮沫，捞出羊肉切片后，再放入锅中，用文火炖1小时30分钟，待羊肉炖至熟透即成。将药包捞出不用。

【食法】可加入味精、食盐等调料，吃肉，喝汤。

【功效】滋肝补肾，补血养气，乌须黑发。适用于脱发、头发早白等症。

△芝麻粥

【用料】黑芝麻30克，粳米100克。

【做法】将黑芝麻晒干后炒熟研碎，再与淘洗干净的粳米一同入锅，加水适量，先用旺火烧开，再转用小火熬煮至熟即成。

【特点】芝麻味香，稀粥滑润。

【功效】滋补肝肾，乌发润肠。

△苜蓿、茵陈蒸菜

【用料】鲜苜蓿500克，鲜茵陈500克，面粉适量。

【做法】将每种野菜除去烂叶和根，洗净，捞出，控水，撒入适量面粉拌匀；锅中加适量水，放上篦子，篦子上放蒸馍布，烧开后，将两菜倒入、盖严，蒸20分钟后出锅备用。取大蒜适量捣烂，加入精盐、味精、香醋、芝麻油调匀，倒在蒸好的野菜上拌匀。

【食法】佐餐。在春季两菜幼嫩之时，可常食。

【功效】常食有乌发、养颜作用。适用于头发早白、头发枯黄等症。

△花生核桃炖猪肝

【用料】花生米100克，核桃仁50克，鲜猪肝200克，水发黑木耳20克。

【做法】将花生米、核桃仁洗净入锅，加水适量，同生姜、花椒、精盐煮至八成熟时，再将切成块的猪肝放入，炖熟后，加味素即成。

【食法】佐餐。宜常食。

【功效】补肾益精，养血健脑，防治脱发与须发早白。

△红枣首乌鸡蛋

【用料】红枣30枚，首乌60克，鸡蛋2只，冰糖适量。

【做法】鸡蛋蒸熟，去壳，红枣洗净、去核，共入砂锅。加适量清水，煮1小时左右，再入冰糖调味煮至冰糖溶化即可。

【食法】每日早晚分食，连吃1个月。

【功效】乌须发、补血养肝。常食可防止头发早白，并对面色苍白、全身无力、小腿抽筋、血虚头晕有效。

△三黑乌发糊

【用料】黑芝麻、黑豆、黑糯米、白砂糖，各500克。

【做法】将黑芝麻、黑豆、黑糯米用清水淘洗干净，晾干共磨粉，加白糖拌匀，装瓶中，盖严勿受潮。

【食法】每日早晚各1次，每次50克，开水冲食。宜常食。

【功效】中医认为肾为“先天之本”“生命之源固于肾”。而黑色食物是补肾的，所以有固本扶正、强身健体、乌发美颜、延缓衰老的功效。

润肤护肤

△松子红枣生地汤

【用料】松子、生地各1两，红枣10粒，杞子3钱，沙参、玉竹共6钱，猪腰6两，盐适量。

【做法】将各材料洗净，红枣洗净去核，备用。煲滚一瓦煲水，将全部材料放入，用中火煲2小时左右，下盐调味即成。

【功效】养血补肝兼润肤。

△鳝鱼猪肉羹

【用料】鳝鱼250克，猪肉100克，精盐、黄酒、味精、胡椒粉、生姜各适量。

【做法】将鳝鱼剖背脊后去头、尾及内脏，洗净，切丝。猪肉洗净，剁成泥。锅上火，加水适量，煮沸后将猪肉入锅，撇去浮沫，加入鳝鱼丝、黄酒，烧开后转用小火慢煮。生姜去皮，洗净，切成丝，放入锅内，待鳝鱼丝煮烂时加入胡椒粉、精盐、味精调味即成。

【特点】鱼香肉鲜。

【功效】补气养血，滋润肌肤。

△花生木瓜汤

【用料】木瓜1个，赤皮花生仁2两，肉排骨4两，调味料适量。

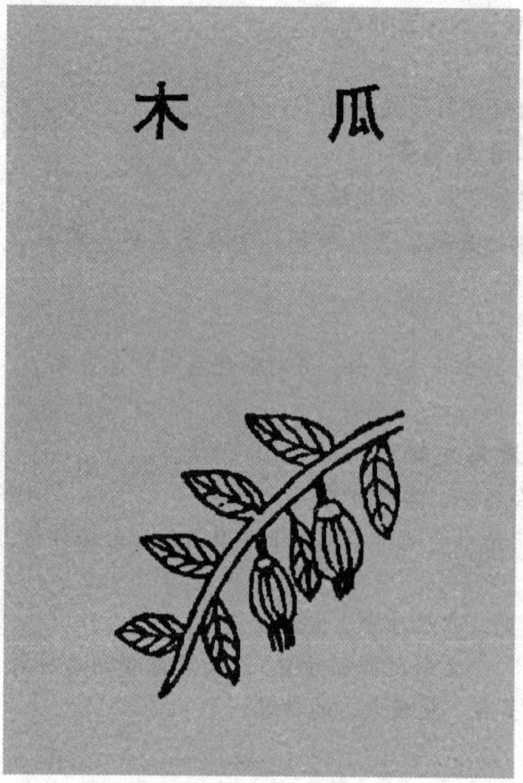

木瓜图，选自《本草纲目》。

【做法】①木瓜去皮洗净，切粗块。赤皮花生仁洗净。②肉排骨洗净斩件，用盐稍搓一遍。将以上各料共置瓦煲，加水6碗，煲至花生熟透时可喝汤吃汤渣。

【功效】如婴儿皮肤多病、脾胃欠佳、消化不良时，可多饮此汤。此汤清暑解热、润肠通便，多食使皮肤嫩滑光鲜。木瓜味甘性平，微寒。据最新医学报道谓："木瓜乳汁制品，除助消化及强心外，对人体皮肤有相当益处。"其中木瓜的蛋白酶，是不少合成抗菌素和抗癌药物中的主要成分。

△腐皮鸡蛋汤

【用料】腐竹皮1块，红枣5枚，鸡蛋2个，冰糖适量。

【做法】①腐竹皮浸洗。鸡蛋去壳打烂，搅匀待用。红枣去核洗净。②腐竹皮与红枣置瓦煲，加水4碗，煲至枣烂，下冰糖、鸡蛋一齐搅匀，即可饮用。

【功效】过干性皮肤者，皮肤较多幼细裂纹，表面呈一层白屑。肤质粗糙，较多皱纹，应多加滋润及调理，而本汤正好作内部调理之用。腐竹皮的营养与豆腐不相上下，但其味美清甘，入胃、脾经。其主要功能滋阴润燥，凡阴液不足所引致的不同疾病均有效。配鸡蛋、红枣、冰糖，既滋补又清润，故对过敏性皮肤者有相当效益。

△猪腱荷叶豆腐

【用料】猪腱肉、嫩豆腐各5两，鲜荷叶3张，料酒1两，生姜、葱、胡椒粉、味精、盐、菜油、豆粉各适量，蛋清1个。

【做法】里脊肉洗净切成6厘米长、2厘米宽、0.5厘米厚的薄片，豆腐切成同样长宽和1厘米厚的片。生姜、葱洗净剁成细末，荷叶洗净用开水泡软，再用冷水漂凉，切成11厘米见方。将豆腐和肉片分别用料酒、葱、姜片、胡椒粉、味精、盐腌渍10分钟。鸡蛋去黄用清入豆粉调匀，肉片中拌上浆。在渍过的豆腐片上面放1片浆好的肉片，然后用荷叶包好，包完。锅中用油滑一下倒出，留油少许。放入荷叶包，用慢火煎两分钟翻面，再淋油少许，煎至肉片熟，起锅装盘。食时打开荷叶，淋少许麻油。

【食法】佐餐食之。

【功效】益气和胃，生津润燥，丰肌，润肤。美容应用：用于体瘦，皮肤粗糙。

△素什锦粥

【用料】荠菜50克，蘑菇20克，春笋尖20克，水发黑木耳20克，胡萝卜20克，黄花菜15克，豌豆15克，粳米100克，植物油、精盐各适量。

【做法】将荠菜、蘑菇、春笋尖、水发黑木耳、胡萝卜、黄花菜洗净，切碎。炒锅上火，放油烧热，下荠菜、蘑菇、春笋尖、水发黑木耳、胡萝卜、黄花菜、豌豆、精盐，翻炒至熟为素什锦。粳米淘洗干净，放入砂锅，加水适量，先用旺火烧开，再转用小火熬煮，至粥快熟时加入素什锦，稍煮即成。

【特点】咸鲜味美。

【功效】益气健脾，润肤明目。

△青瓜拌芽菜

【用料】青瓜1只（重约6两），红萝卜3两，绿豆芽菜0.5斤，粉丝半两，姜丝1汤匙。蒜茸3/4汤匙，生抽、熟油各2汤匙，麻油1汤匙，芝麻酱1个半汤匙，盐1/3茶匙，醋半茶匙（调味）。

【做法】①粉丝浸软，放入滚水中煮3分钟，捞起沥干水。红萝卜去皮洗净切丝，放入滚水中烫软，捞起沥干水。绿豆芽菜洗净，放入滚水中烫软，捞起沥干水。青瓜洗净，切开四边去囊切丝，放入滚水中浸一浸捞起沥干水。②把材料拌匀放在碟上，把调味品拌匀淋上即成。

【功效】绿豆芽菜可减少皮肤色斑。粉丝是绿豆制品。与绿豆芽菜有同样功效。青瓜具抗肿瘤作用。此菜能润肤、清热、防癌，也有减肥作用。

△扒烧蹄筋

【用料】水发猪蹄筋30根，青菜心8棵，水发香菇50克，冬笋片50克，熟火腿肉片50克，鲜汤250毫升，植物油15毫升，葱结、生姜片、黄酒、虾仁、精盐、味精、湿淀粉各适量。

【做法】将发好的猪蹄筋洗净，切成5厘米长的段，放入碗中，加入适量的葱结、生姜片、黄酒、鲜汤，上笼蒸10分钟，取出沥去汤汁。青菜心洗净，切去菜叶，沸水中烫至翠绿色捞出。炒锅上火，放油烧热，下青菜心略煸后取出。锅内加鲜汤、水发香菇、冬笋片、熟火腿肉片、猪蹄筋、虾仁、精盐、味精，烧沸后放青菜心，再沸后用湿淀粉勾芡即成。

【特点】鲜嫩可口。

【功效】滋润肌肤，填髓固齿。

△樱桃汁

【用料】鲜樱桃250克。

【做法】将鲜樱桃洗净，去柄，放入果汁机内榨取汁液，再用洁净纱布过滤即成。

【特点】汁色鲜红，稍甜微酸。

【功效】滋补养颜，嫩肤美容。

减肥健美

△蘑菇笋片汤

【用料】鲜蘑菇100克，熟笋片50克，鹌鹑蛋12个，熟火腿肉片25克，绿菜叶25克，鲜汤、黄酒、味精、精盐、鸡油各适量。

【做法】将鲜蘑菇洗净，入沸水锅中略焯捞出，切成厚片。汤锅上旺火，倒入鲜汤，放黄酒、火腿肉片、熟笋片、蘑菇片、绿菜叶烧沸，加精盐、味精，磕入鹌鹑蛋，淋上鸡油，出锅装入大汤碗中即成。

【特点】清淡味美。

【功效】补气健脾，减肥美容。

△素烧冬瓜

【用料】冬瓜6两，素油6钱，盐、葱花、味精各少许。

【做法】冬瓜洗净去皮、瓤、核，切成长方块，用凉水冲洗一下。武火将锅烧热，舀入素油，投入冬瓜块，稍炒。待稍软时加入盐，倒入适量水，盖好锅，烧至酥烂后，葱花和味精放入碗中，将冬瓜去锅，倒入汤碗中即成。

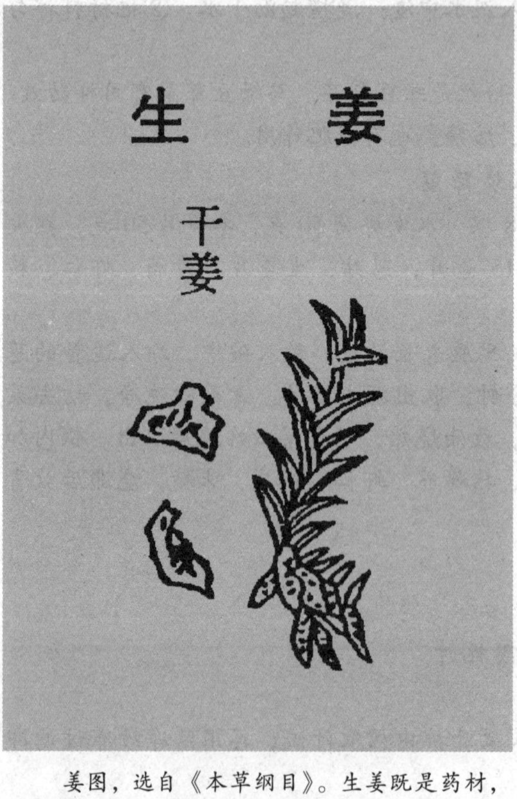

姜图，选自《本草纲目》。生姜既是药材，也是调味作料，具有补虚益气之效。

【食法】佐餐食之。

【功效】减肥，解暑。美容应用：适用于肥胖人。

△苡米烧鹌鹑

【用料】鹌鹑10只，苡米5钱，黄芪2钱，肉汤1斤9两，生姜、酱油、胡椒粉各适量，油1两。

【做法】苡米洗净。黄芪洗净切成片。鹌鹑宰杀去毛、爪、内脏，洗净，入沸水锅中脱去血水，对剖成两块。生姜洗净切片。葱切长段，净锅至火上，加油烧至六成热下姜片、葱段煮出香味。放入肉汤、鹌鹑块、黄芪、苡米、胡椒粉、盐、酱油，猛火烧开，打去浮沫，改用慢火至鹌鹑肉软透，再用猛火收汁，装碗即成。

【食法】佐餐服食。

【功效】益气健脾，行水祛湿，减肥。美容应用：适用于肥胖症。

△莲子猪肚

【用料】猪肚1个，莲子40粒，香油、食盐、葱、生姜、蒜各适量。

【做法】猪肚洗净，内装水发莲子（去心），用线缝合，放入锅内，加清水炖熟透，捞出晾凉，将猪肚切成细丝，与莲子同放入盘中。再将香油、食盐、葱、生姜、蒜等调料与猪肚丝拌匀即成。

【食法】佐餐食之。

【功效】补虚益气，丰肌，健脾益胃，乌发。美容应用：适用于虚劳瘦弱，发早白。

△香菇萝卜球

【用料】萝卜12两5钱，香菇2两5钱，精盐少许、味精少许、酱油少许、鲜汤适量、白糖少许、湿淀粉少许、生油适量。

【做法】将萝卜去杂洗净，削成球形，放锅内加鲜汤、精盐、味精煮熟捞起。香菇去杂洗净，浸泡香菇水滤清液待用。将香菇撕片待用。炒锅放油烧热，加入香菇炒几下，加入萝卜球、鲜汤、酱油、精盐、白糖烧沸后，改为文火上炖烧一段时间。萝卜球入味后，改为武火用湿淀粉勾芡，点味精，淋麻油，出锅装盘即成。

【食法】佐餐食之。

【功效】健胃补脾，助消化，丰肌，润喉。美容应用：痰热喉闭，失音不语，脾虚瘦弱。

△芙蓉鹑蛋

【用料】鹌鹑蛋20个，鸡脯肉4两，火腿2钱，鸡蛋3个，鸡汤12两，料酒8钱，味精、盐、水豆粉各适量。

【做法】鹌鹑蛋煮熟去壳，鸡蛋去黄留清，鸡脯肉洗净剥去筋打成茸泥。再将鸡茸放入碗中，用料酒、盐、水豆粉、蛋清和8钱清水搅匀调成鸡茸。净锅置火上，加鸡汤，放入鹌鹑蛋、盐、味精烧开，用6钱水豆粉勾成玻璃芡，再把鸡茸徐徐倒入搅匀，待鸡茸受热稠浓时，放入熟油渗进鸡茸，盛入大平盆中，撒上火腿末即成。

【食法】佐餐食之。

【功效】补五脏，益中气，补虚损。美容应用：适用于虚劳羸瘦。

【说明】鹌鹑蛋补气益血，强健筋骨；鸡肉益五脏，补虚损，壮筋骨。二者同用，营养丰富，补益力强。不仅能补虚羸健身强体，且延年益寿。

△清炖仔鸽汤

【用料】鸽子2只，冬笋25克，鲜蘑25克，火腿肉10克，鸡汤1 000毫升，精盐3克，黄酒10毫升，葱10克，生姜5克，味精1克，白糖1克。

【做法】将鸽子宰杀，洗净，剁成4大块。冬笋、鲜蘑、火腿肉切成片。葱切成段。生姜拍松。把鸽子用沸水焯后捞出，洗净血沫。鲜蘑、冬笋用沸水焯透捞出。砂锅加入鸡汤上火烧开，放入鸽子块、葱、生姜、黄酒、精盐、白糖、味精，用旺火烧沸，盖上砂锅盖用小火炖至七八成熟，再把冬笋、鲜蘑、火腿肉放入砂锅内，继续炖至鸽子酥烂，拣去葱、生姜，撇去浮油即成。

【特点】鸽子鲜嫩，汤清味鲜。

【功效】补益气血，强壮身体。

△卷心菜粥

【用料】卷心菜200克，小虾米25克，猪肉末50克，精盐2克，味精1克，麻油25毫升，糯米100克。

【做法】将糯米淘洗干净，用水浸泡。将卷心菜洗干净，切成细丝。炒锅下麻油、猪肉末、小虾米、卷心菜丝煸炒片刻，加入精盐、味精，炒至入味盛入碗中备用。将糯米下锅加水煮成粥，倒入碗中备料，稍煮即成。每日分次食用。

【特点】粥香味美。

【功效】益肾填髓，健身提神。

△五香皮蛋香肠

【用料】猪肉肥瘦2斤半，五香粉1两1钱，皮蛋10个，小肠衣15尺，盐、味精、白糖、姜末、蒜片、胡椒粉各适量。

【做法】将猪肉切成条，加入盐、味精、白糖、胡椒粉、五香粉、姜末、蒜片，拌匀。松花蛋去壳，切成条，与肉条和匀。装入肠衣内，用大针放气。每节长8寸，用麻绳捆节，挂在通风地方吹干或烘干水分。吃时蒸熟，切成斜片入盘。

【食法】佐餐食之。

【功效】健脾胃，润燥，益肾阴，肥健身。美容应用：形体瘦弱者。

△清炖鸭掌

【用料】鸭掌10只，春笋25克，火腿25克，料酒50克，精盐3克，葱5克，姜3克。

【做法】①将鸭掌洗净，用沸水泡过，生折去骨，用料酒浸渍1小时。将春笋洗净，切成片，火腿切片；葱切段，姜切片待用。②炒锅上火，放入鸭掌煎炒几分钟，加入葱段、姜片，春笋、火腿、肉汤、精盐同炖20分钟装盘即成。

【功效】清鲜爽口，鸭掌熟脆，滋补强身。

养肝明目

△胡葱慈姑煲

【用料】胡葱250克，慈姑500克，黄酒25克，酱油20克，糖10克，盐3克，味精3克，精制油100克，白汤100克，水淀粉6克。

【做法】①将慈姑洗净去衣切片。胡葱切滚料块。②铁锅里加油100克左右，烧至冒青烟，将胡葱下锅煸炒出香味，推入慈姑片一同煸炒至柔软变色，加入黄酒，放酱油、盐、糖，再加半勺白汤，用大火烧滚几分钟，加味精，淋入少许水淀粉，着芡推匀，起锅盛入热煲内，加盖上席。

【特点及功效】鲜香清甜，回味微苦，明目清火。

△枸杞羊肝汤

【用料】羊肝3两，枸杞叶0.5斤，姜2片。

【做法】枸杞叶洗净，羊肝切片可用猪肝代替。油盐姜齐下，加清水3碗煲滚，下枸杞，滚开后再下羊肝，片刻即成。

【功效】本汤治风热赤目、双眼涩痛、迎风泪流、视力减退、夜盲症，明目养血。枸杞叶补虚益精、清热止渴、祛风明目降火。治目赤昏痛、障翳夜盲。

△珍珠草猪肝汤

【用料】猪肝3两，油、盐各少许。珍珠草2两（干品1两）。

【做法】珍珠草鲜品须到生草药铺预订，干品则中药铺有售，洗净后加清水3碗，煲1小时后下猪肝及油盐调味。

【功效】本汤平肝清热明目、和血解毒、养肝明目。治急性传染性肝炎、小儿疳积、眼结膜。珍珠草利水消肿、治肠炎、肝炎、肾炎水肿、尿路感染、炎眼目翳、夜盲。

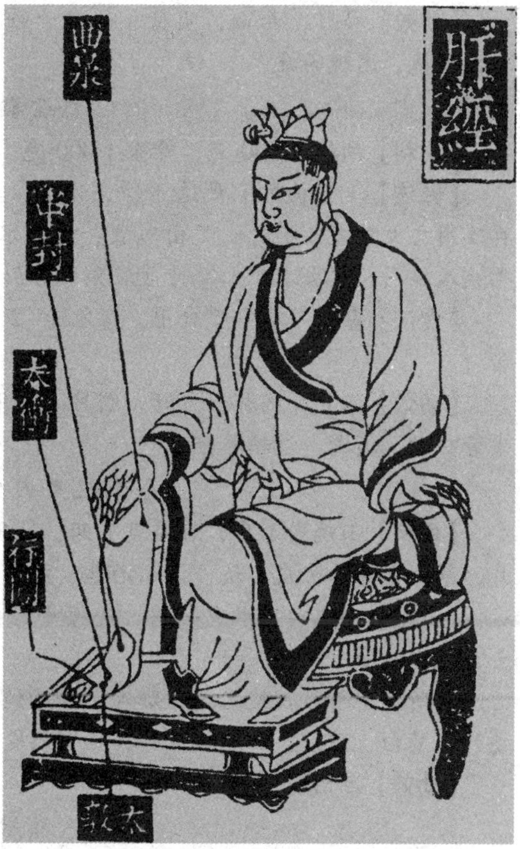

《铜人图经》五腧穴图中的肝经图

△粟米牛肝汤

【用料】粟米2只，薏仁肉1两，牛肝4两，生姜1片。

【做法】①牛肝洗净，切片抹干，加入腌料；生姜去皮，洗净，切一片；薏仁肉漂洗干净，连同洗净了的粟米须盛载于纱布袋内；粟米去衣，切件，洗净。②将材料放入煲滚的水中，用中火煲2小时，调味即可。

【功效】本汤养肝明目，配合调中开胃、降脂的粟米和利尿、降压的粟米须，此汤健脾开胃，防止视力早衰。凡肝血虚、头目昏花、视物不清、迎风流泪、食欲不振、精神疲乏，可用本汤作食疗。

△猪肝羹

【用料】猪肝100克，豆豉10克，葱白3克，鸡蛋2个，食盐3克，味精2克。

【做法】①将猪肝洗净，切成薄片，放入锅内，加水适量。②将锅置武火上烧沸后，改用文火炖熬，待猪肝熟后，加入豆豉、葱白，同时打鸡蛋入锅内，再烧沸，放味精、食盐，鸡蛋煮熟即成。

【食法】每日早晚佐餐食用。

【功效】补肝，养血，明目。适用于血虚萎黄、夜盲、目赤、浮肿、脚气、营养性弱视、远视等症。

△金髓膏

【用料】枸杞子500克，蜂蜜1 000克。

【做法】①将枸杞子挑选干净，洗净，放入锅内，加水适量，置武火上烧开，再改用文火熬煮2小时，滗出煎液，再加水适量煎熬，如此3次，合并3次煎液，再放入锅内，熬去水分。②待煎液稍稠后加入蜂蜜，用文火熬至稠状，晾凉即成。

【食法】每日早晚空腹食用，每次1~2汤匙。外邪湿热、脾虚有湿及泄泻者忌食。

【功效】滋肾，润肺，补肝，明目。适用于肝肾阴亏、腰膝酸软、头晕、目眩、虚劳咳嗽、消渴、遗精等症。

△淮杞日月鱼炖山瑞

【用料】山瑞肉1斤，日月贝2两，淮山、杞子、圆肉共2两，上汤2斤，姜2片，葱白2条，陈皮1块，酒1汤匙，盐3茶匙，麻油、胡椒粉少许。

【做法】山瑞肉用水烫一烫，洗擦干净，然后斩件。淮山、杞子、圆肉、日月鱼、陈皮洗净。

将所有材料放入炖盅内，加入上汤及炖料，隔水炖约3小时，然后取出，去掉姜片、葱白、陈皮，加上调味料，便可供食。

【功效】滋阴明目。

△猪肝面

【用料】猪肝50克，面条150克，食盐3克，味精2克，豆粉25克，素油25克。

【做法】①将猪肝洗净，切成薄片，加上食盐、味精、豆粉，搅匀。②将锅置武火上，放入素油烧沸，倒入猪肝，连续翻炒，熟后起锅。③将锅加水适量，置武火上烧沸，下入面条，熟后捞入碗中，加入猪肝即成。

【食法】每日早、晚食用。有湿热痰滞者慎食。

【功效】补肝，养血，明目。适用于血虚萎黄、夜盲症、目赤、浮肿、脚气等症。

△枸杞酒

【用料】枸杞子200克，白酒500克。

【做法】①将枸杞子洗净，除去残留的梗和蒂。②将枸杞子放入坛中，倒入白酒，盖上盖，封严，每3天搅拌1次，浸泡15~20天即成。

【食法】每日晚餐或临睡前饮用，每次5~30克。外邪湿热、脾虚有湿、泻泄者忌饮。

【功效】滋肾，润肺，补肝，明目。适用于肝肾阴亏、腰膝酸痛、头晕、目眩、目昏多泪等症。

聪耳健齿

△灵芝猪腰

【用料】猪腰8两，灵芝、生姜、葱、酱油各2钱，料酒4钱，味精、盐、白糖各少许，湿豆粉1两。

【做法】灵芝用清水洗净，熬两次，收药液1两。生姜洗净切片，葱洗净切成2厘米长的段。猪腰片去腰臊筋膜，切成腰花。用湿豆粉、盐、料酒（各用一半），猪腰花码味，再用湿豆粉、料酒、药汁、味精、白糖调成滋汁待用。炒锅置猛火上，倒入混合油烧至八成熟，放入腰花、葱、生姜，快速炒散，锅内倒入滋汁翻炒均匀，起锅即成。

【食法】佐餐食之。

【功效】补肝肾。美容应用：用于肾虚耳聋。

△核桃猪腰

【用料】猪腰12两，核桃仁1两半，鸡蛋清2个，干豆粉1两，料酒6钱，生姜数片，葱、盐、麻油各少许，菜油1斤3两（实耗2两）。

【做法】猪腰对剖，片去腥臊洗净，剞成十字刀花，切成3块。核桃仁用开水泡涨，剥去外皮，用刀铡成桃丁，生姜洗净切成片，葱洗净切成段。腰片用料酒、盐、姜片、葱段，拌匀腌味，干豆粉研细，用蛋清调匀待用。锅置火上，加入菜油，待油温烧至六成热时，将核桃丁摆在腰花上，蛋清豆粉下锅炸成浅黄色捞出。待全部炸完后，等油温上升至八成热时，再将腰块全部放入油锅炸成金黄色，沥去余油，淋入麻油装盘即成。

【食法】佐餐食之。

【功效】补肾益精，润肺，聪耳，乌发，健身。美容应用：用于肾虚耳聋，体虚形瘦，须发早白。

△羊肾鸡肾汤

【用料】羊肾1对，鸡肾4个，胡萝卜200克，陈皮及作料适量。

【做法】将羊肾洗净，切片，鸡肾洗净，胡萝卜洗净切块。砂锅中加水，大火煮开，将羊肾、鸡肾和胡萝卜及大茴、花椒、生姜、陈皮放入，沸后去沫，改中火炖40分钟左右，熟后放入精盐、胡椒粉、味素即成。

【食法】佐餐，宜常食。

【功效】补肾益肝，聪耳疗虚。适用于肾肝亏虚引起的听力减退、耳鸣、腰痛、视力模糊等症。

△莲子葡萄大枣粥

【用料】干莲子15克，葡萄干15克，红枣10枚，粳米60克。

【做法】莲子在清水中泡两个小时，葡萄干、红枣洗净，粳米淘洗干净。锅中加清水800毫升，烧开后，放入莲子，沸一滚后，入葡萄干与大枣，再沸两滚后，加入粳米，沸后，改用小火煮至各原料均烂熟即可。

【食法】佐餐，每日1次。

【功效】补肾健脾，益肝，健体，聪耳，乌发，养心益血。适用于体虚心悸、耳鸣耳聋、听力减退、贫血萎黄、食少倦怠、视物模糊等症。

△绿茶菊花饮

【用料】绿茶5克，菊花5克。

【做法】用一个可容250毫升水的茶杯，将绿茶、菊花放入杯中倒入开水100毫升、泡10分钟再加入开水100毫升，再泡10分钟即可。

【食法】第一次先将泡好的茶倒出1/3，加开水两倍饮用，余下的茶再加入新水，依此方法，一剂茶可饮4～5次，供1日饮用，每天如此。

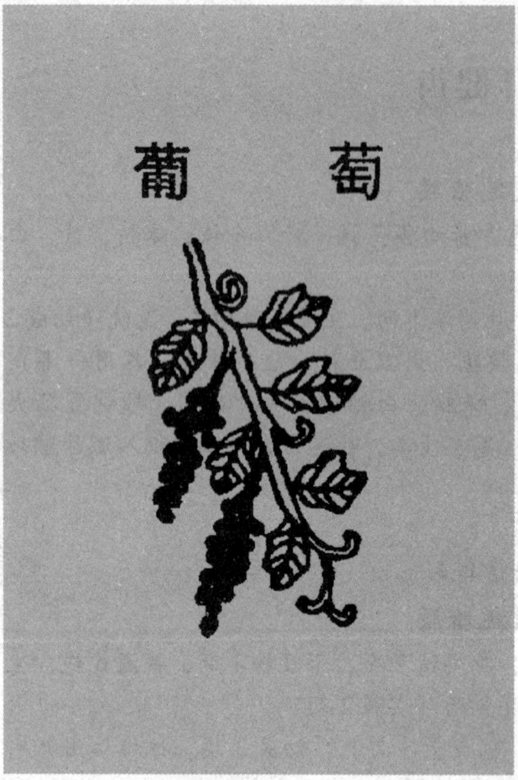

葡萄图，选自《本草纲目》。

【功效】提精神助消化、清内热、固牙齿、利血脉、聪耳明目，适用于精神倦怠、消化不良、动脉硬化、牙齿松动、视力模糊等症。

△黑豆大葱汤

【用料】黑豆50克，大葱7棵，花椒精盐适量。

【做法】将黑豆淘洗干净，把大葱去除老叶、连根一起洗净，切段备用。

锅中加水烧开，放入黑豆，沸后改用中火，加入花椒、大葱、生姜，煮至豆烂熟为止，加精盐、味精食之。

【食法】吃黑豆、大葱、饮汤。每日1次，宜常食。

【功效】补肾益精，健齿聪耳，清热明目，利尿解毒，疏风散寒，适用于肾虚阴亏、身体虚弱、牙齿松动、牙龈肿痛、头晕耳鸣、视物昏花、肾炎水肿、伤风感冒等症。

△桂圆枸杞黑豆汤

【用料】桂圆肉50克，枸杞子20克，黑豆50克。

【做法】砂锅内加清水1 000毫升，烧开，加入洗净的黑豆，改用中火煮至黑豆八成熟时，再将桂圆肉、枸杞子倒入共煮，约20分钟即可。

【食法】空腹食，连汤一起1次食完，如用于牙龈炎、牙髓炎、牙周炎可每天1次，连食1周。

【功效】益脾胃，润肌肤，固牙齿补气血，壮筋骨，适用于脾胃虚弱、牙齿松动、牙龈肿痛、神经衰弱等症。

△荠菜菠菜柳芽汤

【用料】荠菜、菠菜、柳芽各250克。

【做法】将3种菜洗净备用，锅内加水800毫升，烧开后，将3种菜放入，沸后改用小火煮20分钟，加适量精盐、味精、香油调味即成。

【食法】佐餐，吃菜喝汤。

【功效】补虚，健脾，止血，明目，止痛，健齿，适用于体虚贫血、脾胃虚弱、龋齿疼痛、牙龈肿痛、出血等症。

△红烧甲鱼

【用料】甲鱼1只（约500克），生姜20克，大葱50克，冰糖10克，花椒5克，大茴3个，发香菇50克，熟猪油50克，大蒜瓣30克，精盐、酱油、味精适量。

【做法】将甲鱼用沸水烫死，去指甲、粗皮、肠、内脏；洗净、去盖、切成块，入沸水焯一下，随即捞出。锅放大火上，入熟猪油、烧至七成热时，下入甲鱼块，炸去水分，加入以上各种配料，再炒香，入鲜汤煮沸，撇去浮沫，续用小火炖煮，直至甲鱼肉熟软、汤浓。

【食法】佐餐，连汤食之。

【功效】补肝肾，强筋骨，健牙齿，散淤血，除痨热，适用于肝脾肿大、牙齿松动、牙龈肿胀、肾虚体弱、月经不调、肺结核等症。

△苹果芹菜柠檬汁

【用料】苹果200克，粗茎芹菜100克，细茎芹菜100克，柠檬汁适量。

【做法】将苹果洗净，去皮，与洗净的粗、细茎芹菜一同放入果汁机中榨取汁液，然后加入柠檬汁，搅匀即成。

【特点】汁香清凉。

【功效】固齿护齿，和肝降压。

健脑益智

△黑木耳豆枣羹

【用料】黑木耳15克，黄豆50克，红枣15枚，精盐适量。

【做法】将黑木耳、黄豆、红枣分别洗净，加水泡胀，然后一同置于锅内，加水适量，小火炖至熟烂，加精盐调味即成。

【特点】三色相间，柔软香脆。

【功效】补肾益精，养心健脑。

△三虾豆腐羹

【用料】虾仁50克，虾子10克，虾油50毫升，嫩豆腐500克，麻油20毫升，黄酒3毫升，味精2克，精盐3克，青蒜茸、湿淀粉、鲜汤各适量。

【做法】将虾仁洗净放入碗中，加黄酒、味精、精盐调匀。嫩豆腐切成2厘米见方、1厘米厚的小块，在沸水中焯一下，用漏勺捞出，再用冷水漂一下，沥水。炒锅上旺火烧热，放入麻油、鲜汤、虾油、黄酒、虾仁和豆腐块，盖上盖烧沸3分钟后放虾子、味精、精盐，再用湿淀粉勾芡，装入汤碗，撒上青蒜茸即成。

【特点】鲜嫩味美，滑润可口。

【功效】补肾壮阳，健脑益智。

△草鱼豆腐汤

【用料】草鱼1条，豆腐250克，青菜心6棵，胡椒粉、精盐、味精、黄酒、生姜片、葱段、植物油、鲜汤各适量。

【做法】将草鱼去骨，切成薄片，洗净。豆腐洗净，切成片。青菜心洗净。炒锅上火，放油烧热，下入葱段、生姜片、草鱼片，煸炒几下，加入黄酒、鲜汤、精盐、味精、胡椒粉及豆腐，烧开后放入青菜心，煮5分钟即成。

【特点】汤白味美，鱼肉鲜嫩，豆腐滑爽。

【功效】健脑益智，健脾消肿。

△茼蒿鱼头汤

【用料】鲜茼蒿250克，鳙鱼头1个（重约250克），生姜2片，精盐适量。

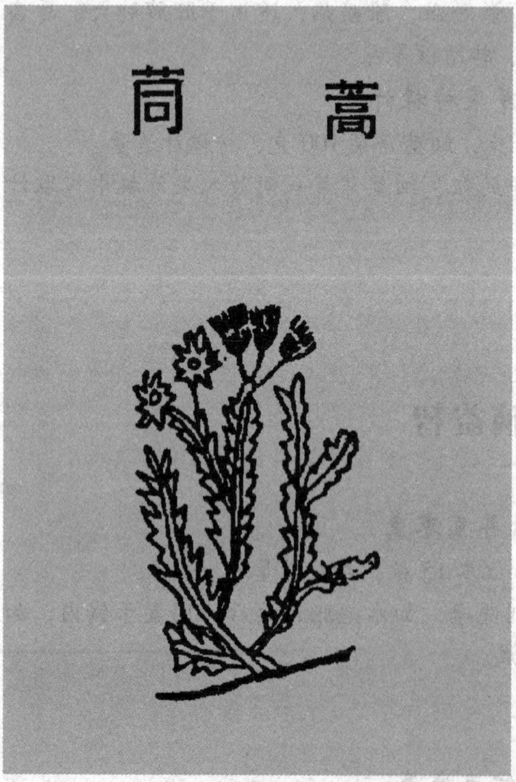

茼蒿图，选自《本草纲目》。

【做法】将鲜茼蒿洗净。生姜洗净，切片。鳙鱼头去鳃，洗净，用刀剖开。炒锅上火，放油烧热，将鳙鱼头煎至微黄色。煲内加水适量，用旺火烧开，放入鳙鱼头、生姜片，转用中火继续煲沸10分钟，再放入茼蒿，待熟时加入精盐调味即成。

【特点】汤色清绿，鱼头肥嫩。

【功效】补益肝肾，健脑益智。

△黑木耳锅巴

【用料】水发黑木耳50克，猪肉丝50克，韭黄50克，锅巴150克，鲜汤200毫升，精盐2克，味精1克，酱油5毫升，湿淀粉15克，植物油500毫升（实耗约50毫升）。

【做法】将水发黑木耳去杂，洗净，沥干水。韭黄洗净，切成3厘米长的小段。锅巴掰成小块。炒锅上火，放少许植物油烧热，下猪肉丝煸炒，放入黑木耳、鲜汤、酱油、精盐、味精烧沸，用湿淀粉勾芡，加入韭黄段炒匀，出锅装入汤碗中。将锅巴投入八成热的油锅中炸酥，迅速倒入漏勺中沥油，装入汤盘中。上桌时将汤汁倒在锅巴上，发出嗞嗞声即成。

【特点】锅巴酥脆，卤汁鲜香。

【功效】补肾益精，养心健脑。

△鱼香豆腐饺

【用料】猪肉200克，豆腐600克，荸荠10个，豆苗尖250克，鸡蛋1个，精盐、黄酒、酱油、胡椒粉、味精、白糖、醋、生姜末、葱花、蒜茸、干淀粉、湿淀粉、泡辣椒、麻油、植物油、鲜汤各适量。

【做法】将豆腐洗净，去掉外皮，切成6厘米见方、4毫米厚的片。猪肉剁成茸。泡辣椒去蒂、子，切成细末。将猪肉茸入碗，放入荸荠、精盐、黄酒、胡椒粉、酱油、麻油、鸡蛋、干淀粉，拌和均匀成馅。用纱布将豆腐片平铺于上，将一小碗馅放在豆腐片中间，包成三角形的豆腐饺，用手将两边压紧，解开纱布，共做24个。取碗1个，用精盐、黄酒、味精、白糖、醋、酱油、湿淀粉、鲜汤对成味汁。炒锅上火，加油烧至八成热，将豆腐饺入锅炸呈金黄色，倒入漏勺控干油。炒锅上火，放油烧至五成热，下豆苗尖炒断生，入盘垫底。炒锅上火，放油烧至五成热，下泡辣椒炒至油呈红色，放入生姜末、葱花、蒜茸略炒，烹入对好的味汁，再将豆腐饺入锅翻炒均匀，淋麻油，起锅倒于豆苗尖上即成。

【特点】颜色金黄，味美可口。

【功效】健脑润肤，滋阴生津。

△芝麻香酥鸡

【用料】光肉鸡1只（重约1 000克），酱油50毫升，精盐20克，鸡蛋1/2个，湿淀粉20克，葱段15克，生姜片10克，大茴香2个，桂皮5克，花椒20粒，植物油、白芝麻各适量。

【做法】将鸡从脊背处开膛，去掉内脏，洗净，放入锅中，加水（浸过鸡）、葱段、生姜片、大茴香、桂皮、酱油、精盐，煮成金黄色的汤汁，汤沸后盖上盖，用小火焖至熟烂时捞出，控净水。花椒用小火炒成焦黄色且出味时取出，用刀背拍碎，加入精盐，拌匀成花椒盐。鸡蛋打破与湿淀粉同时放入碗中，调成蛋粉糊。炒锅上旺火，放油烧至八成热，将鸡体抹匀蛋粉糊，撒肥肉和鲜虾仁一起剁成茸，与猪肝丁一起加鸡蛋1个、淀粉、味精、精盐、黄酒，拌匀成猪肝泥，分成20份。将奶油用刀捣碎，加入葱白、花椒、精盐、味精，分成20份，做成小球状，分别包入猪肝泥中成团。取碗1个，打入鸡蛋1个，搅匀后放入猪肝团挂糊，再蘸上一层芝麻，然后压成饼，放在五成热的油锅中炸至金黄色时起锅，沥油入盘即成。

【特点】香酥味美。

【功效】补血安神，健脑益智。

△金针云耳蒸鱼云

【用料】大鱼头1个，金针菜1两，云耳半两，姜4片，葱2条，蒜瓣2粒，生粉1茶匙，盐、麻油各1/3茶匙，糖、胡椒粉各1/4茶匙。

【做法】鱼头洗净，抹干水分，斩大件；金针浸软，剪去硬蒂及切段；云耳浸软，剪小朵；姜切片、葱切段。蒜瓣拍扁剁烂。

用腌料将鱼头、金针云耳捞匀，并加入姜和蒜茸等，放在碟上，隔水蒸20分钟，下葱段，再蒸两分钟便成。

【功效】补脑止晕去头风。

△鱼头云粥

【用料】大鱼头2个，干贝25克，黏米适量，葱1条，生姜适量，香菜适量，胡椒粉少许，细盐少许。

【做法】①干贝用清水浸透发软，撕碎，备用。②拣选新鲜大鱼头2个，去鳃，斩件，用清水冲洗干净，去掉血污，备用。③葱和香菜分别用清水洗干净，并分别切去须根。葱条切成葱粒；香菜切末，备用。④生姜用清水洗净，刮去姜皮，切1片，备用。⑤黏米用清水淘洗干净，连同干贝一齐放入煲内，加入适量清水，先用猛火煲至水滚，然后改用中火继续煲至黏米开成稀粥，再放入大鱼头、生姜丝，滚熟鱼头，盛上碗，加入葱粒、香菜、胡椒粉和少许细盐即可。

【功效】健脾开胃，补脑益智。

防老抗衰

△口蘑鸭块汤

【用料】鸭肉500克，水发口蘑100克，玻璃纸（16.5厘米见方）1张，鲜汤1 200毫升，黄酒12毫升，精盐5克，味精3克，葱5克，生姜5克，胡椒粉1克。

【做法】将鸭肉除净绒毛，洗净，切成2.3厘米见方的块。水发口蘑洗净，一切两半，与鸭肉块分别下入沸水锅内焯一下，一起放入大汤碗内，加入黄酒、精盐、味精、胡椒粉。将汤锅上火，放入鲜汤、葱、生姜略煮片刻，捞出葱、生姜，将汤倒入汤碗内，碗口用玻璃纸封住，上笼蒸90分钟即成。

【特点】鲜香味美。

【功效】滋阴生津，防衰抗老。

△双色鱼丸汤

【用料】净鱼肉300克，鸡蛋4个，水发香菇25克，菠菜心25克，鲜汤750毫升，精盐5克，麻油50毫升，生姜汁10毫升，味精2克，湿淀粉50克。

【做法】将净鱼肉剁成茸入碗，加水200毫升、湿淀粉、精盐2克、生姜汁，搅拌均匀分成2份。将炒锅置旺火上，倒入水。取1份鱼茸加4个鸡蛋清搅拌，用手挤成李子大的鱼丸入锅。另1份鱼茸加余下的4个鸡蛋黄拌匀，也用手挤成李子大的鱼丸下锅，煮熟后用漏勺捞出装碗。原锅倒去汤，倒进鲜汤、精盐，烧沸后加入香菇、鱼丸、味精、麻油。另将菠菜心放在大汤碗中，将煮沸的鱼丸汤倒入装鱼丸的碗内即成。

【特点】汤鲜味浓，滑嫩爽口。

【功效】补气健脾，抗衰强身。

△桃花鳜鱼蛋羹

【用料】桃花20朵，鳜鱼肉200克，鸡蛋4个，豌豆苗、葱花、生姜丝、鲜汤、精盐、味精、胡椒粉、醋、麻油各适量。

【做法】将桃花瓣洗净。豌豆苗去老叶取嫩苗，洗净。鳜鱼肉切薄片，加精盐、胡椒粉、葱花、生姜丝、味精拌匀，浸渍入味。鸡蛋打入碗内，搅拌均匀，对入鲜汤、精盐、味精、胡椒粉。将浸渍好的鳜鱼片整齐地排放在蛋液上面，然后放入蒸笼，用旺火蒸6分钟，揭开蒸笼放一下气，再将蒸笼盖好蒸10分钟左右，熟后取出。炒锅上火，下少许鲜汤、味精、精盐、胡椒粉，烧沸后撇去浮沫，下入桃花瓣、豌豆嫩苗，淋上醋、麻油，盛入蒸好的蛋羹碗内即成。

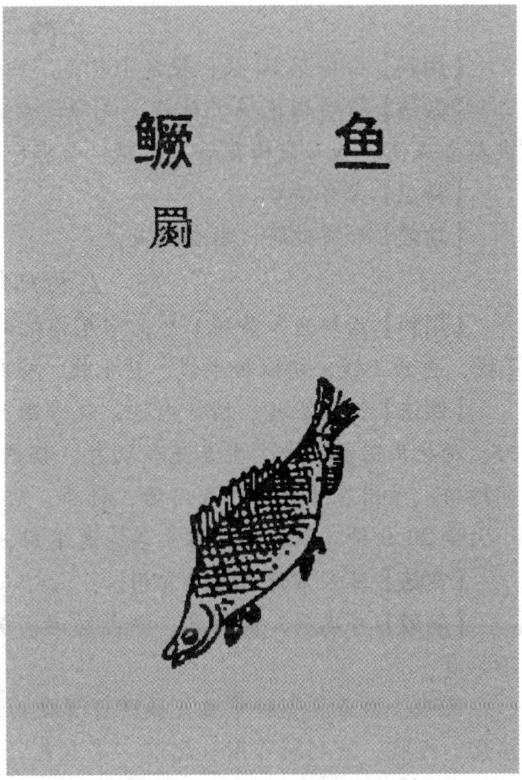

鳜鱼图，选自《本草纲目》。

【特点】桃花芳香，鱼肉鲜美。

【功效】补气养血，健脾养胃，驻颜防老。

△黄鱼豆腐煲

【用料】黄鱼1条（重约500克），春笋片25克，豆腐1块，水发香菇10克，黄酒10毫升，酱油20毫升，精盐2克，植物油100毫升，白糖10克，味精2克，鲜汤200毫升，麻油10毫升，湿淀粉6克，青蒜段适量。

【做法】将黄鱼去鳞、鳃、内脏，洗净，在鱼背两面肉厚处切十字花刀，随后切成2段，放在碗中，加酱油浸渍一下。豆腐切小四方块。水发香菇斜切成片。炒锅烧热，用油滑一下，锅加油烧至七成热，推入黄鱼，煎至两面结皮、色金黄，加酱油、黄酒、白糖、春笋片、鲜汤、味精，烧至沸放入豆腐，转小火，盖上盖炖至鱼眼球突出，豆腐起孔，把豆腐、黄鱼等用漏勺捞入放在炉火上加有底油的热煲中。原炒锅中的汤汁用旺火烧至汁液稠黏时，淋湿淀粉勾薄芡，起锅浇在煲中的黄鱼豆腐上，淋麻油，放入青蒜段，盖上盖即成。

【特点】卤汁肥浓，黄鱼味鲜。

【功效】开胃益气，养颜美容。

△梅花粥

【用料】白梅花10朵，粳米100克，白糖3克。

【做法】将白梅花摘下花瓣，洗净。粳米淘洗干净后放锅中，加水适量，用小火熬煮成粥，加入白梅花瓣、白糖，略沸即成（白梅花瓣入粥，不宜久煮）。

【特点】芳香适口。

【功效】和胃健脾，驻颜轻身。

△枸杞鲫鱼

【用料】活鲫鱼3条约1斤，宁夏枸杞4钱，生姜1钱，葱2钱，料酒6钱，醋2钱，香油2钱，胡椒粉半钱，盐1钱，味精1/4钱，肉汤6两，生油1两。

【做法】鲫鱼去鳍、鳞、内脏，洗净用开水略烫，再用凉水洗净，在两面剞三刀。枸杞用温水洗净。生姜洗净切片。锅内放油，在武火上烧热，下姜片、葱片、胡椒粉、煮出香味后，放入肉汤、料酒、盐、味精、醋，再放入鲫鱼，烧沸后改用小火烧20分钟。下枸杞，拣生姜、葱不用，收汁淋入香油，起锅装盘即成。

【食法】可经常作为菜肴食用。

【功效】补虚弱，健脾胃，驻颜防老。美容应用：用于脾胃虚弱、消瘦、脸色不华者。

说明：鲫鱼具有补中益气健脾开胃之功效。科学研究证实，鲫鱼营养丰富，易消化、吸收，有利尿作用。配以“易颜色。变白，明目安神，令人长寿”的枸杞做佳肴常食，可补虚健脾、驻颜防老。

△首乌粥

【用料】制首乌30克，粳米100克，大枣8枚，冰糖适量。

【做法】①将粳米淘净。②将首乌放入砂锅内，加水适量，用中火煎煮，然后去渣，取浓汁。③将粳米、大枣、冰糖、首乌汁液放入锅内，加水适量，用武火烧沸后，转用文火煮至米烂成粥。

【食法】每日服三次。糖尿病人忌服。

【功效】益肾抗老，养肝补血。适用于肝肾不足、头晕耳鸣、头发早白、贫血、精神衰弱、老年性高血脂、便秘等症。

△酱爆肉丁

【用料】猪里脊肉400克，青蒜段、植物油、精盐、黄酒、白糖、生姜汁、鸡蛋清、湿淀粉、麻油、味精、黄酱、糖色各适量。

【做法】将猪里脊肉切成丁，用鸡蛋清、精盐、湿淀粉调匀。锅放植物油烧至六成热，把猪肉丁放入油内，拨散、滑透，捞出控净油。原锅除宽油，留底油烧热，放入黄酱略炒，加入白糖炒散，加入黄酒、生姜汁、味精、糖色，待黄酱炒黏，把滑好的猪肉丁放入锅内，颠翻几下，使酱汁均匀裹住猪肉丁，淋入麻油，撒入青蒜段，盛入盘中即成。

【特点】酱味浓香，肉嫩甜咸。

【功效】滋阴养颜，补中益气。

△银芽肉丝春卷

【用料】猪肉250克，发好的海米（切碎）30克，绿豆芽500克，水发粉丝100克，春卷皮500克，植物油1 000毫升（实耗约150毫升），黄酒5毫升，精盐7克，麻油25毫升，味精2克，湿淀粉25克，鲜汤适量。

【做法】将猪肉洗净，切成细丝。绿豆芽掐去根须，洗净，投入开水锅中焯一下捞出，控水晾凉。水发粉丝洗净切段。锅上火，放植物油30毫升，烧至七成热，下猪肉丝煸炒2分钟左右，放粉丝同炒片刻，随即加黄酒、精盐、味精和少许鲜汤烧开，用湿淀粉勾芡，盛入盆内，加入绿豆芽、海米末和精盐、麻油，拌匀成馅。春卷皮平铺在案板上，中间放馅，卷成扁圆条形春卷生坯。炒锅上火，放油烧至七八成热，下春卷生坯，用中火上白芝麻，放入锅中，炸成金黄色且外酥里嫩时捞出，放入盘中，撒上花椒、盐即成。

【特点】外酥里嫩。

【功效】补气益精，滋阴养颜。

益肾壮阳

△韭菜粥

【用料】韭菜60克，粳米100克，精盐适量。

【做法】将韭菜洗净，切成细末。将淘洗干净的粳米入砂锅，加水1 000毫升，先用旺火烧开后加入韭菜细末、精盐，再转用小火熬煮成稀粥。

【特点】粥稠辛香。

【功效】补肾壮阳，固精止遗，健脾暖胃。

△虾圆蘑菇汤

【用料】鲜蘑菇250克，虾仁150克，绿菜叶、黄酒、精盐、味精、鲜汤各适量。

【做法】将鲜蘑菇洗净，入沸水锅中焯透后捞出沥净水，切成小丁。虾仁洗净，剁成虾茸，放入碗内，加水、黄酒、精盐搅匀成虾仁馅料。在炒锅内放入大半锅水，将虾仁馅挤成虾仁圆放入锅内，用小火使虾仁圆慢慢煮熟，然后用漏勺捞出。炒锅上火，倒入鲜汤，下蘑菇丁、黄酒、精盐、绿菜叶、味精烧沸，再下虾仁圆，待汤再沸时出锅盛入大汤碗即成。

【特点】汤醇味鲜。

【功效】补肾壮阳，健脾养胃。

△虾肉水饺

【用料】面粉1 000克，虾仁200克，猪五花肉500克，韭菜300克，精盐10克，味精8克，酱油30毫升，麻油25毫升。

【做法】将猪五花肉洗净，剁成肉泥。虾仁挑去沙线，切成小丁。韭菜择洗干净，沥水，切成末。猪肉泥放入盆里，加入酱油拌匀，再分次加水，用筷子顺着一个方向搅动，搅至猪肉泥发黏呈糊状，加入虾丁、麻油、味精、精盐，搅拌均匀然后加入韭菜末，拌匀成为馅料。面粉加入精盐和水拌匀，揉匀揉透，盖上湿布饧面片刻，在案板上揉成长条，揪成小面剂，撒上补面，擀成中间稍厚的圆形面皮，包馅捏成半圆形饺子生坯。锅置旺火上，加水煮沸后下入饺子生坯，煮熟即成。

【特点】馅心鲜嫩，多汁味美。

【功效】滋阴壮阳。

△开元寿面

【用料】上白面条500克，豆芽250克，水发香菇30克，黄花菜15克，嫩姜3克，芹菜6克，菜油75克，酱油15克，味精5克。

【做法】①将香菇、嫩姜切丝；芹菜放沸水锅焯一下，切碎；豆芽洗净，去根；黄花菜切寸段。②面条在沸水锅中浸透，捞起沥干水分，铺开，淋上熟菜油（15克），拌匀抖松。③锅置中火上，倒入菜油（60克）烧至油冒烟，取出一半待用。然后将姜丝放入所剩油中稍煸香，加香菇、黄花菜翻炒，加酱油、水250毫升煮沸，再将面条、豆芽倒入拌匀，加盖稍焖，拌入留下的熟油、味精。装盘时，在面条上铺芹菜末。

【功效】健脾益气，补虚益精。适用于肿瘤、冠心病、高血压等症。

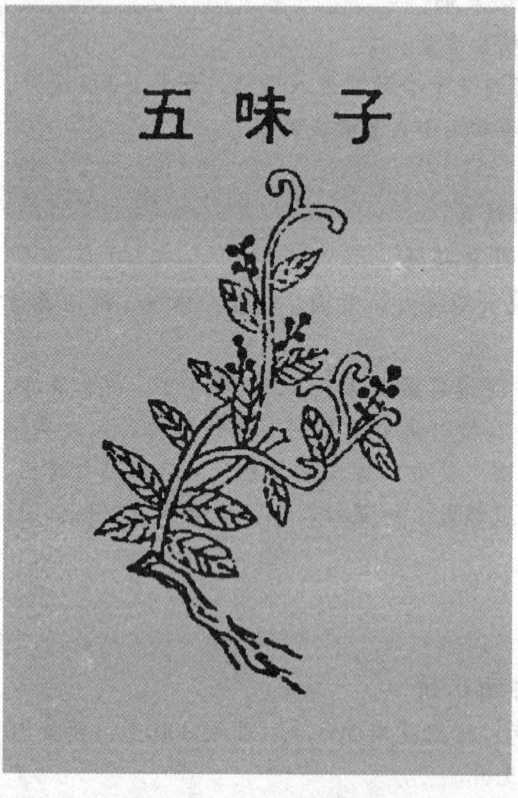

五味子图，选自《本草纲目》。

△五味子膏

【用料】五味子500克、蜂蜜1 000克。

【做法】①将五味子除去杂质，淘洗干净，加水浸泡2小时，去核；再洗，尽量洗去其味，过滤。②将五味子肉放入锅内，加入蜂蜜，与五味子肉拌匀，用文火煎熬，成膏后，晾凉。

【食法】早晚空服1～2汤匙，温开水送下。外有表邪、内有湿热或咳嗽初起、痧疹初发者忌服。

【功效】敛肺滋肾，生津涩精。适用于因肺气肾阴俱亏而引起的咳嗽无痰、喘息口渴、自汗盗汗、劳伤羸瘦、梦遗滑精、久泻久痢等症。

△姜韭牛奶羹

【用料】生姜25克，韭菜250克，牛奶250克。

【做法】①将韭菜除去杂质、黄

叶，洗净，切碎；生姜洗净，切碎。将韭菜、生姜捣碎。②用白色洁净纱布将韭菜、生姜绞出汁液，放入锅内，加入牛奶（或奶粉），加入水适量。③将锅置武火上烧沸即成。

【食法】趁热顿服。阴虚内热、疮疡、目疾患者禁食。

【功效】温中，行气，散血，解毒。适用于胃寒型胃溃疡、慢性胃炎、胃脘痛、呕恶等症。

△山药面

【用料】山药粉50克，面粉150克，羊肉50克，食盐3克，猪油15克。

【做法】①将山药切片，磨成细末；羊肉切2厘米见方的块。②将山药粉放入面粉中，加水适量，放食盐少许，拌匀，揉成面团，擀成面片，切成面条或面块。③将猪油放入烧热的锅内，加水适量，放入羊肉烧开，煮30分钟，放入面条或面块，煮熟即成，起锅时，放入自己喜欢食用的调料。

【食法】每日3次，均可食用。有实邪者忌服。

【功效】健脾，补肺，固肾，益精。适用于脾虚泄泻、久痢、虚劳咳嗽、消渴、遗精、带下、尿频等症。

△茭白卷

【用料】茭白500克，水发海米50克，胡萝卜50克，水发香菇50克，青椒50克，精盐、味精、葱花、生姜丝、湿淀粉、麻油各适量。

【做法】将茭白去皮，洗净，切去细端，使其粗细一致，然后放沸水中煮至发软捞出，冷却后切成较薄的大片。胡萝卜、水发香菇、青椒切成细丝。水发海米剁成末。炒锅上旺火，加入麻油，用葱花、生姜丝炝锅，然后加入胡萝卜、水发香菇、青椒、水发海米、精盐、味精略炒，加水少许，用湿淀粉勾芡，出锅晾凉制成馅。取1片茭白，摊放案板上，放入制好的馅，卷成手指粗细的圆筒，待全部卷完后放笼内蒸3分钟取出，切成菱形块放盘中。炒锅内加入蒸茭白的原汁，放入精盐、味精，用湿淀粉勾芡，淋上麻油炒匀，浇在盘内茭白卷上即成。

【特点】造型美观，清鲜可口。

【功效】防癌抗癌，补肾壮阳。

△红煨对鸽

【用料】鸽子2只（重约500克），青菜心10棵，酱油25毫升，冰糖15克，湿淀粉50克，麻油2毫升，猪五花肉150克，黄酒50毫升，大茴香1个，味精1克，精盐2克，植物油500毫升（实耗约50毫升）。

【做法】将鸽子宰杀处理干净，用沸水烫泡去血腥味，再用黄酒涂抹鸽体。炒锅上火，放油烧至七成热，将鸽子入锅炸成红色，起锅备用。蒸钵用竹箅子垫底，放入鸽子，再将猪五花肉洗净，切成3条放在鸽子上，加黄酒、酱油、冰糖、大茴香、精盐和水750毫升，盖上盖，在旺火上烧开，转用中火炖烂，取出鸽子装盘。将青菜心入锅炒熟，放在鸽子旁边。炒锅上火，放油烧热，倒入原汤烧开，放入味精，用湿淀粉勾芡，浇在鸽子、青菜心上，再淋上麻油即成。

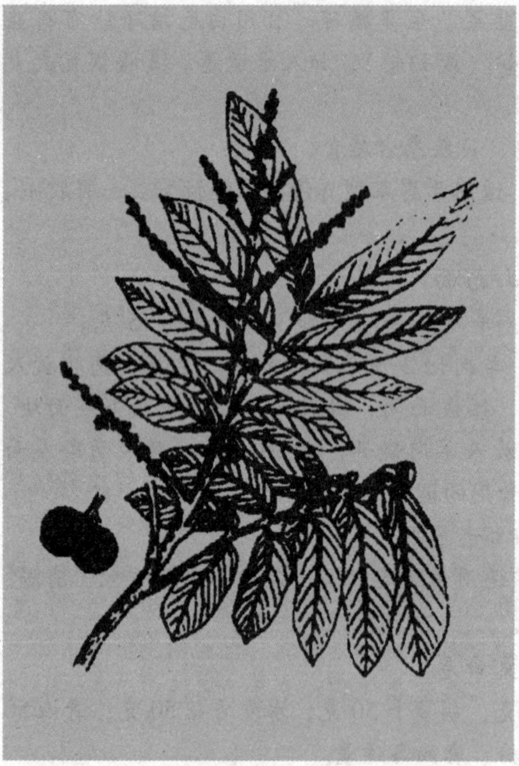
龙眼图

【特点】红绿相映，鲜甜清爽。

【功效】补肾壮阳。

△龙眼纸包鸡

【用料】龙眼肉20克，核桃肉100克，嫩鸡肉500克，鸡蛋2个，芫荽100克，火腿15克，食盐6克，白糖6克，味精2克，胡椒粉3克，豆粉25克，芝麻油5克，花生油1 500克，生姜5克，葱20克。

【做法】①将鸡肉去皮，切成薄片；核桃仁用沸水泡后去皮，放入油锅内炸熟，切成细粒；芫荽择洗干净；龙眼肉用温水洗净，切成粒；姜、葱洗净后，切成末；火腿切成小片，鸡蛋去黄留清，加豆粉调成蛋清糊。②将鸡片用食盐、白糖、味精、胡椒粉、芝麻油、姜葱末、核桃仁、龙眼肉、蛋清糊（少许）调匀后，将玻璃纸放在案板上，先放芫荽叶少许，火腿1片，再把鸡肉放上，然后折成长方形的纸包。③将花生油倒入锅内，烧至五成热时，把包好的鸡肉下锅炸熟，捞出装盘即成。

【功效】温中益气，补肾固精。适用于虚烦失眠、脑力衰退等症。

防癌抗癌

△芦笋粥

【用料】听装芦笋150克，粳米100克，精盐少许，清水适量。

【做法】①将芦笋切成小块。粳米淘洗干净。②取锅放入清水、粳米、芦笋，先用旺火煮沸后，再改用小火煮至粥成，加入精盐调味后食用。

【功效】润肺，抗癌。是肺结核、癌症患者的辅助食疗佳品。

△芦笋炒肉片

【用料】芦笋100克，猪后腿肉200克，荸荠30克，黄酒、精盐、味精、鸡蛋清、淀粉、面粉、白糖、植物油各适量。

【做法】将芦笋洗净，切成片。荸荠去皮洗净，切成片。猪肉洗净，切成薄片。

鸡蛋清与黄酒、淀粉调成糊，再加入面粉和匀。炒锅上火，放油烧至五成热，猪肉片蘸糊放入锅中炸，待猪肉片呈黄白色时起锅沥油。锅置火上，加水适量，放入白糖、精盐、味精搅拌，待糖汁浓时放入芦笋和热油适量，用手勺搅匀，随即将荸荠片、猪肉片下锅多翻炒几次，出锅装盘即成。

【特点】鲜脆爽口。

【功效】补虚健身，防癌抗癌。

△香菇八仙

【用料】水发香菇50克，胡萝卜50克，茭白100克，青菜100克，水发腐竹50克，油面筋25克，冬瓜50克，发菜50克，水发黄花菜50克，麻油、黄酒、味精、淀粉、鲜汤、酱油各适量。

【做法】将水发香菇洗净，去蒂。胡萝卜、冬瓜、茭白去皮后切成块。青菜、发菜、水发黄花菜、水发腐竹、油面筋洗净后切成段。将以上各菜料放入沸水锅中焯透，捞出沥干水。炒锅上火，加入鲜汤、味精、黄酒、酱油，将焯透的各菜料也倒入炒匀，待汤烧开后转用小火煨煮片刻，再用淀粉勾芡，淋上麻油，颠翻几下，出锅装盘即成。

【特点】菇香味鲜。

【功效】补气益胃，防癌抗癌，延年益寿。

△脑髓韭菜包

【用料】猪脑1个，韭菜200克，面粉200克，发酵剂、植物油、精盐各适量。

【做法】将猪脑蒸熟切成小丁。韭菜洗净切末，与猪脑丁拌和，加入植物油、精盐，拌匀成馅。面粉用发酵剂发酵，以猪脑韭菜馅入发面中制成包子，上笼蒸熟即成。

【特点】鲜香可口。

【功效】滋肾补脑，健身防癌。

△洋葱炒鱼球

【用料】洋葱4两，青西椒1个，石斑肉6两，蒜茸半茶匙。盐、糖各1/4茶匙，麻油及胡椒粉各少许，鸡蛋白、生粉、生抽各1茶匙，盐1/3茶匙，生粉2/3茶匙，水3汤匙。

【做法】①洋葱去衣洗净，切件。青西椒洗净，去核切件。石斑肉洗净抹干，切厚件，腌20分钟，泡油或入滚水中烫至将熟捞起，出水才炒。②油2汤匙，下洋葱、青西椒炒软，下石斑肉、蒜茸，鱼肉已熟，勾芡上碟。

【功效】鱼肉易于消化，对人体有益。因洋葱可降低癌症发病率，具防癌抗癌作用。

△菠菜拌大豆芽菜

【用料】大豆芽菜6两，菠菜0.5斤，瘦肉2两，蒜茸、生抽各半汤匙，姜1片，油1汤匙（腌料）。麻油、芝麻酱各1汤匙，生抽2汤匙。盐1/4茶匙，醋半茶匙（汁用料）。

【做法】①菠菜洗净，切短度沥干水。大豆芽菜摘去根，洗净沥干水。瘦肉洗净抹干切丝，腌10分钟。把水烧滚，下菠菜烫软，捞起沥干水待冷。大豆芽菜放入滚水中烫软，捞起沥干水待冷。②下油1汤匙，放入瘦肉丝炒熟铲起。大豆芽菜、菠菜、瘦肉丝拌匀放在碟上。把汁用料加入蒜茸拌匀，淋在已拌匀的菜上，即可食用。

【功效】大豆芽菜有利湿清热之效。菠菜有抗癌作用。

△蒜苗烧河蚌肉

【用料】蒜苗250克，河蚌肉200克，蒜茸、精盐、黄酒、味精、白糖、生姜末、植物油各适量。

【做法】将蒜苗洗净，切成3厘米长的段。河蚌肉洗净，放入沸水锅中焯一下，捞出切成片，加上黄酒、精盐。炒锅上火，放油烧热，放入蒜茸、生姜末爆香，下蒜苗煸炒至半熟，加入河蚌肉，煮沸50分钟，再加白糖、味精调味即成。

【特点】鲜香爽口。

【功效】防癌抗癌，滋养肝肾。

△生蒜豆豉焖萝卜

【用料】白萝卜12两，青蒜2条，豆豉1汤匙，盐、糖各1/3茶匙，水1杯（调味）。

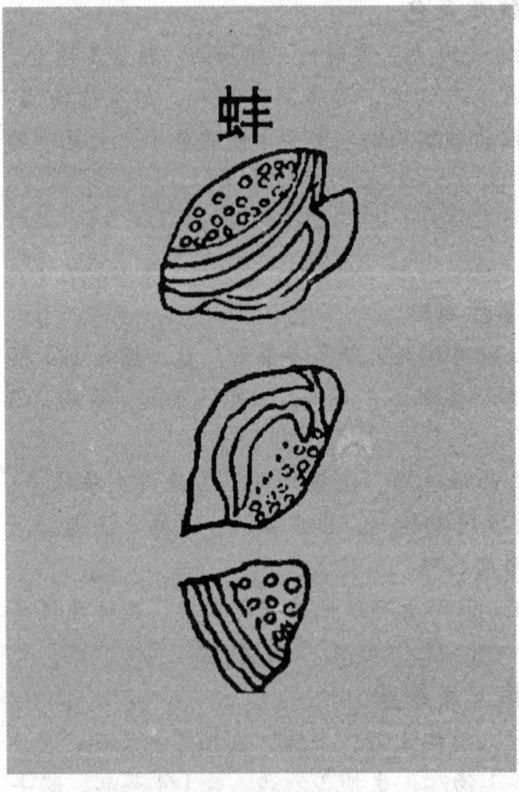

蚌图，选自《本草纲目》。

【做法】①青蒜洗净切短段。豆豉洗净剁碎。白萝卜去皮洗净，切厚片。②油2汤匙，放入豆豉炒两下，下白萝卜炒匀，加入调味煮滚，慢火煮15分钟至熟，下青蒜煮2分钟即成。

【功效】杀菌、防癌，对血脂过高症有防治作用。萝卜能下大气、消谷和中、止消渴、令人白净肌细。二者相配适用于食滞、口干喉燥。鼻气滚热，胃有热滞，可用此菜清理肠胃，也有美肤的效用。

△清炒蘑菇鲜露笋

【用料】鲜露笋、鲜蘑菇各6两，姜1片，盐1/3茶匙，糖1/4茶匙，水1汤匙。（调味）

【做法】①蘑菇洗净沥干水，每粒切开边。鲜露笋剥去笋甲，洗净沥干水切短段。②油2汤匙，放入姜、蘑菇炒两下，下鲜露笋翻炒数下，加入调味炒熟即可。

【功效】蘑菇有抗癌物质，具降血糖作用。鲜露笋防止贫血。二者配合使人活力充沛。

△蜜豆炒鲜菇

【用料】芹菜2棵，蜜糖豆3两，鲜草菇6两，姜1片，葱1条，蒜茸1茶匙，青西椒1个。蚝油1茶匙，盐半茶匙，糖1/3茶匙，麻油及胡椒粉各少许（调味）。生粉半茶匙，水2汤匙（芡）。

【做法】①芹菜去叶，洗净切短段。青西椒洗净去核切件。撕去蜜糖豆筋，洗净沥干水。鲜草菇洗净，在菇底剞一十字。油1汤匙，爆香姜、葱，放入水煮滚。下鲜草菇4分钟，捞起冲洗，抹干。油1汤匙，放入蜜糖豆炒数下，下芹菜、青西椒又炒数下，加入3汤匙水，炒熟铲起，汁不要。②油2汤匙，放下鲜草菇、蒜茸炒至发出蒜茸香味，加入调味，蜜糖豆、青西椒、芹菜炒匀，勾芡上碟。

【功效】鲜菇有消暑、清热、降血压、抗癌的功能。蜜糖豆、芹菜、青西椒防止贫血及体胖。使体内新陈代谢旺盛、滋润肌肤。

妇女、儿童保健

△牡丹花粥

【用料】鲜牡丹花15克（干品5克），粳米100克，红糖适量。

【做法】将鲜牡丹花摘下花瓣，漂洗干净。粳米淘洗干净。取锅加水、牡丹花瓣，煮沸约10分钟，滤去花瓣，加入粳米，煮至粥成再加入红糖即成。

【特点】粥稠清香。

【功效】活血调经，凉血生血。

△山药蛋黄粥

【用料】山药50克，蛋黄2个，粳米150克。

【做法】①将鸡蛋打破，去白留黄，用筷子将黄搅散。②山药洗净，切片；粳米淘洗干净。③将山药、粳米一起放入锅内，加水适量，将锅置武火上烧开，改用文火熬煮至熟，起锅前，将鸡蛋黄倒入粥里，再拌匀烧开即成。

【食法】每日早、晚各服1碗，长服效果特好。

【功效】滋阴润燥，养血息风。适用于心烦失眠、虚劳吐血、呕逆、下痢、烫伤、热疮、肝炎、小儿消化不良等症。

△鲜橘汁

【用料】鲜橘子、白糖、温开水各适量。

【做法】①将橘子洗净，剖开后榨汁。②将橘汁、白糖、温开水调匀，用小匙或奶瓶喂服。

【功效】开胃理气，润肺止咳化痰。

△黑木耳糖

【用料】黑木耳200克，赤砂糖500克。

【做法】①将黑木耳除去杂质，碾成细粉，与赤砂糖拌匀，放入锅内，加水少许。②将锅置武火上烧沸，然后用文火煎熬至黏稠起丝时，将糖倒在涂有熟素油的盘内，然后用小刀划成2厘米见方的小块即成。

【食法】每日空腹食2次，每次食5小块。

【功效】凉血、止血。适用于肠风、血痢、血淋、崩漏、痔疮、月经过多等症。

△鸡肝饼

【用料】鸡肝50克，面粉200克，食盐3克，素油25克。

【做法】①将鸡肝洗净，剁成末，加食盐拌匀，倒入面粉中，加水适量，揉成鸡肝面团，搓成直径为3~4厘米粗的面条，切成4厘米长的小团，用擀面杖擀成小饼。②将锅内放入素油，烧至八成熟时，放入鸡肝饼，炸至两面呈金黄色时捞出即成。

【食法】每日当早点。不要过多食用。

【功效】补肝肾。适用肝虚目暗，小儿疳积、妇人胎漏等症。

△金针焖柚皮

【用料】金针菜1两，柚皮1个，蚝油适量，幼盐少许。

【做法】①柚皮置放于炭火上将柚皮外层黄棕色表层烧焦，并刮去烧焦部分，放入清水中泡浸，用手挤压并换清水，使其苦味析出，洗干净，切成块状。剪去金针菜硬的部分，浸透，洗干净。②烧热瓦煲，加入生油，油热放入金针菜和柚皮，加入适量清水，煮至柚皮熟，以少许幼盐调味，淋上蚝油，即可食用。

【功效】本菜舒肝解郁，清热理气。日常食用，舒肝解郁，心情舒畅，减少忧郁。妇女产后如果乳汁自出，乳房胀满，口苦咽干，心烦易怒，可用作食疗。

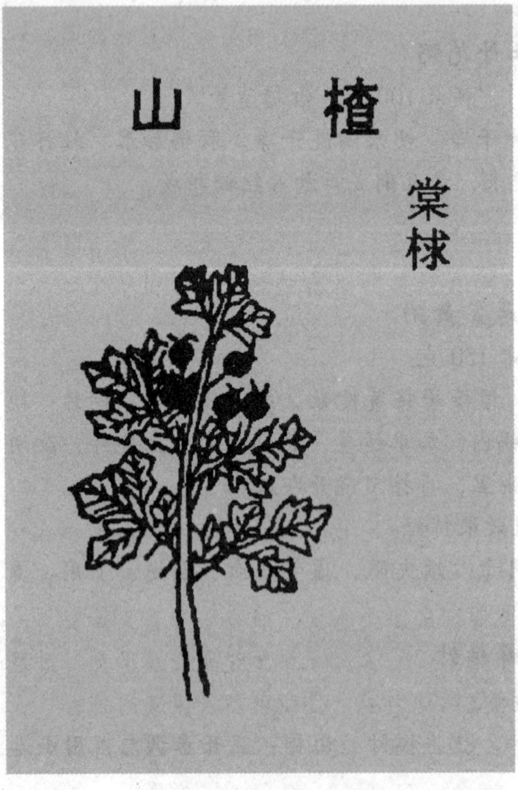

山楂图，选自《本草纲目》。

△山楂糖

【用料】山楂150克，白糖250克。

【做法】①将山楂洗净，拍破，放入锅内，加水适量。②将锅置武火上烧沸，再改用文火熬煮40分钟，滗出煎液，再加水煎熬3次，将3次煎液合并，过滤，将过滤液倒入洁净锅内，放入白糖，拌匀。③将盛有白糖和山楂液的锅置火上，用武火烧开后，用文火煎熬，至黏稠起丝时，将糖倒入涂了素油的搪瓷盘内，摊平，用小刀划成2厘米见方的小块即成。

【食法】每日空腹时食用2次，每次食5小块。脾胃虚弱者禁食。

【功效】消食积，散淤血，驱绦虫。适用于泻痢、肠风、腰痛、疝气、产后腹痛、恶露不尽、小儿乳食停滞等症。

△天麻冬菜扣肉

【用料】天麻50克，五花猪肉500克，川冬菜200克，葱片10克，姜片15克，料酒10克，酱油10克，肉汤200毫升，胡椒面2克，精盐5克，蜂蜜20克。

【做法】天麻洗净砸碎，五花猪肉入热水锅中煮片刻，捞出抹上蜂蜜入热油锅中炸成金黄色，捞出放凉切片，码于盘中。川冬菜洗净切碎，入炒锅加盐、葱、姜、酱油、料酒及肉汤煸炒，浇在肉片上，撒上天麻、盐、胡椒面入蒸锅蒸90分钟即可。

【功效】平肝息风，定惊止痛，行气止血。

△黄芪鲫鱼

【用料】鲫鱼3尾（约500克），葱花10克，黄芪15克，姜片15克，炒枳壳2克，精盐2克，胡椒粉2克，料酒30克，味精1克，猪油70克，醋4克，白糖5克，酱油6克。

【做法】①将鲫鱼去杂洗净，两面各划四刀洗净待用。②把姜片、葱花与洗净用纱布包好的黄芪、枳壳一起水煎两次，每次15分钟取汁。③锅置火上注入猪油，待油六成热时下姜片，煸出香味，放入酱油、精盐、胡椒粉、醋、鲫鱼、料酒及白糖，注入清水500毫升，再下药汁，中火烧开，改用小火慢炖至鱼熟加味精，收汁装盘即可。

【功效】补气健胃，并有美容的作用。

△红烧海参

【用料】水发海参500克，鸡汤250毫升，葱末5克，姜末5克，味精5克，酱油5克，白糖5克，精盐2克，淀粉5克，料酒10克，鸡油30克。

【做法】①海参切成条状用温油氽炸一下，迅速再用水焯透备用。②鸡油烧热，入葱、姜末炝锅，烹料酒，鸡汤烧开后煮成浓汁，将海参放入，加入调料待汤汁浓稠时，淋入少许淀粉即成。

【功效】海参性味甘、咸、温，熟食能补肝肾，滋阴补血。

老年人保健

△美味火腿粥

【用料】火腿150克，粳米100克。葱花、姜末、胡椒粉、精盐、味精各少许，熟猪油少量，清水适量。

【做法】①将火腿刮洗干净，切成细丁。粳米淘洗干净。②取锅放入清水，水沸后加入粳米，煮至半成熟时，再加入火腿、姜末、猪油，续煮至粥成，用精盐、味精调好味，再撒上葱花、胡椒粉即可。

【功效】滋补养血，健脾开胃。适用于虚损瘦弱，心慌不宁，病后体虚食少，胃口不开，虚痢不食，久泻不止。久食并能充精髓，健腰脚，是上等补养强壮保健粥品。

△兔肝粥

【用料】大米200克，兔肝2副。盐适量。

【做法】①大米淘洗净，加水入锅，先用旺火烧沸后，加入兔肝沸后改用小火熬煮成粥。②食用时加入适量盐调味。

【功效】对肝阴不足、头晕眼花、夜盲及维生素A缺乏等症有食疗作用。

△八宝甜粥

【用料】糯米750克，红豆250克，白果150克，莲子150克，红枣150克，花生仁150克，百合150克，元肉100克，白糖酌量。

【做法】①先将糯米洗净，红豆亦洗净，花生仁、莲子分别用开水浸10分钟左右剥去外衣，顶出莲芯，白果去壳用开水浸片刻剥去外衣，再顶去心，百合用温水浸泡，红枣用温水浸泡洗净去核。②用大瓦煲放入适量的清水烧开，将糯米、红豆放入，煲30分钟，再把花生、莲子、百合、白果、红枣放入煲约2小时，再将元肉加入煲半小时加糖即成。

【功效】味道香甜，集各种营养于一体，为老幼皆宜之滋补佳品。

△红枣大麦粥

【用料】红枣5枚，大麦粒50克。

【做法】①将红枣洗净，去核。②将大麦粒洗净，加温水浸泡约60分钟。③将大麦粒与浸泡液共入锅中，再酌加清水，旺火熬煮至麦粒将熟时，加入红枣，煮至汤汁浓稠即成。

【功效】健脾和胃，补充营养。

△冰糖鸭蛋糕

【用料】鸭蛋两个，冰糖50克。

【做法】将冰糖捣成屑，放入大碗内，加沸水溶化，待冷，打入鸭蛋，调匀。将盛有鸭蛋羹的碗上笼，置武火上蒸15~20分钟即成。

【功效】滋阴润燥，养血益气，和胃润肺。

△莲子百合煲猪肉

【用料】莲子30克，百合30克，瘦猪肉250克，料酒10克，姜片10克，葱段10克，精盐3克，味精2克。

【做法】将莲子、百合、瘦猪肉加水适量，入姜片、葱段、盐、味精及料酒置文火上煲熟。调味后服用。

【功效】补益心肾，固摄精气。

△鸡肝明目汤

【用料】水发银耳15克，鸡肝100克，枸杞5克，茉莉花24朵，水淀粉10克，姜汁10克，精盐2克，味精1克，料酒10克，胡椒粉1克。

【做法】①鸡肝洗净切成薄片放入碗内，加水淀粉、料酒、姜汁、盐拌匀。②银耳洗净撕成小片，茉莉花择去花蒂洗净，枸杞洗净。③锅置火上放入清汤，入料酒、姜汁、盐、味精、胡椒粉，随即下银耳、鸡肝、枸杞烧沸后打去浮沫，待鸡肝刚熟盛入碗内撒入茉莉花即可。

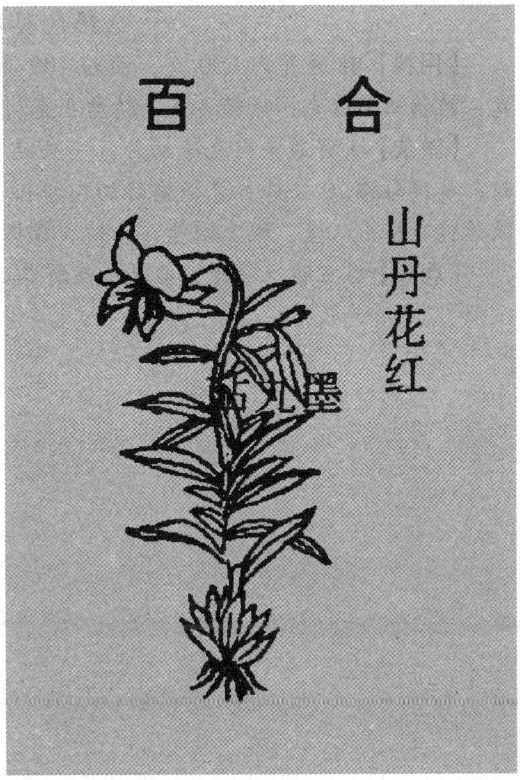

百合图，选自《本草纲目》。

△奶油蘑菇鸡丝汤

【用料】熟鸡丝100克，熟蘑菇片100克，鸡汤1 500克，鲜牛奶500克。白脱油50克，油面酱50克，盐10克。

【做法】①先将鸡汤煮沸，加入鲜牛奶，再加入油面酱搅匀，用文火煮约半小时，即用纱布过滤，加入白脱油和盐(如鲜味不足，亦可加些味精)。②上菜时，把鸡丝、蘑菇片分装在碗内，趁热加入奶油汤便成。如能加些鲜奶油，则味道更佳。

【功效】味道鲜美，奶油味浓厚，为补气益血之佳品。

△花生鸡爪汤

【用料】鸡爪10只，花生米50克。黄酒、葱、姜、精盐、味精、鸡油各适量。

【做法】①鸡爪剪去爪尖，洗净，加酒、姜片，水煮半小时后，加入花生米，用盐、味精调好口味。②用文火焖煮约2小时，撒上葱花，淋上鸡油，即可盛出。

【功效】鲜咸适口，补气健脾。

△清炖乳鸽

【用料】较大乳鸽2只，莲子40克。淮山20片，玉竹10克，元肉10粒，生姜4片。

【做法】①乳鸽洗净，斩去脚爪，放在沸水中烫片刻，莲子用清水浸透去皮。②先将莲子放入炖盅内，上放乳鸽，铺上姜片，其后放入各料，注入适量沸水，盖上盅盖，隔水炖约3小时左右，原盅上席。

【功效】养心安神，适用于神经衰弱症。

△锅包葵花里脊

【用料】猪通脊肉600克，面粉100克，西红柿50克，黄瓜50克，料酒25克，植物油100克，味精2克，精盐3克。

【做法】①将通脊肉洗净切片，一头连一头切成大麦穗状，入碗内放料酒、味精，盐拌匀腌20分钟。②将腌好的肉抖撒沾匀面粉，用热油煎炸两次，使其熟透稍焦脆后捞出入盘，撒上椒盐、味精。③将西红柿、黄瓜切成片拼在盘的周围。

【功效】益五脏，补肾，益精，滋肝养血。

九、春季保健药茶

姜糖茶

【用料】生姜10片，茶叶适量，红糖2匙。

【做法】将生姜洗净，刮去外皮，切成片，把茶叶洗净与姜片一同放入砂锅内，加水适量共煎煮10~15分钟，使成浓汁，再加入红糖，溶化即成。

【食法】饭后饮用，每日1剂。

【功效】祛风发汗。适用于风寒感冒轻症、咳嗽、怕冷等症状。生姜中含有姜烯、水芹烯等挥发油成分，具有发表、散寒、止呕、化痰等功效。

【注意】生姜易伤阴助火，适用于感冒初起，重症发高烧者慎用，五心烦热，潮热盗汗，心烦失眠者忌服。

核桃葱姜茶

【用料】核桃仁4个，葱白4根，生姜10片，茶叶适量。

【做法】将核桃仁、葱白、生姜、茶叶分别用清水洗净，沥干水分，待用。再将除茶叶外其余各药捣烂，同茶叶一起放入砂锅内，加适量清水，用文火煎煮10~15分钟，过滤，去渣，备用。

【食法】一次性服下，卧床盖上棉被发汗，注意避风。

【功效】解表散寒，发汗退热。适用于感冒、发烧、头痛、无汗等症。核桃仁具有温肺定喘作用；葱白中含有蒜素等成分，具有发表、通阳、解毒的功效。

紫苏叶茶

【用料】紫苏叶10片，红糖2匙。

【做法】将紫苏叶晒干，揉成粗末，洗净，开水冲泡，加入红糖焖10分钟即可。

【食法】每日1剂，代茶饮。

【功效】发表散寒。紫苏叶中含有挥发油、黄酮类等化学成分，具有发表、散

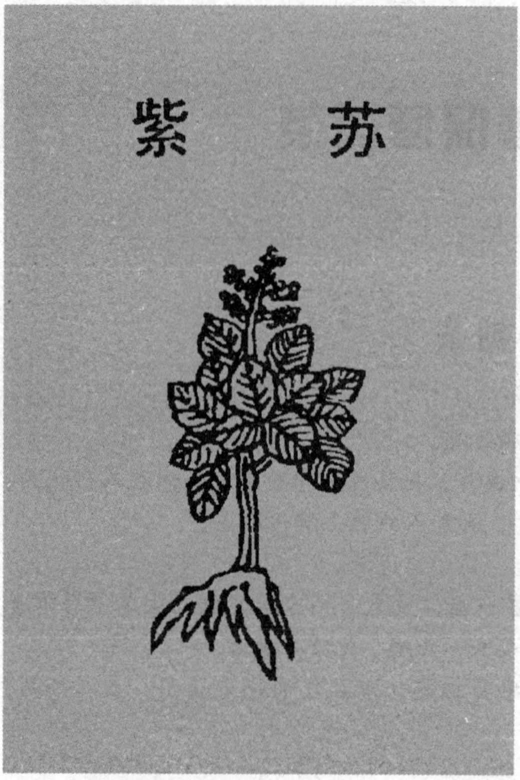

紫苏图，选自《本草纲目》。

寒、理气、和营的作用。适用于感冒初起的恶寒、发热、咳嗽、气喘等症。

【鉴别常识】干燥紫苏叶呈卵形，叶两面为棕紫色，均有稀毛，质薄而脆。茎四方形，有槽，外皮黄紫色，木质部黄白色，以叶大、色紫、香气浓、不碎、无枝梗者为佳。

蒲公英茶

【用料】蒲公英20颗。

【做法】取蒲公英，最好为未开花或刚开花的，洗净，用水煎煮10分钟即可。

【食法】代茶饮，每日1剂，连用3~5天，饮时可以添加适量调味品，如白糖、冰糖、蜂蜜等。

【功效】清热解毒。适用于流行性感冒引起的，头痛、发热、流鼻涕等症。蒲公英中含有蒲公英素、蒲公英甾醇等成分。具有清热解毒、利尿散结的作用。

【小验方】治急性乳腺炎：蒲公英100克，香附50克，每日1剂，煎服两次。或用蒲公英鲜品适量，捣烂敷于患处。

痄腮茶

【用料】野菊花50朵，山豆根1把（20克），蒲公英50颗。

【做法】上述诸药洗净，加水煎煮10分钟，备用。

【食法】每日1剂，当茶饮。

【功效】清热解毒，软坚散结。适用于小儿腮腺炎。野菊花含有挥发油、刺槐甙等成分，具有疏风清热、消肿解毒作用。山豆根含有蝙蝠葛等20多种生物碱，具有消炎、解毒、消肿、止痛的功效。

【注意】9岁以下，上述诸药各减为1/3服用。

【小验方】将野菊花用开水浸泡1小时，煎30分钟取药液内服，连服3天，可预防感冒。

茵陈蒿茶

【用料】茵陈蒿30克，栀子（生）9克，生大黄6克。

【做法】上述诸药，加水600毫升，煎煮20分钟即可。

【食法】待温时，代茶频饮，每日1~2剂。

【功效】清热利湿，退黄。适用于急性黄疸性、传染性肝炎。茵陈蒿中含有绿原酸、咖啡酸、茵陈素等化学成分，具有清热利湿的作用。栀子巾含有环烯醚萜甙类等化学成分，具有清热、泻火、凉血的功效。

【小常识】茵陈蒿为菊科植物茵陈蒿的幼嫩茎叶。据报道，茵陈蒿具有利胆、保肝、降血压的作用。

板蓝清肝茶

【用料】板蓝根30克，茵陈蒿15克，炒黄檗9克，冰糖适量。

【做法】取上述诸药，研成粗末，放入保温瓶中，加入开水闷泡15~20分钟即可。

【食法】每日1剂，代茶频饮，连服7~10天。

【功效】清热解毒，利湿退黄。适用于传染性肝炎。板蓝根中含有靛甙、靛蓝等化学成分，具有清热、解毒、凉血的作用。黄檗中含有小檗碱等化学成分，具有清热、燥湿、泻火、解毒的作用。

【小验方】防治流行性乙型脑炎：取板蓝根50克，加水煎煮30分钟，每日1剂，连服5天。

聪耳明目茶

【用料】枸杞子2匙，山茱萸2匙，山药5~6片。

【做法】上述诸药，洗净、加水煎煮30分钟即可。

【食法】每日1剂，代茶饮。

【功效】滋养肝肾，补益肝血，聪耳明目。适用于老年人肝肾阴虚、视物昏花、耳鸣、耳聋等症。枸杞子含有氨基酸、多糖类等化学成分，具有滋肾、润肺、补肝、明目的功效，山茱萸具有补肝肾、涩精气、固虚脱的作用。

【小资料】枸杞子为茄科植物枸杞或宁夏枸杞的成熟果实。分布于甘肃、宁夏、新疆、内蒙古、青海等地，但以宁夏产的为好。

决明苁蓉茶

【用料】决明子10克，肉苁蓉10克，蜂蜜适量。

【做法】将决明子与肉苁蓉加入适量开水，煎煮20分钟，过滤，保留滤液即可。

【食法】每日1剂，趁热加入蜂蜜代茶饮用。

【功效】补肾通阳，润肠通便。适用于习惯性便秘及老年性便秘。决明子中含有大黄酸、大黄素等化学成分，具有清肝、明目、利水、通便的作用。肉苁蓉具有补肾、益精、润燥、滑肠等作用。

【小资料】肉苁蓉为列当科植物肉苁蓉或苁蓉、迷肉苁蓉等的肉质茎。产于内蒙古、甘肃、新疆、青海等处。

山楂二花茶

【用料】山楂25克，金银花25克，菊花25克。

【做法】上述三味药，洗净放入茶壶中，加入开水，加盖闷30分钟即可。

【食法】每日1剂，代茶随饮，或分3次饮用。

【功效】清热、健脾。适用于高脂血症。山楂中含有酒石酸、柠檬酸、黄酮类、皂甙、山楂酸等化学成分，具有消食积，散淤血的作用。菊花中含有挥发油、黄酮类化学成分，具有疏风、清热、明目、解毒的功效。

【小验方】取山楂50克，加水煎煮20分钟，吃肉喝汁治各种食积引起的腹痛，消化不良等症。

十、春季养生野菜

春光明媚，春风送暖。百草吐绿，百花争艳。郊外赏花，原野踏青，早是中国人的传统习俗。

长期住在高楼大厦的城里，就像鸟儿被关进了笼子。乍见青山绿水，白云蓝天，就像鸟儿飞出樊笼，回到了自然，任其自由翱翔。这回归自然的舒畅，岂是文字所能形容的。

我们既然陶醉这绿色的自然，可不要辜负绿色野菜散发的诱人清香。野菜，是上天赐予的无化肥、无农药污染的“绿色食品”。春天是盛产野菜的季节，劝君旅游时勿错过采集野菜的良机。

回到家里，亲自烹调野菜，品尝野味，回忆游经的美景，不仅又添一番乐趣，野菜丰富的营养成分和药效成分，还能确保你的健康哩。

如果不能亲自采摘，不妨到市场上购买，也是一样清爽可口。

下面介绍几种有营养作用和医药价值的春季野菜，供你踏青旅游采集时参考。

椿芽甘寒无毒，嫩芽消风祛毒

香椿芽是一种优质良木，李时珍《本草纲目》称“椿木坚实，可入栋梁也”。庄子说：“大椿以八千岁为春秋。”说明椿的寿命长于松柏。每年清明节前后椿枝发出椿芽，所以又叫“春天芽”。又因椿芽能散发芳香，故人们称之为“香椿头”。古时是皇帝索取的贡品，当今也是宴请贵宾的佳肴。在村野易于采集，当然就是家常便菜了。椿芽炒鸡蛋，椿芽拌豆腐，就是村民常吃的家常菜。那特殊的香鲜味，直叫城里下乡的人馋涎欲滴。

既好看又好吃的是“炸香椿鱼”，其做法是将采下的香椿芽用盐或酱腌渍后挤干水分，挂上糊，下锅油炸，形似一尾尾金黄色游鱼。吃起来真有鱼香味哩！还有用鱼肉片包裹椿芽，再挂糊油炸，如此荤素搭配，味道极佳。

椿芽还可以腌制：将采来的椿芽在开水中焯一下，加盐少许，腌一二宿，捞起晒干，可保存一年，吃时可切碎拌饭，也可作吃面条的佐料，味道非常鲜美，你吃了还想吃。

还有将嫩椿芽头晒干，用它泡开水当茶饮，名曰“椿芽茶”。其香浓馥郁胜过茉莉花。

香椿芽为楝科香椿属植物香椿的嫩芽，富含氨基酸、维生素 C、胡萝卜素、维生素 B_1、B_2、E 以及常量元素钙、磷、镁、钾和微量元素铁、锌、铜等，其含量高

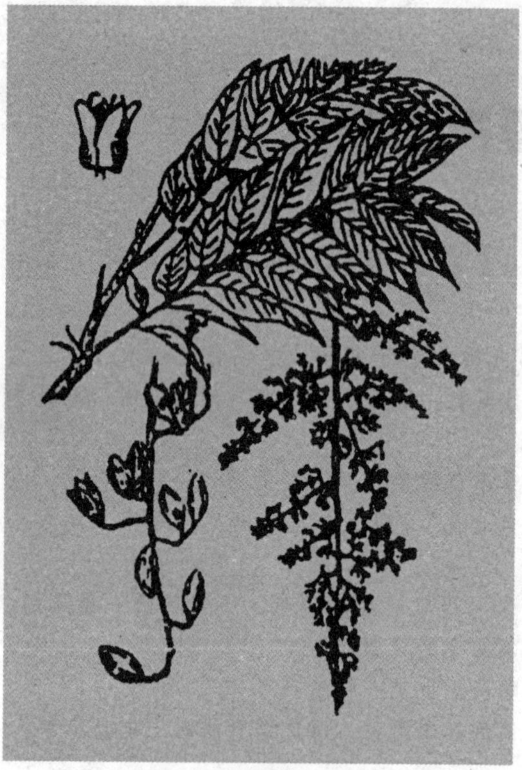

香椿图

于一般家种蔬菜。尤其香椿芽维生素C含量可与辣椒媲美，高达115毫克/百克。

椿芽不仅营养丰富，还有很好的药效作用。《本草纲目》载，椿芽甘寒无毒，嫩芽消风祛毒，可用以治伤风感冒；还能健胃消食，增进食欲。斑秃不生发者，可用椿叶、桃叶捣汁涂擦，连擦十数日即可见黑发重生。

椿树根白皮性凉而能涩血，可治月经经血过多、功能性子宫出血(崩漏)、慢性溃疡性结肠炎以及遗精、滑精等病。宋代医学家寇宗奭曾治一洛阳女人，年四十六七，好饮酒，喜食鱼虾，蓄毒在肠，遂成慢性泻痢（相当于今之慢性溃疡性结肠炎），脓血杂下，日夜二三十泻，腹部连肛门痛不堪言，他治疗半年不愈，以致气血渐弱，食减体瘦。又治一年，仍泻下脓血不止，生命垂危待毙。寇师用椿根白皮30克、人参30克，共研细末，每服6克，空腹时米汤调服，连服三剂脓血止，续服数剂就痊愈了。如果病情不重，可单用椿根白皮（除去根的第一层粗皮，将紧贴木质的皮剥下，就是药用的白皮）烘干研末，每次取10克，开水冲服；也可用鲜椿根白皮每次30克煎水服，一日三次。对子宫出血，男子淋病、遗精，均可单用治疗。

三月三，荠菜胜灵丹

荠菜，又名菱角菜、东风荠、护生草、地菜、地米菜，属十字花科植物荠菜的全草。其味清香鲜美，是历代文人墨客喜食和歌咏之物。周代的民间歌谣《诗经》就唱道：“谁谓荼苦，其甘如荠。”唐代诗人白居易诗云：“时绕麦田求野荠，强为僧舍煮山羹。”宋代诗人陆游也写了《食荠十韵》：“唯荠天所赐，青青被陵冈，珍美屏盐酪，耿介凌雪霜。”苏东坡更喜吃荠菜，亲自采摘，亲自烹调，并指出：“君若知此味，则陆海八珍皆可鄙厌也！”后人将荠菜羹称为“东坡羹”。

荠菜营养丰富，其氨基酸的含量居各类蔬菜之冠，还含有胡萝卜素、维生素C、E以及磷、钾、钙、铁、锰等人体需要的矿物元素。

“三月三，荠菜胜灵丹。”说明荠菜不仅有营养保健作用，还有治病的药效作用。《东坡养生集》就记载了苏东坡所治的一个病例："一老翁大便秘结，备极难楚。劝食荠菜羹而脱然顿愈。顺气通利故也。"

"东坡羹"的烹饪法：采鲜荠菜二斤，洗净；饭米三合，淘净；水三升，生姜不去皮，取两指头大，捶碎；同入锅中，和匀，火煮，熟后，浇麻油一蚬壳（约15毫升）即可食用。注意不能放盐、醋，完全取其自然清香之味。

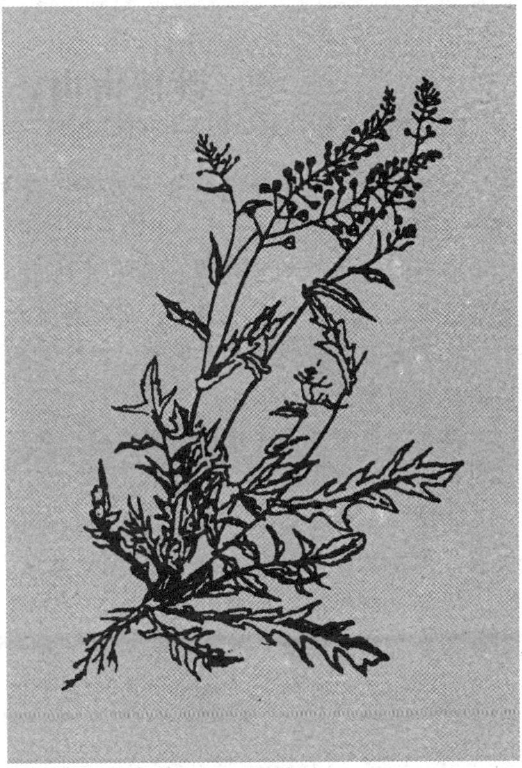

荠菜图

《本草纲目》载：荠菜甘温，无毒。有利脾和中，养肝明目，补五脏的功效。所以慢性胃肠炎、慢性肝炎、眼生翳膜，一切慢性衰弱性疾病，都可服食荠菜羹调养；也可做成荠菜包子、饺子、春卷，以荠菜和少许肉泥作馅，鲜嫩爽口，清香扑鼻，其味无与伦比。若久吃生厌，还可变换许多花样，如做成荠菜汤、荠菜肉丝豆腐汤、荠菜冬笋鸡片，等等。这些佳肴，就是招待贵客也很体面。

荠菜可治许多疾病，最有效的是治急慢性肾炎的尿血和浮肿。一西医儿科权威徐教授就深有体会，他在一次学术交流会上说，他遇到小儿肾炎尿血，什么方法都用过了，小便那几个红血球就是消失不了。后遇一农村大娘介绍吃荠菜汤，便嘱采鲜荠菜煮汤，菜和汤一起吃下，每天吃三次，连吃一周，小便再也查不出红血球了，肾炎其他症状也消失了。以后徐教授又用荠菜治疗小儿肾炎十余例，都收到满意的疗效。

荠菜对肺结核咳血、支气管扩张咯血都有较好的疗效。曾治一长期肺结核咯血的病人，现代抗结核的西药几乎都用过了，但对他全然不起作用。这次咯血严重时正当春季荠菜勃发之时，便嘱其家人去田野采集，除了吃鲜，还要求多多采集晒干品备用。

每天吃鲜荠菜一斤以上，煮汤渴，炒菜吃，包饺子，煮肉吃，变换着各种花样以免吃厌。鲜品吃完后，就用干品。干品则以煎汤为主。

如此，连续食用荠菜半年，咯血逐渐停止，全身情况良好。去医院照X光片数张，证实肺结核已痊愈，因为片子上显示原病灶已钙化了。

陟彼南山，言采其蕨

蕨菜是蕨科植物蕨菜的嫩叶及根，又名龙头菜、吉祥菜、龙爪菜、锯菜、乌糯、薏草、蕨萁、鳖脚。

李时珍《本草纲目》说：蕨菜处处山中长有，二三月发芽，卷曲状如小儿拳，长则展开如凤尾。其茎叶嫩时，采做蔬菜食。

春天采摘卷曲的嫩茎叶做菜，鲜叶可吃鲜；也可开水焯后，晒干备用，煮汤或烧肉都可用干品。

秋冬采挖根茎，洗净后切断成段，晒干。作药用可用干品蕨菜根煎水服；做食品则将蕨菜根研成粉。

我国自古采食蕨菜，早在孔子之前民间就有采蕨为食的习俗，《诗经》“陟彼南山，言采其蕨”就描绘了人们成群结队、谈笑风生，在南山采摘蕨菜嫩芽的情景。传说汉朝初年隐居商山的四位白发老翁，人称“四皓”，长年以采蕨为食，活了百多岁仍思维敏捷，智力不衰。当时刘邦听戚姬的话欲废太子刘盈，就是这四皓设计，保住了刘盈的太子地位进而当上了皇帝（汉惠帝）的。

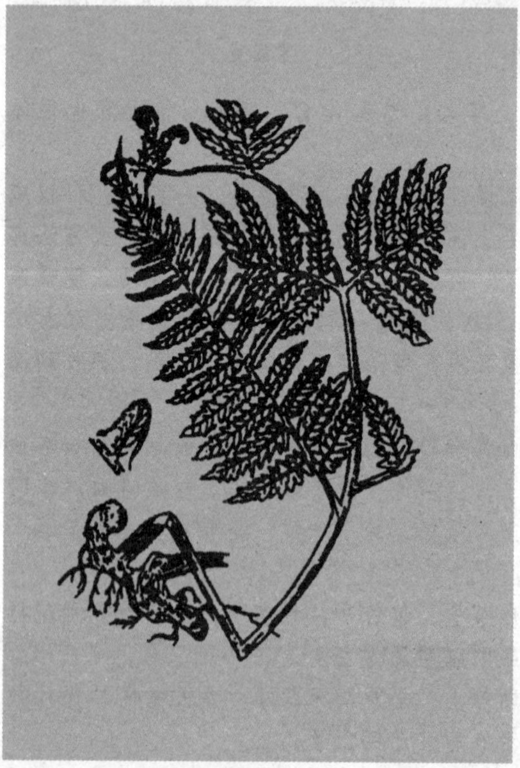

蕨菜图

蕨菜的营养价值很高，每百克鲜品中含蛋白质0.34克，脂肪0.36克，有机酸0.45克，并含有多种维生素和矿物质，是一般家种蔬菜的几倍至十几倍。《本草纲目》载，蕨甘寒无毒，“补五脏不足”，所以有“山菜之王”的美誉。其味道清香，滑润利口，近年来在美日、欧洲市场走俏。

春天采摘萌发的嫩叶，可烹调成木须蕨菜、海米蕨菜、炒肉蕨菜、脆皮蕨菜卷、凉拌蕨菜、蕨菜汤等品种，以红泽鲜嫩、清香味美而深受人们青睐。

蕨叶茎煎汤服用有清热利湿、宁神安眠的功效，对高血压、头昏失眠、急性肠炎、黄疸型肝炎、湿疹、风湿性关节炎、妇女白带等病症都有显著疗效。一般每次鲜蕨叶或茎叶50克煎水100毫升，一日服2~3次。

一青年工程师，为攻下两门外语昼夜苦读，不久便患了神经衰弱，不吃安眠药就不能入眠，开始吃一片有效，后来三四片也不能安眠。听说蕨菜吃了好，特地去青城山采回一大筐蕨菜，每天用200克煎水当茶饮，连饮三天，就丢掉了西药片。一筐吃完，每晚都能进入甜蜜的梦乡了。他又告诉了其他患失眠症的朋友，也都说疗效确实可靠，还以为他是家传中医呢。

蕨菜的根茎含有丰富的淀粉，可制成蕨粉、粉丝、粉皮，属于“黑色食品”系列，常吃有预防癌症的作用，也可作为癌症患者的辅助药物，试验证明对癌症细胞有一定的抑制作用。

世界上蕨类植物有12 000种，我国蕨类植物约有2 600余种，但不是所有蕨类都可作食用或药用。一定要属于凤尾蕨科的，民间叫龙头菜或吉祥菜的方可食、药两用。其特点是发芽“卷曲状如小儿拳，长则开展如凤尾，其根紫色，根皮内有白粉”，这是大医药学家李时珍提出的识别要点，采集时务请留意。

苦菜里有三两粮，既饱肚子又壮阳

天香菜是菊科莴苣属植物台湾莴苣的全草，又名苦丁菜、苦丁。

天香菜还指苦苣菜、山苦荬、苦荬菜，都属于菊科苦菜系列，其性味、营养成分和药效均相似。

山苦荬多年生草本，生长在田间。分布在我国北、东、南各地。

苦苣菜为1～2年草本。又名苦荬、苦菜、野苦马等，生长在路边及田野间，分布在我国大部分地区。

上述几种苦菜，因其性味、营养成分和药效作用相似，故统称“苦菜”或“天香菜”，一并加以介绍。

营养成分：每百克苦菜嫩叶含蛋白质1.8～2.2克，脂肪0.4～0.5克，糖4～5克，纤维素0.8～1.2克，钙120～150毫克，磷52～59毫克，铁3～5毫克，胡萝卜素1.79～3.98毫克，维生素B_1 0.1毫克，维生素B_2 0.27毫克，维生素C 28毫克，维生素E 2.93毫克。

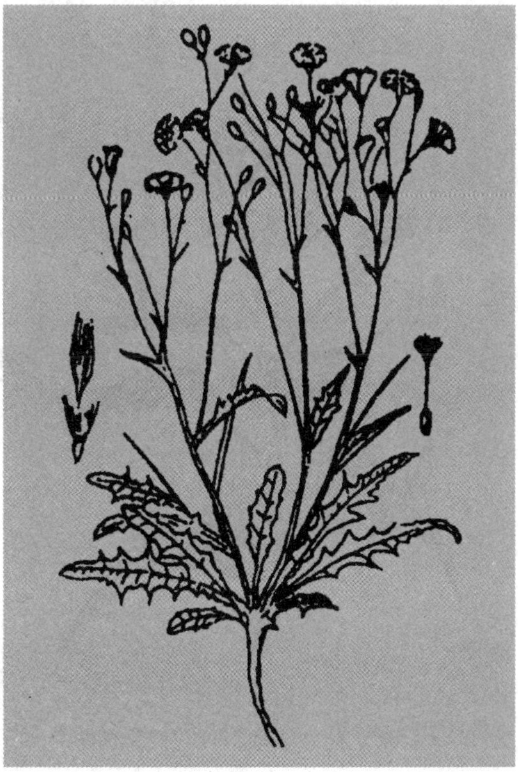

山苦荬图

四川北部及大巴山区较多，当

地的老百姓常在开春后（3～4月份）到荒山野地采集，做各种菜肴。常听当地老农讲，红军长征时来到川北，3～4月缺粮季节，当地老百姓不但要送郎送子去当红军，还要送上一大筐苦荬菜。在长征路上，红军的战士们都认识这种野菜。一路行军，一路采食。红军胜利完成二万五千里长征，苦荬菜也做出了贡献。

《诗经》“谁谓荼苦”的“荼”，就是苦菜，民间有“苦菜里有三两粮，既饱肚子又壮阳”的民谣。

可见苦菜虽然略带苦味，但营养极其丰富，可当粮充饥。《本草纲目》载，苦菜久服安心益气，轻身耐老，但最有效的还是它那点苦香味有清热解毒之功，对急慢性咽喉炎、疖肿、痔疮等都有很好的疗效。

有位傅先生在报上撰文，谈吃苦菜治好他慢性咽炎的经验。他说他对野菜有特殊的感情，那是因为前些年他很容易“上火”，引起慢性咽喉炎急性发作，咽喉疼痛，嗓音嘶哑，甚至口水都不敢吞。每次都要输液打针，一周后才能缓和些，平时嗓子也没清爽过。朋友劝他坚持跑步锻炼。于是他每天早晨跑步，四五个月过去了，咽喉炎仍然如故。乡下人教他挖天香菜吃。他借下乡休假机会每天采集，凉拌或煮汤，连食半个月竟然治好了他的慢性咽喉炎，从此未再复发。他说苦菜吃起来虽然有些苦味，但吃了过后就顿觉清爽，吃油荤过重的宴席时，宴后喝一碗苦菜汤既解油腻，又可防止得肠炎痢疾一类肠胃病；还可防止营养过剩形成的肥胖，即《本草纲目》所说的能“轻身耐老”。

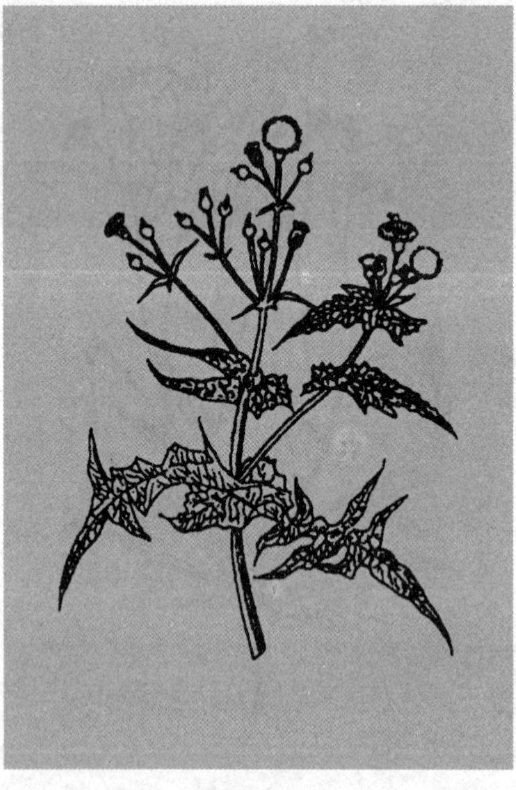

苦苣菜图

十男九痔，其实妇女长痔疮的也不少，苦菜还是治疗痔疮的妙药哩。陆文量《菽园杂记》载：凡患痔疮者，宜用苦菜，或鲜或干品，加水煮烂，连汤倒入盆中，坐盆上熏痔，待汤冷后用此汤洗，日洗数次，屡用有效。现在有人用苦菜煎水，熏洗尖锐湿疣（性病——由不洁性交引起病毒感染所致的肛门生殖器疣），据称连熏洗一周便可治愈。

疖子、痈肿等化脓性皮肤疮疡，用苦菜绞汁搽敷，内服苦菜汤，胜过当今青霉素一类的抗菌素。

皮肤长瘊子（疣子，赘疣），用苦菜汁点涂，数日即落。

急性扁桃体炎，苦菜绞汁，频频含饮，三日即愈。

急性尿路感染，出现尿频、尿急、尿痛、血尿，用苦菜50克煎水当茶饮，连饮3天以上。

一中年女性，突然出现腰痛、小腹痛、小便点滴而来，淋漓涩痛，时时欲尿，尿中带血。化验检查尿中红血球满视野，脓球成堆。西医诊断为急性尿路感染。静脉滴注抗菌素三天，有所缓解，但仍尿痛、尿血。乡下亲戚采来苦菜，连喝苦菜汤三天，症状消失。据乡下人说，他们得了这种病不吃药打针，只喝苦菜汤就可治好。可见苦菜是一种天然的抗菌素，且无西药抗菌素的副作用。

广西有用苦菜煎水常饮治尿结石的。

陕西有用苦菜煎水服治小儿肺炎的。

内蒙古用苦菜500克，大枣20个熬成膏，早晚各服一匙，治慢性气管炎的。

江西用苦菜、酢浆草各30克与猪肉炖服，治肝硬化。

云南用苦菜煎服治妇人乳结红肿疼痛。

若想通血脉，赶紧吃蒿菜

蒿菜包括艾蒿、白蒿等的嫩茎叶，它们都属于菊科植物。

艾蒿菜为菊科艾属植物艾蒿的嫩茎叶。

白蒿，又名白艾蒿。为菊科植物大籽蒿，因其茎叶密生白毛，故名“白蒿”。

青蒿，又名香蒿、野茼蒿，为菊科植物。

黄花蒿又名黄蒿、苦蒿。

茵陈蒿为菊科植物茵陈的幼茎嫩叶，与青蒿、黄花蒿相似，但叶呈线形羽状。

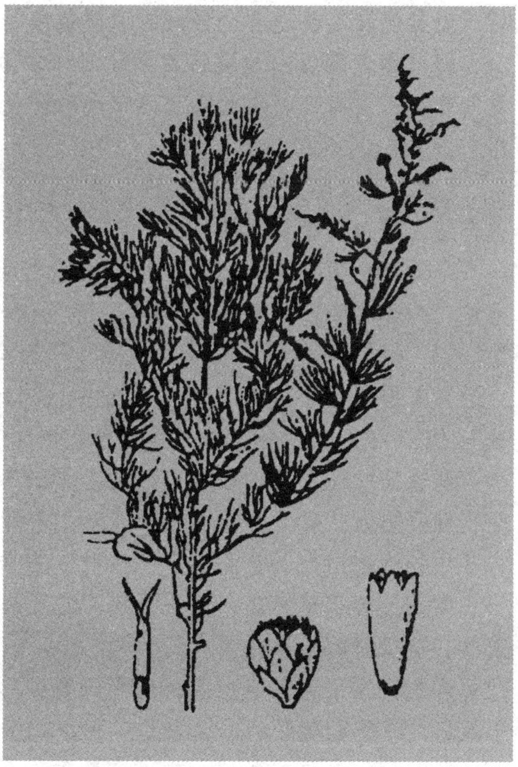
茵陈蒿图

上述几种蒿菜都属菊科植物，都是在春季或初夏采摘其嫩茎叶食用或药用。这数种蒿菜，都含丰富的维生素C、纤维素、多种矿物质和微量元素，尤其富含谷氨酸、缬氨酸、丝氨酸、苏氨酸、丙氨酸等人体需要的氨基酸。他们不仅有丰富的营养作用，还具有药物的功效，如艾蒿能温经散寒，止痛止血；《千金方》载茼蒿能安心气，养脾胃；白蒿能养五脏，补中益气，长毛发，久食长寿。所以蒿菜是野菜中的滋补强壮品，是慢性衰弱性患者调养的美味佳肴，可口良药。尤以白蒿营养价值最高，滋补力最强。

艾蒿芳香，含挥发油，特长于温经止痛，对于未生育女子的痛经（月经期间小腹疼痛）有很好的疗效。可在月经来前三天，采鲜艾蒿茎叶30克煮汤喝，每日早晚各一次。民间喜欢饮艾蒿酒治疗腹痛，止咳祛痰。他们将艾蒿叶阴干，取200克装入布袋中，浸入35度的白酒1.8公斤，再加砂糖200克，玻璃瓶密封，摇匀。存放两个月后取出艾蒿，再存一个月后即可饮用。此酒醇香甘洌，爽口利喉。

若妇女月经量过多，或男女的腰痛，痔疮出血，高血压，民间喜用艾蒿墨鱼治疗，特别对止血有立竿见影的疗效，其制作方法是将墨鱼肉上滚刀刻痕，然后切条状；将艾蒿嫩叶切碎，抹于墨鱼肉上，并在橄榄油中浸泡30分钟以上；下锅煎炒，出锅后淋上调料即可食用。

川西平原农村喜吃“蒿馍”，其做法是：将糯米大米各一半，磨成汤丸粉混揉成馍状；上笼蒸熟即可食用。蒿馍有健脾益气、蠕肠通便之功效。对中老年人气虚便秘有很好的疗效。笔者就深有体会，我患气虚便秘多年，每天最苦恼的就是解大便。一日数次登厕，登厕时便不出，起来后又欲便，大便不干不稀，就是难以排出，费了九牛二虎之力排出一点，但总不能一次排完，单服补气药或单服泻药都无济于事，偶因老伴做了一顿蒿馍，吃了三个之后，那一天大便特别通畅。以后便叫老伴每天早上蒸蒿馍。凡吃蒿馍之日大便就畅通，一身就轻快，不吃蒿馍吃蒿菜也行，而其他蔬菜就没有这样好的通便效果。

据《本草纲目》记载，蒿菜还有许多治疗作用，如茼蒿可以消痰饮，治疗慢性支气管炎；白蒿可以通血脉，治疗动脉硬化、冠心病；还能治疗慢性结肠炎、厌食症。

《神农本草经》说白蒿有补中益气、长发、使发变黑的功效。唐朝食疗专家孟诜介绍，采白蒿嫩茎叶拌醋吃，可起到补脾作用。

今人用白蒿治急性细菌性痢疾或急性肠炎，取鲜白蒿叶60克（干品30克），水煎，分3次服，治愈率达93%。疗效优于黄连素、痢特灵、合霉素而无毒副作用。

青蒿嫩茎叶可凉拌食之，亦可煮入肉汤中。成都温江县民间有一名菜“苏肘子”，肥而不腻，清香爽口。其奥妙就在炖肘子时加入了青蒿叶。

鲜青蒿叶还可治疗各种出血症。如流鼻血采摘鲜叶搓绒塞鼻，既止血又消炎；牙齿肿痛出血，青蒿叶煎水漱口即愈；中耳炎流脓血，青蒿（干品）捣末，棉裹纳入耳中；痔疮出血，青蒿茎（不用叶）研末，冷开水冲服。

青蒿又善于退高烧，无论是病毒还是细菌感染引起的高烧，青蒿30克煎水代茶饮，有很好的退烧效果。

古代医家用青蒿治疟疾，现代研制成系列青蒿药剂取得速效高效，是目前世界上最好的抗疟药物。

黄花蒿，气味较烈，一般不愿食用，而做酱和酒曲时常用。其他药效作用与青蒿相同。

茵陈蒿是众所周知的治黄疸型肝炎的妙药，但其嫩茎叶也可食用，所含蛋白质、糖、纤维素、钙、磷、铁、胡萝卜、维生素β－在蒿菜中位居第一。可凉拌食，煮汤食，炖肉食，做蒿馍等。

茵陈蒿除用以治疗黄疸型肝炎、胆囊炎外，尚有降胆固醇、β－脂蛋白和降血压的作用。

蔄蒿为菊科植物蔄蒿的全草，又名菴蔄、庵蒿。生于林下、山坡、田野湿地。东北出产，但以南方各地为多。

春季采食嫩茎叶，其营养成分以胡萝卜素和维生素 B_2 较丰富。

蔄蒿药用是秋季割全草晒干，每次用15～30克煎水内服，可治妇女淤血痛经和经闭，跌打损伤的疼痛，也可煎服，有活血化淤的功效。若体表有淤血包块，可采鲜蔄蒿叶，捣烂外敷。煎水内服还能治疗风温关节痛。

蒲公英真英雄，乌须发抗病毒

蒲公英为菊科植物蒲公英的全草。又名黄花地丁、灯笼花、孛孛丁菜、古古丁、茅萝卜、蒲公草。

生长在山坡草地、路旁、河岩沙地及田野间。我国大部分地区均有分布，以南方为多。

春天开花，花呈球形，状如灯笼，故四川民间称为“灯笼花”。小孩喜玩此花，摘下用口一吹，花絮便在空中飞舞。

嫩根茎叶均可做菜吃，其营养相当丰富，每百克鲜叶含蛋白质4.8克、脂肪1.1克、糖类5克、纤维素2.1克、钙216毫克、磷93毫克、胡萝卜素7.35毫克、维生素C 49毫克，还含有维生素 B_1、B_2 以及多种微量元素。所以李时珍《本草纲目》说蒲公英有“乌须发，壮筋骨”的作用。

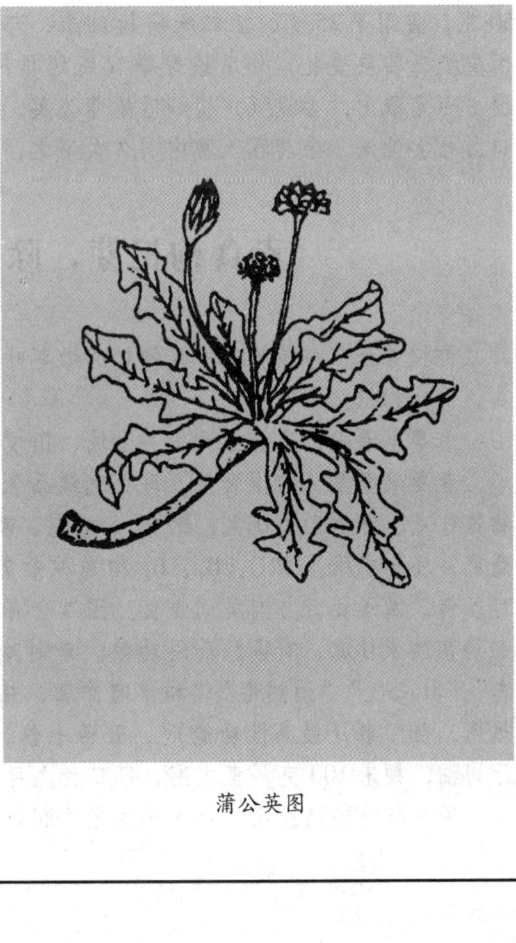

蒲公英图

蒲公英味甘苦，性寒，是清热解毒的良药。现代研究蒲公英含蒲公英甾醇、胆碱、菊糖等，药理试验发现，对金色葡萄球菌、溶血性链球菌、肺炎双球菌、脑膜炎双球菌、白喉杆菌、绿脓杆菌、变形杆菌、伤寒杆菌、痢疾杆菌等都有杀灭作用。还发现蒲公英有利胆、利尿和促进乳汁分泌的功效。

云南民间用蒲公英鲜品捣烂外敷或煎水内服治疗各种疮毒；广州民间用蒲公英煎水服，治疗尿路感染；山东民间用蒲公英煎水服，治疗大便秘结；浙江民间用蒲公英煎服，清肺化痰；上海用蒲公英治疗感冒发烧、扁桃体炎、急性咽喉炎、急性支气管炎、淋巴腺炎、肝炎、骨髓炎；内蒙用蒲公英60克、香附30克，水煎服，治疗急性乳腺炎（乳痈）；南京等地用蒲公英50克，煎服，治疗胆囊炎；北京等地用干品蒲公英30克、橘皮18克、砂仁10克，混合研成细末，每次服1克，一日3次，饭后白开水送服，治疗慢性胃炎胃胀痛。

上海某医院将蒲公英制成注射液，治疗多种感染性疾病，取得了良好的疗效，比现在大剂量用青霉素为优。对败血症、伤寒、胆管感染、腮腺炎、输卵管炎、附睾炎，以及肿瘤、结核等的继发感染，都有不同程度的疗效。

因而蒲公英真英雄也。是一种多能的广谱抗菌素和抗病毒素。

李时珍《本草纲目》收载有“还少丹”一方，就是用蒲公英为主制成的。李时珍介绍此丹的功效和制法时说：“昔日越王得遇异人（多指身怀绝技、行动神秘的道士）得此方。极能固牙齿、壮筋骨、生肾水。凡年未及八十者，服之须发返黑，齿落更生。年少服之，至老不衰。得遇此者，宿有仙缘，当珍重之，不可轻泄。”其丹的制法：用蒲公英连根带叶取500克洗净，阴干（勿见天日），再用食盐50克，香附子25克，后二味研极细末，与蒲公英拌和，内淹一宿，分为二十团，用皮纸三四层裹扎，外用蚯蚓粪（蚯蚓排出的泥）封固，入灶内以武火煅通红为度。冷定取出，去泥纸，将煅后的蒲公英、香附研成细末，早晚用此药末擦牙。漱口，吐去浊沫，余药吞入腹中。久久用之，自然有“还少”之功。

素食枸杞芽，除风明目又壮阳

枸杞芽为茄科植物或宁夏枸杞的嫩茎叶。又名枸杞尖、枸杞苗、枸杞菜、枸杞头、大叶枸杞。

为蔓生灌木，生长在沟岩、山坡、田埂或水渠边。

春夏采嫩茎、叶作野菜，每百克鲜品含蛋白质3.0克、脂肪1.0克、碳水化合物8.0克、纤维素2.0克、钙15.5毫克、磷67毫克、铁3.4毫克、胡萝卜素3.96毫克，还含有维生素C、B_1、B_2和多种微量元素，是野菜中营养价值较高者之一。可炒食，做汤食，与肉类同煮食。因其含有多种氨基酸，做汤其味甚鲜。

其性味甘凉，有多种药用功效。李时珍在《本草纲目》中说：枸杞苗能“益志”“壮心气”“消热毒”“和羊肉作羹，益人，除风明目”“作饮代茶，止渴，消热烦，益阳事（提高性功能）”，五劳七伤，身体虚弱，性功能减退，用枸杞叶半斤切细，粳米100克，煮成粥，每日食之可获良效。

用枸杞叶煎汤洗澡，令人皮肤光洁润泽，且不生皮肤病。

宋代医生对肾阳虚患者，腰脚软痛，阳痿，性欲低下，用枸杞叶500克，羊肾一对（切细），粳米100克，葱白适量，煮粥，空腹食之，久吃必有效。

民间治视力减退和夜盲，用枸杞叶100克与猪肝煮食。

云南民间治少女白带，用枸杞芽同鸡蛋炒食。

四川民间用枸杞芽煎鸭蛋吃，治虚火牙痛。

福建治痔疮红肿，用枸杞鲜叶煎汤熏洗。

重庆地区用鲜枸杞叶与菊花煎水当茶饮，治眼干涩、头昏晕。

枸杞根皮（采挖其根，抽去木心，取其根皮，中药名叫“地骨皮”）煎水服可治肺热咳嗽，潮热盗汗；煎汤漱口可治齿痛出血。

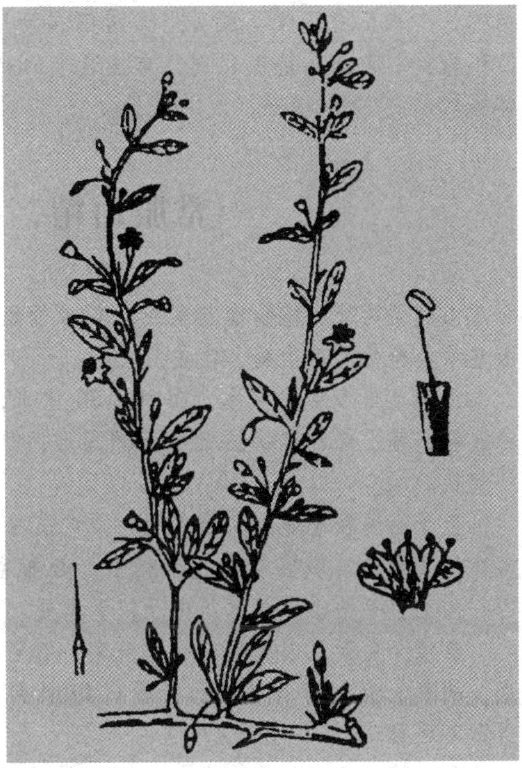

枸杞图

枸杞根皮60克水煎服，可治尿血。

枸杞根皮15克水煎服，可治口舌糜烂。

采食桔梗，健康高寿

沙田菜为桔梗科植物桔梗的嫩叶，又名四叶菜、沙油菜、山铃铛花、桔梗。

桔梗菜为多年生草本，高30~90厘米，茎直立，叶轮生，三片或四片，花长在茎顶，花冠钟状，蓝紫色。野生于山坡草丛中，全国各地均有分布。

春天采集嫩茎叶作野菜，每百克鲜嫩叶含蛋白质0.2克、纤维素3.2克、胡萝卜素8.81毫克、维生素C 138毫克，还含有其他营养成分。其维生素C的含量在绿叶类食用叶子的野菜中名列在前几名。胡萝卜素的含量在野菜中也居之高位。

早在1400多年前的著名道家医学家陶弘景辞官不做而隐居在江苏茅山，皇帝遇有大事还要去征求他的意见，人们称他为“山中宰相”。相传他之所以德高望重，就是因为他常注重隐忍。他给桔梗叶取名“隐忍”。隐，是暗喻他隐居生活采野菜为食之愉悦。忍，是指他以忍让为美德的道德修养。由于他隐居茅山长期采食桔梗叶，而使他获享80岁高寿。而当时人均寿命才30岁左右。

桔梗叶富含维生素C，生吃（凉拌菜）维生素C不受破坏。生吃厌了又可煮肉吃，与肉同煮，便于胡萝卜素溶解在汤里，吃后易于吸收。现在研究，维生素C和胡萝卜素都是抗氧化剂，有抗衰老的功效。所以陶弘景常吃沙田菜叶寿长而体强。

常服山精，必能长生

山刺菜为菊科植物南苍术或北苍术的嫩茎叶。又名苍术、仙术、赤术、青术、山苍术、枪头菜、山蓟、山姜。

山刺菜为多年生草本，高30～80厘米，茎单一，上部稍有分枝。茎下部叶多为三裂，茎上部叶卵状披针形至椭圆形，叶缘刺状齿。花冠管状，白色。根粗大，结节状。

生于山坡较干燥处。南苍术分布在江苏、浙江、安徽、江西、湖北等地。北苍术叶较宽大，其形状与南苍术相似。分布在河北、吉林、辽宁、山东、山西、陕西、内蒙古等地山坡灌木丛中及较干旱处。

春末至夏天，采集嫩茎叶作野菜。每百克嫩茎叶含蛋白质2.9克、纤维素4.1克、胡萝卜素3.81毫克，维生素C 49毫克、尼克酸8.5毫克。其中尼克酸的含量居野菜之冠。

尼克酸，又名菸酸、维生素PP。缺乏尼克酸者，皮肤易起疹子（皮炎），舌质呈鲜红色而疼痛（舌炎）。严重的会造成精神混乱，胆怯易怒，情绪不安；或者成痴呆木头人样。有的表现为消化不良，食欲不振，呕吐，腹泻。服止泻消炎药对于这种腹泻无效。有的维生素PP缺乏就患癞皮病（鱼磷样皮肤，干燥、脱屑）。菸酸缺乏早期常出现体重减轻、失眠、疲劳乏力，记忆力和工作能力减退。以上种种病态，现在统称"菸酸缺乏病"，又叫"糙皮病"。个人体内菸酸缺乏的程度不同，而有不同的表现。以皮炎、皮肤粗糙为典型表现。

山刺菜炒食，煮食皆可。

晋代道家医学家葛洪在《抱朴子内篇》记载了常吃山刺菜（苍术叶和苍术根）的事例：河南南阳有位姓文的人，汉末战乱，逃难到壶山，又饥又困，奄奄一息。一异人教他吃山刺菜叶和根，便活了过来。从此，这位姓文的人便于春夏采山刺菜叶煮食，秋冬挖其根煮熟充饥，在山中数十年如此度过。后返回乡里，人们见他面色红润如青春少年，精力似乎比数十年前还好。《神农本草经》说：必欲长生，常服山精。山精即山刺菜。

李时珍《本草纲目》也收载了陈子皇和其妻姜氏得疲倦无力之病，吃山刺菜治愈的事例。

久服玉竹，强筋壮骨

笔管菜为百合科植物玉竹的根茎。又名女萎、青粘、黄蔓菁、女草、萎黄、西竹、尾参、竹七草、竹节黄、山玉竹。

笔管菜为多年生草本，高40～65厘米。地下根茎横走，黄白色，茎单一，叶片椭圆形或狭椭圆形。花腋生，花被筒状，白色。浆果球形。

生在山野林下或石隙间，喜阴湿处。全国大部分地区有分布。

春、秋采挖其根茎食用，每百克鲜根茎含蛋白质1.5克、淀粉25.6～30克、纤维素3.6克，还含有维生素A、维生素C等营养物质。

笔管菜嫩叶可当菜吃。高濂《饮馔服食笺》“服食葳蕤法”，是在农历二月九日采叶，切细，阴干，每服9克，一日三次。久服强筋骨，去面部皱纹，使面色红润。

嫩叶煮做菜吃或根煮当饭吃，不但能美容，还可减肥益寿。

相传古时有一宫女不堪主管太监的凌辱，一夜逃出宫中，潜入山林。无以为食，见笔管菜长得鲜嫩可爱，便随手采而食之，觉甘美可口。后觅得一锅，将叶煮做菜吃，根煮做饭吃。长年如此，这宫女肌肤莹洁如玉，身轻如燕，行走如飞。数十年过去，同代人都早已不在人世，她仍是青春姿容。所以人们将此菜更名为“玉竹”“女萎”，是言其常服笔管菜可使女人美貌如玉，永不衰老之意。

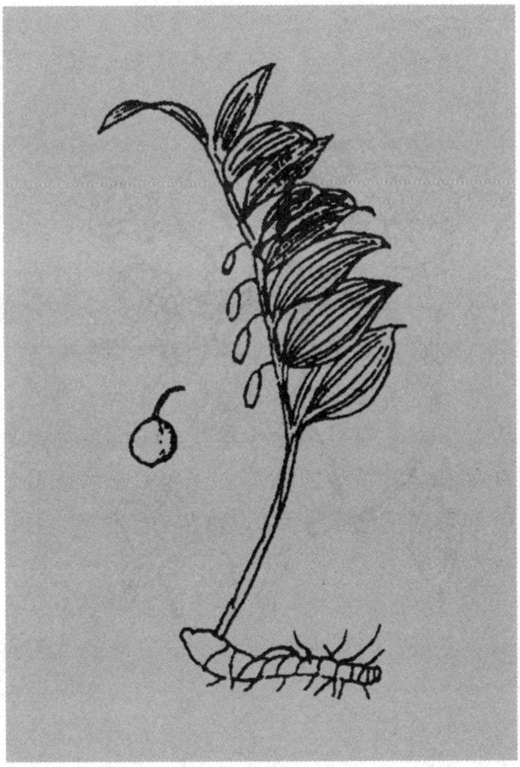

玉竹图

李时珍《本草纲目》收载了服食笔管菜健身延年的事例：“陈寿《魏志·樊阿传》云：青粘一名黄芝，一名地节，此即葳蕤（笔管菜），似偏精。本功外主聪明，调血气，令人强壮……为散服，主五脏，益精……轻身不老，变白，润肌肤，暖腰脚……晋稽绍有胸中寒疾，每酒后苦唾，服之得愈。草似竹，取根、花、叶，阴干用。昔华佗入山见仙人所服，以告樊阿，服之寿百岁也。”

李时珍所引上述事例，是说明吃食笔管菜可使人聪明、强壮、轻身不老、润肌美容、延年益寿。

笔管菜根，中药称为“玉竹”，有很高的药用价值，是滋阴、润肺、养胃、强心的妙药灵丹。

有人用玉竹30克、枸杞子15克、山药30克水煎服，治疗糖尿病收到显著疗效，尤其对中老年人的糖尿病效果甚佳。

有人用玉竹15克（干品）水煎服，每日1剂，治疗风湿性心脏病、冠心病、肺心病引起的Ⅱ~Ⅲ°心力衰竭。服后多在5~10天内心衰竭得到控制。服玉竹后停用西药强心药洋地黄，仅配合氨茶硷和双氢克尿塞。这很有价值，因西药洋地黄毒性大，剂量难以掌握，而玉竹既好吃，又无任何毒副作用。

有人治疗体虚人的慢性咳嗽，用玉竹（干品）30克与猪瘦肉同煮吃，有很好的效果。

常吃荇菜，补钾补钙

荇菜为龙胆科植物莕菜的全草。又名莕菜、荇丝菜、金莲儿、藕蔬菜、凫葵、水镜草。

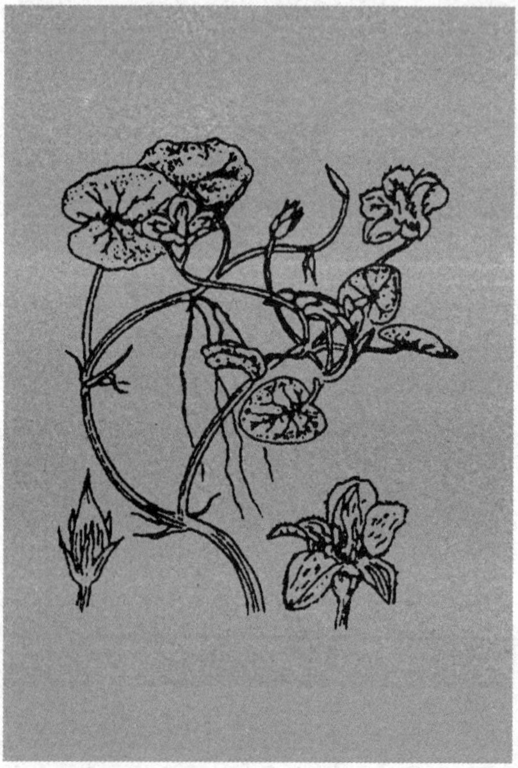
莕菜图

荇菜为多年生浮水草本，茎细长，节上生根。叶卵状圆形，上面光绿色，下面带紫色，叶柄长。花黄色，聚生于叶腋，呈伞形花序。夏日开花，秋结蒴果椭圆形，先端尖锐。

生长在池塘、河边、溪边。我国南方温暖地区多见。

据文献记载，荇菜作为野菜吃已有两三千年历史。其味甘美，与广东人爱吃的西洋菜相似，每百克鲜茎叶含蛋白质2.9克、脂肪0.5克、碳水化合物0.3克、纤维素1.2克、胡萝卜素9.5毫克、维生素C 52毫克，微量元素铁1.0毫克、锰0.25毫克、锌0.69毫克、硒0.70微克，还含有维生素B_1、B_2、PP以及矿物质钾、钠、钙、镁等。可见营养成分是丰富的，可炒食，煮汤食，与肉做成多种菜肴，如荇菜炒滑肉、荇菜肉丝汤、荇菜炒肝片等等。

两千多年前周代民间就喜吃荇菜。孔子收集流传在周代民间的歌谣《关雎》（《诗经》中的第一篇），就歌咏一位书生爱上一个采荇菜的姑娘。这可以说是我国最早的也是最著名的爱情诗。诗曰：

关关雎鸠，在河之洲。
窈窕淑女，君子好逑。
参差荇菜，左右流之。
窈窕淑女，寤寐求之。
求之不得，寤寐思服。
悠哉悠哉，辗转反侧。
参差荇菜，左右采之。
窈窕淑女，琴瑟友之。
参差荇菜，左右芼之。
窈窕淑女，钟鼓乐之。

这首诗的大意是：一对雌雄雎鸠鸟，在树枝上相对鸣叫，就像在唱恋爱歌。在那河心的绿洲边有一位苗条而温柔的姑娘，有教养的青年男子，都想向她求爱，都想她成为自己的妻子。那长得长短不齐的绿油油的荇菜，只见姑娘伸出雪白的玉手左采一把右采一把。美丽的姑娘啊，叫我醒着睡着都想追求她。追求不到，我昼夜都在想她，晚上想得不能入眠，睡在床上翻来覆去地思念。我弹着琴去陪伴姑娘采野菜，借着琴声好与她亲近。姑娘的玉手择选那长短不齐的荇菜，我又敲钟打鼓使她快乐。

看来采摘野菜还是谈情说爱的好机会，你又何尝不邀约女友去体验体验。

荇菜不但能吃，还有一定药用价值。味甘性寒，有清热解毒、利尿消肿功效。现代药理研究，含芸香皂甙、槲皮素等药效成分。

有人用荇菜鲜品50克水煎服，治糖尿病的口渴、易饥，有一定疗效。

有人用荇菜鲜品50克煎水当茶饮，治疗急性尿路感染所出现的尿频、尿急、尿痛。

有人用鲜荇菜捣绒外敷痈疽疮疖（红肿未溃时），有清热解毒消肿之功。

其他野菜

1. 马兰

马兰为菊科植物马兰的全草。又名马兰头、鱼秋串、田边菊、螃琪菊、毛蜞菜、马兰青、路边菊、散血草、泥鳅串。

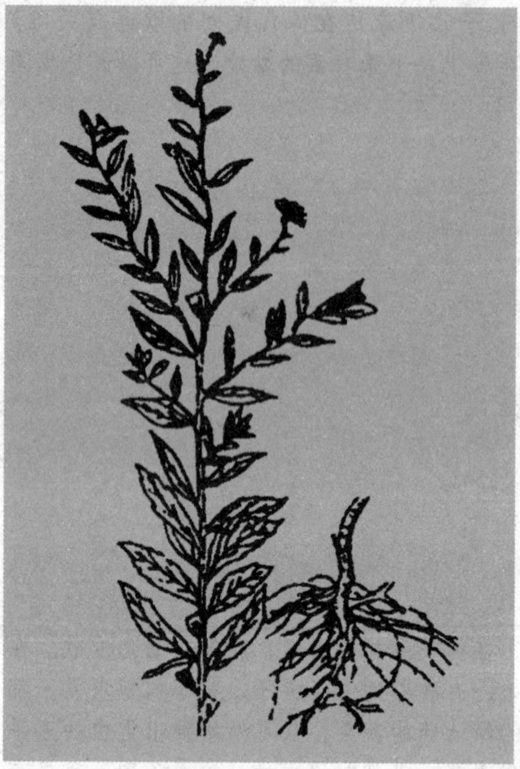

马兰（鱼秋串）图

为多年生草本，高30~50厘米。茎直立，茎中部叶互生，倒披针状椭圆形，叶缘有不规则锯齿，茎上部叶全缘。头状花序，周缘舌状花，淡蓝紫色，中央管状花，黄色，形如菊花状。花期秋季。

生在路边、田边、山坡上。我国大部分地区有分布，以南方和西南地区为最常见。

春夏秋均可采嫩茎叶作蔬菜吃，一般都采摘马兰尖（春夏采摘马兰顶端的茎叶）。色泽碧绿，茎嫩叶肥，作成菜清香可口，既可炒食或凉拌，也可晒干菜备用。用嫩马兰尖与嫩笋片同炒，其味清鲜香脆。马兰尖开水焯后与熟鸡肉末、熟火腿末拦匀，加上少许味精、白糖，浇上麻油，就成了一道让人回味无穷的佳肴，做红烧肉或红烧丸子时，用熟马兰（鲜，干品皆可）垫底，素荤搭配，色香味俱全。

马兰嫩茎叶含有蛋白质、糖、纤维素，尤其含有丰富的矿物质，每百克含钙145毫克，而100克牛奶含钙才120毫克。还含有磷69毫克、钾530毫克，均超过菠菜的含量，维生素A的含量超过番茄，维生素C的含量超过柑橘类水果，可见马兰营养价值丰富，对缺乏这些常量元素所引起的多种疾病都有防治效果。如老年人特别是45岁的女士缺钙、脱钙引起的骨质疏松症或骨质增生；缺钾引起的四肢软弱无力，心慌意乱，缺乏维生素A引起的视力下降，抵抗力下降，易发生上呼吸道感染；缺乏维生素C易患牙龈出血的坏血病，中老年缺钾，缺乏维生素A、C还容易患癌症和高胆固醇血症。

马兰对慢性肝炎、慢性胃炎所引起的腹胀，食欲不振，消化不良，有很好的疗效，曾治数十例慢性肝炎腹胀患者，都用马兰全株（含根，茎，叶）与生山楂各30克煎水常服，大都能使患者腹胀消失，食欲增加，肝功恢复正常。小儿厌食症，小儿消化不良，用马兰、山楂煎水也有较好疗效。

中医学认为马兰性味甘辛凉，无毒。甘能健脾，助消化，消气胀。辛能行气活血，凉能清热解毒。根茎叶全株作药用。

古代医家将马兰根、叶作为凉血活血药，由于血热或淤血引起的吐血、鼻衄、跌打损伤可以马兰根叶为主水煎服。

云南民间用马兰根（鲜）200克炖猪心肺吃治疗肺结核。

福建、湖北民间用马兰全草30克配酢浆草等治疗传染性肝炎。有报道，用马兰治疗乙肝HBsAg阳性者，可以阴转。

浙江民间用马兰根60克（鲜品）水煎服，治疗胃溃疡和结肠炎。

福建民间用马兰根（鲜品）90克、荔枝核10枚，水煎服治疗急性睾丸炎。

用马兰鲜草200克或干品100克，洗净加水200毫升，煎煮过滤，浓缩至45毫升加糖，每日分三次服，连服6天，治疗慢性气管炎有疗效。尤其是止咳效果最好。

还有用马兰、甘草擂醋搽治带状疱疹获效的；有用马兰鲜叶捣烂敷治急性乳腺炎红肿而炎消肿散的；有用鲜叶绞汁滴耳，治外耳道炎的；还有用马兰根、野葱头各适量捣烂外敷治腮腺炎的。

2. 东风菜

东风菜为菊科植物东风菜的全草。又名仙白草、白云草、盘龙草、山白菜。

多年生草本，高1~1.5米。茎直立，圆形，嫩茎顶端毛较密。叶互生，茎部心脏形，叶端尖，边缘锯齿状，叶面绿色，叶背灰白色，两面有短毛。头状花序，集成疏松伞房状，边缘舌状花白色，中央管状花黄色，秋季开花。瘦果长椭圆形。

生于干燥向阳的山坡、旷地，分布在南方各省。

春、夏采嫩茎叶做菜，每百克含蛋白质2.7克、纤维素2.8克、胡萝卜素4.69毫克、尼克酸0.8毫克、维生素C 28毫克。

李时珍《本草纲目》载："此菜先春而生，故有东风之号"。一作冬风，言得冬气也。东风菜生岭南平泽，叶极厚软，煮食甚美。裴渊《广州记》说："宜肥肉作羹食，香气似马兰，味如酪。"可见东风菜嫩茎叶与肉煮汤吃，其味道鲜美。

东风菜叶和根均可作药用。

叶，煮汤食，可清肝泻火，治头痛头晕，目赤红肿。

叶，可用治跌打损伤和蛇咬伤，都用鲜叶捣烂外敷患处。

根，又名钻山狗、草三七、疙瘩药，有活血止痛和解蛇毒的功效。

治腰痛，东风菜根（干品）15克，水煎服。

治跌打损伤，根（干品）100克，泡入白酒500毫升中，一周后，即可外搽，内服（每次20毫升）。

治毒蛇咬伤：用东风菜鲜根捣烂敷伤口周围，并用鲜根50克煎水内服，每日2次。一般每日敷药1次，严重病人增加服药及换药次数。

治急性肠炎腹痛：东风菜叶、根，干品或鲜品均可，干品每次15~30克，鲜品用3倍量，煎水内服，疗效甚佳。

3. 刺儿菜

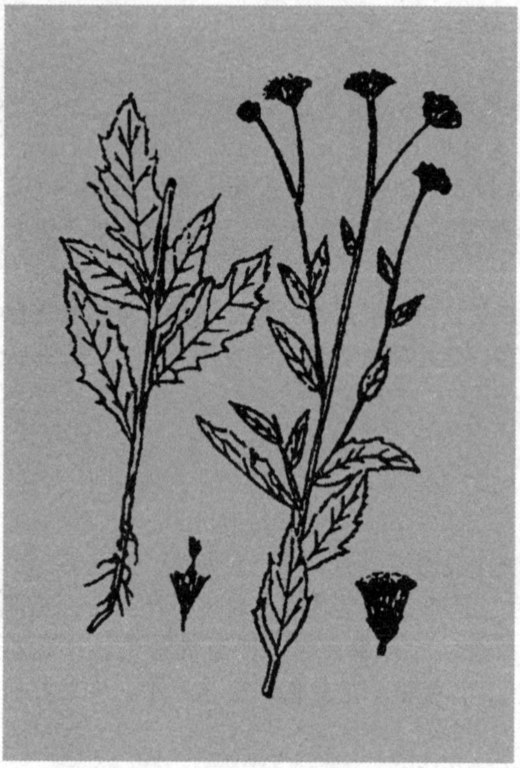

刻叶刺儿菜图

刺儿菜又名小蓟、小恶鸡婆、萋萋菜、刀枪菜、刺萝卜，为菊科植物小蓟的全草或根。生于路旁、沟边、田间、荒丘，我国大部分地区均有分布。

尽管刺儿菜的叶缘长满了刺，但因其营养丰富，加之春季采摘嫩叶并不刺手，煮熟食之亦不刺喉，所以是人们爱吃的野菜。每100克嫩茎叶含蛋白质4.5克、糖4.0克、纤维素1.8克、钙254毫克、磷40毫克、铁19.8毫克、胡萝卜素5.99毫克、维生素C 44毫克，还含有维生素B_1、B_2等营养成分。饥荒之年，它的功劳不少，挽救了成千上万人的生命。明朝周定王朱棣在《救荒本草》上给它大大记了一功。

刺儿菜不但能饱口福，还是一味好药哩。曾治一肾炎患儿。靠西药激素控制，吃得一张满月脸，查小便总是有红血球。劝其家长采鲜刺儿菜印克煎水服，连服一周，尿中红血球便消块了。

刺儿菜中药名叫“小蓟”，的确是一味凉血止血的妙品。凡属血热引起的各种出血症，如吐血、尿血、便血、鼻流血、妇女月经过多，甚至崩漏，都能取到较好的止血效果。

还有用刺儿菜鲜叶捣烂外敷疮疡，取得良效的。

4. 刺花

刺花为多花蔷薇的花朵，又名野蔷薇、玉鸡苗、刺红、柴米米花、和尚头、七姊妹、串勒。多生于田边、路旁或丘陵地的灌木丛中。分布在山东、河南、江苏、浙江、湖南、湖北、四川、云南、贵州等地。

刺花为落叶小灌木，茎、枝多尖刺。花簇生，白色，芳香。作野菜用其嫩茎叶，故宜春天采摘。其花、根、枝、果均可作药用。

刺花的嫩茎叶营养丰富，每百克含蛋白质5.0克、纤维素4.1克、钙邱毫克、磷13毫克、铁2.9毫克，尤其富含维生素C 105毫克和胡萝卜素2.5毫克。其味甘甜，所以李时珍说：“春抽嫩蕻，小儿掐去皮刺食之。”即嫩茎去皮可当甘蔗吃。因而春天采摘嫩茎叶做菜，煮食、蒸食，味道都很鲜美。

刺花全株作药用，古今各地都积累了不少经验：

花：5～6月花盛开时采摘。鲜花和干品均可入药。性味甘凉，用花煎水当饮料，有清暑解渴的功效；其气芳香，还有健胃助消化的作用。亦可用花泡开水当茶饮，其清暑健胃解渴之功为当今市售饮料所不及。

叶：春末夏初采鲜叶捣烂外敷疮疡，可促使溃脓，生肌收口；亦可将叶晒干研末，蜂蜜和醋调敷痈疽脓成不溃者，敷痈周围，脓自溃。

根：全年可挖。上海用根30克煎服，主治关节炎，半身瘫痪，月经不调，口腔糜烂等病症，有清热利湿、通经活络的功效。贵州等地用根30克炖猪瘦肉吃，治老人尿频。江西一带治夏天皮肤长疖子，挖鲜根90克煎水代茶饮。

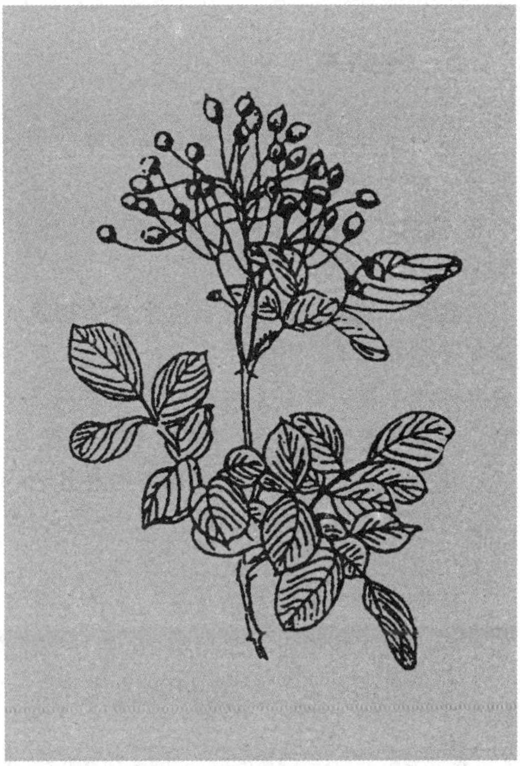

多花蔷薇图

子，名叫“营实”，古代作酿酒用。加入营实酿成的酒，有自然甘洌香醇之味。

5. 灰灰菜

灰灰菜为藜科植物小藜的全草，又名灰蓼　、灰条、灰条菜、灰苋菜、金锁天。

一年生草本，野生于荒地、田间，我国大部分地区有分布。

川西人踏青，喜采灰灰菜，因其味甘鲜，营养丰富。每百克鲜嫩茎叶含蛋白质3.5克、脂肪0.8克、糖6克、纤维素1.2克、钙209毫克、磷70毫克、铁0.9毫克、胡萝卜素5.36毫克、维生素C 69毫克，还含有维生素B_1、B_2和尼克酸。

灰灰菜嫩茎叶可凉拌，可炒食，亦可煮汤或煮面条时加青。

灰灰菜性味苦凉，有清热利湿、解毒的功效。叶或全株煎水洗浴，可治皮肤瘙痒和疥癣等皮肤病。茎叶烧成灰，用纸滤取汁，涂白癜风，可促使皮肤恢复正常肤色。茎叶（干、鲜均可）煎水漱口，可防治龋齿；烧成灰填入龋齿孔中，可止龋齿疼痛。鲜叶60克煎水内服，有清热退烧作用，尤对感冒发烧有佳效。

常吃肉食者兼吃灰灰菜，可以解油腻，防止肉食引起的血脂高和肥胖。

6. 清明菜

清明菜是菊科植物鼠曲草的全草。又名鼠耳草、佛耳草、棉花菜、白头草、白芒草、田艾、绒毛草。

清明菜为一年生或二年生草本，野生于田边、山坡及路边。我国大部分地区有分布。

在成都地区于清明节前后采摘棉花草（因茎叶皆呈白色棉毛状，形似棉，农民皆呼为棉花草），洗净后捣绒，与糯米面拌和做成馍，蒸而食之。其味清香爽口，营养亦较丰富。每百克鲜茎叶含蛋白质3.1克、脂肪0.6克、糖7克、维素纤2.1克、钙218毫克、磷66毫克、铁7.4毫克、胡萝卜素2.19毫克、维生素C 28毫克、尼克酸1.4毫克，还含有维生素B_1和B_2。

清明菜还可煮粥食，因含有黄酮甙，常吃可以防治动脉硬化、高脂血症和冠心病。

民间主要用清明菜治咳嗽，无论是感冒咳嗽还是劳伤咳嗽均适宜，因为他的药性平和。治久咳不止，清明菜15克与冰糖15克煎水服，有很好的止咳效果。

有人用清明菜干品50～100克煎水，一日分三次服完，治疗慢性支气管炎164例，连服20天，总有效率达81%，对咳、痰、喘都有一定疗效。

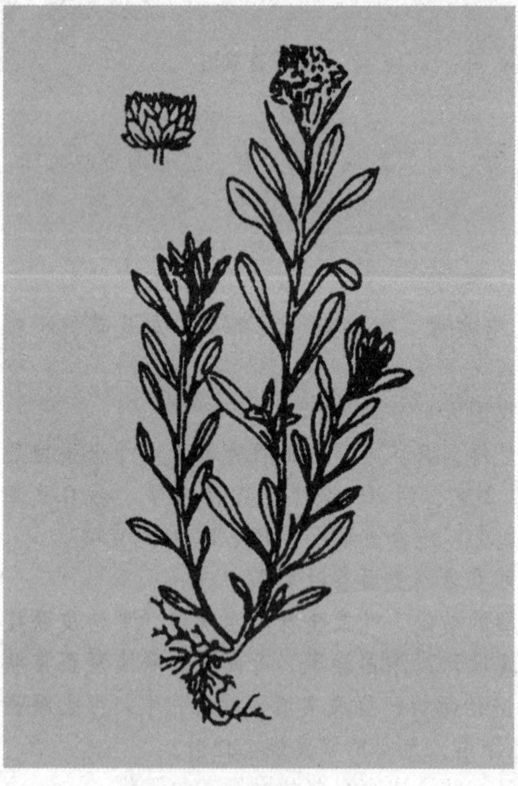

鼠耳草图

有人用清明菜煎水当茶饮治高血压和胃溃疡，也有一定效果。

江西民间还用清明菜30克煎水服，治风寒感冒。

广东民间用清明菜60克、车前草、凤尾草各30克、茵陈蒿15克，加水1 200毫升，煎成800毫升，加白糖当茶饮，治疗蚕豆病。蚕豆病又叫“胡豆黄”，是对蚕豆（四川叫胡豆）过敏引起溶血、全身发黄的一种疾病。

浙江民间用清明菜、凤尾草、灯心草、土牛膝各10克，水煎服，治妇女白带。

福建民间对脾虚水肿，用清明菜水煎服，取得疗效。

湖南民间用清明菜100克水煎服，治疗筋骨痛和脚膝肿痛。

7. 蕺菜

蕺菜为三百草科植物蕺菜的带根全草，又名鱼腥草、猪鼻孔、狗贴耳、肺形草、猪姆耳、蕺耳根、折耳根、秋打尾、臭腥草、臭磋菜、臭灵丹、臭蕺、臭菜。

蕺菜属多年生草本，生长在阴湿地或沟水边，分布在我国大部分地区。

春天采嫩茎芽根，直到秋天仍可采食全草。现在餐馆的餐桌上时兴的一道鲜味就是凉拌鱼腥草或凉拌折耳根（纯用根）。

蕺菜的营养成分，每百克鲜嫩茎叶含蛋白质2.2克、脂肪0.4克、糖6克、钙74毫克、磷53毫克，还含有钾、维生素、微量元素锌等。

近些年更重视鱼腥草的药用价值。日本出了一本《鱼腥草治百病》的书，称鱼腥草为“仙药”，指出“鱼腥草不但对鼻病、痔疮、便秘、高血压等疾病有效，也可做成化妆品使发肤美化，更能作为健康蔬菜食用，几乎可说是仙丹妙药”。

我国学者研究，发现鱼腥草有抗菌作用，特别是鱼腥草素对卡他球菌、流感杆菌、肺炎双球菌、金色葡萄球菌有明显的抑制作用。从鱼腥草中提出的一种油状物还能抑制霉菌的生长。

鱼腥草还有抗病毒作用，尤对流感病毒有效。

此外，实验证明鱼腥草还有利尿、止血、止咳、镇痛等多种药效作用，且能促进组织再生。

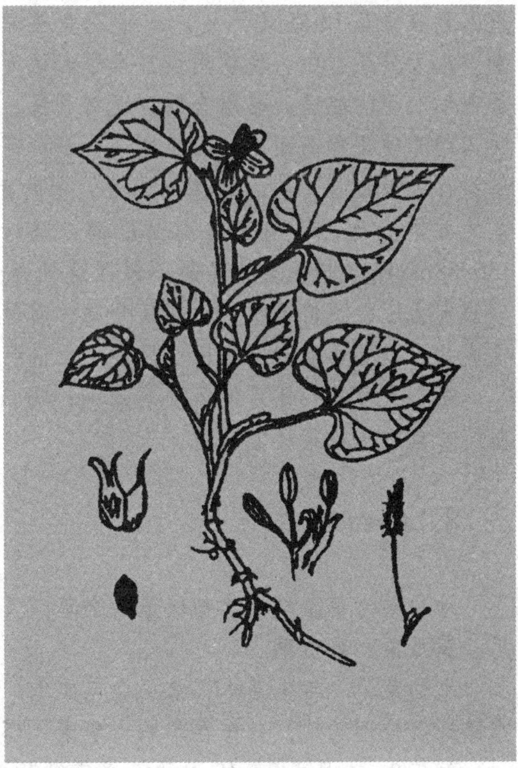

蕺菜图

云南民间用鱼腥草、天花粉、侧柏叶各30克煎水服，治肺脓肿吐脓血。

江西民间用鱼腥草加连翘等药，治疗病毒性肺炎、支气管炎、感冒。

贵州民间用鱼腥草叶60克、猪肚子一个，将鱼腥草叶灌入猪肚中炖服，治肺结核咳嗽、盗汗。据称连吃三次即可治愈咳嗽、盗汗之症状。

四川用鱼腥汤20克水煎服，治热淋（尿路感染）白浊（淋病）、白带（女性内生殖器炎症）有效。

上海用鱼腥草煎汤熏洗，治妇女外阴瘙痒和肛周脓肿。

陕西用鲜鱼腥草捣烂取汁滴治慢性鼻窦炎。

据临床报道，各地医院以鱼腥

草为主药，治疗下列疾病，收到很好的疗效。

肺炎：鱼腥草30克，桔梗15克，水煎至200毫升，每次服30毫升，日服3～4次。痰黏稠量多时并用5%鱼腥草煎剂喷雾吸入，治疗28例肺炎。服药九天左右，不加其他药物，治愈26例。

肺脓疡：每天用鱼腥草（干品）50～100克，先用冷水浸泡一小时，煎一沸即服用，治疗5例小儿肺脓疡，均于2周内治愈。

慢性气管炎：先用桔梗15克加水200毫升文火煮沸后加入鱼腥草20克，煮沸5分钟，取药液150毫升，每次20～30毫升，日服3～4次，服药后咳嗽、咯痰均减轻或消失。

百日咳：用1∶1的鱼腥草蒸馏液穴位注射，每穴注射0.5毫升，取穴肺俞、曲池，气喘加定喘，痰多加膻中、丰隆，出血加脾俞。每日一次，5天为一疗程，治疗52例，1～2疗程阵发性痉咳完全消失。（此法只供医生参考）

不少医院将鱼腥草制成针剂、片剂，用以治疗各种急性炎症，如化脓性关节炎、皮肤疖痈、疱疹、急性结膜炎、睑缘炎、丹毒、尿路感染、妇女盆腔炎等，都有一定疗效。

日本学者对鱼腥草的药用价值推崇备至，他们特别喜欢用带花的鱼腥草。鱼腥草5～6月开出白花，此时连花一起采集全草作药用，或单独采集阴干备用。他们用带花鱼腥草煮成茶或单用花煮成茶（在1 600毫升的水壶里，倒入800毫升水），放入鱼腥草花15克（干品）或带花鱼腥草（干品）30克，煮到剩三分之二的水量。每天分早、中、晚饮用。日本学者认为鱼腥草含有黄酮成分能保持血管的柔软和毛细血管的健全。其所含的钾还有利尿、降压作用。因而指出每天喝鱼腥草茶可防治动脉硬化和高血压、心肌梗死、脑梗死等病。著名的药学专家伊泽一男教授就坚持每天喝鱼腥草茶，85岁高龄了，他的血压仍稳定在130/80mmHg。还有一位70岁的井丰先生，原来患有高血压病，坚持连续三个月喝鱼腥草花茶，血压降为135/68mmHg。连医生也不得不佩服这仙丹似的鱼腥草。因为西药降压虽好，但难以稳定血压，不但不吃药血压又升高，而最难降的是舒张压。舒张压高是动脉硬化造成的。鱼腥草能使舒张压明显下降，说明确有软化血管的功效。

喝鱼腥草花茶还可使风湿痛消失；喝鱼腥草花茶还能治好痔疮和过敏性鼻炎；坚持喝鱼腥草花茶还能减肥。

8. 地白菜

地白菜为堇菜科植物匍伏堇的全草。又名地白草、鸡疴黏草、黄瓜草、白地黄瓜、黄瓜菜、野白菜。

地白菜为一年生草本，常见白色柔毛，形似小白菜苗故一般称为地白菜。生长在路边及较湿润地，分布在华东、华南、西南各地。

每年3～4月或9～10月均可采集做菜吃。营养成分主要含胡萝卜素7.14毫克和维生素C 320毫克。为保存维生素C，以吃生菜或凉拌菜为佳。

药性味微苦，偏寒，有清热解毒、祛风利尿的功效。

四川民间用地白菜、水芦苇根、桑叶各15克或鲜品30克煎水服，治疗感冒咳嗽或肺热咳嗽。

重庆地区用地白菜50克调蜂蜜30克，再调入煮饭时产生的米泡子，蒸熟后食用，治疯狗咬伤。

成都农村用鲜地白菜、柏树尖生捣烂敷刀伤、打伤处。

福建民间用鲜地白菜50克水煎，饭前服，日服2~3次，治淋浊（尿路感染、淋病）。

云南民间用鲜地白菜50克与鸡蛋1~2个煮食，治眼睑炎。

广东民间用鲜地白菜一握，洗净，和雄黄3克，共捣烂，贴患处，治疗蛇咬伤。

湖南民间将鲜地白菜捣烂加蛋清调敷烧伤。

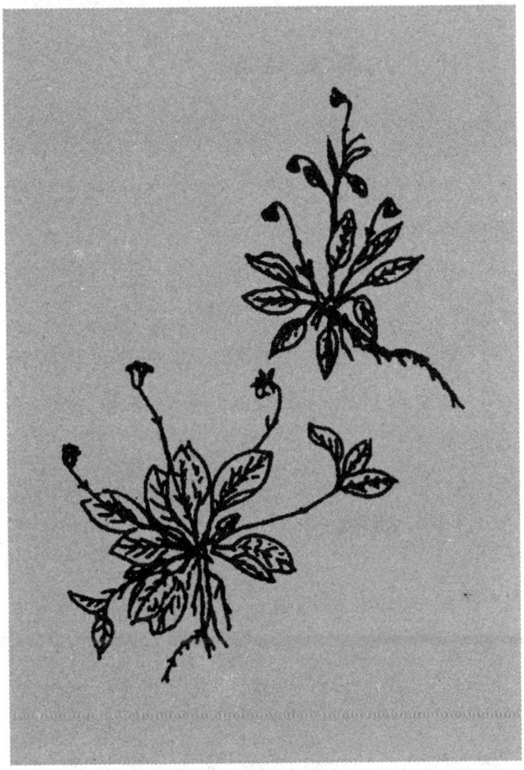

匍伏堇（地白菜）图

9. 变豆菜

变豆菜为伞形科植物直刺变豆菜的全草。又名山芹菜、黑鹅脚板。

直刺变豆菜为多年生草本，根茎短，色黑，似鹅脚板，所以四川称为“黑鹅脚板”，伞形花序，花白色，或浅蓝色、淡紫色。与川滇变豆菜外形相似，但川滇变豆菜白色，根细长而多，褐色，不像鹅脚板。直刺变豆菜在春，夏采挖，川滇变豆菜在夏秋采挖。这两种变豆菜在果上区别明显。直刺变豆菜是双悬果，椭圆形，棱明显，皮刺短而直；川滇变豆菜是双悬果，倒卵形，皮刺弯曲。

直刺变豆菜生于山坡林下、溪边。我国东北、华中、华南、西南都有分布。

做野菜吃，在春天采其嫩茎叶。其营养成分主要含胡萝卜素和维生素B_1，每百克鲜茎叶含胡萝卜素7.75毫克、维生素B_1 0.44毫克。胡萝卜素在野菜中含量是名列前几名。所以春天采嫩茎叶炒肉、炖肉吃，对维生素A缺乏的人大有裨益。因为胡萝卜素属于脂溶性，不与肉类同煮，是不会被人吸收的。胡萝卜素在体内便可转化成人体所需要的维生素A。直接口服维生素A药片，吃过量了容易中毒。而从蔬菜食物中摄取胡萝卜素，由于人体内部的调控，就不会产生过量的维生素A。

直刺变豆菜主要作野菜食用，而药用价值不大，虽然也有清热解毒功效，但其效甚微。过去只用于麻疹后余毒未尽的患儿。

10. 川滇变豆菜

川滇变豆菜为伞形科川滇变豆菜又名昆明变豆菜、叶三七。

与直刺变豆菜相似，属多年生草本植物。主要生长在云南、四川的山坡、溪边阴湿的地方。

做野菜吃，其营养成分也与直刺变豆菜相近，春天采集嫩茎、叶与肉同煮食之。

夏秋采挖其根作药用。性味甘、微苦温，有补肾益肺的功效。

云南四川民间用根30克炖猪肺治肺结核；将根切片嵌入猪肾泥封烧熟，治肾虚腰痛。

11. 胡枝子

胡枝子为豆科植物兴安胡枝子的全草。又名达乌里胡枝子、牛筋子、牛枝子、牡牛查、豆豆苗、枝儿条。

兴安胡枝子为小灌木，高达1～2米。生于干燥的砾石、碎石山坡、硬梁地、沙丘、海洋沙滩等沙质地上。分布于辽宁、吉林、陕西、内蒙、宁夏、甘肃、云南等地。

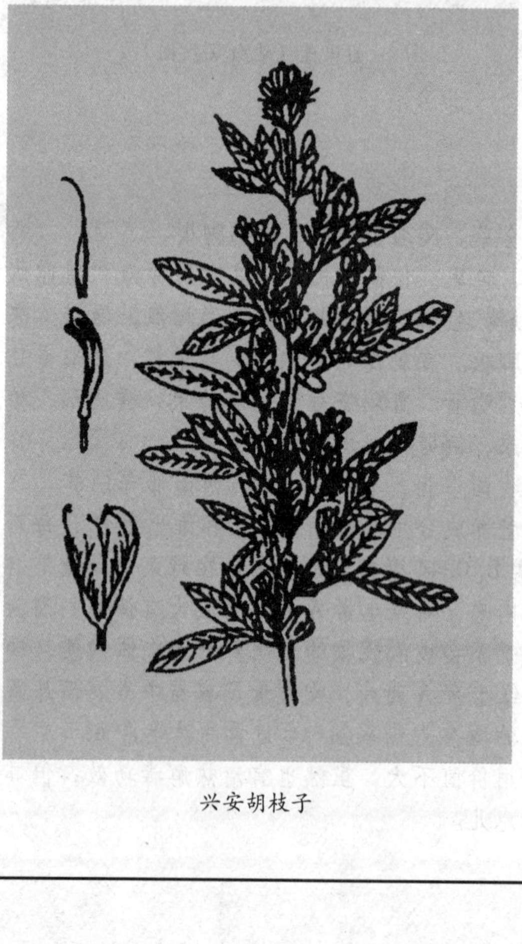

兴安胡枝子

春夏采集嫩茎叶，秋采全株和果。果为荚果倒卵状矩形，长约4毫米，宽2.5毫米，有白色柔毛。8～10月采果。

胡枝子是沙漠地带的野菜，每百克鲜嫩茎叶含蛋白质7克、脂肪1.0克、碳水化合物17克、纤维素6.9克、钙300毫克、磷61毫克。尤其含有沙漠缺乏的宝贵的水分67克。所以在沙漠行走缺水时，生吃胡枝子嫩茎、叶可以起到补充水分的作用。

胡枝子果实（籽）的营养更丰富，每100克籽含蛋白质36.8克、脂肪8.3克、糖31克、纤维素10.9克、钙392毫克、磷486毫克、铁4.9毫克、尼克酸3.0毫克，还含有维生素B_1和B_2。其蛋白质的含量不但是野菜（含种子）中的最高者，就是家蔬的种仁包括坚果类的花生、核桃、南瓜子仁、莲子、葵花籽等都不能匹敌。所以胡枝子果仁（籽），在沙漠缺粮时，可以当粮食吃。米、面的营养价值还远远低于它哩。中年妇女和小儿缺钙炒籽当零食吃，堪称补钙佳品。

12. 随军茶

随军茶为豆科植物胡枝子又名山豆子、胡枝条、野花生、假花生、羊角梢、豆叶菜。

随军茶与兴安胡枝子属同科植物，均为小灌木，但随军茶的叶形似豆叶，而兴安胡枝子的叶较狭长。兴安胡枝子主要生长在沙漠地带，而随军茶生长在我国河北、山东、河南、山西、陕西、江西、浙江、福建一带的山坡地。

做野菜吃主要采集嫩茎、叶，春天和夏初可采。每百克鲜茎、叶含蛋白质5.3克、脂肪2.2克、碳水化合物19克、纤维素10.5克，还含有维生素和微量元素。

朱棣《救荒本草》称它为随军茶。行军打仗就地取材，可将其叶泡开水当茶饮用，说明可能含有提神醒脑的物质；也因为有一定营养，可以充饥当茶点食之。

上述两种胡枝子，前者兴安胡枝子叶煎水服可以治感冒发烧。这很适宜在沙漠旅行的人，沙漠地带属大陆性气候，昼夜温差极大，外地人进入沙漠一不适应便易感冒。所以在途中见此植物不妨采集备用。一防缺水，二防治感冒，三做菜吃，四作干粮，一举四得何乐而不为。

后者随军茶也叫胡枝子，性味甘平，福建民间用以治疗肺热咳嗽。

闽东一带认为它能强筋益肾，补气健脾，用根炖肉吃治疗头晕、无力、腰膝软。

江西民间用根炖老酒服治腰痛、风湿痛。

附　长寿之道

长寿溯源

1. 古今话养生

人类社会发展的历史，从自然规律来说，是无数生与死相互衔接、承袭繁衍的历史。人类代代相传相袭，然而人们都讳言死而渴望生，并对生活水准和生命质量总是提出更高要求。于是，一方面，人们在对生活和生命美的追求中，总是充满希望、理想和憧憬，并为之苦思，为之竭力，尽量延缓衰老和死亡的到来。另一方面，人们在有生之年又要及时享乐，在衣食住行性方面缺少节制。随着医药卫生预防保健科技的进步和发展，人们的健康长寿愿望已不是幻想而已成为现实。据有关资料表明，两千年以前，人的平均寿命仅仅是20岁，到19世纪末，人均寿命达到40岁；而目前人类的平均寿命已高达70岁，增长速率达到每2.7年就增加1岁。中华人民共和国成立前我国人均寿命为35岁，到1950年已增长到68.2岁。从个体情况看，世界各地都有百岁以上的老人健在。我国当代许多名人都寿逾百岁，如经济学家马寅初，摄影家郎静山，画家朱屺瞻，华侨领袖张国基、陈椿，太极拳师吴图南等，都是百岁老人。还有著名人士齐白石、冯友兰、梁漱溟、钱穆，辞世时也都近一百岁。这些事实说明：长寿的密码，人类已经逐步掌握了。

虽然人的平均寿命尽管在日益提高，但是，百岁的老人在人类中毕竟还是少数。探索长寿问题，本着科学的态度，找出具有普遍性的规律，是十分有意义的。

提起长寿"秘诀"，仁者见仁，智者见智。有人说："少吃，多动，平淡养寿。"有人说："养生实际是意识品质的锻炼。"有人说：要保持"童心、蚁食、龟欲、猴行"。有人说："养生应该向前看，忘掉昨天。"更有人说："应该心情舒畅，一切听其自然。"可以说，这些都是很有价值的"秘诀"。概括来说，几乎所有长寿者的共同特点是：经常注意衣、食、住、行和环境卫生；坚持力所能及的娱乐体育活动，劳逸结合；饮食营养适度，不暴饮暴食，不偏食挑食；精神有所寄托，而不纵欲无度；生活有规律，无不良嗜好；淡泊安详，乐观豁达，看轻名利地位，爱好广泛多样，心里经常保持平衡，等等。这里就寓有普遍规律。反之，没有一个长寿者是耽于逸乐，懒惰而四体不勤，整天躺在床上或坐在安乐椅上冥思苦想，郁郁寡欢的。长寿者一般都喜欢从事一定的劳作或进行适当的锻炼，并能在这些活动中表现得兴趣盎然。吃得胖胖圆圆，赘肉横生的人是极少长寿的；患得患失，忧心忡忡，总是被自己的情欲所折磨，动不动就暴怒剧哀的人，也是很少长寿的。

当然，仅仅是高龄并不值得人们羡慕，应该是健康的高寿，有生命价值的高寿才值得向往。那些缠绵病榻，生活不能自理，靠人伺候，在迷蒙中度过80岁生日的长寿者有什么幸福可言？那些浑浑噩噩、无所事事或只能给亲友子女添麻烦的长寿也是没有意义的。九旬高龄的张霁野教授就说过："长寿者的幸福，是以健康——自身的健康和亲朋的健康为前提的。"到了高龄而能生活自理，虎虎有生气，还可以继续有意义的事情的人，才真正是令人羡慕的。

今天，社会长治久安，经济发展，人民生活水平日益提高，人的寿命也在普遍提高。今后将有更多的高龄者涌现出来，这是完全可以预见的，然而"生也，死之徒；死也，生之始。死生循环往返不已。"生也必然，死也必然，长生不老是荒谬的，但争取长寿是可以办得到的。祝愿天下的人都活得更健康，更高寿，更幸福。

2. 养生的含义

养生是一门学问，是一门中国的传统学问，有理论也有方法。这门古老的学问，目前越来越受到今人的重视，正在焕发新的活力。养生要养好，一鳞半爪地学习一些养生方法是不够的，必须懂得养生理论，理解其思想真谛，才能真正掌握其方法。中国养生学的思想是博大精深的。先秦伟大思想家老子说："人法地，地法天，天法道，道法自然。"养生之道，也是效法自然的产物，是人们在实践中认识人体与自然的关系的总结。

养生又称摄生、养性。养生二字的含义是什么？现代一般解释为"保养生命"。养，有鞠养、培育之意；生，可解释为生命，也可解释为"生机"，即活力、生命力。将养生解释为"养育生机""培养生机"，看来更为贴切，更寓积极含义，更符合养生的精神实质。事实上，养生并不仅是消极地"保护生命"，更是积极地培育人的勃勃生机。养生强调"防伤"，但"防"并不只是"避开"，还包括"强身"，以增加抗拒衰老的能力，这是积极的。保护和培育生机，才是养生的真正意义。

养生学说从东周时期初创至今，已有2000多年的历史，但养生学的定义，至今还没有统一的说法。一般说来，人们对养生学至少应有这样的认识：养生学是中医的组成部分，是中医学关于人类如何增强体质、预防疾病、延缓衰老，以获得健康长寿的学科，它主要研究个人如何通过自我修养、合理安排生活作息、适当进行体育锻炼和饮食、药饵调摄以达到健康长寿之目标。

养生学是中医学的组成部分，是中医关于"治未病"的学说体现。我国先秦众多的思想家如老子、庄子、孔子、孟子、荀子等，都很重视养生，对养生都有精辟的论述，这些论述，为养生学的奠基确实作出了杰出的贡献。此外，东汉末年道教建立之后，道士们为追求成仙长生，提出了一系列道功道术，其中也包括养生术，众多的道教著名人物如葛洪、陶弘景、孙思邈、司马承祯等，从另一角度，也都对

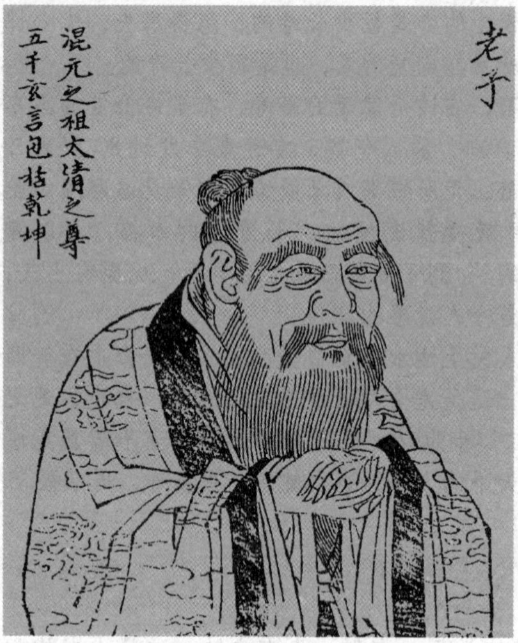

老子像，图出自明·天然撰《历代古人像赞》。老子是道家学派创始人，他很重视养生。

养生学作出了积极贡献。正因为如此，使得后来的人们对养生学是中医学的一部分问题产生了疑问。我们知道，健康长寿是人人关心的事情，思想家、学者、文人、科学家、宗教界人士，他们关心和研究养生问题，是很自然的事，但对养生作出重要贡献的主要还是医学家。医学家汲取了诸子百家，包括道教、佛教研究养生的成果，系统全面地研究了养生问题，建立了养生学，使养生学成为医学的一个组成部分。

养生学是一门以人的健康长寿为研究目标的学科，它研究的范围仅局限于个人行为，研究个人如何通过自我修养，合理安排好个人的生活、工作、学习、休逸，并进行适当的锻炼和饮食药饵调养，以达到预防疾病、延缓衰老、获取健康长寿的目的。简而言之，养生学研究的是供个人采用的健康长寿方法。

3. 养生的内容

养生必须神形并养。神指精神活动和生命力；形指形体，包括精血、脏腑、经络、筋骨、皮肉、毛发、体态、身姿等。形与神是统一的整体，密不可分。“形持神以立，神须形以存。”神依附于形体而存在，形是神存在的物质基础，没有形体，不存精神。形也要依靠神才能保持。没有神的形体会腐烂败散而消失。养生必须神形并举，做到“形与神俱”，“形体不蔽”，“精神不散”，才能“尽终其天年，度百岁乃去”。至于养神养形的方法，养生家强调“静以养神，动以养形”。养神强调一个“静”字，精神要安静，恬淡虚无。养形强调一个“动”字，要劳动形体，流畅气血。

从养生方法分析，养生的基本内容有心身修养、功法锻炼、药饵补养、祛病养病几个主要方面。

心身修养

包括精神修养，调控个人行为如饮食、起居、睡眠、性生活、环境居室卫生、个人卫生和良好的生活习惯等。

功法锻炼

通过调息、坐禅、按摩、导引等各种安静精神、活动形体的方法，锻炼形神，强壮形体。

药饵补养

进食各种具有补养脏腑、气血的药物与食物，以强壮身体，延年益寿。

祛病养病

包括患病之后对待疾病的态度、应当采取的措施以及不同疾病的合理调养方法等。

4. 养生要全面实行

人类处在社会之中，又是自然界“万物之灵”，人们的生活内容十分丰富，与社会和自然的接触面也十分广泛，这使人类受到的损害必然是多种多样、千变万化的。伤害的因素多，养生的方法随之也增多。每种养生方法都有其限定的作用，只能预防某些特定的损害。养生如果顾此而不顾彼，也就是说，只注意预防这一种损害，不注意预防另一种损害，是达不到良好的养生目标的。因此，养生必须采取综合措施，全面实行养生，才能获得理想的养生效果。

养生的方法很多，怎样才能做到不顾此失彼、挂一漏万？只有根据个人的特点并掌握了养生要领，才能做到全面养生。

要领是纲，是简明而科学的概括。明朝的名医万全根据养生的精神实质作了这样的概括：“养生之法有四：曰寡欲，曰慎动，曰法时，曰祛疾。夫寡欲者，谓坚忍其性也；慎动者，保定其气也；法时者，谓和于阴阳也；祛疾者，慎医药也。”万氏的概括很简略，但也很全面。下面就万氏的概括作简要阐述。

寡欲

就养生而言，寡欲居于首位，这是关键，也是最难做到的。人就是人，都有同样的欲望。欲望人人都有，尤其是食欲与性欲，更是动物与人共有的本性，是生存的保证，没有是不可想象的。人类的社会生活使人还具有动物所没有的欲望，这就是名利。名利之欲有其积极的一面，因为名可以鼓励人的上进心，利可以让人获得必需的生活资料。欲望不可以没有，但必须适当，欲望太强就会导致贪婪。贪食、贪色，使生活放荡，伤脾伤气，伤肾伤精血，其害无穷。贪名贪利，时时处心积虑，玩弄权术，吹捧奉承，勾心斗角，心无宁时，伤心伤神，损气耗血，同样危害不浅。反对贪婪，控制欲望，是养生的第一大内容。

慎动

慎动不是不动，而是要动得适当。要动而不妄，劳动、运动、练功都要适度。养生家提倡的运动锻炼不同于现代的体育竞赛。竞技运动的目的是夺金牌、破纪录，养生运动的目的是强身健体，强调经常，运动量要适中。即适当的运动。

法时

法时指的是适应自然，效法自然，避免自然因素的损害，根据自然规律安排生活、工作和锻炼，以便更好地培育生机，强身拒邪。

祛疾

养生为了防病，但是没有任何疾病的人恐怕是很难找到的，有了病如何祛除疾病是争取长寿的重要问题。因此，祛病是养生的一项重要内容。祛病，最要紧的是对待医药的态度。对待医药必须谨慎。信，但不迷信。有病不乱投医，不滥用医药。这一点，在医学发达、人民普遍使用医疗保健的今日更有其重要意义。然而，有病乱投医，不当用药、过多用药的情况还是相当普遍的，医源性疾病不断上升。用药用得不对与过多或过少，不仅会浪费药物与金钱，而且会严重地损害人们的健康。

另外，就医选择也很重要，不可乱投医。庸医杀人，这样的事现在还是存在的。就医不当，出了医疗事故是很痛苦无奈的事情，而有的人，病情已被延误还不知道，更令人遗憾。对医药也不应当迷信，医药不是对付疾病的唯一手段，也不能治好所有疾病。对付疾病要靠医生、靠治疗，还要靠自己。最主要的是要保持乐观精神，树立战胜疾病的信心，制定战胜疾病的措施，耐心调养，尽量采用非药物措施和保健措施。必须服药时才服药，可以不服就不服，可以少服就少服，因为药物是有两面性的，多少都具有一定的副作用。

唐代名医、养生家孙思邈说：“养生者当知五失。不知保身，一失也。病不早治，二失也。治不择医，三失也。喜峻药攻，四失也。信巫不信医，五失也。”记住五失，你会获益匪浅。

5. 养生要注重主动性、整体性

我国劳动人民和历代医学家在长期的生活及与疾病的斗争中，积累了丰富的养生经验。《黄帝内经》中明确地提出了“天人相应”“形神合一”的观点。但是，人与天地相应并非是被动地、消极地，而应是主动地适应自然，不断掌握自然变化的规律。

未病先防，未老先养

○要调养精神形体，提高机体的防病机能

调养精神形体首先必须掌握自然界的变化规律，适应自然环境的变化，并对饮食、起居、劳逸等有适当地节制和安排，保持心情舒畅，减少负面的精神刺激和过度的情志变动。

〇加强锻炼，增强体质

通过体育运动和体力劳动的锻炼，可以使机体血脉流通，关节活络，气机调畅，使机体体质和抗病能力得以增强。

〇药物和针灸的作用

用药物和针灸可以调理阴阳气血，协调机体阴阳平衡，祛除疾病。

总之，人不能长生不死，也不能返老还童，但防止未老先衰，延年益寿，使其尽终天年是可以办到的。

强调内因

气和精是构成人体和维持生命活动的根本物质，然而精气又分为先天之精气与后天之精气。先天之精气来源于肾，后天之精气来源于脾胃。因此，强调内因就是重视滋补精气之来源脾肾。肾气的盛衰对人的生长和衰老至关重要，人体肾气盛，天癸至，故生长发育旺盛。五脏六腑皆禀气于脾胃。脾者，五脏之宗也，其他四脏之气血皆来源于脾胃。

肾气的盛衰源于五脏六腑精气之盛衰，肾气之盛衰也可影响其他脏腑功能。故防治衰老，必须重视补益肾气。衰老的另一个重要表现，是脾胃虚弱，不能分清别浊，不能运化水谷精微以化生气血，致使其他脏腑失去水谷精气的补充和营养，所以疾病就会发生。因此，对疾病防治的同时，更要重视调理脾胃。

重视整体观

整体观是中医学中关于人身的整体性以及人和自然、社会环境相互关联性的认识。整体观念注重人体自身、人与周围环境之间存在的统一性、完整性和关联性，是养生学的指导思想之一。

〇天地万物一体观

天地一体，是说自然界是一个统一的整体。天地万物不是孤立存在的，而是相互影响、相互联系、

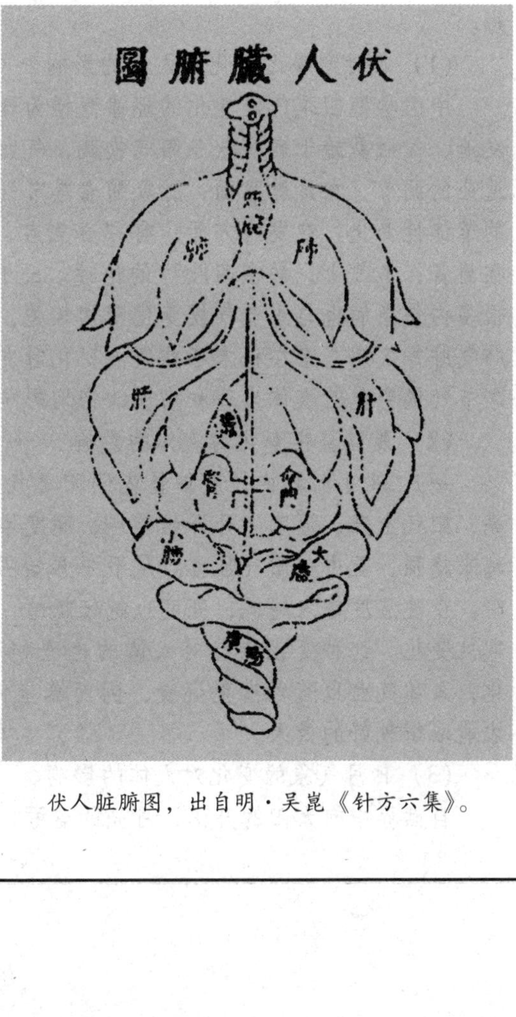

伏人脏腑图，出自明·吴崑《针方六集》。

相互依存。天地之间有四时六气的变化，产生出各种不同的气候。在不同的气候条件下，一切生物有生长、发展和消亡的不同过程，人体五脏也产生了喜、怒、悲、忧恐不同的情志活动。

每年春夏秋冬四时季节各有特点，春温春生，夏热夏长，秋凉秋收，冬寒冬藏。但是它们之间又是一个不可分割的整体，是一个连续变化的过程。没有生长就没有收藏，也就没有第二年的再生长。

“六气”是指自然界中风、寒、暑、湿、燥、火六种气候类型，这六种气候是四季气候消长进退变化中产生出来的。它们虽然有不同的特点，但又是互相调节的。有了这种正常气候的变化，才有一年之中温、热、凉、寒和生长收藏的阴阳变化，自然界的气候也可互相调节，以利于万物的生长发育。天地万物是一个统一的整体，人类的生命活动正是在这个万物一体的环境中进行的。

〇人与天地一体观

人类生活在自然界中，大自然存在的阳光、空气、水、温度、磁场、引力、生物圈、食物链等，构成了人类赖以生存、进行生命活动的基本环境。同时，自然界的环境变化又可直接或间接地影响人体的生命活动。这是“天人相应”的整体观。中医学以人为中心，把人与自然界天地万物作为一个整体看待，认为这一整体是不断运动和变化着的，是有规律的。遵循和利用这个规律，维持阴阳的动态平衡，对人的健康会有益；破坏这个平衡，则会损害人体健康，导致疾病的发生，生命的缩短。

(1) 四时寒暑之变化对人体的影响

中医学把四季气候变化的规律概括为春生、夏长、秋收、冬藏。春夏季节阳气发泄，气血易趋于表，秋冬阳气收藏，气血易趋于里，人体的生理活动也出现了相适应的调节。在诊脉方面，脉象随着季节气候的更替出现春弦、夏洪、秋毛、冬石的节律性变化。在发病方面，有“春气者，病在头；夏气者，病在脏；秋气者，病在肩背；冬气者，病在四肢”的论述。还有常见的季节性多发病和流行病的出现。很多内伤杂病也与季节气候变化密切相关，例如，心肌梗死、冠心病、支气管炎和肺气肿等疾病，常在秋末冬初气候变化时发病率明显增高。上述种种联系，说明了季节气候变化对人体生理和病理的密切影响。

(2) 晨昏昼夜变化对人体的影响

一日24小时之内，晨昏昼夜阴阳之气的变化对人体有明显的影响。早晨天刚亮，阳气上升，温度上升开始转温，亮度增大开始转明，白天温度越来越高，亮度越来越强，至中午阳气最盛。从下午开始阴长阳消，傍晚时温度降低，亮度由明转暗。夜晚温度越来越低，亮度也越来越暗，至子夜时阴气最盛，然后又开始新的周期性变化。这种变化特点对人体的生理和病理有密切的影响。随着晨昏昼夜的变化，人体气血也随之出现盛衰，因而养生保健与防病治病必须注意“顺气与时”，才能取得较好的效果。

(3) 日月气象的变化对人体的影响

自然界中有太阳的升落，月亮的盈亏，风雨寒热晦明的变化，中医学都认为与人体的生理和病理变化密切相关。气象变化对人的心理情绪有明显的影响，好天气易使人心情愉快，而坏天气又易造成人的忧郁和沮丧。这是人们都遇到过的常识。

人体的生物节律不仅受到太阳、地球的影响，而且还受到月亮的影响。现代医学证实，人的出生有节律，月圆出生率最高，新月前后最低。妇女不仅有月经周期变化，而且她们的体温、激素分泌、性器官状态、免疫功能和心理状态等都有以一月为周期的节律。众所周知，月球的引力对地球的海洋有拉力，产生了海潮。有研究指出，有心脏病的人，在新月和满月期间痛得更厉害，心脏病的发作次数更频繁。在新月和满月期间，人们还往往不能很好地睡眠，情绪也会更紧张一些。说明月球引力会对人的健康产生重要影响。

(4) 地理环境对人体的影响

人与自然的关系，还表现在水土忌宜方面的影响。人们长期生活在不同的水土环境中，必然会对机体的生理活动产生一定的影响，因而产生不同的生活习性和体质。就我国的情况来看，西北地区地势高，气候寒冷，高寒多燥；东南地区地势较低，气候温和，地湿多痹，所以人们的体质和发病情况亦随之而异。

○人体功能一体观

人体是由若干脏器和组织构成的，各个器官和组织各有不同的功能，但是，它们不是孤立的，而是相互联系和相互制约的。因此，各个器官和组织的不同功能实际上是人体整体功能活动的一部分。各器官和组织在生理上是紧密联系、在病理上是相互影响的。

人体的五脏与五体、九窍、五音、五志、五液、五味等相联系，它们以五脏为中心，通过经络系统的联络作用，构成了肝心脾肺肾五大生理系统。这五大系统通过经络的沟通和联系，构成一个结构和机能统一的整体。

精、气、血、津液是构成人体的重要组成部分，又是维持人体各种机能活动的基本物质。它们分布、运行于各脏腑、组织和器官之中，支持各脏器的功能活动，维持五个系统之间在生理上的协调平衡。同时，各脏腑组织的功能活动又促进了精、气、血、津液的生成、运行和输送，从而充实了形体。

人体各个部分都是在心神的统一指挥下分工合作，协调一致，共同完成机体统一的整体功能活动的。除了心脏的主导作用之外，五脏之间是相互合作、相互协调的。如血液的循行虽由心所主，但肺主气能辅助心脏运血；肝主疏泄能促进血液的运行，并能藏血以调节循环血量；脾主统血使血液行于脉中而不溢出脉外。又如饮食水谷的消化及水谷精微的输布是脾的功能，但又是在肝的疏泄作用及肾的温煦作用协助下进行的，水谷精微的布散还依赖于肺气的宣发、肃降作用及心的运血功能。

形体与精神二者之间既互相滋生，又互相制约，是一个统一的整体。形与神相互依附，不可分离，形是神的物质基础，神是形的机能表现。有形才能有神，形健则神旺。另一方面，神一旦产生，则对形起着主宰作用，即“神能御形”。可见，形神统一是生命存在的基本保证。

○养生者可长寿

有人认为寿命是天数，是生来就被赋予的定数，强要是要不到的。这种说法，抛开迷信成分，有其一定道理。所谓天数，可以理解为禀赋，包括遗传因素。寿命长短与禀赋的关系是肯定的，但禀赋绝非绝对决定了一个人的寿命长短。如果认为禀赋是绝对的因素，就势必陷入宿命论，否定人的作为。除禀赋外，影响人寿命长短的因素还很多，前面所述的养生内容都是涉及寿命长短的因素。一个人如果具有长寿的禀赋，而后天不知保养，难免会疾病缠身，衰老早至，落得一个短命夭亡的结果。禀赋不足，后天保养得当，则可增进健康，延年增寿。所以养生家强调"我命在我，不在天"，认为绝没有"无所施行"（即不采取养生措施）而"偶自长寿"的人。长寿只属于养生者，这就是养生家的结论。自然赋予人的生命是有限度的，但人们却往往活不到最高限度，养生就是要争取达到最高限度，只有你自己努力，按照正确的养生方法去行事，一定能够争取到或是接近于生命的最高限度。

长寿之法

1. 要攀寿山先养生

古人有两句祝福长者的最好的吉利话，叫"福如东海，寿比南山"。如何才能享有南山高寿，这一直是人们向往和追求的事。古往今来一些有志于生命科学研究的名人志士、专家学者也作过苦苦地探索，寿山的奥秘一直被人们视为神秘难测的圣地。

健康与长寿，人皆求之，但得之却不易。这并不是人天生就命短，当古代人的平均寿命还不到30岁时，就有人活到100多岁。人的自然寿命被认为是100～120岁，但大部分人却享受不到这个应得的"天年"，对此，专家们有过种种说法和解释，但没有一种学说能完全解释生命现象。对寿命起影响的诸多因素未能一一被揭示。同样一个因素在不同人的身上又有不同反映，有的能够致命，有的却毫不介意，所以生命现象往往带有许多神秘的色彩，存在着一些未知数。不仅在古代由于受医学技术发展的限制，人们把寿命的长短归之于天，即所谓"死生由命，富贵在天"。即使在现代，虽然科学对生命研究有新的突破，但人体衰老的很多方面至今仍是个谜。不过专家们认为，决定人的生死寿夭，绝不是天命。这里除了社会环境和历史因素以及人体遗传基因的阴晴圆缺外，主要还是决定于人的自身的行为习惯和生活方式。

据国外有关资料证明，由上述内在原因而死亡的约占生老病死者50%。如现代人约有2/3亡于癌症、冠心病、脑血管病，而这些疾病并不是由病菌病毒引起的，却主要是由于人们自身的不良生活方式和精神状态造成的。由此可见，人的健康长寿的钥匙，不是握在医生手中，也不是握在上帝手中，而是握在自己手中。生命由天赋，寿命靠人为。文明、健康、科学的生活才是寿命的重要泉源。所以应着重引导人们强化自我意识，从困惑中醒来，以便在生活中握紧打开寿山之门的钥匙。

攀登寿山，似乎仅仅是中老年人的事，其实不然，青年人更应重视。否则，人阴卦逆生图，选自元代张理《大易象数钩深图》。中医认为，自然界的阴阳顺逆与人体相对应，顺应了阴阳顺逆的规律，人就会建康长寿，悖逆了这个规律人就会生病。

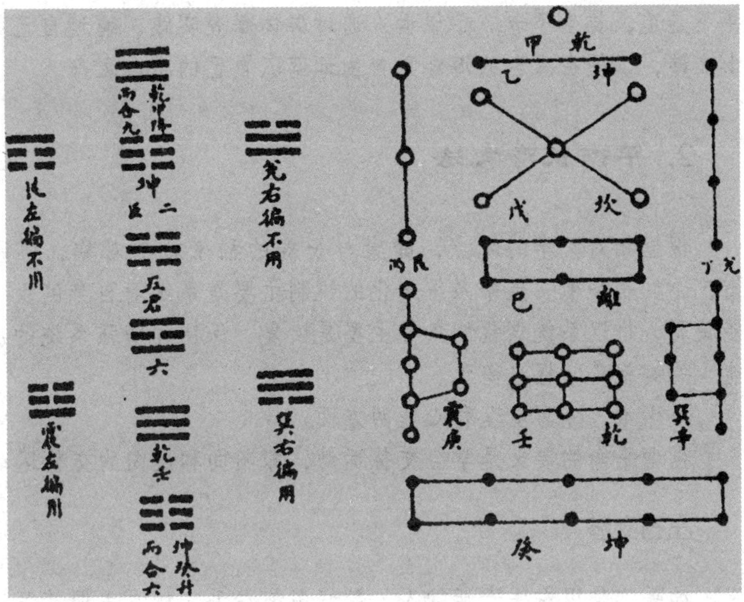

到中年，一有疾病就会惊慌失措，或者缺乏底功，而一蹶不振。攀登寿山，是人人之事，是一生之事。既不能侥幸，又不能闹干年龄。要想保持身体健康，必须做到四个字：即一“动”。就是要经常坚持运动，体育锻炼、家务劳动都要做，不动就要生病。二“静”。这是指遇事冷静，不要急躁，急躁暴躁对身体不利。三“乐”。要直面人生，豁达乐观，积极进取。这样才能使精神愉快，而精神愉快是保持健康的重要基础。旷达得高寿，乐天双耄期。四“寿”。前三个字做到了，就能健康长寿。所以人到老年之前，就要懂得一些养生之道和保健知识，以免在攀登寿山之前走弯路，或者出现半途夭折的痛事。

万物过之或不及都不能正常运动和发展。健康长寿也是一样，营养不良影响健康，营养过剩也有害身体；不劳动者体格难健壮，过劳者又易积劳成疾；精神抑郁能成病，兴奋过度又伤心；睡眠不足影响健康，睡眠过多也有害身体；筋骨不动则废，动过了则损；没有性生活不行，性生活过度又有害。凡此种种，健康长寿应取其“中”，即中庸之道这也是本书一个重要观点。

通向寿山之路不是只一条途径，有人吃素能长寿，有人吃肥肉也能长寿；住在幽静山区长寿多，居住繁华城市也有不少长寿者。各自应根据自己的气质和生理特点，选择奔向长寿之路，不拘一格随遇而安。

疾病是健康的杀手，但又是健康的先导，两者是对立统一的。吃五谷没有不生病的，不怕有病，就怕盲目。盲目，小病可以酿成大病，可治之症可以演变成不治之症。得一病要长一智，经过自己的医疗体验，达到提高抗病能力、积累抗病经验、增加抗病智慧、通晓祛病延年之真谛，这是长寿的重要一环。

人们应该确信，寿山难攀，但也不是高不可攀；健康长寿得之不易，但也不是不可得；衰老难抗，但也不是不可抗。人的衰老是不可避免的，但延缓衰老是可能的，防止未老先衰也是做得到的。这里所说的抗衰老，是抗“天年”之前的衰老，并不是追求长生不老。希望世人通过群体攀登实践，通过自己的健康生活来揭示寿山之谜，以便在人世的海洋里自由地驾驭自己的生命之舟。

2. 平衡长寿之法

根据相对医学的观点，健康与长寿的秘密就是对称、协调、动态、稳定、平衡，尤其是平衡。生命系统老化的机制主要是系统对自身的反馈、控制、调节的机能减弱，推迟系统老化的条件主要是恢复、保持和增强系统的反馈、控制和调节机能。关键就是掌握平衡术。

平衡术，分为生理和心理两方面。

生理平衡的要义是学会交替运动，即顺向和反向的交替运动，主要方式有：

左右交替

如果你是用右手干活的人，最好多练左手，如左手握笔写字，使筷用餐，握健身球。反之，“左撇子”不妨多学学右手干事。手对延寿作用之大，不可轻视。手是外部的“脑”，一个大拇指在支配它的大脑皮层所占的区域几乎是整个大腿所占区域的10倍，如一方常用，一方荒芜，势必会造成生理的失调。

上下交替

人们习惯了直立，在医生的允许下，不妨练练倒挂、倒立，猿猴所以比人灵活就是上下交替运动比人做得好！

前后交替

即除了日常前行走路外，一早一晚，闲暇时间，练练倒行，这样可使下肢关节灵活，思维敏捷，可预防、治疗某些腰腿痛病。

动静交替

即每天进行体力和脑力的交替锻炼。也可以叫体脑交替。在智力运动中，还可以交替进行形象思维和抽象思维，可促进两种思维发展，有益于大脑的寿命延长。文化娱乐与体育运动交替开展，亦有利于文体素质提高。

心理平衡就是要学会保持一颗平常心，遇荣不喜，逢辱不怒。当面临种种不测事件时，要学会解脱。在此，推介一下印度诗人、诺贝尔奖金获得者泰戈尔(1861~1941)的经验。他虽然未达期颐，但也寿过八旬。其心理平衡法有：

○转移法

1907年11月其幼子不幸因霍乱而夭折，年仅13岁。泰戈尔强忍悲痛，全力以赴投入到他所创办的桑地尼克坦学校的教务工作中，为孩子写诗、编教材、讲课，第二年又为孩子们写了戏剧《秋天节日》，从孩子们的欢乐中吸取力量，结果是失去一个“儿子”，得到众多“儿子”。这一年他共发表了6部论文集，2部剧本，1部长篇小说。

〇排遣法

1902年泰戈尔的爱妻姆莉娜丽妮患病去世，他把对妻子的思念化为创作动力，一口气写了27首悼亡诗，从而缓和了椎心泣血的悲戚。

〇超脱法

他认为“生命的悲剧猛烈地震撼着我们的感情，但生命从整体上看是极其乐观的，悲剧只是生命的欢乐赖以表现自己韵律的一部分”。他的一生可以说是超越自己的一生，直到临去世前，食量减到只是两个月婴儿的食量时，他仍十分快活。笑问：“我成了两个月的婴孩吗?”《生辰集》和《劳动者》两本诗集正是诗人临终前口述的佳作。

众多百岁老人也是如此，一生经历坎坷，如果不是自觉不自觉地平衡自己的心理，能有那么长的寿命吗?

3. 修身养性长寿法

少私寡欲是中国古代思想家老子治理社会的根本思想，也是道家和道教养生的根本思想。精神安定对养生具有头等重要的意义，中医也认定这一条。中医经典《内经》说：“恬淡虚无，真气从之，精神内守，病安从来?”要做到精神安定，就必须少私寡欲，恬淡虚无。恬淡虚无是针对贪得无厌的社会弊病而言的，不是提倡虚无主义。养生本身就是一种进取精神的表现，抱虚无主义的态度，养生也就没有必要了。一个人见财物就设法争夺，见功利就谋划如何排斥他人而能独自占有，见权势就考虑如何阿谀奉承，受到人家的指责就苦思报复之策，遇到灾祸困难就设法逃避或推给别人，没有得到的东西日思夜想想得到，已经得到的东西提心吊胆怕失去，这样的人的心情是不可能平静的，是谈不上养生的。

古人有“养生莫如养性，养性莫如养德”之说，强调养生先要修养性情，而修养性情先要修养道德。儒家养生特别强调道德修养，认为“大德必得其寿”“仁者寿”。所谓“仁”，就是爱人之心。养生家都认同养德与养生的一致性。一个人心地善良，道德高尚，就能最好地做到少私寡欲，恬淡清静；一个人心地善良，道德高尚，他的精神世界一定是阳光灿烂，广阔无垠。这种良好的境界，比形体所处的环境更重要，更有利于健康。

儒家创始人孔孟关于养生的说法很多，但集中到一点，就是要养心。他们认为养心是长寿的关键。孔子在《论语·雍也》中提出“仁者寿”。这“仁者”是什么意思呢？孔子解释说：“仁者，爱人。”这就是说待人要宽厚大度，要有高尚的道德修养。“大德必得其寿”，孔子在《中庸》中对此说得更加明确。

我们的周围经常会看到因大德而得其寿的老人。他们尽管满头银丝，但依然面色红润，精神矍铄。这就是因为他们德高望重，安心处世，光明磊落，性格豁达，心理宁静。“心底无私天地宽”。因为“无私”，所以终日心平气和；因为宽厚待

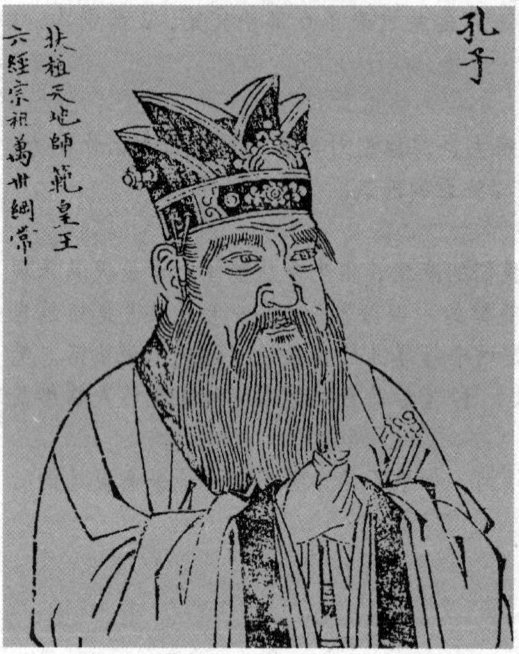

孔子像，图出自明代天然撰《历代古人像赞》。孔子在《论语·雍也》中曾提出“仁者寿”的主张。

人，所以没有嫉贤妒能的忧虑，心里始终是泰然自若的。一个人如果一直处于心平气和，泰然自若的状态，就可以使“主”明心正，这就是养心的关键。

一代伟人邓小平虽然政治上遭受三次大的挫折，仍享年九十有三，这是与他炽爱祖国、炽爱人民的高尚品质和置个人得失于度外的博大胸怀密切相关的。他提出的“三个有利于”就是德泽中华、德泽人民的具体体现。历史上不仁不德的暴君，一般都活不长，常有“名医多高寿，皇帝皆短命”之说。大德之人，胸怀宽广，高风亮节，不贪不淫，具有崇高的追求和高尚志趣，爱亲友，爱同事，爱人民，宽以待人，在任何情况下都自信自爱，不忘众生，这是长寿的一个重要因素。

4. 情绪乐观长寿法

一个人有了美好的理想，乐观的情绪，坚定的信念，就能在生活的道路上坚定地向前迈进，永远奋发向上，充满活力，不会空虚，不会消沉。这种良好的精神状态，能使人体保持勃勃生机。即使为实现理想而付出很大的精力，工作繁忙，仍然可以获得长寿。在我国历史上，有理想、有作为的思想家、学者、科学家、文化人和革命活动家多有长寿者，古代的如老子、孔子，现代的革命家、社会活动家如毛泽东、朱德、周恩来、邓小平、董必武、宋庆龄、沈钧儒等均活至耄耋之年。

人都是有感情的。情感的剧烈变动对人体有很大的危害。人们把喜、怒、忧、思、悲、恐、惊七种情感活动称为“七情”。人在生活中不可能没有七情的变动，但必须对情感的变动善于控制，不能让变动过度。过度了，即使是“喜”这良性的情绪也会变成有害的因素，如范进中举，科举考试到老，突然听说“中”了，因暴喜过度，而即刻就得了精神病。古人有怒伤肝、喜伤心、思伤脾、恐伤肾的说法，认为七情过度，会伤内脏。所以，控制情感活动在养生中具有重要地位。

一个人对情感的控制，除了和前面所述思想境界、道德品质的修养有关外，在一旦出现了明显的情感波动后，采取适当的调控措施也是很重要的。调控方法主要有疏泄法和转移法两种。

疏泄法

精神刺激常造成肝气郁结，气机不畅，胸闷腹胀、嗳气、食欲不振，甚至胃痛、腹泻等。自我疏泄最好的方法就是痛快地哭一场。眼泪能洗刷痛苦，哭后郁闷的心情立即能够放松，让人感到轻松。疏泄的另一种方式是向亲朋好友尽情倾诉。人要有知己，遇到不痛快的事不闷在心里，而是向亲友尽情倾吐，倾吐之后，不快就释放掉了。切忌强忍眼泪，切忌闭门不出、独坐不语。这样会越郁越结，难免得病。

转移法

民间有言“男儿有泪不轻弹”，其实，这并不可取。但有泪不轻弹的男子汉也有自己控制情绪的方法，这就是转移法。化悲愤为力量就是一种转移法。遇到了沉重的打击，置身于逆境之中，在悲痛之余，振作精神，将精神从痛苦中转移出来，加倍努力，奋发工作，悲痛就自然化解了。在情绪不良时，参加文娱体育活动、文化生活和旅游等，也是一种转移法，能帮助处在精神困境中的人迅速解脱出来。

人生少不了不如意的事，如何在纷扰、烦恼之中寻找乐趣，调节生活，是一门艺术。

清代画家高桐轩曾将自己的养生之道，归纳为老人十乐：

一为耕耘之乐，二为把帚之乐，三为教子之乐，四为知足之乐，五为安居之乐，六为畅谈之乐，七为漫步之乐，八为沐浴之乐，九为高卧之乐，十为曝背之乐。

这段话虽文字不长，却勾勒出了一幅幅善于找乐的图画。从耕作、把帚、教子、知足、安居、畅谈，到漫步、沐浴、高卧、曝背十个方面，都是古时日常生活所见所遇。一般人可能由于种种原因，困于劳作之苦、家境之艰，画家竟能从中寻出乐趣。既有农田耕耘，家务扫帚，又有漫步锻炼；既有沐浴、日光浴，又有睡卧；既有实际活动，又有精神调摄，品德修养。可谓眼界高远、意境幽雅，令人心折。

今天的社会与古代已大不相同，但不同的人随时都可遇到这十个方面中的某几个方面，或只有当今社会才会有的境地。这时，会不会找乐，可是关系到晚年能否健康、愉快的大事。因为年龄增长与生理老化并不意味着快乐的生命即将逝去，老年人只要能保持乐观、进取的心情，抛弃故步自封、积习难改的缺点，去学习一些新鲜事物，生活自然会变得充实、快乐、活泼、有趣。为此，我国台湾某学者提出了“快乐老人五秘诀”：

老本：年轻时准备充分的养老金，保障老境生活无虑；
老伴：与老伴相知相爱，若中途不幸丧偶，可相机再婚；
老健：定期健康检查，随时注意身体状况；
老友：与旧友、同事保持联系，避免生活孤独；
老兴：培养正当的休闲嗜好，避免无事可做引起寂寞感。

这“五老”，其实也是五乐：有了“老一”之经济保障，便有安居之乐；有了知音“老伴”，便有情爱之乐；有了及时体检，便有体健之乐；有“老友”，便有交际之乐；有“老兴”，便有希望之乐。但这“五老”也只是最起码的几点，而且囿于一得之见，难免遗漏一些重要方面。只要随时去找，在自己的身边可以找出许多“乐”来，就看你是不是有心人，是不是细心人，是不是下工夫。我们根据不同文化层次、不同居住环境、不同家庭条件、不同体质素养，可以找出几十个、上百个“乐”来。

比如：对老农来说，可有养殖之乐：养猪、养鸡、养兔、养鹅、养鸭、养鹌鹑等，既活动了身体，又增加了收入；对离退休老干部来讲，可有垂钓之乐、养花之乐、弈棋之乐、歌咏之乐、舞蹈之乐、写作之乐、绘画之乐……从体育活动讲，其乐更多，登山、远足、打球、游泳、跑步、气功……只要醉心其中，莫不有乐。在家中，有弄孙之乐。在社会更有助人之乐，有发挥作用之乐。君不见，那些整天站在交通要道协勤的老干部，那些为工厂提供技术咨询的老工程师，那些不顾年老体衰，精心浇灌“新花”的老园丁……不都是在寻找人生的乐趣吗？

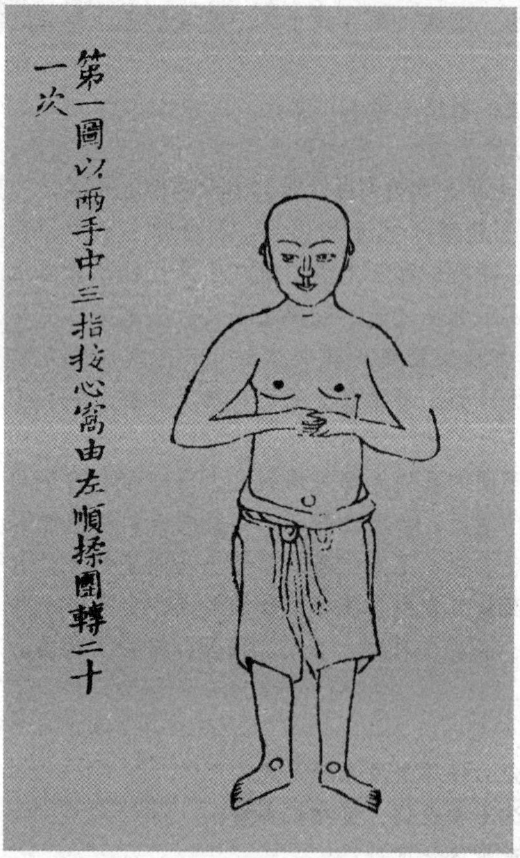

运动可以祛病延年，这一点古人已有深刻的认识。图为清代潘霨《祛病延年导引图》中的第一图。

5. 运动长寿法

“生命在于运动”这句口号已获得普遍的认同。养生家对劳动形体的重要性很早就有了明确的认识。古人说“流水不腐，以其逝故也；户枢不蠹，以其运故也。”认为流动的水不会腐臭，门的轴不会虫蛀，都是因为“动”的缘故，所以人也要运动，形体才不易衰败。形体经常运动，食欲才会好，消化吸收才会旺盛，气血才会流畅，筋骨才会强壮，而且运动使人精神振奋，心情愉快。劳动对精神和形体都是有益的，是健康长寿不可缺少的前提。事实证明，长寿老人都是劳动者，都是热爱脑力劳动和体力劳动的人。

伏尔泰讲“生命在于运动”，这里的运动应为泛义地理解，可一分为三，一是劳动，二是日常活动，三是体育运动。“流水不腐，户枢不蠹”就是此理。很难设想一个百岁老人是长年卧床在家度过的。

劳动

对于广大工人农民等普通劳动者而言，劳动就是最大的运动，正是坚持不懈地劳动强健了他们的身子骨。对此，许多百岁寿星体会颇深。20世纪80年代初广西109岁的冉大姑说："我一天不劳动就不舒服，不干活，我每吃一碗饭都难吞，夜晚还睡不着。劳动起来饭能吃得两碗，觉能睡得一夜。除了外出开会，我在家都是天天劳动的。"前面提到的罗明山为了采药治病，跋山涉水，106岁时，还可扛一根铁棍，一天走60华里山路。日本百岁老人筱金女士经常动手制作一种用荞麦皮做芯儿，再缠以各种颜色丝线的"长寿球"，也是适合老龄妇女的家务劳动。

体育运动

现在，老年人的文体活动花样越来越多，选择一两项或几项适合自己的运动，可谓通向寿域的途径。日本有百岁登山者，法国有90岁的网球手，中国寿星中长跑者屡有出现。福建师范大学教授吴自强，90岁时仍坚持长跑；保定气功医院院长王觉民七十多岁了，还天天早晨赤膊长跑数十华里，而且他在抗战时被日本鬼子打伤过腿，这是多么惊人的毅力！

日常活动

这更是百岁老人或争达百岁老人的日常课。自己梳头、洗衣，自己烧菜做饭，自己提水浇花，等等，生命便在这些琐碎、平凡的运动中得以延伸……

百岁不稀奇，你的信心充足吗？

6. "玩"中取乐长寿法

"玩物丧志"是众所周知的一句成语，意在告诫人们，尤其是青年人，应当早立宏志，在艰难困顿中磨砺锋刃，以报效祖国，万不可沉醉于"名奇古玩""声色犬马"，而堕落至不可救药。

然而，对今天的广大老年人，特别是离退休干部、职工来说，"玩物"可说是一项重要的生活内容。"玩物"不但不会"丧志"，而且会促进身心健康、延年益寿。那么，怎样使晚年生活内容丰富而有利于健康、长寿呢？说一千，道一万，统一归之，无非是这样一道公式：科学规律的饮食起居+开朗达观的性格+有益的活动。

有益的活动包括诸多的内容：文化娱乐、体育锻炼、养鸟养鱼、植花种草，等等。这其中，便有不少是"玩物"活动，不仅不应反对，而且应大力提倡。

譬如：玩核桃、玩健身球。除了个别病重者外，几乎百分之百的老年人都可以玩。通过单手或双手不停地搓玩核桃或健身球，不断按摩手心劳宫穴，刺激手指、手掌各部位，有利于气血流畅；而且随着手的全部关节屈、伸、展、收，使手和前臂的肌肉有节奏地交替伸缩，不仅对防治手麻、手抖、上肢关节炎、腱鞘炎有助益，对一些内脏疾病也有防治作用。

玩台球、门球、乒乓球。这几种球，无论在室内或室外，均不需快速奔跑、激烈跳跃，老人可根据自己的条件进行操练，达到活动全身的目的。以打乒乓球为例，可尽量少扣杀、以接还球不失误为标准，这样你来我往，眼看手应、身心协调是一种享受。徐特立老人曾用此法同秘书打球，最多可打上百个回合。

下棋既是体力活动，又是智力较量。不论是中国象棋、围棋、国际象棋，还是跳棋、军棋，老人均可玩上几盘。这样，既可丰富生活，破除孤独感，又可锻炼思维、防止脑细胞衰退，亦可陶冶性情。

玩笔墨。许多老人离退休以后迷上了书画，练书法绘画要求凝神静虑、心正气平、灵活自如地运用手腕肘臂，既活动两肢，又锻炼全身；既调和气血，又调节大脑；既练心神，又练形体。是一种全面的特殊的气功运动。练习之余，欣赏名人书画，还能学到许多原先不了解的知识，扩大视野，得到美的享受。

此外，老人还可以剪辑报纸、集邮、玩赏盆景……可“玩”之“物”甚多。关键是要适合自己的性格、特点、爱好、兴趣，持之以恒地坚持下去。有的则需钻进去，迷进去，才能尝到意想不到的甜头。有的老人集火柴盒，有的老人集算盘……更是独辟蹊径，不仅自己可随时地玩，对人类文化也是一种独到的贡献。

不过，老人迷醉于某种“玩物”，一定要适度，要根据体力而“玩”，万万不可“玩”得过分。这“过分”包括两个含义：一是不可过于劳累，像有的老人一连10多个小时打麻将，结果把命搭了进去；二是有些带竞争性的活动，如棋类活动，不可过于计较输赢，否则一旦闹起意见，后果将不可收拾，有名的国民党元老胡汉民因输了一盘中国象棋而丧命就是一例。

广大老人应该学会“玩物”，善于“玩物”，从“玩物”中得到快乐，从“玩物”中认识新的世界。

7. 生活有规律长寿法

人的生理活动有周期性的变化规律，如日周期性规律、月周期性规律、年周期性规律等。这些周期性规律，是生命在长期形成的过程中与自然界的周期性变化规律相适应的结果。人的生理活动也形成了年周期性与日周期性变化规律，如人身阴气与阳气的消长、气血的周流等，都出现这样的变化规律。这些规律受到干扰和破坏，出现紊乱，就会影响健康，酿成疾病。生活起居要有规律，就是为了保证正常的生理活动规律不受干扰和破坏，建立良好的、与外界相适应的生理活动周期。古人早就认识到了这一点，强调生活要“起居有常”，认为“起居有常”是人能健康长寿、“尽终其天年”的基本条件之一。

起居有常，首先要做到的是将每日的生活安排得很有规律。按时起床，定时定量进食，按时工作，按时休息，按时进行锻炼和娱乐，按时如厕，按时睡眠，等等。日常生活中的每一个细小环节都值得注意。清晨起床之后，最好做一些室外活动，如做体操、打拳、舞剑、快走、小跑步等，这些活动能使人头脑清醒，精神振奋，使一个人的一天有个良好的开端，以饱满的精神投入一天的工作与事业。三餐饭按时吃，饭后休息一会儿，中饭后最好午睡片刻。晚间参加点文化娱乐活动。睡眠不能太晚，“开夜车”是违反生理规律的。

日出而作，日入而息，是人类长期生活形成的习性，对人的生理活动的影响是不言而喻的，也不是一下子能改变得了的，违反了必然影响健康。从生理上讲，夜间工作效率低于白天。但是，由于夜间环境安静，没有干扰，能静心工作，因而使一些人误认为夜间工作效率高。如果安排得好，改变夜间工作习惯，白天工作既可以提高工作效率，又不影响健康。

谈论解大便似乎不雅，但对养生而言，却是一个不可小看的问题，不能不讲。大便秘结对人体害处不小。粪便是糟粕，停留在肠中不及时排出体外，粪便中的毒素就会被肠子吸收进入血液中，对身体健康有害，因此最好每天排便。养成每天定时排便的习惯，是防止便秘的好办法。有便秘的人要多吃些粗纤维食物，也可多吃些蜂蜜。千万不要将便秘视为小事而抱无所谓的态度。

起居有常除了注意日节律外，还要注意月节律、年节律。生理活动月节律最明显的例证就是女性的月经周期。月节律反映了人体生理活动与月球运动的关系，目前，这方面的研究还不多。

8. 睡眠长寿法

睡眠为人的生活、工作、学习活动提供了条件。人们都有这样的经验，晚上没有睡觉，或睡得很少，第二天就会头昏脑涨，食欲不振，工作学习的效率降低。美美地睡上几个小时，醒后就精神大振，头脑清醒，工作学习效率倍增。任何事物都存在着阴阳交替的过程，人的生理活动也是这样。中医认为“阳气尽而阴气盛则瞑，阴气尽而阳气盛则寤”。人白天活动，在活动中阳气渐消，阴气渐盛，到夜间阴盛达到一定程度时，就要睡眠。在睡眠过程中阴气渐消而阳气渐盛，到清晨阳盛达到一定程度时就会苏醒而进入活动状态。“寐”与“寤”是人体阴阳相互转化的过程，睡眠结束了“阳消阴长”的过程，阻断了阳气的衰竭。在睡眠过程中通过“阴消阳长”使阳气得到恢复。从现代生理科学分析，则是大脑皮质兴奋与抑制的转化过程，是全身功能活动活跃与抑制的转化过程。大脑皮质和全身功能活动的抑制，防止了兴奋和活跃的过度而导致的衰竭。睡眠与食物一样重要，长期得不到睡眠会导致死亡，甚至比得不到食物死得还快。

睡眠对每个人都是必不可少的，但每个人对睡眠需要时间的长短是有一定的个体差异的。除个体差异外，同一个体在不同的年龄阶段、不同的健康状况、不同脑力体力消耗程度和不同的气候条件下，对睡眠要求的时间长短也有所不同。保证正常需要的睡眠时间，是睡眠养生首先要做到的。

睡眠养生除要保证必需的睡眠时间外，还必须注意时间节律。白天活动、工作，夜间休息、睡眠，这是人类在其进化过程中长期适应自然环境，并在长期的生活和生产实践中形成的规律，人的各种生理活动都和白天活动、晚上睡眠这一生活规律有关。晚上睡眠是最符合生理需要、最有益于健康长寿的。破坏这一规律，不仅睡眠效果差，而且会造成全身生理活动的紊乱。晚上 10 时左右睡眠是合适的时间。

中国人有午睡的习惯。俗话说：“三个饱、两个倒”，就是说人每天最好睡两次觉，晚间一次，中午一次。午睡片刻是很有益的，养成午睡习惯，把午睡作为正常睡眠的一部分，可予提倡。人体经过上午的活动和工作，到中午往往会产生困倦，特别在炎热的季节。午睡片刻，能使困倦消失，头脑清醒，工作效率增加。午睡时间不可过长，30 分钟就可以了，最多不超过 60 分钟。超过 60 分钟，反而感到困倦，而且会影响晚上的睡眠。

无产阶级思想家马克思有午睡的习惯，这使他每日下午都能思路清晰地写作。

英国著名首相丘吉尔即使在二战繁忙的期间，也要午睡上片刻，这保证了他的工作效率。

9. 修身长寿法

中国传统的处世观念，特别注重个人的自我修养。其中尤以儒家的自我修养理论的影响最为深远。在孔子看来，要变“天下无道”为“天下有道”，实现理想的社会，就必须靠志士仁人的不懈努力。他自己的一生实践就是一个极好的证明。到了宋代，朱熹发展了儒家理论，提出了一整套“居敬察省（xǐng）”的修养道理。所谓居敬，就是理念之间存一个郑重而不苟且的态度，对人、对事、对学问、对根本的义理，都要郑重其事；所谓察省就是做到时时反省检查自己。这两点是一个人修养的功夫。

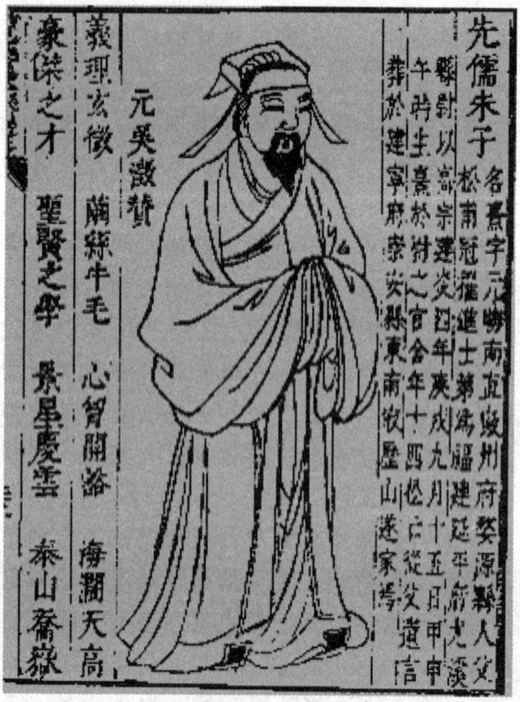

朱熹像

朱熹认识到自我修养对于实现理想人格的重要性，所以把《礼记》中的一篇《大学》单独拿出来，列为“四书五经”之首。《大学》之所以被如此看重，原因就在于它强调了自我修养的八个步骤：诚意、正心、格物、致知、修身、齐家、治国、平天下。这八个步骤中，前两个步骤说的是立志；其次两个步骤目的在于了解世界；接下来一个步骤修身是前面四个步骤的总括，其目的在于使自身变得完美，以使自己能担负起社会历史的责任；最后三个步骤，其目的是实践自己的德行，在社会活动中实现一个人的生命价值。在中国古代，《大学》是每个读书人接触的第一本经典，具有发凡启蒙和确定人生宗旨的作用。可以说，后来整个中国文化关于修养方面的论述是以它为主旨的。

从《大学》中的有关论述看，诚意、正心、格物、致知、修身、齐家、治国、平天下这八个步骤的中心环节是修身。因为诚意、正心、格物、致知是功夫，目的是为了修身；齐家、治国、平天下是修身的必然结果，身修好了，自然会齐家治国、平天下。所以说，修身是根本的处世之道。而修身与养生又有着密切的联系，常省察自身，修德养性能改变自身身心素质，提高社会适应力，就会完成对事业的追求和进取，所以修身养德是立身之本，也是养生的一个重要的组成部分。

儒家强调的这一“修身、齐家、治国、平天下”的修养理论，强调了个人道德修养对社会生活的重要作用，显然是非常合理的。这一道德传统的积极结果是在历史上造就了无数个像范仲淹那样的“先天下之忧而忧，后天下之乐而乐”，像杜甫那样“安得广厦千万间，大庇天下寒士俱欢颜”的志士仁人。

10. 老人“糊涂”能长寿

我国清代著名书画家郑板桥有句名言“难得糊涂”。这听起来不顺耳，但老年人如能真正“糊涂”，实有利于健康、长寿。当然，这种“糊涂”并非指疾病所致对事物认识的模糊或混乱，恰恰相反是明白事理，“大智若愚”，胸怀开阔，宽以待人，也就是“宰相肚里能撑船，将军额头能跑马”之意。

这种“糊涂”可减少精神刺激，安定情绪，有利健康。目前不少老人与儿孙住在一起，如果对儿孙约束过严，事无大小，只要稍看不顺眼就指责后辈，这样反而使自己心累。而不适当地过多指责会引起晚辈的反感。这免不了语言上有所表露，甚至顶撞。反过来会令老年人烦恼、苦闷，甚至大发雷霆，从而有害身心健康。所以，除年轻人尊重老人以外，老人也要宽宏大量，对后辈一些非原则性的事情，大可“糊里糊涂”，不必过问太多，以避免烦恼、忧思、盛怒，以保持心情愉快与平和，维护健康。

这种“糊涂”还有利于家庭团结和睦，有益增寿。夫妻相处，儿孙依偎，是件好事，但如常因一些小事互相指责，且唇枪舌剑，争吵不休，家庭不和，夫妻感情受损害，就往往会引起疾病，损害健康，缩短寿命。对小事不计较，不苛求家庭成员，尤其当夫妻双方发生矛盾时，能一笑了之，让其冰化雪消，转怒为乐，这也实在是“吃亏是福”，有益于增寿。

在患病时，尤其较重之病，如能在积极治疗的同时，也“难得糊涂”，抱着“既来之，则安之”的态度，保持精神愉快，心情舒畅，有助于病的治疗，加快康复。即使是癌症，也可延长寿命。

中华养生宝典

卷二

竭宝峰　主编

黑龙江科学技术出版社

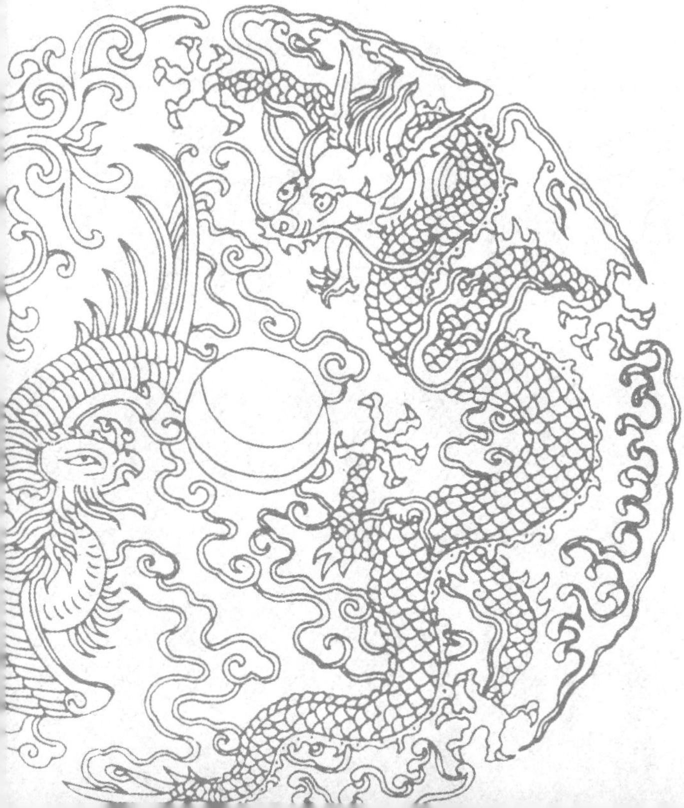

目　　录

第二编　夏季养生知识 …………………………………… (1)

一、夏季养生概述 …………………………………… (1)

夏季养生原则 …………………………………… (3)

入夏话饮食 …………………………………… (7)

夏季防病常识 …………………………………… (11)

老年人夏季养生 …………………………………… (22)

夏季七不宜 …………………………………… (32)

二、立夏养生 …………………………………… (35)

民间风俗 …………………………………… (35)

生活起居 …………………………………… (37)

运动保健 …………………………………… (40)

饮食养生 …………………………………… (42)

药疗养生 …………………………………… (45)

房事养生 …………………………………… (47)

三、小满养生 …………………………………… (48)

民间风俗 …………………………………… (48)

生活起居 …………………………………… (49)

运动保健 …………………………………… (51)

饮食养生 …………………………………… (53)

药疗养生 …………………………………… (55)

房事养生 …………………………………… (57)

四、芒种养生 …………………………………… (59)

民间风俗 …………………………………… (59)

生活起居 …………………………………… (62)

运动保健 …………………………………… (65)

饮食养生 …………………………………… (67)

药疗养生 …………………………………… (71)

房事养生 …………………………………… (73)

五、夏至养生 …………………………………… (75)

民间风俗 …………………………………… (75)

生活起居 …………………………………… (77)

运动保健 …… (81)
饮食养生 …… (84)
药疗养生 …… (90)
房事养生 …… (93)
六、小暑养生 …… (95)
民间风俗 …… (95)
生活起居 …… (98)
运动保健 …… (100)
饮食养生 …… (102)
房事养生 …… (112)
七、大暑养生 …… (114)
民间风俗 …… (114)
生活起居 …… (116)
运动保健 …… (118)
饮食养生 …… (120)
药疗养生 …… (131)
房事养生 …… (133)
八、夏季养生保健食补 …… (134)
清热解暑 …… (134)
美容养颜 …… (138)
美发护发 …… (141)
润肤美肤 …… (142)
减肥健美 …… (145)
养肝明目 …… (149)
聪耳健齿 …… (151)
益智健脑 …… (152)
抗老防衰 …… (155)
益肾壮阳 …… (157)
防癌抗癌 …… (161)
妇女、儿童保健 …… (162)
中老年人保健 …… (166)
九、夏季保健药茶 …… (168)
绿豆茶 …… (168)
乌梅茶 …… (168)
代参茶 …… (168)
四君子茶 …… (169)
首乌丹参茶 …… (169)
甘枣茶 …… (169)

菊花茶……(170)
银甘茶……(170)
麦门冬茶……(170)
十、夏季养生野菜……(171)
夏采车轮菜，补血明目胜菠菜……(171)
常食仙鹤草，止血是良药……(172)
牛舌菜，治疗便秘可真快……(174)
夏枯草，散热解毒有奇效……(174)
景天三七，活血化淤……(175)
猪毛菜，能补钙……(176)
常食萹蓄，利尿通淋……(178)
龙球草，可防老……(179)
鸡头花草，解暑妙药……(180)
槐米煮粥，粥香爽口……(181)
常食蘑菇，可抗病毒……(182)
附　饮食养生……(186)
饮食与营养……(186)
民间饮食养生要诀……(213)

第二编　夏季养生知识

一、夏季养生概述

立夏以后，全国多数地区的平均气温都可达到或超过20℃，标志着华夏大地开始进入夏季。夏季起于农历立夏，包括立夏、小满、芒种、夏至、小暑、大暑六个节气。

夏天艳阳普照，雨水充沛，天地之气交合，是万物繁荣茂盛的季节。夏季的气候特点简言之可用一个“热”字概括。可分前后两个阶段。前一阶段，自立夏至夏至结束，即农历四、五两个月。此时由于太阳逐渐北移，使地处北半球的我国白昼渐长，夜间渐短，天气日渐炎热，万物生长逐渐茂盛。后一阶段，指农历六月，节气属小暑、大暑。当此之时，气温进一步升高，昼夜温差缩小，降雨量大而集中，天气酷热而蒸闷。这种潮湿闷热的天气与前一段明显不同，故中医学中将农历六月称之为“长夏”。但无论是初夏、仲夏或是长夏，气温为一年中之最高，是三夏的共同特征。故中医学以五行中的“火”来概括夏季的气候特点。并且认为，热属阳，热甚为阳盛，热极为阳极，阳极则阴生。故夏季自然界阴阳消长的特征是阳气日隆，至长夏阳极而阴生。养生者，一定要了解夏季阴阳盛衰的特点以应之。

由春过渡到夏，人体已经适应了温和的气候，为适应炎热气候做了准备，这是有利的条件。夏季人体阳气趋向体表，形成阳气在体外、阴气在体内的生理状态。这时人体的生理活动与外界环境的平衡往往容易打破，从而引起多种疾病。人体要全面适应夏季气候，就必须做好保健，增强体质，以提高适应能力。在夏季，气温常在37℃~39℃之间，甚至高达40℃，大大超出人体平常耐热的程度。人们生活在如此高温的季节，只有适应了，才能安然地度过高热的天气。

夏季暑热为阳邪，易伤人之阴，阴伤人则病。病势急速，病程短，多有壮热、面红目赤、口渴心烦，甚者狂躁、谵语、昏迷的症状。如果人的体力强，能够适应暑热的高温，就不会患病。人体的内热向外排泄是靠出汗泄热的，气温在28℃~30℃时，人体内热就能顺利外泄。如外界温度超过了34℃，出汗受阻，体内大量内热蓄积，很容易中暑。只有体强者才能适应这种高温，能够散泄内热，不受外热的侵侮而致病。人体适应了夏天的气候，体内调节功能不因外界高温而失职，能够调节心肾，不使心偏盛，不使肾衰，就能保证身体健康。

（内经）古训《素问·四气调神大论》中说：“夏三月，此为蕃秀，天地气交，万物华实，夜卧早起，无厌于日，使志无怒，使华英成秀，使气得泄，若所受在外，此夏气之应，养长之道也。”《内经》的养生思想注重起居时间、调节好情绪，

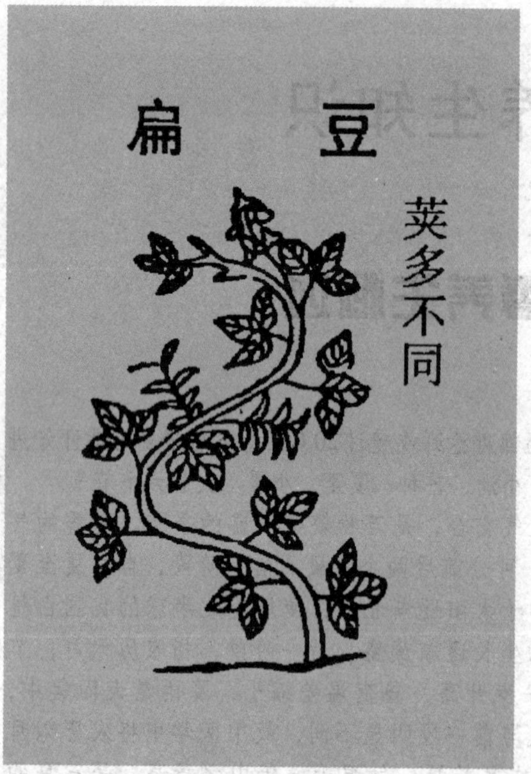

扁豆图，选自《本草纲目》。夏季宜食豆类食品，如扁豆、绿豆、赤小豆等

从本段经文中可以明显体现出来。这段文字除“夜卧早起”一句讲述起居外，其余的都是为调摄精神情绪的论述。所谓“无厌于日”，是说长昼酷暑，伤津耗气，人易疲乏，情易烦腻。而养生之人，确应顺应夏天阳气旺盛的特点，振作精神，勿生厌倦之心，使气宣泄，免生郁结。所谓“使志无怒，使华英成秀”，是要人注意调整情绪，莫因事繁而生急躁、恼怒之情，免助阳起暴冲而伤正气。所谓“使气得泄，若所受在外”，是前两句的解释：勿厌倦之心，则内无郁结，气得宣泄；而无息怒之志，则气之宣泄是和平的、愉悦的，若其所受在外一样舒畅。在夏令暑蒸气耗的季节，若能自我调整出这样的心境，自然可以凉从心生，健康长寿了。《医书》中记载：“善摄生者，不劳神，不苦形，神形既安，祸患何由而致也。”因此，要使精神愉乐，不要发怒，而应使机体的气机宣畅，通泄自如，情绪向外，呈现出对外界事物有浓厚的兴趣，这才是适应夏季的养生术。在大自然欣欣向荣的夏天，应有广泛的兴趣爱好，特别是利用业余时间参加一些有意义的文体活动，如下棋、游泳、打扑克等。如果条件许可，还可以参加夏令营、外出旅游、消夏避暑等活动，这样既可以使人们陶冶性情，又可以使人们锻炼身体。

夏季的饮食起居较之其他季节更为重要。因为夏季阳气盛于外，而阳极阴生，阴气居于内，加之夏季食物易腐败，稍有不慎，即可导致腹痛、腹泻。故夏季饮食宜清淡，少食油腻的东西，多食豆类食品，如绿豆、赤小豆、扁豆、豆制品之类，以解暑利湿、健脾益肾。另一方面，夏季青壮年喜爱食生冷、冰雪制品，但老年人切莫效仿，不可纵口腹之欲致伤脾胃。起居上，虽闷热难眠，亦应避免对扇当窗，或卧睡席地、凉床，或空调温度过低，或赤身不加遮盖。这些对老年人来说皆非所宜，犯之，病生难禁。

此外，夏天是细菌、霉菌大量滋生的旺盛时期，食物、餐具极易受污染。故饮食方面必须留心消毒，生熟刀砧、案板须分开，外购熟食宜加工、加热后食用。

总之，夏季阳气旺盛、万物生机活跃，人们要顺应这一季节的特点，精神上力避懈怠厌倦之心；情绪上要平和愉悦，免生燥热；生活上既要防暑驱热又要谨防贪凉受寒；作息上宜晚睡早起（午后可根据个人情况酌量睡眠），另外要注意饮食卫生，这样就可以远离疾病，使人们安度盛夏了。

夏季养生原则

炎炎夏日，倘能注意养生之道，不仅能愉快地度过盛夏，而且对防病健身、延年益寿也大有好处。

重养神

天一热人就容易烦躁不安。在精神保养上，要使心情保持愉快，不要发怒，以免心火大盛影响健康。要保持清静，所谓“心静自然凉”。《摄生消息论》中说：“夏三月，欲安其神者……安息火炽，澄和心肺，外绝声色，内薄滋味，可以居高，朗还眺望，早起早卧，无厌于日，顺于正阳，可消暑气。”又说：“夏月更宜调息净心，常如冰雪在心，炎热亦于吾心减少，不可以热为热，更生热矣。”说明了心情应当恬静安闲自在，保持心底平静，以达到消暑的目的。另外，应该避免进行激烈的体力活动和过于紧张的脑力活动，以免劳神伤气。

慎起居

夏季夜短昼长，早晨空气清新。在作息时间的安排上，应该早睡早起。起床以后，要适当活动，使体内的阳气，如同夏日之物候向外宣通发泄。《混俗颐生录》夏时消息说：“夏月不宜晚起，令四肢昏沉，精神懵昧。”说明了夏季早起，有宣发阳气的保健作用。夏季午后要稍憩。《千金要方》中讲：“夏月午后稍憩。”夏季昼长夜短，使夜间睡眠时间相对减少，加上天热出汗，容易疲劳。午后休息，有利于保养元气，消除疲劳，振作精神。

夏季避暑纳凉，要选择通风空敞之处，如水亭林荫之中。忌贪凉露卧，冷水浸身。盛夏人体阳气外张，皮肤出汗这本是生理现象，但不要贪凉，不要在有风的地方躺卧，或图一时之快，于星月下露宿。《寿亲养老新书》上说：“檐下通道，穿隙破窗之处，皆不可纳凉，此为贼风，中人暴毒。宜居虚堂净室，水次木荫洁净之处，自有清凉。”夏夜睡眠要穿睡衣，挂帐子，腰腹关节处盖薄被。夏月不能带汗冷浴，虽可图一时之快，但毛孔迅速收缩，阳气内郁，容易致病。

夏季暑热湿盛，应当防暴晒，应降低室温，注意改善居室环境，尽量做到通风。但也不宜过于避热趋凉，或饮冷过度，中气内虚，致使暑热与风寒之邪乘虚而入而患病。

调饮食

夏季阴气衰而阳气盛，应当吃清淡易消化的食物，慎食大鱼大肉等油腻或辛辣食品。尤其是小孩和中老年人，肠胃功能较弱，夏天消化器官功能差，应节制饮食。夏季气温高，细菌繁殖快，须特别注意饮食卫生，特别注意餐具、食物的消毒，防止食物中毒。饮食要多选择稀饭、馒头、面条、瘦肉、豆腐、冬瓜、鸡蛋等适宜的食品。

要少吃寒凉，常吃些辛苦之类，以及富含营养素、易消化的食品。《三元延寿参赞书》四时调摄篇中指出："夏之一季……当不问老少，皆食暖物，则不患霍乱，腹暖百病不作。"夏月由于天气炎热，脾胃功能减弱，饮冷无度，会使脾胃功能紊乱，导致肠胃道疾病的发生。仲夏气候炎热，心气旺盛。张仲景在《金匮要略》中指出："夏不食心"。认为夏季不宜进补，不要吃如羊肉、狗肉之类生火助热的食物。中医提出："夏食苦"。因为夏月心旺，苦味归心，取"多其时味以养其气也"。如苦瓜之类，有清心消暑作用。也有认为夏月宜食辛味，可以助长肺气。辛味具有健脾开胃的作用，民谚有"冬吃萝卜夏吃姜，不劳医生开药方"。

养津液

夏季出汗较多，耗伤津液，所以应特别注意补充水分，可适当多吃些西瓜，消暑利尿、生津止渴；适量饮点啤酒，有利于消暑利湿，尽量少喝烈性白酒；多喝茶水，可清暑利湿、提神，且助消化；多喝些绿豆汤、赤豆汤，清热解暑、祛烦健脾。出汗多时，适量饮些淡盐水，以补充体内盐分。夏季冷饮品种较多，饮时不宜过量，以免损伤脾胃之阳气。平素脾胃虚弱的人、老人及小孩子，最好避开冷饮，设法用其他饮料代替。

重降温

夏季，要避免在烈日下长时间劳作或奔走。居室内要通风，保持空气清新。室内经常洒些清水，或用湿拖把拖地，既能降温又能调剂湿度。使用空调降温，不要使室内外温差太大，以免诱发上呼吸道感染和干燥综合征。夏季要勤洗澡，保持皮肤清洁，有利于防暑、防痱疖。穿衣要选择轻、薄的棉纺织品。

讲卫生

老年人由于主要脏器老化，耐受性差，环境的适应性弱，稍不注意，便会引起头晕眼花、心慌气短、肢体软弱无力等病症。医学专家们称之为"老年人暑期综合征"。

老年人要安全度夏，必须注意衣、食、住、行四个方面的卫生保健。

○衣着要适宜

老年人的衣裤宜宽大，这样活动方便，通风透凉；衣料可选择柔软的纯棉、麻、绸、丝等，便于吸汗散热；衣着的色调应以浅色和冷色为主，如纯白、浅绿等，以减少辐射，使周身凉爽。

○注意饮食卫生

老年人的饮食以清淡、温软为宜，如米粥、面条等，以利于消化。除少吸烟、少饮酒、少吃辣椒等刺激性食物外，还应少吃高糖、高盐、高脂食品。多吃点瘦肉、禽蛋、鱼、虾等，可以补充机体代谢所必需的蛋白质。

还应多吃些新鲜蔬菜、水果、瓜类。炎夏出汗多，宜及时补充水分和盐分，每日适量吃点咸菜或淡盐茶。冷饮不宜过多，既容易伤胃肠，还可能诱发心绞痛。

○居室卫生清爽

老年人的居室应保持安静清洁、通风凉爽。老年人每日应保证有足够的睡眠，至少要休息6~7个小时，充足的睡眠可增强机体的免疫力。不要长时间吹电风扇，更不宜开着电风扇睡觉，以防风寒。有条件的在睡眠之前要洗个热水澡，睡时用毛巾被盖好腹部，防止着凉。

〇避热就凉

老年人在赤日当空的中午应在家歇息，不要外出。如果外出，必须带宽沿草帽和太阳镜，步履不稳的还应拄拐杖，以防中暑和其他不测。若外出挤公共汽车，最好有人陪伴。此外，老人家中或身边应备有仁丹、风油精、十滴水等常用消暑药物，感到身体不舒服时，应及时就医。

避高温

气温升高对人体健康会带来什么影响？日本国立公众卫生院和环境厅对此共同作了一项调查。结果显示，当白天最高气温超过33℃时，对65岁以上的老年人的健康威胁会增加。

医学专家分析，人体最适宜的温度是18℃~28℃。气温达到或超过36℃时，人体神经组织和内分泌组织会出现调节功能异常。此时身体虚弱或有慢性病的老年人，容易发生中暑或导致原有疾病的突然发作。严重的可诱发中风、脑溢血和心脏病，导致引起死亡。这是由于大量出汗和气温增高，给人体一方面会造成脱水，使人免疫功能下降和发生感染；另一方面，因大量出汗而使人体血液浓度提高，这样容易使一些老年人脆弱的血管发生阻塞。所以，对于老年人来说，36℃就是危险的临界线。

有人说老年怕冷不怕热。实际上其对冷热都怕，老年人脏器功能减退，体内水分比年轻人少15%左右，所以高温天气对老年人危害就更大。

为此，医学专家建议：

（1）当环境气温达到33℃时，一般来说，老年人应停止体力活动。

（2）当环境温度达到35℃~36℃时，老年人应停止一切体力活动。

这就是说要以静制动，每天保证充足的饮水，多休息，少活动，有心脑血管病的老年人，要适当服用一些预防性的药物，一般只需要小剂量服药即可。

（3）考虑到老年人的身体脏器功能已经减退，因此，气温达到33℃以上，只能要求老年人采取被动的降温措施。

如尽可能待在阴凉的地方，待在通风或有空调的室内，如感到不适，可用温水擦浴，当气温达到危险的临界线时，一般可用自来水局部擦浴，用来帮助老年人安全度夏。

贵求清

中医学有“天人相应”的养生之说，就是说，人体要适应自然环境和季节气候的变化。夏天的特点是“热”“燥”，养生的关键在于“清”。

〇情绪宜清静

盛夏气压低，人容易由闷热产生不安、困倦烦躁。因此，夏季养生首先要让自己平静下来，保持情绪的稳定，做到神清气和，不要脾气火爆，遇事一蹦三丈，

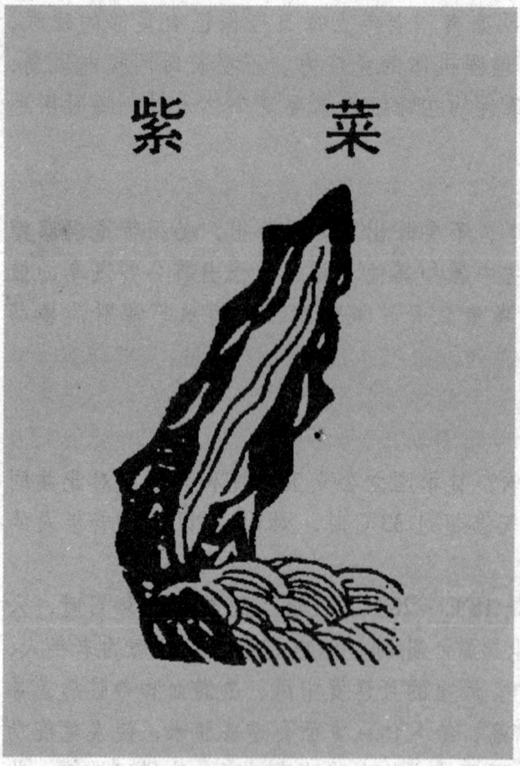

紫菜图，选自《本草纲目》。紫菜，富含钾元素，夏季常吃可以生津开胃

引发应激性情绪波动。此外，采用“想象疗法”，即闭目端坐或躺在床上，抛开一切杂念，想象自己置身于寒冷的西北风或漫天飘舞着的雪花中，可以驱除暑热，凉意徐生。

〇饮食宜清淡

夏季饮食应以清淡质软、易于消化为主。少吃高脂及辛辣上火之物。清淡的饮食能清热、解暑、敛汗、补液，还能增进食欲。多吃新鲜蔬菜、水果可满足所需营养，又可预防中暑。主食以稀粥为佳，如绿豆粥、莲子粥、荷叶粥。可适当饮些清凉饮料，如酸梅汤。冷饮要适度，不可偏嗜寒凉食品，否则胃肠消化功能减慢，影响健康。热天出汗多，应当补充富含钾、钠的食物，如土豆、海带、紫菜等，可多吃些醋，既补钾，又可生津开胃，抑制、杀灭病菌，预防肠道疾病。

〇居室宜清凉

早晚室外气温低，应将门窗打开，通风换气，保持室内空气清新。中午室外气温高于室内，宜将门窗紧闭，拉好窗帘，洒些凉水（必要时放置冰块），开启吊扇，使室内温度保持在25℃左右，阴凉的环境会使人心静神安。室内放置盆栽植物，既能感到清凉，又可净化空气。比如，吊兰能在24小时内把室内的一氧化碳、二氧化碳和其他有毒气体“吞食”干净。

〇游乐宜清幽

炎夏不宜长途跋涉，可就近寻幽。早晨曙光初照，空气清新，可到草木繁茂的园林中散步锻炼，吐故纳新。傍晚漫步徜徉于江河湖畔，习习的凉风会使你心静似水，神怡如梦，解尽心头的烦闷。夏季，一般人多食欲不振，消化不良、精神疲乏，脾胃功能相对较弱。散步能养脾健胃，使食欲增加、气血畅通、四肢轻快。

另外，保证充足的睡眠很重要。俗话说：“热天睡好觉，胜吃西洋参。”夏天因昼长夜短，天气炎热，夜间的睡眠多不足，因此，最好每天安排短时间的午睡。再就是空隙时打瞌睡，这也是弥补睡眠不足的一种好方法。

〇饮食宜忌

宜酸甘食物，以开胃生津。

宜清淡易消化饮食，以养护脾胃。

宜新鲜洁净食物，预防胃肠疾病。

宜适量喝清凉饮料，如西瓜汁、银花晶、菊花晶、绿茶、刺梨汁、淡盐水等，用来清热解暑，生津止渴。

不宜过食生冷及冰镇饮料，以免引起肠胃消化不良。

不宜肥甘厚味，以免损伤脾胃。

不宜热性食物，以免助热动火。

不宜辛散开泄太过，以免引起体液失支平衡。

入夏话饮食

按中医学五行的说法，“夏属火，其气热，通于心，主长养，暑邪当令”。这时，天气炎热，暑气逼人，人体阳热偏盛，皮肤大量排放热量，出汗过多，使体内水分大量蒸发，伤害人体。“暑为阳邪，其性炎热，升散开泄，耗气伤津，体弱者为暑邪所伤而致中暑”。它往往引发人体脾胃功能减弱，食欲降低。若饮食不节，贪凉饮冷，容易引发肠胃功能紊乱，出现腹痛、腹泻等脾胃病证；或饮食不洁，易致泄泻、痢疾等肠道疾病和食物中毒。而且这时多有连雨天气，阴雨连绵，湿邪充斥，人体易为湿邪所伤，或暑邪挟湿，易患暑湿病证。

《饮膳正要》上说：“夏气热，宜食菽以寒之，不可一于热也。禁温饮饱食，湿地濡衣。”根据夏季暑热偏盛，汗多耗气伤津，脾胃功能减弱，易患肠胃疾病，以及长夏暑湿当今，易患暑湿病证的特点，夏季饮食养生宜清热解暑，益气生津，长夏并宜清暑利湿。多吃豆类食品。

饮食调配原则

夏日是一年中最热的季节，也是人体消耗最大的季节。医学上讲，在高温环境中，人体的生理功能和营养代谢会有相应的改变，对蛋白质、水、无机盐、维生素的需求量有所增加，以使机体状态适应外界环境的变化。一般来说，气温越高，人体表的毛细血管开放越多，血流越快，出汗也就越多，汗可通过蒸发作用携带走人体多余的热量，从而达到防暑降温的作用；但同时随着汗液的分泌，大量的水分及溶解其中的含氮物质、无机盐类和水溶性维生素 C、维生素 B_1、维生素 B_2 也从汗液中丢失；高温又可使基础体温升高，令蛋白质分解代谢增强，从而增加了人体的能量消耗。因此必须及时给机体补充水分和其他营养物质。但考虑到人在炎热的气候中，食欲降低，消化力也减弱（胃酸分泌减少），所以，夏季补充营养的原则是，以清淡爽口又能刺激食欲的饮食为主。在膳食调配上，注意制作出色、香、味俱佳的食物，提高食欲，以使身体能够得到全面足够的营养。可适当多吃些新鲜的凉拌菜、咸鸭蛋、咸鸡蛋、松花蛋、豆制品、芝麻酱等。此外还可在菜肴中适量加点醋和蒜，不仅可增加风味，促进食欲，而且有保护维生素 C 及杀菌的功效。

夏季饮用各种营养型饮料，也是必不可少的。这样既补充了水分，又补充了无机盐、维生素等营养素。但老年人应切忌一次性饮用过多，以免增加心脏和消化系统的负担，也不利于营养的吸收。应采取少量多饮的方法。人进入老年，体温调节功能下降，故夏季老人容易发生中暑。建议老年朋友多吃一点清热解暑的果蔬食品，如西瓜、番茄、苋菜、茄子、鲜藕、绿豆芽、丝瓜、黄瓜、冬瓜、菜瓜等。其中，首推西瓜，它不仅清热作用好，又生津止渴，有滋养作用，被称为“天然白虎汤”。

夏季气温高，老年人的神经经常处于紧张状态，某些分泌腺的功能也受影响，因而常出现食欲不振的现象。所以，老年人夏季饮食，还应注意少吃，甚至不吃油腻食物。尤其对平素脾胃功能弱的老年人，还应控制食用冷饮及生冷瓜果的量，不要图一时痛快而贪凉，引起消化功能障碍而致病。

夏季特别要注意饮食卫生。炎热的天气，细菌滋生很容易使食物变质，加之老年人味觉减退，抵抗力较弱，如稍不注意，就有可能感染疾病，有损于健康。所以在食品加工时，一定要做好杀菌消毒工作，以免发生食物中毒。例如，剩饭菜最好不吃，如吃须经高温处理；切生、熟食的刀具与菜板要分开；生吃瓜果要洗净削皮；注意饭前便后要洗手。

饮食原则

○增加蛋白质

天热出汗和失水，则体内蛋白质分解代谢加速，继而使氮排泄增加，人体常处于负氮平衡状态。因此必须适当增加蛋白质的摄入，多吃一些（豆制品、蛋类、绿豆、白木耳、海蜇、芝麻酱、奶类、鸡、鱼等）蛋白质含量高，而且比较清淡的食物。

○补充水分、维生素和无机盐

高温使人体代谢增快。大量出汗，水溶性维生素和无机盐、微量元素等随汗液排泄而耗损，导致机体的耐力、抵抗力降低。容易出现疲倦乏力、头昏口干、食欲减退，甚至肌肉痉挛和中暑。因此，必须及时补充水分和产热量较小而富含维生素及矿物质（维生素C、维生素B_1、维生素B_2及钾、钠、钙、镁、铁等）的饮食。如多食西瓜、西红柿、小米、豆类、猪瘦肉、动物肝脏、鸡蛋、绿豆、苋菜、豇豆、小白菜、黄瓜、梨等，以补充营养，增强体力。但饮水不能一次过量，应少量多次；生冷瓜果、冰冻饮食则老人不宜，以免加重心脏负担和有损消化机能。

○宜甘凉，忌生冷；宜清淡平和，忌辛辣油荤

老年人食欲下降，消化力减弱，夏季更是如此。饮食调配上，要注意食物的色、香、味（以绿色、白色、清香和淡味、酸甜味为宜），以增强食欲。多食新鲜绿叶蔬菜、时令瓜果，凉拌菜及咸鸭蛋、松花蛋、芝麻酱、绿豆芽、绿豆汤等。在做菜时，适当加醋加姜，不但可增加风味，而且有保护维生素C少受损失及杀菌、消暑、提高食欲等功能。老年人还应注意少吃或不吃油腻食物，忌生冷、不洁瓜果和饮料。

○常饮清凉营养饮料

夏季水分的补充，除饮白开水外，各种饮料也是不可缺少的。饮料有吸收热量、补充水分、消暑解渴、清心醒脑、生津除烦等作用，如配方合理，还有补充维生素、无机盐和其他营养素的功能。有利于身体健康，老年人尤须注意。常用饮料有：

(1) 盐茶：精盐6毫克、绿茶5克，新鲜开水500毫升冲泡，凉后饮。有祛热解暑、补液止渴的作用。

(2) 菊花茶：白菊花5克，新鲜开水500毫升冲泡，凉后饮用。可清热解毒，清心醒脑。

(3) 菊花绿茶：杭菊花、绿茶各5克，用500毫升开水冲泡，凉后饮。有清暑明目、生津止渴、消炎解毒的功效。

(4) 酸梅汤：乌梅15克，洗净，加水500毫升，煎汤数沸，约20分钟，滤去渣，加白糖适量，凉后饮用，生津止渴。

(5) 绿豆汤：绿豆不要煮烂，加白糖，根据具体条件和生活习惯，调整绿豆、水、糖比例。凉后代茶饮。

(6) 薄荷茶：嫩薄荷3~5克，甘草3~5克；加水煮沸5~10分钟，加适量的白糖。凉后，代茶饮。

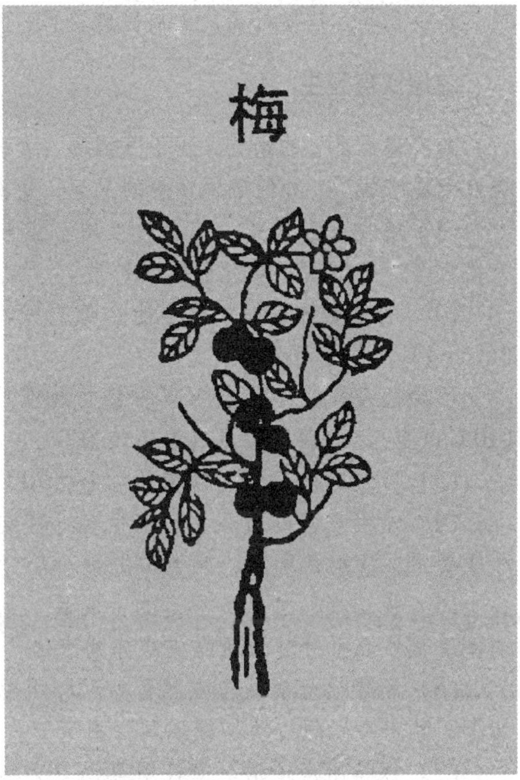

梅图，选自《本草纲目》。酸梅汤为夏季解暑的饮品

(7) 竹叶茶：鲜竹叶10~20克。洗净，加水煮沸5~10分钟。凉后，代茶饮。

(8) 荷叶茶：取干净的鲜荷叶半张，加滑石、白术各5克，藿香、甘草各5克。煎煮，沸后15分钟，去渣取汁，放白糖适量。凉后，代茶饮。

(9) 双花茶：金银花10~20克，加白糖适量。置于杯中，开水冲泡，凉后饮。

(10) 山楂茶：山楂洗净，切片，加水煮沸5~10分钟，加白糖适量。放凉后，饮用。

(11) 桑叶茶：鲜桑叶10克许，洗净后，加水煮沸。凉后，待用。

进补原则

夏季，酷热灼身，暑气蒸腾，酷热让人汗流不止、暑气闷人、喘气不畅，这种气候极易伤津耗气，容易出现阳气虚，表现为身汗肢冷，疲乏无力，少气懒言，食欲不振，大便稀溏。还有阴血虚，表现为五心烦热，午后两颧红赤，心悸不宁，睡眠不实，头晕目眩，口燥咽干。

对阳虚者，可选用凉性补益之品，如西洋参、皮尾参、白须参、黄芪、党参等。对阴虚者，可选用当归、阿胶、石斛、何首乌、熟地等。乌龟和甲鱼，对阴血虚者也是合适的。夏季是“暑湿当令”时期，如果脾胃虚弱者，可选用赤小豆、扁豆、薏苡仁等。这些补品，具有健脾益胃、祛湿除邪，性质平和，补而不腻等特点。

注意饮食卫生

随着炎炎夏日的来临，由于气温高，食物容易污染变质，因而人们染上疾病的机会大大地增加了。如何确保饮食的卫生，是人们应该重视的事情。主要应当注意：

（1）食物一旦做好，应及时食用。在常温下保存4～5个小时的食物危害性最大，大量有害细菌正在此时繁殖扩散。

（2）食物煮好后如一次不能全部吃完，应在高温（接近或高于60℃）或低温（低于4℃）的条件下保存。

不要把大量的、尚未冷却的食物放在冰箱内。因为这时食物内部温度还很高（10℃以上），细菌仍然可以繁殖传播。

（3）存放过的熟食必须重新加热（70℃以上）以后再食用。

（4）未经烧煮的食品，常常带有可诱发疾病的病原体，因此食物必须彻底煮熟才能食用，特别是家禽、肉类和牛奶。

（5）应选择已加工处理过的半成品。例如，已加工消毒的牛奶而不是生牛奶；选择用紫外线照射过的新鲜或冷冻的家禽。

（6）不要让生食品与煮熟食品互相接触。例如，将生、熟食品互相掺和；或者切生、熟食品用同一块切板或同一把菜刀。

（7）保持厨房清洁。烹饪用具、刀叉餐具等都应用干净布揩干。一块揩布使用不应超过一天，下次使用前应把布放在沸水中煮一下。

（8）处理食品前先洗手。手上有伤口，应避免伤口与食品接触。

（9）不要让昆虫、兔、鼠和其他动物接触食品。动物身上通常都带有致病菌。

（10）饮用水应纯洁干净。我国人民自古对水的卫生非常重视。民谚有："饮水洁净，不得瘟病"，"夏至日浚井改水，可去瘟病。"古人很早就知道水源保护和饮水的净化。《忘怀录》记载："井上设楹；常扃镤之，恐虫害坠其间，或为庸人孺子所亵。"《调疾饮食辨》说："春夏大雨，山水暴涨，有毒，山居别无他水可汲者，宜捣蒜或白矾末少许，投入缸中。"古时在时疫流行时，对饮水即进行消毒。《本草正义》记载："故时疫流行，宜浸贯众入水缸中，常饮则不传染，而井水沉一枚，不犯百毒，则解毒之功，尤其独著。"至于饮用沸水习惯，则是我国人民的优良风俗。

注意饮食卫生，是对暑季预防肠道传染病最便捷、保险的方法。特别是在自然灾害以后，如台风、洪水等，要对生活饮用水进行消毒。目前，农村的小型自来水，也应该定期实行消毒，这是防止"病从口入"的一项重要措施。

饮水消毒的办法很多，目前认为比较好的还是漂白粉。它杀菌能力强，方法简便，价格便宜。

具体方法：在每1立方米井水中，加4～8克含有25%有效氯的漂白粉。将所需的漂白粉倒入水桶中，加入少量水，搅拌成糊状，然后，再倒水稀释，再让它静置一下，把上清液倒入水井里；经半小时以后，就可使用。一般夏季每日消毒2

次，清晨及午后各一次。经过消毒后的水有一定的气味，只要按照上述剂量加漂白粉，饮用这样的水，对人体是没有什么害处的。

夏季防病常识

夏季是一年阳气最盛、天阳下济、地火上腾、万物生长发育茂盛的时节。阴阳学说认为，夏季阳盛阴衰和冬季阴盛阳衰是密切联系的。要使人体保持阴阳之气的平衡，必须注意在夏季保养阳气，为冬季的阳气不足做好准备。否则，不但伏天多病，而且，至冬季还易引起病变。

因此，人们在这个季节里，睡眠少、休息不好、食欲不佳、出汗多、消耗多，往往到这个时候精神不振，体重减轻。所以，到夏季大家要注意卫生，特别是饮食卫生。搞好疾病预防。如果在夏天不知保养，会很快得病，所以，在南方流行有“六月债，还得快”的民谣。夏季防病要注意：

要防“火”

一年四季，夏日为长，天暑气湿，万物旺盛。如何顺应外界气温、湿度的变化，适时地调理身心状况，就显得格外重要了。

盛夏炎热，人易中暑，其原因是“火”所致，亦称“上火”。因此，人们入夏养生，要特别注意防“上火”。

(1) 要重视防“外火”，即自然界高温的侵袭。夏日里，要尽量避免长时间的烈日曝晒。人们要尽量避开正午时外出，如外出要打伞或戴遮阳帽。要注意居室的通风降温，以防“外火”内侵，导致体温中枢的散热发生障碍，体热蓄积而中暑。

(2) 要积极防“内火”，即炎热引起肌体内阴阳平衡失调而出现内热症。其症状表现，生理上如心火旺则尿赤，口舌生疮；胃火旺则口臭、牙痛；肝火旺易引起胁痛、耳聋；肺经有热则易咳嗽痰黄、咽喉肿痛等。心理上则表现为心情烦躁，动辄发火等。预防“内火”伤身，最重要的是常保心情舒畅和情绪乐观，以求“心静自然凉”。日常生活中，要配备一些防护保健和夏令药品。同时要多喝水，也可喝些绿豆汤、清茶、淡盐水等。以利于防暑降温，生津止渴，醒脑提神。清热降火，调节体温，改善血液循环，也是辅助营养的吸收和防止天热因脱水引起的电解质紊乱的好办法。此外，还可多吃些苦瓜、苦菜、百合、菊花、苦荞麦，适当饮用咖啡、啤酒等苦味食品和饮料，也可以达到清心除烦、抗炎消暑、防止“内火”自生的目的。

防酷热

很多老年人的偏瘫、脑猝死都是由于脑中风所引起的，而夏季则正是脑中风的高峰期。有资料显示，气温在32℃时，中风的危险上升66%，而且气温越高危险性越大。这就是所谓的“热”中风。

热，如何引发中风的呢？其一，体温的调节主要靠汗液的蒸发，气温在32℃以上时，每天要蒸发大约5 000毫升或更多的汗液，造成皮下血液循环流量比平时要高5倍。老年人因长期患有高血压、心脏病等原因，使每况愈下的心脏功能不堪重荷，难以为继，排汗所需的心脏起搏的额外血液循环，不仅使血压进一步升高，而且当水分补充不足时，还会因血容量不足和血液黏稠度大，诱发缺血性的脑中风。其二，炎热的夏季，人体血流量为散热进行了重新分配，有限的血液纷纷涌向皮肤，造成大脑的血流量锐减，对心血管调节机能不良及老年动脉硬化，原本供血不足的大脑，缺血状况会进一步加剧，容易诱发脑梗死，常使一些老年人头晕、恶心、头痛。这是缺血性脑梗死的前兆。

既然"酷热"是老年人的大敌，是老年人发病高峰的诱因。所以有高血压、冠心病、中风病史者，在炎热的夏季要格外注意，预防热中风。除了一般的降温和尽量减少不必要的活动外，还应该做到如下几点：

○"不渴"也得喝水

由于不显性脱水或天热出汗，夏天老年人常常处于轻度脱水状态，多数老年人常因为"不渴"，而不愿意主动喝水。更有一些患糖尿病的老人怕自己的糖尿病加重而不喝水，让嘴巴干裂着，这都是不对的。适度的饮水对身体有益无害。一般来讲，老人的口渴中枢比较迟钝，不渴并不等于身体不缺水，所以，应以每天的尿量不少于1 000毫升为准，量入为出，不渴也得喝一定量的水。至于糖尿病患者也需要一定的水量。人缺少足够的水分是不能生存的，没有充足的水分供应，血液得不到稀释，就不可能有足够的血容量。

○不想吃就少吃

盛夏，与胃肠"争"血的器官较多，皮下循环血量的增加，就会使胃肠的血流量相对减少。因为炎热、出汗，在相对的时间里，已成为身体第一位表现。因而使一些人食欲不佳，不想吃也吃不香，这就是人们常说的"苦夏"，这些都属正常现象。应顺其自然，少吃为宜，只要有适量的高蛋白如鱼、蛋、豆类食品，加上有抗凝作用的洋葱、大葱、大蒜、绿叶蔬菜等，就是很好的营养。过饱或太腻的饮食，使胃肠增加消化运动，胃肠充血，会造成胃肠与大脑争血的结果，势必使大脑的血流量更趋减少，不利于大脑的供血。

○不是问题的问题

天热时，若出现症状轻微或一过性的头痛、头晕、半身麻木等，不要以为是睡眠不足，或过度疲劳等原因引起的，把它变做不是什么问题或是小问题，关系不大。其实不是"问题"可能就是"问题"，甚至是大问题，千万不要掉以轻心，应及时就医。

防腹泻

腹泻，俗称"拉肚子"，是夏秋季节的常见病。其实，腹泻只是一种症状，不是独立的疾病，有很多疾病都会引起腹泻。如食物中毒、腹部受凉、精神紧张、内分泌紊乱等全身性疾病都会引起腹泻。其中以肠道感染为最常见。如饮食不卫生，使病原微生物在肠道内大量繁殖，引起肠道黏膜充血、水肿，肠蠕动增强，食物和水分在肠内停留的时间缩短，大便变稀，次数增多，产生腹泻。根据病情，轻的1天泻数次，重的1天泻10余次甚至数十次。严重腹泻可造成胃肠道分泌液大量丢失，产生水和电解质紊乱、营养物质的缺乏等不良后果。老人和婴幼儿腹泻症状更为明显，应引起高度重视，以免发生脱水危及生命。

一旦发生腹泻，应及时补充糖盐水和富含营养的流质食物，腹部热敷，增强腹部的血液循环，有一定的止痛作用。如果病情严重，应速到医院处理。预防腹泻应从以下几方面做起：

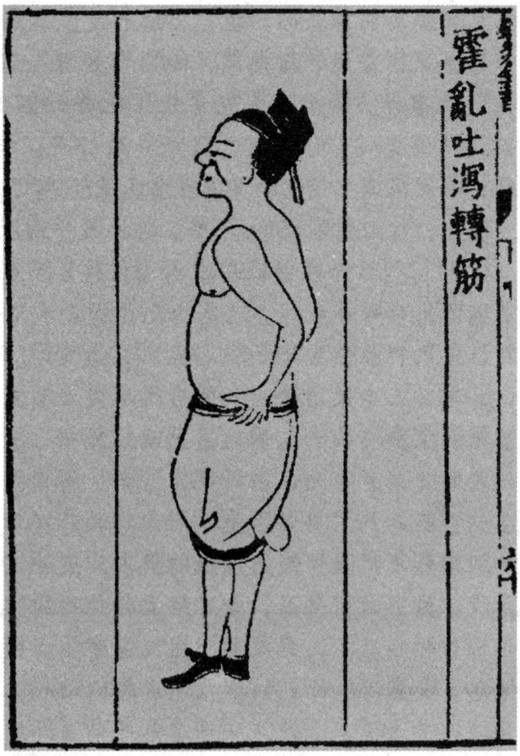

明万历刊本《杨敬斋针灸全书》针灸方图中的霍乱吐泻转筋取穴图

〇注意饮食卫生

养成饭前便后洗手的习惯。不吃生冷食物，大汗后不要突然饮用大量的冷饮。汗后喝冷饮太急，会造成胃肠道血管急剧收缩，局部抗病力下降，肠道内的细菌乘机繁殖，易引起肠炎发生腹泻。

〇注意腹部保暖

夏季昼夜温差较大，晚上睡觉上半夜燥热盖的少，入睡后下半夜气温下降，腹部容易着凉，易引起腹痛腹泻。

〇精神放松

人如果突然紧张、恐惧会立即引起腹泻。所以要心情坦然，不急不躁。

防三种“现代病”

〇冰箱病

电冰箱病又被称为耶尔细菌肠炎。随着电冰箱在人们日常生活的广泛普及，这种病症的发病概率也随之增大。耶尔细菌广泛存在于牛奶、肉、鱼、禽和生蔬菜等许多生食品中，它与其他致病菌不同，喜欢在 -4℃的低温下生长繁殖。冷藏在冰箱里的食品一旦被它污染，就可能引起肠炎，它比一般肠炎造成的腹痛、腹泻厉害。因此，使用电冰箱要讲究科学，食品要生熟分开，食物在进食前要重新烧熟煮透。

〇电风扇病

盛夏酷暑难耐，打开电风扇，清风拂面而来，顿时暑热消散，全身凉爽，家用电扇不失为防暑佳品。但是电扇若使用不当，却会引起“电风扇病”，给人们身体健康带来副作用。据报道，1987年8月上旬，广州某旅社发生了一起“电风扇吹死人”的事件。一个旅客在吊扇下入睡，第二天被人发现死在床上，经法医尸体解剖，结论是：长时间吹电风扇导致猝死。电风扇为何能把人吹死呢？医学研究发现，采用快速空气流动将体表温度降至24℃，并持续6小时以后，人体血液会发生以下变化：红细胞压积增加7%，血小板平均压积增加15%，血黏度增加21%，血压平均由17.2/9.2千帕（129/69毫米汞柱）升高至18.4/12.9千帕（138/97毫米汞柱），胆固醇也有明显增加。这些变化能促使血液中血栓快速形成。这对原来并无明显症状，但已有潜在性心血管疾病的人，就容易突发心肌梗死或脑血栓，导致猝死。

当然，电风扇吹死人的案例是极为罕见的。但是“电风扇病”却常见。主要表现是：头痛、头晕、胸闷、恶心、呕吐、疲乏无力、怕冷、无汗、鼻塞、打喷嚏、流眼泪、肩背疼痛、手臂不能上举、周身关节痛、脖颈像“落枕”一样不舒服。发生这些症状的主要原因是，因为电风扇对着人体不断送风时，由于流动的空气传导和对流作用产生了突然降温的效果，皮肤里的毛细血管随之收缩，血管的外周阻力加大，造成血压升高，心脏射血时受到的阻力也增大。从而体内血液重新分配，受凉部位供血减少，其他器官血流量增多。特别是头部的血管丰富，而对冷刺激较为敏感，先遇冷收缩，后因代谢产物的堆积，刺激血管扩张，引起头痛头晕，乏力胸闷。有的人满身是汗，一进屋就把电扇开到最高档，体温迅速散失。有些部位血液供应不上，局部缺血而引起病痛。最常见的有关节僵硬、酸痛。脸面部受到猛吹，会导致周围性面神经瘫痪，突然出现口歪眼斜，眼睑不能闭紧，不能蹙额、皱眉、鼓气、吹口哨等。这是由于长时间吹风，引起面神经功能失调，面部血管剧烈收缩，血液循环障碍，面神经缺血、水肿、缺氧等，从而导致一系列面瘫症状出现。所以在使用电风扇时，应注意以下几点：

（1）使用的时间不要过长，以30分钟为宜，转速不要过快。

（2）风向不宜直对身体，离电扇距离不宜过近。

（3）入睡后不要吹电扇，实在热得难以入睡时，可用摇头扇，并用定时控制。

（4）大量出汗时，不要静坐猛吹。

（5）年老体弱、病后初愈，关节有病的人尽可能不用电扇。

〇空调病

现代化空调设备给人们带来了理想的小气候环境。在密封的房间内，打开空调，室内温度很快下降，顿感凉爽宜人。然而，由于开空调时室内密闭，加上空调机内的污染，一种叫做空调病的疾病也在危害着人的健康。目前已发现空调机引起的疾病有以下3种：

（1）感染性疾病。医学专家们认为，空调机是各种病原微生物存在的大容器，一些细菌、虫卵和螨虫都可以在空调机内繁殖，通过开空调使室内空气受到污染。因此，人在这种环境中时间长了就可能患病。夏天，装有空调的居室，室内外温差较大，人从室外进入室内，直接开启空调，有害病菌也会随之进入室内。由于温差大，容易受凉，抵抗力下降，从而诱发呼吸道疾病，如感冒、肺炎等。据报道，某医院在装有空调机的病区里工作的医务人员，一天内，突然发生类似感冒的多人，检查发现这些病人的咽部和痰液里都有绿脓杆菌，空气消毒后，新发病例仍继续发生，经过更换和维修空调后，新发病例才被杜绝。

(2) 空调综合征。人们在空调房间内滞留的时间长，容易出现下肢无力、全身酸痛、头昏脑涨、口干鼻痒、注意力不集中等症状。这是因为经过空调机处理后的空气缺乏负氧离子，而室内正氧离子大量增加，导致人体平衡失调，神经功能紊乱，慢性病患者更容易使病情加重。

(3) 空调过敏性反应。空调机中的真菌和螨虫，可诱发或加重呼吸系统的变态反应，引起哮喘。喉部肌肉在空调气温下降到18℃以下时，会发生“冷过敏”，嗓子变哑，喉部干痛。

夏天使用空调时，应注意以下几点：

(1) 夏天气温不太高时，尽量不开空调机。使用时，不宜过久，更不要通宵开着空调睡觉。

(2) 开空调机时，室内温度与室外温度不宜相差10℃。

(3) 房间要保持清洁卫生，定期开窗通风换气。

(4) 空调机应经常清洗后面的筛板。

(5) 开空调机的房间，最好安装负离子发生器，以弥补空调机的不足和污染。

防狐臭

狐臭又叫腋臭，每到夏季，腋臭气味也跟着热气越加浓烈。所以有狐臭的人，夏季压力很大，甚至不敢和人接近。

人，为什么会有狐臭呢？我们知道，人的全身分布着许多汗腺。汗腺有两种：大汗腺和小汗腺。小汗腺除唇缘、龟头和指甲以外，全身各处均有分布；大汗腺是皮肤中较大的腺体，分布在腋窝、乳头周围、脐部、外生殖器及肛门等处。这种大汗腺和性腺发育是同步的。所以，狐臭症状多开始于青少年时期，也与遗传有关。大汗腺分泌的汗液里含有一种挥发性脂肪酸，从腋窝里流出来的新鲜汗液并无臭味，经局部细菌分解后才释放出特殊的臭味。所以有狐臭的人要勤洗澡，勤换内衣。夏季用干净毛巾经常擦拭腋窝的汗液，臭味就能减轻。夏季汗多时，局部可用15%三氯化铝溶液，或5%福尔马林酒精，每天擦2～3次，也可以用明矾50克，压成粉末，加在痱子粉100克中，拌匀后擦在腋窝内，保持干燥，症状就能缓解。

狐臭症对身体无害，而且随着年龄的增长，症状也会自行缓解。年轻时有狐臭，到老年就觉察不到了。遗传型的狐臭如果到老年仍不好转，可以通过手术切除大汗腺，也可以用放射线治疗，抑制大汗腺分泌。

打伏针

俗语说：“冬养三九补品旺，夏治三伏行针忙。”对有风湿性关节痛及其他慢性病来说，在三伏天打银针治疗，就像身体虚弱者在冬天进补一样的重要。

为什么要在三伏天打银针呢？三伏盛暑，是夏季的最热天气。自入伏到出伏，大约在阳历的7月中旬至8月下旬。中医认为，三伏天是一年中阳气最为旺盛的节气，机体机能活跃，气血充盈，经络之气流畅，行针后，穴位得气较为敏感。所以，三伏天针灸，对病处的感应信息最强，从而可以取得比较显著的疗效。

打伏针，可以治疗一些慢性疾患。包括风湿性关节炎、肩关节周围炎，腱鞘炎、腰肌劳损、神经痛、宿伤、慢性肠胃炎等，都可以取得一定的疗效。

孕产妇安度炎热天

夏日炎炎，暑气正盛，正常人挥汗如雨，而孕妇更加怕热。孕妇的基础代谢率高，体温要比正常人高0.2℃~0.3℃，体重在妊娠后期，每周增重0.85磅，血液循环在妊娠5个月时，几乎提高50%，所以，孕妇比一般人更感觉热。而且，孕妇皮肤汗腺发达，毛孔舒张。因而，常会大汗不止。产妇有一个月的“产褥期”，俗称叫“坐月子”。有些群众习惯于紧闭门窗，盖棉被、带头巾、扎袖口、系裤腿等。产妇在生产以后都要大量出汗，特别在觉醒以后更为明显。在这种情况下。如果没有科学的护理，产妇的散热受阻，很容易发生中暑。所以，要重视孕产妇如何安度炎热关。

孕妇度夏，衣着要宽大、轻软、舒适、简单。乳房和腰部，不要束缚过紧。乳房可用乳罩舒适托起。脚可穿矮跟厚底鞋。由于孕妇出汗多，皮脂腺分泌多，要经常洗澡，以保持皮肤清洁。特别注意乳房和外阴的卫生。用温水擦澡或淋浴为好，但不要洗盆浴。孕妇皮肤刺痒，胸背部糠秕疹比较常见，淋浴后，可用少许油脂类护肤膏，出汗处撒爽身粉。孕妇夏季容易疲劳，要注意休息，保证充足的睡眠；睡眠时，注意保护好腹部。孕妇的饮食，从中医角度讲，以补肾安胎、补脾益胃、滋养阴血为主，在妊娠的不同阶段，在具体应用上各有侧重。

一般认为，产妇度夏，卧室要通风，保持室内空气新鲜，阳光充足，清洁安静。但是，要避免凉风直接吹到产妇身上。否则，由于产妇汗腺开放，容易引起感冒。盛夏气温过高，可以采取其他降温措施，如冷水擦地，室内放冰或放盆冷水等。产妇的衣服、盖被不宜太多、太厚，以免影响散热，要破除过去不科学的风俗习惯，不要戴头巾、扎袖口、系裤腿。在三伏天，产妇可以盖被单或毛巾被，每日进行温水擦浴。待身体恢复后，可以进行淋浴。要注意衣服、被褥的清洁，勤洗换衣服、床单。要保证产后的充分休息和睡眠。夏季产妇的饮食，应多选营养丰富的，易于消化的半流质，每日可增1~2餐。要保持大小便的通畅。

防“热伤风”

夏天炎热，由于人们过于贪凉饮冷，平居檐下、过堂、开窗，或室外露体而卧，或睡着后风扇吹凉，或纳凉于深堂湿地等，均可引起“热伤风”，中医叫“阴暑”。症状有头痛恶寒，身形拘急，肢节疼痛，心烦腹泻，肤热无汗。这种“热伤风”的病程，往往比一般的伤风感冒长，服药也难以立即见好，加上天气炎热，贪凉不能，非常难受。

预防“热伤风”。首先，不要过于趋凉避暑。白天不要纵意当风，檐下过道、穿隙破窗，皆不可纳凉。不得于星月之下露卧，或贪凉当风而睡，不能睡后扇风吹凉，不能于湿地纳凉，睡觉时，要穿睡衣，要保护好腹部。冷饮瓜果不可过食，免生内寒。

防皮肤病

《素问·至真要大论》上说："诸痛痒疮，皆属于心。"夏三月，属火，火旺。《素问·生气通天论》上说："汗出见湿，乃生痤"。古人对皮肤病的病因，认为与风、湿、热、虫等因素有关。

夏季天气炎热，出汗多，皮肤潮湿。加之天热衣衫单薄，身体暴露部位多，容易感染各种病菌，易被虫蚊叮咬。这些都是皮肤病易患的原因。夏季比较多见的皮肤病有：痱子、毛囊炎、脓疱疮、虫咬皮炎以及癣病等。

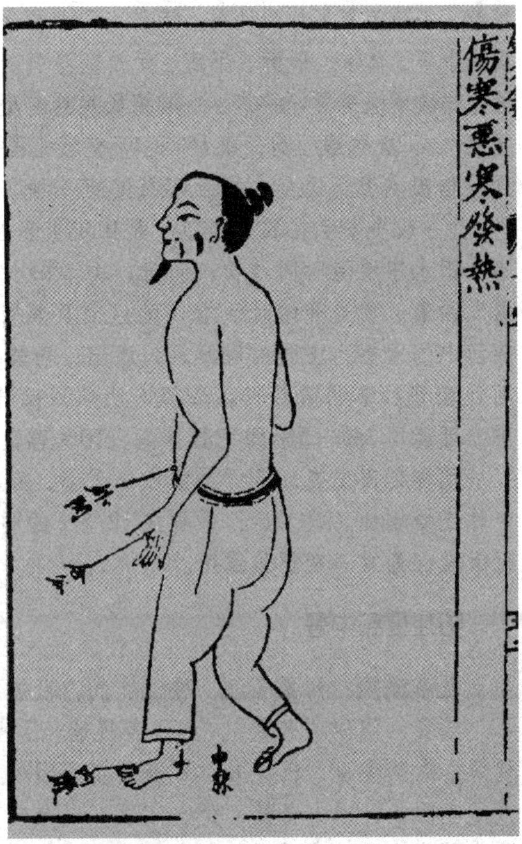

夏季热伤风的症状之一是恶寒发热，图为明万历刊本《杨敬斋针灸全书》针灸方图中的伤寒恶寒发热取穴图。

痱子。痱子是因出汗多，汗腺管口被汗液浸泡肿胀而阻塞，导致汗排泄受阻而形成的皮肤急性炎症。生了痱子，不要用热水烫，肥皂擦，也不要用手抓。比较有效的治疗方法是：保持皮肤干燥，及时擦干汗液，在生痱子的部位，可在洗净擦干后撒上痱子粉，让患者到通风的环境，以帮助汗液的蒸发。并可饮用清凉饮料，勤洗澡。

热疖，又叫闷头，是由于葡萄球菌侵入小汗腺而引起，多见于儿童。夏天出汗多，汗水刺激汗腺口，汗液排泄不出，使皮肤对细菌的抵抗力减弱而感染发炎。得了热疖，千万不可挤压，特别是头面部的疖肿。因为面部的静脉与颅内静脉相通，挤压容易使细菌进入颅内，有发生颅内感染的危险。热疖初起时，可及时热敷，涂碘酊，或红汞软膏、鱼石脂软膏。如疖肿化脓，要到医院切开排脓。

虫咬皮炎。常在身体的裸露部位，因虫咬，或桑毛虫、刺毛虫的毒毛刺伤所引起。如有毒刺刺伤的部位，可用橡皮胶反复贴，将刺拔出。瘙痒的部位，可涂炉甘石洗剂。

癣。有手、足、体、股、甲癣等。多由红色毛癣菌、石膏样毛癣菌、絮状表皮癣菌等引起。这些霉菌，在温度为22℃～28℃、小等湿度的环境下，最易生长繁殖。所以，长江以南地区，在梅雨季节，或夏秋的温暖潮湿天气，适宜霉菌生长繁殖而生癣。手、足癣，是最为常见的两种癣。特别是足癣更为普遍。足癣，如果不注意卫生，会进一步引起手癣、体癣、股癣、甲癣。足癣还易引起感染。癣的治疗，我国民间用10%～30%的冰醋酸浸泡是很好的单方。股癣或足癣有糜烂时，可用复方雷琐辛搽剂，或1%益康唑霜，或2%咪康唑霜，或1%～3%克霉唑霜等治疗，均有良好的疗效。

稻田皮炎。这是水稻产区农民的一种常见皮肤病。江南地区农民称："烂手烂脚"。一般多发生在农忙季节。稻田皮炎多在拔秧、插秧、除草等农业劳动时，手、脚在田水中浸泡时间过长；同时，由于田水温度高，田水中含有肥料，都是皮炎的诱发因素。皮炎开始时，指（趾）间及其周围皮肤发白，肿胀，并伴有瘙痒。由于劳动中的摩擦，皮肤出现糜烂，渗出，表皮剥脱，还可能继发化脓感染。在发病初期，可用15%明矾扑粉，12.5%明矾液涂布局部，可有明显疗效。如有糜烂或感染，可选用3%～5%的龙胆紫液、10%鞣酸软膏、20%鞣酸甘油涂布患处。

预防稻田皮炎，最好是戴橡皮手套，穿稻田袜。也可以在下水前，手脚涂抹凡士林或蛤蜊油。收工后，手脚在12.5%的明矾液或3%食盐水中浸泡一下，待其自行干燥，都有一定预防作用。

防疰夏和中暑

夏令酷热，初夏多雨，暑湿邪气，可能乘虚而入，容易患疰夏、中暑等症。

疰夏，俗称"苦夏"，主要表现胸闷，胃纳欠佳，四肢无力，精神委靡，大便稀薄，微热嗜睡，出汗多，日渐消瘦。因为疰夏的主要表现是胃肠道消化吸收功能减退。因此，减少食量，少吃油腻，以减轻胃肠负担，保持其正常生理功能，是预防疰夏的重要环节。到秋冬吃些补肺益气的药物，如孩儿参煮鸭肫之类。已患疰夏的人，每天可用：鲜藿香、佩兰各6～9克，飞滑石、焦大麦各30克，粉甘草3克。水煎，代茶饮。有一定疗效。

中暑，在炎夏有的人因中暑邪而突然晕倒，症状表现为身热、恶心、呕吐、烦躁、大汗（或无汗）、面色苍白、四肢抽搐、牙关紧闭或昏迷不醒等。预防的主要方法是：防止在烈日下暴晒，注意劳逸结合，保证睡眠，注意饮食，饮用消暑解渴的清凉饮料。一般常服绿豆与小米或大米煮的粥，或绿豆与红枣煮成的绿豆汤，都有很大好处。

冬病夏治

按照中医"春夏养阳"的原理，有阳虚病症和冬季常发的疾患，可以趁夏天来调养。所以，中医对伏夏特别重视。伏天，是小暑至大暑的一段时间，分为初、中、末三伏。在这段时间内，气温最高，也就是阳气最旺盛，老年慢性支气管炎，以在伏天调养最为合适。

我国民间，在夏天用伏针、灸治、敷贴等方法，治疗老年慢性支气管炎，颇有效验。

○敷贴疗法

用料：白芥子21克、元胡12克、细辛12克、甘草21克。

食法：将四味药研末，生姜汁调糊（每次用鲜姜60克，洗净浸泡后捣碎，挤出姜汁），分别摊在6块直径约5厘米的油纸或塑料薄膜上（药膏直经为3厘米），贴于双侧肺俞、心俞、膈俞穴，然后，再用胶布固定。一般贴4~6小时。如贴后，局部烧灼疼痛，可以提前取下。如局部微痒，或温热舒适感，可以多贴几小时。每隔10天贴1次。即每伏1次，共3次。一般连续贴治3年。

医疗资料显示，用这种疗法进行防治，有效率在80%左右。显效率约在40%左右。经试验证明，贴药后，可增强机体非特异性免疫力，降低机体的过敏状态，提高丘脑—垂体—肾上腺皮质系统的功能。

〇隔姜灸法

具体疗法：用七星针在大椎、定喘、风门、肺俞、厥阳俞、心俞等穴上敲击后，以鲜姜片，约2分厚，贴在上述6个穴位上；再放上艾绒，约枣核大，隔姜燃熏，每穴灸3壮。每周灸3次，在3伏天内，共灸12次。

隔姜灸，可使温热渗透组织，能起到促进血液循环，驱散寒湿，再加天热时腠理疏松，气血最畅通，所以容易起到治疗作用。

〇中草药

可根据病情，选用参芪片、胎盘粉、固本丸、灵芝制剂、参苓白术散等健脾、益气、补肾的药物。

防虫兽毒伤

《景岳全书》曾指出虫兽毒伤的范围：“凡虎伤、犬伤、蛇蝎蜈蚣水蛭之类皆是也。”虫兽毒伤的成因，每因生活不慎，或劳动、工作、旅游时，被虫兽所伤。近年来，虎豹一类伤人已属少见，而毒蛇、蝎等仍不少见。尤其是现在养犬者日增，犬伤情况极为频繁。所以应注意未病先防，受伤后要及时治疗，以确保健康。

狂犬病。这是一种人畜共患的自然疫源性疾病，系由狂犬病毒引起，主要为侵犯中枢神经系统的急性传染病。人及一切温血动物都是被感染对象。

这种病的传播方式，主要通过疯狗或其他带毒动物，在啮咬时将唾液内的病毒传给人或动物。狂犬病，又称恐水病，有典型的恐水症状。一旦发病，甚为凶险，病死率百分之百。人患狂犬病，主要由犬传播，约占85%~90%。所以，狂犬是主要传染源，猫、狼、狐也占相当重要的地位。人被狂犬咬伤后，其发病率大约在10%~70%之间，一般在30%~35%左右。现在如能及时接种狂犬疫苗，其发病率可降至0.2%~0.3%左右。当然，咬伤后，发病率的高低还同以下因素有关：①咬伤的部位，头面部、颈、上肢发病率高；②咬伤程度，伤口越深越多，发病率越高；③伤口是否及时处理，不及时处理伤口者发病率高；④与注射狂犬疫苗有关，及时、全程、足量注射狂犬疫苗，对预防狂犬病有一定的效果。

本病没有明显的季节性。全年都有咬伤而感染，但以3~8月份为最多，主要在温暖季节，占65.3%。而发病以7~12月份为较多。

〇狂犬病的预防

引发狂犬病，狗是主要传染源。要加强对家犬的管理，开展犬用狂犬疫苗的预防接种。人被狂犬或可疑病犬咬伤，要立即处理局部伤口。应立即挤压或针刺伤口周围皮肤，使之出血排毒。也可用火罐“拔毒”。并用大量冷开水，或20%肥皂水反复冲洗，或用双氧水清洗伤口，而后涂以2.5% ~5%的碘酒。一般伤口，不要包扎和缝合，较深的伤口周围浸润注射抗狂犬病血清。同时，还要酌情注射抗破伤风血清或抗菌素。接着注射狂犬疫苗。狂犬疫苗，是目前预防狂犬病的有效措施之一。根据一定指征及早进行疫苗接种。咬伤者，于0、3、7、14、30天，各注射1安瓿疫苗（2毫升）。要是人的头、脸、颈、上肢被咬伤，或其他部位深度咬伤，除上述注射外，最好在注射疫苗当天，配合注射抗狂犬病血清，并在全程5针疫苗以后的第10、20天，再各注射疫苗1支。

在没有疫苗的情况下，可以用中药预防：

（1）斑蝥1~2个（去头、足、翅，用糯米炒至深黄）、滑石粉30克、雄黄3克、麝香0.5克。研细成粉，用温酒或米汤送下。每次3克。每日2次。

（2）全蝎5个、雄黄30克。研成细末，加适量面粉制成梧桐子大药丸，开水冲服，每日2粒。

（3）地鳖虫7~9只、桃仁10克、大黄10克。用黄酒半斤，煮至适量，1次顿服。咬伤严重者，可服2天。

〇毒蛇咬伤

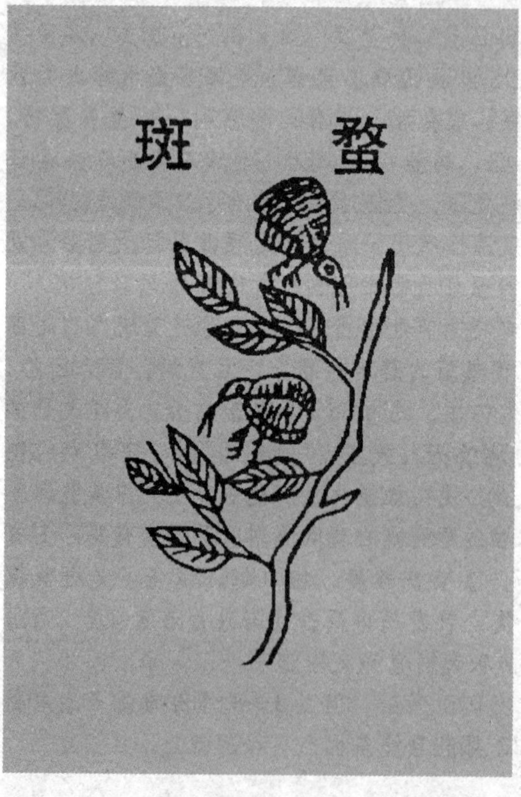

斑蝥图，选自《本草纲目》。其入药可治狂犬病

蛇咬伤在农村、山区经常发生。毒蛇咬伤，要是处理不当，会有一定的危险。紧急处理包括：首先赶紧识别是否毒蛇咬伤。毒蛇咬伤，有两个较深而大的牙痕，周围水肿，充血，甚至呈现黑色。如为毒蛇咬伤，接着立即在伤口上方，以布带扎束，防止毒素向上扩散。迅速冲洗伤口，并以小刀把伤口皮肤切成十字形，让毒液向外渗出。再用0.25%普鲁卡因作肢体近端封闭，以季得胜蛇药涂以伤口周围，该药还可口服。严重者，要到医院输液，用激素、抗毒血清等治疗。如用中草药，可使用：

（1）半边莲2两。煮汁300毫升，每日分3次内服。半边莲还可同雄黄一起捣烂外敷。

（2）其他草药，如鸭跖草、鱼腥草、紫珠草、七叶一枝花等，也可同法外敷。

〇蜈蚣、蝎、蜂蜇伤

在局部引起疼痛、奇痒、红肿等，甚至会引起头昏、发热、恶心、呕吐等症状。个别严重者，出现抽搐、昏迷等。

(1) 蜈蚣螫伤：采用肥皂水，10%氨水或5%小苏打水等碱性溶液清洗，接着用等量雄黄、枯矾混合研粉，用白酒调匀外敷，也可用新鲜桑叶汁，或白矾加水研汁，涂患处。

(2) 蝎螫伤：局部疼痛比较明显、严重。可用10%氨水或1∶5 000浓度的高锰酸钾溶液清洗。如局部肿胀，可用小刀切开引流，而后再涂10%氨水，或用食醋调制的明矾。

(3) 蜂蜇伤：应立即在局部找到蜂刺后取出，而后用肥皂水清洗伤口，再涂10%氨水，或5%小苏打水。

各种螫伤后，如果出现全身中毒症状，可以服用以下方剂：半边莲15克、紫花地丁15克、蒲公英12克、生甘草3克。水煎服，并大量饮水。

六神丸或各种蛇药片也可应用。全身症状严重者，必须到医院输液，应用激素等治疗。

黄梅天防心痛

冠心病引起的心绞痛，属于中医“真心痛”“厥心痛”“胸痹”范围。在《内经》中，对心痛有很多论述，其最重类型是：“真心痛，手足发青至节，心痛者，旦发夕死，夕发旦死”。如发现类似症状的病人，应当与当地急救中心或医院取得联系，及时治疗。

中医认为，冠心病是由老年体弱，或过食甘肥、七情内伤所致。发生的诱因，多为过度劳累、情绪激动、吃油腻多、气候变化等。

黄梅天为什么易发心绞痛？由于这种天气压低，氧气比晴天少，所以发作都是在心肌需氧超过冠状动脉供氧时发生。据此，心绞痛可以分成三个类型，即：

(1) 劳动型心绞痛：这型主要是由心肌需氧增加所致。如劳动、急速走路等。

(2) 自发型心绞痛：由于冠状动脉痉挛而引起供血不足。

(3) 混合型心绞痛：劳动和静息时均可发作。

黄梅季节的气候特点是气压低，空气的相对湿度大，经常是毛毛细雨，室内地板及墙壁潮湿不干。气压低，就像人处在高山之顶，氧气不足，使冠心病人容易发生。由于冠状动脉供氧不足，以致心肌缺血缺氧，诱发心绞痛。空气潮湿，气温高，人体的热量不容易通过出汗来散发，使人感到闷热不适，在这种环境下，冠心病人稍加活动，就容易发生心肌缺氧，从而，诱发心绞痛的发生。

冠心病人如何预防黄梅天的心绞痛发作。首先，要注意保证充足休息和睡眠，防止过劳和情绪激动；其次，居室、工作环境要保持通风和干燥；第三，服用必要的药物来预防。

劳动型心绞痛：服消心痛和心得安；自发型心绞痛：服心痛定；混合型心绞痛：服消心痛和心痛定。胸闷者，可舌下含服麝香保心丹。这样，可以安全度过黄梅天。

防食物霉变

霉菌，在自然界广泛存在。其中有些霉菌，可产生霉菌毒素，对人畜产生急、慢性中毒，有的还可诱发肿瘤。在我国南方地区，由于高温高湿的影响，一些粮食，如玉米、花生、大米等，均易发生霉变。其中，危害最大的是黄曲霉毒素及其毒素的污染。

黄曲霉毒素，是一种很强的致癌物。黄曲霉毒素很容易被动物感染。被感染的动物，大多可以引起肝损害和癌变。黄曲霉毒素与人类癌肿的关系：从流行病学调查资料表明，在肝癌流行的亚非地区，肝癌的发病与膳食中的黄曲霉毒素有着明确的关系。也就是说，在膳食中黄曲霉毒素污染较严重，肝癌发病率也高。类似的调查，还表明高癌地区，产生毒素黄曲霉株较多，其产生毒素能力也较高。湿热地区的黄曲霉素产生毒素较高，菌株的产生毒素量也多。在我国粮食中，华中、华南、华东地区产毒菌多，产生毒素量高。对黄曲霉菌生长繁殖和产生毒素影响最大的是温度和湿度；其次，最适合黄曲霉产毒的是花生、玉米、大米或麦子等食物。粮食一旦被黄曲霉菌污染，不但降低营养价值，而且对人体健康有害。

黄曲霉菌的预防方法。黄曲霉毒素的性质相当稳定，一般物理和化学方法不易除去。要防止食物被黄曲霉毒素污染，关键是做好防霉工作。

(1) 要适时收获，及时暴晒。要在收获后，立即把粮食颗粒含水量降到安全范围之内，尽量推广风干、烘干，确保粮粒尽快干透。

(2) 要及时挑除霉棒或霉粒，以减少霉菌的扩散。玉米、花生在收晒过程中，及时将霉棒或霉粒挑出，是防止粮油作物霉变含毒的重要措施之一。可以收到事半功倍的效果。

(3) 要粮粒干透入库，密闭贮存。入库粮粒必须干透，及时装缸，加盖密封。要通风干燥不漏雨、不渗水、定期翻晒。

(4) 要加强田间管理。玉米、花生等作物，在成熟后期，要防止虫害，避免倒伏。

(5) 要精选良种。玉米良种普遍具有早熟高产、抗病抗倒等优点。

鉴于黄曲霉毒素的强烈毒性和致癌作用，各国都在研究制定食品中黄曲霉毒素最高允许含量标准。世界卫生组织规定，每公斤粮食中，黄曲霉毒素不得超过15微克。

老年人夏季养生

如何安全度夏

对老年人来说，夏季气温容易造成暑热性疾病。那么，老年人怎样安全度过高温夏季呢？

〇汗液流动，适应高温

人是恒温动物，任凭外界气温冷热多变，人的体温总是维持在37℃上下，这是由于体温调节中枢的作用，使产热和散热相对平衡。人吃进的食物经过氧化变为热能，加上机体活动产生的大量热能，通过适当的方式散发出去，一个普通劳动者一昼夜产生的热能，如果不散发，积存在体内，足以使血液沸腾起来。人体散热方式有4种：辐射、对流、传导和蒸发。气温在28℃以下，安静状态时由皮肤辐射、对流和传导散发出去的热能约占69%，当气温升高到28℃～30℃时，人就开始出汗，气温大于35℃时，发汗便成为唯一的散热方式。所以人到夏天，只要汗水流出就不容易中暑。老年人也一样，但要注意，不要出汗过多，应当控制。

〇老年人中暑的特点

在高温天气，外界湿度大，通风不良，虽汗流浃背，但不易蒸发，所以人感到闷热，这时最容易中暑。特别是老年人，体温调节功能减低，汗腺萎缩，热能蓄积，更容易中暑。中暑有多种类型，老年人多为体温调节失常，大量热能积存在体内，体温升高发生中暑。主要表现是皮肤干燥，摸着烫手，脉细，呼吸加快，头疼、头晕、恶心、烦躁。体温升高，这时，应立即把病人移到通风阴凉处，用冷水擦身，饮清凉饮料，帮助散去体内热能，病情很快就会好转。如果病人神志不清，应解开腰带领扣，保持呼吸通畅，用冰水擦身和头部冷敷，掐人中穴，或用扇子扇扇风，如无好转须请医生抢救。

〇少吹电风扇

老年人不宜长时间吹电风扇，更不应开着电风扇入睡。这是因为电风扇对着人体不断吹风时，流动的空气通过对流和传导产生了突然降温的效果。这种作用会引起皮肤毛细血管收缩，外周阻力加大，血压升高。这时人体血液会重新分配，受凉部位供血减少，其他器官供血增多。特别是头部皮肤血管丰富，对冷刺激敏感，受冷后先收缩，之后因代谢产物堆积刺激而又扩张，便引起胸闷、乏力、头痛、头昏等症状，关节部位供血不足，会引起关节酸痛。热天在电扇下猛吹，因体温急剧散失，呼吸道血管收缩，局部防御功能下降，平时寄生在这里的细菌、病毒乘虚而入，引起上呼吸道感染，俗称热伤风。所以老年人吹电风扇时不要距离太近，也不宜直对身体，时间不宜过长，转速不宜太快。老人年在热天最好使用手摇扇较为安全。

〇慎用空调机

老年人在有空调的房间内休息、睡眠，很容易引起空调综合征，如头痛、头晕、口干、鼻痒、流鼻涕、血压升高、心跳加快，甚至引起感冒、咽喉炎等。这是因为开空调房间，门窗关闭，空气中的致病微生物大量繁殖，负离子数减少，导致人体平衡失调，免疫功能下降。加上低温刺激，更容易使老年人自主神经功能紊乱，引发多种疾病。所以，老年人夏季应少在有空调的房间内生活。

〇暴晒后的皮肤宜冷却

烈日暴晒时间长，会使被晒皮肤发红，如不妥善处理，容易形成黑斑。所以皮肤暴晒后，回到家里，用凉开水冲洗一下，再用蘸过凉开水的毛巾冷敷皮肤片刻。

这样能迅速消除皮肤灼热感。或者使用蔬菜、水果作为冷却剂也是一种好办法。如用黄瓜挤出的汁液涂抹皮肤，可降低皮肤的热度，并有凉爽感觉和皮肤美容的效果。

〇少吃冷饮

老年人因消化功能下降，大量食用冷饮，胃液被冲淡，分泌减少，影响消化。胃部受冷饮刺激，还可能引起痉挛而出现腹痛。所以老年人可少量多次地饮用冷饮，每次食用多在口里含一会儿，然后咽下，同样能帮助降温。

生活巧安排

人在年轻时忙于事业，往往不感到时间紧迫；退休后，越来越感到时间不多了，特别是同龄人相继离去，更感到日落西山，风烛残年。对有限的时间应精打细算，过一天享受一天，不能过一天混两晌。一位名人说过："每天的太阳都是新的。"每天的时光应赋予新的内容，生活才有意义。人到老年与社会疏远了，原有的人际关系也淡漠了，不可能每天都能注入新的生活内容。但退休后时间全部归己，应把有生之年的时间合理安排利用好，每天什么时间休息，什么时间劳动，都要精心安排。有条不紊地生活，就会感到充实、愉快而有活力，符合生理的节拍，有利于延年益寿。

一位健康老人的生活应该这样安排：早上6时起床，醒后不要急于坐起，可以先活动四肢，让周围的血液加快向心脏流动，然后再慢慢坐起穿衣，穿衣后从坐到站，从站到走，都要有个短暂的过渡时间，这时可把被子翻过来晾一会儿，把汗气、浊气散发掉，不应急于叠被。第一件事是先去厕所，能养成早晨大便更好。大便时忌用大力，排便时间不宜超过5分钟，时间过长，会加重痔静脉充血，使痔加重。第二件事是饮一杯温开水，经过一夜的睡眠，体内水分蒸发排泄，血液稠浓，身体处于"枯水期"，应及时补充水分，一杯温开水，分3次饮完。第三件事是晨练。结合自身情况，选择几种锻炼项目。老年人无论从事哪种锻炼，都要掌握运动量，以柔和轻松为度，不要累得心跳气喘。晨练时间不宜超过1小时。第四件事是早餐。早餐一定要吃好，1袋牛奶、1个鸡蛋，吃点主食，副食为新鲜蔬菜和豆制品。早餐后刷牙漱口，然后坐下来休息片刻。想想上午的活动内容。结合个人爱好可以做些动脑子的活动，如读书、看报、绘画、练书法、写作、记日记等脑力活动，以延缓大脑老化。且记住，老年人在用脑活动时，每隔半小时应起身活动肢体，举目远眺。10时以后，应做点体力活动，如喂鸡、浇花、家务劳动，天气好时可以到街上散步。总之，上午2小时脑力活动，2小时体力活动。

午餐对老年人也很重要。除了主食米、面以外，最好吃点土豆、洋葱、豆制品、海鲜、瘦肉和蛋类。新鲜蔬菜、水果不能少，一则可以锻炼牙齿，二则可以补充维生素。饭后刷牙或漱口。稍微坐一会儿开始午睡。午睡对老年人来说是不可缺少的休息方式，能睡着更好，即使睡不着也要躺下闭目养神。据说某地一位大学校长有午睡习惯，他曾作诗"有客敲门不起身，食饱须眠三十分，莫怪老师无礼貌，先见周公后见人"贴于卧室门前，以示访客。

下午应以体力活动为主。除家务劳动以外，可在街上散步、逛商店，了解一些市场信息。如果天气好，可到郊外走走，欣赏大自然的风光。

晚餐可吃点清淡食物，八分饱为宜。

晚饭后坐在电视机前，专心致志地看新闻联播和天气预报。体位要不时更换，手足应适当活动。视线不能老是盯在荧光屏上，可以不时看看室内景物，或者利用广告节目的间隙走到室外，仰望天空。晚9时应到室外作轻松散步。9时30分，热水头脸浴、足浴和坐浴。10时上床入睡。

饮食调养

相传，我国古代有一位何太守活到99岁高龄，当有人问他长寿秘诀时，他说："好吃的不多吃，不好吃的全不吃。"这句看似简单的话却含有一定的科学道理。

好吃的不多吃。对胃口的食物很容易贪吃过量。这在年轻人无所谓，但对老年人就不妥当了。由于老年人消化能力差，牙齿也不好，硬东西嚼不烂，消化酶分泌不足，多食会增加胃肠负担，影响健康。俗话说"少吃多滋味，多吃伤脾胃"，就是这个道理。

不好吃的全不吃。进食、消化和吸收都与情绪有关，当某种食物不对口味时，食欲会降低，勉强吃下去也难以消化。因而老年人吃饭时要特别注意食物的色、香、味，借以提高食欲。对不想吃的食物，不要强吃。

可是，怎样才算适量饮食呢？古人有个不太精确的标准，那就是"饱中饥、饥中饱"，也就是吃饱了，其实还能再吃一点，这种饱中饥的状态对老年人是比较合适的。所谓"饥中饱"就是说由于老年人能量储备少，饿的时间太长，容易造成低血糖。所以有人提倡老年人要少食多餐。

吃什么、怎样吃？这也是一个值得老年朋友注意的问题。一般来说，老年人的食谱与常人一样宜多不宜单。食物的品种越多，营养就越全面。老年人应注意以下几点：

(1) 忌粗硬黏腻食品，这类食品大多不易消化。如油炸食品，虽然味香可口，但不易消化。早上吃点油饼，中午就不想吃东西。老年

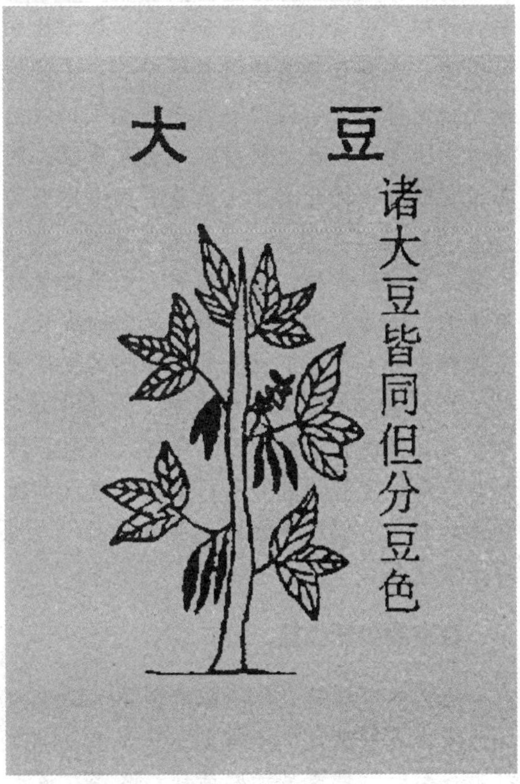

大豆图，选自《本草纲目》。豆制品为老年人夏季的健康食品

人味觉迟钝，糯米制品，如元宵、粽子柔软甜腻，也是老年人爱吃的食物，但这类食物不易消化，食后使人腹胀饱腻。所以，老人最好少吃，或配合其他食物掺和吃。坚硬的食物，如炒豆、花生米、笋干、蹄筋之类应少吃，或加工后使这种食物变得软烂再吃。

(2) 忌食品过冷过热。食物过冷，不仅牙齿受到冷刺激引起疼痛，食管、胃黏膜受冷刺激以后，毛细血管收缩，影响正常蠕动和消化液分泌。食物过烫则易损伤食管，经常吃过热食物，食管黏膜反复烫伤还容易引起癌变。河南省林州市为食管癌的高发区，据有关人士调查，那里的农民就经常爱吃热食。虽然烫食与食管癌是否有因果关系，专家们尚无定论，但老年人吃饭还是应以温食为宜。

(3) 忌暴饮暴食。我国明代敖英所著《东谷诤言》中说“多食的人有五患，一者大便数、二者小便数、三者饶睡眠、四者身重不堪修养、五者多患食不消化”。实际上，多食不仅只是以上的“五患”。平时吃得过饱，血液过多集中在胃肠，心脑等重要器官相对缺血，从而感到困乏无力，工作能力下降。对于老年体弱之人还容易诱发胆石症、胆囊炎、糖尿病、心绞痛。有关人士认为长期饱食还会使人未老先衰，不利于健康长寿。

(4) 忌狼吞虎咽。有些人吃饭很快，饭到口内不充分咀嚼就下咽，这不仅加重胃肠负担，还妨碍食物的消化吸收。牙齿是用来切咬食物的，食物在口腔里通过牙齿的咬碎、咀嚼，唾液大量分泌，使固体食物变成食糜，然后咽入胃内，就容易消化吸收。各种食物越是咀嚼得充分，越能扩大食物与肠黏膜的接触面积，消化液才能充分发挥作用。因而有人提倡，每口饭应反复咀嚼 30 次，使食物液化后再咽下。同时在咀嚼时，还能反射性地引起胃腺、胰腺的分泌，咀嚼的时间越长，食物越容易消化吸收，因此老年人要养成细嚼慢咽的习惯。

(5) 忌口和偏食。忌口对某些病人来说是非常必要的，如糖尿病病人忌糖，肝炎病人忌油腻食物，溃疡病病人忌辛辣食物等。但对健康人来说，忌口和偏食都是有害的，因为每种食物都有其独特的成分，食物的品种越多，营养越全面。老年人应该养成什么都吃、什么都不多吃的良好饮食习惯。

(6) 忌热补。夏季天气热，人消化功能减慢。若要进行夏补，不宜大量使用热性补品，补品宜清淡。鸭、瘦肉、瓜果、绿豆、薏苡仁等食物是暑天的补益佳品。鸭与冬瓜炖食能消暑滋阴；胡萝卜煮水加西瓜汁适量能治咽痛口干；绿豆汤有消暑解毒的功效。饮料中橙汁、西红柿汁、苹果汁、柠檬汁等能帮助消化，增强食欲，为暑天佳品。

饮食要少糖少盐

人们知道糖是人体新陈代谢不可缺少的物质。可是，一般人从食物中摄取的糖分已基本可以满足机体需要，就没有必再额外补充。有些老人在喝牛奶、冲藕粉、打鸡蛋茶时，总要另加些蔗糖、蜂蜜，认为一则好喝，二则还能产生热能，这种传统的饮食习惯对健康是很不利的。科学研究证明，食糖过多会造成人体内无机盐缺乏，容易诱发心脏病、糖尿病，直接导致肥胖，影响人的寿命。医学证明，人到 40

岁以后，代谢水平逐年降低，促进糖代谢的胰岛素及体内各器官组织对糖的利用都减少，中老年人食糖过多，吸收后机体消耗不完就以脂肪形式储存起来，进而引起一系列的生物学变化，造成铬元素缺乏，铬缺乏会造成胆固醇含量增高，加快血管老化。持续的高血糖状态还能影响下一代，引起后代人患糖尿病的机会增多。因此，专家们告诫人们，所有血亲中有患糖尿病或心脏病的人，都要少吃糖，老年人也不例外。

盐分海盐、岩盐两种，纯净的盐含氯为60.66%，含钠39.34%。所以盐又叫氯化钠。食盐能刺激味觉，促进食欲。因此，人们总爱吃咸味食物，淡而无味的食物人们是不感兴趣的。氯化钠进入人体后，参与新陈代谢，最后通过尿、汗、粪便排出体外，尽管每天都在不断地吸收、排泄，而氯化钠在体内的含量，始终维持在一个动态平衡的状态，即体液中含氯化钠0.6%左右。人每天对盐的生理需要量约3~5克。如果食盐过多，体内的钠也多。钠具有很强的吸水能力，一个钠离子要吸引5个水分子，钠多，体内的水也多，血容量就大，血压就会升高。所以老年人每日的食盐量应控制在5克以下。

多喝酸牛奶

酸牛奶俗称酸奶，是以新鲜全脂牛奶经乳酸菌发酵制成的乳制品。乳酸菌在牛奶中生长繁殖时，将奶中的乳糖分解成乳酸。乳酸可使肠道内由中性或碱性环境变为酸性环境从而抑制腐败菌的生长。每天喝一杯酸牛奶，使肠道变为酸性环境，不利于腐败菌的生长，使人体免受或减轻毒素的危害。酸牛奶能刺激胃酸分泌，增强消化功能，促进新陈代谢。酸牛奶中含有丰富的钙，在乳酸作用下生成乳酸钙，被人体吸收。酸牛奶能降低血液中的胆固醇，对血压有双向调节作用。所以，老年人应该养成喝酸奶的习惯。

新鲜酸牛奶呈凝固状，酸甜可口，在常温下放置过久，乳糖被过度分解，酸味增强，甜味减弱，影响口感。所以酸牛奶最好在当天饮用。酸牛奶的乳酸菌系活菌，可直接饮用，或略微加温，但不要煮沸，以免破坏乳酸菌的活性。饮用后应立即刷牙或漱口，清除口腔中残留的酸性物质，以免腐蚀牙齿。

及时排废

生命过程就是新陈代谢的过程。旧的东西死去，新的物质再生。在这一过程中，需要吸收氧气和养料。所以氧气和养料是新陈代谢的物质基础。这些物质进入人体以后，有用的东西被吸收利用，无用的废料排出体外，这就是物质代谢。下面来谈谈怎样及时、彻底地清除体内的废弃物。

○清除肠道的废弃物

人每天都要吃饭，吃进去的食物经消化器官消化后，其中各种营养素，被人体吸收利用，食物的残渣形成粪便排除体外。粪便中含有大量的毒素和细菌，如不及时清除，被人体重复吸收，会使血液混浊，导致头痛、乏力或失眠。所以每天应定时大便，为使大便通畅，应多吃含粗纤维的蔬菜和水果，以利大便的排泄。每周应有一天时间定为“水果日”，即这一天少吃主食，多吃蔬菜和水果。这些食物，含有丰富的维生素和不被消化的粗纤维，粗纤维像刷子一样，通过肠道时，能把肠壁里的污垢清除出去，使肠道彻底净化。

〇清除组织间的废弃物

细胞是生命的最小单位。血液运送的氧和养料被细胞吸收以后也会产生一定的废料，这些废料随尿液和汗液排出体外。一个60公斤的成年人，每天要从组织细胞中产生20克左右的废弃物。如果泌尿系统出了毛病，组织间的废料不能及时清除，人就会中毒，轻则感觉不适，重则危及生命。所以每天应多饮开水，特别是早上，经过一夜的排出和蒸发，正是体内的缺水期，所以应喝一杯开水，排排尿液，体内像机器一样得以冲洗净化。每周最好出几次汗，使废弃物部分从“短路”排出。人们出汗后感觉全身轻松，就是这个道理。

〇清除呼吸器官中的废弃物

呼吸系统是由为人体提供氧气的器官构成的。人需要不断的吸入氧气，呼出二氧化碳，这就是吐故纳新。人肺有7.5亿多个肺泡，平时只有1/3肺泡参加活动，其他肺泡则处于休眠状态，里面积存的“死腔气”呼不出来，新鲜空气就吸不进去。特别是不参加活动的人或有慢性肺气肿的老年人，“死腔气”积存得更多，时间长了，形成慢性缺氧状态，人就会感到头昏脑涨、注意力不集中。所以，不管患病的，还是健康老人，每天应到空气新鲜处做几次深呼吸，或用力突然咳嗽几声，使肺脏深部的死腔气尽量排出来，使更多的新鲜空气进入肺内。有肺结核病、疝气、严重高血压、冠心病患者，咳嗽时不要用力过猛。

总之，只要保持每天定时大便，小便通畅，一天做几十次深呼吸，就能够使体内废弃物排除干净，使生理功能正常运转。

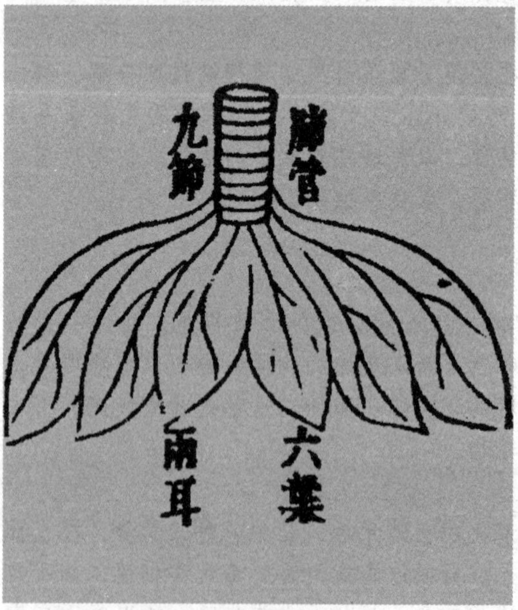

明代张介宾《类经图翼》脏腑图中的肺脏图

消暑四忌

酷暑盛夏，由于气温高，体温发散困难，使人感到燥热难耐，这时恨不得一下子跳入冷水里，驱散体内的燥热。事实上，现在已经有许多防暑降温的办法，把人们带入一个凉爽的世界。然而在高温天气，酷热使人因急于降温，造成冷热碰撞，引起生理功能紊乱，导致一系列的不良后果。特别是老年人，体温调节能力下降，更不能过快过猛地降温。下面介绍一些消暑知识。

〇忌猛喝冷饮

夏季市场上冷饮种类繁多，一

杯冰水下肚，顿感凉爽宜人。如果一次猛喝大量的冷饮，胃黏膜血管急剧收缩，消化液分泌受阻，不仅影响消化，还会造成胃部痉挛而腹痛。所以喝冷饮时应小口慢饮，在口里多含一会儿再往下咽，降低口腔黏膜的温度，更有利于驱除燥热。

〇忌猛冲冷水澡

天热时，人体为了加快散热，皮下血管扩张，血流加快。这时，如果骤然冲冷水澡，皮下血管来不及收缩，热能急剧散失，引起着凉，降低机体抵抗力，容易使原有慢性病复发。这时最好用温水擦身，或者待汗干以后再用冷水洗浴。

〇忌猛吹电扇

天气高温打开电扇，清风拂面而来，顿觉浑身凉爽。但是，发热的身体突然接受电扇吹风，被吹部位由于突然降温，毛细血管急剧收缩，外周阻力加大，血压升高。体表温度散失过快，体温调节跟不上，呼吸道黏膜供血不足，易引起上呼吸道感染。所以老人出汗时不要猛吹电扇。

〇忌突然进入空调房间

有空调的房间，总是门窗关闭，室内温度低，突然进入，顿时感到凉爽。但由于体表血管收缩，血压升高，加重心脏负担，所以老年人最好不要使用空调，即使使用，室内外温差不要过大，以免机体调节困难，发生不良反应。

防血脂高与动脉硬化

高血脂，随着生活水平和饮食结构的变化，成了有普遍趋势的一种症状。生理学测试，老年人的血黏度随着季节而变化。秋春两季血黏度比较稳定，冬季血黏度最低，夏季的血黏度最高。

血黏度增高时，血液流动缓慢，机体组织获得的氧和营养物质相对减少。当血黏度达到一定程度时，血液会发生凝固，即出现血液凝集块，造成细微血管栓塞，从而引起缺血性心脑血管疾病。心肌缺血、脑血管栓塞、心肌梗死等疾病，都与血黏度增高有关。这类疾病容易在夏季发生，特别是6～8月是这类疾病的发病高峰。

夏季血黏度增高的原因很多，主要是气候炎热，出汗多，身体水分蒸发快，血液变得黏稠。所以，老年人在夏天应注意补充水分，早、中、晚各饮一杯淡茶水或白开水。对于心脑血管病人，除饮水外，还要服用降低血黏度的药物。少吃动物脂肪类食物，这样才能使血黏度维持正常，防止发生缺血性血管疾病。

老年人的动脉硬化可以带来很多病症。如冠心病、脑血管病、高血压、头痛、头晕、耳鸣、耳聋、失眠、记忆力减退等，都与动脉硬化有着千丝万缕的内在联系。首先我们了解一下动脉硬化是怎样形成的？动脉一般分3层，即内膜、肌层、外膜。因为肌层能收缩、扩张，所以动脉能粗能细，富有弹性。天气热时，颜面潮红，天气冷时，面色苍白，这就是动脉血管扩张、收缩的结果。动脉血管内壁非常平滑，血液在血管内流动畅通无阻，但随着年龄的增大，脂肪代谢紊乱，加上不良的饮食习惯和生活方式，使血液中的脂类物质逐渐增多，血液变得黏稠，当脂类物质增多到一定程度，便会沉积在血管内壁，在显微镜下可见到像米粥样斑块，所以医学上称之为动脉粥样硬化。如果粥样斑块脱落，血管将会被堵塞。这就使所供应的组织器官得不到血液供应而坏死，丧失生理功能。可见，引起动脉粥样硬化的重要原因是高脂血症。高脂血症是怎样引起的呢？一般说，吃油腻食物多是一个原因，但有的人不吃腥荤也照样会血脂高。所以血脂高的病因到现在还不十分清楚，不过和以下因素有一定联系：

（1）肥胖。脂肪在体内堆积，血脂会增高。

（2）精神紧张。长期的精神紧张，可使体内皮质激素增多，从而影响脂肪代谢。

（3）吸烟。长期大量吸烟，会促使肾上腺释放儿茶酚胺，这种物质能增加血小板的黏滞度和使血脂的浓度升高。

另外，高血压、糖尿病、肾病、肝病都是继发性血脂增高的原因。所以，要预防高脂血症与动脉硬化，必须从以下方面入手：

（1）控制高脂肪食品的摄入，多吃一些蔬菜、水果和豆制品，减少肠道对胆固醇的吸收。

（2）要限制体重，一个人的标准体重应与身高成比例，成年人的标准体重应为：身高（厘米）减去100，余数变为公斤数，便是人的体重。如一个人的身高为170厘米，他的体重为70公斤。超过标准体重10%，即为超重，超过20%为肥胖，超过30%为过胖。体重过重不仅增加心脏负担，还容易导致血压升高，血脂增高。

（3）多参加运动，运动需要消耗能热，而热能的来源就是血中的糖和脂肪以及蛋白质。所以经常运动，脂肪就不容易堆积。有人观察，每天早晚各快走15～30分钟，血脂代谢就会保持平衡。

（4）戒除酒、烟嗜好，避免情绪过度紧张，这样，有助于血脂平衡。如血脂仍然降不下来，可以在医生的指导下服降脂药。

防中暑

在高温环境下，老年人由于体温调节能力不强，过多的热能聚积体内，使体温升高，人会出现头痛、脉搏快、大汗淋漓，如不及时治疗，可出现晕倒昏迷，这就是中暑。按病情分为中暑前兆、轻度中暑、重度中暑3种。

〇中暑前兆

主要表现为疲劳、头痛、口渴、多汗，这时体温已开始略有升高，脉搏加快，如能及时到阴凉处休息，加快机体散热，病情可停止发展。

〇轻度中暑

当热能在体内聚积，体温上升到38℃时，脉搏、呼吸进一步加快，头痛、头晕、胸闷、口渴、恶心、烦躁、虚弱，如不及时抢救，病情进一步发展造成重度中暑。

〇重度中暑

出现中枢神经系统症状，如意识不清、烦躁不安、昏睡、昏迷，体温可升高到40℃以上，面色潮红，皮肤灼热。有的还出现腹泻、呕吐。数小时后甚至引起心力衰竭而危及生命。

对中暑病人应立即将其抬到阴凉处，冷水擦拭，使体内积聚的热能迅速发散，保持病人安静，让病人服一些仁丹、十滴水或含盐饮料，严重的病人要送医院抢救。

中暑后关键是就地抢救，就地抢救要掌握五字诀：

移：迅速将病人移至阴凉通风处，同时垫高头部，解开衣带和领扣，以利呼吸和散热。

敷：用冷水毛巾敷头部、腋窝、大腿根部等大动脉经过的地方。

促：将病人置于冷水中，并按摩四肢皮肤，使皮肤血管扩张，加速血液循环，促进散热。

浸：将病人躯体呈45°浸在冷水中，以浸没乳头为宜。老年人、体弱者和心血管病者不能耐受过低的水温，应慎用。

擦：四个人同时用毛巾擦浸在水中的患者身体表面，把皮肤擦红，一般擦15～30分钟，即可将病人的体温降到37℃～38℃，大脑未受严重损害者多能迅速清醒。

科学锻炼

○正确把握运动量

“生命在于运动”已逐渐被更多人所接受。夏天的早晨，街头巷尾、滨河公园到处都有晨练的人群。跑步、打拳、做操、习武，锻炼形式多种多样。那么，老年人怎样参加锻炼呢？人到老年，不能与年轻人比，应选择比较平和的运动项目，如散步、练太极拳等，锻炼形式并不重要，关键是掌握运动量，运动量过小，收效甚微，运动量过大，摧残身体。怎样掌握运动量呢。实际点讲，严格地说，老年人参加运动，应由医生开列运动处方。这对多数人来说还不习惯，只要掌握循序渐进的原则，都能够达到健身目的。因为人的体能是一点点慢慢开发的，运动生理学上有句术语，叫“超量恢复”，假若体内潜能是100，今天锻炼时消耗101，明天经过生理调整，就能恢复到101，这样随着锻炼强度的不断增加，体能也呈阶梯状上升。

如果运动量过小，体能就停留在原有的水平上很难提高。过去有个人想练武术，去请教一位拳师，拳师说，先别忙练拳，待体质提高以后再学拳术。他问，怎样提高体质呢？拳师说，我送给你一头牛犊，好好饲养，但每天必须把牛犊举起3次，一天都不能停，一年后再把牛牵来。他回去照办，牛犊一天天长大，他的体质也一天天增强，最后300斤重的大牛他也能举过头顶。

老年人锻炼当然不是为了增长力量，但从事任何运动都要循序渐进，长期坚持，运动后只要第二天感觉良好，就证明运动量合适。倘若疲劳不能恢复，则说明运动量过大。还有个测试运动量是否合适的办法就是测晨脉。早上醒来，先数自己的脉搏数，运动后第二天早上再数，如脉搏不增，证明运动量适当，如脉搏数较前一天增加，说明运动量过大，再锻炼时可适当减少运动量。还有一个测试的方法就是年龄加心率等于170。比如60岁的人，运动到每分钟心跳110次，加起来是170，这样的运动叫优良代谢。

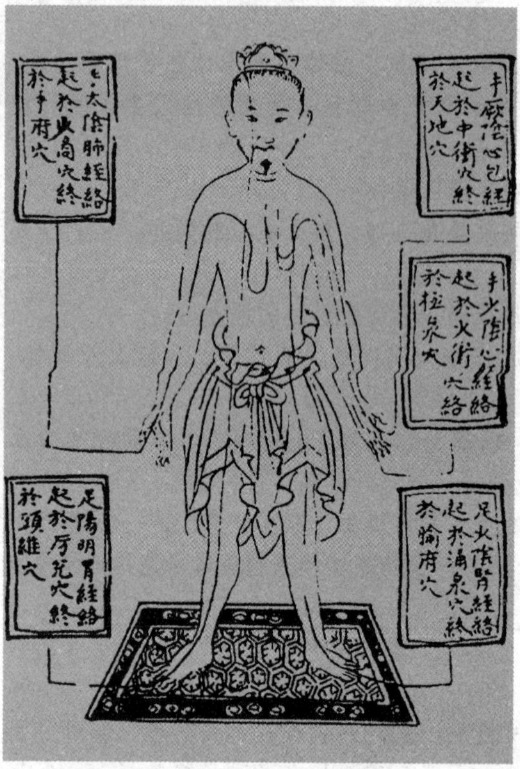

明抄本《普济方》中的铜人正图，图中标注了人体的经脉及穴位

总之，老年人锻炼首先要注意安全，其次要讲究效果。心肺功能不好的老人，参加锻炼时最好在医生指导监护下进行，以免发生意外。

〇运用健身球强体健身

健身球在我国已有500年的历史，健身球的种类有石球、玉球、金属球。按球的大小有3种型号，可根据手的大小，选择合适的型号。

健身球锻炼是通过掌指合作，正确地运用指力、腕力、臂力使球体在掌指间滚动。练健身球也和练太极拳一样，心气保持平静，摒除杂念，呼吸均匀自然，姿势不限。五指协调一致，配合默契，使球在手心中有规律地运动。根据中医经络学说，十二经脉内属脏腑，外络于肢节，指节末端都有经络起止点。练球时，必须使五指末节有节奏地接触球面，连续锻炼半小时以上。感到手掌发热为止。这说明穴位的感应传导已波及全身，气血运行通畅，阴阳协调一致了。这就达到舒筋活络、平衡大脑、濡筋骨、利关节，促进新陈代谢的目的了。俗话说“十指连心”，这个心不是指心脏，而是指大脑。人的大脑与十指相连的神经所占的面积是很大的，经常刺激这部分末梢神经，大脑可得到良性刺激，可延缓大脑老化，预防老年性痴呆，同时对高血压、失眠、颈椎病、肩周炎、上肢的功能障碍都有一定的治疗作用。

初锻炼时，先用小号球，练过一阵后可改用大号球或增加球的重量。每次练球由半小时延至2小时，早晚各一次。练时应两手交替，避免单手疲劳。每次练后应洗手，并把球洗净拭干，妥为存放。

夏季七不宜

睡觉地点不宜太凉

人睡着以后身体的各部分活动会减慢下来，血液循环的速度也变慢了，体温也比醒的时候低，而且身体对冷热也不如醒的时候敏感，同时夜晚气温较低，所以睡觉贪凉很容易引起感冒、肠炎等疾病。这就要适宜把握不要着凉。

满身汗水时不宜冷水冲洗

人们在户外活动后，为尽快消汗除热，往往喜欢冲冷水浴来“快速冷却”。这样身体骤然冲冷水，会使开放的汗毛孔立即收缩，使汗毛孔关闭，使热量不能散发而滞留体内，引起高烧，还会因脑部毛细血管迅速收缩而引起供血不足，使人头晕目眩，重者还可引起休克，而且可使人体抵抗力降低，感冒“乘凉而入”。

午睡时间不宜过长

午睡时间过久，大脑中枢神经会加深抑制，促使脑细胞毛细血管关闭时间过长，使大脑的血流量相对减少。有时睡得时间越长，越是感到疲倦，不利于醒后很快进入工作状态，甚至醒后有不舒服的感觉。因此，午睡时间不宜过长，以半小时至一小时左右为宜。

不宜戴过深或过浅的太阳镜

太阳镜能避免紫外线对眼睛的损害，但如果镜片颜色过深，会因视物不清而影响视力；如果镜片颜色过浅，紫外线仍可透过镜片损害视力。因此，夏季选择太阳镜应允许5%～30%之间的光线穿过绿色的镜片，不但可以抵御紫外线，而且视觉清晰度最佳，透视外界物体颜色变化也最小。

不宜穿深色外衣

在直射的阳光下面最好身着浅颜色的服装和戴遮阳帽，贴身内衣应选择吸汗性能好的纯棉布及其他天然纤维。深色衣服吸热，不利于人体散热。

不宜在强光下过久暴晒

日晒伤，又称日光性皮炎。一般在较强日光下晒数小时后，在人体露出部位皮肤上出现弥漫性潮红、红斑、鲜红色，较重者还伴有水肿，红斑渐变为暗红色或红褐色，落屑，逐渐消退，便遗留褐色色素沉着。严重者除红斑，还可发生水疱，如发烧、畏寒、头痛、乏力和全身不适，出现上述症状，应尽早去医院对症诊治。

预防日光性皮炎，要经常参加户外锻炼，使肤色逐渐加深，以增加皮肤对日光的耐受能力。对日光感受较强的人，应避免日光暴晒。另外遇到强烈日光外出时，一定要戴上遮阳帽。

不宜随便游泳

夏天，进行游泳锻炼是一项很好的健身运动。游泳时运动量大，活动全身关节，增加肌肉力量，血脉流畅，心肺功能得以增强。加之水对皮肤、脉络是一种“按摩”作用，坚持日久，则肌强肤健，身体素质可以得到全面的提高。

但游泳要注意以下安全：

(1) 要做好游泳前的准备活动。在下水以前，要活动一下身子，使全身肌肉、关节、韧带有充分的准备，然后，再用水擦洗脸部及胸部，使身体逐渐适应水温。这样，可以防止游泳中发生抽筋、肌肉受伤和感冒。

（2）饭前、饭后都要避免立即游泳。由于饭前腹中空虚，血糖低，不能耐受游泳时的体力消耗；饱餐以后立即游泳，血液进入运动的肌肉，消化道的血液减少了，这样会影响消化、吸收。有时饱餐后的胃，突然受冷水的刺激而痉挛，引起胃痛。

（3）劳动或运动之后，不宜立即下水游泳。因为此时体表温度还没有恢复正常，如立即下水，遇到冷水的刺激，容易引起肌肉抽搐，还易引起感冒。

（4）注意保护好耳朵。游泳前要采取措施，不要让耳朵进水。游泳以后，耳内灌水，可用灌水侧单脚跳动，头偏向灌水侧。

（5）一次游泳时间不宜过长。最好每游半小时，上岸休息片刻，总共不要超过1~2小时，以免身体过度疲劳。

（6）如到江河中游泳，要事先了解水的深浅，水下有否障碍物，不要盲目下水，更不要在不了解水下情况时去跳水。

二、立夏养生

民间风俗

立夏时节斗指东南。太阳黄经为45度。时值公历5月5日前后。“夏”原意为“大”的意思。自然万物至此皆已长大，故名立夏。中国人的习惯上将立夏作为夏季的开始。此时气温明显升高，炎暑降临，雷雨增多，农作物进入旺盛的生长期，这是一个对农作物生长的重要节气。立夏后，我国大部分地区平均气温可达18℃左右，最高气温可达35℃以上。七十二候中立夏三候为：“一候蝼蝈鸣，二候蚯蚓出，三候王瓜生。”即是说这一节气中首先可听到（即蝼蛄）蛄在田间的鸣叫声（一说是蛙声），接着大地上便可看到蚯蚓掘土，然后王瓜的蔓藤开始快速攀爬生长。农谚说：“立夏不下，犁耙高挂。”“立夏无雨，碓头无米。”“立夏东风少病遭，时逢有雨果成多。”说明这一节气中农作物正在迅速生长，如果无雨造成旱灾，则对收成不利。

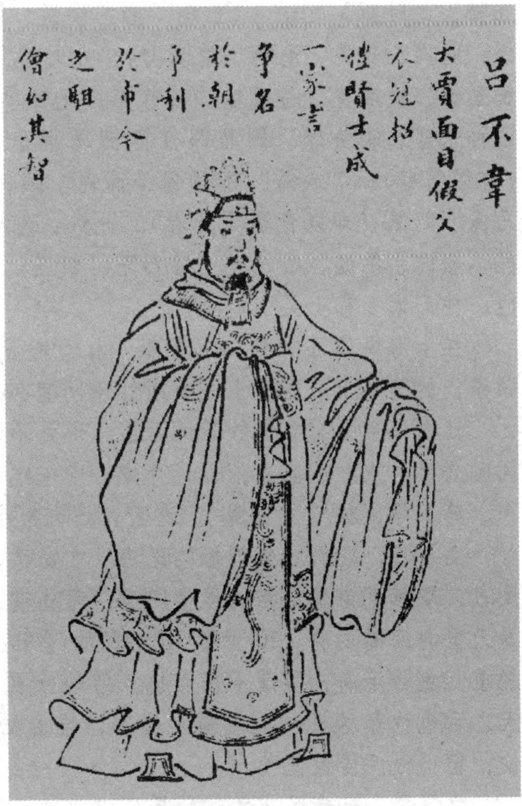

吕不韦像。吕不韦是战国末期政治家，撰有《吕氏春秋》，其中记载了古时人们仲夏的活动

迎夏与迎春一样，是一项古老的民俗活动。古代，立夏前三日太史竭告天子某日为立夏日，立夏时皇帝要率三公九卿大夫，到南郊七里之处迎夏。在这天还有尝新的活动。天子尝新按《吕氏春秋》记载是仲夏的活动。但这项活动流传到民间后，由于江南气候温暖，许多春天播种的作物，早熟者到立夏已可以收成，于是立夏迎夏的活动在民间演变成亲朋好友们聚在一起，一面品尝夏日时食，一面迎接夏天来临的活动。最普遍的尝新是青梅、

稷麦与樱桃，所以又称为“尝三新”。尝三新前也必祭祀诸神及祖先。

另一种形式是“七家粥”与“七家茶”。七家粥是汇集了左邻右舍各家的米，再加上各色豆子及红糖，煮成一大锅粥，由大家来分食。七家茶则是各家带了自己新烘焙好的茶叶，混合后烹煮或泡成一大壶茶，再由大家欢聚一堂共饮。这些粥或茶并不见得是多么可口的食物，但这些仪式，却可以说是过去民间社会中重要的交谊活动。

我国杭州物产丰富，在立夏日较为讲究。每逢立夏，家家各烹新茶，并配以各色细果，馈送亲友毗邻，叫做“七家茶”。还在茶杯内放两颗“青果”即橄榄或金橘，表示吉祥如意的意思。杭州习俗，立夏日还有食乌米饭和乌饭糕的风俗。乌米饭取乌饭叶子（又名精青叶）挤汁浸糯米蒸饭而成。据说，立夏吃乌米饭，不会疰夏，能祛风败毒，蚊子不敢叮咬。杭人又有立夏食“野夏饭”之俗。这日，儿童少年成群结队，向邻里各家乞取米、肉。地上的蚕豆、竹笋任其采掘，然后到野地里去用石头支起锅灶，自烧自吃，称为吃“野夏饭”或“立夏饭”。这种风俗就是自比乞丐，以为可以避灾祸。吃完立夏饭，大人拿来箩筐、大秤，给孩子们称体重，看比去年重了多少。这日，杭人还必备十二种食品，有歌曰：“夏饼江鱼乌饭糕，酸梅蚕豆与樱桃，腊肉烧鹅咸鸭蛋，螺蛳苋菜酒酿糟。”杭俗还有立夏日吃“三烧、五腊、九时新”之说。“三烧”者，烧饼、烧鹅、烧酒（甜酒酿）。“五腊”者，黄鱼、腊肉、盐蛋、海蛳、清明狗。“九时新”者，樱桃、梅子、鲥鱼、蚕豆、苋菜、黄豆笋、玫瑰花、乌饭糕、莴苣笋。此日也有“五郎八保上吴山”之谚。“五郎”谓打米郎、剃头郎、倒马郎（即倒马桶出粪者）、皮郎（典当中之小郎）、箍郎（打锡箍者）；“八保”即酒保、面保、茶保、饭保、地保、相像保（即阴阳生）、马保、奶保（即以育婴为业者）。此外，还有十三匠（即木匠、泥水匠、石匠、铁匠、船匠、佛匠、雕花匠、搭彩匠、银匠、铜匠、锯匠、篾匠、锡匠），这日也休假，他们大多都上吴山游玩。

在上海风俗习惯中，立夏日，由于是蛋类食品正旺季，所以立夏日总要吃蛋，孩子们的脖子上总要挂上一个用红色网套套着的蛋。

江西一带也有立夏饮茶的习俗，说是不饮立夏茶，会一夏苦难熬。浙江立夏民间时兴早晨吃红枣糯米粥、茶叶蛋，中午吃羹，在米粉糊中掺以豆腐干、蒜苗、猪肉、笋丁等，称“立夏羹”。这天，还有给小牛穿鼻的习俗。

立夏日，还有忌坐门槛的说法。在安徽，道光十年《太湖县志》中记载：“立夏日，取笋苋为羹，相戒毋坐门槛，毋昼寝，谓愁夏多倦病也。”说是这天坐门槛，夏天里会疲倦多病。20世纪30年代的《宁国县志》中记载：“立夏，以秤秤人体轻重，免除疾病，所谓不怯夏也。俗传立夏坐门槛，则一年精神不振。”立夏这一天，古也称春尽日，一般骚人墨客，惜春心事难免多情，春愁付诸诗词，邀朋聚饮，留下很多传世佳作。

立夏日，云南民俗关注的是厌祟避蛇。清乾隆元年《云南通志》载，四月立夏之日，“插皂荚枝、红花于户，以厌祟；围灰墙脚以避蛇。”值四月而言避蛇，与十二生肖巳属蛇有关联，地支纪月，三月为辰，四月为巳。立夏厌祟，门上插皂荚树枝和红花，含有黑（水）、红（火）既济之义。按照古代五行说，黑为水，红为火。这是希望通过两者相互制约，达到一种平衡。同时，古人不仅日常用皂荚去污，还以皂荚入药，认为它具有杀虫功能。将它当做厌祟之物，也着眼于除秽驱邪。旧时五月有门悬皂荚风俗，皂荚状若刀形，称为“悬刀”，相传可以吓跑鬼怪。清光绪年间云南《腾越州志》也说：“立夏日，插皂角枝、红花于户以厌胜，围灰墙脚以避蛇。”清代《浪穹县略志》记云南大理一带风俗：“立夏，插白杨于门，以灰洒房屋周围，名曰‘灰城’，以避虺毒。”与其他地区有所不同的是，门前插白杨。

清光绪八年《嘉定县志》：“夏至日，称人，云不疰夏，戒坐户槛。”疰夏，可理解为暑期综合征。清代《浪迹续谈》：“杭人谓自立夏多疾者为疰夏”。其实立夏日的种种习俗大部分与预防疰夏有关。夏季天气热，有些人不能适应气候，吃不好，睡不好，一到暑季人就瘦下来，南方称此为疰夏，北方有“苦夏”或“枯夏”的说法。由此可见，如何过好夏天，我国古人很早便极为重视。

生活起居

立夏、小满在农历四月中，称之为孟夏（夏之初），此时天气逐渐变暖，野生植物繁盛。中医认为此时人体的心脏机能处于旺盛时期。根据顺应四时的养生法则，古人认为，在整个夏季的养生中要注重对心脏的特别养护。《医学源流论》上说：“心为一身之主，脏腑百骸皆听命于心，故为君主。心藏神，故为神明之用。”在中医文献中对心解释为血肉之心和神明之心。血肉之心即指实质性的心脏；神明心，是指接受和反映外界事物，进行意识、思维、情志等活动的功能。《医学入门》上说：“血肉之心形如未开莲花，居肺下肝上是也。神明之心……主宰万事万物，虚灵不昧是也。”

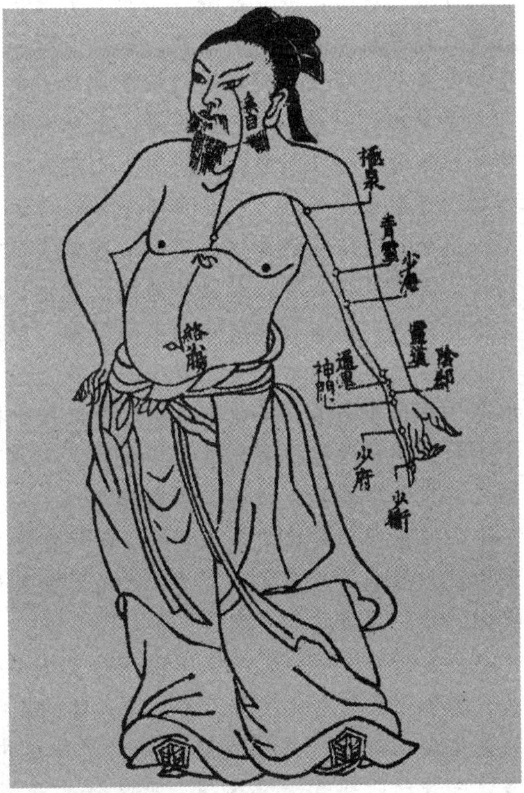

夏季心脏机能旺盛，是心脏疾病高发期，因此应注意心脏的保健。图为《十四经发挥》图中的手少阴心经之图

心主神志，既是心主神明，有称心藏神。所谓的神，中医学对其

有广义和狭义之分。广义的神，是指整个人体生命活动的外在表现，它涵盖了人体的形象、面色、眼神、言语、应答、肢体活动的姿态等；而狭义的神，即心所主之神志，多指人的精神、意识、思维活动等。神的形成在藏象学中认为，精气是构成人体和维持机体生命活动的物质基础，也是产生神的物质基础。神由先天之精气所化生，胚胎形成之即，生命之神也就产生了。在人体生长发育过程中，神依赖于后天水谷精气的充养，正如《灵枢·平人绝谷》中所说："神者，水谷之精气也。"心主神志得生理功能也包含了两个方面：一、在正常情况下，神明之心接受和反映客观外界事物，进行精神、意识、思维活动；二、神明之心为人体生命活动的主宰，在脏腑之中居于首要地位，五脏六腑皆在心的统一指挥之下，才能进行统一协调的正常活动。

心的生理特性表现出：其一，心为阳脏而主阳气。也就是说心为阳中之太阳，心的阳气能推动血液循环，维持人的生命活动，使之生机不息，故喻之为人身之"日"。《医学实在易》称："盖人与天地相合，天有日，人亦有日，君父之阳，日也。"心脏的阳热之气，不但维持了本身的生理功能，而且对全身有温养作用。"心为火脏，烛照万物"故凡脾胃之腐熟运化，审阳之温煦蒸腾，以及全身的水液代谢、汗液的调节，等等，都与心阳的重要作用分不开。其二，心与夏气相通应。即人与自然界是一个统一的整体，自然界的四时阴阳消长变化，与人体五脏功能活动是相互关联、相互通应的。心通于夏气，是说心阳在夏季最为旺盛，功能最强。

孟夏之时，老年人气血易滞，血脉易阻，每天清晨可吃少许葱头，喝少量酒，使气血流通，心脉无阻，便能防止心病发生。并且情宜开怀，安闲自乐，切忌暴喜伤心。还要谨防外感，一旦患病不可轻易运用发汗之剂，以免汗多伤心。

人的汗液与人的身体健康有着密切关系，人的体温是通过汗的排泄来调整的。同时，汗还同尿一样，起着排泄体内废物、调节体液的作用。此外，汗能使皮肤表面保持酸性，能有效地防止细菌的侵袭，起着"屏障"作用。夏季气温高，人体容易出汗，其实汗液本身是无臭味的，就是汗液长时间滞留在皮肤和衣服上，由于发酵变质才产生臭味。因此出汗后要及时揩干换衣。尤其是婴儿和脚气病患者，汗是个大敌，不及时揩掉易患湿疹或斑疹，对婴儿要及时把汗擦干，抹上一些爽身粉。脚气病患者可在脚趾间塞入点脱脂棉球，保持通风干燥，可有效防止脚气病发作。一个人不出汗，对健康是不利的。每天在室外活动一下，出点汗然后洗个澡，这样便能使你顺利健康地度过炎夏。只不过如果运动量太大，出汗过多，造成身体新陈代谢过快，对身体的健康则有害。

立夏时节，雨少风多，气候干燥，人体的水分容易通过出汗、呼吸而大量丢失，再加上天气变化反复无常，使人体的新陈代谢不能保持平衡和稳定，导致生理机能失调而致使人体的大脑（尤其是体温中枢）指挥失灵而引起"上火"症候。具体表现为：咽喉干燥疼痛、眼睛红赤干涩、鼻腔热烘火辣、嘴唇干裂、食欲不振、大便干燥、小便发黄等。要防止"上火"，人的生活应当有规律，注意劳逸结合，适当休息，切忌连续"作战"娱乐到午夜。多吃蔬菜、水果，忌吃辛辣食物。多饮水或喝清热饮料，促进体内"致热物质"从尿、汗中排泄，达到清火排毒的目的。必要时可在医生指导下服用牛黄上清丸、三黄片、青果丸等清火药物。对清火药的使用上要慎重，绝不能见了清火药就吃，这个不管用吃那个，那样会吃出病来，因此务必遵照医生辩证施治，对症下药。

由于夏令天气炎热，夜短昼长，晚间睡眠不足，人体经过一个上午的劳动和工作，体力和精力消耗较大。所以午睡对保障身体健康、减少某些疾病的发生也起着关键的作用。有研究资料表明，午睡可预防冠心病，对预防心肌梗死也有积极作用。一般来说睡一个小时为宜。因为睡眠的过程分为浅睡和深睡两个阶段。浅睡阶段一般为40~70分钟。随着睡眠的加深，人就会进入沉睡阶段。如果午睡时间过长，在深睡阶段时，脑部血量减少，呼吸频率减缓，体内的各种代谢活动也相对减弱。这时，一旦醒来就急忙起床去工作或学习，脑部供血量不足，就会出现短暂的功能性紊乱，使人感到头昏脑涨。因此睡醒后要再稍微躺10分钟才起床为宜。一些人午睡采用坐姿，即趴在工作台上或讲课桌上，是不利于消除疲劳的。因为人体处于睡眠状态时，全身肌肉松弛，血液循环减慢，头部供血减少，人醒来后，会出现头昏脑涨、耳鸣、腿软、视线模糊、面色苍白等大脑缺血、缺氧症状，伏在桌上休息，使眼球受压，眼压增高，易诱发眼疾。为了保证午睡质量，午餐时不宜饮酒、喝咖啡、浓茶，以免兴奋而难以入睡，并且不宜餐后倒头便睡，应活动10分钟才上床。午睡应采取平卧姿势，才能有益于身心健康。

夏日午睡虽然很重要，但却不是对所有人都有益处。联邦德国医学家经研究发现：有些人因身体状况与健康人的差异不适宜午睡。如患有低血压疾病的人以及血液循环系统有障碍，特别是由于脑血管硬化变窄而经常出现头晕的人不适宜午睡。因为午饭后血液汇集到胃部较多，脑部血流较少，相对缺血缺氧。以上两种人因低血压和循环障碍对脑部血流多少，缺乏像健康人一样的调适能力。因此，若饭后就午睡，全身血液循环缓慢，脑部就会因血液汇集到胃部而相对缺血缺氧，结果睡醒后头昏脑涨，根本没起到休息的作用。若不午睡而保持日常活动，就可以通过周身迅速的血液循环将四肢等其他部位的血液“调集”到脑部，弥补脑部缺血。还有年龄在65岁以上的老人也不宜午睡。因为年龄较大的老人往往发生了动脉硬化，而饭后由于营养的吸收，血液黏滞度较高，若再午睡，血流缓慢，这些“有利”因素就给中风的发生提供了条件。体重超过标准20%的肥胖人也不宜午睡。因为饭后午睡正是脂肪储存的好时机，而饭后适量活动，就可以避免继续肥胖。所以这种人尽管通过午睡可以恢复体力，但体重的一天天增加却使身体后患无穷。

夏天到来以前对居室的布置也不能忽视。首先要全面打扫一下居室，该收的东西（如棉絮、棉衣等）要全部收入厨内，有条件的话，要调整好影响室内通风的家具，以保持室内有足够的自然风。其次要在室内在采取必要的遮阳措施，设法减少或避免一些热源和光照；窗子应挂上浅色窗帘，最好是在窗户的玻璃上贴一层白纸（或蜡纸）以求凉爽。并且由于白天室外温度高，因此，如果太阳光强的话，可以从上午9点至下午6点把门窗关好，并拉上浅色窗帘，使室内的空气得到流动，从而降低室内的温度。还有就是居室要加强消毒。由于此时病菌繁殖很快，造成痢疾、伤寒、霍乱等肠道传染病增多和流行，所以居室要经常用适量的消毒液进行消毒。另外，由于传播病菌的媒体主要是苍蝇，因此，消灭苍蝇，也是预防肠道传染病的重要环节。

在夏日到来的时候，要顺应夏季昼长夜短的特点，及时调整自己的工作计划和生活节奏以及作息时间，适当地减缓速度，并留有一定余地。睡好午觉，以保证充足的睡眠。业余时间多听听音乐，多想想美好的事情，或去公园散步，郊游，尽可能让机体和思想获得充分地放松。要节欲守神，心态放平，以保持乐观的情绪。注意戒躁戒怒，努力培养自己正确积极的心态。要如《内经》所说"更宜调息净心，常如冰雪在心，炎热亦于吾心少减，不可以热为热，更生热矣。"做到心静。

俗话说："笑一笑，十年少；愁一愁，白了头。"笑能促进血液循环，运动全身肌肉，并产生深呼吸效果，使血中的氧含量增加。同时，笑可锻炼心肺功能，使消化液分泌增多，消化功能增强，并能刺激各种激素的分泌。促进新陈代谢。此外，笑还能振奋精神，消除烦恼，使人放松。因此，笑口常开也不失为安度夏季的一剂良药。

运动保健

邱处机在《摄生消息论》中讲："夏三月，属火，生于长养心气。火旺，味属苦，火能克金，金属肺，肺属辛。当夏饮食之味，宜减苦增辛以养肺，心气当呵以疏之，嘘以顺之。故夏三月。欲安其神者，则合忠履孝，辅义安仁；安息火炽，澄和心神；外绝声色，内薄滋味；可以居高。彻环眺望；早卧早起，无厌于日，顺于正阳，以消暑气，逆之则肾心相争，水火相克，火病由此而作矣。"

孙思邈在《摄养论》中说："四月，肝脏已病，心脏渐壮。宜增酸减苦，补肾助肝，调卫气。五月，肝脏气休，心正王。宜减酸增苦，益肝补肾、固密精气，卧起惧早。六月，肝气微，脾脏独王。宜减苦增咸，节约肥浓。补肝助肾，益筋骨。"

按照以上养生理论，夏日养生之法应当以益肝补肾、养肺澄心为原则，现将适合此节气的功法介绍如下：

1. 修养心脏功法

《黄庭遁甲缘身经》中原文："且夫心者夏之用事也。天地气交，万物华结，亥寝丑起，无厌于养，英成实长。夏之德也，逆之则伤心。常以四月、五月、六月弦朔清旦，南面端坐，叩金梁九，漱玄泉三；静思吸离宫之赤气，入口三吞之，以补呵之损，植其灵府。开心穴，饵离火，涩玉女，神平体安，众殃不害，金火不能伤，治神之灵也。"

具体方法：此功法于农历四、五、六月的弦朔日的清晨，面朝南方端坐，去除心中杂念，叩齿九次，然后将口中津液鼓漱三次，意念中想南方有红色气体从鼻入口中，并将此气与口中津液一起分三次咽入丹田。此功法使人在夏天神平体安，增强心脏功能而不伤及肺脏。

2. 呵字气决

《黄庭内景五脏六腑补泻图》中原文："治心脏用呵法：以鼻渐长引气，以口呵之，皆调气如上，勿另耳闻之；然后呵之。心有病，用大呵三遍，细呵十遍，主心家烦热，一切损闷疾差止。过度损。"

具体方法：此功法大致略同六字养生诀的呵字呼气法。要求呼吸要缓和深长，以耳中听不到声音为度。先用力呵气三遍，然后再全身放松，轻轻呵气十遍，可治心脏各种疾病，去除夏日里心中的烦热。此功法适于四、五月行之。

3. 立夏四月节坐功

《遵生八笺》中原文："运主少阴二气，时配手厥阴心包络风木。坐功：每日以寅、卯时，闭息瞑目，反换两手，抑制掣两膝，各五七度，叩齿，吐纳，咽液。治病：风温留滞经络，肿痛，臂肘挛急，腑肿，手心势，喜笑不休，杂证。"

立夏是夏季的开始，天气由温和转向炎热，阳气盛极，万物旺盛而壮，人体的生理活动更加活跃。本法以"立夏"命名，正是顺应这一时令特点而制定的气功锻炼方法，适宜于立夏时节锻炼，可于立夏时开始，练至小满为止。立夏时节人体疾病多表现在手厥阴心包经。手厥阴心包经起于胸中，属心包，下行，依次络于上中下三焦。其分支从胸中分出，横行至腋下三寸处，又上抵腋下，沿上肢内侧中线入肘，过腕，至掌中，循中指出其端。另有支脉从掌中分出后，沿无名指出其尺侧端，交于手少阳三焦经。其主要病症有心悸、心烦、精神失常、胸胁胀满、上肢痉挛、手心热、腋肿、面赤、目黄等症。文中所述本法主治病症，大多属于此，坚持以本功法锻炼，有较好的防治作用。

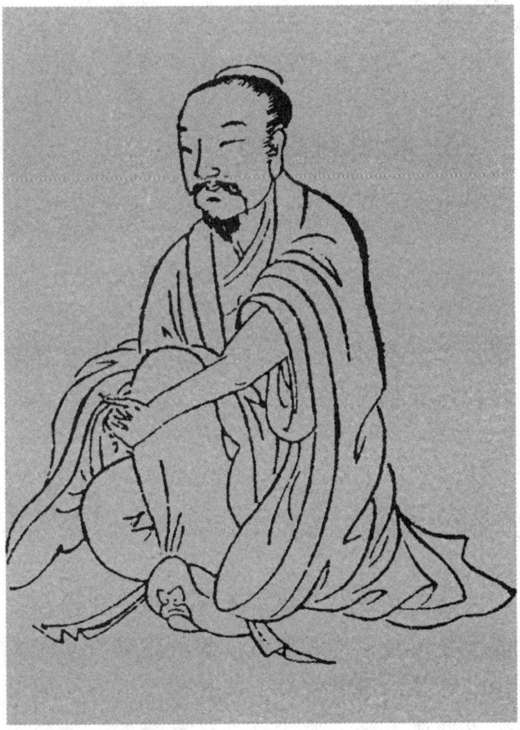

明代高濂《遵生八笺》陈希夷导引坐功图中的立夏四月坐功图

具体方法：每日凌晨三至七时，静坐于床上，屏住呼吸，闭上眼睛，手心向外，十指交叉抱住膝盖向内用力，膝部向外用力，做5~7次，然后牙齿叩动36次，调息吐纳，津液咽入丹田9次。可治：因风湿滞留经络而引起的各种肿痛，肘臂痉挛、胸腹肿胀、手舞足蹈、喜笑难以控制等杂症。

4. 呵字补心功

适应病症：治心悸、心绞痛、失眠、健忘、盗汗、口舌糜烂、舌强语塞等心经疾患。

具体方法：呵，读（Kē）。口形为半张，舌顶下齿，舌面下压。全身放松，自然站立，去除心中杂念，缓慢深长地吸气，然后呼气念呵字，足大趾轻轻点地；两手掌心向里由小腹前抬起，经体前至胸部两乳中间位置向外翻掌，上托至眼部。呼气尽吸气时，翻转手心向面，经面前、胸腹缓缓下落，垂于体侧，再行第二次吐字。如此动作六次为一遍，作一次调息。

5. 太阳观想功

适应病症：头痛、偏头痛、头晕、头昏等症。

具体方法：自然站立，双脚分开与肩同宽，双臂自然下垂，掌心朝内侧，中指指尖紧贴风市穴，拔顶，舌抵上腭，提肛，净除心中杂念。全身放松，意念观想两太阳穴，可促使大脑气血循环调整大脑的生理机制。

6. 站桩排湿功

适应病症：风湿性心脏病，风湿性关节炎。

具体方法：自然站立，双脚分开与肩同宽，双臂自然下垂，掌心朝内侧，中指指尖紧贴风市穴，拔顶，舌抵上腭，提肛，净除心中杂念。全身放松，两臂侧平上举至体侧90度，手心向前，手指展开自然伸直，意念想十个手指。每次站20分钟，每天早晚各站1次。

饮食养生

盛夏时节，人体出汗多，需补充水分，以保持机体平衡。人们除用开水外，也常饮些饮料来清暑消渴，清心醒脑，生津除烦。当然，大多数人喜欢冷饮，图个爽快，可是，选用饮料，却要因人而异，同时还要注意因地而宜，这样，才能合理享用。目前市场上的饮料主要有糖类、糖盐类、中草药类三种。在高温环境的劳动者宜饮用糖盐类饮料，气虚津少的人喝中草药类饮料为宜。而对于婴幼儿、中老年体弱者，切不可贪吃冷饮，以免骤冷骤热，使机体平衡失调。

夏天炎热，胃肠功能受暑热刺激相对减弱。为此，保证胃肠功能正常，选用食物滋养补益，抵御暑热侵袭，是夏季养生的重要一环。明代医药学家李时珍曾提出，食粥一大碗是夏季最佳饮食。如将绿豆、莲子、荷叶、芦根、扁豆等加入粳米中一并煮粥，并搁凉后食用，可起到健脾胃、祛暑热的功效。

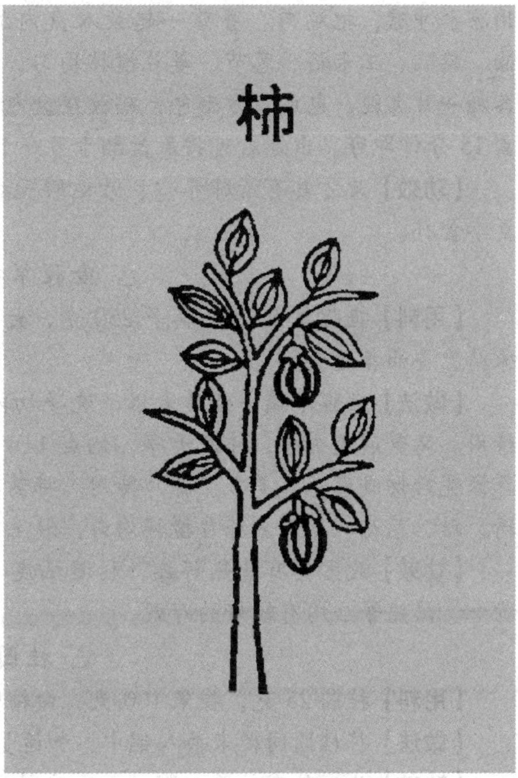

柿图，选自《本草纲目》

泥鳅也是适宜夏季食用的食品。泥鳅的肉质细嫩，味美富于营养，据测定，其含蛋白质高于一般鱼、肉类，含氨基酸更高，还含有大量的维生素B_1、维生素A和维生素C，也含高钙等微量元素，被誉为“水中人参”。夏季多食泥鳅有助于小孩生长发育，老人多食泥鳅，可抵抗血管衰老，对高血压等心血管病有抑制缓解作用。中医认为，泥鳅具有补中气、祛湿邪，泥鳅滑液还有较好的抗菌消炎作用。

夏季里，蔬菜市场菜的品种很多，从消暑角度看，其中以黄瓜与西红柿最具有保健作用。西红柿甜酸适中，烹调凉拌都鲜美可口且营养丰富，其中含维生素C最多，而且不容易被烹调破坏，据计算，成人每天吃300克左右的西红柿，基本可以满足对维生素和矿物质的需要。西红柿也是一种良药，其中的维生素C对控制和提高机体抗癌能力有明显作用，中医认为，西红柿有生津止渴、健胃消食的功效。黄瓜纤维素丰富，食之能促进肠蠕动，通利大便和排泄肠内毒素等，另外，吃黄瓜还可以降低血脂，并且鲜黄瓜中的丙醇二酸还具有减肥的作用。

夏季饮食，特到要注意卫生，不可过食或滥食。否则，会伤害胃肠消化功能，引起消化不良，发生腹泻等病症。清晨可食葱头少许，晚饭可以饮红酒少量，以畅通气血。具体到膳食调养中，我们应以低脂、低盐、多维、清淡为主。

食疗方

△ 荷叶凤脯

【用料】鲜荷叶2张，火腿30克，剔骨鸡肉250克，水发蘑菇50克，玉米粉12克，食盐、白糖、鸡油、绍酒、葱、姜、胡椒粉、味精、香油各适量。

【做法】鸡肉、蘑菇均切成薄片，火腿切成10片，葱切短节、姜切薄片，荷叶洗净，用开水稍烫一下，去掉蒂梗，切成10块三角形备用。蘑菇用开水焯透捞出，用凉水冲凉，把鸡肉、蘑菇一起放入盘内加盐、味精、白糖、胡椒粉、绍酒、香油、鸡油、玉米粉、葱节、姜片搅拌均匀，然后分放在10片三角形的荷叶上，再各加一片火腿，包成长方形包，码放在盘内，上笼蒸约2小时，若放在高压锅内只需15分钟即可。出笼后可将原盘翻于另一干净盘内，拆包即可食用。

【功效】此方具有清肺养心、升运脾气之功效。可作为常用补虚之品，尤适宜夏季食补。

△ 鱼腥草拌莴笋

【用料】鱼腥草50克，莴笋250克，大蒜、葱各10克，姜、食盐、酱油、醋、味精、香油各适量。

【做法】鱼腥草摘去杂质老根，洗净切段，用沸水焯后捞出，加食盐搅拌腌渍待用。莴笋削皮去叶，冲洗干净，切成1寸长粗丝，用盐腌渍沥水待用。葱、姜、蒜择洗后切成葱花、姜末、蒜片待用。将莴笋丝、鱼腥草放在盘内，加入酱油、味精、醋、葱花、姜末、蒜片搅拌均匀，淋上香油即成。

【功效】此方具有清热解毒、利湿祛痰之功效。对肺热咳嗽、痰多黏稠、小便黄少、热痛等症均有较好的疗效。

△ 桂圆粥

【用料】桂圆25克，粳米100克，白糖少许。

【做法】将桂圆同粳米共入锅中，加适量的水，熬煮成粥，调入白糖即成。

【功效】此方具有补益心脾、养血安神之功效。尤其适用于劳伤心脾、思虑过度、身体瘦弱、健忘失虑、月经失调等症。

【注意】喝桂圆粥忌饮酒、浓茶、咖啡等物。

△ 美颜茶

【用料】青果、龙眼肉各5克，枸杞子6克，冰糖适量。

【做法】将青果、龙眼肉、枸杞子加冰糖，用沸水冲泡，代茶饮。

【功效】此方具有美容功效，主治颜面无容，皮肤易老。

△ 猪脂姜酒饮

【用料】猪脂、生姜各30克，黄酒60克。

【做法】将生姜水煎取汁，加入猪油、黄酒，文火煮沸约一小碗，分三次温服，每日1剂。

【功效】此方具有美容功效，主治体虚、皮肤枯槁无光泽。

△ 薏苡百合粥

【用料】薏苡仁50克，百合10克，白糖或蜂蜜各适量。

【做法】洗净薏苡仁、百合，加适量水，微火煮1小时即可，也可加白糖蜂蜜调食。

【功效】此方具有精肺去湿之功效，主治雀斑、痤疮、湿疹。

药疗养生

治癣药方

中医治疗

△ 内治法：治宜养血和营祛风，方用癣复康。若属风寒者，加制川乌、麻典各9克；若属风热者，加生地15克，菊花12克，苦参15克；若属冲任不调者，加鹿角片9克、菟丝子12克、巴戟天6克；若为阴虚内热者，用生地饮加减；若属湿热实证者，用龙胆泻肝汤加黄檗、苍术、薏苡仁治之。

△ 外治法：可根据病情酌情选用下列诸方：①癣药水，用毛笔蘸涂擦患处，每日2~3次。②灭癣灵，醋调膏，涂患处。③癣可净，水煎坐浴。④汗斑方，调搽。⑤槿酒擦剂，外擦，每日1次。⑥雄黄解毒散，醋调搽。

西医治疗

△ 内治法：制毒菌素片100万u，每日3次，口服。并内服复合维生素B，也可口服克霉唑、曲古霉素。

△ 外治法：常用的药物有10%~20%冰醋酸溶液、复方雷锁辛擦剂、20%~40%硫酸钠、5%水杨酸酒精、1%克霉唑霜、汗斑药、复方苯甲酸软膏、杀烈癣软膏、2%双氯苯咪唑霜、10%十一烯酸药水、10%噻苯达唑霜、5%月桂酸酒精等。

黄褐斑简便疗法

黄褐斑是一种常见的色素沉着性皮肤病。又称妊娠斑或蝴蝶斑，多见于育龄期妇女，是体内疾病在面部的一种外在表现，主要临床表现为鼻梁两侧、两颊或前额可见深褐色成片斑块，严重影响患者的外形美观。现代医学认为本病常与消化道疾病、肝肾疾病、盆腔炎、内分泌失调、妊娠等因素有关，长期服用避孕药也可发生。一般青春期后发病率增加，女性尤为常见。

中医认为本病由七情内伤、肝郁气滞，或肾气不足，气血淤阻，以致气机紊乱，气血失和，脏腑功能紊乱，面部失去气血荣润，浊气停留而成。在中医文献中多列入“面上杂病”“面尘”“黧黑斑”“肝斑”之类，治疗方法甚多，现介绍几种简便易行之法，患者不妨一试。

△ 五白消斑膏

【用料】白芨、白附子、白芷各6克，白蔹、白丁香各4.5克，密佗僧3克。

【食法】上药共研细末，每次用少许药末放入鸡蛋清调成稀膏，晚睡前先用温水浴面，然后将此膏涂于斑处，晨起洗净。

【功效】主治面部色斑。

△ 退斑汤

【用料】生地、熟地、当归各12克，柴胡、香附、茯苓、川芎、白僵蚕、白术、白芷各9克，白蘚皮15克，白附子、甘草各6克。

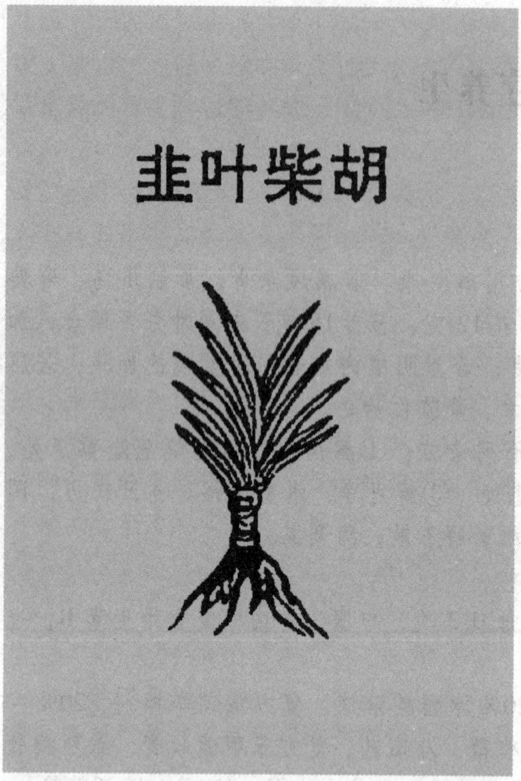

韭叶柴胡图，选自《本草纲目》。柴胡与生地、熟地、当归等十余味中药用水煎服可治疗黄褐斑

【食法】水煎服，每日1剂，或为水丸，每次6克，每日3次。

【功效】治疗黄褐斑效果好。

△ 紫草洗方

【用料】紫草30克，茜草、白芷各10克，赤芍、苏木、红花、厚朴、丝瓜络、木通各15克。

【食法】加水2 000～2 500毫升，煮沸15～20分钟，外洗湿敷。

【功效】对肝斑、中毒性黑皮病及面部继发性色素沉着疗效良好。

△ 化斑通络汤

【用料】丹皮、川芎、桃仁、红花、白僵蚕、白芷、郁金各12克，赤芍、白蒺藜各15克，柴胡6克。

【食法】水煎服，每日一剂，一般用药20余剂，即可见效。

神经性皮炎（牛皮癣）

△ 金针丝瓜炖蚌肉

【用料】蚌肉30克，金针菜15克，丝瓜络10克，食盐适量。

【食法】把蚌肉洗净，与金针菜、丝瓜络共同煎汤，调味后服食。每日1剂，连服10～12剂。

【主治】神经性皮炎。

△ 芹菜炖豆腐

【用料】芹菜20克，豆腐30克，精盐适量。

【食法】将芹菜洗净切碎，与豆腐一起炖熟，加精盐调味。做菜食，每日1剂，连用2个月。

【主治】神经性皮炎。

△ 发菜枣炖鸽

【用料】鸽子1只，红枣15枚，发菜10克，盐、味精各适量。

【食法】把鸽子洗净，与红枣、发菜一起，加水炖至鸽肉酥烂，调味即成。饮汤吃鸽肉、红枣。

【主治】牛皮癣。

△ 海带煮猪排

【用料】猪排骨250克，海带100克。

【**食法**】将海带洗净切丝与猪排骨一同加水煮至烂熟，食盐调味。饮汤食排骨、海带。

【**主治**】牛皮癣。

房事养生

到了夏季，按照我国古代的房事养生原则，便应该开始适当控制性交次数了。因为天气日渐炎热，需要强健的身体才能适应这种气候，从而抵御各种病害的侵袭。

古人认为夏季益固精。一般来讲，夏季应当半个月一泄精。古人所说的泄精与性交不是一回事，因为古人认为性生活应当是多交少泄的。可是现在由于工作压力大或是扰乱心神的事情太多，不要说交而不泄，就连不交而泄也大有人在。所以一进入夏季，首要任务便是要加强固精的修炼。在此我向大家介绍古人的固精秘诀，希望能对大家有用。

这种方法为“金丹秘诀”，《勿药元诠》中记录原文如下：“一擦一兜，左右换手，九九之功，真阳不走。戌亥二时，阴旺阳衰之候，一手兜外肾，一手擦脐下，左右换手，各八十一，半月精固，久而弥佳。”歌诀中所说的意思是，一只手兜住阴囊，另一只手摩擦，左右手交换各摩擦八十一回，可以使真阳不走，起到固精的作用。此法应当晚上九点至夜里一点练习，因为此时是阴气旺盛阳气衰弱的时候，此时用一只手兜住阴囊从下往上摩擦，另一只手从肚脐往下摩擦，左右手交换，分别做八十一次，半个月便可以起到固精的作用，时间长了则效果会更好。

这一方法对治疗阳痿早泄很有效果，另外，对于阴茎短小之人，也有改善之功效。一般经常摩擦后，可使阴茎变大。所以这一方法也被医学治疗男性疾病广泛应用。这个方法简便而实用，可以一试。

三、小满养生

民间风俗

小满时斗指甲，太阳黄经为60度，时值公历5月21日前后。从小满开始，长江流域的大麦、冬小麦等夏收作物，已经结果、籽粒饱满，但尚未成熟，所以叫小满。小满有“大落大满，小落小满”之谚语。“落”是下雨的意思，雨水越丰沛，将来越是大丰收。本节气在江南一带，气温平均22℃左右，最高气温可达35℃以上。此节气雨水充沛，光照充足，温度适宜，对小麦灌浆和春播作物生长有利。但有些年份降水少，干热风频繁，对作物生长尤其是对小麦灌浆危害很大。有时大风伴有雷雨，造成小麦倒伏。局部地区有时出现冰雹，使小麦、春苗、果树、瓜菜受损。此时，乡村闲人少了，农民正忙于加强田间的追肥与灌溉工作。农谚曰：“小满甲子庚辰日，定是蝗虫损稻禾。”这是提醒农民注意虫害的防治。如果小满这日正逢甲子或庚辰的日子，则喷洒农药治虫便显得尤其重要。

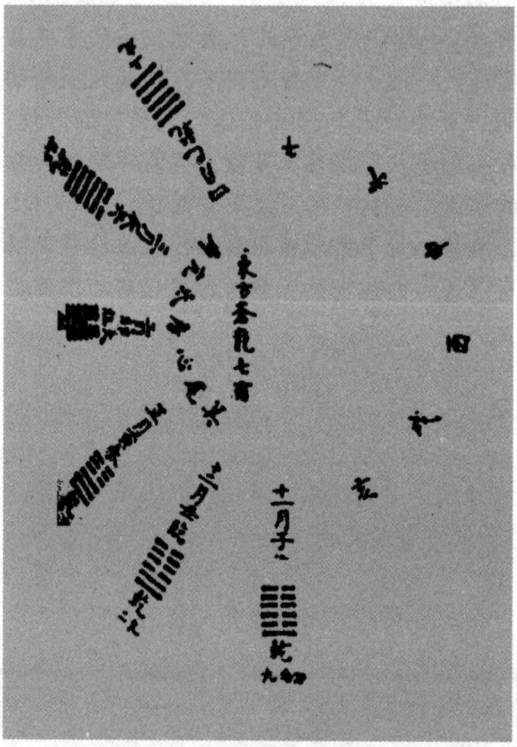

小满在八卦中属于“乾卦”。乾卦中的六爻均为阳爻，可见此节气是阳盛至极之时。图为乾六爻图，出自宋·朱震《汉上易传·卦图》

七十二候中小满三候为：“一候苦菜秀，二候靡草死，三候麦秋至。”是说小满节气中，先是可以看到苦菜已经枝叶繁茂，并且可以采食了。接着是喜阴的一些枝条细软的草类在强烈的阳光下开始枯死，然后是麦子已经成熟可以收割了。此节气在八卦中处于“乾”卦，卦象中六个爻全部是阳爻，由此可见此时正是阳盛至极的时期，所以在潮湿季节生长的草类，在此时强烈的阳光和高温的环境，使喜湿草类都枯死了。而各种药草却不同于靡草，正是生长旺盛的时期。由于此时易分别各种草药的特征，还易于采集，所以这时也是采集草药的大好时机。此时风光，正可谓“梅子金黄杏子肥，榴花似火，桃李新熟，蜓立荷角，作物旺盛，欣欣向荣”。

二十四节气的神像中，只有小满神全身“满清人”打扮，大概是取“满”字的意思吧！小满前后的民俗节庆，在我国台湾省南北各有不同，南部最大的是王爷庙，李王爷诞辰大典；北部是神农大帝生日，神农大帝就是传说中的神农氏，也叫五谷王。

小满节相传为蚕神诞辰，所以在这一天，我国以养蚕著称的江浙一带也很热闹。小满节时值初夏，蚕茧结成，正待采摘缫丝。栽桑养蚕是江南农村的传统行业，家蚕全身是宝，于是乡民的家食之源，人们对它充满期待的感激之情。于是这个节日便充满着浓郁的丝绸民俗风情。

据记载，清道光七年（1827 年），江南盛泽丝业公所兴建了先蚕祠，祠内专门筑了戏楼，楼侧设厢楼（相当于剧院之包厢），台下石板广场可容万人观剧。小满前后三天由丝业公所出资，筵请各班登台唱大戏，不过演戏也有个行业忌讳，即是不能上演带有私生子和死人情节的戏文，因为“私”和“死”都是“丝”的谐音，以故三天所演的戏目都是丝业公所董事门反复斟酌点定的祥瑞戏，讨个吉利。

生活起居

小满节气中气温由南向北，明显增高，雨量也是由南向北逐渐增多。因为下雨后，气温会急剧下降，所以这一节气中，要注意气温变化，雨后要添加衣服，不要着凉受风而患感冒。又由于天气多雨潮湿，所以如果起居不当，就会引发风疹、风湿症、汗斑、湿疹、香港脚、湿性皮肤病等病症。

小满之后，逐渐开始天气闷热潮湿，这正是皮肤病发作的季节。《金匮要略·中风历节篇》中说：“邪气中经，则身痒而瘾疹。”可见古代医学家对此早已有所认识。此病病因不外乎三点：一、湿郁肌肤，复感风热或风寒，与湿相博，郁于肌肤皮毛腠理之间而发病；二、由于肠胃积热，复感风邪，内不得疏泄，外不得透达，郁于皮毛腠理之间而来；三、与身体素质有关，吃鱼、虾、蟹等食物过敏导致脾胃不和，蕴湿生热，郁于肌肤发为本病。风疹可发生于身体的任何部位，发病迅速，皮肤上会突然出现大小不等的皮疹，或成块成片，或呈丘疹样，此起彼伏，疏密不一，并伴有皮肤异常瘙痒，随气候冷热而减轻或加剧。当我们了解了发病的机理后，就可以有的放矢地加以预防和治疗。

汗斑的发生，主要是很多人的衣服在夏天常常是湿了又干，干了又湿，如此一来，就成了汗斑上身的好环境。在不知不觉当中，很多人会发现身体上有一块块白斑，或眉毛好像变得稀疏，这时候可得赶快去看皮肤科医师。

至于爱穿紧身衣裤的帅哥辣妹，可得千万小心湿疹，免得衣服把敏感部位的肌肤弄得红彤彤的一大片。痒起来要人命的香港脚，也不要拖了，就该尽早去看医师，否则变成灰指甲就麻烦了。汗斑、湿疹、香港脚都是需要耐心和毅力的麻烦病，要治好病只有一个原则，找专业的皮肤科医师，并且乖乖地擦药，这样的夏天才会过得舒爽又美丽。

晒斑又称日晒伤，也是在夏天易患的皮肤病。主要是由于强烈日光照射后引起的局部急性红斑，属水肿性皮肤炎症。多见于日晒后4～6小时出现皮损，至12～24小时达到高峰，表现为暴露部位的皮肤出现境界鲜明的红斑、水肿。日晒伤范围广且严重者可出现发热、心悸、头痛、恶心、呕吐等全身症状。轻者红斑于1～2日逐渐消退，遗留脱屑和色素沉着。对日晒伤广泛而严重的病例可给予少量泼尼松或消炎痛口服。局部治疗可作冷湿敷，外用炉甘石洗剂等。对此病的预防，主要是要经常参加户外活动，增强皮肤对日晒的耐受性。对日光耐受低的人应当避免过度烈日暴晒，外出时注意适当遮阳，戴宽边帽，穿浅色长袖衣裤，外涂防光剂如5%对氨基苯甲酸酊、5%二氧化钛霜或15%氧化锌软膏等。

随着天气不断变热，人们往往喜爱用冷饮消暑降温。但冷饮过量会导致一些疾病，应予以重视。一般常见病症是腹痛，特别是小孩腹痛。因为小儿消化系统发育尚未健全，过多进食冷饮后，使胃肠道骤然受凉，刺激了胃肠黏膜及神经末梢，引起胃肠不规则的收缩，从而导致腹痛、腹泻。

冷饮过量引起头痛也是一种常见的症状，有些人会发生剧烈头痛，这可能是人体的三叉神经支配着口腔、牙齿及面部、头皮等部位的感觉，对冷的刺激较敏感的人，冷饮入口后，对分布在口腔内的三叉神经造成刺激并反射到头面部，就引起太阳穴部位的疼痛。

还有些人多吃冷饮可使咽部发炎，这是由于人的咽喉部黏膜的血管多，当冷饮通过时，黏膜遇冷收缩，血流变少，咽部抵抗力降低，则使隐藏在咽部等口腔里的病菌趁机活跃，引起嗓子发炎、疼痛，甚至可诱发喉痉挛。此外，有些患有慢性支气管炎的病人。若吃过量冷饮就会引起支气管黏膜下血管的收缩，可导致支气管炎急性发作。所以从此节气开始，对冷饮一定要有所控制，不可大量饮用。

要想健康地度过苦夏，积极进行体育运动，提高身体素质也是很有必要的。古人认为身体强健的人可以“寒暑不侵”，可见我国古代养生学的重要思想便是，通过提高身体素质而适应各种不同的气候，杜绝疾病的发生，从而得到不老之体。可是夏季应当顺应夏季阳消阴长的规律，锻炼者应当早起晚睡，早晨锻炼最好在清晨。锻炼项目以散步、慢跑、打太极拳等为宜。

根据“春夏养阳”的原则，不宜做过于剧烈的运动，因为剧烈运动可致大汗淋漓，不但伤阴，也伤阳气。应当以刚出汗为度。应避免在11～16点气温高的时间里进行锻炼，减少外界的高温直接辐射在身体上。室外锻炼要戴遮阳的白帽或用树枝、竹叶编成的凉帽；穿着白色或淡色、透气性能好、质地柔软及宽松、整洁的运动服。在运动过程中要增加间歇次数，每次10～15分钟。并设法在阴凉、安静处休息，锻炼时间不宜过长，每次30～40分钟。在休息时，可饮淡盐水或清凉退暑饮料（绿豆汤、果汁、金银花水等）。锻炼后，要立即用温水洗澡。浴后，进行5～6分钟自我按摩，并躺下歇息片刻，达到消除疲劳的效果。

运动保健

1. 小满四月坐功

《遵生八笺》中原文如下："运主少阳三气。时配手厥阴心包络风木。坐功：每日寅、卯时，正坐，一手举托，一手拄按，左右各三五度，叩齿，吐纳，咽液。治病：肺腑蕴滞邪毒，胸肋支满，心中大动，面赤，鼻赤，目黄，心烦作痛，掌中热，诸痛。"

小满时，夏熟作物子粒已开始饱满，但还未成熟，所以称之为小满 。就人体来说，生理功能加强，新陈代谢旺盛。本法以"小满"命名，正是顺应这一时令特定而制定的气功锻炼方法，适宜于小满时节锻炼，可于小满开始，练至芒种为止。暑为夏令主气，在时为夏，在六气为暑，在脏为心。故本文主治面赤，心烦，心中动，掌中热，即属此类。又心火盛易克伐肺金，故有胸肋支满，鼻赤等肺的病症。采用此法锻炼，有利于这些病症的预防和治疗。

具体方法：每日凌晨三至七点时，正坐，一手手心向上用力托举，一手手心向下，用力下按，各3～5次，然后牙齿叩动36次，调息吐纳，津液咽入丹田9次。可治：肺脏邪毒积滞引起胸肋涨满、心颤心慌、面红鼻赤、眼珠发黄、心烦心痛、掌心发热等病症。

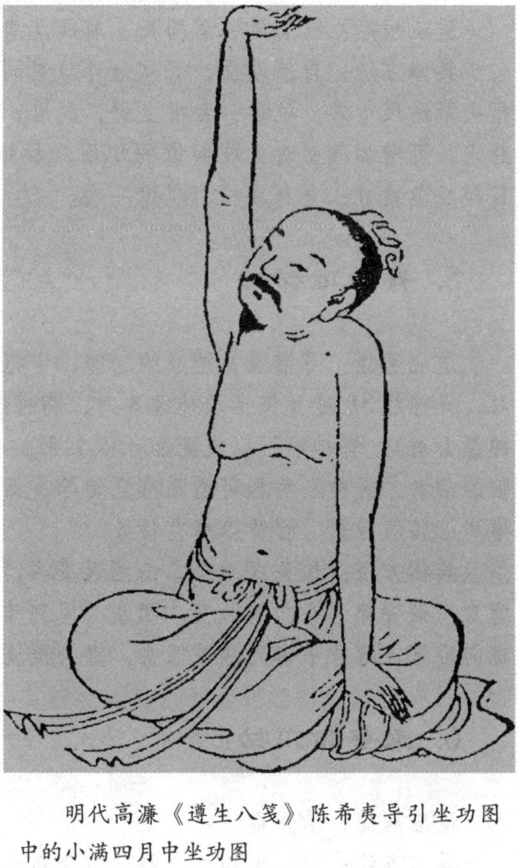
明代高濂《遵生八笺》陈希夷导引坐功图中的小满四月中坐功图

2. 膻中观想功

适应病症：心肌炎、肺炎、咽喉炎、气管炎等。

具体方法：自然站立，双脚分开与肩同宽，双臂自然下垂，掌心朝内侧，中指指尖紧贴风市穴，拔顶，舌抵上腭，提肛，净除心中杂念。全身放松，意念观想两乳之间的膻中穴，久观此穴可贯通阴阳，连接上下。每次观想20分钟，每天早晚各做1次。

3. 治低血压功

适应病症：此功久练能使低血压回升。

具体方法：①双腿并拢站立，双臂自然垂下，两掌心贴近股骨外侧，中指指尖紧贴风市穴；拔顶，舌抵上腭，去除心中杂念。两眼轻闭，屈肘两手慢慢抬起，两手心对正两乳，与两乳相距10厘米左右，意念由两手心射出两道白光，射入两乳内，由腹部上来两股气流在两乳内与白光相接，每次静坐20分钟左右，练毕自然收功。②自然站立，双脚分开与肩同宽，双臂自然下垂，掌心朝内侧，中指指尖紧贴风市穴，拔顶，舌抵上腭，提肛，净除心中杂念。全身放松，两臂侧平举，好似在水内游泳，撩水到头顶。两手由头顶经面部下按至两乳停止，手心转向内对正两乳。相距10厘米左右，意念手心两道白光直照射两乳内部，由小腹向上两股气流与白光相接，每次站20分钟，功毕，两手放下自然收功。

4. 肩井观想功

适应病症：露肩风、肩周炎、肩痛及肩关节骨质增生等症。

具体方法：自然站立，双脚分开与肩同宽，双臂自然下垂，掌心朝内侧，中指指尖紧贴风市穴，拔顶，舌抵上腭，提肛，净除心中杂念。全身放松，意念观想肩井穴，可增加气血对上肢部位的作用，加强上肢生理功能，每次观想20分钟，每日早晚各站桩、全身放松，观想一次。

5. 脊椎运动功

适应病症：可增强脊神经的功能，中枢神经包括脑神经和脊神经。脑神经有12对，脊神经31对（包括颈神经8对，胸神经12对，腰神经5对，尾神经5对，骶神经1对）。脊神经可以支配躯干及四肢，全身大部分骨骼肌的运动，及大部分内脏的活动，脊神经后根可增强感觉传导，活跃内脏和躯干功能，可防治癌症。对颈椎病、腰肌劳损、腰背疼痛有特效。

具体方法：预备式站式二，两眼平视，两掌转至两大腿前面，含胸实腹，屈膝蹲身，溜臀部，头向前微低，两掌心摸到膝盖为止。身体慢慢直立，挺胸仰头使脊椎向后弯。蹲身手摸到膝盖低头，直身挺胸仰头为一次。共坐36次。

6. 灸夺命穴功

适应病症：治丹毒。

具体方法：站、坐均可，用艾卷灸夺命血，灸十分钟，丹毒立即转色，每天灸两次分早晚。夺命穴位置位于肩髎穴与肘部尺泽穴线中点。

饮食养生

由于这个节气是皮肤病的易发期，所以饮食调养宜以清爽清淡的素食为主。常吃一些具有清利湿热作用的食物，如赤小豆、薏苡仁、绿豆、冬瓜、丝瓜、黄瓜、黄花菜、水芹、荸荠、黑木耳、藕、胡萝卜、西红柿、西瓜、山药、蛇肉、鲫鱼、草鱼、鸭肉等。忌食高粱厚味、甘肥滋腻、生湿助湿的食物，如动物脂肪、海腥鱼类、酸涩辛辣、性属温热助火之品，以及及油煎熏烤之物，如生葱、生蒜、生姜、芥末、胡椒、辣椒、茴香、桂皮、韭菜、茄子、蘑菇、海鱼、虾、蟹各种海鲜发物，以及牛、羊、狗、鹅肉类等。

食疗方

△ 芹菜拌豆腐

【用料】芹菜150克，豆腐1块，食盐、味精、香油少许。

【做法】芹菜切成小段，豆腐切成小方丁，均用开水焯一下，捞出后用凉开水冷却，控净水待用。将芹菜和豆腐搅拌，加入食盐、味精、香油拌搅匀即成。

【功效】此方具有平肝清火、利湿解毒之功效。清凉适口，是适宜夏令食用的菜肴。

△ 冬瓜草鱼煲

【用料】冬瓜500克，草鱼250克，食盐、味精、植物油适量。

【做法】冬瓜去皮，洗净切三角块，草鱼剖净，留尾洗净待用。先用油将草鱼（带尾）煎至金黄色，取砂锅一个，其内放入清水适量，把鱼、冬瓜一同放入砂锅内，先武火烧开后，改用文火炖至2小时左右，汤见白色，加入食盐、味精调味即可食用。

【功效】此方具有平肝、祛风、利湿、除热之功效。

△ 青椒炒鸭块

【用料】青椒150克，鸭脯肉200克，鸡蛋1个，黄酒、盐、干淀粉、鲜汤，味精、水淀粉、植物油各适量。

【做法】① 鸭脯肉劈成2寸长、6分宽的沥片，用清水洗净后沥干；将鸡蛋取清和干淀粉、盐搅匀与鸭片一起拌匀上浆；青椒去籽、去蒂洗净后切片。②锅烧热后加油烧至四成热，将鸭片下锅，用勺划散，炒至八成熟时，放入青椒，待鸭片炒熟倒入漏勺淋油。③锅内留少许油，加入盐、酒、鲜汤、烧至滚开后，再将鸭片、青椒倒入，用水淀粉勾芡，翻炒几下装盘即成。

【功效】此方具有温中健脾、利水消肿之功效。

△ 荸荠冰糖藕羹

【用料】荸荠250克，藕150克，冰糖适量。

【做法】荸荠洗净去皮，藕洗净切小块。砂锅加水适量，将荸荠、藕同入锅内文火煮炖20分钟时，加入冰糖再炖10分钟，起锅即可食用。

【功效】此方具有清热利湿、健脾开胃、止泻固精之功效。

△ 绿豆海带汤

【用料】绿豆30克，海带20克，鱼腥草15克，白糖适量。

【做法】洗净绿豆、海带，同鱼腥草放锅内加水煎汤。饮汤吃海带、绿豆，每日1剂，连用1周。

【功效】此方可治疗皮肤湿疹。

△ 土豆粥

【用料】土豆100克，籼米100克，桂花100克，白糖100克。

【做法】将土豆削洗干净，切成小块。洗净籼米，放入锅内，加适量水煎煮，烧沸后加入土豆熬煮成粥，然后再调入桂花、白糖。作早餐顿食。每日1剂，连用10日。

【功效】此方可治疗皮肤湿疹。

△ 水蛇蟾蜍粥

【用料】水蛇1~2条，蟾蜍2~4只，粳米适量。

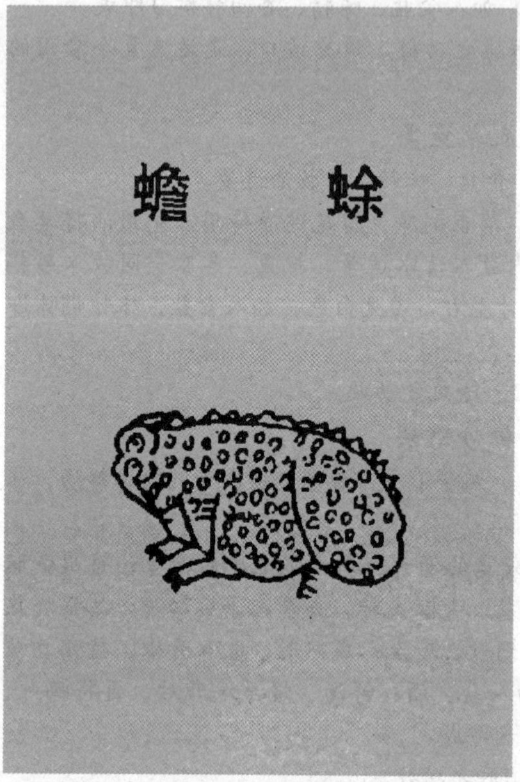

蟾蜍图，选自《本草纲目》。水蛇蟾蜍粥可以治疗皮肤湿疹

【做法】剥去蟾蜍外皮，去掉头、爪、内脏，洗净后切小块，剥去水蛇外皮，去掉内脏，放入开水中煮熟，拆肉去骨，再入蟾蜍肉一起放入锅内，加粳米（或糯米）煮粥，调味食。每日1次，连服数次。

【功效】此方可治疗皮肤湿疹。

△ 冬瓜薏米粥

【用料】冬瓜30克，薏米50克。

【做法】二者同煮为粥。每日1剂，早晚服用，每7~10天为1疗程。

【功效】此方可治疗皮肤湿疹。

△ 薏米红小豆粥

【用料】薏米30克，红小豆15克。

【做法】红小豆水浸半日，与玉米须、薏米同煮为粥。每日1剂，早晚服食。

【功效】此方可治疗皮肤湿疹。

△ 绿豆海带汤

【用料】绿豆50克，海带50克。

【做法】煮汤。

【功效】此方可治疗皮肤湿疹及皮肤瘙痒。

△ **桑葚百合青果汤**

【用料】桑葚30克，百合30克，大枣10枚，青果9克。

【做法】上述各味共同煎服，每天1剂，连服10~15剂。

【功效】此方可治疗皮肤慢性湿疹。

△ **芹菜煮豆腐**

【用料】芹菜20克，豆腐30克，盐适量。

【做法】共同煮熟，加食盐调味服食。饮汤吃芹菜、豆腐。

【按注】一方单用芹菜加油盐治湿疹也可。

【功效】此方可治疗阴囊湿症。

△ **车前瓜皮薏米粥**

【用料】冬瓜皮30克，薏米30克，车前草15克。

【做法】三者洗净一同煮粥，煮熟后拣去车前草。饮汤吃薏米。

【功效】此方可治疗阴囊湿症。

△ **红杞活鱼**

【用料】枸杞15克，活鲫鱼750克，香菜6克，葱、醋、料酒、胡椒面、姜末、盐、味精、香油、猪油、清汤各适量。

【做法】将鲫鱼去杂，香菜切成段，葱切成葱丝。锅放猪油烧热，依次放入胡椒粉、葱、姜，随后放入清汤、盐、味精，放入鲫鱼。待烧沸后，将枸杞下铁锅，移文火上炖20分钟，洒入香油即成。佐餐食，饮汤吃鱼肉。

【功效】此方可治疗阴囊湿症。

药疗养生

根治脚气方

△ 防风、荆芥、五加皮、大风子、红花、地内皮、皂角各10克，明矾（研末）5克。将以上中药用米醋1公斤浸泡24小时。每晚用药液浸泡患处15分钟，连用10天。

△ 黄连、黄檗、枯矾、樟丹、陈皮、石膏、官粉各10克，冰片5克。将药共研细末，过筛，加香油适量调成糊状，敷于患处。此方对糜烂化脓型脚气疗效佳。

△ 双花20克，地丁15克，蒲公英10克，红花10克，川芎10克，乳香10克，没药10克。将药加水浸泡半小时后放入锅内，水沸后文火煎半小时，趁热熏洗患处，每次30分钟，最后，取药渣适量敷于患处。每日早晚各一次。效果显著。适应征：脚气感染、跌打损伤、痈疮肿毒。

△ 芒硝30克，鸦胆子30克，冰片30克，白矾50克，雄黄30克，断炉甘石

30克，凡士林500克。将药碾成细末，过120目筛，再把药粉同500克凡士林调和均匀，装瓶备用即成。治前把1 000ml开水倒入脸盆，放20克食盐待溶化，等水温适宜，放进患脚泡洗30分钟，擦干后再涂药膏，用手反复揉搓，以疏通汗腺，使药力直达病所。此法多适合燥脱屑型和水疱型足癣。若遇有湿性渗出糜烂感染者，照上方去掉凡士林，制成散剂，以药粉30克，放入脸盆，倒入1 000ml开水冲化，待水温适宜，放进患脚浸泡30分钟，擦干后，取适量药粉均匀撒在糜烂面上即可，以上用药一天2次。忌饮酒和辛辣食物。轻者治疗1周，重者治疗半月而愈，有效率达100%。

△黄豆100克，米皮糠160克。用法：将黄豆与米皮糠用水炖熟吃。

△陈皮4克，赤豆70克，花生仁120克，红枣10枚。将陈皮、赤豆、花生仁、红枣用水煎煮熟食用。主治脚气肿痛。注：一方无陈皮，一方加大蒜无陈皮。

△麦芽适量。将麦芽用水煎服。

△大冬瓜一个，赤小豆130克。将冬瓜切盖去内瓤，装入赤小豆，放糖水中煨熟淡食，或焙燥为丸食，或加水煮至烂熟，分2~3次食。注：一方无大冬瓜加蜂蜜也可。

△黄豆100克，陈皮3克，羊脚骨150克。将黄豆、陈皮与羊脚骨用水炖烂，适加调味品、盐等食用。注：一方无黄豆。

△青鱼500克，韭黄250克。青鱼洗净，加韭黄煮食。

△白扁豆适量。磨成粉，饭前每次10克，用灯心草煎汤调服，每日3次。主治脚气浮肿。

△花生90克，红枣10粒，鸡脚10只，瘦肉120克，陈皮1/4个。红枣去核，与余料齐洗净。鸡脚连同瘦肉飞水冲净。陈皮水先煲沸，加入各材料煲2~3小时，调味即可。佐餐食。注：一方不用鸡脚、瘦肉，加饭豆。

△米糠50克，面粉50克，红糖适量。面粉与米糠加水和均匀，加入化好的红糖，按常法煎成饼。当点心食用。

△紫菜、车前子适量。水煎服。主治湿性脚气，水肿。

治湿疹方

成药自疗法

△扑尔敏片：每次1~2片，每日3次。

△龙胆泻肝丸：每次6~9克，每日3次。

△防风通圣丸：每次6~9克，每日3次。

△除湿丸：每次6~9克，每日2次。

验方自疗法

△苍耳子10克、浓煎加糖调匀服，每日3次。

△车前草适量，煎服。

△白菜根4只（切片）、金银花25克、紫背浮萍25克，用水煎服，每日1剂，分2次煎服。

△生地12克、赤芍9克、知母6克、黄檗6克、苦参9克、白蘚皮12克、地

肤子12克、绿豆衣9克、六一散12克，每日1剂，分2次煎服。

△葱头3个、土大黄10克、砂仁10克，水煎之，熏洗患部。湿疹为过敏性炎症皮肤病，一般分为急性、亚急性和慢性三类。男女老幼均可发病，病变可局限于身体的某一部位，也可发生于全身。本方适用于一切湿疹。

外治自疗法

△车前草适量，加水煎，凉后洗患处。

△绿豆粉30克（用锅炒成灰黑色）、蜂蜜9克、冰片3克、醋30克，调成糊状后放在油纸上，当中留孔，敷于患处。

△空心菜洗净，加水煮沸，趁热洗患处（不可太烫）。

△苦参15克、黄檗9克、白矾15克，加水500毫升，煮沸，凉后洗患处，每日3～4次。

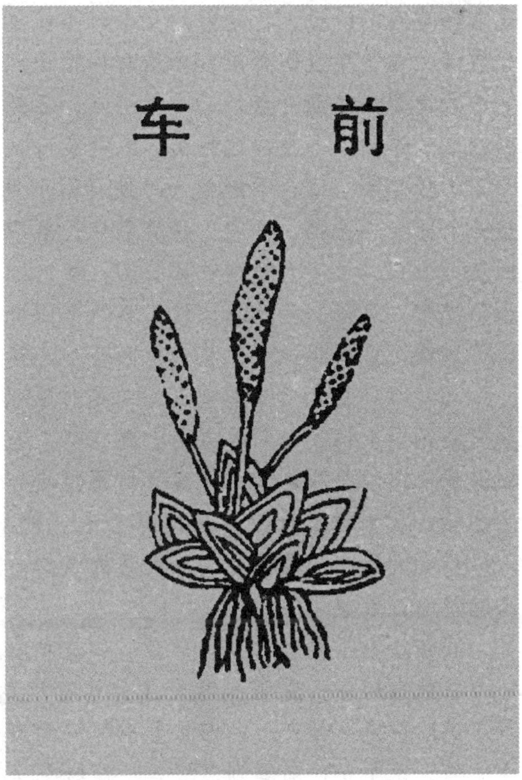

车前图，选自《本草纲目》

△木槿皮、马齿苋、白藓皮各适量，煎汤洗患处，每日3次。

治疗偏头疼验方

方剂组成：川芎15克，白芷15克，细辛3克（后下），延胡索10克，牛蒡子10克，半夏10克。每日1剂，早晚水煎服。

方剂加减：疼痛剧烈，手指发凉者，丹参15克，桂枝10克；睡眠差者，加酸枣仁15克，夜交藤15克。

去汗斑验方

白胡椒、海螵蛸、蛇床子各等份。共研末，用茄子蒂蘸粉末在患处轻轻摩擦，早晚各用1次。

房事养生

我国古代房中论述很多，这些论述，在古人适应多妻制社会的性经验基础上，也反映了古代房事养生的重要成就。在这个节气中，重点向大家介绍一下古代房中的十修、八道、十功、八动、五音及十已。

十修即一是导气，二是含口中津液，三是使阴茎勃大，四是抚摸女性阴蒂，五是选择适宜的时机，六是开始交合时不能急躁，七是交合动作要轻柔，八是等待精气盈满，九是要吸阴补阳，十是暂停抽送，行深呼吸镇守精气。

八道即一是高一点，二是低一点，三是靠左边摩擦，四是靠右边摩擦，五是深刺，六是浅刺，七是快速抽送，八是缓慢抽送。

十功是第一回合不泄精，可使耳目聪明；第二个回合不泄精，可使声音洪亮；第三个回合不泄精，可使皮肤有颜色；第四个回合不泄精，可使脊骨强健；第五个回合不泄精，可使大腿和臀部壮实；第六个回合不泄精，可使尿道通畅；第七个回合不泄精，可使阴茎勃起坚硬；第八个回合不泄精，可使皮肤润泽有光；第九个回合不泄精，可通晓神明；第十个回合不泄精，便可达到养生延年的效果。

八动即一是女子两手抱人，二是伸直肘臂，三是伸直腿脚，四是从侧面钩人，五是举足向上钩人，六是男女大腿相交，七是身体平展跃动，八是全身振动。女子抱人是想得到肌肤之亲；伸直肘臂是想使身体上部及阴部受到抚摸；伸直腿脚为深度不够；从侧钩人为欲使阴户两旁受到刺激；举足向上钩人是要求男子向深处刺入；男女大腿相交是因为刺入太深的缘故；身体平展跃动是想要浅刺；全身振动是高潮将临，希望能够持久。

五音指女子发出的五种声音，一是发出急促的呼吸声，是内心性冲动急迫的反应；二是出粗气，说明此时女子处于高度的性兴奋期；三是发出哼哼唧唧的叹息声，说明快感开始产生；四是发出呵呵的声音，是女子感到极舒服的意思；五是交吻咬啮，说明女子高潮到了极点，此时交合可以结束。

十已指十个交合中的征候，即一已（即第一个回合完毕）出现清新凉爽的感觉；二已是可闻到烤骨头的焦香气味；三已可闻到焦臊味；四已是阴部产生油膏状的分泌物；五已是可闻到稻谷一般的清香气；六已是阴部十分润滑；七已是交合能够持久；八已是阴部分泌物如浓稠的凝脂；九已则分泌物如胶似漆；十已则精衰气弱，之后阴部出现滑溜的现象，清凉之气又会出现。此时女子已达到高潮，房事已大功告成。房事告成的特征是，女子鼻尖冒汗，嘴唇发白，手脚皆动，臀部不沾席，此时男子应当停止性交，进行采补。

四、芒种养生

民间风俗

芒种时斗指巳，太阳黄经为 75 度，时值公历 6 月 5 日左右。意即有芒的作物（主要指麦类）已经成熟，也是夏播作物播种时节。这时最适合播种有芒的谷类作物，如晚谷、黍、稷等。此时天气已经进入典型的夏季，农事耕作都以这一时节为界，过了这一节气，农作物的收成就会受到不利影响。农谚“芒种忙忙种”说的就是这个道理。

在八卦中，这个时节为天风卦，卦象中上面五个阳爻，下面一个阴爻。说明此时至极的阳气已经到了尽头，开始有阴气出现。芒种三候为：“一候螳螂生，二候始鸣，三候反舌无声。”也就是说在这一节气中，螳螂在去年深秋产的卵因感受到阴气初生而破壳生出小螳螂。接着喜阴的伯劳鸟开始在枝头出现，并且感阴而鸣。与此相反，而能够学习其他鸟鸣叫的反舌鸟，却因感应到了阴气的出现而停止了鸣叫。由此可见，在我国传统的哲学理论中，认为世间万物都是轮回相生的，阳极而阴生。久盛必衰，衰久必盛。在天气炎热的时候，却也正是阴气初生的时候，这不能不说中国古代朴素哲学的博大精深。

芒种前后，我国中部的长江中、下游地区，雨量增多，气温升高，天气非常潮湿而且异常闷热。由于环境关系，各种器具和衣物容易发霉，所以通常称这段时间为梅雨季节。又因为此时正是梅子黄熟之时，所以也称之为梅雨天或黄梅雨。梅雨季节要持续约一个月左右，梅雨的多少，对禾谷的丰收有着重要的意义，所以梅雨很受老百姓的重视。进入梅雨的日子叫“入梅”，梅雨结束的日子叫“出梅”，具体日期因所处地理位置的不同而略有偏差。如果以太阳黄经 80 度位置来算，入梅的时间应该是公历 6 月 12 日左右，经过一个月，在 7 月 11 日为出梅日。而我国民间一般认为天干中的“壬”为天河之水，所以将芒种后的第一个“壬”日立为入梅的日子，将夏至后的第一个“庚”日立为出梅的日子。时间大概只有半个多月。梅雨在诗人的笔下则有不同的吟咏，如“黄梅时节家家雨”“阴晴不定是黄梅”。可见这所谓的梅雨季节，套句现代气象用语为：“晴时多云偶阵雨”。

由于此时的天气闷热多雨，十分有利于蚊虫孳生，也很容易发生传染疾病，所以五月又被称为“百毒之月”。在民间，自古就有在门楣悬艾草的习俗，目的是为了驱赶蚊虫。又因为此节气正逢端午节前后，家家户户在门楣悬挂菖蒲辟邪驱毒，所以古称五月为“蒲月”。而此节气中的习俗，便大多与端午节庆混为一体。俗谚

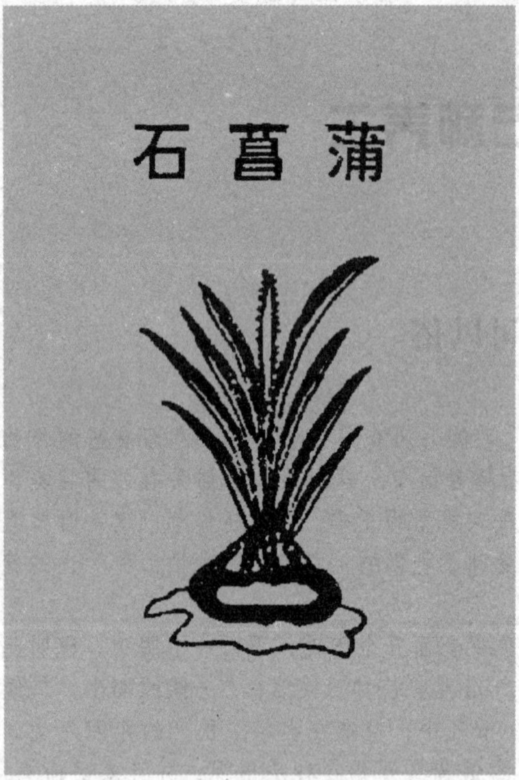

石菖蒲图，选自《本草纲目》。芒种在端午节前后，家家户户都在门楣上挂菖蒲避邪驱毒

说："未呷端午粽，破裘不敢送。"意思是说端午节后，才真正入夏天。

农谚说："芒种逢雷美亦然，端阳有雨是丰年。"是说芒种与端五日下雨对粮食的丰收很有利。这个时节也是各种夏天的蔬菜、水果正式上市的时候，例如大家最喜欢的西瓜、荔枝、芒果、菠萝等都是当令水果。尤其是西瓜，更是被大家奉为夏天的极品水果，不仅可以做成各种冰品，又可以清凉退火。

俗语说"芒种蝶仔讨无食"，即是说，由于芒种是在农历五月，而这个时期已经过了花开时期，所以蝴蝶已经没有花粉可采了。所以《红楼梦》第二十七回中写道："尚古风俗：凡交芒种节的这日，都要设摆各色礼物，祭饯花神，言芒种一过，便是夏日了，众花皆卸，花神退位，须要饯行。然闺中更兴这件风俗，所以大观园中之人都早起来了。那些女孩子们，或用花瓣柳枝编成轿马的，或用绫锦纱罗迭成干旄旌幢的，都用彩线系了。每一棵树上，每一枝花上，都系了这些物事。满园里绣带飘飘，花枝招展，更兼这些人打扮得桃羞杏让，燕妒莺惭，一时也道不尽。"由此看来，芒种日祭饯花神的风俗却也不无道理。

煮梅的食俗也在芒种时节，这一食俗在夏朝就已经有了。正月开花的梅树在此时已经结出梅子。由于梅子味道酸涩，很难直接入口，所以需要加工后才可食用。这种加工过程便是煮梅。煮梅的方法有很多种，简单的一种是用糖与梅子一同煮或用糖与晒干的青梅混拌均匀使梅汁浸出，也有用盐与梅子一同煮或用盐与晒干的青梅混拌均匀使梅汁浸出，比较考究的还要在里面加入紫苏。我国北方产的乌梅很有名气，将其与甘草、山楂、冰糖一同煮，便制成了消夏佳品——酸梅汤。如果在里面加入桂花卤然后冰镇后再饮，则味道更佳。现在有很多加工的梅干蜜饯，如话梅、奶梅及甘草梅等，都很受人们的欢迎。四千多年来，梅子一直是人们夏季里重要的一种果品。

芒种时节里最重要的节日是农历五月五日的端午节。端午节又称端阳、重午、天中、朱门、五毒日。现在仍然是同春节、中秋节同样受世人重视的三大节日之一。此节日起源于古人在夏日沐浴兰汤以辟疫去瘟的习俗，这一习俗可以追溯到夏朝，是很古老的一种习俗。又由于我国伟大爱国诗人屈原是这天投身于汨罗江中，所以这一习俗便又成为纪念屈原的日子。沐浴兰汤是在这天的午时或傍晚，取艾、柳、桃、蒲等揉碎浸在水中，然后进行洗浴，据说可免一年不被瘟疫所侵。

在古时，人们之所以沐浴熏汤，是认为俗传五月多不祥，所以，俗语有“恶五月”之说。正月建寅，排到五月，地支为午。地支十二个，这午，被古代的阴阳学家视为阳之极；端午系午月的五日，这一天的干支虽不一定是午，但人们还是称其为“重午”。双午重叠，被当做一年里阳气最盛的日子。传统哲学讲阴阳协调，失衡便不好。双午为火旺之相，过旺则为毒，要禳解。同时，古人认为阳气旺盛时节，也意味着“阴气萌作”。由这种参悟天地的思想，引发出流传久远的门饰风俗。在这一天，家家户户在门上插艾草与菖蒲。菖蒲又称水剑，因其形状如剑，因此，古人认为它可驱魔斩妖；艾草是菊科植物，具有驱虫辟瘟的作用。在针灸上广泛被使用。这种以艾草与菖蒲插门的习俗被称为“插菖剑，悬艾虎”。

在我国南方，门饰异常复杂，除了插艾草与菖蒲外，还要插榕树叶，因为榕树在南方被称为神树，所以含有延年长寿的意思。还有以榴花、蒜头、龙船花配艾草及菖蒲为饰，称之为“天中五瑞”。

五毒之月百毒孳生，其中最毒的五种动物是毒蛇、蝎子、蜈蚣、守宫和蛤蟆。相传它们全部聚在一起的时候，互相便谁也不敢攻击谁，这似乎就是以毒攻毒的道理吧。所以在端午节这天，人们用红纸剪成带有这五种毒物的剪纸贴在门窗上，称作“五毒符”，据说可以免除各种毒物的侵害。另外，在儿童的衣服上，也有绣以五毒图案的。端午节还有张贴钟魁画的风俗。钟魁是驱魔大神，在唐朝至明朝期间，钟魁一直是岁暮张贴的门神，在清初年间人们将其改在端午节时张贴，据说有驱邪辟瘴的作用。

端午节民间有喝雄黄酒、吃粽子、吃绿豆糕和“尚红”的食俗。雄黄主要成分为三硫化二砷，为一种橘红的矿物质，将少量的雄黄调和在米酒中，便成了雄黄酒。稍微饮一些雄黄酒据说可以驱瘟解毒，多饮则会中毒。过去人们喝完雄黄酒后，将剩余的雄黄酒洒在床下屋角，有杀虫的作用。由于儿童不能喝酒，大人便用手指沾雄黄酒在孩子的额头上写一“王”字，也可以起到驱瘟解毒的作用。

自汉代以后，民间流行儿童在端午节佩挂包着雄黄的香包的风俗。香包的形状各式各样，一般家长都喜爱给孩子佩挂老虎形状的香包。端午节还有给婴儿挂“长命缕”的风俗，所谓的“长命缕”便是将五颜六色的丝线束在婴儿的手足上，据说可保婴儿平安长命。

端午节吃粽子，是我国最普遍、最重要的食俗。据说是人们曾经为了防止鱼虾吃掉汨罗江中屈原的尸体，便将米团投入江中，后来屈原托梦说：“若以苇叶裹之，则蛟龙不敢相争。”于是人们依法将饭团包起来，于是就有了粽子这一食品的雏形。我国北方的粽子是白糯米加红枣或豆沙包成的甜粽，体积较小，一般冷食。南方的粽子则品种繁多，粽子馅儿有火腿、蛋黄、虾仁、香菇、鱿鱼、花生等很多种类。最大的有两斤以上的粽子，一般都要热食。包粽子的活动，一般在农历五月初一便开始准备，浸米、洗叶及选配料。这时有些家长会试包几个粽子给孩子解馋，名曰“乖粽”。端五日不但家家食粽子，还以粽子分送亲友。送的数量为二、六、十、十

二、二十四、三十等，一般为六的倍数。一、三、四、七、八、九为不可用的数字。端午节的时食还有绿豆糕及卤鸭蛋，因为绿豆及卤蛋都是凉性的食物，具有去痧消暑的功效。端午节的“尚红”食俗为吃一些红色的菜肴，如山楂、河虾、红椒、金针红苋菜等做成的菜肴。

端午节的一项大型活动还有赛龙舟。据说屈原投入汨罗江后，楚人驾船去救，人们在船上发现有龙在水面上疾驰，速度极快。于是人们便仿照龙的样子造船，进行竞渡比赛。我国龙舟赛历史很悠久。赛事在五月初一便开始准备，先要拜祭水仙尊王，并由主祭官提笔在龙舟上画上眼睛，名为“开光”。在端午的早晨，要祭龙舟，除舞狮献瑞外，还要放鞭炮，掷粽子于水中。午时初刻龙舟下水，两队以先到目的地夺旗者为胜。

端午节是步进夏天的节日，此时气温高，蚊虫滋生，人们也比较容易生病，所以端午节的习俗便大部分是避病驱邪的主题，由此可以推断，端午节原是一个警惕人们小心生病的节日。

生活起居

芒种时节，我国中部的长江中下游地区，雨量增多，气温升高，开始进入连绵阴雨的梅雨季节。这时，空气十分潮湿，天气异常湿热，各种衣物器具极易发霉，所以，在长江中下游地区把这种天气叫做“黄梅天”。另外，我国的端午节多在芒种日的前后，民间有“未食端午粽，破裘不可送”的说法。此话告诉人们，端午节没过，气温还会有冷的时候，御寒的衣服不要脱去，以免受寒。

根据季节的气候特征，芒种的养生重点要注意生活规律。在精神调养上应该使自己的精神保持轻松、愉快的状态，忌恼怒忧郁，这样可使气机得以宣畅，通泄得以自如。起居方面，要晚睡早起，适当地接受阳光照射（避开太阳直射，注意防暑），以顺应阳气的充盛，利于气血的运行，振奋精神。夏日昼长夜短，中午小憩可助祛除疲劳，有利于健康。芒种过后，午时天热，人易出汗，衣衫要勤洗勤换。为避免中暑，芒种后要常洗澡，这样可使皮肤疏松，“阳热”易于发泄也就是人体容易降温。但须注意的一点，在出汗时不要立即用冷水洗澡，中国有句老话，“汗出不见湿”，若“汗出见湿，乃生痤疮”。在洗浴时如果采用药浴，就会达到更好的健身防病的目的。

使用药浴的方法在我国由来已久。据载，自周朝开始就流行用香汤浴洁身，宋明期间，这种香汤浴传入民间，便出现了专供人们洗芳香浴的“香水行”，逐渐形成了一种习俗。人们择日选用不同的药浴洁身、防病。如春节这天用五香汤沐浴，浴后令人遍体馨香，精神振奋；农历的二月二，古人称之为“中和节”，民间称为“龙抬头”的这一天，多取枸杞煎汤沐浴，可令人肌肤光泽，不老不病；夏季常用五枝汤洗浴，是为疏风气、驱瘴毒、滋血脉。到了清朝，药浴不仅作为健身益寿的方法，而且广泛应用于治疗和康复疾病。

药浴的方法多种多样，常用的浸浴、熏浴、烫敷，作为保健养生大都以浸浴为主。浸浴的具体方法，以五枝汤（桂枝、槐枝、桃枝、柳枝、麻枝）为例：先将等量药物用纱布包好，加十倍于药物的清水，浸泡20分钟，然后煎煮30分钟，再将药液到入浴水内，即可浸浴。有条件的可每日一次，这种药浴方法适用全身浸浴液亦可用于局部泡洗。女性中老年朋友可选择美容护肤方：绿豆、百合、冰片各10克，滑石、白附子、白芷、白檀香、松香各30克研成粗末儿，装纱布袋煎汤浸浴，可使容颜、肌肤白润细腻，体香驱邪。

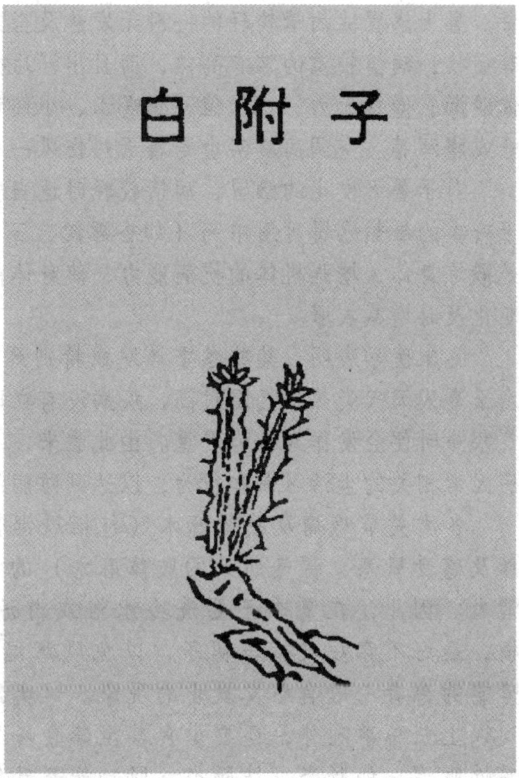

白附子图，选自《本草纲目》。白附子可用于夏季药浴

在夏至节气中，老年人不要贪凉就露天睡卧，不要大汗就裸体吹风，不要吃鸡、羊肉等生火助热的食物。饮食宜清淡，心情宜恬静，所谓“心静自然凉”。

此节气中，大街小巷开始有些人光着脊梁，误以为这样凉快，其实并非如此。众所周知，皮肤覆盖在人体表面，具有保护、感觉、调节体温、分泌、排泄、代谢等多种功能。在人体皮肤上有几百万个汗毛孔，每天约排汗1 000毫升，每毫升汗液在皮肤表面蒸发可带走246焦耳的热量。当外界气温超过35℃，人体的散热主要依靠皮肤汗液蒸发，加速散热，使体温不至过度升高。此时若光着脊梁，不穿衣服，皮肤就会从外界吸收热量，且不能通过蒸发的方式达到散热的目的而感到闷热。若穿点透气好的棉、丝织衣服，使衣服与皮肤之间存在着微薄的空气层，而空气层的温度总是低于外界的温度，这样就可达到防暑降温的效果。

有些人不想离开空调房屋，在屋里逃避酷暑之苦，其实他们不知道空调给人们带来凉爽，也给人的健康带来逐渐影响。由于门窗紧闭和室内的空气污染，造成室内氧气缺乏；再加上恒温环境，自身产热、散热调节功能失调，会使人患上所谓的空调病。所以夏季的空调房间，室内温度应控制在26℃~28℃之间，最低温度不得低于20℃，室内外温差不宜超过8℃；久待空调房间，应定时通风换气，禁止在空调房间抽烟；长期生活与工作在空调房间的人，每天至少要到户外活动3~4小时，年老体弱者、高血压患者，最好不要久留空调房里。

俗称“热伤风”的暑天感冒。在夏季天气炎热时要积极预防，为了散发体内的热能，人体的表皮血管和汗腺孔扩张，出汗很多。入睡后易使身体受凉而发生感冒。暑天感冒的病情较轻的一般无发热及全身症状，或仅有低热、头痛、全身不适等症状；病情较重的常有高热，而且出汗后热仍不退，并伴有头痛、沉重如裹、身体酸懒、倦怠无力、口干但不想喝水、小便黄赤、舌苔黄腻，有些患者还会出现呕吐或腹泻等。空调病其实也是属于热伤风一类的疾病。

对于暑天发生的感冒，病情较轻时适当服些感冒药，一般二三日即可痊愈。对于较重的暑热感冒可用中药（如香薷饮、三仁汤等）治疗。预防暑热天感冒，主要是锻炼身体，增强机体的抗病能力，使身体能够适应暑天的多变性。要随早晚天气变化及时增减衣服。

临床医学表明，某些冬季常发或特别严重的病，其致病因素往往产生于夏季。由于夏天天气炎热、气温过高，疾病没有立即发作而潜伏在体内，一旦到了冬季天气寒冷时便会发作或转为严重。由此看来，从初夏开始，就必须处处注意与这些致病因素相关的生活习惯和行为，以达到防病的目的。

各类关节疼痛及肢体麻木（包括风湿性、类风湿性、外伤性之类的关节疼痛及感受风寒、湿气所致的肢体麻木）的病症，往往天气寒冷时发作，天热时消失。因此，在夏季不要洗冷水浴或游泳，不要夜间在室外露宿，禁止睡地板，最好不穿短衣裤与裙子，以免风寒湿气伏积于经络之中。慢性支气管炎、哮喘的患者一般有冬发夏止的现象。这类患者在夏季应注意风寒，除注意并做到以上禁忌事项外，还要少食甚至禁食冷饮。慢性腹泻及虚寒性胃痛患者，如慢性腹泻，如肠炎、结肠炎、肠功能紊乱等症，常在受寒后腹痛腹泻，冬天尤其严重。胃痛与各种腹痛患者中也有不少属虚寒型的。往往夏季病情稳定，深秋后发作，故夏季除注意上述禁忌外，还须忌过度食用各类瓜果及冷饮冷食，免伤脾胃之阳气。

有一种中医称为“头风病”的头疼病，往往每感风寒就头痛难忍。这类患者在夏季应忌用冷水洗头，洗头后应吹干头发，并且禁止直接对着电风扇或空调冷风长时间吹。

夏天蚊子比较多，往往是造成人们得病的重要原因之一。驱除蚊子的方法，除了加强生活区域的清洁卫生以外，在自身的起居生活也要想些办法驱蚊子。如吃大蒜可有效驱蚊，因为蚊子不喜欢人体分泌出来的大蒜味；口服维生素B，通过人体生理代谢后从汗液排出体外，会产生一种蚊子不敢接近的气味。服法为睡前一小时口服维生素B 1~2片，但不要长期大量服用。还有可以穿黄色、白色等浅色衣服可减少蚊子的叮咬，穿深蓝色或褐色的衣服，被蚊子叮咬的概率会大些。所以在夏天应穿浅色衣服。再有就是在黄昏前，室内摆放一两盆盛开的茉莉花、米兰或玫瑰，最好是夜来香。因蚊子不能忍受这些花的香气，所以也能起到有效的驱蚊效果。室内橘红色的灯光，也具有驱蚊的效果。由于蚊子害怕橘红色的光线，所以夏季卧室中应使用橘红色的灯光照明。

运动保健

1. 芒种五月节坐功

《遵生八笺》中原文如下："运主少阳三气。时配手少阴心君火。坐功：每日寅、卯时，正立仰身，两手上托，左右力举，各五七度，定息，叩齿，吐纳，咽液。治病：腰肾蓄积，虚劳，嗌干，心痛，欲饮，目黄，胁痛，消渴，善笑，善惊，善忘，上咳吐，下泄，身势而股痛，心悲，心项痛，面赤。"

芒种节气中生物代谢旺盛，生长迅速。本功法以"芒种"命名。正是顺应这一时令特点而制定的气功锻炼方法，适宜于芒种时节锻炼，可于芒种时开始，练至夏至为止。芒种时节，人体疾病在经络方面的表现多为手少阴心经。手少阴心经起于心中，属心系，下膈，络小肠。其支脉从心系分出，挟食道上行，连于目系。文中所述本功法主治病症心痛、咽干、口渴、胸胁疼痛、善笑、喜忘、心悲、惊悸，乃至目黄、消渴，均与手少阴心经的病变有关，采用本功法锻炼，有较好的防治作用。

具体方法：每日凌晨三至七点时，立正仰身，双手向上托捧，向左右用力，各5～7次，平心静气，然后牙齿叩动36次，调息吐纳，津液咽入丹田9次。可治：腰肾类疾病、体虚、咽干、心痛、眼珠发黄、肋间疼痛、糖尿病、心悸健忘、上吐下泻、腰酸腿痛、心烦、头颈酸痛、面红耳赤等症。

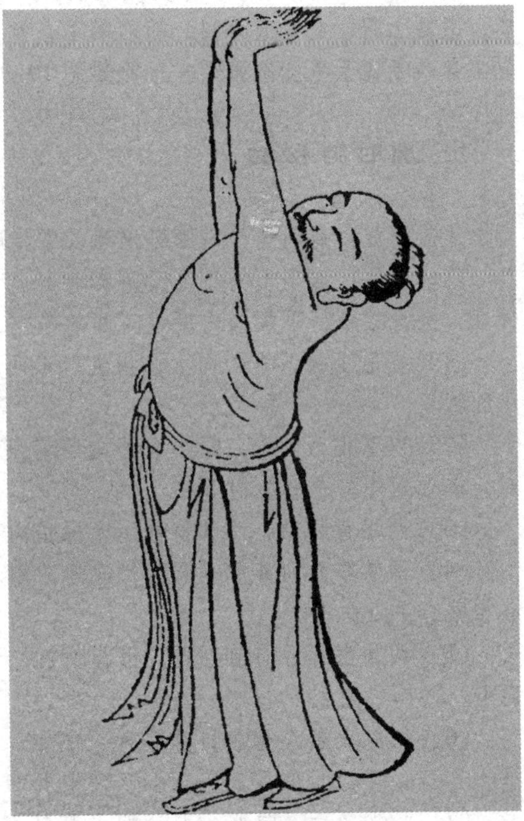

明代高濂《遵生八笺》陈希夷导引坐功图中的芒种五月节坐功图

2. 毛孔调息功

适应病症：皮肤病。

具体方法：自然站立，双脚分开与肩同宽，双臂自然下垂，掌心朝内侧，中指指尖紧贴风市穴，拔顶，舌抵上腭，提肛，净除心中杂念。全身放松，两眼微闭或两眼平视，但要视而不见，两膝盖微屈，思想集中，呼吸绵绵，呼气时意念想全身八万四千毛孔都张开，向外排气，使一切病气、浊气都排出去，吸气时意念想全身毛孔都在采气，内脏各器官也与宇宙中之大气同呼吸，共命运。每次站桩20分钟，可达到祛病延年之目的。

3. 灸夺命穴功

适应病症：治丹毒。

具体方法：站、坐均可，用艾卷灸夺命血，灸十分钟，丹毒立即转色，每天灸两次分早晚。夺命穴位置位于肩髃穴与肘部尺泽穴线中点。

4. 卷舌导引功

适应病症：荨麻疹。

具体方法：自然站立，双脚分开与肩同宽，双臂自然下垂，掌心朝内侧，中指指尖紧贴风市穴，拔顶，舌抵上腭，提肛，净除心中杂念。全身放松，舌头往上卷，微贴上腭，有唾液分泌，随即咽下，意念注意自己的呼吸，吸气要细长，呼气想全身八万四千毛孔都张开，每次要练10分钟以上。

5. 肩肘胯松功

适应病症：肩周炎、肩胛风湿疼、掌指麻痹、肘臂部麻痹等症。

具体方法：端坐于椅子上，两脚分开与肩同宽，大腿与小腿呈90度角，躯干伸直，全身放松，下颌向内微收。两眼平视，全身放松。

(1) 屈肘上提，手心向上，指尖对正两肋向前挥出，手心向上指尖向前，略高于肚脐。

(2) 以掌根为圆心，指尖向外向后划圆弧至胸前中指相接，高度与鼻尖遥遥相对，掌心朝外，大拇指朝下方。

(3) 两手背相贴，两掌前伸，大拇指向下，两掌略高于肚脐。

(4) 两掌分开向身后划圆弧，像游泳划水动作，两掌划到背后命门处，两手合谷相贴，手心向上。

(5) 两掌由背后向前划弧，手背朝前，划至身体前面，仍两手背相贴，大拇指向下。

(6) 两肘后撤，两掌同时后撤至胸前，两手中指相接，手心向前，大拇指向下。

(7) 指尖向后、向外，手心朝上翻转划弧至身体前时，两臂伸直，略高于肚脐，指尖朝前，手心向上。

(8) 两手指尖向内后旋转划弧，经两肋至背后命门处，两手合谷相贴，手心斜向上，收功时两手自然下垂于身体两侧。

6. 调息退烧功

适应病症：身热、背痛。

具体方法：仰卧在床上，不枕枕头，两腿伸直并拢，两臂伸直放在身体两侧，口微闭，用鼻子做深细匀长之呼吸，一呼一吸为一息，共做64息。吸气时意念直入小腹，呼气时意念由全身汗毛孔排出动作。

7. 点按疗俞功

适应病症：疗痛、恶肿等症。

具体方法：端坐于椅子上，两脚分开与肩同宽，大腿与小腿呈90度角，躯干伸直，全身放松，下颌向内微收。全身放松，用左手拇指点按右臂疗俞穴108次，然后再用右手拇指点按左臂疗俞穴108次，每日早晚各点按1次。疗俞穴位置在手腕第三横纹上4寸尺侧缘左右臂各一穴。

饮食养生

夏三月，历代养生家都认为饮食宜清补。《吕氏春秋·尽数篇》指出："凡食无强厚味，无以烈味重酒。"唐朝的孙思邈提倡人们"常宜轻清甜淡之物，大小麦曲，粳米为佳"，又说"善养生者常须少食肉，多食饭"，元代医家朱丹溪的《茹谈论》上说："少食肉食，多食谷菽菜果，自然冲和之味。"

从营养学上讲，饮食清淡在养生中起着重要的作用。如蔬菜、豆类可为人体提供所必需的糖类、蛋白质、脂肪和矿物质等营养素及大量的维生素。维生素又是人体新陈代谢中不可缺少的，而且可预防疾病、防止衰老。瓜果蔬菜中的维生素C，还是体内氧化还原的重要物质。它能促进细胞对氧的吸收，在细胞间和一些激素的形成中是不可缺少的成分。除此之外，维生素C还能抑制病变，促进抗体的形成，提高机体的抗病能力。

对老年朋友来说，多吃瓜果蔬菜，从中摄取的维生素C对血管有一定的修补保养作用，还能把血管壁内沉积的胆固醇转移到肝脏变成胆汁酸，这对预防和治疗动脉硬化也有一定的作用。蔬菜中的纤维素对保持人体大便通畅，减少毒素的吸收以及防止早衰，预防由便秘引起的直肠癌的发生都是至关重要的。

还有，在强调饮食清补的同时，还要告诫人们，饮食勿过咸、过甜。

饮食过咸，会使体内钠离子过剩。由于老年人活动量小，多食咸食，会使血压升高，甚者可造成脑血管功能障碍。吃甜食过多，对人体健康也不利。随着年龄的增长，老年人体内碳水化合物的代谢能力逐渐降低，食糖过多，会引起中间产物

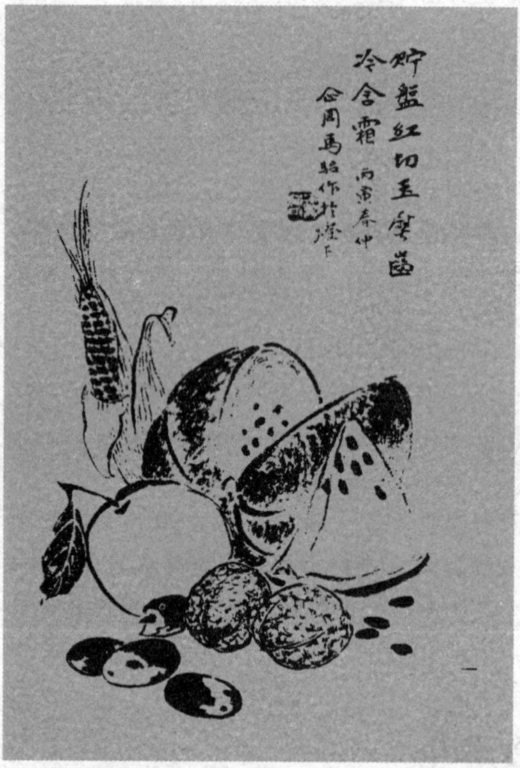

西瓜图，选自清·《马骀画宝》。西瓜为盛夏解渴消暑之佳品

如蔗糖的积累，而蔗糖可导致高脂血症和高胆固醇症，严重者还可诱发糖尿病。由此可见，饮食是养生防病极其重要的一个环节。因此，在夏季人体新陈代谢旺盛，汗易外泄，耗气伤津之时，宜多吃具有祛暑益气、生津止渴的饮食。老年人因机体功能减退，热天消化液分泌减少，心脑血管不同程度的硬化，饮食宜清补为主，辅以清暑解热护胃益脾和具有降压、降脂的食品。女士在月经期或产后期间，虽天气渐热，也忌食生冷性凉食品，以防由此引发其他疾病。

夏季，各种水果相继上市，水果不仅含有丰富的维生素、水分以及矿物质，而且果糖、果胶的含量明显优于其他食品，这些营养成分对人体健康无疑是有益的。可是根据不同人的不同体质，也应当有所选择。因为水果也有寒、热、温、冷、平五种属性。

食物属性，即所谓“四气”，是指食物进入体内，会产生“寒、热、温、冷”的作用。介于四者之间既不温不“热”，又不寒不凉，则归属于“平”性。

虚寒体质的人基础代谢率低，体内产热量少，四肢即便在夏季也是冷的。由于他们的副交感神经兴奋性高，所以面色较常人白，他们很少口渴，也不喜欢接触凉的东西，包括进空调房间。中医历来讲究均衡、阴阳调和，所以体质偏寒的人，在吃水果时，自然要择食温热性的，这类水果包括荔枝、龙眼、番石榴、樱桃、椰汁、榴莲、杏、栗子、胡桃肉等。实热体质的人代谢旺盛，产热多，交感神经占优势，容易发热，经常脸色红赤，口渴舌燥，喜欢吃冷饮，易烦躁，常便秘。这样的人群要多吃寒凉性的食物，如香瓜、西瓜、水梨、香蕉、奇异果、芒果、莲藕、番茄、柿子、荸荠、甜瓜、黄瓜、柚子，等等。平和类的水果，如葡萄、菠萝、木瓜、苹果、椰肉、梨、橙、西瓜皮、芒果、橄榄、白果、李子，等等，不同体质的人则都可食用。

食疗方

△ **西红柿炒鸡蛋**

【用料】西红柿300克，鸡蛋3个，精盐、味精、白糖各适量。

【做法】①西红柿洗净切片，鸡蛋打入碗内搅匀。②油锅烧热，先将鸡蛋炒熟，盛入碗内；炒锅洗净，烧热放油，白糖入锅融化，把西红柿倒入锅内翻炒 2 分钟后，将鸡蛋、盐入锅同炒 3 分钟，放少许味精出锅即可。(糖尿病人不放白糖)

【功效】此方具有生津止渴、养心安神之功效。

△ 香菇冬瓜球

【用料】香菇、鸡汤、淀粉各适量，冬瓜 300 克，植物油、精盐、姜、味精、麻油各适量。

【做法】①香菇水发、洗净，冬瓜去皮洗净，用钢球勺挖成圆球待用，姜洗净切丝。②锅内放入适量植物油烧热，下姜丝煸炒出香味，入香菇继续煸炒数分钟后，倒入适量鸡汤煮开后，将冬瓜球下锅烧至熟时，用水淀粉勾芡，翻炒几下放入味精，淋上香油，即可出锅。

【功效】此方具有补益肠胃、生津除烦之功效。

△ 五味枸杞饮

【用料】醋炙五味子 5 克，枸杞子 10 克，白糖适量。

【做法】五味子和剪碎的枸杞子放入瓷杯中，以沸水冲泡，温浸片刻，再入白糖，搅匀即可。

【功效】此方具有滋肾阴、助肾阳之功效。适用于“夏虚”之症，是养生补益的有效方剂。

△ 芥菜牛肉汤

【用料】牛肉 200 克，芥菜 300 克，生姜丝 25 克，熟猪油 30 克，精盐 5 克，酱油 2 克，味精 3 克。

【做法】先将适量水烧开，放入全部用料及熟猪油、精盐等，改用文火煲 1 ~ 2 小时，点入味精调味，即可。单食或佐餐，随量食用。

【功效】此方滋阴清热，对夏季感冒很有疗效。

△ 玉竹猪心

【用料】玉竹 50 克，猪心 500 克，生姜、葱、花椒、食盐、白糖、味精、香油各适量。

【做法】①将玉竹洗净，切成节，用水稍润，煎熬 2 次，收取汁液 1 000 克；②将猪心破开，洗净血水，与玉竹液、生姜、葱、花椒同置锅内，在火上煮到猪心六成熟时，将它捞出放凉；③将猪心放在卤汁锅内，用文火煮熟捞起，揩净浮沫。在锅内加卤汁适量，放入食盐、白糖、味精和香油，加热成浓汁，将其均匀地涂在猪心里外即成。

【功效】此方具有养心安神之功效。

△ 桂圆童子鸡

【用料】童子鸡 1 只（约重 1 000 克），干桂圆肉 10 克，料酒 100 克，葱、姜各 10 克，精盐 5 克。

【做法】①将干净的鸡剁去爪，把鸡颈和鸡腿别在鸡翅下面，使其团起来，放入沸水锅中煮一下，以去血水，捞出洗净。桂圆肉亦用清水洗净；②把鸡放入汤锅，再放入桂圆、料酒、葱、姜、盐和清水500克，上笼蒸约1小时左右，取出姜、葱即可。

【功效】此方具有养心安神之功效。

△ 翡翠红螺

【用料】红螺肉250克，鸭腕200克，蘑菇片25克，料酒、精盐、味精、白糖、胡椒粉、姜片、葱段、麻油、猪油、鸡汤各适量。

【做法】①将螺肉去杂质洗净，切成片，螺片中间用刀划开一条缝。鸭腕剥去老皮，切成与螺片大小相等的片，中间亦划一条缝。将螺片、鸭腕片叠起，再翻转过来，盛入碗中；②在碗中放入鸡汤、味精、盐、白糖、麻油、胡椒粉，调成芡汤待用；③烧热锅放入猪油，烧至六七成热时，将螺卷下锅，待熟后捞出沥去油。原锅内放入姜片、葱段、蘑菇片，略煸一下后投放螺卷，烹入料酒，倒入芡汤，加入猪油拌匀，装盘即成。

【功效】此方具有养心安神之功效。

△ 炒胡萝卜酱

【用料】瘦猪肉300克，胡萝卜100克，豆腐干1块，海米10个，黄酱6克，酱油3克，料酒3克，熟猪油50克，玉米粉（湿）6克，香油3克，味精、葱末、姜末、食盐各适量。

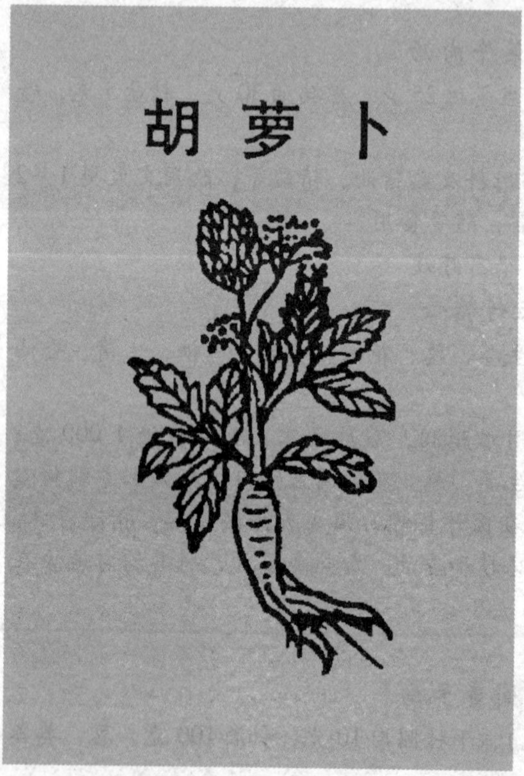

胡萝卜图，选自《本草纲目》

【做法】①把胡萝卜、豆腐干切成0.6厘米见方的丁；海米用水泡透；将胡萝卜用熟猪油炸透捞出；②把锅烧热后，倒入熟猪油，随即放入切好的肉丁进行煸炒，待肉丁内的水分炒出来时，锅内响声增大，便把锅移到小火上，到响声渐小，肉的水分已尽时，再移到大火上，炒到肉的颜色由深变浅时，即放入葱末、姜末和黄酱，待酱放到肉中发出酱味时，加入料酒、味精、酱油，稍炒一会儿，加入胡萝卜、豆腐干、海米等，再炒一下，淋上香油，炒匀即成。

【功效】此方具有养心安神之功效。

△ 枸杞滑溜里脊片

【用料】猪里脊肉250克，枸杞子50克，水发木耳、水发笋片、豌豆各30克，1个鸡蛋的蛋清，调料适量。

【做法】①将枸杞子分2份，一份加水煮，提取枸杞子浓缩汁约25毫克，另一份洗净蒸熟；②猪里脊肉抽去白筋切成片，用蛋清、水淀粉、食盐拌匀浆好，投入热油中，待滑透捞出沥油；③等锅内油热时放入木耳、笋片和豌豆、葱、姜、蒜、香醋、料酒、食盐翻炒片刻，加入熟枸杞子、肉片、枸杞子浓缩汁和清汤，翻炒片刻即成。

【功效】此方具有养心安神之功效。

△ 长春鹌鹑蛋

【用料】鹌鹑蛋3只，银耳3克，莲子10克，冰糖30克，百合10克。

【做法】在铁锅中加适量水煮沸，加入胀发后去掉皮和心的莲子、洗净的百合、发胀洗净的银耳，煮烂后，加冰糖溶化，最后加入蒸熟去壳的鹌鹑蛋即成。

【功效】此方具有养心安神之功效。

△ 龙眼纸包鸡

【用料】龙眼肉20克，胡桃肉100克，嫩鸡肉400克，鸡蛋2个，火腿20克，调料适量。

【做法】①取玻璃纸（淀粉制成的成品）10张，分别摆于案上，鸡肉去皮，切成1厘米厚的片，用食盐、白砂糖、味精、胡椒粉适量调拌腌制后，置淀粉、蛋清、清水调成糊状上浆，分别摆于玻璃纸上，并加少许姜、葱细末和一片火腿；②胡桃仁沸水泡后去皮，在油锅内炸熟，与龙眼肉均切成细粒，然后把两者分摆于鸡肉片上；③将玻璃纸分别折成长方形纸包，置油锅中炸熟，捞出装盘。

【功效】此方具有养心安神之功效。

药疗养生

感冒诸方

外感暑湿

【症状】身热微恶风寒，少汗，肢体酸重疼痛，头昏重而胀痛，咳嗽痰黏，鼻塞流涕，胸脘痞闷，恶心呕吐，口中黏腻，口不渴或渴饮不多，或心烦，或大便不爽，小便赤，舌苔黄腻，脉濡数。

【方药】五味香薷饮加味。香薷、扁豆、厚朴、茯苓、甘草、青蒿、山栀、鲜荷叶。

【加减】若表湿偏重，肢酸头昏重者，可加豆卷、藿香、佩兰；里湿偏重，脘痞呕甚者，加苍术、白蔻仁、清半夏、陈皮；里热盛而小便短赤者，加六一散。

气虚感冒

【症状】发热恶寒，头身疼痛，咳嗽鼻塞，自汗出，倦怠无力，短气懒言，舌淡苔白，脉浮而无力。

【方药】参苏饮。党参、甘草、茯苓、苏叶、葛根、半夏、陈皮、前胡、桔梗、木香、枳壳、生姜、大枣。

若平素气虚自汗，反复感冒者，可用玉屏风散进行预防。

阳虚感冒

【症状】恶寒重而发热轻，头疼身痛，自汗出，咳吐白痰，鼻塞、流清涕，面色苍白，形寒肢冷，语声低微，舌淡胖苔白，脉沉无力。

【方药】麻黄附子细辛汤。麻黄、附子、细辛。

【加减】咳嗽痰多，加杏仁、半夏。

血虚感冒

【症状】发热，无汗头痛，面色无华，唇甲色淡，心悸头晕，舌淡苔白，脉细。

【方药】七味饮。葱白、豆豉、葛根、生姜、生地、麦冬。

【加减】口渴咽干，加天花粉、芦根；热重，加银花、连翘、黄芩。

阴虚感冒

【症状】身热微风寒，头痛无汗，头晕心烦，口渴咽干，手足心热，咳嗽少痰，舌红脉细数。

【方药】加减葳蕤汤。玉竹、葱白、豆豉、桔梗、薄荷、白薇、甘草、大枣。

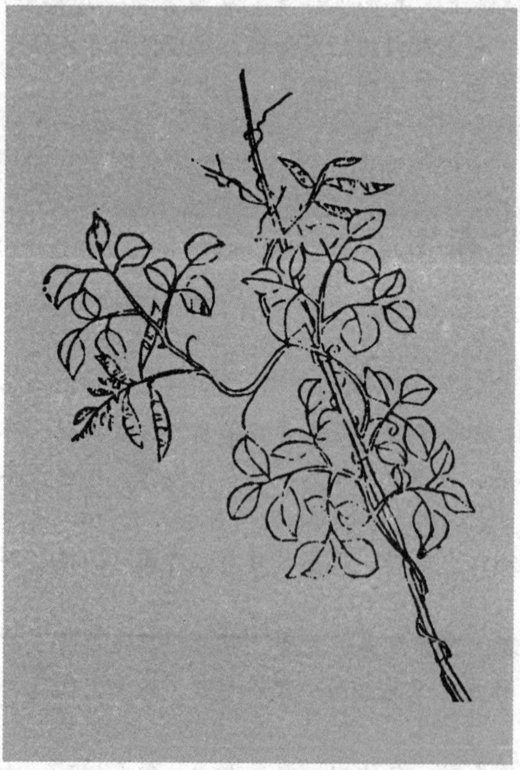

扁豆图，选自《三才图会》

西瓜番茄汁（民间验方）

【主治】夏季感冒，发热口渴烦躁，食欲不振，消化不良。

【用料】取西瓜瓤、番茄各半。

【食法】绞汁，代茶饮用。

【按注】一方单用番茄4个也可。

薏米扁豆粥（民间验方）

【主治】暑湿型感冒。

【用料】薏苡仁30克，白扁豆30克，粳米100克。

【食法】将3味放入锅内，加水适量，共煮成粥。每日1剂分2次服食，连用3日。

流行性乙型脑炎

流行性乙型脑炎，是由脑炎病毒引起的一种急性传染病。多发病于夏秋季节，经蚊子传染，10岁以下儿童易感染。

诊断要点

(1) 突然发病，头痛，恶心，呕吐，贪睡，没有精神，脖子发硬，高热体温达39℃～40℃。

(2) 重者常出现胡言乱语、惊厥、昏迷等症，常伴有呼吸不规则、呼吸深浅不一，甚至有双吸气或呼吸暂停等表现。

(3) 多数患者1周以后体温逐渐下降，神志渐清。但严重的病人仍然不能讲话和吞咽，甚至瘫痪，或者精神失常。

蔬果治疗

△ 苋菜50克，荸荠250克，冰糖适量。用法：每日1剂，2次水煎，当茶饮。

△ 马齿苋30克，胡萝卜缨30克。用法：每日1剂，2次水煎服。

△ 西瓜皮30克，黄豆根15克，炙甘草6克。用法：每日1剂，2次水煎服。

△ 大蒜1头，绿豆15克，生甘草3克。用法：每日1剂，2次水煎服。

△ 鲜芦根50克，黄瓜藤30克。用法：每日1剂，2次水煎服。

△ 瓜蒌20克，白茅根15克，甘草3克。用法：每日1剂，2次水煎服。

房事养生

我国古代道教特别讲究养生，他们以“阴阳之道”的理论为基础。将它看成是重要的修炼方式之一。其主要目的在于保精、致气、还精、补脑。正如元代李鹏飞在《三元延寿参赞书》中所说：“男女居室，人之大伦，独阳不生，独阴不成，人道有不可废者”。一阴一阳谓之道，偏阴偏阳谓之疾。男女相需好比是天地相合，若男女两者不合，则违背阴阳之道。犹“若春无秋，若冬无夏，因而合之，是谓圣度，圣人不绝和合之道”。《玉房秘诀》中亦谓：“男女相成，犹天地相生，天地得交令之道，故无终竟之限。人失交接之道，故有夭折之渐，能避渐伤之事而得阴阳之道也。”由此可见，房事生活本乎自然之道，这是养生延寿的重要内容之一，是健康长寿的基础。

古代房室养生的书上说：“欲以御女者，先摇动令其强起，但徐徐接之，令得阴气，阴气推之，须臾自强，强而有之，务令迟疏。精动而正闭精，缓息瞑目，偃卧导引，身体更复，可御他女。欲一动则辄易人，易人可长生。若御一女，阴气既微，为益亦少。又阳道法火，阴道法水，水能制火；阴亦消阳，久用不止，阴气吸阳，阳则转损，所得不补所失。但能御十二女子而复不泄者，令人老有美色。若御九十三女而不泄者，年万岁。凡精少则病，精尽则死。不可不忍，不可不慎。数交而时一泄，精气随长，不能使入虚损。若数交接则泻精，精不得长益，则行精尽矣。在家所以数数交接者，一动不泻则赢，得一泻之精减，即不能数交接。但一月辄再泻精，精气亦自然生长，但迟微不能速起，不如数交接不泻之速也。”这段文字的开头，介绍了防止早泄的性交方法，并将气功理论应用于防止泄精上，接下来，便似乎有些淫秽了。这段文字是受世人争议很大的一段文字，这段文字充分反应了道教中存有纵欲淫乱的糟粕思想，也有的说御九十三女而不泄，反映出我国古人在房事养生学的巨大成就。

我国古代是一个多妻制社会，以上的论述在当时的社会还是适宜而正确的。古代养生学强调人的元气是有限的，而欲望却是无限的，这种矛盾正是造成人早衰的原因。尤其是房室中的纵欲无度，更能加快人体生理机能的衰退。上面的御女术，却是在不用器具的情况下，适于古代多妻制社会房事中应用的一剂良方。其实古罗马帝国如果有这一良方，也就不用在大澡堂里玩身上涂奶与蜂蜜的性游戏了。当蒙古人入侵时，古罗马的女人也就不会在蒙古人的强暴中才体验到性爱的甜蜜了。

在现代文明社会中，这段文字受谴责是应该的。不过其中宝精不泄的方法却值得借鉴。交而不泄，其实也就是使身体达到一种欲满而不纵的境界。这就好比弓拉满而不放箭一样，这样即可达到缓解性欲望的进一步爆发，同时也可使身体保持一种生机勃勃的状态。不过不能去效仿古人的“御九十三女而不泄”，因为道家言论往往有夸大的成分，因为道家思想的祖师爷老庄便已养成这种习惯，这在文学上人们称之为文学天赋，是文学的一种表现手法。以其思想创建的道教，言辞夸张一下自然也就很正常了。

在炎热的夏天，节制房事对养生很重要。但强迫、压抑自己的欲望是不会有什么好结果，故此，我在此引用一些古人保精的方法，以便人们能达到顺应四时而养生的目的，不过其中不健康的、不适宜现代社会的东西可不要效仿。

五、夏至养生

民间风俗

夏至时斗指乙，太阳黄经为90度，时值公历6月21日前后。“夏至”顾名思义是阳极之至的意思。夏至正是盛阳覆盖其上，而阴气始生于下，所谓“阴阳争死生分”的时节，表示喜阴的生物开始滋生，而喜阳的生物将逐渐死去。夏至与冬至是最早被人类测得的两天，我国远在以土圭测日的时代，便测到一年之中有一天日影最长而有一天日影最短。“夏至”这两个字，在《淮南子》一书中就有所记载。

太阳在黄经90度“夏至点”时，阳光几乎直射北回归线上空，这一天是北半球白昼最长、黑夜最短的一天，从这一天起，进入炎热季节，天地万物在此时生长最旺盛。所以古时候又把这一天叫做日北至，意思是太阳运动到最北的一日。过了夏至，太阳逐渐向南移动，北半球白昼一天比一天缩短，黑夜一天比一天加长。从夏至日起，我国气温开始进入最热的阶段。由于夏至后的天气局部地区对流强，降雨范围小，所以有“夏雨隔田坎”“隔道不下雨”的说法。主要是说阵雨或雷阵雨。

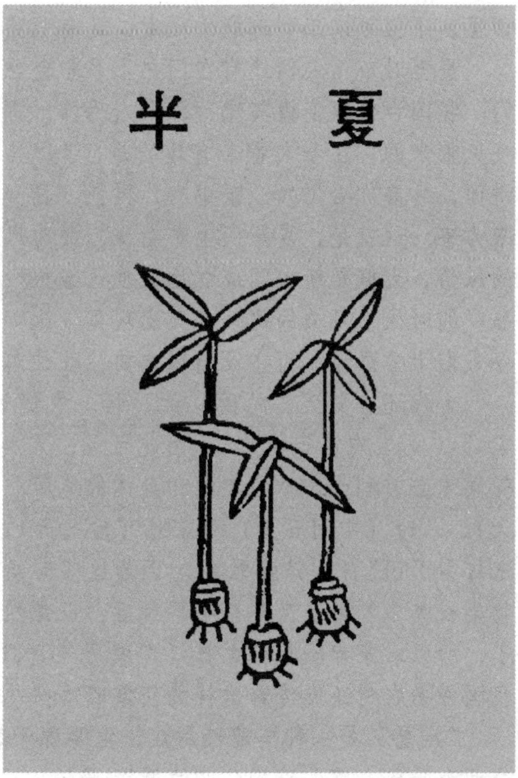

半夏图，选自《本草纲目》。夏至第三候为“半夏生”，即指此时喜阴的植物半夏已开始生长，阳气开始消退

夏至三候为：“一候鹿角解，二候蝉始鸣，三候半夏生。”麋与鹿虽属同科，但古人认为，二者一属阴一属阳。鹿的角朝前生，所以属阳。夏至日阴气升而阳气始衰，所以阳性的鹿角便开始脱落。而麋因属阴，所以在冬至日角才脱落。第二候的“蝉始鸣”的蝉，在古代写作“蜩”，

蝉的种类有很多，有良蝉（五彩蝉）、唐蝉（大蝉）、寒蝉（秋天而鸣）、夏蝉（夏天鸣叫）等很多种。夏蝉也叫知了，雄性的知了在夏至后因感阴气之升便鼓翼而鸣。夏至第三候"半夏生"的半夏是一种喜阴的药草，因在仲夏的沼泽地或水田中出生所以得名，也是一种阴性的植物。由此可见，在炎热的仲夏，一些喜阴的生物开始出现，而阳性的生物却开始衰退了。

我国南方有夏至后数九以示气温变化的歌谣，名曰"夏九九"。这种风俗在明、清时便已有确切记载。古人认为"九"为极数，夏至一阴生，九日一变，经九九八十一天后，阳气衰退而阴气逐渐旺盛，于是天气由暑转凉；而冬至一阳生，经九九八十一天后，阴气衰退而阳气旺盛，天气由寒转热。《夏至九九气候歌》说："一九二九，扇子不离手；三九二十七，雪水甜如蜜；四九三十六，出汗如沐浴；五九四十五，头戴秋叶舞；六九五十四，乘凉不入寺；七九六十三，上床寻被单；八九七十二，思量盖夹被；九九八十一，家家打炭墼。"

夏至日也是我国最早的节日。清代之前的夏至日，文武百官要放假三天，回家与亲人团聚畅饮，以避夏日酷暑，名曰"歇夏"。不单是百官，民间亦有歇夏、歇市的风俗。甚至过去和尚在夏至日也要禁足，不外出化缘。古代还规定夏至日前后不能晒布、染布和烧炭。农民在夏至日却不能歇夏，他们将菊花的叶子烧成灰撒在田里，不但可以起到追肥的作用，还有驱除虫害的功效。

夏至时节，人们还有在门户上系彩色丝绸的习俗，目的是为了防止瘟疫闯进家门。我国古代瘟疫极其流行，令人恐怖，那时传说瘟疫是由名叫游光、野重的瘟神疫鬼带来的。在今人看来有趣的是，"知其名者无温疾"——那瘟神疫鬼倒是讲礼讲面，只要你心里知、眼中有，再把"游光"之类名目写在新缣挂在门扇，它就不来为害。这就是，夏至门上系新缣，成为风俗的由来。这是一种后来未能广泛流传的风俗，大概是新中国成立后瘟疫已经很少发生的缘故吧。只不过当人们不再重视瘟疫的时候，可怕的瘟疫却又出现了。比如2003年的"非典型性肺炎"，一出现就令人们十分恐慌，而在没出现之前，往往忽略了随着节气的变化而做好预防。

古代还有夏至"忌雨"的习俗。农谚说："夏至风从西北来，园内瓜菜受旱灾。""夏至响雷三伏热。"由此可见，人类长期的经验总结是夏至最好无雷无风，气候才会有利于作物的丰收和身体的健康。古时农家把夏至半个月分为头时（前三天）、二时（中间五天）和末时（后七天），农人最怕的就是"时中下雨"和"时末打雷下雨"（《清嘉录》）。因为这些时候打雷下雨，多半具有梅雨特征，对农作物生长弊多利少；而夏至半月过后，正是烈日炎炎的盛夏时节，作物开始需要水分了，所以农家都盼望分龙日（即农历五月二十日）以后，老天能及时下雨。至今，我国许多农村还流传着这样的气象谚语："二十分龙二十一雨，石头缝里都是米。"

"疰夏"是一种季节性病症，主要源于暑热和体质虚弱。古人预防疰夏一般也分两个阶段，第一阶段从"立夏"开始，这一时段的习俗很多，比如上海人就有立夏之日吃茶叶蛋的风俗；第二阶段则从夏至开始，有关"夏至防疰夏"，各地都有一些"吃"的风俗，近人胡朴安在《仪征岁时记》中记载道："夏至节，人家研豌豆粉，拌蔗霜为糕，馈送亲戚，杂以桃杏花红各果品，谓食之不疰夏。"这说的便是豌豆糕，也叫豌豆黄，由于豌豆具有退火去暑的作用，是很适合夏季食用的食品。

夏至日食俗中还有“冬至饺子夏至面”的说法。夏至食面，一般指的是面条。南方的面条品种多，如阳春面（光面）、干汤（酱油、葱花、猪油拌面）、菜熬面、肉丝面、油渣面、三鲜面、片儿川、肉丝炒面、过桥面及夏季的麻油凉拌面等许多品种。北方则主要是打卤面和炸酱面。因为夏至新麦已经登场，所以夏至食面也有尝新的意思。所以这日南方也有做麦糊烧的食俗，即以麦粉调糊，摊为薄饼烤熟食之。

旧时，人不分贫富，夏至日要祭祠先祖，俗称“做夏至”。除常规供品外，特加一盘蒲丝饼。这是人们在尝新的同时，亦不忘让祖先也一同品尝丰收的喜悦。夏至日樱桃已普遍成熟，而果中仙品的荔枝也已上市，正是品尝的大好时机。

生活起居

夏至之后，我国大部分地区就进入盛夏了。这是一年中暑热集中的关头，气温在个别地方可高达40℃左右。俗话说“夏至一阴生”，这是说在夏至节气中，尽管天气炎热，可是阴气已经开始有所生长。因为此时正处于八卦中的天风卦，卦象中上面五个阳爻，最下面一个阴爻，表示阴气的开始生长。就因为这一阴的生长，使人在此节气中便显得极其脆弱，容易患有各种疾病。因此，这一节气中，合理的养生保健必须予以重视。

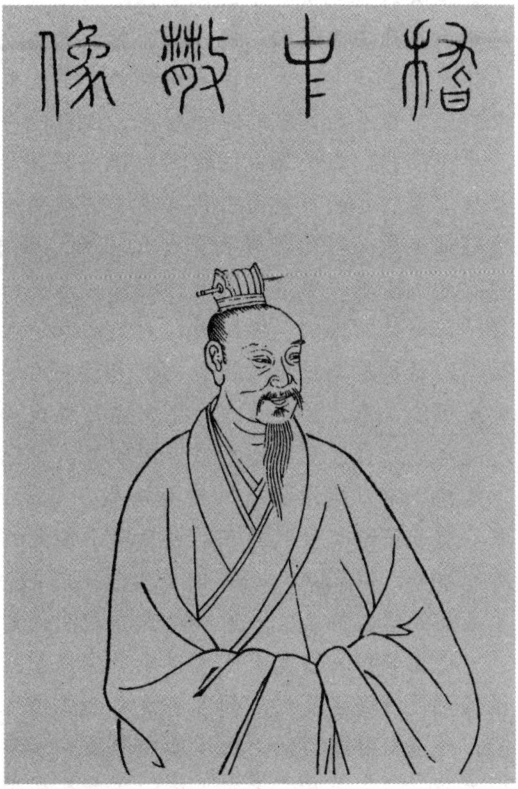

嵇康像，图选自清代顾沅辑《古圣贤像传略》。嵇康为魏晋时期著名文学家，他深谙养生之道，曾著有《养生论》

嵇康《养生论》中说“更宜调息静心，常如冰雪在心，炎热亦于吾心少减，不可以热为热，更生热矣”。这是说在炎热的夏天，应当调整呼吸，运用气功，使心神安静，意念中存想心中存有冰雪一样，便不会感到天气极其炎热了；不应当被暑热扰乱心神，使心情烦躁，这样只能使身体感到天气更炎热。这里强调在夏天要运用气功和调摄心神的办法来应对炎热的夏天，确实是很有道理。我国的唐山大地震中，有一名婴儿在废墟中不吃不喝活了七天之久，而当营救人员将他挖出时，却发现他身边的大人没有一个还存有生命。这是为什么呢？医学家分析说，这是由于婴儿对所发生的一切，不存有太多的恐惧，人的心理负担与人体的能量消耗是成正比的，所以婴儿在心理负担上几乎没有或有也是极小的。在这种情况下消耗体能少，所以能存活很长时间。而他身边的大人，却由于过度的紧张、恐惧、忧虑及烦躁等各种不良情绪，使体能过度消耗，而无法在无水无食的情况下存活很长时间。由此可以看出我国古人强调的调养精神的养生方法是极其科学的。

为顺应自然界阴阳的盛衰变化，一般夏季宜晚睡早起，并利用午睡补充夜里的睡眠不足。而老弱者则应早睡早起，尽量保持每天有7小时左右的睡眠时间。晨起后，应当到初升的阳光下进行户外锻炼，以顺应阳气的生长。中午气温最高，适当午睡能弥补夜间的睡眠不足。据科学家研究调查，夏天的午睡能降低脑溢血和冠心病的发生率。唐代大医学家孙思邈认为，老年人所以体弱多病，皆因春夏取凉过多，饮食太冷的缘故。所以老弱者在盛夏对冷饮要少吃。

盛夏中，大多数人会有乏力和头痛头晕的症状，严重者可影响日常生活和工作。造成这些症状的原因，首先是由于气温高，人体为了实现降温，通过汗腺排汗达到散热降温的效果，使身体丢失大量水分。这时，如果不及时补充水分，则会使人体血容量减少，大脑因此而供血不足，故此产生头痛。其次是人体出汗时体表血管扩张，血液向体表的流量增多，血液的再分配会使血压偏低的人更加降低，从而产生头痛，此类头痛人们称之为低颅压或低血压性头疼。其三是人们因睡眠不好、脾胃虚弱、食欲不振而引起头痛。该类头痛的原因是由营养不良、血糖偏低，致使大脑缺乏所必需的能量而产生的头痛，还有是夏天人们习惯喝冷饮。冷饮甘甜爽口，沁人心脾，但有些人开怀畅饮后即可产生头痛。这是因为，热的口腔和胃黏膜经不住骤然而来的低温刺激，致使黏膜下血管发生痉挛，同时反射性地引起脑血管痉挛，这种痉挛虽为时短暂，但它却使大脑忍受不了突如其来的血液断流，而迅速作出应激反应，于是让人产生头痛，这类头痛人们称之为冷饮性头痛。

总之，虽然夏天头痛的原因较多，但究其原因，都是从不同途径减少了大脑赖以维持正常机能所必需的能量所致。防治夏季头痛的关键是满足大脑对能量的需求。首先应避免长时间在高温环境下作业，尽量减少机体的能量消耗。其次要及时补充水分，以22℃~25℃的开水为宜，同时多吃些新鲜蔬菜水果，以补充水分、维生素及无机盐的丢失。对往年喝冷饮头痛的人，应避免饮用冰冷饮料。

心血管病人在此节气中也应当注意加强身体保健。试验和资料表明，无论是低温低湿还是高温高湿，都容易诱发心肌梗死和脑血栓。夏季，温度高，促使血管扩张，外围血管阻力低，血压就会降低。但常常因天气闷热，出汗多，使得血液少水而浓缩。为了缓和夏天对人体心血管疾病带来的利弊之间的矛盾，减少发病率，心血管病人应做到适量饮水，不过分贪凉和多吃冷饮，勤洗澡清洁皮肤，保持脉络舒通、心律正常和体温平衡。

在这个节气里，人体的泌尿系统也特别容易发生问题，其中，最容易发生的就是尿路感染与尿结石。人体的泌尿系统包括肾脏、输尿管、膀胱、尿道，就如同建筑物的下水道一般，必须保持通畅。下水道阻塞，则污水满溢，滋生蚊蝇，久不疏通，则建筑物慢慢腐朽、毁坏，到了这种程度，即使疏通，也已经发生了不可逆的损坏。尿路系统也是一样，肾脏制造尿液，经由输尿管输送到膀胱贮存，再经由尿道排出。其中任何一个器官出问题，都会造成尿路阻塞，滋生细菌，产生结石。结石细菌又互相依存，最后也会造成泌尿系统的腐朽、毁坏（如肾功能不全、尿毒症等）。而夏天出汗多，必须补充足够的水分（每天至少2 500～3 000ml），才能使泌尿系统畅通。

尿路感染一般会产生尿频、小腹胀痛、尿急、尿道灼热，甚至产生尿血症状。若是肾脏的感染，可能产生腰痛、发烧、寒战的症状。严重时细菌可能扩散到本身其他部位，造成败血症。一般来说，成年女性比男性易患尿路感染，这是因为女性的尿道较短，大约只有4公分长，来自肠道的细菌，尤其是大肠杆菌，常在女性外阴部滋生，再由尿道侵入膀胱，尤其房事不注意卫生时，这些细菌更容易侵入。还有女人一般会觉得频繁去厕所会让别人认为不正常，于是便不自觉地养成限制饮水量或憋尿的习惯，这样更易导致尿路感染。预防之道只有喝水、多上厕所和不憋尿。还有女性清洗外阴时使用“生水”也会引发尿路感染。所谓“生水”即是指未经煮沸的冷水。生水中含有无数致病菌，如性病病原体等。如果用“生水”洗会阴，水中的病毒就可能黏附在外阴、大小阴唇甚至进入阴道破损处，并在那里生长繁殖而致病。据有关分析结果，许多尖锐湿疣病人都有一个共同点：她们都用“生水”清洗会阴，这就说明，“生水”洗下身很可能就是非性传播的一条途径。因此，有关专家建议妇女不要用“生水”（包括“半生熟水”或沸水加冷水）清洗会阴，一定要把水煮沸后才能使用。

天气炎热使人体排汗量增加，如没有及时补充水分，泌尿系统内便会有结晶物产生，进而造成结石。典型症状是疼痛、血尿及尿路感染。结石的治疗必须依据其大小、位置、临床表现而定。可以利用体外震波碎石机或内视镜加以击碎，进而排出。真正需要开刀取石的并不多。

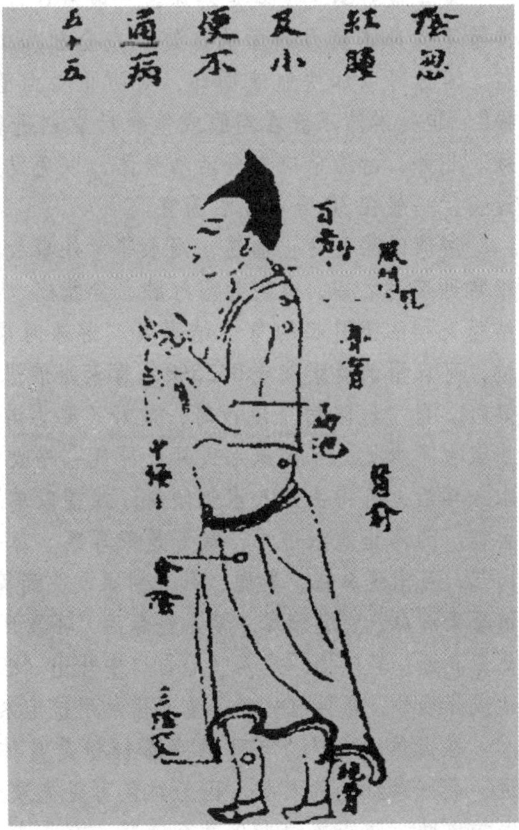

明抄本《针灸集成》针方图中的小便不通取穴图

预防之道仍在多喝水，因为结石的生成与尿液浓缩有关。一般户外工作者、司机、上班族及外勤业务员等均较易患有尿结石，所以从这一节气开始，这些人应当注意做好预防。

这时也是冬病夏治的大好时机。慢性气管炎、支气管炎、肺气肿等疾病，一般在冬季发作频繁，而到了夏天则发作较少或基本不发作。显然，夏季的气候条件充当了自然医药，也应验了“天人相应”的道理，中医讲究辩证论治，“急则治其标，缓则治其本”，相对那些因寒冷而发而到夏季转轻的疾病，提出冬病夏治的治疗方法是十分有意义的。这些患者，在夏天针对自己的疾病采用吃中药、食疗或气功疗法均会收到很好的疗效。

夏季保健运动也不可缺少。运动最好选择在清晨或傍晚天气较凉爽时进行。场地宜选择在河湖水边、公园庭院等空气新鲜的地方。有条件的人可以到森林、海滨地区去疗养、度假。锻炼的项目以散步、慢跑、太极拳、广播操为好，不宜做过分剧烈的活动。若运动过激，可导致大汗淋漓，汗泄太多，不仅伤阴气，也损阳气。在运动锻炼过程中，出汗过多时，可适当饮用淡盐开水或绿豆盐水汤，切不可饮用大量凉开水，更不能立即用冷水冲头、淋浴，否则会引起寒湿痹证、黄汗等多种疾病。

夏季最好的运动就是游泳，一般从6月就可以开始了。游泳时水的浮力使全身关节不受身体重力的影响，处于完全放松的状态，因此对肩关节、膝关节大有裨益。游泳可以加快血液循环，对防止心血管病的发生也有好处，被誉为“血管体操”。但是游泳不宜在空腹或饱食后立刻进行，那样容易引起消化不良或低血糖昏厥。此外，游泳前应充分活动肢体，以免发生抽搐的情况。初学者不宜在水中时间过长，一般在30分钟左右为宜。

游泳时除要防止抽筋、溺水等意外事故外，也要注意保护五官。结膜炎是游泳中常见疾病之一，表现为眼红肿、异物感、疼痛不适等。其中最常见的是游泳池性结膜炎和细菌引起的急性结膜炎。游泳时最好戴防水眼镜，若游泳后感觉眼部不适，可点用消炎眼液或0.25%氯霉素眼液进行预防，注意勿用手揉眼或用不洁毛巾擦眼。当“红眼病”流行时，最好不要去游泳，以防传染。在游泳后发生中耳炎者临床也不少见，多因池水进耳或屏气、呼吸气不匀所致，以耳痛为主要表现。当池水入耳后，可将头向入水侧倾斜，或辅以单脚跳动，使其自然流出，切忌用手或物去抠。为防止池水进耳，最好是戴耳塞。鼻炎及鼻窦炎常因呛水或吸气时鼻内入水引起，可出现鼻塞、鼻痛、鼻流黏涕或头痛等症状。治疗时可用1%麻黄素滴鼻液与链霉素滴鼻液交替滴鼻。池水进鼻后，不要用手捏紧两鼻孔使劲儿擤，而当应指压单侧鼻孔逐一轻轻擤，或内吸后自口中吐出。咽喉炎多在呛水或吞水后诱发，除咽喉不适或疼痛外，常伴有咳嗽。重者需加用抗生素治疗，并且应该及时去医院检查。

在炎热的盛夏，合理的穿着打扮是身体健康的必要保障。从服装的颜色上来讲，最好穿红色的衣服。因为红色可见光波长最长，可大量吸收日光中的紫外线而保护皮肤，防止皮肤老化甚至癌变。有些女性认为穿短袖衬衣时，腋毛露在外面不雅观，就用剪刀剪去，有的甚至用刀片去刮腋毛。其实，这样做是错误的，也是有损健康的。因为这样极易造成腋窝的细菌感染。金属首饰如耳环、项链、手镯等含有镍、铬，可引起接触性皮炎。夏至后阳光变得极为强烈，有人用戴变色镜来保护眼睛，可事实上这样反而对眼睛不利。变色眼镜之所以变色，是由于这类眼镜的镜片中含有变色物质卤化银。这种物质随光线的强弱而发生变化。日光中包括紫外线、红外线和可见光。戴上变色镜后，由于可见光减弱，瞳孔长时间处于扩大状态，使紫外线进入眼睛的量成倍增加，自然就对眼睛造成伤害。过量紫外线照射可引起角膜水肿，失去原来的光泽和弹性，使瞳孔对光反应迟钝，视力下降；紫外线的长时间作用，还可导致晶体硬化和钙化，诱发白内障。另外，少数对紫外线过敏的人，还可能引起中心视网膜炎等眼底疾病，严重损害视力。

医学专家建议，45 岁以上的中老年人更不宜戴变色眼镜，时间长了，易诱发青光眼。600 度以上的高度近视者常戴变色眼镜可使近视程度加深，所以这些人也不宜戴变色镜。

运动保健

1. 夏至五月中坐功

《遵生八笺》中原文如下：“运主少阳三气，时配少阴心君火。坐功：每日寅、卯时，跪坐，伸手叉指，屈指脚换踏，左右各五七次，叩齿，纳清吐浊，咽液。治病：风温积滞，腕膝痛，臂痛，后廉痛，厥，掌中热痛，两肾内痛，腰背痛，身体重。”

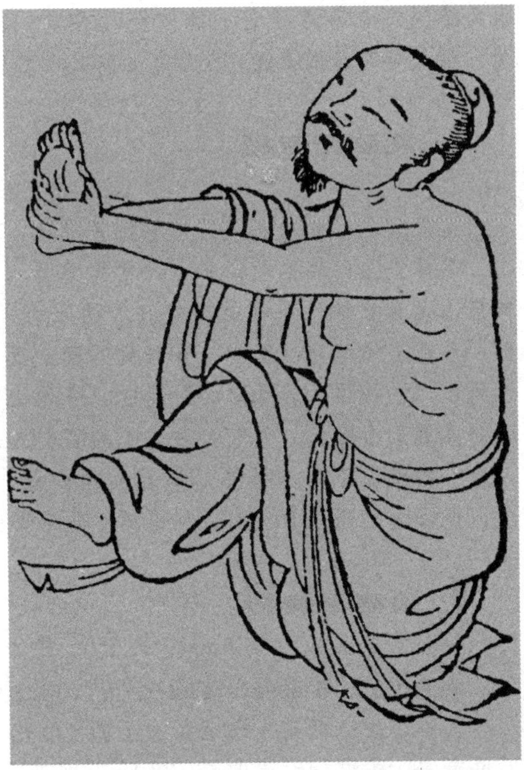

明代高濂《遵生八笺》陈希夷导引坐功图中的夏至五月中坐功图

夏至日，阳光几乎直射北回归线，北半球白昼最长，其后阳光直射位置向南移动，白昼渐短。天文学上规定夏至为北半球夏季开始。夏至起短时间内气温继续升高，生物生长十分旺盛。本法以“夏至”命名，正是顺应这一时令特点而制定的气功锻炼方法，适宜于夏至时节锻炼，可于夏至时开始，练至小暑为止。手少阴心经经脉直行者，从心系直行上肺，出腋下，沿上肢内侧后缘，过肘，经掌后锐骨，至小指内侧端，交于手太阳小肠经。

本法所主治病症腕膝、臂，后廉等处疼痛，常中势而痛，虽云属风湿积滞，实与心经病变有关。至于腰背痛、腿膝痛、身体重及肾内痛，则可究原于风湿积滞。采用本功法锻炼，对这类病症均有较好的防治作用。

具体方法：每日凌晨三至七时，跪坐、伸手按地，双腿轮换呈蹬踏状。左右各五至七次，然后牙齿叩动三十六次，调息吐纳，津液咽入丹田九次。可治：风温积带、腕膝酸痛，肩背及肌肉酸痛，气闭昏厥，掌心发热，两肾及腰背内痛，体重乏力等。

2. 便秘疏导功

适应病症：老年性便秘，习惯性便秘。

具体方法：自然站立，双脚分开与肩同宽，双臂自然下垂，掌心朝内侧，中指指尖紧贴风市穴，拔顶，舌抵上腭，提肛，净除心中杂念。两眼平远视，两臂侧平上起45度。意念想大拇指与食指分开，以中指为轴，大拇指食指向后转至最大限度。然后放松，两掌自然返回，连续翻转20分钟，此功最好每晚睡前练，一般当晚或次日清晨即可大便。（注：大拇指为手太阴肺经。食指为大肠经，意念大拇指与食指即肺与大肠相表里。年老体弱不能站立练功者，可坐着用两手食指肚由两内眼角睛明穴沿鼻两侧向下抚按至迎香穴，抚按时意念小腹及肛门，每次抚按108次，每天早晚各做1次。）

3. 健脑开智功

适应病症：此功法可防治脑血管硬化，增强记忆力，开发大脑智力。

具体方法：端坐于椅子上，两脚分开与肩同宽，大腿与小腿呈90度角，躯干伸直，全身放松，下颌向内微收。两眼轻闭，两手合谷相对，手心向内置于小腹部。或者自然站立，双脚分开与肩同宽，双臂自然下垂，掌心朝内侧，中指指尖紧贴风市穴，拔顶，舌抵上腭，提肛，净除心中杂念。两眼轻闭，两手合谷相对，手心向内置于小腹部。吸气时意想头顶百会穴，呼气时意想脑后风池穴，一呼一吸为一息，共做108息。两手上抬至头顶两侧。手掌向上向后沿两侧头顶划圆弧108次，再反向划圆弧108次，划完两手松垂下落至大腿两侧即收功。

4. 治糖尿病功

适应病症：糖尿病、腹痛。

具体方法：双腿并拢站立，双臂自然垂下，两掌心贴近股骨外侧，中指指尖紧贴风市穴，拔顶，舌抵上腭，净除心中杂念。松肩垂肘，两臂左右展开，向前划弧，合掌当胸。两掌向前下伸直，指尖向前，略高于肚脐。左掌翻转朝上，左肘后彻，两手向左肋划平圆，右小臂紧贴左肋。划完大拇指翻转朝上，转腰两掌回到体前。右掌再翻转朝上，右肘后撤，两掌向右划平圆，至左小臂紧贴右肋为度。两大拇指转向上转腰，两掌回到体前。左边划一个平圆弧，右边划一个平圆弧为1次，做24次。做完收功，仍然合掌当胸。两小指分开，无名指分开，中指分开，食指分开，大拇指分开，两臂自然下垂。然后双腿并拢站立，双臂自然垂下，两掌心贴近股骨外侧，中指指尖紧贴风市穴；拔顶，舌抵上腭，净除心中杂念，左手食指点按承浆穴36下。

5. 玉枕观想功

适应病症：后脑痛症。

具体方法：自然站立，双脚分开与肩同宽，双臂自然下垂，掌心朝内侧，中指指尖紧贴风市穴，拔顶，舌抵上腭，提肛，净除心中杂念。全身放松，意念观想脑后玉枕穴，可促进小周天运动增加丘脑脑垂体的分泌，每次练功20分钟以上，每日早晚各练1次。

6. 艾灸长寿功

适应病症：每当交节，气候变化，慢性疾病易复犯，特别是年老体弱者尤甚，在节日当天、早晚均可，用艾卷将肚子灸热，即可防止慢性疾病复犯，又可健康长寿。

具体方法：端坐于椅子上，两脚分开与肩同宽，大腿与小腿呈90度角，躯干伸直，全身放松，下颌向内微收。每年春分、秋分、冬至、夏至四个交节日，用艾卷（针灸科穴位用的，中药房有售）点燃，离肚脐3~5厘米处，对正肚脐灸，肚脐内热了可使艾卷稍离远点，每次灸20分钟。

7.《勿药元诠》中调息功法

原文："调息一法，贯彻三教，大之可以入道，小用亦可养生，故迦文垂教以视鼻端，自数出入息，为止观初门。庄子《南华经》曰：至人之息以踵。《大易·随卦》曰：君子以响晦入晏息。王龙溪曰：古之至人，有息无睡，故曰响晦入晏息。晏息之法，当响晦时耳无闻，目无见，四体无动，心无所虑，如种火相似，先天元神元气停育相抱，真意绵绵，开合自然，与虚空同体，故能与虚空同寿也。世人终日营扰，精神困惫，夜间靠此一睡，始彀一日之用，一点灵光尽为后天浊气所掩，是谓阳陷于阴也。调息之法不拘时候，随便而坐，平直其身，纵任其体，不倚不曲，解衣缓带，务令调适，口中舌搅数遍，微微呵出浊气，鼻中微微纳之，或三五遍，或一二遍，有津咽下，叩齿数通，舌抵上腭，唇齿相著，两目垂帘，令胧胧然，渐次调息。不喘不粗，或数息出，或数息入，从一至十，从十至百，摄心在数，勿令散乱。如心息想依，杂念不生，则止勿数，任其自然，坐久愈妙。若欲起

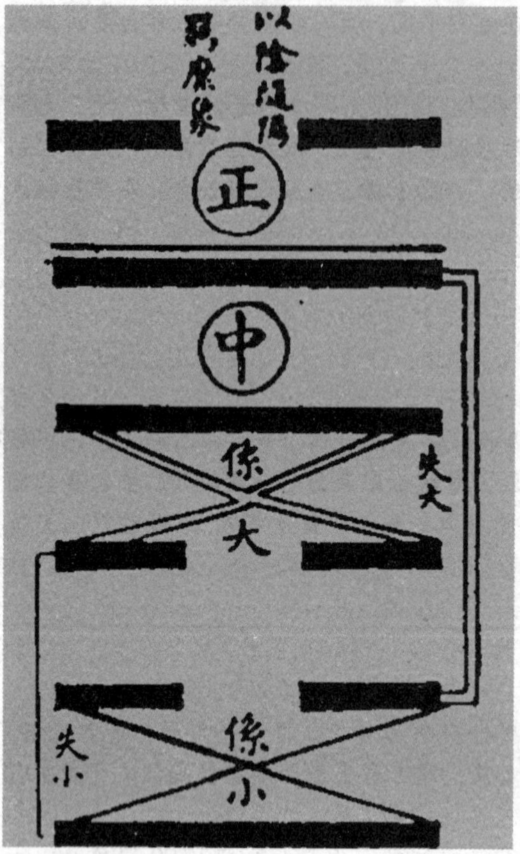

随系失图，出自宋·佚名《周易图》，根据《易经·随卦》的卦象所绘

身，须徐徐舒放手足，勿得遽起。能勤行之，静中光景，种种奇特，直可明心悟道，不但养身全生而已也。调息有四相：呼吸有声者，风也，守风则散；虽无声而鼻中涩滞者，喘也，守喘则结；不声不滞而往来有形者，气也，守气则劳；不声不滞，出入绵绵，若存若亡，神气相依，是息想也。息调则心定，真气往来，自能夺天地之造化，息息归根，命之蒂也。苏子瞻《养生颂》曰：已饥方食，未饱先止，散步逍遥，务令腹空。当腹空时即便入室，不拘昼夜，坐卧自便，唯在摄身，使如木偶，常自念言：我今此身，若少动摇，如毫发许，便堕地狱，如商君法，如孙武令，势在必行，有死无犯。又用佛语及老聃语，视鼻端，自数出入息，绵绵若存，用之不勤，数至数百，此心寂然，此身兀然与虚空等，不烦禁制，自然不动。数至数千，或不能数，则有一法，名之曰随，与息俱出，复与俱入，随之不已，一旦自在，不在不入，忽觉此息从毛窍中八万四千，云蒸雨散，有始以来，诸病自除，诸障自灭，自然明悟，譬如盲人忽然有眼，此时何用求人指路，是故老人言尽于此。”

注：此功法为气功修炼的基础，同时也是欲强身健体、祛病延年者必修之法，故应仔细领会，勤加修炼。

饮食养生

按照我国阴阳五行说法：“夏时心火当令，心火过旺则克肺金”，故《金匮要略》有“夏不食心”的讲究，即是说夏天不能对心脏补益太过的意思。根据五行（夏为火）、五成（夏为长）、五脏（属心）、五味（宜苦）的相互关系，味苦之物亦能助心气而制肺气。夏季又是多汗的季节，出汗多，则盐分损失也多，若心肌缺盐，心脏搏动就会出现失常。中医认为此时宜多食酸味，以固表，多食咸味以补心。从阴阳学角度看，夏月伏阴在内，饮食不可过寒，如《颐身集》所说：“夏季心旺肾衰，虽大热不宜吃冷淘冰雪、蜜水、凉粉、冷粥。饱腹受寒，必起霍乱。”心旺肾衰，即外热内寒之意，因其外热内寒，故夏季冷食不宜多吃，少则犹可，贪多定会寒伤脾胃，令人吐泻。西瓜、绿豆汤、乌梅小豆汤，虽为解渴消暑之佳品，但不宜冰镇饮用。按中医学的脏与脏之间的关系讲“肾无心之火则水寒，心无肾之水则火炽。心必得肾水以滋润，肾必得心火以温暖”，从中不难看出心、肾之间的重要关系。

夏季气候炎热，人的消化功能相对较弱。因此，饮食宜清淡，不宜肥甘厚味。要多食杂粮以寒其体，不可过食热性食物，以免助热；冷食瓜果当适可而止，不可过食，以免损伤脾胃；厚味肥腻之品宜少勿多，以免化热生风，激发疔疮之疾。

盛夏暑热最使人伤津耗气，加之体表毛细血管扩张，血液多集中于体表，胃肠血液相对不足，更易使老弱者消化不良、食欲减退。因此老弱者度盛夏应多吃清暑、益气、生津、易消化的食物。绿豆粥能清热解毒利水消肿；莲子粥（莲子20克，薏米芡实各10克，白木耳少许）能滋阴养神，清热解暑，还能医治燥热失眠；紫菜汤（水发紫菜15克，水发冬菇50克，芦笋10克，味精、料酒适量）不仅能清暑热、补身体，对动脉硬化、高血压也有医疗作用；用茯苓、糯米制成的阳春白雪糕是胃肠虚弱之人补养之妙品；每天吃点带有酸味、苦味的食品，能防止出汗过多，对汗腺有收敛作用。盛夏强调老弱者饮食宜清淡，但过于清淡也不好，因为随着大量汗水排出的不仅是水和盐，更有大量的蛋白质、维生素，特别是钙和锌也会随汗液排出，老弱者盛夏适当吃些瘦肉、鱼类、蛋类还是很有必要的。

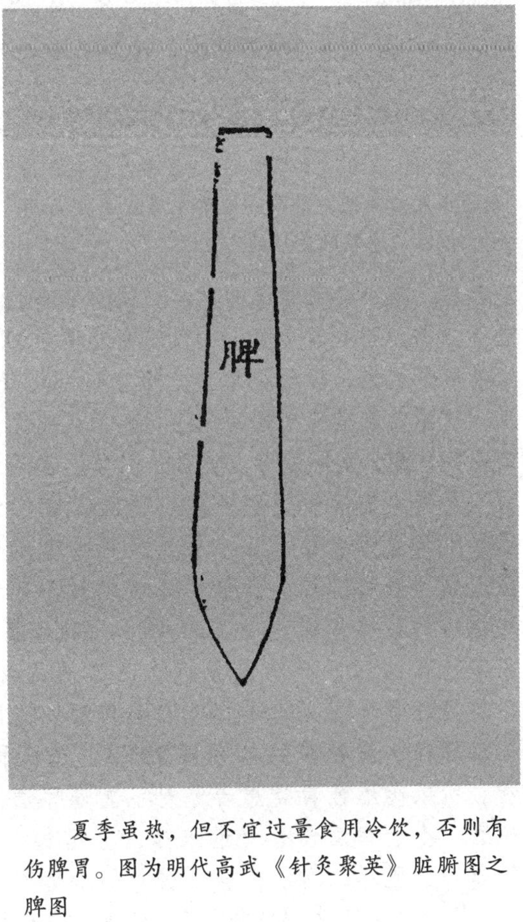

夏季虽热，但不宜过量食用冷饮，否则有伤脾胃。图为明代高武《针灸聚英》脏腑图之脾图

夏季应当科学补水。为防止血液浓缩给身体带来的各种疾患，人们要正视水在人体内所起的至关重要作用。水维持着人体内正常的生理功能；水和其他物质构成血液、淋巴液，负责把营养输送给全身；由水参与的各种消化液能帮助肌体摄取营养；体内代谢物的清除也有赖于水的帮助；水能保持肺泡的湿润，有利于呼吸；水是全身各关节的润滑剂，更是神经系统的缓冲剂。盛夏人常常大汗淋漓，特别是劳动锻炼之后，体液消耗极多，若不及

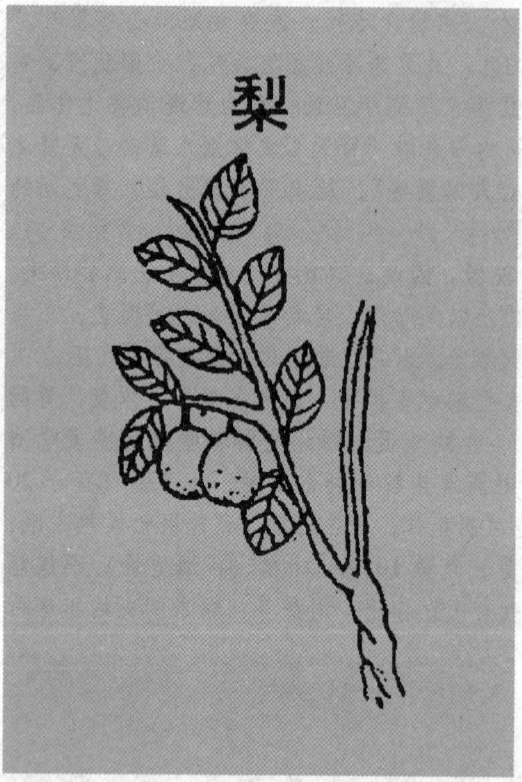

梨图，选自《本草纲目》。夏季存放在冰箱内的水果如苹果、梨等一定要洗净或去皮后再吃，以防“冰箱肠炎”的发生

时补水会严重影响健康。体内缺水，一则会使血液浓缩、血流变缓、出现血栓，从而加大脑血栓、冠心病的发病率；二则会使尿液浓缩，影响肾脏对毒素的清除，易形成尿结石和尿路感染；三则易使皮肤干燥，皱纹增多，加速人体衰老；四则会使津液减少，使胃肠分泌物更加不足，引起大便干燥，产生内毒素，引发腹胀、头晕等中毒症状。因此老弱者度盛夏要及时科学补水。老年人对体内缺水反应能力低，若到渴急了才喝水已为时过晚，应采用“多次少饮”的补水方法。这是因为人的体液是逐渐消耗的，所以一次喝水不能过多，否则会出现胃肠不适、头晕等症状。

老弱者活动量较少，体内含水量也相对少些，每天补水 2 500 毫升就可以满足人体需要了。早晨起来，空腹饮水 500 毫升，不但能冲刷胃肠利于通便，更能将已经浓缩了的血液稀释，减少心血管病的发生。饮水半小时后，水已经吸收入血，此时进食会吃得更香。据美国生理学博士约翰研究发现：20℃ ~25℃的白开水与生物体内细胞中的水性质很相似，极易被肌体所吸收、代谢速度也快，并能使血液中血红蛋白量增加，这不仅能增强人体的免疫功能，还能促使体内的脱氢酶活性增强，及时清除肌肉中的乳酸，消除疲劳。此外，豆浆、淡茶水也是盛夏补水佳品。

夏季人们喜爱饮用啤酒。啤酒素有“液体面包”之誉，在墨西哥召开的世界第九次营养食品会议上被正式列为营养食品。不过，啤酒并非人人皆宜，有些人则不宜喝啤酒。如痛风患者绝对不能喝啤酒。痛风是嘌呤代谢失常，使嘌呤核酸的最终代谢产物尿酸增多，引起高尿酸血症，导致发生痛风性关节炎、尿酸性肾结石、肾功能减退。而啤酒内含大量嘌呤核酸，可诱使痛风急性发作。另外慢性胃炎患者也不宜喝啤酒。原因是啤酒进入人体后，会使胃壁减少分泌可保护胃黏膜的前列腺素 E2，造成胃黏膜损害，引起食欲减退，上腹胀满。所以萎缩性胃炎患者绝对不能喝啤酒。还有心脏功能不好的患者也不宜喝啤酒。由于啤酒含有大量水分，会增加心脏负担，使心脏组织出现脂肪细胞，引起心肌肥厚，所以，会造成人的心力衰竭。

夏季还要预防“冰箱病”。盛夏，箱门启闭频繁，箱温骤变，为细菌大量繁殖创造了适宜环境；很多家庭使用电冰箱很少进行过认真的清洗、消毒，更为细菌的繁殖创造了条件。吃了这种被细菌污染，而又未煮透的食物，就会染上“冰箱肠炎”，其症状为恶心、腹疼、腹泻，并伴有发热，极容易误诊为阑尾炎。

“冰箱肠炎”的预防，一是定期对冰箱进行清洗、消毒。夏季每月一次。可用0.5%的漂白粉擦洗，特别注意擦洗箱缝、拐角、隔架，然后再用干净湿布抹干净。二是生熟分仓分放，并用塑料袋加以封装。这样可以防止互相感染。三是存放时间不宜过长。存放的熟食一定要加热煮沸再吃，存放的瓜果要洗涤干净后再吃。患有胃炎、心脏病的人宜少吃或不吃长时间在冰箱中存放过的食物。

夏令喝汤既可获得养料，又能补足水分，一举两得。有两种汤肴最值得提倡：一种是鸡汤（母鸡汤更优），因含有特殊抗病成分，有防治感冒、支气管炎的作用；二是番茄汤（烧好冷却后再喝），所含番茄红素有一定的抗前列腺癌和保护心脏的功效，最适合于男子。

夏季饮食也可进补，关键在于选准时间，选准补品。比如鸭肉就是很适宜夏季的补品，鸭肉不仅富含人在夏天急需的蛋白质等营养，而且能防疾病。奥妙在于鸭属水禽，性寒凉，从中医“热者寒之”的治病原则看，特别适合体内有热、上火的人食用，如低烧、虚弱、食少、大便干燥和水肿等，而这类疾病多见于夏季。如鸭与火腿、海参共炖，炖出的鸭汁善补五脏之阴；鸭肉同糯米煮粥，有养胃、补血、生津之功，对病后体虚大有裨益；鸭同海带炖食，能软化血管、降低血压，可防治动脉硬化、高血压、心脏病；鸭肉和竹笋炖食，可治痔疮出血。可见夏季应多吃些鸭肉类食品。

食疗方

△ 荷叶茯苓粥

【用料】荷叶1张（鲜、干均可），茯苓50克，粳米或小米100克，白糖适量。

【做法】先将荷叶煎汤去渣，把茯苓、洗净的粳米或小米加入药汤中，同煮为粥，出锅前将白糖入锅。

【功效】此方具有清热解暑、宁心安神、止泻止痢之功效。另外对心血管疾病、神经衰弱者亦有疗效。

△ 凉拌莴笋

【用料】鲜莴笋350克，葱、香油、味精、盐、白糖各适量。

【做法】莴笋洗净去皮，切成长条小块，盛入盘内加精盐搅拌，腌1小时，滗去水分，加入味精、白糖拌匀。将葱切成葱花撒在莴笋上，锅烧热放入香油，待油热时浇在葱花上，搅拌均匀即可。

【功效】此方具有利五脏、通经脉之功效。

△ 奶油冬瓜球

【用料】冬瓜500克，炼乳20克，熟火腿10克，精盐、鲜汤、香油、水淀粉、味精各适量。

【做法】冬瓜去皮，洗净削成见圆小球，入沸水略煮后，倒入冷水使之冷却。

将冬瓜球排放在大碗内，加盐、味精、鲜汤上笼，用武火蒸30分钟取出。把冬瓜球复入盆中，汤倒入锅中加炼乳煮沸后，用水淀粉勾芡，冬瓜球入锅内，淋上香油搅拌均匀，最后撒上火腿末出锅即成。

【功效】此方具有清热解毒、生津除烦、补虚损、益脾胃之功效。

△ 兔肉健脾汤

【用料】兔肉200克，淮山30克，枸杞子15克，党参15克，黄芪15克，大枣30克。

【做法】兔肉洗净，与其他配料武火同煮，煮沸后改文火继续煎煮2小时，汤、肉同食。

【功效】此方具有健脾益气之功效。

△ 鲫鱼糯米粥

【用料】鲫鱼1条（约150克），糯米50克。

【做法】将鱼洗净去肚杂，与糯米同放锅中煮粥，每周服2次，两个月为1个疗程。

【功效】此方滋补体质，对低血压病很有疗效。

△ 红枣栗子焖鸡

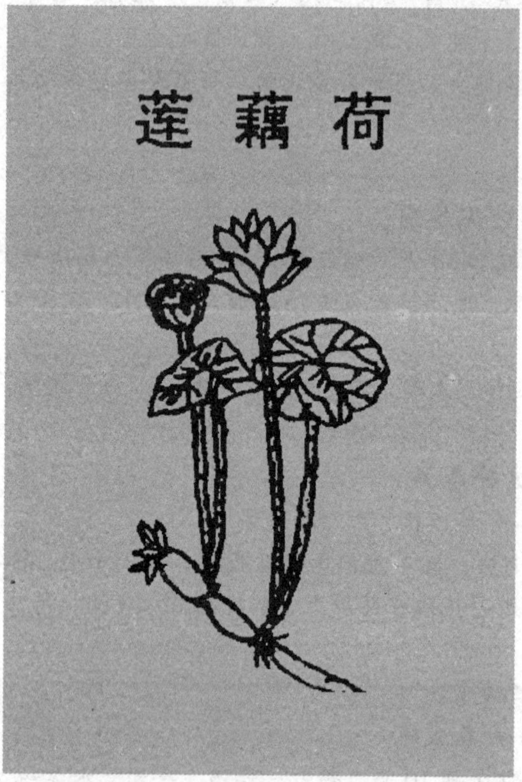

莲藕荷图，选自《本草纲目》。莲子羹有降低血压的功效

【用料】红枣15克，栗子150克，鸡一只。

【做法】将鸡洗净切成块，猛火煸炒，后加作料，至八成熟，加入红枣、栗子焖熟食之。

【功效】此方滋补体质，对低血压病很有疗效。

△ 莲子羹

【用料】新鲜莲子300克，冰糖50克，桂花酱6克，淀粉3克，樱桃10多个。

【做法】将莲子煮熟，去蕊，锅内放入冰糖，煮化后放入莲子及用开水调开的淀粉，熄火后放入桂花酱、樱桃搅匀后即可食用。

【功效】此方滋补体质，对低血压病很有疗效。

△ 可可炼乳茶

【用料】可可粉10克，炼乳20毫升，白糖15克。

【做法】可可粉加入炼乳和白

糖，热开水冲服。

【功效】此方滋补体质，对低血压病很有疗效。

△ 荔枝干煲粥

【用料】荔枝干10～15个，粳米适量。

【做法】荔枝干去壳除核，与粳米同煮粥（如酌加淮山、莲子同煮，功效更佳）。

【功效】此方滋补体质，对低血压病很有疗效。

△ 百合煮豆

【用料】绿豆30克，赤小豆15克，百合15克。

【做法】共洗净加水煮熟，顿食，早晚各1剂，常食。

【功效】此方主治体质虚弱、低血压及面斑。

△ 胡桃豆浆

【用料】胡桃仁30克，牛乳200克，豆浆200克，黑芝麻20克，白糖适量。

【做法】将胡桃仁、黑芝麻研末，与牛乳、豆浆混合均匀，入锅煎煮，煮沸后加入白糖即可，每次1碗，每日2次，常服。

【功效】此方主治肾虚体弱、低血压及面斑。

△ 健脾褪斑汤

【用料】薏苡仁50克，莲子30克，龙眼肉8克，芡实30克，蜂蜜适量。

【做法】前4味洗净入锅，加水适量，旺火烧沸后，微火煮1小时，调入蜂蜜即成。顿食，吃莲子饮汤，每日1剂，常食。

【功效】此方主治体质虚弱、低血压及面斑。

△ 猪肾粥

【用料】猪肾1对，粳米200克，山药100克，薏苡仁50克，盐、味精适量。

【做法】将猪肾去筋膜、臊腺切碎，洗净，与山药、薏苡仁、粳米共加水适量，用旺火烧沸后，改小火煨烂成粥，加入食盐、味精即成。每日1剂，分2次食用，可常食。

【功效】此方主治肝肾虚弱及面斑。

△ 荷莲丸

【用料】荷花210克，莲藕240克，莲子270克。

【做法】上三味采收后阴放半干，用锅蒸熟后晒干，共研细末，炼蜜为丸，每丸9克，每服1丸，早晚开水送服。

【功效】此方具有美容功效，可去除面部皱斑。

药疗养生

暑湿感冒方

暑湿感冒多发生于夏季，发高热，头晕，头胀，心中烦热，身倦无汗，口渴喜饮，可伴有恶心呕吐、小便短而色黄、舌苔黄腻，治疗时，应选用以下具有清暑解表、芳香化浊的验方。

△ 浮萍30克，鲜荷叶9克，西瓜皮12克。用法：水煎后去渣服，汗出为度。

△ 藿香9克，银花15克，扁豆花9克，厚朴6克。用法：每日一剂，水煎分两次服。

△ 六一散12克，薄荷6克。用法：将上药放于杯中，用开水冲泡后代茶饮。

治泌尿结石方

泌尿系结石症是指肾脏、输尿管、膀胱及尿道结石而言，是一种常见的疾病，与全身代谢和泌尿系器官疾病有密切的关系。其临床表现往往发生肾绞痛、血尿、尿路梗阻状及继发性炎症。根据国内资料，以膀胱结石为最多，输尿管结石次之，肾结石又次之，尿路结石为最少。祖国医学中很早（约公元前3世纪）就有关于“砂淋”“石淋”“血淋”的记载，古人认为除三因学说外，都归纳为：“肾虚而膀胱有热”；“初则为热淋、血淋、膏淋。久则火炼而成砂石。即为‘砂淋’，大则成石，为“石淋”。“如罐之久煎而生碱也”（华佗中藏经）。这正相似于现代医学的胶体晶体平衡失调和新陈代谢紊乱等说法。现介绍验方如下：

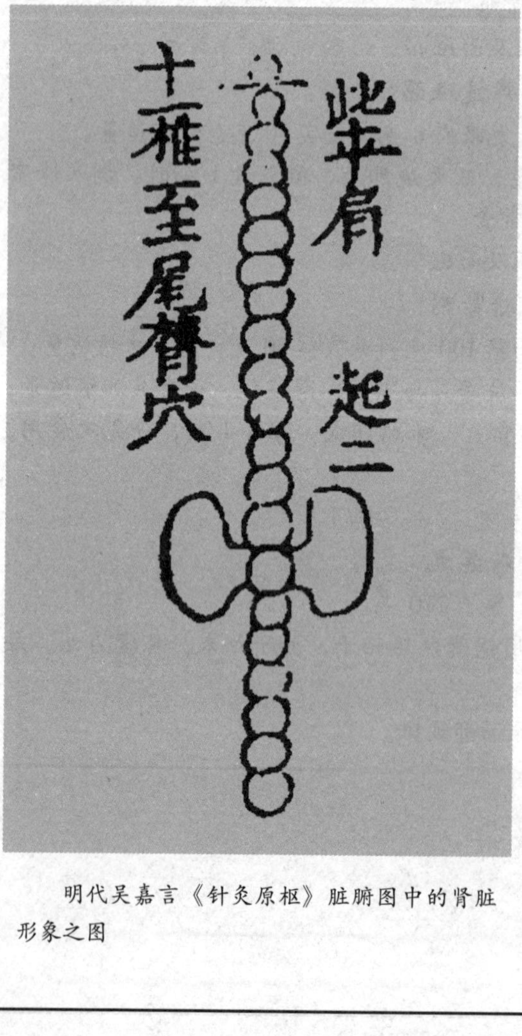

明代吴嘉言《针灸原枢》脏腑图中的肾脏形象之图

△ **尿道结石症（健胃降气排石）**

【组成】鸡内金10克、芒硝（后下）6～15克、沉香（后下）3克、陈皮10克、香橼12克、香附12克、连翘15克、海金沙（包煎）15克、金钱草30～60克、石韦30克、丹参30克、元胡12克。

【功效】健胃降气排石。

【主治】泌尿系统结石。

△ 泌尿系统结石病验方

【组成】金钱草30克，海金沙30克，滑石30克，鸡内金6克，瞿麦15克，萹蓄15克，车前15克，木通10克，竹叶10克，牛膝10克，地龙10克，茅根20克。

【功效】清化湿热，通淋排石。

【加减】热甚、便秘时加大黄、玄明粉、琥珀；湿重、气滞、血淤者加薏苡米、台乌、王不留行；肾阴虚者配合六味地黄丸或胡桃泥。

【主治】湿热蕴结下焦，膀胱气化不利之泌尿系结石。症见腰及小腹阵发性绞痛难忍，小便不通，肾、膀胱区明显叩痛等。

△ 泌尿系统结石病验方

【组成】鲜万贯草（排钱草）、鲜灯盏菜、鲜藕节、鲜扁柏、糯米各15克。

【用法】共捣烂取汁调蜂蜜服，每日一剂。

【主治】泌尿系统结石病。

△ 泌尿系统结石病验方

【组成】老松节120克，车前草60克。

【用法】水煎服，每日一剂。

【主治】尿路结石、血尿、泌尿系统结石病。

△化石汤

【组成】生地25克，川金钱草50克，冬葵于25克，胡桃肉50克，石韦15克，滑石25克（包煎），瞿麦20克，炒车前子25克（包煎），川牛膝25克，生甘草10克。

【用法】水煎，每日1剂，分3次温服。

△化石散

【组成】琥珀30克，芒硝100克，硼砂20克，海金沙10克。

【用法】上药共研为细末。每次服5克，日服3次。

△治尿结石方

【组成】三棱15克，莪术15克，穿山甲10克，王不留行5克，金钱草50克，海金沙20克，鸡内金10克，石苇20克，车前子5克，蓄15克，滑石20克，牛膝25克，枳壳15克。

【加减】肉眼血尿，加小蓟、旱莲草、白茅根；绞痛加延胡、赤芍、乌药；肾阳虚加巫蓉、菟丝子；肾阴虚加枸杞、熟地、龟板；肾积水加炒白芥子、赤小豆、桑白皮；小便有脓球白细胞加栀子、公英、地丁。

【用法】每日1剂水煎服。

头　痛

△ 三汁饮

【用料】生藕汁100～250克，西瓜汁200～250克，雪梨汁50～150克。

【食法】将三汁混合，慢慢饮服。若在冰箱冷藏后服用，效果更佳。

【主治】头痛。

△ **薄荷糖块**

【用料】薄荷粉30克（或食用薄荷油5毫升），白糖500克。

【食法】将白糖放入锅内，加水少许，以文火煎熬至较稠厚时，加入薄荷粉调匀，继续煎熬，至挑起即成丝状而不粘手时，离火将糖放在涂用食用油的大瓷缸中，待稍冷，将糖分割成100块左右即可，不拘时食用。

【主治】头痛。

△ **白菜姜糖茶**

【用料】干白菜1块，生姜3片，红糖60克。

【食法】上三味加水煎汤，饮服。

【主治】头痛。

△ **草鱼青香汤**

【用料】草鱼1条，青葱一把，香菜125克。

【食法】将草鱼、青葱、香菜同煮食之。

【按注】一方单用草鱼或取草鱼头治之也效。

【主治】风虚头痛。

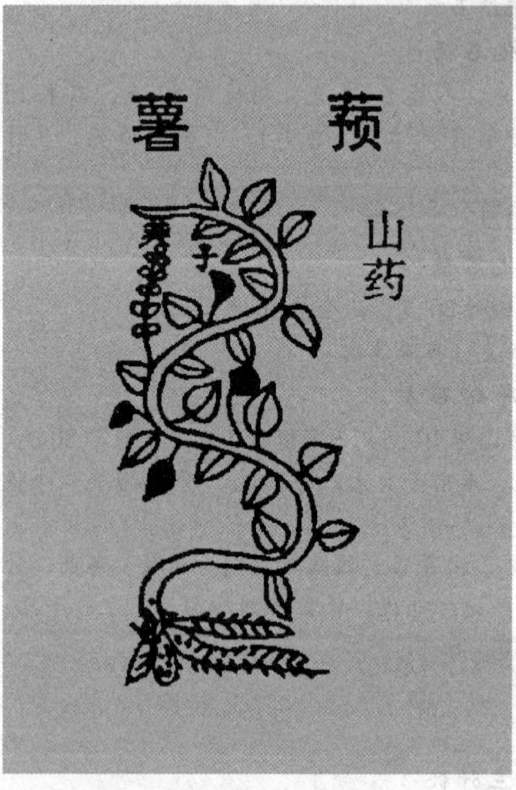

山药图，选自《本草纲目》

△ **猪脑蒸红糖**

【用料】猪脑一具，红糖30克。

【食法】两者同蒸熟后，切块服食。

【主治】脑震荡后遗症之头痛、头昏等。

△ **芹菜根炒鸡蛋**

【用料】芹菜根5个，鸡蛋1个。

【食法】芹菜根洗净捣烂，炒鸡蛋吃。

【主治】头风痛。

△ **山药杞子炖猪脑**

【用料】猪脑1只，枸杞子10克，怀山药50克，精盐、味精、料酒适量。

【食法】将猪脑洗净，与怀山药及枸杞子同放沙锅内，加适量水及料酒炖至熟。加入适量的精盐及味精调味服食。

【主治】头痛、眩晕。

△ 羊肉麦片汤

【用料】羊肉1 000克，大麦粉1 000克，豆粉1 000克，草果5克，生姜10克，胡椒适量。

【食法】先将草果、生姜、羊肉三者加适量清水，用大火煮沸后改用文火，将羊肉炖烂，将大麦粉、豆粉加水和面，按常规做成面片，放入羊肉汤内煮熟，加胡椒、食盐、味精调味。正餐食用。

【主治】偏头痛。

△ 桃仁煎

【用料】核桃仁15克。

【食法】将核桃仁用水煎，再加适量白糖冲服，每日2次。

【主治】偏头痛。

【按注】一方加黄酒。

△ 葵花子鸡汤

【用料】葵花子适量，母鸡一只。

【食法】将葵花子去壳和母鸡炖汤服用。

【主治】头痛，眩晕。

△ 鸡蛋芹菜根

【用料】芹菜根适量，鸡蛋2只。

【食法】将芹菜根洗净捣烂，并煮入鸡蛋吃。

【主治】头风痛。

△ 杞子炖羊脑

【用料】枸杞子30克，羊脑1副。

【食法】隔水炖熟，调味，服食。

【主治】血虚头痛，眩晕，癫痫。

【按注】一方单用羊脑效也佳。

房事养生

夏至时节，涉及古人讲的房事中的“七损八益”，参照中医理论，人们在古人基础上，可以进一步掌握科学的性生活方式。

《黄帝内经》中说：“能知七损八益，则二者可调，不知用此，则早衰之节也。”这说明掌握和理解“七损八益”对于人体健康是很重要的。在马王堆三号汉墓出土的竹简医书《养生方》和《天下至道谈》也谈到了人的性与性功能保养的问题。其中，《天下至道谈》中的性保养，就比较具体地谈到“七损八益”。书中说道：“气有八益，有七损。不能用八益去七损，则行年四十而有阴气自半也，五十而起居衰，六十而耳目不聪明，七十下枯上竭，阴气不用，深泣留出。令之复壮有道，去七损以抵其病，用八益以补其气，是故老者复壮，壮不衰。”由此可见，所谓“七损八益”，是指性生活中有损健康的七种表现和八种有益保持健康、有利性生活协调的动作。如果能很好运用，可以避免七种有损害的表现，达到性生活和谐。

《天下至道谈》对“七损”说得很清楚：“一曰闭，二曰泄，三曰竭，四曰勿，五曰烦，六曰绝，七曰费。”即一损是性交时阴茎疼痛，精道不通，甚至无精可泻，这叫内闭。二损指性交时大汗淋漓，这叫阳气外泄。三损是性生活不加节制，交接无度，徒使精液虚耗，称为“竭”或“衰賸”。四损是交合时阳痿不举，故曰“勿”。五损指交接时呼吸梗促，气喘吁吁，心中懊恼，神昏意乱，这就叫烦。六损是说在女方根本没有性冲动或性要求时，男方性情急躁，不善于等待，甚至态度粗暴，强行交合，这样的性生活自然极不协调，将会给女方带来很大痛苦，不仅损害其身心健康，还会影响胎孕的优劣，给下一代造成危害，因而叫“绝”，意即陷入绝境。七损是指交接时急速图快，滥施泻泄，徒然耗散精气而已，所以叫做“费”。这些涉及生理、心理健康的指导可供参考。

“八益”指的是寓气功导引于两性交媾活动中，使身体受益的八个事项。《天下至道谈》中写道：“一曰治气，二曰致沫，三曰知时，四曰蓄气，五曰和沫，六曰积气，七曰持赢，八曰定顷。”即一益是指性交之前应先练气功导引，导气运行，使周身气血流畅，故曰“治气”。二益是说舌下含津液，不时吞服，可滋补身体；又指致其阴液，亦为交合之所不可少者，这些都叫做“治沫”。三益是说要善于掌握交合的时机，这就叫做“知时”。四益即蓄养精气，做到强忍精液不泻。五益是指上吞唾液，下含阳液，双方在交合中非常协调。六益是说交合适可而止，不可精疲力竭，以便积蓄精气。七益是说交合之时留有余地，保持精气充盈，做到不伤元气，叫“持赢”，即持盈。八益是说两性交合时，男方不要恋欢不止，称为“定顷”，即防止倾倒之意。由上可知，这里所说的“七损八益”是非常有益健康的，对男女健康的性生活，减少性交隐患，乃至下一代的优生优育，都有着重要的意义。

六、小暑养生

民间风俗

小暑时斗指辛，太阳黄经为105度，时值公历7月7日前后。此时天气已热，尚未达到极点，所以称作“小暑”。时至小暑，已是绿树浓荫。炎热之感渐渐袭上来，最高气温可达40℃以上。小暑是全年降水最多的一个时节，这时，会出现大暴雨、雷击和冰雹，所以有“大暑小暑，灌死老鼠”的农谚，便是说这段时间雨量很大。此时，我国大部分地区多忙于夏秋作物的田间管理。由于这段时间雨量集中，也正是防洪的紧张时期。

农谚说：“小暑一声雷，翻转倒黄梅。”又说：“小暑之中逢酷热，五谷田禾多不结。”这是说小暑这天如果有雨，可能会使天气转为类似黄梅雨的连雨天；或者如果正是雨水充沛的小暑节气中遇到干旱酷热的天气，都会对农业的丰收不利。就此看来，小暑时的气候，对农业的丰收极为重要。

小暑三候为：“一候温风至，二候蟋蟀居宇，三候鹰始鸷。”意思是说一到小暑节气，大地上便不再有一丝凉风，而是所有的风中都带着热浪。《诗经·七月》中描述蟋蟀的字句有“七月在野，八月在宇，九月在户，十月蟋蟀入我床下”。文中

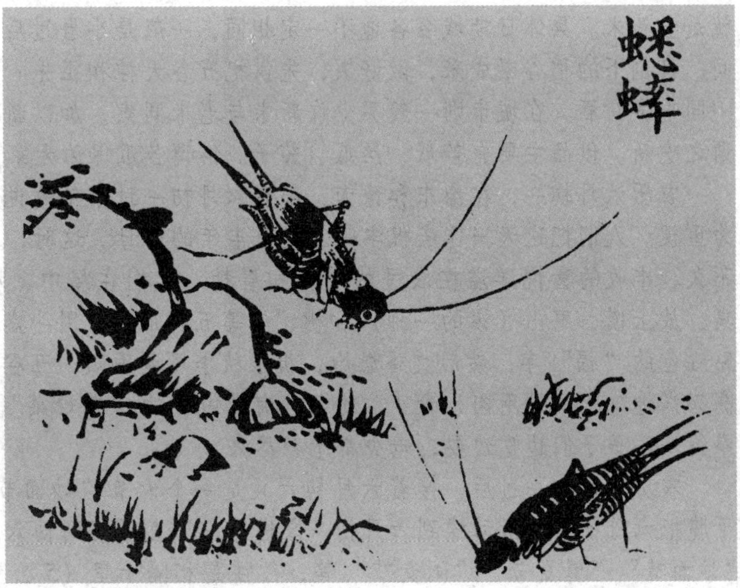

蟋蟀图

所说的八月即是夏历的六月，也就是小暑节气的时候。因此此时天气炎热，所以蟋蟀离开炎热的田野，到庭院的墙角下以避暑热。在这一节气中，天空中可以看到老鹰飞翔练习搏击的方法，也就是说老鹰因地面气温太高而在清凉的高空中活动。

俗话说“热在三伏”，此时也正是将进入伏天的开始，我国民间将夏至后第三个庚日定为初伏的开始，过10天后的庚日为二伏，立秋后第一个庚日为末伏。通常情况下伏天共30天，如果入伏日早，伏天便会有40天，这段时间是一年中最热的时段。过伏天的习俗在我国春秋时便已有记载，汉朝以后成为一个重要的节日。“伏”即伏藏的意思，小暑过后，天气炎热，蟋蟀到墙角避暑气，老鹰在高空避暑气，所以人也应当少外出以避暑气。所以我国一直有“歇暑”的习俗，古代帝王都有专为避暑而建造的宫殿。如宋朝在汴梁建造了碧玉壶、风泉馆及万荷庄，清代的圆明园、颐和园和避暑山庄等，都是很著名的帝王避暑场所。

平民百姓虽然没有好的条件，但也非常注意避暑。

民间避三伏天的办法。要吃很多清凉消暑的食品。这时瓜果正好成熟，所以古人便将瓜果浸在刚刚从井中打上来的水中，等浸得很凉了再吃，由于瓜类比水轻，往往漂在水面上，而李子等果品因比水沉则会沉入水底，所以名曰“浮瓜沉李”。每到这一时节，家家户户浮瓜沉李，这在大热天，确实为一件赏心乐事。三伏天民间的饮食很有特色，俗话说“头伏饺子二伏面，三伏烙饼摊鸡蛋”。这种吃法便是为了使身体多出汗，排出体内的各种毒素。除了排汗的食俗，我国还有“三伏天吃狗肉”的进补风俗。也有的地方以羊肉进补。

六月是荷花盛开的季节，夏日池边荷花出污泥而不染，荷香飘远，赏荷是夏日消暑的雅事。农历六月初四是民间传说的荷花生日，古人往往剪桃笺为莲花瓣的样子，散入池中以为庆祝。荷花在佛教中有着极高的地位，佛教的极乐世界里，众生皆为莲花的化身，并且莲花还是宣告佛陀诞生而开放的花朵。

南方的两季稻在夏季时已经成熟，所以南方就有六月食新的风俗。所谓食新，就是尝新米。具体日期城乡各地不一定相同，一般是小暑过后，逢卯日食新。在乡间，将割下的稻谷碾成米，做好饭，先供祀五谷大神和祖先。然后请帮忙割禾的人一同吃尝新酒。在城市则一般买少许新米与老米同煮，加以新上市蔬菜和酒肉，也谓之吃新。供品主要有苦瓜、丝瓜、茄子。俗谓苦瓜保佑大家，茄子保佑老婆。

农历六月初一，在豫东和豫南，都有六月初一过小年的说法。特别是农村，更为重视。人们把这天当作庆祝丰收、祀求丰年的节日。这时，这里的麦子刚刚打下不久，丰收的喜悦洋溢在农民的心头和眉梢。人们在屋中、院内、麦场里摆上供桌，放上馍、枣山（馍的一种）和桃、李等五种瓜果，用斗盛满新收的小麦，斗上贴红色的“福”字，然后焚香燃炮，祈求秋季风调雨顺，五谷丰登。随后，人们高高兴兴地吃上一顿用肉、青菜、粉条、海带做成的“杂烩菜”。大人们在麦场里猜拳行令，孩子们边吃边耍，老少都十分尽兴。

农历六月初一过后，接着六月初六又是一个大节“炒面节”。所以，有的人家干脆把六月初六的活动揉到六月初一来进行，一直延续到初六。六月初六，民间称“炒面节”“望夏节”“闺女节”等，往往是相隔十里（5公里）八里（4公里），风俗就不大一样。不管怎样，节日就是吃、玩、走亲戚。而且这些节日都与出嫁的姑娘有关。农村的各家各户，在六月初一至初六期间，都要把出嫁的姑娘接回家，款待后再送回婆家。俗语有“六月六，请姑姑”“六月六，挂锄勾，叫了大姑叫小姑”。

六月六还有个别地方古时候称天贶节。在古代朝中要放假一天，以供大家回家去洗衣晒衣，朝廷也在这天晒龙袍及仪仗物品。在明代，“浣濯什器、沐发、浴猫犬。”俗传这天是太阳生日。凡阴暗的角落，都要去污除垢。人们把书籍、棉被、毛皮等放在日光下曝晒。相传此日曝晒可使衣服“经年不蠹”。这天妇女们还取木槿花和叶研汁以擢发去垢，俗叫“洗垢腻”。洗后又以各色绸结人物形簪于髻。同时，民间还有洗猫狗的习俗，因此有俗谚说：“六月六，洗狗畜。”据说这天猫狗洗了浴，今后不会到处拉屎。旧时，各寺庙还有晒经的风俗。僧尼集老妇，把收藏经卷翻晒一遍。所以民间还称六月六为“晒经日”。后来，人们认为这天的日光有苦味，能够杀菌消毒，经过翻晒的衣物、书籍，不怕腐烂虫蛀，就又把六月六叫做“晒霉日”，一直沿袭到如今。

“六月六，请姑姑”的风俗也很有意义。就是这天要请回已出嫁的老少姑娘，好好招待一番。关于这一风俗还有一段典故。

相传在春秋战国时期，晋国有个宰相叫狐偃。他是保护和跟随晋文公重耳流亡到列国的功臣。封相后勤理朝政，十分精明能干，晋国上下对他都很敬重。每逢六月初六狐偃过生日的时候，总有无数的人给他拜寿送礼。就这样，狐偃慢慢地骄傲起来。时间一长，人们对他不满了。但狐偃权高势重，人们都对他敢怒而不敢言。

狐偃的女儿亲家是当时的功臣赵衰。赵衰对狐偃的作为很反感，就直言相劝。但狐偃听不进苦口良言，还当众责骂亲家。赵衰年老体弱，不久，因气而死。赵衰的儿子恨岳父不讲仁义，决心为父报仇。

第二年，晋国夏粮遭灾，狐偃出京放粮，临走时说，六月初六一定赶回来过生日。狐偃的女婿得到这个消息，决定六月初六大闹寿筵，杀狐偃，报父仇。狐偃的女婿见到妻子，问她：“像我岳父那样的人，天下的老百姓恨不恨?”狐偃的女儿对父亲的作为也很生气，顺口答道：“连你我都恨他，还用说别人?”她丈夫就把计划说出来。他妻子听了，深明大义地说：“我是你家的人，顾不得娘家了，你看着办吧!”

狐偃女儿嘴上虽然这么说，可是从那以后，整天心神不安。她虽然不满父亲狂妄自大，对亲家绝情，但转念想起父亲的好处，亲生女儿不能见死不救。于是最后，她在六月初五跑回娘家，告诉母亲丈夫的计划。母亲大惊，急忙连夜给狐偃送信。狐偃的女婿见妻子逃跑了，知道机密败露，闷在家里等狐偃来收拾自己。

六月初六早晨，狐偃亲自来到亲家府上。狐偃见了女婿，就像没事一样，翁婿二人并马回相府去了。在拜寿筵上，狐偃说：“老夫今年放粮，亲见百姓疾苦，深知我近年来做事有错。今天贤婿设计害我，虽然过于狠毒，但事没办成，他是为民谋事，为父报仇，老夫决不怪罪。女儿救父危机，尽了大孝，理当受我一拜。并望贤婿看在我面上，不计仇恨，两相和好!”从此以后，狐偃真心改过，翁婿比以前更加亲近。

为了永远记取这个教训，狐偃每年六月六都要请回闺女、女婿团聚一番。这件事情张扬出去，成为一时佳话。于是，老百姓纷纷仿效，也都在六月六接回闺女，既为图个团圆，又应个消仇解怨、免灾去难的吉利。

生活起居

老子在《道德经》中说：“故道大，天大，地大，人亦大。域中有四大，而人居其一焉。”荀子则进一步指出，“水火有气而无生，草木有生而无知，禽兽有知而无义，人有生有知亦有义，故最为天下贵也。”《素问·保命全行论》亦云：“天覆地载，万物悉备，莫贵于人。”道教经典《太平经》也反复论及重命养身、乐生恶死的主张。指出：“人居天地之间，人人得一生，不得重生也”，所以要珍惜生命。“人最善者，莫若常欲乐生”。为此提出了“自爱自好”的养生学说，即“人欲去凶而远害，得长寿者，本当保知自爱自好自亲，以此自养，乃可无凶害也”。说明只有通过自我养护和积极锻炼，才能得到长寿之躯。

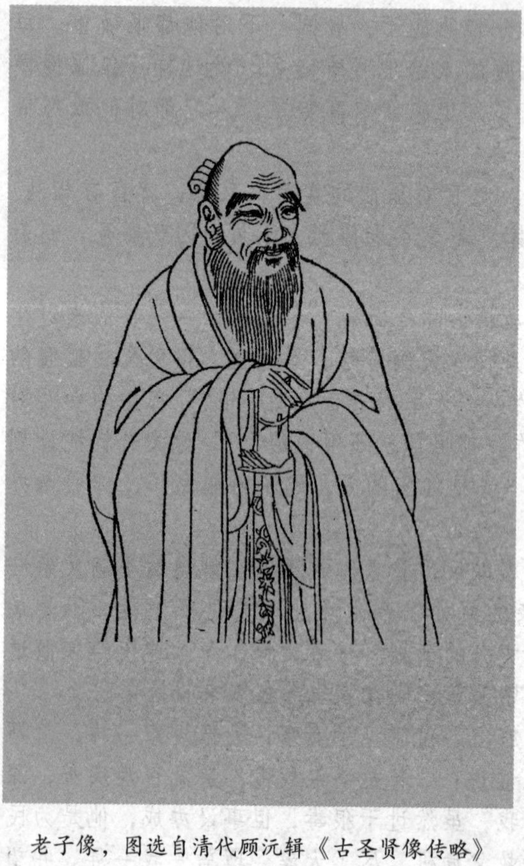

老子像，图选自清代顾沅辑《古圣贤像传略》

在小暑之季，已进入伏天，此时气候炎热，人很容易心烦不安，疲倦乏力，在自我养护和锻炼时，我们应按五脏主时，夏季为心所主去顾护心阳，平心静气，确保心脏机能的旺盛，以符合“春夏养阳”的原则。《灵枢·百病始生》上说：“喜怒不节则伤脏”，这是因为人体的情志活动与内脏有密切关系，有其一定规律。不同的心理状态会刺激内脏腑，产生不同的病理变化。中医养生主张一个“平”字，就是在任何情况之下不可有过激之处，如喜过则伤心，心伤则心跳神荡、精神涣散、思想不能集中，甚则精神失常等。心为五脏六腑之大主，一切生命活动都是五脏功能的集中表现，而这一切又以心为主宰，有“心动则五脏六腑皆摇”之说，心神受损又必涉及其他脏腑。在情志方面，喜为心之志，这“喜”是在不过的情况下，舒缓紧张的情绪，使心情舒畅气血和缓。我国的气功中，讲究运气调息，要求气息出入于鼻端绵绵若无。其实本意并非在控制呼吸，而是通过呼吸调整心律。因为当人的心神不安静，心律便会不正常，心律不正常时，人的呼吸也就无法做到平缓。从此可以看出，我国古代的养生术中，虽然主要宗旨是提高肾脏的机能，而其入门的基础，却是从调心开始的。在炎热的伏天，人体内的血流加快，心脏负荷大，所以保持心情的平静与愉乐便显得极为重要。

在高温天气中，人们最应警惕的便是心力衰竭。有报道，对上海市民的一项专题调查显示，患心衰的人数连续上升，而且发病率已达1.9%，两年间的死亡率达到37%，六年的死亡率高达82%。进入高温天气，“内心脆弱”者更会面临着突然心衰的可能。因此，医生提醒，高温天气一定要养好自己的“心”。据有关专家介绍说，心衰通常是由高血压、冠心病、糖尿病等心血管疾病引起的。进入高温天气，由于心脏排血量明显下降，各脏器的供氧能力明显减低，不少“内心脆弱”者就会发生心衰，患者最初可表现为活动后气短；此后随着病情的加重，对活动的耐受力也越来越差；到晚期，病人只能卧床休息。此外，患者还可能出现易疲劳、食欲减退等症状。因此说，进入高温天气一定要注意养“心”。

要想预防心力衰竭，平时就要养成好的生活习惯。要戒烟、少喝酒、适当控制体重、改善饮食习惯。对已确诊为心衰的病人，除应坚持药物的终身治疗外，病人的行为和生活方式，需要做一系列的调整和改变，比如，饮食要低盐、控制水分的摄入、进食不可过饱，多食富含维生素、矿物质的食品，多吃蔬菜以及适当运动，并保证充足的睡眠。

在炎热的伏天，最易发生的季节病就是中暑。中暑主要是因为气温高，环境通风差，使体热不能及时向外发散造成的。此时外出，应调整时间，避免中午高温时外出。有些老人在此季节中常感到烦躁，疲乏无力，食欲减退，甚至头晕、胸闷、恶心等。这些症状中医讲是“暑伤气”，民间则说是“苦夏”。对此，可适当进补，以补充身体中气的不足。并且要保证睡眠的充足，并利用午睡时间，以弥补夜晚睡眠之不足。

对于冷饮，不可多吃。夏季适量吃冷饮可防暑降温，但冷饮吃得太多，则有害而无益。胃肠受到大量冷食的刺激，就会加快蠕动，缩短食物在胃肠里的停留时间，直接影响人体对食物营养的吸收。同时，由于夏季气温高，体内的热量不易散发，胃肠内的温度也比较高，如果骤然受到大量的冷刺激，有可能导致胃肠痉挛，引起腹痛。

对于瓜果也不能过量食用。夏季瓜果对维持人体内酸碱度平衡有很好的作用。但是，过量食用，会增加肠胃负担，重则会造成腹泻。这是由于此节气中，阴气已生，所以生、冷、硬的食物便会对肠胃有所伤害。

俗话说：“冬不坐石，夏不坐木。”在夏天这样炎热的节气中，气温高、湿度大。木头，尤其是久置露天里的木料，如椅凳等，露打雨淋，含水分较多，表面看上去是干的，可是经太阳一晒，温度升高，便会向外散发潮气，如果在上面坐久了，能诱发痔疮、风湿和关节炎等病。所以在此节气中要注意不能长时间坐在露天放置的木料上。

另外，此节气中很多人喜欢在室外露宿，这种习惯是不好的。因为当人睡着以后，身上的汗腺仍不断向外分泌汗液，整个肌体处于放松状态，抵抗力下降。而夜间气温下降，气温与体温之差逐渐增大，很容易导致头痛、腹痛、关节不适引起消化不良和腹泻。

总的来说，一年中最热的天气来了，而阴气也在这时候开始生长，所以不能过于贪凉。而应当适当使身体排汗降温，这样还可以排出体内的一些毒素，对身体是有好处的。而由于新陈代谢加快，所以饮食上，要注意营养，适当进行清补。并且要根据自身的健康状况及本人的生活习惯，将神补、药补、食补三者有机配合，灵活运用。

俗语说“冬练三九，夏练三伏”。这是古代长期养生修炼的经验总结。现代科学证明，在炎热的高温天气中，人体内会产生出一种应急蛋白，可抵抗暑气对人体的伤害。由此可见，人体本身有着适应不同环境生存的能力，在大寒大暑中锻炼身体，可提高身体适应不同环境的能力，所以古人认为养生修炼得道的人可以“不避寒暑，百毒不侵”。但是这种锻炼方法对普通人不易提倡。特别是年老体衰之人，或长时间生存于适宜温度环境的人和孩子，其适应不同环境的能力较低，所以，这些人在伏天中还是伏避暑气为妙。当然，也不能躲在有空调的家里不出门，因为那样会使身体的适应能力更加下降。应当适当走出家门，做些适当的运动为好。如游泳、练太极拳或到避暑胜地去旅游等，都会使盛夏生活过得很充实而使身体素质得到提高。

运动保健

1. 小暑六月节坐功

《遵生八笺》中原文如下：“运主少阳三气。时配手太阴脾湿土。坐功：每日丑寅时，两手据地，屈压一足，直伸一足，用力掣三五度，叩齿，吐纳，咽液。治病：腿膝腰髀风湿，肺胀满，嗌干，喘咳，缺盆中痛，善嚏，脐右小腹胀引腹痛，手挛急，身体重，半身不遂，偏风，健忘，哮喘，脱肛，腕无力，喜怒无常。”

小暑正值初伏前后，我国大部分地区进入一年中最热的时期，气候炎热，万物繁荣。本法以“小暑”命名，正是根据这一时令特点而制定的练功方法，适宜于小暑时节锻炼，可于小暑时开始，至大暑为止。夏多心病，暑又属火，火气亢盛，就会乘金，故肺病亦多见。坚持采用本法锻炼，有较好的防治作用。

具体方法：每日凌晨三至七时，双手按地，一腿弯曲，一腿伸直，用力活动三至五次，然后牙齿叩动三十六次，调息吐纳，津液咽入丹田九次。可治腰膝腿部风温、肺胀、喉干涩、咳喘、坐骨酸痛、打喷嚏、右小腹胀痛、手抽搐、体重乏力、半身不遂、中风、健忘、哮喘、脱肛、腕无力，喜怒无常等症。

2. 失眠诱导功

适应病症：失眠症。

具体方法：此功坐、卧练均可，严重失眠患者以练卧功为宜。①端坐于椅子上，两脚分开与肩同宽，大腿与小腿呈 90 度角，躯干伸直，全身放松，下颌向内微收。全身放松。两眼轻闭，静坐 2～3 分钟后，意念想头顶百会穴，大约 1 分钟想肩井穴、膻中穴、中丹田、会阴穴、大腿内侧血海穴、阴陵交、内髁下照海穴、涌泉穴、大脚趾、二脚趾、三脚趾、四脚趾、小脚趾、涌泉穴，想两涌泉穴已泡在水里，然后想外踝的申脉穴、悬钟穴、阳陵泉、风市穴、环跳穴、会阴穴、命门、中丹田、血海穴、阴陵穴、三阴穴、涌泉穴，两涌泉泡在水里，以上为一遍。最严重的失眠，三遍也可完全入睡，意念穴位。②卧式，仰卧与侧卧均可，以舒适为度，意念穴位与坐式同，每个穴位想半分钟至一分钟，不要太快，病情重者，也可由家属坐在病人床边，小声念上述各穴位，念到何处病人应想到何处，声音逐渐放低，音调要平，不可忽高忽低，忽快忽慢。

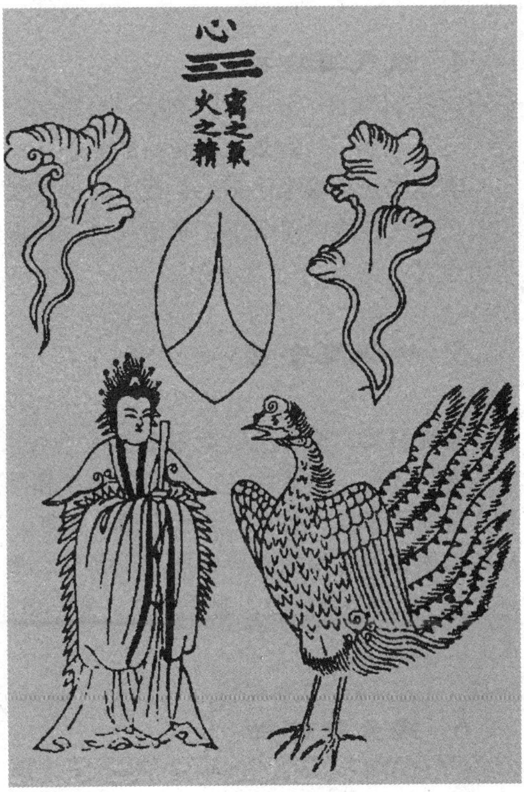

小暑节气，天气炎热，中医认为心属火，故夏多心病。图为唐代胡愔《黄庭内经五脏六腑图》之心图

3. 平圆导引功

适应病症：内分泌紊乱。

具体方法：双腿并拢站立，双臂自然垂下，两掌心贴近股骨外侧，中指指尖紧贴风市穴；拔顶，舌抵上腭，净除心中杂念。两掌在身前，两掌相合，大拇指向上，两臂要伸直，左掌转向上，左肘向后撤，两掌向左侧划圆弧，至右前臂，紧贴左肋为止。大拇指转向上，两掌随腰转回正中，两臂伸直，然后右掌翻转向上，右肘向后撤，两掌向右侧划圆弧，至左前臂紧贴右肋为止。向左划圆弧再向右划圆弧为 1 次，共做 12 次。

4. 吸气退烧功

适应病症：退高热及内伤发热。

具体方法：端坐于床上，两手向后撑按床上，头向后仰，面朝天，用嘴做深细匀长之吸气，随吸随咽下，稍闭气后，再慢慢地呼出来，一吸一呼为一次，共做64次动作。

5. 搓腹意守功

适应病症：阴茎痛、睾丸炎。

具体方法：自然站立，双脚分开与肩同宽，双臂自然下垂，掌心朝内侧，中指指尖紧贴风市穴，拔顶，舌抵上腭，提肛，净除心中杂念。全身放松，两手掌相互摩擦至热，两手内劳宫紧贴肚脐下四寸，腹股沟上两侧，摩擦64次（一上一下为一次）。然后全身放松，垂手站立，意守归来穴处五分处20分钟。每晚临睡前做一次。

6. 搓灸腹部功

适应病症：多汗症。

具体方法：自然站立，双脚分开与肩同宽，双臂自然下垂，掌心朝内侧，中指指尖紧贴风市穴，拔顶，舌抵上腭，提肛，净除心中杂念。全身放松，两手掌相互摩擦至热，搓肚脐两侧，一上一下为一次，共摩擦108次。用艾卷灸肚脐两侧各三寸五分处，灸20分钟，每天1次。

饮食养生

注意夏季饮食卫生极为重要。如果不注意，就会引起多种胃肠道疾病，如痢疾、寄生虫等。若进食腐败变质的有毒食物，还可导致食物中毒，引起腹痛、吐泻，重者出现昏迷或死亡。饮食偏嗜则会造成营养不良。饮食偏嗜有过寒过热之偏，五味之偏。多食生冷寒凉，可损伤脾胃阳气，因寒湿内生，发生腹痛泄泻，偏食辛温燥热，可使胃肠积热，出现口渴、腹满胀痛、便秘，最终酿为痔疮；五味之偏是说人的精神气血都由五味滋生，五味对应五脏，如酸入肝，苦入心，甘入脾，咸入肾。若长期嗜好某种食物，就会使脏腑机能偏盛偏衰，久而久之可损伤内脏而发生疾病。如偏食咸味，会使血脉凝滞，面色无华；多食苦味，会使皮肤干燥而毫毛脱落；多食辛味，会使筋脉拘急而爪甲枯槁；多食酸味，会使皮肉坚厚皱缩，口唇干薄而掀起；多食甘味的食物，则骨骼疼痛头发易脱落。说到底，由于嗜好偏过，不仅会导致营养不良表现，而且还能伤及脾胃以及其他脏腑，而导致上达疾病发生。如脚气病、夜盲症和瘿瘤等疾病。所以在食疗养生中，饮食五味（酸、苦、甘、辛、咸）要适宜，平时饮食不偏食，病时饮食讲禁忌。如《千金要方·养性序》所说：“不欲极饥而食，食不可过饱；不欲极渴而饮，饮不可过多。饱食过多，则结积聚，渴饮过多，则成痰澼。”人在大饥大渴时，最容易过饮过食，急食暴饮。所以在饥渴难耐之时，亦应缓缓进食。讲的就是平衡营养保护五脏六腑。另外在没有食欲的情况下，也不能勉强进食，过分强食，梁代医家陶弘景在《养性延命录》中指出：“不渴强饮则胃胀，不饥强食则脾劳。”

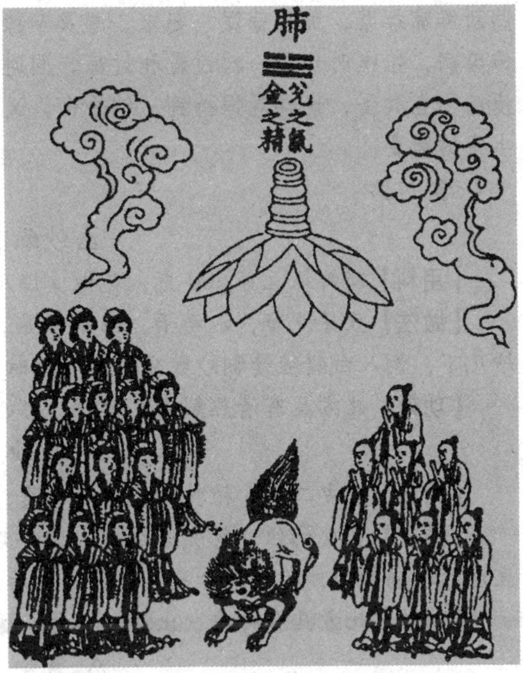

唐代胡愔《黄庭内经五脏六腑图》之肺图

人们都知道冬令进补，对夏天可否进补，如何进补却不太了解，其实夏至正是夏季进补的时机。例如，老人们冬天老发慢性支气管炎、哮喘、肺气肿。此时这些病正好缓解，正是进补的好时机。夏季进补得好，冬季就可少发病或不发病。如夏令对肺肾阴虚的进补，可选用百合10克、莲心10克、香薷10克、佩兰10克、熟地10克、当归12克、甘草6克水蒸服，有去暑健脾养阴润燥的作用。

对于慢性支气管炎、支气管扩张、哮喘、肺阴虚的老人，可取猪肺一只，反复灌洗清洁，至汽锅中蒸，取其汁服用，一只猪肺可蒸2~3次，淡食。猪肺有滋阴益肺、润燥的功用。久食猪肺汤对上述疾病有很好防治作用。

对于冠心病、高血压、肥胖症或胆固醇、甘油三脂高者可用鸭肉作滋阴清虚热，补血解毒之用。熟鸭肉与西瓜里皮切成细丝放入盘内，加入适量盐、味精、麻油、蒜末即可食用。西瓜皮有清热降火、利尿消暑的功用，二者合服是老人夏令进补消暑的佳品。

当气温高时，人体消化液分泌减少，胃酸降低，食欲神经受到抑制，饮食营养的调理和水分的补充至关重要，膳食应多样化。

从营养学观点出发，煮沸后自然冷却的凉开水最容易透过细胞膜促进新陈代谢，增加血液中血红蛋白含量，促进机体免疫功能，增强人体的抗病能力。习惯于喝白开水的人，体内脱氢酶活性高，肌肉内乳酸堆积少，不易产生疲劳。纯净的白开水容易解渴。为了健康，不渴时也要主动喝点水。

此外，夏天喝绿豆汤可以解热毒、止烦渴。茶叶水防癌，荷叶粥、薄荷粥、百合粥、菊花粥等对风热感冒者、高血压患者及患有眼科炎症者均较适宜。另外，一些新鲜凉拌菜，加些蒜泥、姜末、醋及辛辣调味品，既可增进食欲，又能防治肠道传染病，但吃时切忌一次过量和过凉，同时还要注意吃新鲜瓜果、蔬菜、豆制品及瘦肉、鱼和蛋，这样既保持钾、钠平衡，又补充水分，又能保持对蛋白质和多种维生素的需要。

食疗方

△炒绿豆芽

【用料】新鲜绿豆芽500克，花椒少许几粒，植物油、白醋、食盐、味精适量。

【做法】豆芽洗净，水沥干，油锅烧热，花椒入锅，烹出香味，将豆芽下锅爆炒几下，倒入白醋继续翻炒数分钟，起锅时放入食盐、味精，装盘即可。

【功效】此方具有清热解毒之功效，可疗疮疡诸疾。

△ 素炒豆皮

【用料】豆皮二张，植物油、食盐、葱、味精各适量。

【做法】豆皮切丝，葱洗净切丝。油锅烧至6成热，葱丝下锅，烹出香味，将豆皮丝入锅翻炒，随后加食盐，炒数分钟后，加味精，淋上香油搅匀起锅。

【功效】此方具有补虚、止汗之功效。适合多汗、自汗、盗汗者食用。

△ 素烩面筋

【用料】水面筋500克，葱、姜、食盐、淀粉、植物油、味精各适量。

【做法】水面筋切薄片，葱、姜洗净切丝备用。油锅烧热，将水面筋入锅，煸炒至焦黄，加葱、姜煸炒数分钟，兑水一碗，加食盐，待面筋熟透后，放入味精，再用淀粉勾芡，汤汁明透即可。

【功效】此方具有解热、除烦、止渴之功效。

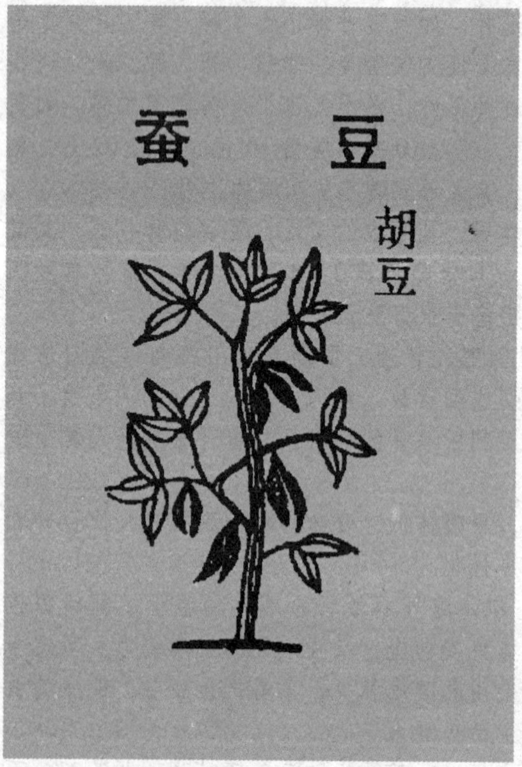

蚕豆图，选自《本草纲目》

△ 蚕豆炖牛肉

【用料】鲜蚕豆或水发蚕豆120克，瘦牛肉250克，食盐少许，味精、香油适量。

【做法】牛肉切小块儿，先在水锅内汆一下，捞出沥水，将沙锅内放入适量的水，待水温时，牛肉入锅，炖至六成熟，将蚕豆入锅，开锅后改文火，放盐煨炖至肉、豆熟透，加味精、香油，出锅即可。

【功效】此方具有健脾利湿、补虚强体之功效。

△ 糖渍龙眼

【用料】鲜龙眼500克，白糖50克。

【做法】将鲜龙眼去皮和核，放入碗中，加白糖，上笼蒸、晾三次，使色泽变黑，将变黑的龙眼拌白糖，装入瓶中即成。每日服龙眼四粒，日服2次。

【功效】此方可治疗心力衰竭。

△ 莲子百合煨猪肉

【用料】莲子50克，百合50克，猪肉200克。

【做法】将猪肉切成小块儿，把莲子、百合放入锅内加水，再加入调料，用旺火煮沸后，转用文火炖1小时即成，食莲子、百合、猪肉，喝汤。

【功效】此方清心利肺，对心力衰竭有疗效。

△ 猪肉黄花汤

【用料】黄鳝1条，猪肉100克，黄花25克。

【做法】将黄鳝去内脏，切段，同其他两味共煮，去药食用。

【功效】此方可改善营养，防止心力衰竭。

△ 猪心炖大枣

【用料】猪心1个，大枣15枚。

【做法】将猪心剖开洗净，放入大枣，置碗内加水，蒸熟食用。

【功效】此方滋补心血，主治心力衰竭。

△ 葡萄汁

【用料】鲜葡萄汁1 500毫升。

【做法】葡萄汁以文火煎熬，浓缩至稠黏如膏，加蜂蜜1倍，至沸停火，冷却装瓶备用，每次1汤匙，沸水冲化代茶饮。

【功效】此方润肺治虚，对食欲不振、消化不良有很好的疗效。

△ 橘皮红枣茶

【用料】鲜橘皮10克，大红枣10枚。

【做法】橘皮与红枣用锅炒焦，放入保温杯内，以沸水浸泡10分钟，饭前代茶频饮。

【主治】食欲不振，消化不良。

△ 粟米山药糊

【用料】粟米20克，山药10克。

【做法】上述二味研细末，加水煮成糊，白糖适量调味服食。

【主治】小儿消化不良。

△ 萝卜炒豆腐皮

【用料】豆腐皮1张，白萝卜100克，素油、盐、葱适量。

【做法】清水泡发豆腐皮后切成细丝，白萝卜洗净切丝，共用素油煸炒后加葱、盐等调味品佐餐，每日1剂。

【主治】小儿乳食积滞，消化不良。

△ 萝卜葱白汁

【用料】白萝卜、葱白等量。

【做法】共打汁，多量饮服。

【主治】小儿食物积滞。

△ 盐萝卜汤

【用料】胡萝卜250克，盐3克。

【做法】在胡萝卜中加盐，并煮烂、去渣取汁，一天分3次服完，连服两天。

【按注】一方单用胡萝卜加水煎汤也可。

【主治】小儿消化不良，疳积。

△ 大枣高粱粉

【用料】红高粱50克，大枣10枚。

【做法】将大枣去核炒焦，高粱炒黄，共研细末，2岁小孩每次服10克，3~5岁小孩每次服15克，每天服2次。

【主治】小儿消化不良。

△ 栗子糊

【用料】栗子7~10枚。

【做法】将栗子去壳捣烂，加清水适量煮成糊状，再加白糖适量调味喂服。

【主治】小儿消化不良。

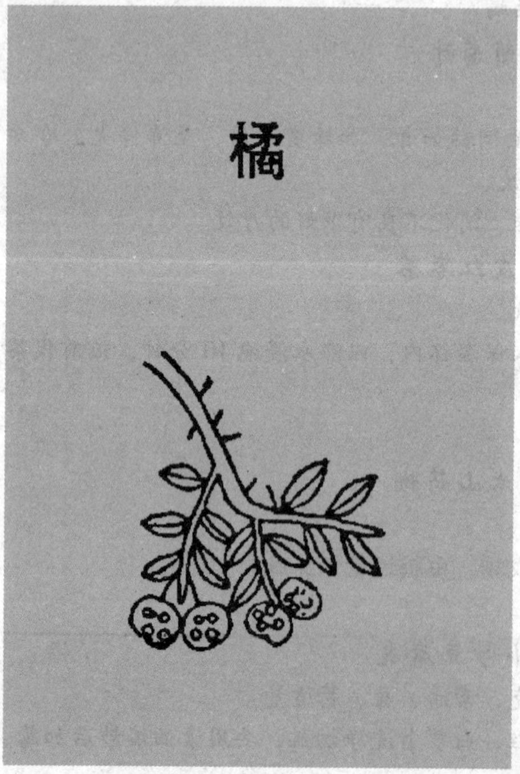

橘图，选自《本草纲目》

△ 龙眼橘饼糖

【用料】龙眼肉100克，橘饼100克，白糖500克。

【做法】将白糖入锅，加适量水，用小火熬稠，加入龙眼肉、橘饼，搅匀，再熬至锅铲挑起成丝状时停火，倒入涂有熟菜油的盘内，推平，稍冷，用刀切成小块食用，每日50~100克，常食。

【按注】一方不用橘饼而用鸽蛋。

【主治】不寐、健忘。

△ 小米枣仁粥

【用料】小米100克，枣仁面儿10克，蜂蜜30克。

【做法】小米煮粥候熟，入枣仁面儿，搅匀，食时加蜂蜜，日服2次。

【主治】失眠。

△ 小麦胚芽口服油

【用料】小麦胚芽油300毫克。

【做法】每日口服小麦胚芽油适量，可以改善脑细胞功能，从而提高记忆力和集中能力。

【主治】健忘、失眠。

△ 盐莲子菜

【用料】莲子心30个，盐少许。

【做法】将莲子心用水煎之，放入盐，每晚临睡前服用。

【按注】一方无盐，一方以莲子加粳米煮粥食。

【主治】失眠多梦。

△ 醋方

【用料】食醋适量。

【食法】临睡前倒1杯冷开水，加一汤匙醋喝下，可较快入睡。

【主治】失眠。

△ 牛奶方

【用料】热牛奶1杯。

【食法】每天临睡前饮用，可使人酣睡。

【主治】失眠症。

△ 鸡黄杞枣汤

【用料】鸡子黄1枚，大红枣15枚，杞子15克。

【食法】将大红枣、杞子煎汤冲鸡子黄，睡前温服。

【按注】一方以龙眼肉易红枣杞子。

【主治】入睡困难、睡而易醒。

△ 洋葱

【用料】洋葱头1个。

【食法】横切成数片，睡前放于枕边，只要闻其气味，便很快入睡。

【主治】失眠。

△ 黑豆汤

【用料】黑豆50~100克。

【食法】水煮黑豆，一次服完，每天2~3次。

【主治】神经衰弱。

△ 枣豆桂圆汤

【用料】大枣50克，桂圆肉15克，乌豆50克。

【食法】加1 500毫升水煎至1 000毫升左右，分早晚两次服用。

【主治】血虚心悸，阴虚盗汗，肾虚腰痛，须发早白，脾虚足肿。

△ 健脑粥

【用料】粳米100克，核桃仁25克，干百合10克，黑芝麻20克，冰糖少许。

【食法】将前四者洗净同入砂锅，加适量清水及少许冰糖。文火炖熟煮透即可。

【主治】健忘智衰。

△ 猪脑黑木耳汤

【用料】猪脑1个，黑木耳15克，植物油、细盐、黄酒、香葱、味精适量。

【食法】猪脑挑去血筋，洗净，黑木耳冷水泡胀，洗净，去杂质，仍浸泡在冷水中备用。起油锅，放植物油1匙，中火烧热，倒入木耳，翻炒3分钟，加黄酒1匙，细盐半匙，冷水少许，焖3分钟，猪脑放入，加冷水1碗半，小火慢炖半小时后，加香葱、味精少许，盛碗佐餐。

【主治】健忘。

△ 麦枣草汤

【用料】麦仁60克，大枣15枚，甘草15克。

【食法】上品加水三碗煎至一碗，睡前半小时，一次饮服。

【主治】失眠。

△ 桑葚蜜膏

【用料】鲜桑葚1 000克，蜂蜜300克。

【食法】先将桑葚洗净，放入沙锅内，加水煎熬2次，过滤去渣，用文火浓缩后，再加蜂蜜收膏，冷却后，装瓶备用。每次1匙，日2次，沸水冲服。

【按注】一方用酸枣仁，无蜂蜜。

【主治】适用于肝肾阴虚、失眠健忘、遗精耳鸣、须发早白。

△ 龙眼莲子粥

【用料】龙眼肉15克，莲子15克，红枣20克，江米50克，白糖适量。

【食法】莲子去皮、芯，与红枣、江米一同煮至粥，将熟时，加入龙眼肉，继续煮至粥成，加白糖搅匀服用。

【按注】一方用龙眼肉、大枣，一方用莲子、江米加瘦猪肉。

【主治】失眠、健忘。

△ 栗子桂圆粥

【用料】栗子10个，桂圆肉15克，粳米50克。

【食法】栗子去壳，切碎，与桂圆肉、粳米同煮粥，熟烂后，加白糖，每次1剂，早晚温热食。

【主治】失眠、健忘。

△ 龟肉百合红枣汤

【用料】龟肉250克，百合50克，红枣30克。

【食法】将龟肉和用温水洗净的百合、红枣，加水适量，先用武火煮沸后，改用文火慢煮至龟肉熟透即可。

【主治】阴血虚少之失眠。

△ 百合鸡子黄汤

【用料】百合45克，鸡蛋1枚。

【食法】百合浸一宿，出白沫，去其水，要以清水适量，煮约20分钟，去百合，加鸡蛋黄搅匀，再煮，放白糖少许调味即可。

【主治】心肺阴液耗伤之失眠。

【按注】还可治癔病、惊悸。一方以瘦猪肉易鸡蛋，一方以干贝易百合，或干贝再加瘦猪肉均可。一方用百合、枣仁。一方用百合、蜂蜜。

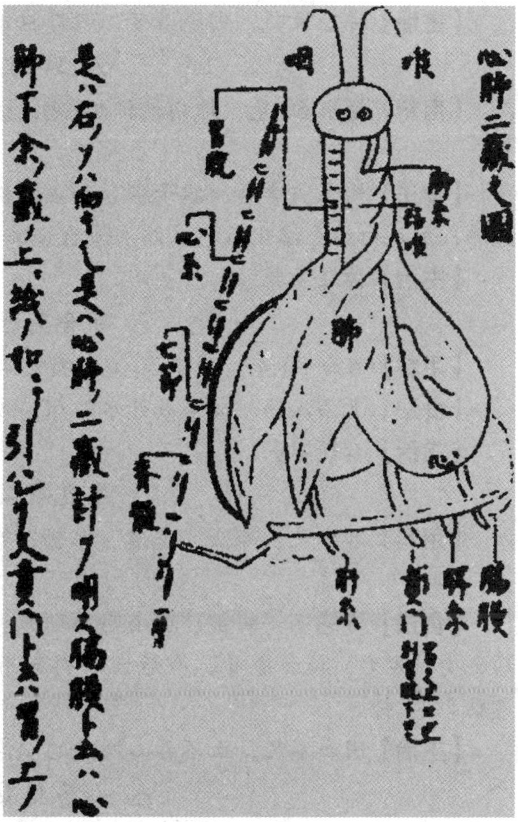

《顿医抄》传本《存真图》中心肺二脏图

△ 山药杞子猪肉煲

【用料】猪肉250克，淮山药15克，杞子30克。

【食法】猪肉、山药加杞子，同煲食用。

【主治】失眠。

△ 葡萄酒饮

【用料】葡萄酒一杯。

【食法】每天晚上喝一杯葡萄酒。

【主治】失眠。

△ 芝麻核桃肉

【用料】黑芝麻15克，核桃肉15克。

【食法】将白糖适量地加入黑芝麻与核桃肉中，每日一次，连续吃半个月。

【主治】神经衰弱。

△ 蜂蜜枣仁饮

【用料】蜂蜜30克，炒枣仁15克。

【食法】蜂蜜枣仁分2次冲水服。

【主治】神经衰弱。

【按注】如加入五味子9克，胡桃仁9克，还可增强记忆力，改善健忘。

△ 猴头菇汤

【用料】猴头菇75克。

【食法】猴头菇放水适量，煮汤服食。

【主治】神经衰弱、失眠。

△ 枣杞蛋汤

【用料】红枣10枚，枸杞子30克，鸡蛋2只。

【食法】加水煎煮，鸡蛋熟后去壳取蛋再煮片刻。食蛋饮汤，每日或隔天1次，连服3~5次。

【主治】神经衰弱、失眠多梦、心悸眩晕。

△ 鲜奶玉液

【用料】粳米60克，炸胡桃仁80克，生胡桃仁45克，牛奶200克，白砂糖12克。

【食法】粳米洗净后，滤干水分和生胡桃仁、炸胡桃仁、牛奶、清水拌匀磨细，烧沸，加入白糖全溶化后，过滤去渣再烧沸，搅匀即成。

【主治】神经衰弱。

△ 百合莲子炖蛋肉

【用料】百合50克，莲子50克，瘦猪肉30克，鸡蛋3个，冰糖适量。

【食法】上品入锅，文火放开水炖60~80分钟，即可食用。早、晚各吃1次。

【主治】心烦不寐。

△ 牛乳麻油芝麻膏

【用料】鲜牛乳、麻油、芝麻、冰糖、蜂蜜、胡桃仁各120克，大小茴香各12克。

【食法】将芝麻、胡桃、大小茴香研末，然后加入牛乳、蜂蜜等。置文火上炖约2小时左右，使之成膏，冷后装瓶内备用，为一料，每次服一汤匙，日服三次，连服2~3料。

【主治】阴血不足，血不养心所致的心悸、失眠、咽干口燥、神经衰弱等症。

△ 山药猪脑栗子汤

【用料】山药30克，栗子10克，猪脑1只。

【食法】将山药、栗子与猪脑加入适量水炖汤。

【主治】神经衰弱。

△ 八宝粥

【用料】莲肉、山药、红枣、桂圆肉、百合、扁豆、米仁、芡实各6克，粳米100克。

【食法】将前八味加水适量，煮40分钟，再入粳米煮成粥，分顿加糖服食。

【按注】一方为桂圆肉加糖、米煮粥。

【主治】神经衰弱。

药疗养生

三伏天湿热难忍，身体虚弱者可在医生指导下适当服用中成药进补，气虚者可选用补中益气丸、人参健脾丸、玉屏风散等；气阴两虚者可选用西洋参蜂王浆、人参银品、生脉饮等。

防止老人中暑方

【用料】党参10克、茯苓10克、白扁豆10克、麦冬10克、玄参10克、金银花10克加水共煎服。可健脾理气，增强体质，防止老人中暑。

治小儿消化不良偏方

△ 山楂炭4克，青皮6克。共研极细末，混匀，用水60毫升（约4汤匙）调

成浆水状，加红糖适量，隔水蒸20分钟，每次服15毫升（约1汤匙），每日4次，连服6日。一般1~2剂即能见效。

△ 茶叶10克。水浓煎成100毫升，1~5岁，每次服15~20毫升；5~10岁，每次服20~30毫升；10~15岁，每次服30~40毫升。

功能性消化不良

西医疗法

△ 胃肠运动功能障碍者，给予促动力药吗丁啉和西沙比利。

△ 胃酸分泌过多者，给予抑酸剂泰胃美、雷尼替丁、法莫替丁，或给予质子泵抑制剂奥美拉唑、兰索拉唑等。亦可给予黏膜保护剂如硫糖铝、胶体铋等。

△ 因精神因素影响消化功能者，除帮病人去除精神负担，建议患者避免过度劳累、精神紧张，还可给予镇静剂或抗焦虑药。

中医疗法

△ 脾胃虚弱为主者，采用健脾益气，理气降逆法，方选六君子汤加味（党参12克，白术9克，茯苓9克，甘草5克，陈皮9克，半夏9克，生姜6克，大枣6克，紫苏梗9克，旋复花6克，焦三仙20克）。

△ 肝郁气滞为主者，以疏肝解郁，理气降逆法，方选四逆散加味（甘草10克，白芍10克，枳实10克，柴胡10克，元胡6克，郁金10克，麦芽10克，鸡内金6克）。

△ 外感时邪，以寒邪为主者，可用解表散邪，和中消食法，方选香苏散加味（制香附12克、紫苏梗12克、陈皮6克，甘草5克，连翘9克，白术12克，厚朴9克，神曲12克，麦芽12克）。

△ 以寒湿为主者，用解表化湿，理气和中的藿香正气散加减（藿香15克，紫苏叶、白芷、大腹皮、茯苓各6克，白术、半夏曲、陈皮、厚朴、桔梗各10克，甘草10克，焦三仙20克）。

△ 以饮食不节（饮食积滞）为主者，可用消食导滞，和胃降逆的保和丸（山楂18克，神曲15克，半夏9克，茯苓9克，陈皮10克，连翘10克，枳实6克，白术10克，莱菔子10克）。

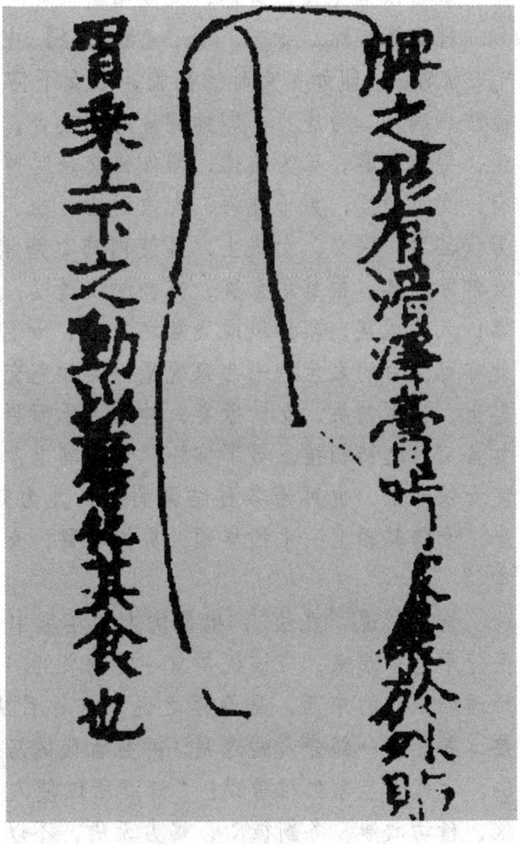

明代吴嘉言《针灸原枢》脏腑图中的脾脏形象之图

房事养生

和谐的夫妇性生活，与正确的性交姿势与体位也有很大关系，关于这一点，古代房室养生家有很多论述。早在长沙马王堆汉墓竹简《养生方》中就已有详细记载，名曰“十节”。“十节”即夫妇交合时采用的十种不同的姿态和体位。一曰“虎游”，即如虎之游走；二曰“蝉附”，即如蝉之附背；三曰“尺蠖”，即如尺蠖之屈伸；四曰“困桶”，为类似捆鹍鹊的交尾；五曰“蝗磔”，如凤凰的翔交；六曰“猿捕”，即似猿猴之捕搏；七曰“蟾蜍”，如蛤蟆的交合；八曰“兔骛”，如兔之奔突；九曰“蜻蜓”，即似蜡岭之尾交；十曰“鱼嘬”，如鱼之嘬口吞物。

以上十种性交姿势，是古代仿生学在房事生活中的具体运用，可见古人研究房中术既要使其科学化，又要使其艺术化。其目的在于防止交合时的单一呆板姿势，如一般人认为，夫妇交合只能采取女仰男俯的平卧位，并认为这是夫妇同房时的唯一合理的体位。其实，这种看法是错误的。夫妇同房采用不同于往常的合宜的姿态，既可以避免损伤身体，又能增进夫妇之间的感情。

性交姿势除“十节”外，《素女经》中也有介绍，名曰“九法”。具体内容是“一为龙翻，即如龙交时的翻腾，取女下仰，男上伏位，弱入强出，动而不泄，此能防百病；二为虎步，即如虎走时的交合，女取胸膝卧位，男跪其后交，可百病不生，男体益盛；三为猿搏，即如猿交合时搏戏，女仰卧，男担其股膝使臀背俱举而交，女可动摇，男不施泻，女快而止，也可使百病自愈；四为蝉附，女伏卧直躯，男伏其后，深交，女快止，可使内伤之病消除；五为龟腾，即如龟鳖交合之展腾，女仰卧屈膝，推其足至胸，交合深浅适度，女快止，男不泄精，久可使精力百倍充盛；六为凤翔，即如凤凰飞翔之交合，女仰卧举脚，男跪其间，深交，女快即止，此亦可防百病之生；七为兔吮毫，即如兔交时吮取毫毛之状，男下仰卧伸脚，女跨其上，据席俯头，女情欣喜，神形皆乐而男不泄，则可百病不生；八为鱼接鳞，即如鱼交时之鳞相接，男下仰卧，女跨其上，两股向前，浅入勿深，如婴含乳，持久使女快即止，也可治各种结聚病症；九为鹤交颈，即如鹤交合时抱颈而动，男正坐，女跨其腿上一手抱男颈，男抱女臀，女自动摇，感快即止，也可使七伤之病自愈。”

这里所说“九法”，也是仿生学在房中术中的运用，使房室生活艺术化，且与医疗学结合起来，应该说是有一定意义的。但也许有人会说，这是封建社会剥削阶级淫妇取乐的东西，是诲淫之说。这种看法是错误的，因为性生活是人的正常需要，并非某一部分人的专利。并且古代的房室养生理论中，对奸淫放纵也是不赞成的。古代养生家彭祖曾说：“奸淫所以使人不寿者，非是鬼神所为也。直由用意谷猥，精动欲泄，务副彼心，竭力无厌，不以相生，反以相害，或惊狂消渴，或癫痴恶疮，为失精之故。但河车导引，以补其处，不尔，血脉髓脑日损，风湿犯之，则生疾病，由俗人不知补泻之宜故也。”文中告诫人们奸淫损寿，只有节制房事控制泄精才会对身体有益。

古人总结的性交姿势，其中有的是针对不同体质的，有的是针对不同体形的，有的是针对不同环境的，正确合理的性交姿势，可以夫妇双方达到性和谐、产生性快感、对男女的身心健康有益为标准。不要拘于姿态就成，反受限制。在炎热的夏天，之所以我向大家介绍这些知识，其目的便是希望读者们能够明白性交姿势的重要性，根据自己的体质、体形及环境，适当选择适合自己的姿势，不但可以增添性生活的情趣，同时也对身体可起到保健的作用。比如夏天，应该选择运动量小的性交姿势，比如侧体位中的一些姿势及女上式，等等，不但可以使女方快速达到性高潮，同时也可以避免体能的过分消耗。当然，每个人的具体情况不同，对姿势的选择也会有所不同。

古代论述性交姿势的书籍很多，姿势也不下于几百种。不过只要明白了性交姿势的道理，便用不着去买书刻意地学习各种性交姿势，因为人是富有创造性的高级动物，这方面应该是一点就透的。炎炎的夏日，综合前面所讲的内容，结合这里所讲的姿势，相信会使你的夏日生活更美好。

七、大暑养生

民间风俗

大暑时斗指丙，太阳黄经为120度，时值公历7月22日前后。大暑是一年中最热的节气，比小暑还要热，因此被称之为大暑。这时正值二伏前后，长江流域的许多地方，40℃以上的高温天气经常出现。在这酷热难耐的季节，防暑降温工作不容忽视。这个节气雨水多，谚语说“小暑、大暑，淹死老鼠”，所以这一时节民间特别注意防汛防涝。

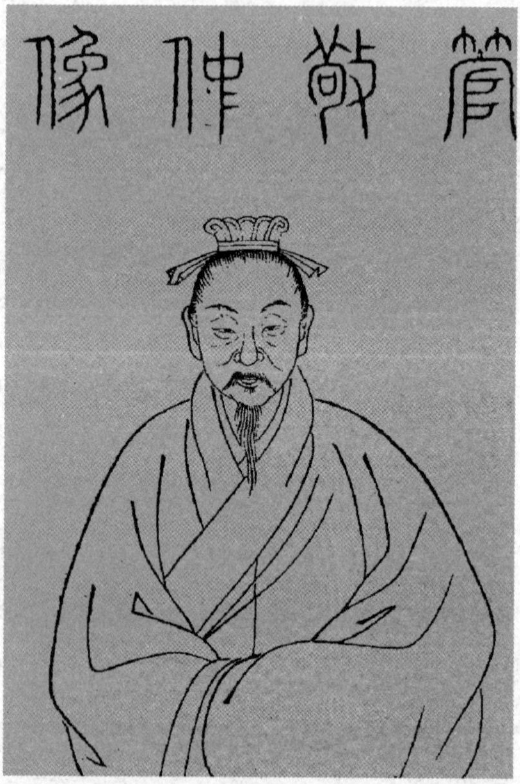

管仲像，图出自清·顾沅辑《古圣贤像传略》。管仲，春秋时期政治家，其所著《管子》有关于大暑节气的记载

《管子》中说：“大暑至，万物荣华。”此时节正是喜温作物生长速度最快的时期，大暑的气温高本是正常的气候现象，但过高的气温，农作物反而受到抑制。因此，也要注意防止高温影响农作物的生长。农谚说：“大暑若不逢酷热，定是三冬多雨雪。”由此可见，大暑时节的气候反常，会对冬天的气候有所影响。

大暑三候为：“一候腐草为萤，二候土润溽暑，三候大雨时行。”世上萤火虫约有二千多种，分水生与陆生两种，陆生的萤火虫产卵于枯草上，大暑时，萤火虫卵化而出，所以古人认为萤火虫是腐草变成的。《红楼梦》中最短的一个谜语便是“花”，答案为“萤”，即取其“草化为萤”之意。第二候是说天气开始变得闷热，土地也很潮湿。第三候是说时常有大的雷雨出现，这大雨使暑湿减弱，天气开始向立秋过渡。

相传火神的诞辰是农历六月二

十三日。火一直在人类生活中扮演着重要的角色，所以各地都有火神庙或供奉祭祠火神的习俗。火神的来历有人认为来源于炎帝神农氏，也有人认为来源于灶神。古人曾有夏至祭灶的说法，后来才将祭灶风俗改至除夕。民间传说的火神有祝融与回禄二人，他们都是远古时代传说中的人物。因此人们将火灾也称作祝融之灾或回禄之灾。火在五行中方位属南，夏末农历六月二十三的火神祭，正是符合了“南天正位”火德星君的身份。十二地支中巳、午属火，所以一般火神诞辰仪式就从巳时开始，称之为午敬。除了供奉鲜花、水果、素馔外，还有寿金金纸和一同放在桌上的大桶清水，以便信徒将水取回后洒在屋角，据说可防火灾。

农历六月二十四日，是关羽关帝圣君的诞辰。这一天也是我国少数民族过火把节的日子。六月火把节是彝、白、纳西、哈尼、拉祜、普米等少数民族共同的传统节日，节期为农历六月二十四至二十六日间，一至三天不等。节日活动内容因民族而不尽相同，但点火把则无一例外。火把节又叫星回节，俗有“星回于天而除夕”之说，相当于彝族的新年。

火把节的主要活动在夜晚，人们或点燃火把照天祈年，除秽求吉，或烧起篝火，兴行盛大的歌舞娱乐活动。火把节期间，还要举行传统的摔跤、斗牛、赛马等活动。这些活动，来源于一个有关英雄战胜魔王（或天神）的传说，相传远古时候，人间丰衣足食，天王对此不满，于是派大力神下凡逞威，毁坏庄稼田园，打死牛马牲畜，英雄朵阿惹挺身与大力神摔跤搏斗，战胜了他，大力神恼羞成怒，撒下香炉灰，变成各种害虫，人们便点火来烧，保护了村寨和庄稼。为纪念这一事件，以后每年火把节，都要象征性地复演传说中的故事，渐渐成为节日活动的主要内容。

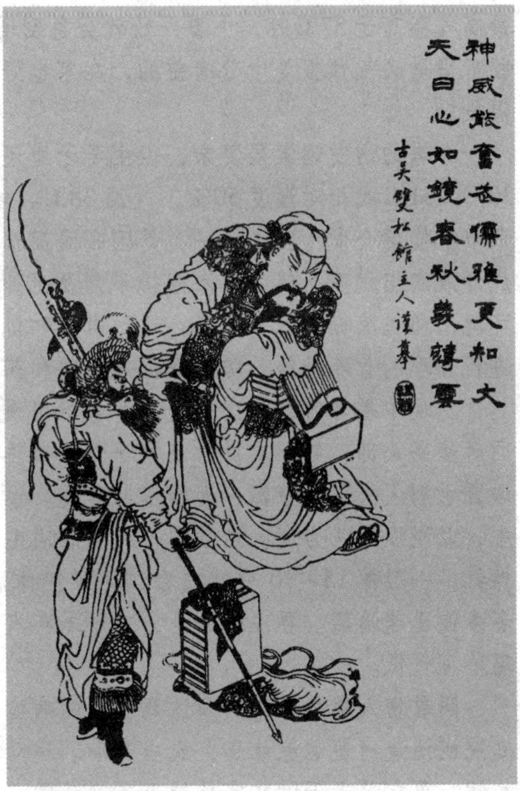

关羽像。传说大暑节气中的六月二十四日是关羽的诞辰

在大暑节那天，我国莆田人，有吃荔枝、羊肉和米糟的习俗，叫做“过大暑”。荔枝是莆田特产，其中如宋家香、状元红、十八娘红等是优良品种，古今驰名。在大暑节前后，荔枝已是满树流丹、飘香十里的成熟时候了。荔枝含有多量的葡萄糖和多种维生素，富有营养价值，所以吃鲜荔枝可以滋补身体。宋比玉的《荔枝食谱》中载：“采摘荔枝要含露采摘，并浸在冷泉中，食时最好盛在白色的瓷盆上，红白

相映，更能衬出荔枝色彩的娇艳；晚间，浴罢，新月照人，是啖荔枝的最好时间。”蒲田人在大暑节那天，先将鲜荔枝浸于冷井水之中，大暑节时刻一到便取出品尝。这时刻吃荔枝，最惬意、最滋补。于是，有人说大暑吃荔枝，其营养价值和吃人参一样高。

温汤羊肉是莆田独特的风味菜肴之一。把羊宰杀后，去毛卸脏，整只放进滚汤的锅里翻烫，捞起放入大陶缸中，再把锅内的滚汤注入，泡浸一定时间后取出上市。吃时，把羊肉切成片片，肉肥脆嫩，味鲜可口。羊肉性温补，食用、药用皆宜。大暑节那天早晨，羊肉上市，供不应求。

将米饭拌和白米曲让它发酵，透熟成糟。到大暑那天，把它划成一块块，加些红糖煮食。据说可以“大补元气”。蒲田人在大暑节那天，也要以荔枝、羊肉作为互赠亲友的礼品。

生活起居

这个节气中，炎热的程度到达高峰。中暑人数明显增多，当出现持续六天以上最高气温高于37℃时，中暑人数就会急剧增加。天气太热，我们要以预防为主，多收听当地天气预报是十分有益的，在家也好，外出活动也好，应巧妙地避开最高气温段。

中暑的诱发因素很复杂，但主要矛盾还是气温。当相对湿度大于85%，气温在30℃～31℃或相对湿度50%、气温38℃，或湿度小、气温在40℃时，人体的体温调节机能便会发生困难。一类是因高温高湿使汗液不易蒸发，另一类是高温低湿造成汗液渗出过多，使人体水分得不到及时补充。预防中暑，最重要的是改善小气候环境，通过凉棚、水幕隔热，通过自然和机械通风环境降温，对于高温作业者，应进行合理的营养补给。防暑降温的饮料和药品也是必备的。

发现中暑者时，应立刻进行急救。首先要迅速将病人移至阴凉、通风的地方，同时垫高头部，解开衣裤，以利呼吸和散热。然后用冷水毛巾敷头部，或冰袋、冰块置于病人头部、腋窝、大腿根部等处。也可将患者躯体呈45°浸在18℃左右的水中，以浸没乳头为度。然后四个人同时用毛巾擦浸在水中的患者身体四周，把皮肤擦红，一般擦15～30分钟左右，即可把体温降至37℃～38℃，大脑未受严重损害者多能迅速清醒。要注意的是，对于老年人、体弱者和有心血管病的中暑患者，水温不可过低。

阴暑伤人也是暑天必须注意预防的病症。由于酷暑难当，人们常常喜欢晚上到庭院或溪流河边纳凉休息，或当劳动、运动出汗后立刻用凉水洗澡，有的则大量喝冷饮，更有甚者干脆在室外铺上凉席睡觉。一觉醒来后，却出现恶寒头痛或伴沉重感、鼻塞流涕、喉痛咽干、四肢酸痛、肌肤发热而无汗，或伴有消化道症状，如呕吐、腹泻，等等，这就是患了伤暑症，是中暑的一种，中医学称之为阴暑。

人们在夏季对中暑的预防较为重视，但对阴暑证往往认识不足，但古人早就提示人们了。正如《时病论》所说："暑热逼人者，畏而可避，可避者犯之者少。阴寒袭人者，快而莫知。莫知则犯之者多，故病暑者，阴暑居其八九。"对于阴暑，祖国医学是这样论述的，"静而得之""避暑乘凉得之"。意思指在夏天酷暑之时，人们往往贪凉，露宿太过，或久卧空调房间，或饮用生冷、瓜果、甜腻之品无度而患此病症。

从中医理论讲，阴暑的致病原因不单纯是暑邪，而兼有寒和湿，所以阴暑不像中暑那样明朗化和发病急骤。阴暑病程比较长，湿邪缠绵，治疗不对路，患者也是极为苦恼的。现代医学认为，发生阴暑的原因是在炎热的气候条件下，体内新陈代谢旺盛，体力消耗大，抵抗力减弱，当遇到气候突然转凉或突然受到寒冷刺激后，病原微生物就会乘虚而入，引起上呼吸道感染或呕吐腹泻，甚至造成口眼歪斜，诱发中风及半身瘫痪等病症。预防阴暑的发病，切不能过于贪凉，露宿或通宵达旦地使用电扇、空调，还要节制生冷饮食和大汗之后冷水淋浴。

心血管疾病、肾脏及泌尿系统疾病在这时也应当特别注意。在日常生活中要做好身体的保养。情绪上一定要保持乐观、愉快，切不可急躁或大怒；饮食上要注意清淡而富有营养，不可过食太咸的食品；睡眠要充足，不可在过于困乏时才睡，应当在微感乏累便开始入睡，并且睡眠前不可做剧烈的运动，睡时要先睡眼，再睡心，逐渐进入深层睡眠。不可露宿，室温要适宜，不可过凉或过热，房中也不可有对流的空气，即所谓的"穿堂风"。早晨醒来，要先醒心，再醒眼，并在床上先做一些保健的气功，如熨眼、叩齿、鸣天鼓等，再下床。早晨可到室外进行一些健身活动，但运动量不可过大，以身体微汗为度，当然，最好选择散步或静气功为宜。气温高的中午不要外出，而居室温度亦不可太低。不但要做好午睡，白天只要微感困乏，即可小睡片刻。一天也不能无所事事，应当有意地进行一些活动。如下棋、练书法、绘画、观看演出等，但嗜好不可太深，应适可而止。对于有公务在身的患者，要把工作安排得井然有序，并且工作量不宜过大。

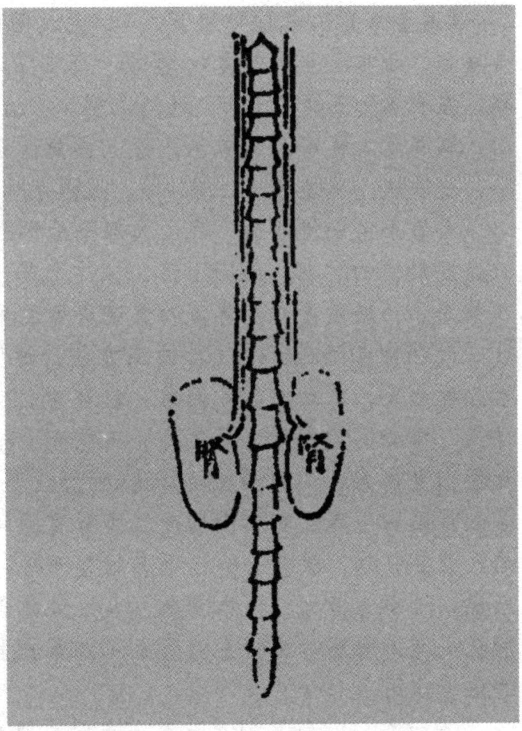

大暑要注意肾脏的保养，图为明代高武《针灸聚英》脏腑图之肾脏图

对于身体健康的人们，在注意饮水、合理饮食及睡眠充足的前提

下，是可以多做些运动，让身体发发汗，对身体是有益的。只是根据每个人的身体素质不同，运动量也应有所差异。一般来说，身体健康的人，在做一些较大的运动后，大量的出汗会使身体有一种舒服的畅快感，运动量应该以此为度。值得注意的是，停止运动后，不可用冷水给身体降温，也不能过量地喝冷饮，最好喝些热茶或绿豆汤等防暑饮品，刚刚做完较剧烈的运动也不可马上卧床休息，并且也不能立刻用餐。当然，如果你不怕脏，运动后躺在地上伸几个懒腰再站起来，对身体是不会有什么害处的。

按照中国的八卦五行理论，此节气，人体正处于脾脏的旺盛期。所以此时人体的消化功能很旺盛。顺应四时的养生原则应多做些体育运动，并可适当进行轻补。此时肝肾处于衰弱状态中，所以应注意加强对肝肾的保养。调养情志，保持心情的愉悦，节制房事，对身体会有很大好处。

运动保健

1. 大暑六月中坐功

《遵生八笺》中原文如下："运主太阴四气。时配手太阴肺湿土（手太阴肺当是燥金，而非湿土，有误）。坐功：每日丑、寅时，双拳踞地，返首向肩引，作虎视，左右各三五度，叩齿，吐纳，咽津。治病：头颈胸背风毒，咳嗽上气，喘渴烦心，胸膈满，臂痛，掌中热，脐上或肩背痛，风寒，多汗，中风，小便数欠，淹泄，皮肤痛，及健忘，心情郁结，风温寒热。"

大暑正值中伏前后，我国大部分地区通常为一年最热时期，也是喜湿作物生长速度最快的时期。天阳下济，地热上蒸，天地之气上下交合，各种植物大都开花结果了，展示了自然界万物繁荣季丽的景象。本法以"大暑"命名，正是针对这一时令特点而制定的气功锻炼方法，适宜于大暑时节锻炼，可于大暑时开始，至立秋为止。本功法动作简单，仅要求"双拳距地，返首向肩引作虎视"。"作虎视"即如猛虎窥视。《素问·气交变大论》说："岁火太过，炎暑流行，肺金受邪，发病疟，少气咳喘，血溢血泄注下，嗌燥耳聋，中热肩背热，上应荧惑星。甚则胸中痛，肋支满肋痛，膺背肩胛间痛，两臂内痛。身热骨痛而浸淫……痛反谵妄狂越，咳喘息鸣，下甚血溢泄不已"。炎夏以火热为特点，从人体五脏来说以心病为多见。火本克金，火太过就会乘金伤肺，而使肺金受邪，出现肺的病变。文中所述本法的主治病症，大多属于肺经病变，采用本功法锻炼，有较好的防治作用。

具体方法：每日凌晨三至七点时，双拳按地，头颈向肩部方位扭动、运视，左右方向各3~5次，然后牙齿叩动36次，调息吐纳，津液咽入丹田9次。可治：头颈胸背风毒，咳嗽上气，喘渴烦心，胸膈满，臂痛，掌中热，脐上或肩背痛，风寒，多汗，中风，尿急尿频，皮肤痛，健忘，心情郁结，风温寒热诸证。

2. 意照胆囊功

适应病症：胆囊炎症。

具体方法：双腿并拢站立，双臂自然垂下，两掌心贴近股骨外侧，中指指尖紧贴风市穴；拔顶，舌抵上腭，净除心中杂念。两掌心相搓2分钟。两掌心照患处，距离身体约10厘米，每次照10～20分钟，默念消炎止痛，胆囊畅通。

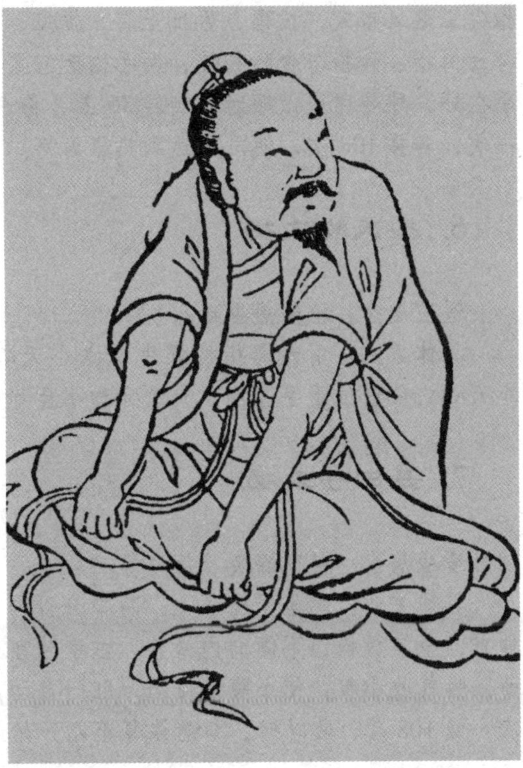

明代高濂《遵生八笺》陈希夷导引坐功图中的大暑六月中坐功图

3. 章门观想功

适应病症：腹泻、消化不良、腰背疼痛。

具体方法：自然站立，双脚分开与肩同宽，双臂自然下垂，掌心朝内侧，中指指尖紧贴风市穴，拔顶，舌抵上腭，提肛，净除心中杂念。全身放松，意念观想侧腹部，第十一浮肋游离端之下方，章门穴可疏通足厥阴肝经，每次练功观想20分钟以上，每日早晚各练功1次。

4. 胆俞导引功

适应病症：口苦。

具体方法：自然站立，双脚分开与肩同宽，双臂自然下垂，掌心朝内侧，中指指尖紧贴风市穴，拔顶，舌抵上腭，提肛，净除心中杂念。全身放松，两手掌相互摩擦至热，搓背后第十与第十一胸椎棘之间，两旁之胆俞穴，一上一下为一次，搓64次。舌上卷，有唾液产生勿吐出，可分数次咽下，舌尽量保持在上卷状态。

5. 揉腹搓足功

适应病症：舌酸、食道痉挛。

具体方法：自然站立，双脚分开与肩同宽，双臂自然下垂，掌心朝内侧，中指指尖紧贴风市穴，拔顶，舌抵上腭，提肛，净除心中杂念。全身放松，两手大拇指与大拇指、食指与食指相接，两手内劳宫紧贴小腹部，意念想小腹内有团热流，两手在外，外导内引做顺时针旋转36圈，再逆时针旋转36圈。搓足跟，一上一下为一次，各搓108次，使足跟达到热胀为好。

6. 按天心穴功

适应病症：治高热昏迷。

具体方法：用大拇指按揉手掌之小天心穴，两手各按揉36次，按时要用力。小天心穴位置位于手掌侧，大鱼际和小鱼际交接之中点，左右手各一穴。

7. 丹田呼吸功

适应病症：前列腺炎、痔疮等。

具体方法：端坐于椅子上，两脚分开与肩同宽，大腿与小腿呈90度角，躯干伸直，全身放松，下颌向内微收。左手劳宫正对肚脐，右手内劳宫贴在左手外劳宫处，吸气收小腹，使小腹贴命门，肛门自动内收，呼气命门催肚脐，一吸一呼为一次，做108次，收功时，自然恢复至刚开始练功的姿势。

饮食养生

大热天是大暑节气的特点。民俗中人们往往吃狗肉、羊肉等属于热性的食物。据医家称：大暑节气是在梅雨季节刚过后不久的月份，此时天气虽热，但暑主阴，人体容易为暑、湿、邪所侵，甚至发病。吃了这些食物，能增强机体抗病的能力，以驱除暑湿。由此可见民俗中的这种饮食方法也是科学的。

暑天，运用饮食的营养作用养生益寿，是减少疾病、防止衰老的有效健康保证。夏季的饮食调养是以暑天的气候特点为基础，由于夏令气候炎热，易伤津耗气，因此常可选用药粥滋补身体。从古至今，这方面都很有讲究。《黄帝内经》有“药以去之，食以随之”“谷肉果菜，食养尽之”的论点。著名医家李时珍特别推崇药粥养生，他说：“每日起食粥一大碗，空腹虚，谷气便作，所补不细，又极柔腻，与肠胃相得，最为饮食之妙也。”药粥对老年人、儿童、脾胃功能虚弱者都是适宜的。因此，古人称“世间第一补人之物乃粥也”。《医药六书》赞：“粳米粥为资生化育坤丹，糯米粥为温养胃气妙品。”这是前人对粥养人的重要评价。药粥虽说对人体有益，也不可通用，要根据每人的不同体质、疾病，选用适当的药物，配制成粥方可达到满意的效果。

盛夏阳热下降，氤氲熏蒸，水气上腾，湿气充斥，所以在这个季节，感受湿邪者较多。在中医学中，湿为阴邪，其性趋下，重浊黏滞，易阻遏气机，损伤阳气，所以，食疗药膳以清热解暑和温热升阳为好。

食疗方

△ 清拌茄子

【用料】 嫩茄子500克，香菜15克，蒜、米醋、白糖、香油、酱油、味精、精盐、花椒各适量。

【做法】 茄子洗净削皮，切成小片，放入碗内，撒上少许盐，再投入凉水中，泡去茄褐色，捞出放蒸锅内蒸熟，取出晾凉，蒜捣末，将炒锅置于火上烧热，加入香油，下花椒炸出香味后，连油一同倒入小碗内，加入酱油、白糖、米醋、精盐、味精、蒜末，调成汁，浇在茄片上；香菜洗净切段，撒在茄片上，即成。

【功效】 此方具有清热通窍、消肿利尿、健脾和胃之功效。

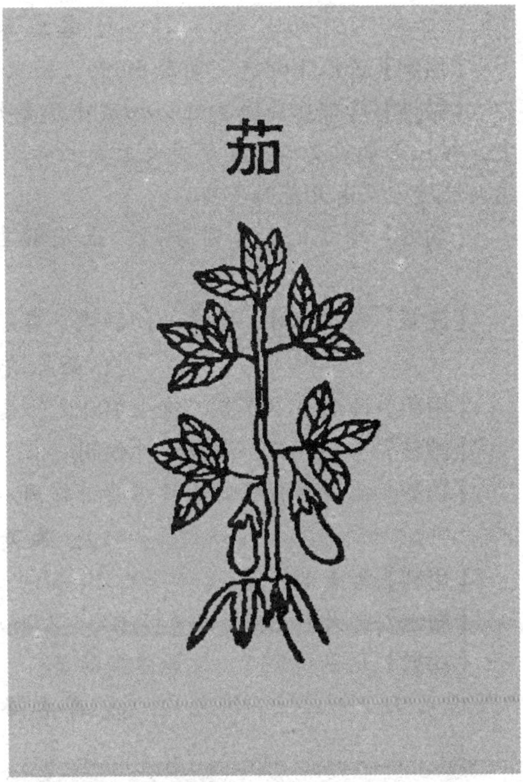

茄图，选自《本草纲目》

△ 炝拌什锦

【用料】 豆腐1块，嫩豆角50克，西红柿50克，木耳15克，香油、植物油、精盐、味精葱末各适量。

【做法】 将豆腐、豆角、西红柿、木耳均切成丁。锅内加水烧开，将豆腐、豆角、西红柿、木耳分别焯透（西红柿略烫即可），捞出沥干水分，装盘备用。炒锅烧热，入植物油，把花椒下锅，炝出香味，再将葱末、盐、西红柿、味精同入锅内，搅拌均匀，倒在烫过的豆腐、豆角、木耳上，淋上香油搅匀即可。

【功效】 此方具有生津止渴、健脾清暑、解毒化湿之功效。

△ 绿豆番瓜汤

【用料】 绿豆50克，老番瓜500克，食盐少许。

【做法】 绿豆清水洗净，趁水气未干时加入食盐少许（3克左右）搅拌均匀，腌制几分钟后，用清水冲洗干净。番瓜去皮、瓤，用清水洗净，切成2厘米见方的块儿待用。锅内加水500毫升，烧开后，先下绿豆煮沸2分钟，淋入少许凉水，再煮沸，将番瓜入锅，盖上锅盖，用文火煮沸约30分钟，至绿豆开花，加入少许食盐调味即可。

【功效】 此方中绿豆甘凉，清暑、解毒、利尿；配以番瓜生津益气。可说是夏季防暑最佳膳食。

△ 苦瓜菊花粥

【用料】苦瓜100克，菊花50克，粳米60克，冰糖100克。

【做法】将苦瓜洗净去瓤，切成小块备用。粳米洗净，菊花漂洗，二者同入锅中，倒入适量的清水，置于武火上煮，待水煮沸后，将苦瓜、冰糖放入锅中，改用文火继续煮至米开花时即可。

【功效】此方具有清利暑热、止痢解毒之功效。适用于中暑烦渴、痢疾等症。

【注意】喝此粥时，忌食一切温燥、麻辣、厚腻之物。

△ 西瓜花生汤

【用料】西瓜皮100克，花生100克，麦芽、米仁各50克。

【做法】合在一起，煮成汤汁饮用。

【功效】此方具有很好的清热解暑作用。

△ 焦麦茶

【用料】大麦100克。

【做法】将大麦炒焦，再加1 500～2 000毫升水煮开，晾凉后饮用。

【功效】此茶非常可口又能降温防暑。

△ 藿香降温茶

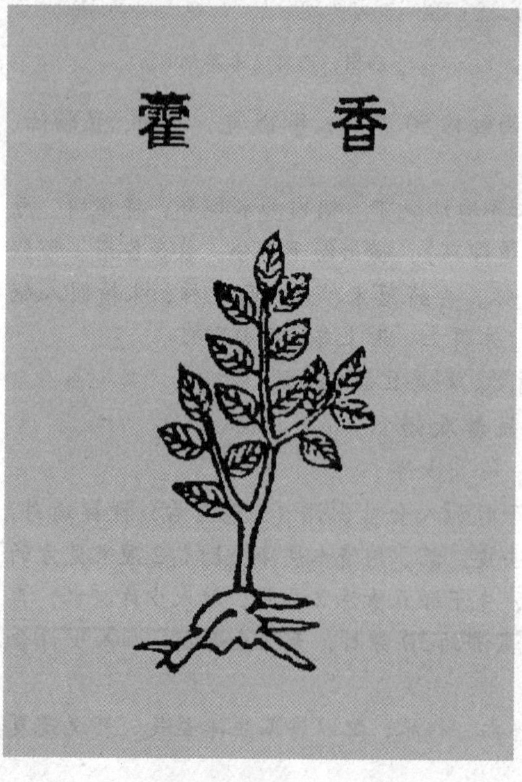

藿香图，选自《本草纲目》

【用料】藿香和决明子适量。

【做法】将两种药材用沸水冲泡，晾凉后饮用。

【功效】此茶具有防暑降温、清肝明目的作用。

△ 菊花竹叶茶

【用料】白菊花、橘皮、山楂、鲜竹叶各5～10克。

【做法】用500～1 000毫升沸水冲泡后饮用。

【功效】此茶清热祛湿、开胃健脾。

△ 西瓜皮炒毛豆

【用料】西瓜皮适量，毛豆250克。

【做法】将西瓜皮去外面青绿硬皮、内部红瓤，然后用盐腌渍一夜，去水分，稍晾干，切成细条，与毛豆同炒，加糖少许，佐餐。

【主治】中暑。

△ 绿豆猪肘

【用料】去骨猪肘1 000克，绿豆500克，葱、姜、盐、白矾少许。

【做法】将猪肘刮洗干净，放入锅中，加水，下绿豆和白矾适量，用微火煮至用筷子一扎即透时取出放凉，然后把煮透的肘子皮朝下放在大碗内，上面放葱、姜、盐，再倒入原汤（不要绿豆），用旺火上锅蒸烂，取出再晾凉。将连汤的肘子放在冰箱，待凝结成冻时取出切片，即可食用。

【主治】中暑。

△ 海带冬瓜蚕豆汤

【用料】水发海带100克，冬瓜500克，去皮蚕豆100克，香油及盐适量。

【做法】将海带洗净切成条块状，和蚕豆一起下锅，用香油煸炒，然后加500毫升清水，加盖烧煮，待蚕豆将熟时，再把切成块儿状的冬瓜和盐一并放入，继续烧至冬瓜熟，即可食用。

【主治】中暑。

△ 食盐生姜汤

【用料】食盐30克，生姜15克，水1碗。

【做法】食盐、生姜同炒，加水煎服，或以盐一小撮，揉擦病人两手腕、两足心、两肋、前后背等处，以出红点及觉有轻松感时为度。

【主治】中暑。

△ 扁豆荷叶粥

【用料】扁豆50克，冰糖30克，鲜荷叶1张，粳米100克。

【做法】将扁豆入锅内烧焦，水沸后，入粳米，待扁豆黏软，放入冰糖及洗净的荷叶，再煮20分钟即成。

【主治】中暑。

△ 杨梅甜酒

【用料】鲜杨梅500克洗净，加白糖50克。

【做法】共同捣烂放入瓷罐中，自然发酵一周成酒。用纱布滤汁，即为12度杨梅甜酒。如甜度不够，可加适量白糖，再置锅中煮沸，停火待冷装瓶，密闭保存，陈久为良。夏季佐餐随量饮用。

【主治】预防中暑，治疗腹泻。

△ 西瓜番茄汁

【用料】西瓜1个，番茄1 000克。

【做法】西瓜取瓤，去子，番茄用沸水冲烫，去皮及种子，用洁净纱布绞取汁液饮用。

【主治】暑热及温病发热。

△ 菠萝汁

【用料】菠萝1只。

【做法】捣烂挤汁，凉开水冲服。

【主治】中暑发热烦渴。

△ 麦芽茶

【用料】麦芽适量。

【做法】炒黄，配鲜蒿放茶中。对高温劳动者尤宜。

【主治】中暑（起预防作用）。

△ 西瓜鸡丁汤

【用料】西瓜1个，鸡肉适量。

【做法】西瓜去瓤，留完整瓜壳，鸡肉切丁放入瓜壳内，加适量清水，隔水炖至鸡肉熟。

【主治】中暑。

△ 清暑扁豆粥

【用料】扁豆15克，赤小豆30克，怀山药15克，木棉花15克，薏米30克，鲜荷叶半张，灯芯草少许。

【做法】上诸味慢火煮粥，以豆熟透为度，每日2次服用。

【主治】中暑。

△ 四色粥

【用料】绿豆、赤小豆、麦片、黑芝麻等份，白糖或冰糖适量。

【做法】先将4味加水共煮粥，侯熟，将白糖调入，空腹温服。

【主治】中暑。

△ 瓜豆茶

【用料】绿豆衣40克，西瓜翠衣40克。

【食法】煎水饮服。

【主治】中暑烦渴。

△ 蜜枣荠菜汤

【用料】荠菜90克，蜜枣5~6枚。

【做法】将鲜荠菜、蜜枣加水1 500毫升煎至500毫升，去渣留汤服用。

【主治】暑热伤胃，鼻衄。

△ 西瓜露

【用料】西瓜2~3千克，蜂蜜150克，香油150克，鲜姜片100克，大红枣10枚。

【做法】挑选一个2~3千克重的西瓜，切开一个小口，把中间西瓜肉挖出来，留瓜瓤3厘米厚左右，然后放入150克蜂蜜、150克香油、100克鲜姜片、10个大红枣（去核）。再把切开的小盖扣上，放进锅里，固定好，然后往锅里加水，水面应当低于西瓜切口部分，用火炖一个半小时，趁热喝西瓜里的露汁，一边喝西瓜露，一边吃少许姜片，但不要吃西瓜中的大枣。最好能一次吃完，并马上平卧休息半小时。如果一次喝不完，下次再喝时要炖热后再服用。

【主治】暑热不退，烦渴。

△ 杞米鱼香茄子

【用料】茄子250克，咸鱼25克，枸杞子10克，米仁20克。

【做法】茄子洗净，切去头尾，切成条块状。咸鱼切成小块状。将茄子与咸鱼在油中炒一下盛起，放沙锅中，加杞子、米仁及酱油、糖、酒、姜、蒜泥及适量水，用文火煲熟即成。

【主治】暑热。

△ 莲蓉凉糕

【用料】莲子50克，荸荠粉150克，琼脂10克，白糖60克。

【做法】莲子做成蓉（泥状），琼脂加适量水加热熔化。将荸荠粉、莲蓉、糖加琼脂液混合放在模中蒸熟即可。

【主治】暑热不解。

△ 酸梅绿豆汤

【用料】酸梅30克，绿豆100克，白糖50克。

【做法】先将绿豆加水烧开后再加入酸梅，煮至豆化梅烂，再加入白糖和匀即成。

【主治】暑热。

△ 糖醋嫩藕

【用料】嫩藕500克。醋、白糖、精盐。

【做法】先将嫩藕洗净去皮，对切成两半，再切成片状放入盆内，用沸水连泡两次使发软，然后倒去开水，加入醋、白糖、精盐调拌，腌渍3小时即成。

【主治】暑热烦渴。

△ 绿豆海蜇汤

【用料】绿豆50克，海蜇50克。

【做法】加水熬成汤。

【主治】暑热，降血压，咳喘。

△ 草菇冬瓜

【用料】干草菇100克，冬瓜1 000克，鸡汤500克，料酒10克，盐7.5克，白糖5克，淀粉15克，鸡油25克。

【做法】①将草菇用温水泡开，洗净。冬瓜去皮瓤后洗干净，切成3厘米长、2厘米宽的长方块，在底部

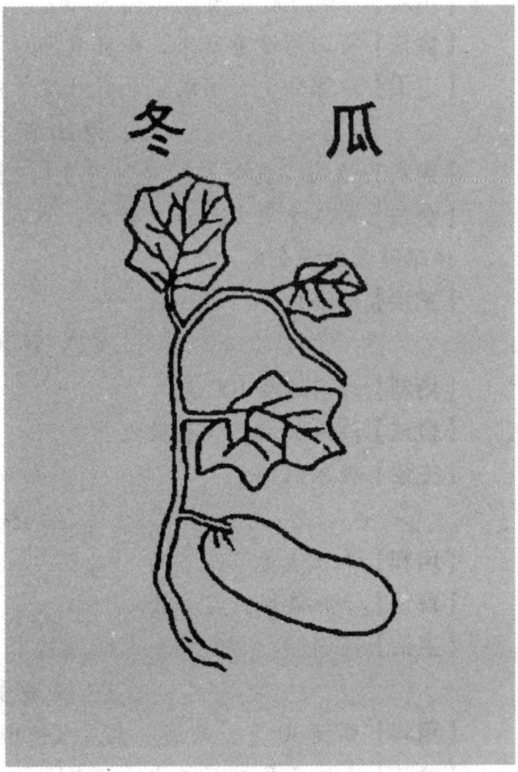

冬瓜图，选自《本草纲目》。

打斜十字花刀，用开水氽五成熟，用凉水泡上待用。②锅置火上，加入鸡油、鸡汤和料酒、精盐、白糖等调料，再放入草菇、冬瓜，烧4分钟左右，捞出草菇、冬瓜放在盆内。原汁加湿淀粉勾芡，浇在上面即成。

【主治】体虚易感冒者。

△ 绿豆南瓜汤

【用料】干绿豆50克，老南瓜500克，食盐少许。

【做法】干绿豆洗净，滤去水，趁水未干时加入食盐少许（约3克）拌和均匀，略腌几分钟后，用清水冲洗干净。老南瓜去皮、瓤，洗净，切成2厘米见方的块儿待用；锅内加水约500毫升，置大火上烧沸，先下绿豆煮沸2分钟，加入少许凉水，再煮沸，再将南瓜块下锅，盖上盖，用文火煮沸约30分钟，至绿豆开花即成。

【主治】易感暑气者。

△ 菠菜银耳煎

【用料】鲜菠菜150克，银耳9克。

【食法】上述二味水煎调味服。

【按注】一方用菠菜根更好。

【主治】消渴（糖尿病）。

△ 牛乳山药饮

【用料】牛乳500毫升，山药30克。

【食法】将山药炒黄研末，牛乳煮沸后调入山药粉，拌匀服用，每日1剂。

【主治】口燥咽干、消渴、反胃吐酸等症。

△ 淮山百合炖兔肉

【用料】淮山、百合各30克，净兔肉250克，料酒10克，精盐5克，味精3克。

【食法】前三味用文火放入开水，点入精盐、味精调味，稍炖片刻，即可以离火。佐膳随量饮汤食肉。

【主治】消渴虚劳。

△ 蚌肉汤

【用料】蚌肉连水100克。

【食法】蚌肉加温，煮熟服之。

【主治】糖尿病。

△ 羊肚

【用料】羊肚适量。

【食法】羊肚煮烂，空心食之。

【主治】消渴。

△ 酒煮蚕蛹汤

【用料】蚕蛹30克，米酒一盅，水一盅。

【食法】上述各品同煎取汁约一盅服之。

【主治】消渴。

△ 果仁苡米汤

【用料】去壳白果仁 10 粒，苡米 60 克。

【食法】去壳白果仁、苡米加适量水煮熟，放入冰糖或白糖调味食用。

【主治】糖尿病。

△ 桑葚煎

【用料】桑葚 10 克。

【食法】桑葚加水煎服，或服桑葚膏，每次 30 克，每天 2～3 次。

【主治】消渴。

△ 苦瓜炒肉片

【用料】苦瓜 250 克，瘦猪肉 100 克。

【食法】苦瓜与瘦肉同炒佐餐。

【主治】阴虚燥热之糖尿病。

△ 清炖兔肉

【用料】兔肉 400 克。

【食法】兔肉清炖食用。如加山药 25 克，效果更佳。

【主治】气阴两虚之糖尿病。

△ 猪髓羹

【用料】猪髓 100 克，红枣 150 克，莲子 100 克，木香 3 克，甘草 10 克。

【食法】先将莲子去心，洗净，红枣洗净；木香、甘草洗净，装入纱布袋内，连同猪髓放入锅内，加水适量。再将锅置武火上烧沸，再改用文火熬煮至汤浓，莲子酥烂即成。

【主治】消渴。

△ 煮豌豆

【用料】青豌豆或豌豆苗适量。

【食法】青豌豆煮熟淡吃，或豌豆苗煮食。

【主治】糖尿病。

△ 玉米须方

【用料】玉米须 30 克。

【食法】煎成 1 碗，分 2 次 1 天服完，连服 10 日，常用有效。

【主治】糖尿病。

△ 冬瓜单方

【用料】冬瓜 1 个。

【食法】先去皮，埋在湿地中 1 个月取出，破开，取清汁饮之。坚持常服，定有收益。

【主治】糖尿病。

△ 鸡醋汤

【用料】大白公鸡 1 只，陈醋 200 克。

【食法】将鸡杀掉洗净，内加陈醋200克，不加油盐，炖熟吃下，连吃数天见效。

【注意】忌吃甜食和葡萄糖多的食物。

【主治】糖尿病。

△ 黑豆单方

【用料】黑豆适量。

【食法】用水煮熟，每次嚼50克，每天2~3次。若连服1个月，疗效不佳者，可停服一切食物，而改黑豆为主食主菜。黑豆可碾面做成面条、烙饼、包饺子、糕点等，黑豆长豆芽可做饺子馅儿或凉菜、热菜等。总之，一日三餐均以黑豆为主，连服3个月显效。

【主治】糖尿病。

△ 蜗牛单方

【用料】蜗牛15只。

【食法】放密器中浸一宿，取水饮之。

【主治】消渴。

△ 南瓜汤

【用料】南瓜250克。

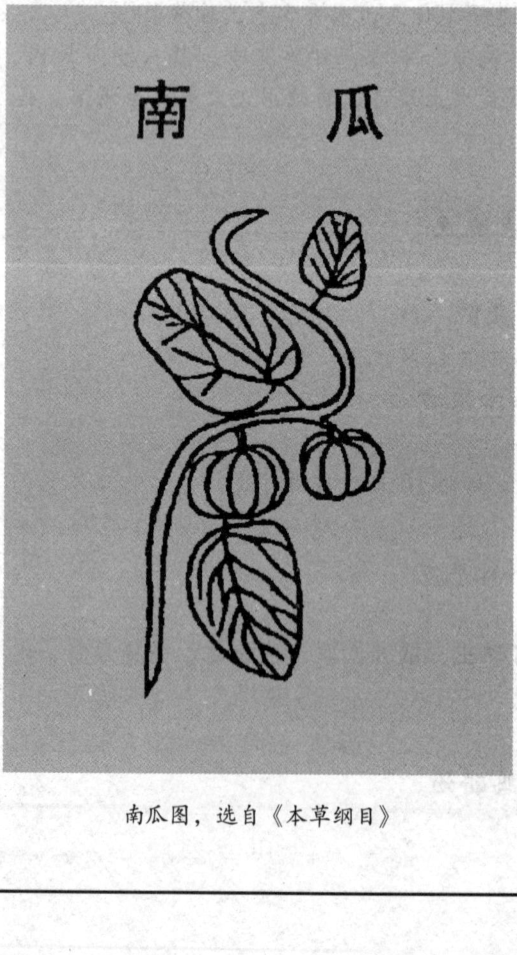

南瓜图，选自《本草纲目》

【食法】煮汤，饮汤食瓜，早晚各1次，连食1个月。

【主治】糖尿病。

△ 冬瓜皮蚕豆汤

【用料】冬瓜皮50克，蚕豆60克。

【食法】清水三碗，煎至一碗，去渣饮用。

【主治】糖尿病。

△ 薏米杏仁粥

【用料】薏米30克，杏仁10克。

【食法】加水适量煮粥，冰糖调味，每日一次，宜常服。

【主治】糖尿病。

△ 胡萝卜粥

【用料】粳米150克，胡萝卜5个。

【食法】胡萝卜绞取汁，用汁加水煮粥食之。

【主治】糖尿病。

△ 泥鳅荷叶粉

【用料】泥鳅10条，干荷叶3张。

【食法】将泥鳅阴干，去头尾，烧灰，研为细末，干荷叶也研末，等量混匀。每次10克，凉开水送下，每日3次，以不思水为止。

【主治】糖尿病。

△ 杞子炖兔肉

【用料】枸杞子15克，兔肉250克。

【食法】将上两味放入沙锅内炖熟，加油、盐适量，喝汤吃肉，隔日一次，常食。

【主治】糖尿病。

△ 田螺水

【用料】田螺适量。

【食法】将田螺养于清水中去污水和泥秽，换清水再浸一夜，取其水煮沸饮服，或将田螺带壳煮熟，饮服煮田螺的水。

【主治】糖尿病。

△ 蚕蛹汤

【用料】带蛹蚕茧10个，枸杞子15克，猪胰1条。

【食法】将3味共加适量水，煎煮至熟。吃肉喝汤，每日1剂，常食。

【主治】糖尿病。

△ 乌龟玉米汤

【用料】乌龟一只，玉米须60～120克（干须减半）。

【食法】将乌龟洗净，除去内脏及头爪，加入玉米须和水，文火煎煮，饮汤吃肉。

【主治】糖尿病。

△ 韭黄煮蛤肉

【用料】韭黄（韭菜也可）150～250克，蛤蜊肉250～350克，味精、料酒适量。

【食法】韭黄拣洗干净，同蛤蜊肉加水适量并加入少许料酒煮熟即成。服食时加盐及味精调味。

【主治】糖尿病，肺结核。

△ 清蒸茶鲫鱼

【用料】鲫鱼500克，绿茶适量。

【食法】鲫鱼去鳃、肠、肉脏，留下鱼鳞，腹内装满绿茶，清蒸熟透即可。淡食鱼肉。

【主治】糖尿病。

△ 猪脊羹

【用料】猪脊骨500克，红枣150克，莲子（去芯）100克。

【食法】一起加水适量，小火炖煮4小时。以喝汤为主，并可吃肉、枣和莲子。

【主治】糖尿病。

△ 清蒸茶鲫鱼

【用料】鲫鱼500克，绿茶适量。

【做法】将鲫鱼去腮、内脏，留下鱼鳞，腹内装满绿茶，然后放入盘中，上蒸锅清蒸熟透即可。淡食鱼肉，每日1次。

【功效】此方可预防糖尿病。

△ 山药炖猪肚

【用料】猪肚、山药各适量。

【做法】将猪肚煮熟，再与山药同炖至烂。稍加盐调味，空腹食用，每日1次。

【功效】此方可预防糖尿病。

△ 五香兔肉

【用料】兔肉（或野兔肉）1 000克，清汤2 000克，酱油15克，葱段20克，姜片10克，料酒25克，精盐、花椒、大料、桂皮、白糖、味精各适量，香油15克，植物油750克（实耗75克）。

【做法】①将兔肉洗净，切成4块，把盐、葱、姜、大料、花椒和桂皮用少量水熬成五香水，然后倒入兔肉里腌一夜，下锅前用红酱油拌匀；②锅加油，用大火烧至冒白烟，下兔肉炸至金黄色时捞起；③把兔肉放入沙锅中，加清汤（以淹过兔肉为度），再加红酱油、糖、盐、大料、花椒、葱、姜、酒，先置大火上煮，煮沸后改用小火炖约1小时，加入味精，置中火上收汤，淋少量香油，起锅切小块装盘即成。

【功效】此方可预防糖尿病。

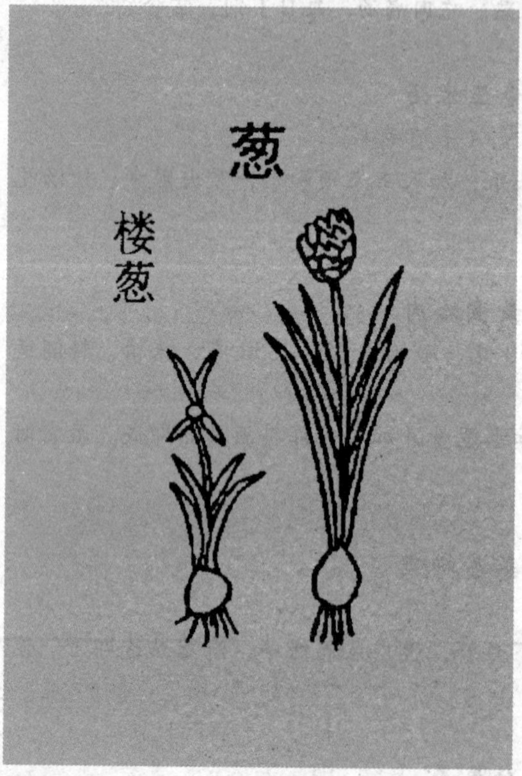

葱图，选自《本草纲目》

△ 酸辣田螺

【用料】田螺肉400克，火腿肉100克，鸡肉50克，红胡萝卜丝50克，泡酸辣椒50克，蛋黄丝50克，胡椒粉、酱油、醋、芝麻油、肉汤、食盐、味精各适量。

【做法】①先将田螺肉洗净，入沸水锅中氽透，反复用凉水冲洗干净，鸡肉洗净切丝，泡酸辣椒切丝；②锅内注入肉汤，放入鸡肉丝、胡萝卜丝、火腿丝、蛋黄丝、辣椒丝煮沸，再放入田螺肉和各种作料，煮入味后，盛入盘中即可。

【功效】此方可预防糖尿病。

药疗养生

"冬病夏治"治疗慢性支气管炎

具体方法：内服温肾壮阳的金匮肾气丸、左归丸等，每日二次，每次一丸，连服一个月。外敷药可选用白介子20克、元胡15克、细心12克、甘遂10克，同研细末，用姜汁调糊，分成六份，每次取一份摊在直径约5厘米的油纸或塑料薄膜上，贴在后背的肺俞穴、心俞穴、膈俞穴上或贴在双侧的肺俞穴、百劳穴、膏肓穴上，用胶布固定。一般贴4~6小时，如有灼痛感可提前取下，局部微痒或有温热舒适感可多贴几小时。须注意的是，每个伏天（夏季三个伏天）贴一次，每年三次，连续贴三年，可增强机体非特异性免疫力，降低机体的过敏状态。这种内、外结合的治疗可以有效地根除或缓解症状。

阴暑症治疗

阴暑症治疗宜用辛温解表之法，可选用中成药六一散、藿香正气丸（水）内服；或用中药香薷、桔梗、杏仁、陈皮、藿香、淡豆豉，水煎温服，1日2次；或选用香薷、厚朴、扁豆花、苏叶、佩兰、陈皮、茯苓，水煎温服，1日2次。头重如裹者，可加羌活、蔓荆子；寒邪犯胃，致胃气当降不降，腹部胀满，纳食不香者，可加草豆蔻、法半夏、神曲。

附阴暑症验方：荆芥9克、紫苏9克、前胡9克、甘草3克、香薷4.5克、藿香9克，生姜3片，水煎服。1日2次。

中暑治疗

△ 荷花茶

【用料】鲜荷花6朵。

【食法】将鲜荷花放入砂锅内，加水500毫升，煎沸3分钟，取汁倒入茶杯，冷凉代茶饮用。每日1~2剂，频频饮服，一般连服3日可痊愈。

【功效】清暑利温，升阳止血。

△ 青蒿薄荷茶

【用料】青蒿15克，薄荷5克。

【食法】上药放入茶杯内，冲入开水，加盖闷泡15分钟，待冷后代茶饮用。每日1剂，分数次饮服，一般连服3日可痊愈。

【功效】清虚热，解暑。

糖尿病

糖尿病为一种全身代谢障碍性疾病。可分为胰岛素依赖型（I型糖尿病）和非胰岛素依赖型（Ⅱ型糖尿病）。以多食、易饥（食欲亢进）、多尿、多饮、消瘦（体重减轻）为主要症状，并有乏力、皮肤瘙痒、妇女外阴瘙痒、月经紊乱等。并发症较多，如心脑血管病、肾脏病变、眼部病变等。

西药治疗

△优降糖2.5～5毫克，每日2～3次口服；达美康80～160毫克，每日2～3次口服。适用于Ⅱ型糖尿病。

△双胍类：降糖灵25～50毫克，每日2～3次；降糖片250毫克，每日2～3次。适用于症状轻、体形肥胖的Ⅱ型糖尿病人。

中药治疗

△黄芪30克，生地、元参各15克，丹参30克，赤白芍15克，黄芩、栀子各15克，地骨皮30克，益母草15克，甘草10克。烦渴饥饿，加花粉、玉竹、石膏、知母；头晕头痛加夏枯草、钩藤、生牡蛎、菊花；视物不清加枸杞子、青箱子、决明子；恶心呕吐，加陈皮、竹茹、佩兰；小便频数，加桑螵蛸、覆盆子、菟丝子、五味子；心悸失眠，加炒枣仁、五味子、柏子仁；血压增高，加钩藤、菊花、牛膝、石决明；长期低热，加银柴胡、白薇；皮肤瘙痒，加地附子、白藓皮、蝉蜕、蛇蜕；尿现酮体，加黄连、黄檗；委屈烦泣，加浮小麦、大枣。每日1剂，水煎服。

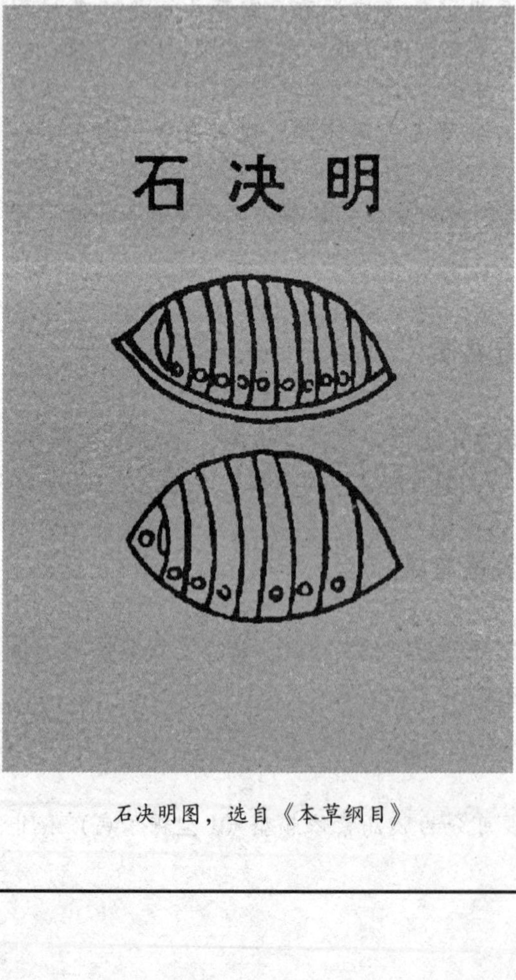

石决明图，选自《本草纲目》

△消渴煎：花粉、玉竹、芦根各15克，水煎取汁代茶饮，频服。

△降糖饮：黄芪、熟地、花粉各15克，黄连、北五味子各6克。水煎服，每日1剂。

△玉米须薏苡仁茶：玉米须100克，薏苡仁克，炒绿豆50克。将上药放入砂锅，加水2 500毫升，煎沸20分钟，取汁倒入茶杯，代茶饮用。频频饮服，一般连服30～50日可见效。

△瓜蒌根冬瓜茶：瓜蒌根（天花粉）25克，冬瓜100克。将上药加水1 000毫升于砂锅内，煎沸15分钟后，取汁倒入茶杯，代茶饮用。每日1剂，分2次饮服。一般连服30～90日可见效。

房事养生

大暑之际正是糖尿病的多发期，所以在这里我专门向大家谈一谈糖尿病人的房室养生。

糖尿病，中医称消渴症，这种病是由胰岛素分泌及糖代谢障碍引起的疾病。近年来，由于饮食结构的改变，糖尿病有逐年上升的趋势。据调查推算，我国约有100多万糖尿病人，其中90%以上是中老年人。糖尿病人的阳痿发生率可高达40%～60%，50岁以上的糖尿病人阳痿发生率更高，老年人还常伴有明显的动脉硬化。

糖尿病引起性功能障碍的病因，主要是糖尿病所产生的代谢紊乱和退行性性变。也就是这种病引发病人周围神经不断损害、植物神经和小血管病变。95%的糖尿病人具有阴茎动脉阻塞的症状，糖尿病血管性病变是进行性的，当糖尿病累及海绵体小血管时，即可引起阴茎勃起障碍。糖尿病是慢性病，病人由于长期服药，限制饮食，体力减退。有的病人由于工作压力、婚姻冲突、经济困难、情绪焦躁等因素，均可增加阳痿的发生。逆行射精，也是糖尿病的常见性功能障碍。

女性糖尿病人的性功能障碍没有男性明显，这是因为女性在性行为中大多处于被动地位，心理压力较男性轻。有个别女性糖尿病人认为糖尿病可因性接触传染，这是不科学的。糖尿病是内脏分泌紊乱性疾病，有遗传倾向或遗传，但绝不是因为性接触传染，正是这种错误认识导致了一些人性功能障碍，降低了对性的需求。女性糖尿病患者常伴有阴道炎、尿路感染、异常气味和性交疼痛，加上糖尿病人的阴道润滑性降低，自主神经损害，使阴道敏感性降低，阻碍了性高潮的产生。

中医认为，糖尿病是由于脾肾亏虚、气阴受损所致，必然影响性功能。古代养生家彭祖说："奸淫所以使人不寿者，非是鬼神所为也。直由用意谷猥，精动欲泄，务副彼心，竭力无厌，不以相生，反以相害，或惊狂消渴，或癫痴恶疮，为失精之故。"由此可知过度的奸淫纵欲，也是诱发糖尿病的原因之一。所以糖尿病人一方面要服用补肾滋阴的药食，治疗糖尿病，提高性欲，增强性功能；另一方面要节制房事，以免进一步耗伤肾精，加重病情。

糖尿病人的房室养生，要控制饮食，使用适当的药物治疗，使血糖恢复正常水平。同时进行自我保健，消除心理障碍，去除精神因素。通过这些养生方法，糖尿病早期能取得较好疗效，控制血糖，性功能自然就能得到改善。

古代养生学家认为"凡男不可无女，女不可无男。若孤独而思交接者，损人寿，生百病，鬼魅因之共交，换精而一当百"。此道理同样适用于糖尿病患者，所以糖尿病患者应与妻子或丈夫互相安慰和鼓励，生活上要互相体贴，在减少性交次数的基础上，过好精神生活，这对病情的恢复很有帮助。

八、夏季养生保健食补

夏季高温、多雨、多湿，导致人体体能消耗大，营养吸收功能差。因此夏季养生，应当适当注重食补，从而使人们的精力和体力不因季节变化而受到影响。从当代人的生活习惯上看，营养物质供应在我国已经不是问题，值得注意的是，人们往往忽略饮食与健康互相关联的因素。以爱好到饮食，比如夏季特别偏于吃冷凉之物，以它为快乐爽口，其实，不知不觉中，已经犯了医家大忌。所以，我国名医著《千金要方》指出："夫在身之所以多疾者，皆由春夏取冷太过、饮食不节之故也。"又指出："夏至以后迄至秋分，必须慎肥腻肿肤酥油之属。"因而在夏季，切勿食过生冷，更不可多食油腻厚味或不洁食物，以防痢疾、泄泻之患。饮食应以清淡可口、利湿清暑、少油肥腻为宜，并注意补充液体。应设法增进食欲，在饭、菜的色、香，味、口感方面多下工夫。应多吃一些优质蛋白质食物和新鲜蔬菜、水果，如多吃些水产品、瘦肉、家禽、豆制品、蛋类和牛奶、酸奶，以及西红柿、黄瓜、冬瓜、青椒、白菜等新鲜蔬菜。西瓜、绿豆汤、酸梅汤、绿茶等清暑热、利湿养阳之食物可多饮食。在夏季可多吃些凉性米粥，如绿豆粥、莲子粥、生芦根粥、冬瓜粥、荸荠粥、山楂粥、鸭梨粥、藕粥、海蜇粥、芡实薏米粥、海带绿豆粥等。菜肴烹调，以食物不油腻、易消化为原则，多选食清热解暑之食物。饮食应以健脾、祛暑、化湿为准则，宜清补，忌食补品及温补之食物（补品）。此外，在炎热的夏季，人们常由于出汗过量而损耗大量的体液和营养物质；同时天热影响脾胃，减少胃液分泌，降低消化能力；再加上睡眠不足，损耗津液，从而大大地减弱了食欲，造成人体入少而出多的局面，使许多人一到夏天就精神委靡，体重下降。要消除以上"症状"，必须从增强食欲做起，再增加营养物质的摄入，达到祛暑消疲的目的。在冷饮方面，赤豆冰棒及冰水营养价值较好，可适量选食；至于雪糕、冰砖等营养价值虽高，但含糖量太多，又是冰冻之物，不可多食，更不可在饭前进食，否则会影响食欲，损伤脾胃。汽水虽能生津，但缺乏营养，其中含有碳酸等物，多喝于身体有害，亦不可多饮。

清热解暑

△荷叶凤脯

【用料】鲜荷叶2张，火腿30克，剔骨鸡肉250克，水蘑菇50克，食盐3克，白糖2克，味精3克，香油20克，绍酒15克，胡椒粉3克，玉米粉15克，生姜10克，鸡油20克，葱15克。

【做法】①将鸡肉、蘑菇切成2毫米的薄片；火腿切成10片；姜切薄片；葱切成1厘米长的节；荷叶洗净，用开水烫一下，去掉蒂根，切成三角形荷叶片10块。②将蘑菇用开水焯一下捞出，用凉水冲凉，把鸡肉、蘑菇一起放入盘内，加食盐、味精、白糖、胡椒粉、绍酒、芝麻油、鸡油、玉米粉、姜片、葱节，搅拌调匀，然后分放在三角形荷叶块上，再放火腿1片，包成长方形肉包，码在盘内，上笼蒸约2小时即成。③将盘出笼后，可将原盘翻于另一干净的盘内，码整齐即成。

【功效】清热解暑。适用于心烦热渴、小便不畅、大便结燥等症。

△翠皮爆鳝丝

【用料】西瓜皮200克，鳝鱼500克，芹菜200克，泡辣椒50克，鸡蛋1个，葱10克，生姜6克，蒜3克，食盐3克，酱油10克，味精3克，白糖3克，醋2克，绍酒10克，胡椒粉3克，猪油250克，淀粉30克，清汤50毫升。

【做法】①将西瓜皮洗净，切成2厘米长的条，用纱布绞汁；鳝鱼洗净后，剖背脊，去骨、内脏，斜切成丝；芹菜择去叶和老杆，用清水洗净，切成3厘米长的段；泡辣椒切成斜口条；姜、葱、蒜洗净后，均切成丝；鸡蛋去黄，留清待用。②将鳝鱼丝用淀粉、食盐、鸡蛋清、西瓜皮汁（只用一半）调匀浆好。用绍酒、酱油、白糖、味精、胡椒粉、淀粉、清汤和余下的西瓜皮汁兑成汁。③将锅放火上烧热后，放进猪油，待油六成熟时，把鳝鱼丝下锅滑透，倒入漏勺。原锅重置火上，放入少许猪油，将芹菜、泡辣椒、姜葱、蒜丝一起下锅翻炒，把鳝鱼丝倒入炒匀，将兑好的汁沿锅倒入，最后加醋、芝麻油翻炒均匀，起锅装盘即成。

【功效】清热解暑，祛风利湿。适用于体弱消瘦乏力、腰腿酸软、风湿肢体疼痛、屈伸不利、暑热烦渴、尿赤等症。

△解暑酱包兔

【用料】佩兰叶5克，兔肉200克，绍酒15克，白糖15克，鸡蛋1个，苏打粉少许，食盐1克，豆粉9克，味精1.2克，甜酱12克，红酱油3克，猪油50克，芝麻油6克，葱少许，生姜少许，白汤50毫升。

【做法】①将兔肉（去骨）切成

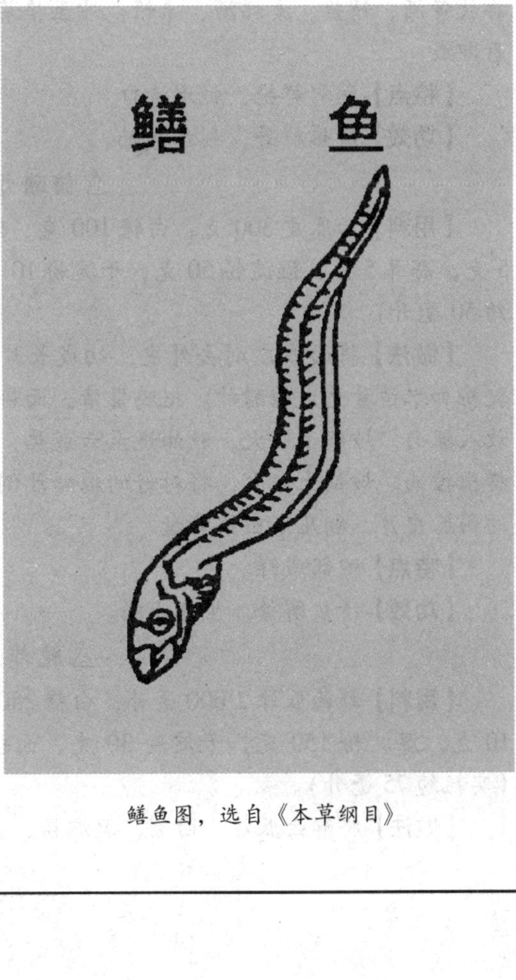

鳝鱼图，选自《本草纲目》

长3厘米、宽1.5厘米的薄片；佩兰叶熬成适量的水待用。②将兔肉片放入碗中，加食盐拌匀后，用佩兰水调豆粉搅拌至兔肉片吸水尽，再加入鸡蛋搅拌。如浆太清，可再撒上些干豆粉，拌匀后，放入苏打粉、猪油拌和均匀。③将炒锅烧热后，加入猪油，烧至五成热时，放入浆好的兔肉片，随即用筷子快速搅散，断红时，倒入漏勺内，沥去油。④将炒锅烧热，用油滑锅后，放入猪油，烧至四成热时，放入甜酱、葱、姜片，拌至酱油细腻无粒颗、起香味。⑤在酱锅中放入绍酒拌开，加入白糖、味精、酱油、白汤，拌糨浆糊状，拌入兔肉片，沿锅边淋入猪油，端锅连翻至酱包牢兔肉，加芝麻油，出锅装盘即成。

【功效】补中益气，醒脾化湿，清热解暑。适用于暑热伤阴、食呆气滞、食欲不振等症。

△三丝掐菜

【用料】绿豆芽200克，水发香菇25克，胡萝卜25克，黄瓜25克，生姜丝3克，植物油50毫升，花椒油10毫升，黄酒10毫升，素鲜汤20毫升，精盐、味精各适量。

【做法】将绿豆芽掐去根，即为掐菜，洗净，沥净水。水发香菇去蒂，洗净，切成细丝。胡萝卜洗净，去皮，切成丝。黄瓜切成细丝。炒锅放在旺火上，放油烧热，放生姜丝炒出香味，随即放入掐菜、香菇丝、黄瓜丝、胡萝卜丝，翻炒几下，再放黄酒、精盐、素鲜汤、味精，炒至掐菜断生脆嫩时，淋上花椒油翻匀起锅，装盘即成。

【特点】色彩鲜艳，脆嫩清口。

【功效】清热解暑，利水减肥。

△糖醋熘翠衣

【用料】西瓜皮300克，白糖100克，醋50毫升，精盐3克，鸡蛋3个，葱花5克，蒜茸5克，湿淀粉50克，干淀粉10克，面粉10克，植物油750毫升（实耗约50毫升）。

【做法】将西瓜皮削去外皮，切成长片。把白糖、醋、精盐、葱花、蒜茸、湿淀粉加水适量兑成糖醋汁。把鸡蛋清、面粉、干淀粉和植物油搅成糊，把西瓜皮片放入抓匀。炒锅上旺火，放油烧至六成热，逐个下入西瓜皮片，炸成两面柿黄色时捞出控油。炒锅上旺火，将对好的糖醋汁倒入锅内，汁沸时淋上热油，再下入炸好的西瓜皮片，翻几下出锅装盘。

【特点】酸甜咸鲜。

【功效】清热解暑，生津止渴。

△脆炸瓜汁

【用料】鲜西瓜汁2 000毫升，白糖250克，黄油20克，熟芝麻10克，瓜子仁10克，湿淀粉150克，干淀粉30克，面粉60克，酵母10克，植物油500毫升（实耗约75毫升）。

【做法】将鲜西瓜汁、白糖、湿淀粉、黄油、熟芝麻、瓜子仁（切碎）放锅内，用小火熬制，待快开时用手勺顺着一个方向搅打上劲，表面出现光泽和浓稠糊状时倒入瓷盘内晾凉，切成3厘米长、1.5厘米宽的条。将干淀粉、面粉、酵母、植物油和适量温水对成稀糊，30分钟待糊发开后，把西瓜汁条分别蘸上干淀粉。炒锅上旺火，放油烧至四成热，将西瓜汁条逐个蘸匀粉芡糊下入油锅内，用温油浸炸至熟，捞出装盘即成。

【特点】外脆里嫩，汁甜适口。

【功效】清热解暑，利尿消肿。

△西瓜皮粥

【用料】西瓜皮200克，粳米100克，白糖30克。

【做法】将西瓜皮洗净，削去外表硬皮，切成丁。粳米淘洗干净。炒锅上火，倒入水，加入粳米、西瓜皮，用旺火煮沸，再转用小火煮成粥，调入白糖即成。

【特点】粥甜瓜脆。

【功效】清热解暑，利尿消肿。

△三鲜粥

【用料】鲜金银花10朵，鲜扁豆花10朵，鲜丝瓜花10朵，粳米50克，白糖适量。

【做法】将鲜金银花、鲜扁豆花、鲜丝瓜花洗净，加水适量，煎煮10分钟，过滤取汁。将粳米淘洗干净，与花汁一同入锅，加水煮粥，先用旺火烧开，再用小火慢煮至粥熟，放入白糖调味即成。

【特点】粥香味甘。

【功效】清热解暑，抑菌消炎。

△豆芽凉面

【用料】面条500克，绿豆芽250克，酱生姜芽20克，植物油15毫升，酱油20毫升，芝麻酱20克，麻油10毫升，醋10毫升，辣椒油100毫升，精油3克，白糖5克，味精1克。

【做法】将绿豆芽掐去两头，洗净，投入开水锅中焯烫断生，迅速捞入凉开水盆中浸凉。捞出控水(焯的时间要短，现用现焯，保持豆芽丰满、爽脆)。酱生姜芽切成小薄片。面条抖散，放入笼屉内，用旺火沸水蒸8~10分钟，出笼挑松，投

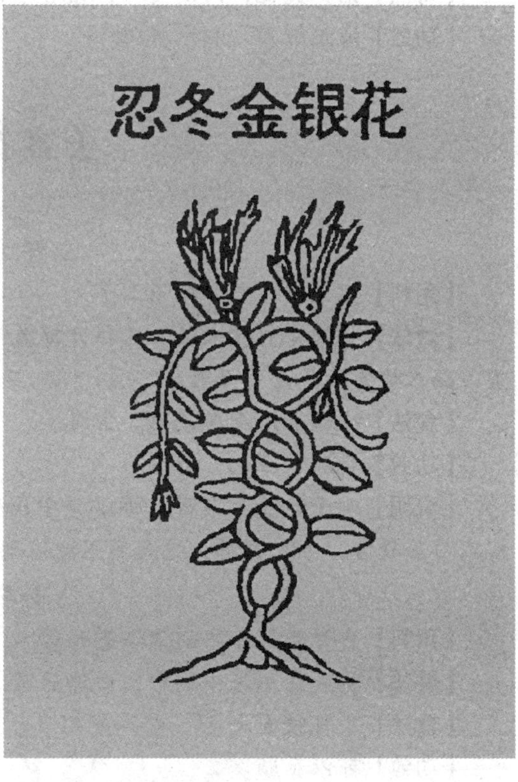

忍冬金银花图，选自《本草纲目》

入开水锅中，见面条上浮，再煮2~3分钟，迅速捞出，沥干水，放入大盘内，趁热加入熟油拌和，边拌边挑松，用电风扇吹凉。芝麻酱放碗内，加麻油、精盐、味精，调成稀浆状的芝麻酱汁。酱油入锅，加白糖和水适量，上火烧开离火，放入余下的味精拌匀，冷却后即成酱油汁。将凉面分盛入几个盘内，均匀浇上芝麻酱汁、酱油汁、辣椒油、醋，再放上几片酱生姜芽片和焯过的绿豆芽，拌匀即成。

【特点】软韧清凉，细润清香，鲜咸味厚，微带酸辣。

【功效】清凉解暑，补益气血。

△豆芽水饺

【用料】面粉500克，绿豆芽250克，黄豆芽250克，水发粉条150克，水发玉兰片100克，精盐20克，味精10克，胡椒粉0.5克，麻油75毫升。

【做法】将绿豆芽、黄豆芽分别去净毛根，洗净，入沸水锅中焯几秒钟，立即用冷水过凉，切成碎末，挤去水。水发粉条、水发玉兰片分别洗净，均切碎末。绿豆芽末放入盆内，加黄豆芽末、粉条末、玉兰片末、精盐、味精、胡椒粉、麻油，拌匀即成馅儿料。面粉450克加水200毫升，拌匀和成冷水面团，揉匀揉透，盖上湿布饧面片刻。在案板上放上补面，将面团搓成长条，揪成小面剂，擀成圆形面皮。将馅料放入面皮中，对折挤捏成木鱼形饺子生坯。汤锅上旺火，加水烧沸，下入饺子生坯，煮熟即成。

【特点】馅心爽脆，清淡爽口，素香不腻。

【功效】清热解毒，利水减肥。

美容养颜

△椰子饭

【用料】糯米100克，椰子1个。

【做法】将洗净的糯米放入已锯开顶盖的椰子内（椰汁保留），然后盖上椰子顶盖，隔水炖3小时左右至熟。

【食法】吃糯米饭及椰子肉。常服。

【功效】养颜、驻色、补虚。

【说明】椰子的营养丰富，所以《中国药植图鉴》说它“滋补、清暑、解渴”。椰肉白如凝雪，芳香脆滑，吃到嘴里就像奶油一样。

△麦片奶

【用料】麦片两匙，牛奶300毫升。

【做法】将麦片加入牛奶中，煮沸后服。

【食法】每日服1次。

【功效】可以养颜。

△灵芝蒸肉

【用料】灵芝粉末3克，猪瘦肉100克。

【做法】猪肉剁碎，加灵芝粉末拌匀，调味后隔水蒸熟食之。

【食法】常服。

【功效】可以养颜美肤。

【说明】《本经》云，灵芝“好颜色。”

△醇酒鸡蛋

【用料】鸡蛋42只，醇酒（可替以黄酒）适量。

【做法】将新鲜鸡蛋打碎入醇酒中。

【食法】饭前饮服。第1天服鸡蛋1只，第2天服2只，第3天服3只。第4天服1只，第5天服2只，第6天服3只。如此往复，以3天为1个周期，直到第7个周期，共服完42只鸡蛋。

【功效】养颜美肤。

【说明】此方为马王堆帛书《养生方》记载，据称照此服用可“强益色美”。

△珍珠粉

【用料】珍珠适量。

【做法】将珍珠研磨成粉。传统的制法是取珍珠洗净，用布包好，加豆腐与水煮约2小时，取出，洗净，捣碎，加水少许，研成极细粉末，干燥即成。

【食法】每次1小茶匙，温茶送服。每10日服1次。

【功效】美容养颜。

△桃花茶

【用料】桃花适量（一般鲜品30克，干品10克），蜂蜜适量。

【做法】桃花放入壶内，先用开水泡洗一遍，去水，再倒入沸水，焖数分钟即可。

【食法】调蜂蜜饮用。常服。

【功效】养颜，活血，防雀斑、黄褐斑。

【说明】中医学认为，桃花有利水、活血、通便的功效。古代宫廷女性常服食桃花以求美容。现代研究证明，桃花所含物质可补血养颜。

△红枣莲子粥

【用料】红枣15枚，莲子15克，糯米100克，红糖适量。

【做法】红枣去核，莲子去芯，洗净后与糯米一起加水煮，粥浓稠时加红糖拌匀。

【食法】常服。

【功效】补血、养颜、美肤。

△苦瓜水饺

【用料】面粉500克，苦瓜500克，猪肉200克，葱花、生姜末、精盐、味精、酱油、辣酱、植物油各适量。

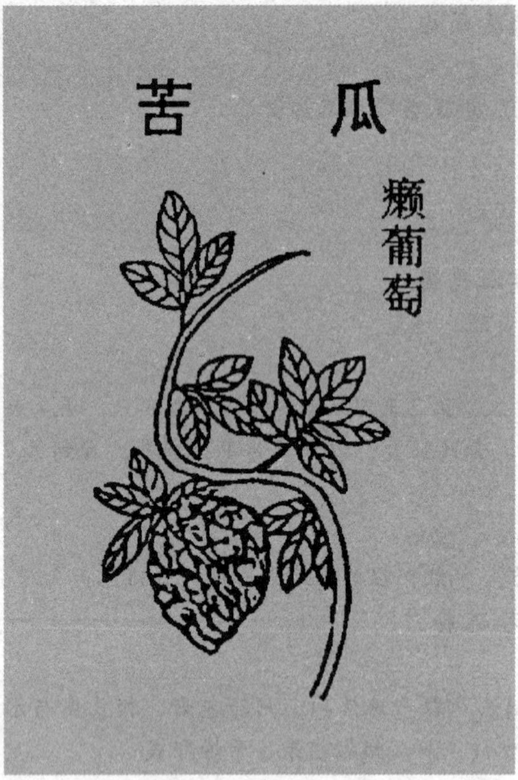

苦瓜图，选自《本草纲目》

【做法】将苦瓜洗净，去子，剁末。猪肉剔去筋膜，洗净，切成碎末。炒锅上火，放入苦瓜末，煸去水分。炒锅上火，放油烧热，下入猪肉末煸炒，待变色后加入辣酱，炒出香味，放入葱花、生姜末、苦瓜末、酱油、精盐、味精煸炒，晾凉即成馅儿料。面粉加水拌匀和成面团，揉匀揉透，盖上湿布饧面15分钟，放在案板上揉成长条，揪成小面剂，擀成中间稍厚的圆形面皮，包馅儿捏成饺子生坯。锅置旺火上，放入水烧沸，下饺子生坯，煮熟即成。

【特点】鲜香微苦，味美可口。

【功效】清热解暑，滋阴养颜。

△美容西瓜盅

【用料】西瓜1个（重约2 500克），葡萄300克，水发银耳200克，番茄2个，桃子2个，蜂蜜50克。

【做法】将西瓜洗净。在1/6处削盖，其上下划成齿形，挖出瓜瓤，取汁。葡萄洗净，压榨取汁。番茄、桃子烫一下，撕去皮，切成小片。葡萄汁、西瓜汁与蜂蜜调匀，倒入西瓜盅内，放入水发银耳、桃肉片、番茄片，盖上盖后放入电冰箱中，吃时取出。

【特点】清凉爽口。

【功效】清热消暑，润肤美容。

△黄瓜酿肉

【用料】嫩黄瓜500克，猪肉250克，玉兰片50克，鸡蛋1个，植物油40毫升，酱油20毫升，精盐2克，味精1克，葱花10克，生姜末5克，湿淀粉6克，鲜汤50毫升，麻油、干淀粉各适量。

【做法】将黄瓜洗净，去皮和两端，切成3厘米长的段，挖去瓤，用精盐拌匀，稍腌片刻，用洁净布吸干黄瓜上的水。玉兰油片切成绿豆大的丁儿。猪肉切碎剁细，放入碗中，加入酱油、精盐、味精、葱花、生姜末、玉兰片丁儿、湿淀粉，打入鸡蛋，搅拌成馅儿。在黄瓜内壁上撒匀一层干淀粉，然后将猪肉馅儿填入黄瓜内，两头用手抹平。将平底锅放油烧热后取下，将填好馅儿的黄瓜码在锅内，然后再将锅放火上，用中火将黄瓜两面煎至呈浅黄色时，往锅内添入鲜汤，随即盖上锅盖，焖2~3分钟，将汤汁焖尽，淋上麻油即成。

【特点】馅儿鲜软嫩，清淡利口。

【功效】滋阴养颜，清热润燥。

美发护发

△黑豆桑葚芹菜汤

【用料】黑豆20克，桑葚20克，芹菜30克。

【做法】上料加水适量煮至黑豆烂熟。

【食法】日服1次。

【功效】有预防脱发、延缓发白之效。

△麻麦核桃散

【用料】黑芝麻150克，大麦300克，核桃仁150克，白糖500克。

【做法】黑芝麻、大麦、核桃仁分别炒熟，研成末，再混合在一起，加白糖拌匀。

【食法】早、晚空腹服2匙。

【功效】润发黑发。

△何首乌煮鸡蛋

【用料】何首乌2两5钱，鸡蛋2个，葱、生姜、食盐、料酒、味精、猪油各适量。

【做法】将何首乌洗净，切成长4寸、宽5分的块。鸡蛋、何首乌放入铝锅内加水适量，再放入葱、生姜、食盐、料酒等调料。将铝锅置在武火上烧沸，文火熬至蛋熟，将鸡蛋取用清水泡一下，将蛋壳剥去，再放入锅内煮2分钟。

【食法】食用时，加味精少许，吃蛋喝汤，每日1次。

【功效】补肝肾，益精血，乌发生发。美容应用：肝肾不足而须发早白，脱发。

△百合芝麻煲猪心

【用料】百合30克，黑芝麻60克，红枣15枚，猪心1个，姜、盐少许。

【做法】上料分别洗净，黑芝麻炒香，红枣去核。先在沙锅（瓦罐）内将清水烧开，然后放入百合、猪心等全部物料，煮熟即可。

【食法】常服。

【功效】补血养阴，润发防脱发。

【说明】《本草述》："百合之功，在益气而兼之利气，在养正而更能去邪"，亦所谓"百事皆合"也。

△乌发蜜膏

【用料】制何首乌200克，茯苓200克，当归50克，枸杞50克，菟丝子50克，牛膝50克，补骨脂50克，黑芝麻50克，蜂蜜400克。

【做法】①将制首乌、茯苓、当归、枸杞、菟丝子、牛膝、补骨脂、黑芝麻放入锅内，加水适量，置武火上烧沸，转用文火煎熬30分钟，滗出药液，如此煎熬3次，取3次药液混合，再放入锅内。②将盛有药液的锅，置武火上烧沸后，再用文火煎熬30分钟，加入蜂蜜，继续煎熬至稠时，停火，冷却即成。

【食法】每日饮3次，每次1汤匙，温开水冲饮。

【功效】补血养阴。适用于治疗须发早白、脱发症、腰疼、贫血等症。

润肤美肤

△绿豆汤

【用料】绿豆20克，白糖8克。

【做法】①将绿豆洗净，加温水泡胀。②将绿豆连同浸泡液共入锅中，煮至豆烂酥后加糖调服。

【功效】清热消暑，利水止渴，润肤，保肝，增进食欲。

△鲜莲银耳汤

【用料】水发银耳25克，鲜莲子50克，料酒5克，精盐2克，味精1克，白糖5克，鸡汤适量。

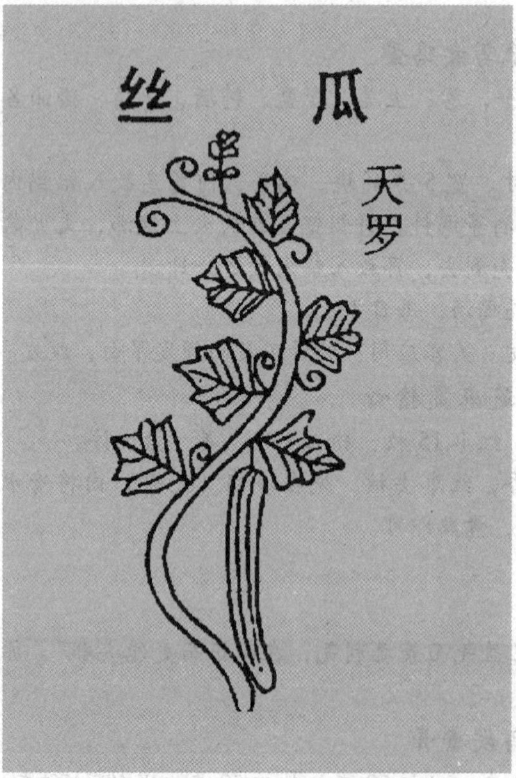

丝瓜图，选自《本草纲目》

【做法】①将发好的银耳去杂洗净后放入大碗，加鸡汤蒸透取出。②将鲜莲子青皮和嫩白皮剥去，切去两头，捅去心，下沸水锅焯后，用开水泡着，锅中放入鸡汤烧沸，加入料酒、精盐、味精、白糖；将银耳、莲子放一碗内，注入鸡汤即成。

【功效】补肾固精，养血安神，补血和血，美容嫩肤，滋养强壮，延年益寿，美容健肤。

△丝瓜豆腐猪蹄汤

【用料】丝瓜250克，香菇30克，猪蹄1个，豆腐100克，生姜丝、精盐、味精各适量。

【做法】将香菇洗净。丝瓜洗净，切成片。猪蹄洗净，剁开放入锅中，加水适量，煮约30分钟，再加入香菇、生姜丝、精盐，慢炖20

分钟，再下丝瓜片、豆腐，炖至猪蹄肉熟烂，加入味精即成。

【特点】清香爽口，色泽亮丽。

【功效】养血通乳，滋润肌肤。

△猕猴桃奶

【用料】猕猴桃1只，酸牛奶400毫升。

【做法】猕猴桃去皮切成小块，置于杯中，加入酸牛奶拌匀即可。

【食法】常服。

【功效】美容，润肤。

【说明】中医学认为，猕猴桃有“解热、止渴、通淋”功能。因其营养丰富，可使女性皮肤嫩滑，国外把它誉之为“青春果”。

△玫瑰白菜丝瓜汤

【用料】玫瑰花3朵，白菜200克，丝瓜400克，白菊花10克，瘦猪肉250克，红枣10枚，调料适量。

【做法】上料分别清洗后，白菜、丝瓜、猪肉切细，加水置瓦钵内烧开，然后放入用纱布包好的玫瑰花、白菊花及红枣、调料，煨至肉、菜熟透即可。

【食法】可用于佐餐。

【功效】清热解毒、悦颜去斑，夏日有预防皮肤生疮疖和面部褐斑的作用。

【说明】《本草正义》说玫瑰香气最浓，有“流气活血”之功。民间常将玫瑰花浸入头油，可减少头屑和防止头发早白，并用玫瑰花来养肤护肤。

△南瓜番茄胡萝卜汤

【用料】南瓜200克，番茄100克，胡萝卜100克，瘦猪肉100克，生姜15克，调料适量。

【做法】上料洗净后加水煮汤，瓜熟烂即可。

【食法】吃菜喝汤，每日1剂。30日为一疗程。

【功效】除黑斑，美肌肤。

△醋蜜饮

【用料】食醋1匙，蜂蜜20毫升，凉开水250毫升。

【做法】将食醋加入凉开水中，再加蜂蜜，调匀即可。

【食法】睡前服用，每日1次。

【功效】可使皮肤细腻红润。

△黄瓜粥

【用料】黄瓜50克，粳米100克。

【做法】将黄瓜洗净切片。粳米淘洗干净，放入锅中，加水煮粥，待粥快熟时加入黄瓜片，稍煮即成。

【特点】清香爽口。

【功效】清热解毒，嫩肤美容。

△骨髓芝麻粥

【用料】牛骨髓25克，黑芝麻25克，桂花卤10克，白糖50克，糯米100克。

【做法】将糯米、黑芝麻分别淘洗干净，放入沙锅，加水1 000毫升，用旺火烧开，再转用小火熬煮成稀粥，调入牛骨髓、桂花卤、白糖即成。

【特点】粥稠油润。

【功效】补肾壮阳，益精填髓，泽肌悦颜，补气增力。

△荷花粥

【用料】荷花100克，粳米100克，白糖20克。

【做法】将荷花洗净，摘去老瓣，掰开嫩瓣，放入开水中略烫后捞出。粳米淘洗干净，放入锅中，加水煮至快熟时，加入荷花瓣、白糖，再煮一二沸即成。

【特点】荷香粥稠。

【功效】润肤美容，清心轻身。

△牛奶葡萄汁

【用料】葡萄汁250毫升，牛奶500毫升，白糖适量。

【做法】将葡萄汁入锅，加水煮开，加入白糖，晾凉后装入容器内，再加入煮沸的牛奶，搅拌均匀即成。

【特点】酸甜味醇。

【功效】强筋健体，养颜润肤。

△猪肉黄鳝羹

【用料】鳝鱼250克，猪肉100克，黄酒、生姜、胡椒粉、精盐、味精各适量。

【做法】将鳝鱼剖背脊，去头、尾及内脏，洗净，切丝。猪肉洗净，剁成泥。锅置火上，加水适量，煮沸后将猪肉入锅，撇去浮沫，加入鳝鱼丝、黄酒，烧开后转用小火慢煮。生姜去皮，洗净，切成丝，放入锅内。待鳝鱼丝煮烂时加入胡椒粉、精盐、味精调味即成。

【特点】肉质鲜嫩，咸辣味鲜。

【功效】补气养血，滋润肌肤。

△番茄银耳羹

【用料】番茄250克，银耳50克，冰糖适量。

【做法】将银耳用水泡发，洗净，放入砂沙锅中，加水熬至浓稠。将番茄洗净，去皮，切碎捣烂，放入银耳羹中，加白糖调味即成。

【特点】红白相间，酸甜味美。

【功效】滋阴润燥，嫩肤养颜。

△蝴蝶鳝片

【用料】鳝鱼250克，青椒150克，蒜片50克，葱段10克，生姜片10克，精盐5克，白糖3克，酱油5毫升，醋1毫升，味精1克，白胡椒粉2克，湿淀粉5克，黄酒3毫升，猪油40克。

【做法】将鳝鱼宰杀去内脏，洗净后去掉脊骨，平放在砧板上，切成片。青椒切成片。炒锅上旺火，放油烧至五成热，投入鳝鱼片，爆炒至卷曲成形，快速捞出。原锅留油加热，投入葱段、生姜片、蒜片、青椒片同炒，青椒五成熟后加黄酒、精盐、白糖、酱油、醋、味精、白胡椒粉调味，青椒八成熟后用湿淀粉勾稀芡，倒入鳝鱼片，快速颠炒起锅即成。

【特点】鲜香微辣，脆嫩爽口。

【功效】润泽肌肤，防老抗衰。

△凉拌西瓜皮

【用料】西瓜皮500克，精盐、味精、酱油、白糖、蒜茸、麻油各适量。

【做法】将西瓜皮洗净，削去表皮和残剩的瓜瓤，切成薄片，稍加入盐腌渍，挤去多余的水，加入蒜茸、酱油、白糖、味精、麻油，拌匀即成。

【特点】皮脆味美。

【功效】滋阴清热，护肤美容。

减肥健美

△冬瓜黑鱼汤

【用料】黑鱼1条（重约500克），冬瓜500克，精盐、黄酒、胡椒粉、白糖、葱段、生姜片、植物油各适量。

【做法】将冬瓜去皮，洗净切片。黑鱼去鳞、鳃及内脏，洗净切段，下油锅稍煎，再加水适量，然后加入冬瓜片、黄酒、精盐、白糖、葱段、生姜片，煮至黑鱼肉熟烂，拣去葱段、生姜片，加入胡椒粉，烧一会儿即成。

【特点】清淡味鲜。

【功效】健脾开胃，利水消肿，减肥健美。

△三鲜黄瓜汤

【用料】黄瓜150克，水发海参50克，海米50克，干贝50克，鲜汤300毫升，精盐、味精、葱姜汁、香菜、麻油各适量。

【做法】将黄瓜洗净后对切为2片，再切成薄片。水发海参顺长切成片。香菜切成段。炒锅上旺火，加入鲜汤、精盐、葱姜汁、味精烧沸，再加入海参片、海米、干贝烧沸，撇去浮沫，加入黄瓜片、香菜段，淋上麻油，盛入汤碗中即成。

【特点】汤鲜味醉。

【功效】消食开胃，减肥美容。

△赤豆鲤鱼汤

【用料】鲤鱼1尾，赤豆2两5钱，草果、陈皮各2钱，盐、花椒、葱、姜、麻油、生油各适量。

【做法】将鲤鱼去鳞、鳍和内脏，洗净。将赤小豆、陈皮、草果洗净后塞入鱼腹内，再将鱼放入盅子内，加适量姜、葱、糖、盐、生油，注入清水后上笼蒸，蒸1小时左右，待鱼熟后出笼，另加葱丝或其他绿菜叶略烫，浸入汤中，淋上麻油即成。

【功效】健脾，利水，减肥。美容应用：宜用于肥胖症。

△冬瓜粥

【用料】冬瓜100克，粳米50克。

【做法】将冬瓜洗净切成小块，与淘洗干净的粳米一同入锅，加水500毫升，用旺火烧开后，转用小火熬煮成稀粥。

【特点】粥香爽口。

【功效】利水消肿，清热解毒，减肥健美。

△百合花鸡蛋羹

【用料】鲜百合花25克，鸡蛋4个，玉兰片25克，水发白木耳25克，水发黑木耳25克，菠菜叶25克，鲜汤200毫升，麻油15毫升，湿淀粉25克，黄酒15毫升，精盐、味精、葱花、胡椒粉各适量。

【做法】将鲜百合花摘洗干净，用开水烫一下捞出。将鸡蛋清、鸡蛋黄分别打入两个碗里，每个碗内放入精盐、味精、胡椒粉，腌拌均匀。炒锅上火，加水1 000毫升烧开，下入鸡蛋清，待浮起时捞出控水，再放鸡蛋黄，待熟后捞出控水。炒锅烧热，放油烧至五成热，放葱花炒出香味，加入鲜汤、玉兰片、水发白木耳、水发黑木耳、百合花、黄酒、精盐、味精烧开，放入鸡蛋清片、鸡蛋黄片、菠菜，用湿淀粉勾芡，淋上麻油，出锅即成。

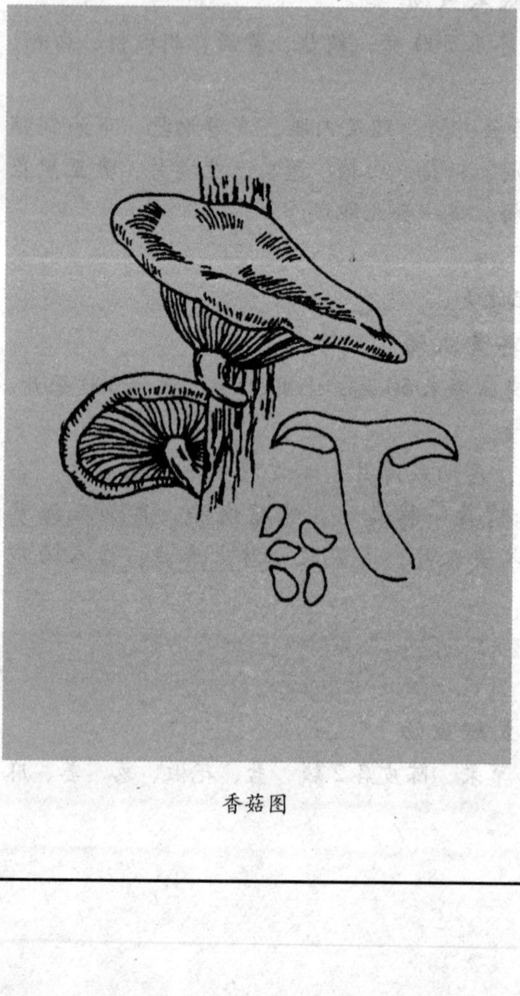
香菇图

【特点】花香汁鲜。

【功效】清热祛痰，减肥美容。

△红烧香菇冬瓜

【用料】冬瓜500克，香菇30克，甜面酱25克，味精2克，酱油25毫升，湿淀粉25克，素鲜汤200毫升，植物油500毫升（实耗约50毫升），精盐、黄酒、葱花、生姜末、麻油、白糖各适量。

【做法】将冬瓜去皮、子、瓤，洗净，切成自己喜爱（指大小和形状）的块儿。香菇除去杂质，择去根，洗净，用温水泡发好。炒锅上火，放油烧至七成热，将冬瓜块儿倒入油中略炸一下，捞出沥净油。锅内留适量底油，油热后下葱花、生姜末炝锅，放甜面酱炒出香味，倒入香菇略炒，加酱油、白糖、精盐、黄酒、味精、素鲜汤烧开，再将冬瓜块儿倒入继续烧开，待冬瓜块烧透入味，用湿淀粉勾芡，翻炒一下，淋上麻油，起锅装盘即成。

【特点】冬瓜酥烂，香菇鲜香，汤汁可口。

【功效】益气消渴，减肥轻身。

△扒冬瓜条

【用料】冬瓜600克，湿淀粉、盐、味精、麻油、葱、姜、料酒、豆油、鲜汤各少许。

【做法】将冬瓜去皮洗净，切成长条，放入沸水锅中焯透捞出，用凉水投凉，整齐地码在盘中，葱姜切末备用。炒锅放油，烧热后放入葱、姜末炒香，加入鲜汤，将葱姜末捞出不要，随即加入料酒、味精、盐，轻轻推入码好的冬瓜条，烧开后用湿淀粉勾芡，淋入麻油推匀，出锅装盘即成。

【食法】早晚餐佐食。

【功效】清热除湿，减肥。美容应用：适用于肥胖症。

【说明】冬瓜是人们常食的蔬菜，但其药用功效了解者较少。冬瓜性味淡甘而寒，清香爽口，自古以来就被作为减肥的食品。如《食疗本草》中说："欲得体瘦轻健者，则可常食之。"这是因为冬瓜具有利水祛痰之功，中医学认为肥人多湿，故冬瓜利水可达减肥之效。除美容减肥功能外，《名医别录》曰其："主治水腹水胀，利小便，止渴。"《本草再新》曰："清心火，泻脾火，利湿祛风，消肿止渴，解暑化热。"故长食此菜对肥胖人及肾脏病、浮肿病、糖尿病、咳嗽痰多等症均有治疗作用。故此菜为肥胖者及上述病人的理想膳食。

△佛手海蜇

【用料】海蜇皮500克，黄瓜250克，糖10克，醋精5克，香油10克，葱末10克，精盐3克。

【做法】①将海蜇皮用凉水泡24小时，洗去泥沙，用刀改成3厘米×4厘米的长方条，顺其长度用刀划四下，要均匀。②用开水凉至80℃时放海蜇皮烫一下迅速捞出，在冷水中浸泡1小时成手指状。③鲜嫩黄瓜一破两半，用刀连切四片薄片，注意前面不要切断，然后第五刀切断，如此动作将黄瓜切完，撒精盐腌10分钟控去盐水，黄瓜片成扇形状，海蜇皮从中捞出，与黄瓜一起用香油、盐、糖、醋、葱末拌匀。

【功效】去尘积，清肺毒，清肠胃，去腹胀能减肥美容。

△荷花烩兔

【用料】鲜荷花6朵，光条冻兔1只（重约1 500克），黄酒50毫升，香菜末75克，蜂蜜35克，白糖50克，味精2克，番茄酱25克，植物油750毫升（实耗约75毫升），精盐、葱花、生姜末、胡椒粉各适量。

【做法】将鲜荷花洗净，取4朵荷花瓣，用剪刀剪成6厘米的小方块，2朵荷花瓣切成细丝。冻兔放水中浸泡，洗净，净膛后再用水冲洗，控水，净布擦干兔身，用精盐、胡椒粉、味精揉进兔肉入味，再往兔身上均匀地刷一层蜂蜜。炒锅上火，放油烧至六成热，放入整兔煎至呈黄色捞出，待油八成热时，放入整兔复炸1次，炸至呈金黄色，倒出炸油留底油，放入葱花、生姜末煸香，加入黄酒、荷花块、水，水要淹没兔身，旺火烧开，小火焖至兔肉酥烂，捞出控干，装入盘中，将原汤过滤。炒锅上火，放油烧热，下葱花、生姜末煸香，放番茄酱、荷花丝、白糖及过滤的原汤，烧开，小火煨浓，出锅浇在兔肉上，撒上香菜末即成。

【特点】芳香浓郁，肉烂味美。

【功效】解暑除烦，减肥美容。

△西瓜鸳鸯鸡

【用料】西瓜3个（重约4 500克），嫩仔鸡2只（重约1 500克），青豆8克，水发海参15克，香菇15克，冬笋15克，鱿鱼15克，蹄筋15克，干贝15克，火腿肉15克，葱段20克，生姜片15克，精盐7克，黄酒8毫升，味精5克，鲜汤1 500毫升，植物油适量。

【做法】将干贝放入碗内，对入适量鲜汤上笼蒸熟，取出撕成细丝。香菇、冬笋、火腿肉、水发海参、鱿鱼、蹄筋切成丁儿，放入沸水锅中焯一下捞出，同干贝丝、青豆放在一起，拌入精盐、生姜片、葱段、味精、黄酒、火腿肉，作为馅儿料。嫩仔鸡经初步加工后再整鸡脱骨，分别装入馅儿料，用竹签将刀口封住。将1只仔鸡放入油锅内炸成金黄色，另1只仔鸡放沸汤锅中焯透捞出。取1个西瓜，一头用刀切成锯齿状，挖出瓤（留200克，其他瓤另用），另一头削平（不能漏底）放稳，将2只仔鸡、西瓜瓤（切成小方块儿）放入西瓜内，加入鲜汤，上笼蒸熟。将另外2个西瓜，1个雕刻成西瓜座，1个在表皮刻上吉庆图案，挖去瓜瓤，把蒸好的鸳鸯鸡放入西瓜盘内即成。

【特点】一红一白，汤鲜肉烂，利口味美。

【功效】清热解暑，除烦止渴，减肥美容。

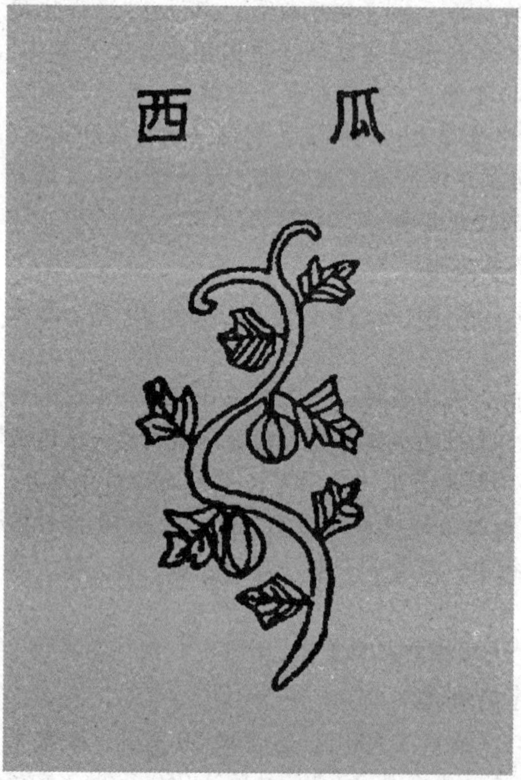

西瓜图，选自《本草纲目》

养肝明目

△枸杞蛋花鸡肝汤

【用料】枸杞菜250克、鸡蛋1只、鸡肝3副，姜、盐适量。

【做法】将枸杞菜洗净，摘下叶片，先用枸杞梗与生姜1片加水煲约30分钟后取出枸杞梗，放入枸杞叶和鸡肝，煲约30分钟，投进打散的鸡蛋浆及盐，一熟即可。

【食法】用以佐膳，常服。

【功效】养肝明目，清凉散热，可防痱子。

【说明】枸杞有补肾养肝、益精明目的功效。

△菊花龙井明目茶

【用料】杭菊花15克，龙井茶叶10克。

【做法】上料同置壶内，冲入滚开水，随即弃去茶水，接着再冲入滚开水，焗闷片刻，即可。

【食法】每日1壶，随意饮用。

【功效】明目，清热，解毒。

△枸杞蚌肉汤

【用料】蚌肉500克，枸杞子80克，胡萝卜100克，调料适量。

【做法】蚌肉、胡萝卜洗净后先煮约1小时，再放入枸杞子煮片刻即可。

【食法】吃菜喝汤，常服。

【功效】养肝明目。

△决明子茶

【用料】决明子30克，山楂片40克，白糖20克。

【做法】决明子炒熟研碎，与山楂片、白糖并加水煎煮10分钟即成。

【食法】待凉服用，常服。

【功效】清暑明目。

【说明】中药书上都把决明子视为“清肝明目”的要药。其中《本经》论其功能是“治青盲，目淫肤赤白膜，眼赤痛，泪出，久服益精光”。

△枸杞菊花茶

【用料】枸杞子10克，杭菊花10克。

【做法】上料用沸水冲泡。

【食法】当茶饮，常服。

【功效】明目，防眼病。

△菠菜瘦肉汤

【用料】菠菜100克，瘦肉50克，调料适量。

【做法】所有原料一起煮成汤。

【食法】佐餐用。每周食用菠菜不少于两次。可以只吃菠菜。

【功效】保护视力，可预防视网膜损害。

△当归羊肝汤

【用料】当归8克，羊肝60克，调料适量。

【做法】上料洗净后加水同煮汤至肝熟。

【食法】吃肝喝汤，常服。

【功效】营养眼睛，预防眼病。

△黄花菜粥

【用料】黄花菜5朵，猪瘦肉末50克，精盐5克，味精2克，水发黑木耳50克，麻油25毫升，糯米100克。

【做法】将黄花菜洗净，用沸水煮透捞出。水发黑木耳切成丝。糯米淘洗干净入锅，加水1 000毫升，置火上熬煮至米粒开花，加入猪瘦肉末、黄花菜、黑木耳丝、精盐、味精、麻油，再稍煮即成。

【特点】清淡爽口。

【功效】利尿消肿，清热明目，强肾益气，健脑提神。

△菊花鲈鱼羹

【用料】菊花1朵，鲈鱼1条，黄酒、精盐、葱段、生姜片、胡椒粉、植物油各适量。

【做法】将菊花取瓣洗净。鲈鱼去鳞、鳃、内脏，洗净后放入锅中，加入黄酒、精盐、葱段、生姜片、植物油和水适量，煮至鲈鱼肉熟烂，拣去葱、生姜，撒上菊花瓣和胡椒粉，稍煮即成。

【特点】汤鲜味美，鱼肉熟烂。

【功效】健脾开胃，清热明日。

△菟丝饼子

【用料】菟丝子5克，面粉250克，素油200克，食盐3克。

【做法】①将菟丝子拣去杂质，洗净，放入沸水锅内煮熬1小时30分钟，去渣，留取汁液。②将面粉倒在案板上，加入食盐，并用菟丝子煎液拌匀面粉；若汁液不够，则另加清水适量，揉成面团，擀成薄

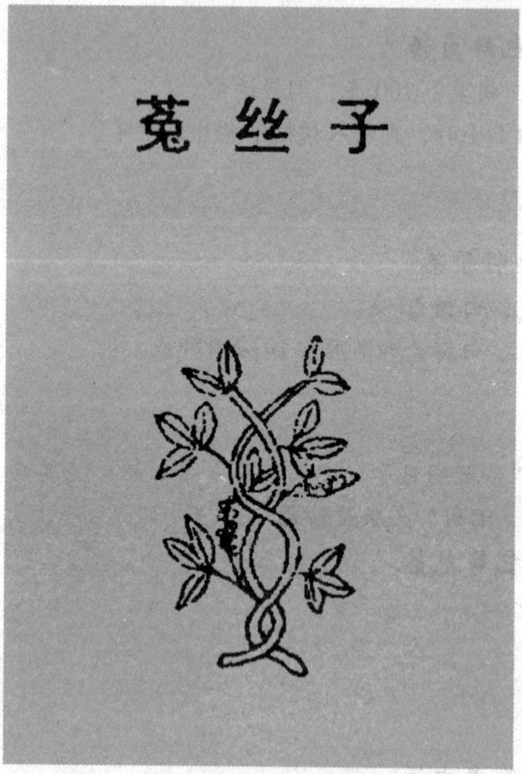

菟丝子图，选自《本草纲目》

片，加入素油，制成直径3厘米、厚1厘米的饼子。③将素油倒入锅内，烧至八成熟时，将饼子放入煎炸至两面金黄色即成。

【食法】每日早、晚以粳米粥送下更佳。大便结燥者忌食。

【功效】补坚益精，养肝明目。适用于目昏、耳鸣、阳痿、遗精、腰膝酸软、尿频余沥、先兆流产、胎动不安等症。

聪耳健齿

△百合散

【用料】百合90克。

【做法】晒干，研成粉末。

【食法】用温水冲服。每服9克，早晚各服1次。

【功效】可防听力衰退。

【说明】《千金方》记载，用百合散可防治耳聋、耳痛。

△猪耳朵汤

【用料】猪耳朵1个，钩藤根10克，调料适量。

【做法】上料洗净后加水炖煮，猪耳朵烂熟后，和以调料即可。

【食法】吃猪耳朵，喝汤。

【功效】可改善听力。

【说明】这是彝族的民间单方。

△金银花粥

【用料】金银花30克，粳米50克，白糖适量。

【做法】将粳米淘洗干净，放入锅中，加水适量，小火煮至将熟时加入洗净的金银花，煮沸，加入白糖即成。

【特点】花香粥稠。

【功效】清热解毒，降脂降压，聪耳明目。

△蜂蜜桑葚膏

【用料】桑葚1 000克，蜂蜜300克。

【做法】①桑葚除去杂质，洗净，放入锅内，加水适量，置武火上烧沸后，转用文火煎煮30分钟，滗出煎液。如此煎熬3次，将3次煎液合并，过滤，加入蜂蜜。②将煎液与蜂蜜放入锅内，拌匀，置武火上烧沸后，转用文火煎熬至稠状时，停火，晾凉装罐即成。

【食法】早、晚空腹时食用，每次1汤匙，温开水送下。脾胃虚寒作泄者禁食。

【功效】补肝、益肾。适用于肝肾阴亏、消渴、便秘、目暗、耳鸣、瘰疬、关节不利等症。

△荷叶糖

【用料】荷叶150克，白糖500克。

【做法】①将荷叶挑选干净，洗净，切成2厘米见方的块儿，放入锅内，加水适量，置武火上烧开后，改用文火煎煮30～40分钟，滗出汁液。②将汁液过滤，将汁液置锅内，加入白糖拌匀，置文火煎熬至稠，起丝状，不粘手时，停火。③将糖倒在涂有素油的盘子中，摊平，用小刀划成小块儿即成。

【食法】每日食3次，每次2～3块儿。

【功效】清暑利湿，升发清阳。适用于干咳无痰、喉痛、音哑、骨蒸劳热、衄血、目赤、牙痛等症。

益智健脑

△桂圆鸡片

【用料】鸡脯肉300克，桂圆肉30克，小白菜50克，调料适量。

【做法】将鸡脯肉洗净切片，用蛋清、精盐、料酒、味精、胡椒粉、豆粉等调匀浆好，在油温五六成热时先炒一下。洗净的小白菜也用油炒一下，随即与鸡片、桂圆肉加调料翻炒若干遍即可。

【食法】佐餐。常服。

【功效】益脑养神，增强记忆，是脑力劳动者的滋补品。

【说明】桂圆是补虚益脑的佳品。李时珍有言："食品以荔枝为贵，而滋益则龙眼为良。"龙眼就是桂圆。能防治神经衰弱、脑力不济的桂圆膏，在海内外享有美誉。

△党参五味子茶

【用料】党参15克，五味子5克，绿茶3克，蜂蜜适量。

【做法】党参、五味子加水煎约15分钟，加入绿茶、蜂蜜，再煎3分钟即可。

【食法】一日3次温服。

【功效】振奋精神，增强记忆，夏日易困乏者更适用。

【说明】党参有补中益气、健脾养血的功效。药理研究表明，党参对神经系统有兴奋作用。医家认为，其作用与人参相近，力稍逊。

△红枣金针菇汤

【用料】红枣100克，金针菇100克，调料适量。

【做法】将上料装入有盖炖盅之中，上笼蒸约1小时即可。

【食法】隔日服用1次。

【功效】益智健脑，增强机体抵抗力。

△龟肉百合汤

【用料】乌龟1只（约500克重），百合100克，红枣50克，冰糖适量。

【做法】先将乌龟放入盆内，加约40度的热水，使其排尽尿，然后宰去头、足，除去内脏，洗净，将龟肉切成小块儿，用清水煮一会儿，再加进百合、红枣，炖至龟肉烂熟，加冰糖再炖一下即可。

【食法】吃肉、枣、百合，喝汤。

【功效】养血安神，健脑益智。

【说明】龟肉可益阴补血。《名医别录》云，龟壳“以作汤良，益气滋智”。据此，宜将龟的上下甲一起煮汤。

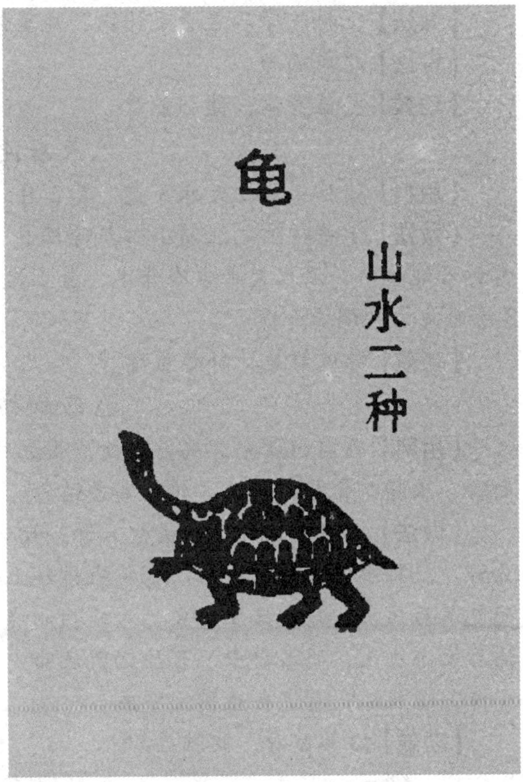

龟图，选自《本草纲目》

△玉米绿豆羹

【用料】玉米50克，绿豆50克，白糖适量。

【做法】玉米、绿豆先用凉开水浸泡30分钟，然后煮沸，再以文火煮约30分钟，加白糖即可。

【食法】随意服，常服。

【功效】养神补脑，并防暑热。

△猪肚莲子

【用料】猪肚（猪胃）1只，莲子150克，调料适量。

【做法】莲子去芯，用米酒浸一夜，猪肚洗净后，将莲子放入猪肚内，加水适量及调料，炖熟，取出莲子晒干。

【食法】先将猪肚及汤分数次吃完，以后每天细嚼10粒莲子。

【功效】增强记忆，健脾开胃。

△甜煮金橘

【用料】金橘30个，红糖60克。

【做法】在金橘皮上纵着切几刀，稍煮一下后，过凉水。控出水分后，取出金橘子（把金橘从上往下压，金橘子就会出来）。再把金橘与红糖、水煮开即可。

【食法】随意食用。

【功效】提高智力。

△桂圆红枣乳鸽汤

【用料】桂圆肉20克，红枣4枚，乳鸽1只，调料适量。

【做法】上料洗净后置于瓦钵内，炖至鸽肉酥烂即可。

【食法】吃肉喝汤。

【功效】补益身体，健脑益智。

△天麻炖猪脑

【用料】猪脑4副，天麻8克，姜2片。

【做法】①将猪脑之红筋小心挑除净，洗净后隔去水分。②将猪脑、天麻及姜片放入炖盅内，注入大半盅冷开水，盖上盅盖，用砂纸封口，放沸水锅中，隔水炖3小时左右，调味即成。

【功效】味道鲜美，补脑益智。

△西红柿鱼排

【用料】鱼肉500克，鸡蛋2枚，西红柿酱100克，面包屑50克，白糖10克，面粉、米醋、食盐、料酒、植物油各适量。

【做法】①将鱼肉洗净，去皮、骨，切为排骨状，加食盐、料酒拌匀，放置10分钟。②将鸡蛋去壳，搅匀。③将鱼排粘上一层面粉，再拖挂一层蛋液，两面匀粘面包屑后压实。④沙锅上中火，入植物油烧至六成热，下鱼排炸呈金黄色捞出，沥油后切小块儿，码入盘中。⑤原锅留底油少许，加入西红柿酱、白糖、米醋和清水少许，炒至红亮时浇在鱼排上即成。

【功效】滋养健身，健脑益智。

△核桃草鱼头

【用料】草鱼头2个（约1 500克），核桃仁150克，首乌15克，天麻6克，姜15克，葱15克，精盐5克，胡椒粉3克，味精2克，料酒25克，猪油100克，冬笋60克，豌豆尖60克。

【做法】①将核桃仁用开水泡涨，去皮洗净；首乌、天麻洗净；鱼头去腮洗净，下颚劈开，顶部不劈；冬笋切成两半，顺切成2厘米厚的片；姜洗净拍破，葱切成段；豌豆尖洗净。②锅置火上入猪油，待油热时下姜、葱煸出香味，入水约2 500毫升，再放鱼头、核桃仁、首乌、天麻、冬笋、料酒、精盐及胡椒粉，用武火烧开，撇去浮沫倒入沙锅内，改用小火烧至鱼头熟时，下豌豆尖。③拣出葱、姜、首乌不用，调入味精即可。

【功效】补肾平肝祛风。脑力劳动者常食可益智健脑

△太阳肉

【用料】猪肉（肥三瘦七）50克，鸡蛋1枚，酱油、食盐、芝麻油、葱姜末、味精、湿淀粉各适量。

【做法】①将猪肉剁如泥，加少许清水及葱姜末、食盐、味精、湿淀粉、酱油共搅匀。②盘内涂少许芝麻油，摊入调匀的肉泥呈凹形。③将鸡蛋去壳，倒入凹陷处，淋上少许芝麻油。④盘入屉，蒸熟即成。

【功效】健脑益智，预防营养不良。

抗老防衰

△血糯山药粥

【用料】血糯米100克，鲜山药100克，红糖150克。

【做法】上料煮成粥。

【食法】常服。

【功效】抗衰益寿。

△蚕豆炖牛肉

【用料】鲜蚕豆250克，瘦牛肉500克，调料适量。

【做法】上料加水炖至牛肉烂熟。

【食法】隔1~2日服1次，连服数次。

【功效】增强体质，延缓衰老。

△莲藕栗子排骨汤

【用料】莲藕200克，栗子200克，猪排骨600克，调料适量。

【做法】上料洗净切碎后放入瓦罐内，炖至莲藕与排骨酥烂即可。

【食法】常服。

【功效】强筋活络，可防骨质疏松、腰腿乏力。

【说明】《本草经疏》云，莲藕"熟者甘温，能健脾开胃，益血补心"。

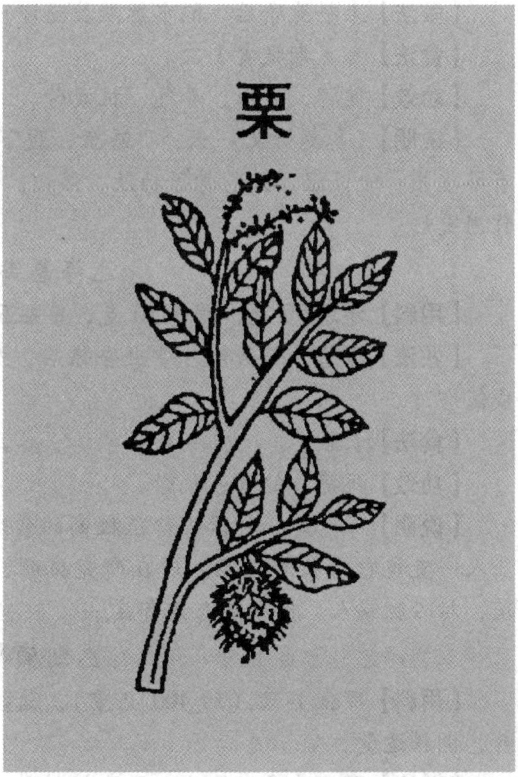

栗图，选自《本草纲目》

△椰子银耳红枣鸡

【用料】鸡1只，鲜椰子1个，银耳3朵，红枣6枚，生姜3片，调料适量。

【做法】取出椰肉、椰汁，鸡洗净斩块，放入椰壳加浸透的银耳和去核红枣，再放上生姜、调料，隔水蒸至鸡块烂熟。

【食法】随意服用。

【功效】益肺生津，养颜润肤，抗老延年。

△大蒜酒

【用料】大蒜200克，白酒600

毫升，白糖200克。

【做法】大蒜除去蒜衣，放入高压锅内蒸20分钟后浸泡于白酒中，同时加白糖，浸泡1个月即可。

【食法】取大蒜酒5毫升，加浓缩果汁30毫升或凉开水200毫升搅匀饮用。每日1次。

【功效】强精壮体，抗菌除虫，排毒洁肠，改善睡眠。

【说明】古罗马的医生普尼西认为，大蒜能治疗从伤风、溃疡到痔疮、蛇咬等多种疾病。现代的印度医家发现，大蒜是预防心脏病的良药。20世纪90年代召开的大蒜国际会议上，200名科学家再次肯定，大蒜可预防和减少多种癌症。在地中海国家，人们一向视大蒜为益寿延年的健康食品。

△豆腐皮黑豆汤

【用料】豆腐皮50克，黑豆50克，调料适量。

【做法】原料洗净后加水煮汤，黑豆熟烂即可。

【食法】长服。

【功效】滋养，补虚。

△党参炖黄鳝

【用料】党参15克，鳝鱼500克，调料适量。

【做法】上料洗净后，隔水蒸熟黄鳝即可。

【食法】可定期服食1次。

【功效】健脾、益血、养气、抗疲劳。

【说明】《本草衍义》云："鳝鱼，腹下黄，世谓之黄鳝。"中医学认为，黄鳝有补虚损、除风湿、强筋骨等功效。俗谓"小暑黄鳝赛人参"，故夏天的黄鳝补益作用更好。

△洋葱番茄饭

【用料】洋葱50克，蒜头10克，番茄50克，粳米100克，调料适量。

【做法】洋葱、蒜头切片炒出香味后，加入切好的番茄、大米、调料和水，煮成饭即可。

【食法】长服。

【功效】抗癌、健胃、抗老。

【说明】洋葱是一种医疗价值极高的食物，古代欧洲人视它为护身符，保加利亚人一直视它为长寿食品。现在研究证明，洋葱能防治血栓、降低血压、消炎杀菌，对心脏病人、糖尿病人都有益。

△绍酒甲鱼

【用料】甲鱼1只（约400克重），猪瘦肉100克，冬菇6只，绍兴酒150毫升，调料适量。

【做法】甲鱼洗净切块儿，用油煸炒片刻，盛于瓦钵内，加调料、猪肉片、绍兴酒，清蒸40分钟，然后放上冬菇，再蒸30分钟即可。

【食法】分次饮服，每次不可多食。

【功效】滋阴、活血、防衰。

△少林长寿粥

【用料】小米900克，粳米300克，花生仁150克，杏仁15克，红枣20枚，山楂70克，豇豆20克，冰糖300克。

【做法】杏仁浸泡后，去皮、尖，红枣去核，其余洗净。将花生仁、豇豆、杏仁煮约40分钟，加入粳米、小米，用文火煮成粥。再加冰糖，待糖融化，投入红枣、山楂，煮4分钟即可。

【食法】每日中午吃。年老体弱者可少服（如半碗），年轻体壮者可多服（如1碗）。

【功效】补脾益肾，延年抗老。

△海带豆腐汤

【用料】海带（水发）200克，豆腐2块，调料适量。

【做法】海带洗净切成丝后，将豆腐切小块儿加调料与水煮汤。

【食法】长服。海带与豆腐亦可凉拌。

【功效】可预防心血管疾病、癌症等。

益肾壮阳

△大蒜炒生姜

【用料】大蒜头2瓣，生姜25克，调料适量。

【做法】上料共炒。

【食法】佐餐用。日服1次，连服10天左右。

【功效】改善性能力。

【注意】大蒜头和生姜必须配合在一起使用。感冒及胃溃疡患者不可用此法。

△花生芝麻炖猪肾

【用料】花生15克，芝麻15克，猪肾（腰子）1个，调料适量。

【做法】猪肾洗净切片，与花生、芝麻用油、盐等调料共炒至熟即可。

【食法】睡前趁热服用，连服7天。

【功效】改善性功能。

【说明】猪肾可治肾虚腰痛、遗精、耳聋等症。花生、芝麻有补中益气和防虚劳作用。民间用以改善性能力。

△鸡睾丸泡酒

【用料】雄鸡（土鸡）1只，白酒适量。

【做法】雄鸡宰杀后立即取出睾丸，泡入白酒中，然后取出，焙烤至黄色即可。

【食法】以酒送服或蘸酱服之，隔日服1次，连服数次。

【功效】改善和增强性能力。

△松蛋汤

【用料】松花粉3克，鸡蛋1只，白糖适量。

【做法】鸡蛋去壳，打入清水中煮熟，加白糖和松花粉拌匀。

【食法】吃蛋喝汤，每天睡前服。

【功效】改善性能力。

△猪脊髓甲鱼汤

【用料】猪脊髓200克，甲鱼1只（约500克），调料适量。

【做法】将甲鱼用沸水烫死，揭去甲壳，除去内脏、头、爪，洗净后切块儿，加调料炖至甲鱼肉酥烂，再将洗净的猪脊髓与甲鱼一起煮熟即可。

【食法】一日吃完。可吃数次。

【功效】可改善性功能和增加精子的数量。

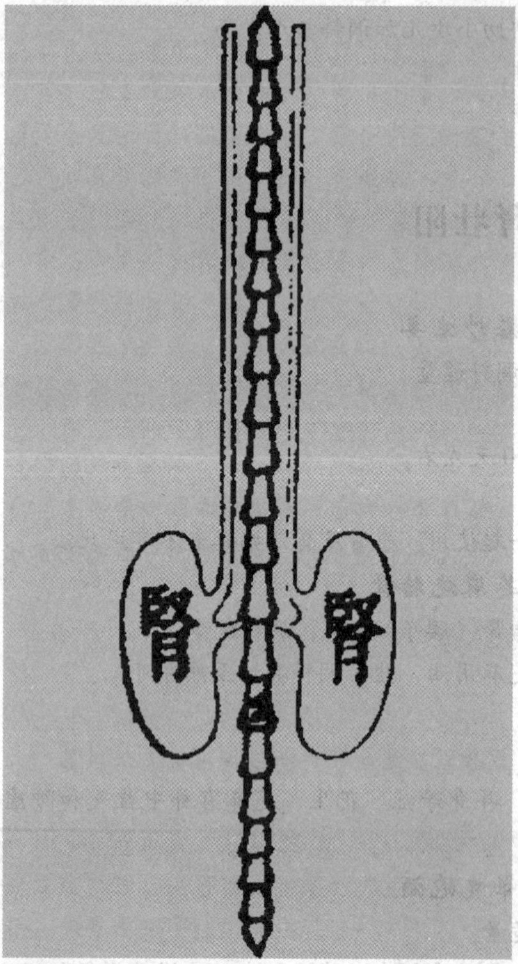

明代张介宾《类经图翼》脏腑图中的肾脏图

【说明】《随息居饮食谱》认为，猪脊髓“补髓养阴，治骨蒸劳热，带浊遗精，宜为衰老之馔”。《日用本草》认为，甲鱼“补劳伤，壮阳气，大补阴之不足”。两相结合，更有益于改善性能力。

△瘦肉皮蛋粥

【用料】猪瘦肉50克，松花蛋1个，粳米50克，精盐、味精、鲜汤各适量。

【做法】将猪瘦肉洗净，放入锅中，用旺火煮沸，再转用小火煮20分钟，撇去浮沫，捞出猪肉切成小丁。松花蛋去壳切成末。粳米淘洗干净，放入锅中，加入鲜汤和水适量，用旺火烧开后转用小火熬煮成稀粥，粥稠后加入精盐、味精、猪肉丁和松花蛋末，稍煮即成。

【特点】粥香滑爽，咸鲜味美。

【功效】除烦清热，滋阴清热，益血添精。

△酒服苦瓜籽

【用料】苦瓜籽适量，黄酒适量。

【做法】将苦瓜籽炒熟，研成细

末，装瓶备用。

【食法】每服5克，用黄酒送服。常服。

【功效】改善性能力。

【说明】苦瓜的适应性极强，只要有依附物，就会“遂抽百尺条，开花寄树梢”。它有明目解毒功能。民间认为可壮阳。医学家发现它有避孕功能。

△黄酒白糖冲鸡蛋

【用料】黄酒30毫升，白糖15克，鸡蛋2个。

【做法】将鸡蛋打碎搅匀，与酒糖合在一起，用滚开水冲调，蛋熟即可。

【食法】每天早晨服1次。

【功效】改善和增强性能力。

△枸杞肉丝

【用料】枸杞子100克，猪瘦肉500克，熟青笋100克，猪油100克，食盐12克，白糖6克，味精3克，绍酒3克，芝麻油15克，水豆粉30克，酱油10克。

【做法】①猪瘦肉洗净，片去筋膜，切成长7厘米的丝，用水豆粉勾芡；青笋切成同样长的细丝；枸杞洗净待用。②将炒锅烧热，用油滑锅，再放入猪油，将肉丝、笋丝同时下锅划散，烹入料酒，下入白糖、酱油、食盐、汤、味精搅匀，投入枸杞，颠翻几下，淋入芝麻油推匀，起锅即成。

【功效】滋肝补肾，抗老强身益寿。适用于体弱乏力、贫血昏花、视物模糊、肾虚阳痿、腰痛等。

△京葱煮海参

【用料】已发海参12两，腩排0.5斤斩件，京葱3条，蒜肉8粒，姜2片，葱1条。生抽1汤匙，生粉半茶匙，油2汤匙（腌料）。蚝油2汤匙，生抽1茶匙，糖半茶匙，盐1/4茶匙，麻油及胡椒粉各少许，水2杯半（调味）。生粉1/3茶匙，水2汤匙（芡）。

【做法】①腩排洗净抹干，腌10分钟。京葱洗净，斜刀切短度。海参洗净切件。②油1汤匙，爆香姜1片、葱1条，加水2杯，酒半汤匙煮滚，下海参煨煮5分钟，捞起沥干水。姜葱不要。油3汤匙，爆香姜1片，下蒜肉爆片刻，下腩排、海参又爆片刻，赞酒半汤匙，加调味煮滚，慢火煮15分钟，海参入味、腩排软熟，下京葱煮滚，勾芡上碟。

【功效】京葱有杀菌作用。海参能补肾壮阳、通肠润燥，提高机体免疫力、抑制癌细胞生长。

△砂锅炖牛肉

【用料】瘦牛肉500克，胡萝卜2~3根，洋葱头1个。番茄酱、酱油、食盐各适量。

【做法】①牛肉切成小方块儿，胡萝卜切成滚刀块儿，洋葱头切成碎块备用。②将牛肉放入砂锅内，并加适量清水炖煮至软烂。放入胡萝卜、食盐、酱油、番茄酱，再炖至胡萝卜熟透，加入洋葱葱头块，炖至葱头发出香味，即可起锅食用。

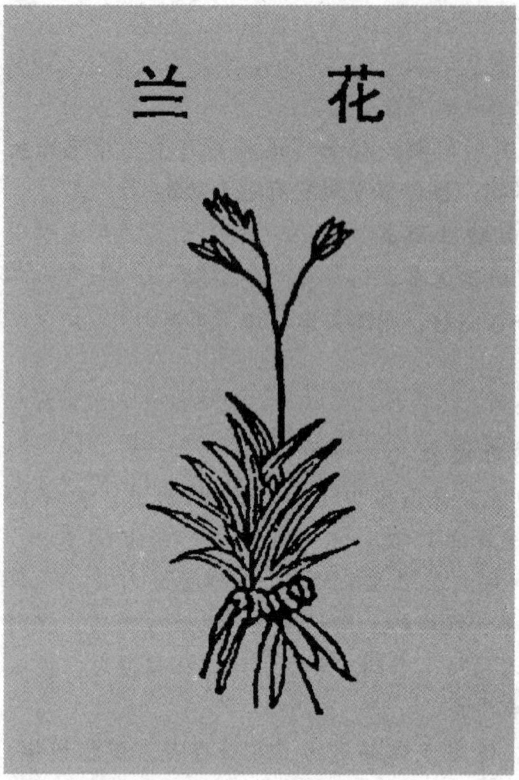

兰花图，选自《本草纲目》

【功效】肉味浓醇，咸味适当，鲜而不腻，补气养血，益肾壮阳。

△兰花汆丸子

【用料】鲜兰花5克，猪瘦肉400克，芡实5克，莲子5克，鸡蛋60克，精盐3克，味精2克，姜末5克，葱末10克，白胡椒面1克，香油5克，鸡汤适量，湿淀粉10克，猪油10克，料酒10克。

【做法】①将兰花洗净控干，放在盘内；芡实、莲子研粉；猪肉去筋膜，用刀背砸成细泥置盆内，用鸡汤、葱、姜水调制成糊，加芡实、莲子粉及精盐、味精、料酒、猪油、蛋清、湿淀粉搅匀成馅儿。②锅中注入适量水，将肉馅儿挤成丸子放入锅中，再移至火上烧开，去浮沫离火。③取另一锅注入清汤，烧沸后加精盐、味精及白胡椒面去浮沫，并将汆好的丸子捞入锅中，淋入香油，撒上兰花，随意食用。

【功效】益肾助阳。

△归芪蒸鸡

【用料】炙黄芪100克，当归20克，仔母鸡1只（约1 500克），绍酒30克，味精3克，胡椒粉3克，食盐3克，生姜适量，葱适量。

【做法】①将仔母鸡宰杀后，退净毛桩，剖腹去内脏，洗净，剁去爪，放入沸水焯透捞出，放凉水内冲净，沥净水分；当归洗净，视其块头大，顺切几刀；生姜、葱洗净后，姜切成大片，葱剖开，切成长段待用。②将当归、炙黄芪由鸡的裆部装入腹内，然后放入盖子内（腹部向上），摆上姜片、葱段，注入清水，加入食盐、绍酒、胡椒粉，用湿棉纸将盖子口封严，上笼用沸水旺火蒸约2小时取出。③揭去盖子口的棉纸，拣出姜片、葱节，加入味精调味即成。

【功效】补气生血。适用于气血虚亏、面色萎黄、精神不振、产后失血等症。

△枸杞肉丝

【用料】枸杞子100克，猪瘦肉500克，熟青笋100克，猪油100克，食盐12克，白糖6克，味精3克，绍酒3克，芝麻油15克，水豆粉30克，酱油10克。

【做法】①猪瘦肉洗净，片去筋膜，切成长7厘米的丝，用水豆粉勾芡；青笋切成同样长的细丝；枸杞洗净待用。②将炒锅烧热，用油滑锅，再放入猪油，将肉丝、笋丝同时下锅划散，烹入料酒，下入白糖、酱油、食盐、汤、味精搅匀，投入枸杞，颠翻几下，淋入芝麻油推匀，起锅即成。

【功效】滋肝补肾，抗老强身益寿。适用于体弱乏力、贫血昏花、视物模糊、肾虚阳痿、腰痛等。

△菠萝鸡片

【用料】鸡脯肉300克，菠萝罐头150克，香菇15克，水发玉兰片15克，火腿15克，豆苗适量，鸡蛋清1个，清汤150毫升，味精适量，料酒6克，鸡油6克，湿玉米粉6克，食盐适量。

【做法】①将鸡脯肉去皮、筋，洗净，切成片，用鸡蛋清、料酒、味精、盐少许浆上；把香菇、兰片、火腿也切成片，然后将鸡片用温油滑开，将香菇、兰片、火腿一同下锅，稍滑一下，即倒入漏勺内，滗去油。②灶上另起一锅，加油少许，放清汤，加入调料，用湿玉米粉勾芡，再将鸡片和配料下锅，加入菠萝、豆苗，淋上鸡油即成。

【功效】清热解暑，生津止渴。适用于炎暑季节作解暑之品，且可用以治疗肾炎、支气管炎以及肠炎腹泻。

△墨鱼羹

【用料】乌贼鱼300克，桃仁10枚，食盐少许。

【做法】①将墨鱼浸泡3~4小时，去乌贼骨、内脏，洗净。②将桃仁除去杂质，洗净，放入锅内，将洗净的墨鱼放入锅内，加水适量。③将锅置武火上烧沸后，改用文火煮熬至粑烂即成。

【食法】早、晚空腹或佐餐食用，食用时，加食盐少许。月经正常者忌食。

【功效】养血滋阴。适用于血虚闭经、崩漏带下等症。

△何首乌煨鸡

【用料】制首乌30克，母鸡1只，食盐适量，生姜适量，料酒适量。

【做法】①将制首乌研成细末，备用。②将母鸡宰杀后，去毛桩和内脏，洗净；用布包制首乌粉，纳入鸡腹内，放瓦锅内，加水适量，煨熟。③从鸡腹内取出制首乌袋，加食盐、生姜、料酒适量即成。

【食法】吃肉、喝汤，每天服2次。

【功效】补肝养血，滋肾益精。适用于血虚、肝肾阴虚所引起的头昏眼花、失眠、脱肛、子宫脱垂等症。

防癌抗癌

△草菇鸡肉汤

【用料】鲜草菇150克，鸡肉100克，黄酒、精盐、生姜片、味精、花生油、鲜汤各适量。

【做法】将鲜草菇用冷水浸泡，洗净，切成片。鸡肉洗净，切成小块儿。在煮锅里放入鲜汤，旺火烧沸，下鸡肉块、草菇片、黄酒、生姜片，烧煮入味，再放入花生油煮沸、加入味精、精盐调味，起锅装碗即成。

【特点】汤鲜味美。

【功效】滋补养血，防癌抗癌。

△甲鱼糯米粥

【用料】甲鱼1只（重约500克），糯米100克，鲜汤1 000毫升，精盐、黄酒、麻油、胡椒粉、葱花、生姜块各适量。

【做法】将甲鱼宰杀，去头、硬盖、尾及爪尖，弃肠杂，洗净，剁成小块儿，在开水锅中略煮一下捞出，用刀慢慢地刮去黑皮，再清洗1遍。另取一锅上火，放入麻油烧热，投入甲鱼块儿，迅速翻炒约3分钟，无血水时加入黄酒、葱花、生姜块儿、鲜汤，用旺火烧开，转用小火炖烂，拣去葱、生姜不用，加入淘洗干净的糯米、精盐，以小火煮成粥，调入麻油、胡椒粉，拌匀即成。

【特点】粥汁稠黏。

【功效】滋补肝肾，益气养血，防癌抗癌。

△洋葱炒牛肉

【用料】洋葱3两。青西椒半个（约3两），牛肉4两，蒜茸、豆豉各1汤匙，姜6小片。生抽3/4汤匙、糖1/3茶匙、生粉1茶匙、油2汤匙（腌料）。蚝油1汤匙，生抽半汤匙，糖、盐各1/4茶匙，麻油及胡椒粉各少许，生粉半茶匙，水3汤匙（芡）。

【做法】①豆豉洗净，略为剁幼。洋葱去衣洗净切件。青西椒去核，洗净切件。牛肉洗净抹干，横纹切薄片，腌半小时，放入将滚之水中烫至半熟，捞起沥干水。②油2汤匙，下洋葱、青西椒炒出香味铲起。油2汤匙，下牛肉、豆豉、蒜茸炒，赞酒1茶匙，加洋葱、青西椒炒匀，勾芡上碟。

【功效】牛肉安中益气、补脾胃、壮腰脚、止消渴。大蒜、洋葱可将血液内的胆固醇降低，减低患心脏病的机会，也有防癌作用。但大蒜、洋葱生吃较熟吃有效。

妇女、儿童保健

△芋头粥

【用料】芋头250克，糯米50克，调料适量。

【做法】将芋头去皮切块儿后与糯米一起加水煮成粥，调入麻油、精盐。

【食法】晚餐服。

【功效】可防产后恶露排出不畅。

【说明】“地炉文火煨悠悠，须臾清香户外幽。剖之忽然眉破愁，玉体如脂粉且柔。”这是前人赞美芋头的诗句。但芋头又是一味良药，能消疬散结。《日华子本草》说，芋头可“破宿血，去死肌”。《本草拾遗》认为，它能“通肠闭，产后煮食之破血”。

△赤豆鲤鱼汤

【用料】赤豆100克，鲤鱼1条（500克左右），陈皮6克，调料适量。

【做法】上料洗净后加水煮至豆烂。

【食法】隔些天服食1次。

【功效】有益于孕妇营养保健。

【说明】《本草新编》认为赤豆“专利下身之水”。与鲤鱼煮汤同食，既可防治因怀孕引起的水肿，又有滋补作用。

△虫草炖紫河车

【用料】冬虫夏草15克，桂圆肉10克，紫河车1个，陈皮1克，盐少许。

【做法】上料洗净后隔水蒸炖3~4小时即可。

【食法】当日服完，可分次服。

【功效】强身体、补气血，用于产后、病后体虚者。

【说明】紫河车为人或动物胎盘的干燥品。紫河车与冬虫夏草都是滋补品，都可在中药店购买。

△白果莲子鸡

【用料】白果15粒，莲子50克，鸡1只，陈皮1克，生姜2片，调料适量。

【做法】白果去壳、去衣、去芯，鸡洗净斩块儿，与莲子等物一同隔水蒸至鸡肉烂熟。

【食法】随意饮服。

【功效】体弱劳倦，面色苍白，带下量多的服之有效。

△鸭血鲫鱼粥

【用料】鸭血100克，鲫鱼150克，粳米100克，调料适量。

【做法】上料洗净后加水煮成粥。

【食法】常服。

【功效】养肝补血，并有一定的防治月经不调功能。

△鱼鳔猪蹄汤

【用料】晒干的鱼鳔15克，猪蹄1只，调料适量。

【做法】鱼鳔与猪蹄加水和调料同炖汤至酥烂。

【食法】吃肉喝汤。每月服3次。

【功效】有益孕妇保健，可防习惯性流产。

【说明】这是白族的民间验方。

△百合红枣粥

【用料】百合10克，红枣10枚，糯米50克，白糖适量。

【做法】先将百合用开水泡一下，以去苦味，后加水与糯米、红枣熬粥。粥熟后加白糖。

【食法】每日1次。

【功效】清虚火，安心神，防失眠，适用于女性更年期保健。

△党参花生红枣汤

【用料】党参20克，花生（连衣）60克，红枣10枚。

【做法】上料加水煮约1小时即可。

【食法】常服。

【功效】补气养血，对女性更有益。

△何首乌煨鸡

【用料】何首乌30克，母鸡1只，食盐适量，生姜适量，料酒适量。

【做法】①将何首乌研成细末，备用。②将母鸡宰杀后，去毛桩和内脏，洗净；用布包制首乌粉，纳入鸡腹内，放瓦锅内，加水适量，煨熟。③从鸡腹内取出制首乌袋，加食盐、生姜、料酒适量即成。

【食法】吃肉、喝汤，每天服2次。

【功效】补肝养血，滋肾益精。适用于血虚、肝肾阴虚所引起的头昏眼花、失眠、脱肛、子宫脱垂等症。

△肥肠阿胶火锅

【用料】阿胶、味精各10克，猪肥肠700克，猪瘦肉、鳝鱼各200克。水发木耳、油菜心、水发粉丝各100克，罐头口蘑、青蒜苗各100克，葱、胡椒粉、姜、料酒、精盐各适量，骨头汤3 000克。

【做法】①阿胶去灰尘；猪大肠清洗干净后，放入开水锅中汆一下，然后再洗一次，切3厘米多长的段；猪瘦肉放入开水锅中汆一下，捞出沥水，片成片；鳝鱼收拾干净后沥干；水发木耳去蒂，洗净沥水；水发粉丝切段沥水；油菜心去老叶老茎，洗净沥水；口蘑切片；青蒜苗切段，拍破，洗净沥水。以上各料装盘待用。②高压锅置火上，下入肥肠、阿胶、姜、胡椒粉、盐、料酒及汤，置大火上烧开，加阀压20分钟，停火降温后倒入火锅中，点火烧开，下味精，便可烫食其他涮菜，也可直接食用。

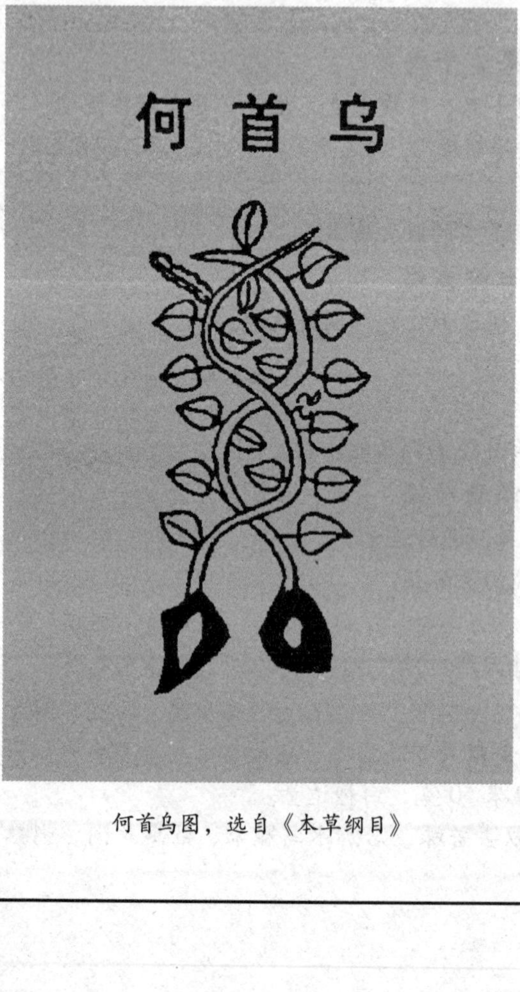

何首乌图，选自《本草纲目》

【功效】浓香可口，软嫩味厚。有补血、滋阴润肺之功效。

△香菇菠菜蛋卷

【用料】鲜香菇50克，菠菜50克，鸡蛋2个，调料适量。

【做法】把鲜香菇洗净切成丝，菠菜洗净后焯一下，捞出切成小段；铁锅里放入适量芝麻油烧热，将香菇、菠菜、调料投入炒拌。把鸡蛋搅匀放入油锅摊平，倒入香菇、菠菜，迅速卷成蛋卷形状即可。

【食法】佐餐用。

【功效】促进发育，增进智力。

△青豆鸡肉面

【用料】生青豆100克，鸡翅肉150克，葱头半个，大蒜1片，细面条150克，调料适量。

【做法】用盐水煮好青豆，熟后去水；鸡肉蒸熟切成丝；葱蒜剁碎。上料用油炒透加调料，拌进煮熟的面条里即可。

【食法】可作主食。

【功效】促进发育，增进智力。

△黑芝麻枣汤

【用料】黑芝麻80克，红枣50克，红糖适量。

【做法】把黑芝麻炒熟研碎，与红枣、红糖煮汤。

【食法】随意服。

【功效】促进发育，增进智力。

【说明】这是日本专家为儿童设计的健身食谱。

△三粉糕

【用料】红薯粉100克，栗子粉100克，玉米粉100克，红糖适量。

【做法】上料用水和成小饼，油煎或蒸熟食之。

【食法】可做零食或主食。

【功效】促进发育，增进智力。

△鲜橙汁

【用料】鲜橙汁2杯。

【做法】自己用甜橙榨汁，亦可购买市售的橙汁。

【食法】每日早晚各饮1杯橙汁，同时减少饮食中的含糖量。

【功效】减少烦躁情绪和暴力倾向。

△莲子粥

【用料】莲子30克，糯米50克，白糖适量。

【做法】莲子去芯，洗净，加水与糯米煮烂成粥，再加白糖调和。

【食法】常服。

【功效】清暑、解热、健脾。

【说明】有益于小儿安度夏日和预防“夏季热”。

中老年人保健

△红枣炖兔肉

【用料】红枣15枚，兔肉150克，调料适量。

【做法】隔水蒸熟。

【食法】常服。

【功效】益胃补血。

【说明】中医学认为，兔肉有补中益气、凉血解毒的功能。《海上集验方》用以治消渴羸瘦，小便不利。民间认为小儿吃点兔肉，可以不出痘或出痘稀少。

△白糖酸枣汤

【用料】酸枣50克，白糖适量。

【做法】酸枣洗净，加水煮沸后，改用小火煨30分钟，加入白糖即成。

【食法】常服。

【功效】解毒安神。

【说明】《本草汇言》云，酸枣可"敛气安神，荣筋养髓，和胃运脾"。对少眠的老人尤有益。

△葡萄大枣糯米粥

【用料】葡萄干20克，大枣20克，糯米80克。

【做法】上料加水煮粥。

【食法】常服。

【功效】开胃健体，对病后体弱、食欲不振者有效。

【说明】现代研究认为，葡萄可防癌、防心脏病，老年人可以常服。

△大蒜炖猫肉

【用料】大蒜（去皮）50克，猫肉250克，调料适量。

【做法】上料隔水炖熟。

【用法】吃蒜食肉。

【功效】补血、治虚、防风湿。

【说明】本方四季可用，但要用饲养1年以上的猫。《四川中药志》云，猫肉可"治风湿痹痛，散瘰疬结核，补虚劳，消肿胀，疗烫伤火伤"。

△茶叶水煮饭

【用料】茶叶1克，粳米200克。

【做法】将茶叶用1 000克开水冲泡10分钟后滤取茶叶汁，以此汁与粳米煮成饭。

【食法】每日服食1次。

【功效】老人长期食用茶叶水饭，能降低血脂、软化血管、延缓衰老。

【注意】茶叶水浓度不要过高。

△五行青菜汤

【用料】白葡萄适量，红葡萄适量，牛蒡茎叶适量，香菇适量，白萝卜适量。

【做法】上料洗净后加水煎约5分钟即可。

【食法】一日分次服用当茶饮，常服。

【功效】排毒祛斑，促进排便。

【说明】牛蒡为菊科植物，叶含大量抗菌物质。《药性论》云，其“味甘，无毒”“可常做菜食之，令人身轻”。

△银耳百合粥

【用料】银耳5克，百合60克，大米100克，冰糖适量。

【做法】银耳泡发洗净后，加水并放入百合、大米，煮成粥并加冰糖。

【食法】夏日可常服。

【功效】润肺、养胃、和血，对已有肺及气管疾患的人有益。

△附子炖羊肉

【用料】制附子50克，羊肉800克，调料适量。

【做法】附子、羊肉洗净后，加水与调料闷煮至肉烂即可。

【食法】每次可少服食，多次服。

【功效】增强体质，可防腰腿乏力，体温偏低，夜尿频频。

△黑豆牛肉汤

【用料】黑豆150克，牛肉500克，橘皮1块，黄酒、精盐各适量。

【做法】黑豆洗净沥水，先在锅中干炒至熟，再加适量水，放进洗净切好的牛肉块儿、黄酒，用小火焖至酥烂，然后加橘皮、盐，用中火煨至汤浓即可。

【食法】吃肉吃豆喝汤，分次服。

【功效】健身补虚，适宜于年老体弱及有风湿痛者服用。

△绿豆、红豆、薏米汤

【用料】绿豆15克，红豆15克，薏米15克。

【做法】上料清洗后加水煮成汤。

【食法】常服。

【功效】解暑、健胃、排毒。对老年人安度夏季很有助益。

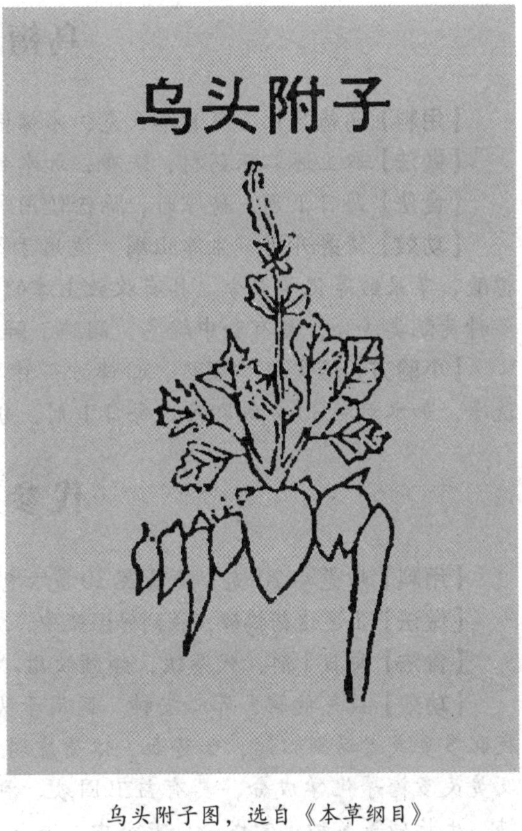

乌头附子图，选自《本草纲目》

九、夏季保健药茶

绿豆茶

【用料】绿豆30克，茶叶9克，红糖适量。

【做法】将绿豆、茶叶洗净。先将绿豆加适量水煮20分钟，加入绿茶、红糖闷10分钟。

【食法】每日1剂，代茶饮。

【功效】清热解毒。适用于流行性感冒。绿豆具有清热解毒、消暑、利水的作用。

【小常识】勿用铁锅煮绿豆：绿豆中含有单宁，遇铁在高温条件下会生成黑色的单宁铁，使绿豆汤变黑，有特殊味道，对人体有害。

乌梅茶

【用料】乌梅5枚，炙甘草5克，冰糖适量。

【做法】取上述二味药材，洗净，加水800毫升，煮沸20分钟，备用。

【食法】每日1剂，待凉时，徐徐饮用。

【功效】清暑开胃、生津止渴。适用于暑天或虚热口渴津少者。乌梅中含有柠檬酸、苹果酸等化学成分。具有收敛生津的作用。甘草中含有甘草酸、甘草次酸及多种黄酮类成分，具有和中缓急、润肺、解毒、调和诸药的功效。

【小验方】治失眠、烦热、心悸方：甘草10克，石菖蒲10克，将上述二味药洗净，加水煎煮30分钟即可，每日1剂，分两次服用。

代参茶

【用料】炒党参20克，炙黄芪30克，炒白术12克，龙眼肉15克。

【做法】上述诸药捣碎，放到保温瓶中，加入适量开水，加盖闷25~30分钟即可。

【食法】每日1剂，代茶饮，频频饮用。

【功效】益气健脾，养心安神。适用于头昏、面色萎黄、饮食欠佳、四肢乏力、夜寐多梦或者动则心悸，如贫血、体质虚弱、神经衰弱等症。黄芪中含有黄芪甲甙及黄芪多糖等化学成分，具有益卫固表、利水消肿等作用。党参中含有皂甙、多糖、生物碱等多种化学成分。有补中、益气、生津功效。龙眼肉为无患子科植物龙眼的假种皮，含有葡萄糖、蔗糖、有机酸等化学成分，具有益心脾、补气血、安神的作用。

四君子茶

【用料】人参6克，白术9克，茯苓9克，炙甘草3克，蜂蜜适量。

【做法】上述诸药研成粗粉，放入暖瓶中，加入开水，盖闷25～30分钟即可。

【食法】每日1剂，频频饮用。

【功效】益气强身，健身养胃。适用于身体虚弱、全身倦怠乏力、面色苍白等症。人参中含有人参皂甙、人参多糖等化学成分，具有大补元气，固脱生津、安神的作用。白术中含有苍术醇等化学成分，具有补脾、益胃、燥湿、和中的功效。

【小资料】人参按加工方法分成红参类、糖参类，生晒参类及其他类4种。可根据不同的需要和人的体质选用不同种类的人参。

首乌丹参茶

【用料】何首乌25克，丹参25克，蜂蜜适量。

【做法】将何首乌、丹参二味中药研成粗粉，用纱布包好，置保温瓶中，加入开水闷泡30分钟，加入蜂蜜少许即可。

【食法】每日1剂，代茶频饮。

【功效】益肾补肝、活血祛淤。适用于冠心病、高脂血症、慢性肝炎、早期肝硬化等疾病，具有抗衰老作用。何首乌中含有磷脂、大黄酚等羟基蒽醌类化学成分，具有补肝、益肾、养血、祛风的功效。丹参中含有丹参酮、丹参素等化学成分，具有活血祛淤、安神宁心的作用。

甘枣茶

【用料】生甘草10克，大枣20克，冰糖适量。

【做法】将上述二味药材用沸水闷泡30分钟即可。

【食法】每日1剂，代茶饮用。

【功效】健脾、消暑、防病。大枣中含有蛋白质、糖类、有机酸、黏液质、维生素A、维生素B_2、维生素C及微量铁、磷、钙等，具有补脾和胃、益气生津、调营卫、解药毒的作用。

【使用注意】宜少量、间歇饮用，肥胖和高血压患者不宜饮用。

【小资料】茶是世界上优良饮料之一，我国茶叶品名繁多，归纳起来有红茶、绿茶、花茶、乌龙茶等，据报道茶叶中含有300多种化学成分，这些成分对人体防病治病有着重要作用。

菊花茶

【用料】干菊花5枚，冰糖适量。

【做法】用适量开水闷泡25～30分钟。

【食法】每日1剂，代茶常饮。

【功效】祛风清热、解毒、明目。菊花中含有挥发油、菊甙等化学成分，对金黄色葡萄球菌、多种致病杆菌及皮肤真菌有一定抗菌作用。此款茶适用于暑热、风寒头痛、低热者。

【资料】菊花为菊科植物菊的头状花序，目前市场销售菊花商品有：①白菊。花序绝大部分为白色舌状花，主产安徽亳县，称亳菊，品质最佳。②滁菊。舌状花，白色，主产于安徽滁县，品质亦佳。③贡菊。主产安徽歙县，亦称徽菊。④杭菊。分为杭白菊和杭黄菊，产于浙江，质量一般。

银甘茶

【用料】金银花、甘草各5克，冰糖适量。

【做法】将两药用适量水泡上片刻，入沙锅中煎煮10分钟，加适量冰糖饮用。

【食法】每日1剂，待茶汤饮至三分之一时，加添开水再饮。

【功效】清热解毒，和中缓急。适用于急慢性咽喉炎，夏季皮肤易生疖痱者。金银花中含有木樨草素、肌醇、绿原酸、皂甙等化学成分，具有清热、解毒的作用。

【小验方】①取金银花10克，麦门冬10克，胖大海4枚，洗净加入开水闷泡30分钟，频频代茶饮。用于急性咽炎、扁桃体炎等症。②治咽喉肿痛：取甘草、薄荷、桔梗各3克，加水煎煮20分钟，频服。

麦门冬茶

【用料】麦门冬15克（约2匙），冰糖适量。

【做法】先将麦门冬用水洗去浮灰，再用适量开水浸泡30分钟，最好用保温杯，使其有效成分更易浸出。

【食法】每日1剂，常饮，随喝随添加开水。

【功效】滋阴润肺，清心除烦。麦门冬中含有甾体皂甙等化学成分，对多种细菌有抑制作用，具有养阴润肺、清心除烦、益胃生津的作用。此方用于慢性支气管炎、咽喉炎等症。

【使用注意】大便常稀者不宜多用。

十、夏季养生野菜

夏日阳光灼灼，雨水沃沃。光照雨润，万物茁壮，野菜也长得枝繁叶茂，鲜嫩可爱。人们所到的避暑消闲之处，往往就是茂盛野菜竞相生长的地方。看着野菜翠绿欲滴，凉意顿生。采食野菜，更爽心身。

《诗经》云："七月流火……采蘩祁祁"。三千多年前的古人尚知采蘩（野菜之一的白蒿）以清暑，今人更知野菜的价值，人们何不到自然采而食之。"时挑野菜和根煮，旋斫生柴带叶烧。"也是说，采野菜野炊，这可是别有一番情趣的。现将以下几种夏季可采的野菜介绍给你们，供您参考。

夏采车轮菜，补血明目胜菠菜

车轮菜为车前草科植物车前的嫩叶。又名猪耳草、饭匙草、猪肚菜、车轱辘菜、田菠菜、朱甜菜、黄蟆叶、打官司草、车前草。

多年生草本，其叶从根生出，数匹叶呈辐射状排列，宛如车轮，故名车轮菜。穗状花序长为花茎的1/3～1/2，花期5～9月。果仁称为车前子，果期7～10月。

夏采嫩叶作野菜，每百克嫩叶含蛋白质4.0克、脂肪1.0克、碳水化合物10克、纤维素3.3克、钙309毫克、磷175毫克、铁25.3毫克、胡萝卜素5.85毫克、维生素B_1 0.09毫克、维生素B_2 0.25毫克、维生素C 23毫克。其含铁量居野菜中前列，与鲜菠菜的含铁量25.9几乎相等。所以湖南一带又称为"田菠菜"，其蛋白质、脂肪、碳水化合物三大营养素的含量还大大超过家种菠菜，胡萝卜素的含量是菠菜的一倍，还略高于胡萝卜。所以，可当菠菜吃，可做成车轮菜猪肝汤，补血、明目作用胜过菠菜。

有资料记载，有一位老年夜盲患者，平时头昏眼花，一近黄昏，眼睛就什么也看不见。时值夏天，既无胡萝卜，又无菠菜吃。邻居大娘也曾得过夜盲，是乡间一个老道告诉她常吃车前草煮猪肝。她每周吃三四次，连吃半年就全好了。现在她又向这位夜盲老人介绍，并亲自去庭园采一篮鲜车前草叶送给老人。老人感动不已，立即买来猪肝煮而食之，也像邻居大娘那样，吃半年就痊愈了。

中药学中称车轮菜为车前草，性味甘寒，有利尿、清热的功效。主要用来治疗腹泻，小便不利。

也可用来治疗慢性气管炎和痢疾者。

治疗慢性气管炎方：将车前草制成浸膏片，用车前草水煎，车前草干品60克，煎取100毫升，一日分三次服，治疗慢性气管炎。

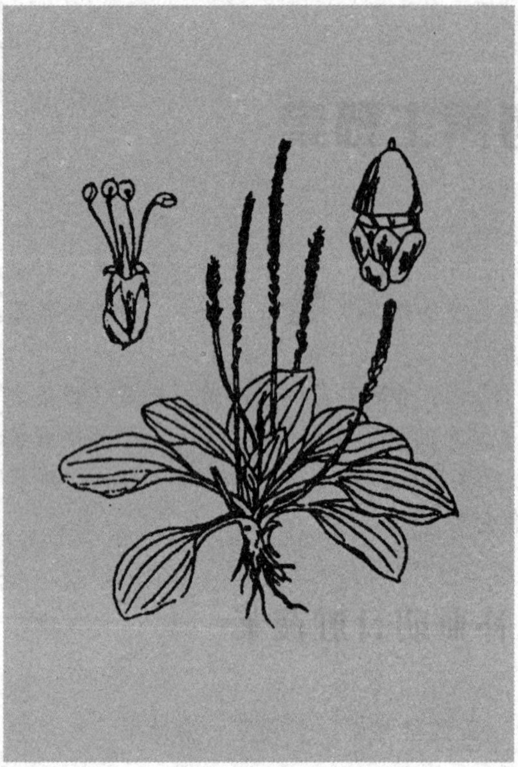

车前草图

车轮菜对治疗急慢性细菌性痢疾有效：用鲜车前草叶500克，加水1 500毫升，煮煎浓缩，取500毫升。每次用服60～120毫升，一日3～4次，连服7～10天。

秋季采车前草的种子，中药学叫车前子。性味甘寒，凡车前草有的作用，车前子都有，而且药效更大。现在主要用来治咳嗽，降血压，治小儿单纯性消化不良，转正胎位，治腹泻。

治咳嗽：无论何种咳嗽，都可在辩证处方中加车前子，可增强止咳祛痰的疗效。也可单用车前子15克水煎服。

治高血压：每日用车前子10～18克水煎当茶饮，连服3～4个月，治疗50例高血压患者，收缩压降到150mmHg以下的23例，舒张压降到90mmHg以下的25例。

转正胎位：孕妇在产前检查，发现胎位异常者称胎位不正。将车前子烘干研成细末，每次白开水送服9克。一周一次。一月后复查。若未转正，可再服1～2次。据报道，68例胎位不正者，转正率达80%以上。

治腹泻：各种急慢性肠炎，主要表现为水泻者用之尤宜。可煎水服，可研末开水送服。

传说宋代大文学家欧阳修患腹泻久不愈，太医院的太医（专为皇帝、大臣治病的大夫）一个个束手无策，什么药都用过了，就是治不好。欧阳修深为此苦恼，便贴一张求医启示在大门上。那些号称名医的人见太医都治不好，无一敢应诊。一天一个乡下来的草医竟揭了告示，给欧阳修几包“面面药”，吃了居然奇迹般地好了。再三叩问其方，原来是车前子研成的药粉。

常食仙鹤草，止血是良药

仙鹤草，为蔷薇科植物龙牙草的全草。又名瓜香草、黄龙尾、金顶龙芽、地仙草、毛将军、毛鸡草、黄花仔、狼牙草。

多年生草本，高50～120厘米。茎直立，全体披白长柔毛。单数羽状复叶，披长柔毛，顶端及中部叶较大，其间夹杂数对小型叶片。总状花序，顶生和腋生，花萼筒状，花瓣为黄色，花期7~9月。瘦果，果期9~10月。

生于荒地、山坡、路旁、草地，我国大部分地区均有分布。

夏秋间采嫩茎叶做菜吃。每百克含胡萝卜素11.20毫克、维生素C 150毫克，还含有蛋白质、碳水化合物、脂肪等其他营养成分。其胡萝卜素的含量是野菜之冠，是家种胡萝卜的3倍，维生素C的含量，也居绿叶菜的前列。

若你需要维生素C，炒食嫩茎叶，不宜久煮，以免维生素C遭到破坏；若你需要胡萝卜素则与肉同煮吃，炖、烧汤均可，随其所爱；若是小儿疳积（慢性消化不良，面黄肌瘦，营养不良，发育迟缓），仙鹤草嫩茎叶与鸡肝或猪肝同煮食。

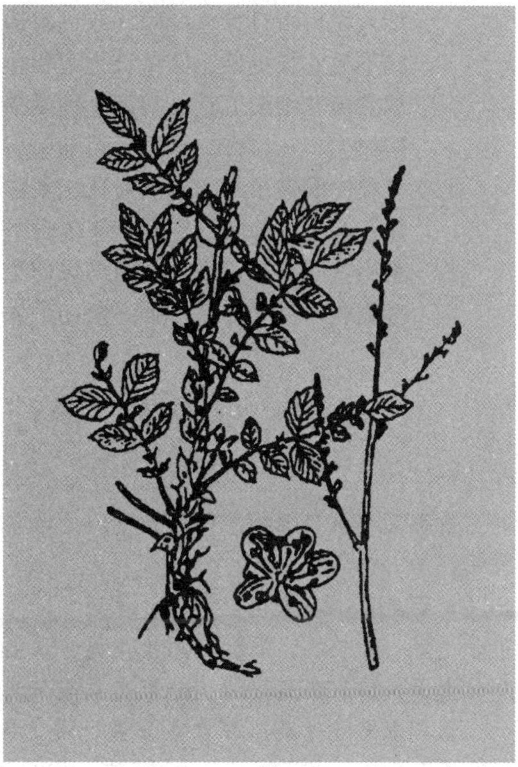

龙芽草图

仙鹤草是中医常用的止血良药。广泛用于各种出血性疾病。中医多用复方，民间则常用单方。单方各地都有：

贵州民间治肺痨（肺结核）咯血，用鲜仙鹤草50克（干品18克）、白糖30克。将仙鹤草捣烂，加冷开水一小碗搅拌，榨取液汁，再加入白糖，一次服完。

四川民间治吐血（胃出血），用仙鹤草50克熬水饮。

广东民间治便血或大便脓血、咯血、吐血、鼻血，用仙鹤草（干品）10~18克，煎水当茶饮。

重庆民间治贫血无力、精神委顿，用仙鹤草（干品）30克、红枣10枚，水煎，一日分数次服。

笔者治血小板减少性紫斑，用上方（仙鹤草、大枣）治疗，每获佳效。后遇过敏性紫斑，也用此方加蝉衣获效。

据报道，用仙鹤草茎叶制成200%的浓缩煎液洗擦阴道，治疗滴虫性阴道炎，每日一次，连续用21天，共治40例，治愈率达92.5%。

还有用仙鹤草根芽（冬春新株萌发前挖取老根上的幼芽）煎水灌肠，治疗滴虫性肠炎，也收到很好的疗效。

治食管癌：食管癌古称噎膈，食饮不能下咽。采鲜茎叶捣取汁，加白糖兑酒少量饮之，据称"十投九效"。

《药镜，拾遗赋》作者曾用上法，"十投九效"，乃作歌以志之（该作者称仙鹤草为石打穿）。歌曰：

谁人识得石打穿，绿叶深纹锯齿边
阔不盈寸长更倍，圆茎枝抱起相连
秋发黄花细瓣五，结实扁小针刺攒
宿根生本三尺许，子发春苗随弟肩
大叶中间夹小叶，层层对比相新鲜
味苦辛平入肺脏，穿肠穿胃能攻坚
采掇茎叶捣汁用，蔗浆白酒佐使全
噎膈饮之痰立化，津咽平复功最先

牛舌菜，治疗便秘可真快

牛舌菜为蓼科植物羊蹄的嫩叶。又名牛舌大黄、败毒菜、牛舌根、猪耳朵、水黄芪。

多年生草本。根粗大黄色。茎直立，高米许。根生叶丛生，有长柄，叶片长如牛舌。茎生叶较小，短柄。总状花穗，顶生。花期4月，果熟期5月。

生于山野、路旁湿地，分布在我国东北、华北、华中、华南、西南各地。

春夏采嫩叶做菜，每百克含蛋白质2.0克、脂肪0.2克、碳水化合物3.0克、纤维素1.2克、胡萝卜素3.23毫克、维生素C 64毫克。

牛舌菜早在唐代《日华子本草》就指出可做菜吃。尤适宜于老年便秘者。便溏和有慢性腹泻者不宜。

其性味甘寒，有清热解毒功效。贵州民间用鲜叶捣烂外敷红肿疮毒。陕西民间治扁桃体红肿，用鲜叶煮汁含漱，可消肿解毒。

四川民间治红眼病（急性结膜炎），采鲜叶贴两太阳穴，干则换鲜叶再贴。牛舌菜根不作菜吃。

江西民间治痔疮出血，用根（鲜）50克、肥猪肉200克，炖至肉极烂，去根，饮肉汤。还可用根磨醋，外搽癣、疥。

夏枯草，散热解毒有奇效

夏枯草为唇形科植物，夏枯草又名铁色草、棒柱头花、大头花、羊肠菜、锣锤草、六月干、棒头柱。

多年生草本。高约30厘米，全株密生细毛，叶对生，叶片椭圆状披针形。轮伞花序，顶生，呈穗状，形如棒柱或锣锤。花冠紫色或白色。花期5~6月。小坚果，果期6~7月。

生于荒地、路旁及山坡草丛中，全国大部分地区有分布。

初夏采嫩茎、叶做菜吃。每百克含蛋白质2.5克、脂肪0.7克、碳水化合物11

克、纤维素1.9克、胡萝卜素3.76毫克、维生素B_2 0.21毫克、尼克酸1.2毫克、维生素C 28毫克。尤其含钾丰富，达2 380毫克。

夏枯草嫩茎叶可做成凉拌菜，更宜煮汤喝。夏天汗出多，体内大量钾盐排出，易出现全身无力，严重的有发作性四肢瘫痪（周期性麻痹）。采夏枯草嫩叶煮汤喝，便可补充天热出汗丢失的钾，防治上述病症。

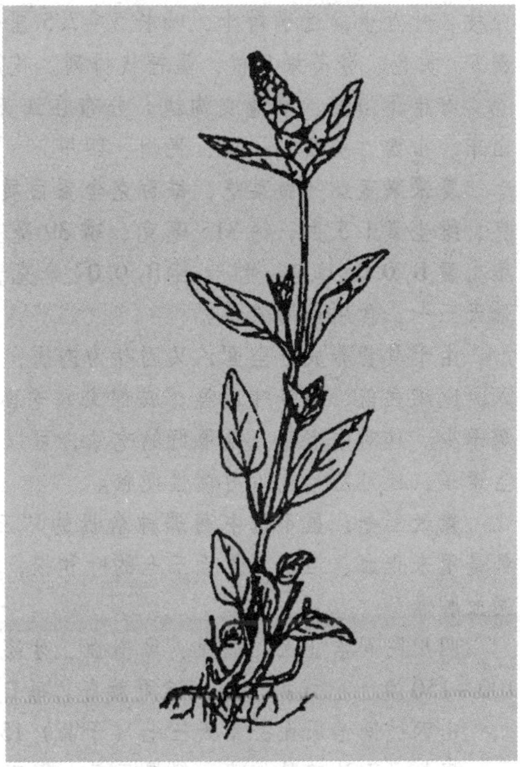

夏枯草图

夏枯草，中医将其全草入药，性味微苦辛、寒。有清肝泄热、散热解毒的功效。民间应用很广泛，主要用于：治疗头昏头晕、目赤肿痛，用夏枯草50克煎水当茶饮，尤善于治目珠夜痛。

实验证明，夏枯草有降血压的作用。

治疗急性扁桃体炎、咽喉红肿疼痛，用夏枯草100克煎水服。

实验证明夏枯草对金色葡萄球菌、溶血性链球菌等有很好的抑菌作用，相当于广谱抗菌素。

有人治肺结核，无论是浸润型、空洞型还是血型播散型，都取得一定疗效。取夏枯草100克水煎服；或用夏枯草10千克加水煎至5 000毫升，再加红糖1 000克熬成膏，早晚各吃膏1次，每次8～15毫升。一个月为一个疗程。服后咳嗽、胸痛、咯痰、咯血等症状均减轻或消失。

肺结核咯血，用夏枯草50克，黄酒100克，加水煎煮至无酒味时，取过滤液20～40毫升，日服3～4次，有止血效果。

实验证明，夏枯草对结核杆菌有抑制和杀灭作用。

还有人用夏枯草治疗细菌性痢疾、传染性肝炎，都取得了较好疗效。

景天三七，活血化淤

景天三七为景天科植物，又名细叶费菜、长生景天、土三七、八仙草、血山草、吐血草、见血散、活血丹、蝎子草。

多年生肉质草本。高可达80厘米。根状茎粗厚，近木质化。地上茎直立，不分枝。叶互生，近乎对生，叶长5～7.5厘米，肉质。伞房状聚伞花序，顶生。花瓣5、黄色。蓇葖果5枚，星芒状排列。花期6～8月，果期7～9月。

野生于山坡、草地或沟边。分布在江苏、江西、安徽、辽宁、黑龙江、河北、山东、山西、陕西、福建、贵州、四川。

夏采嫩茎、叶做菜吃，每百克含蛋白质2.1克、脂肪0.7克、碳水化合物8.0克、维生素1.5克、钙315毫克、磷39毫克、铁3.2毫克、胡萝卜素2.54毫克、维生素B_1 0.05毫克、维生素B_2 0.07毫克、尼克酸0.9毫克、维生素C 90毫克。景天三七，食用药用兼备。

由于其营养成分全面，又因叶为肉质，人们喜用作凉拌菜吃，尤其煮面条时加入，比豌豆苗、莴笋叶还鲜。成都文人吃面条喜欢“绿肥红瘦”，即绿叶菜多，肉焰子少。这对中老年人是很好的吃法，可以预防心脑血管病和糖尿病；绿叶菜含维生素多，还可防治老年习惯性便秘。

景天三七，虽不是中药那种名贵的“三七”（属五加科），但功用极为相似，都是用来止血、活血。景天三七的叶和根，都可用于各种出血症和跌打损伤引起的淤血肿痛。

四川民间治吐血、咳血、鼻出血、牙龈出血和内伤出血：鲜景天三七（全株）100～150克水煎或捣汁服，连服数日，每日3次。

山西民间治尿血：景天三七（干品）15克加红糖适量，水煎服。

贵州民间治筋骨伤痛：鲜景天三七根四五条（约二三两），用老酒二三杯（约二两）、红糖适量，加水煎服，有活血止痛之功效。

浙江民间治妇女崩漏（子宫出血）、白带：鲜景天三七根叶100～150克，水煎服。

福建民间治癔病失眠、惊悸、烦躁、发狂：用鲜景天三七叶100～150克，猪心一个（不剖开，保留心内血液），置瓦罐中炖熟，去叶，当天分两次吃，连吃10～30天。

癔病，又称“癔症”，又叫“歇斯底里”，属于精神病的一种。常因情绪极度波动而突然发病，可情感爆发，哭笑无常，撕衣毁物；可出现癔病性昏厥和痴呆，甚至一时性瘫痪、失语、抽搐。但医生检查不出实质性的病变。发作过后又如正常人。西医药物治疗效果不佳，中草药、野菜疗法加心理治疗效果好。

临床报道，有医院用鲜景天三七根和叶制成糖浆（鲜根叶1 000克加水煎三次，取滤液，浓缩成500毫升，加糖适量即成），每次服15～20毫升，一日3次，连服5～7天。治疗各种出血患者346例，总有效率为90.8%。

河南民间治蝎子蜇伤：用鲜景天三七叶适量加盐少许，捣烂敷患处即愈。

猪毛菜，能补钙

猪毛菜为藜科植物猪毛菜的嫩茎、叶。又名扎蓬棵、刺蓬、猪毛缨、棉蓬、碱蓬。

一年生草本，高30～100厘米。枝淡绿色。叶丝状圆柱形，肉质，生短糙硬毛，长2～5厘米，叶尖有硬针刺。花穗状，生枝条上部。包果倒卵形。花期5～9月。

生于沟沿、路边、荒地、沙丘或碱性沙质地。分布东北、华北、陕西、甘肃、青海、四川、西藏、云南。

夏、秋采嫩茎叶做菜，每百克含蛋白质2.8克、脂肪0.3克、碳水化合物4.0克、纤维素0.9克、钙480毫克、磷34毫克、铁8.3毫克、胡萝卜素4.0毫克、维生素B_1 0.26毫克、维生素B_2 0.28毫克、尼克酸0.7毫克、维生素C 86毫克。其籽更富营养。现代医学证明，猪毛菜对于人体补钙效果较好，所以，深受人们的青睐。

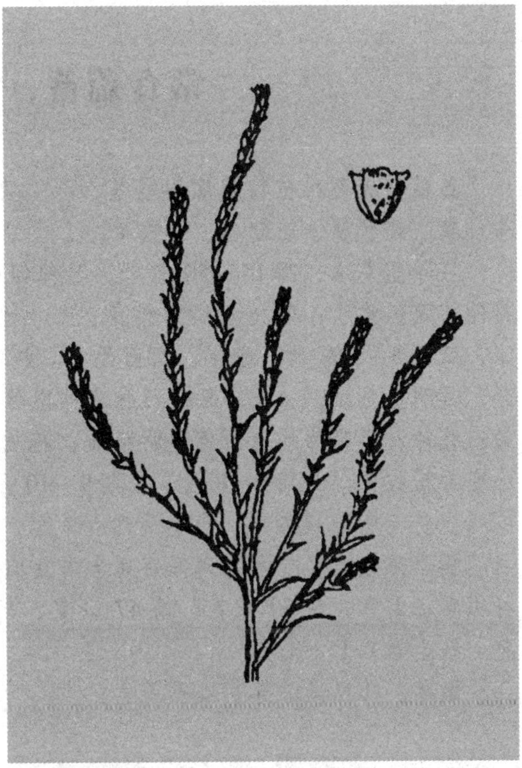

猪毛菜图

由于含钙量居野菜的前几名，缺钙的小孩和更年期前后的中年妇女、老年人都宜多吃。小孩缺钙长不高个子，中年妇女缺钙，特别是在更年期易发生骨质疏松症、老年缺钙既易造成骨质疏松，还易引起骨质增生，高血压也与钙的关系密切。据调查，我国人群普遍缺钙，因而从食物中补充钙十分必要。

猪毛菜嫩茎叶炒鲜虾，最能补钙，因为虾皮的含钙量更高（每克含钙2 000毫克）。猪毛菜拌芝麻酱，也是补钙佳肴。但猪毛菜不宜煮豆腐，因为易形成不能吸收的草酸钙，草酸钙在体内还易形成尿结石。

当然，吃猪毛菜不单是为了补钙，所富含的其他营养成分对身体也是有益的。

猪毛菜作药用则须在果实成熟时采集全草，因为猪毛菜性甘凉，主要用来清肝平肝、降血压。嫩茎叶降压力弱，甚至有轻微的升压作用，只有在果实成熟时采集全草降压作用才显著。

民间治高血压：用猪毛菜（干品）18～40克，水煎服，连续用半年以上。对高血压早期患者疗效极好。但对晚期疗效差。

肾型高血压（肾炎引起的高血压）：用猪毛菜（鲜）100克、玉米须45克、蚯蚓15克，水5千克，煎熬至1 500毫升，每次服100毫升，日服3次，有较好的效果。

常食萹蓄，利尿通淋

萹蓄菜为蓼科植物萹蓄的嫩茎、叶。又名竹节草、扁猪牙、残竹草、妹子草、朱筋草、扁竹蓼、斑鸠台、蚂蚁草。

一年生草本，高15~50厘米。茎匍匐或斜上，赤色，基部分枝甚多，具有明显的节及纵沟纹；幼枝上微有棱角；叶互生，叶片披针形至椭圆形，长5~16毫米，宽1.5~5毫米，绿色，两面无毛。托鞘膜质，抱茎，下部绿色，上部透明无色，具明显脉纹，其上多数平行脉常伸出丝状裂片。花6~10朵簇生于叶腋；花梗短；苞片及小苞片均为白色透明膜质；花被绿色，5深裂，具白色边缘，结果后边缘变为粉红色。花期6~8月，果期9~10月。

生长于田野、路旁、荒地及河边等处。全国各地均有分布。

夏季采嫩茎、叶做菜，每百克含蛋白质6克、脂肪0.6克、碳水化合物10克、纤维素2.1克、钙50毫克、磷47毫克、胡萝卜素9.55毫克、维生素B_2 0.58毫克、维生素C 158毫克。

嫩茎、叶可做凉拌菜或煮汤吃。

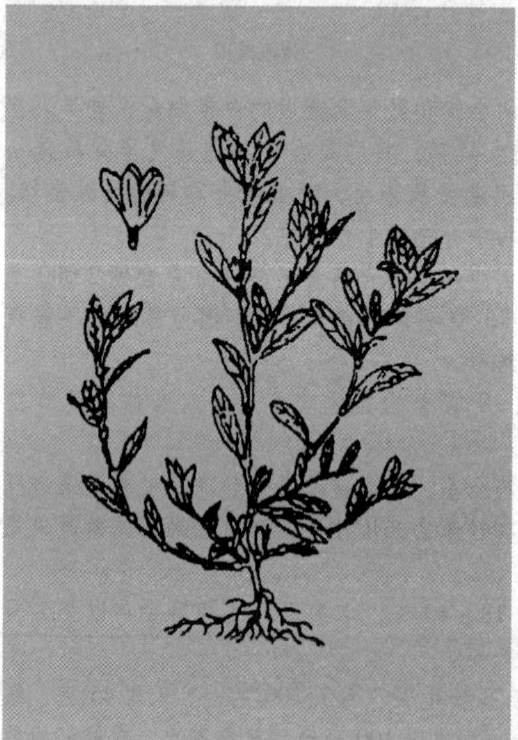

萹蓄图

汉代郭璞《尔雅》注："萹蓄小似藜，赤茎节，好生道旁，可食，又杀虫。"可见这种野菜在医疗和养疗上早已为人们所认识。

就是在现代，这种野菜的药用在资料上仍有记载。萹蓄性味苦寒，中医主要用来利尿通淋，治疗急性尿路感染和尿路结石。

成都郫县农民胥某患输尿管结石，发作时腰连及小腹痛如刀割，尿中带血。送至医院，医院劝其开刀取石。叫其妻签字画押。这位农民夫人一想：我签了字，开刀死了，医院就没责任了。不干！其夫一听要开刀，从病床上爬起来就走。在回家的路边看到萹蓄风吹摇动，好像在向他招手。曾听人说萹蓄可以打尿结石。于是他叫夫人采了一大捆，回家就熬水当茶喝。连喝了三天，腰和腹完全不痛了，跟没病一样。可是不久，又发作了。邻居告诉他金钱草更好。可他一吃金钱草熬的水就全身长籽籽，瘙痒难当，仍喝萹蓄茶。这次他吸取了上次只喝三天的教训，一喝就是一个月。来医院照片检查，居然未发现结石的踪影，石头真的化了。

还有人用来治疗腮腺炎，取鲜萹蓄一把，洗净后切细捣烂，加入适量生石灰水，再调入鸡蛋清，敷患处。一般敷药后4小时即可使体温下降，1~3天即可治愈。

南北朝道家医学家陶弘景曾说："煮汁与小儿饮，疗蛔虫有验。"宋代药物学家寇宗奭也说："单用治虫。"现在最令临床医生头痛的是小儿蛔虫病缺乏疗效可靠的药物，广告宣传效果极佳，用起来却是效果极差。民间用萹蓄熬成膏（鲜萹蓄2.5千克，切细，熬水，去渣，反复浓煎便成糊糊状的膏），空腹服20毫升（视年龄大小酌增减），虫即排出。也可用鲜萹蓄茎叶煮粥吃。此法无毒副作用，不妨一试。

小儿蛲虫、肛门奇痒以及成人的肛门湿痒，都可用鲜萹蓄煎水熏洗。

龙球草，可防老

蛇莓为蔷薇科植物的叶和果实，又名鸡冠果、野杨梅、地莓、龙吐珠、蛇泡草、一点红、小草莓、地杨梅、龙球草。

多年生草本。根茎粗，有多个长而纤细的匍匐枝。掌状复叶，长柄，小叶三片，故又名"三匹风"。花柄长，生于叶腋，果实鲜红色，球形，有如杨梅或草莓。果熟5月。

生于道旁、田埂边及杂草间。分布在四川、浙江、江西、福建、广东、广西、云南、贵州、江苏、湖北、安徽等地。

初夏果实成熟时鲜红如草莓，采莓当水果吃。每百克含蛋白质1.0克、脂肪0.2克、纤维素1.1克、碳水化合物6.0克、胡萝卜素30微克、维生素B_1 0.02毫克、维生素B_2 0.03毫克、维生素C 47毫克、维生素E 0.71毫克、钾131毫克、钠4.2毫克、钙18毫克、镁12毫克、铁1.8毫克、锰0.49毫克、锌0.14毫克、铜0.04毫克、磷27毫克、硒0.70毫克。果实中的种子含亚油酸达53.1%。

亚油酸有软化血管、防止动脉硬化的作用。人衰老的主要表现就是动脉硬化，动脉失去弹性而变硬，就像橡皮管老化变硬一样，很容易破裂；又像钢管不但硬而且易生锈，锈可使管径变窄，甚至堵住。所以，心脏冠状动脉硬化就形成冠心病；脑动脉硬化，轻者阻塞，引起脑缺血中风偏瘫，重者脑血管破裂，发生脑出血的中风，出血量大可立即死亡。因此，防治血管硬化是中老年人当务之急。吃蛇莓就有防治血管硬化的功效。可见，中老年人在蛇莓成熟的季节，常采食是大有益处的。

农村小孩因蛇莓鲜红可爱，吃起来酸甜可口，也爱采食。大人则每每阻止，因说是蛇爬过的，吃了会中毒。古书上也说"有毒"。实际上蛇莓与蛇无关，相反蛇莓还可治蛇咬伤，解蛇毒。蛇莓营养成分丰富，特别含有小儿生长发育所需要的钙、锌、磷、铁等矿物质和微量元素，所以小孩吃蛇莓也是有益无害的。

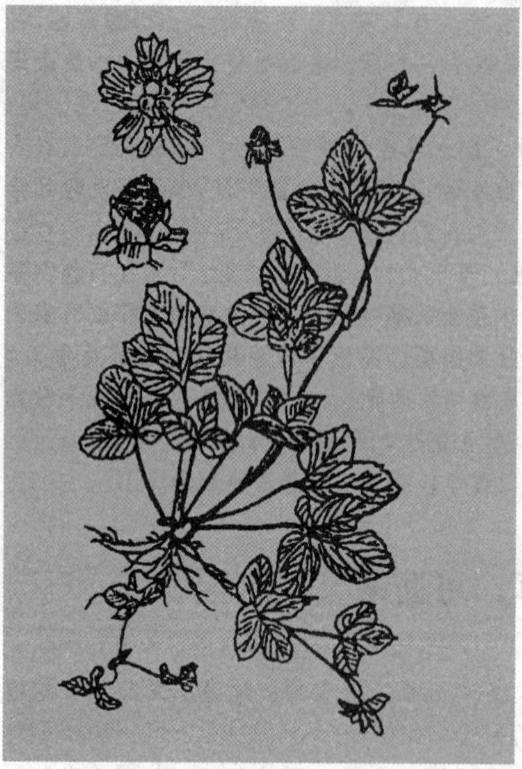

蛇莓图

性味甘酸、寒，民间用来治疗伤暑、感冒，吐血咯血，咽喉肿痛，脓疱疮，疔疮，小面积烧伤。医院还用以治疗白喉、穿孔性阑尾炎。

治伤暑、感冒：干蛇莓15～20克（鲜60克）水煎服，日服2～3次。

治吐血咯血：鲜蛇莓叶100克，捣烂绞汁，冰糖少许，一次饮完。

治脓疱疮：鲜蛇莓叶100克炖肉吃；另采鲜叶捣烂外敷。

治疔疮：鲜蛇莓全草捣烂，加蜜敷患处。清代吴其濬在《植物名实图考》中说："蛇莓，安南（越南）人以茎叶捣敷疔疮，隐其名曰疔疮药。试之神效。"

治蛇咬伤、毒虫咬伤：鲜蛇莓草捣烂敷患处。

治癌肿：蛇莓10～30克，水煎服。

也有用蛇莓鲜草治白喉。用鲜蛇莓全草，捣成泥状，加2倍量冷开水浸泡4～6小时，过滤即成50%浸剂，服时加白糖调味。3岁以下首次服50毫升，以后每次20～30毫升。随年龄递增，6～10岁首次100毫升，以后每次60毫升。每日服4次，连服一周。

有治急性穿孔性阑尾炎，取鲜蛇莓全草100～200克、鲜乌桕树根（四川称为棬子树）15克，水煎二次服，每天1～2剂，服药约10天左右即可治愈。根据病情用药有所加减，鲜蛇莓一天曾用到200～300克，未发现毒性反应。但乌桕树根有毒，每天不能超过15克（干品）。此病毕竟垂危，因而仅供医生参考。非医务人员不可贸然试之。

鸡头花草，解暑妙药

草木樨为豆科植物草木樨的嫩茎、叶。又名马苜蓿、野苜蓿、铁扫把、鸡头花草、香马料、臭苜蓿、鸡虱子草、辟汗草。

一年生或二年生草本，高60～120厘米。茎直立，多分枝，3出羽状复叶，互生，小叶椭圆形或倒披针形，长10～15毫米，宽约5毫米，叶缘有疏齿；总叶轴长1～2厘米。总状花序，腋生或顶生，花冠蝶形，黄色。荚果倒卵形。花期5～7

月，果期8~9月。

生于沙丘、山坡、草原、海边。分布在黑龙江、吉林、辽宁、河北、河南、山东、山西、陕西、甘肃、江苏、安徽、浙江、四川、云南、内蒙古等地。

鸡头花草吃法很多。夏天采草木樨嫩茎、叶做菜，每百克含蛋白质4.7克、脂肪1.0克、糖类5.0克、纤维素4.5克，还含有微量元素和维生素。籽营养更丰富。

可素炒，煮汤，与肉同煮吃。因含丰富的各种氨基酸、香豆精，与肉煮汤，既香又鲜。

暑热天用嫩叶作饮料，可清热解暑，治胸闷，开胃化湿。还可防治肠炎和痢疾。

夏天湿热弥漫，人常口腻、口臭，可嚼食草木樨鲜叶几片，或煎水服。

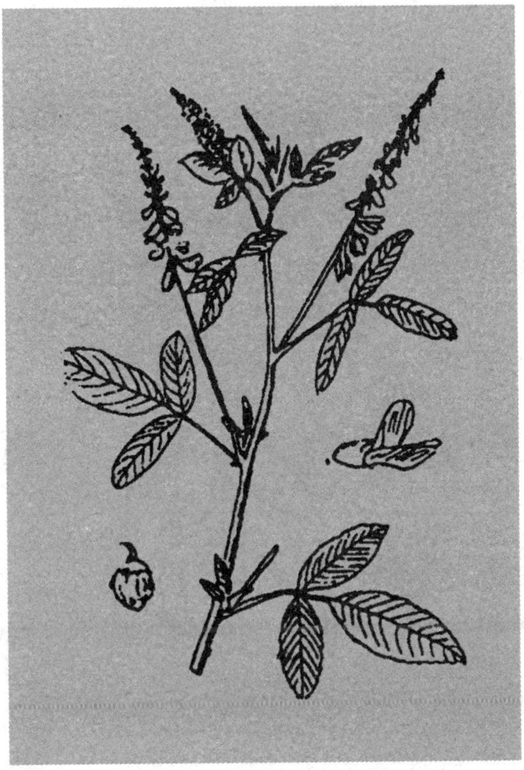

草木樨图

农村姑娘，因其木樨草香，爱采花插头上，有如撒香水，既香身又辟汗臭味。

还可用于药用。夏末秋初采挖其根，晒干，每用50~100克泡白酒500克，泡一周后饮用（每次20毫升，一日三次）治淋巴结核有效。

槐米煮粥，粥香爽口

槐为豆科植物槐的叶、花、果。又名豆槐、白槐、细叶槐、金药树。

落叶乔木，高达25米。树皮深灰色，粗糙纵裂。枝幼时绿色，老枝棕色。叶互生，单数羽状复叶，有叶柄。圆椎花序，顶生，花乳白色，花冠蝶形。花期7~8月。荚果长2.5~5厘米，有节，呈连珠状。种子1~6粒，肾形。果期10~11月。

生于山坡、平原、庭园有种植。分布在我国大部分地区。

夏采花，冬采果中种子作食物。每百克鲜槐花含蛋白质3.1克、脂肪0.7克、碳水合物15克、纤维素2.2克、钙83毫克、磷69毫克、铁3.6毫克、胡萝卜素0.04毫克、维生素B_1 0.04毫克、尼克酸6.6毫克、维生素C30毫克。

夏日花未开时，采其花蕾，称为“槐米”，含芸香甙，

其味芳香。花开后则香味散失。可用槐米泡开水当茶饮，无茶的兴奋作用，所饮的是杯营养液。也可用槐米煮粥，粥要煮熟时下锅，其粥清香爽口。

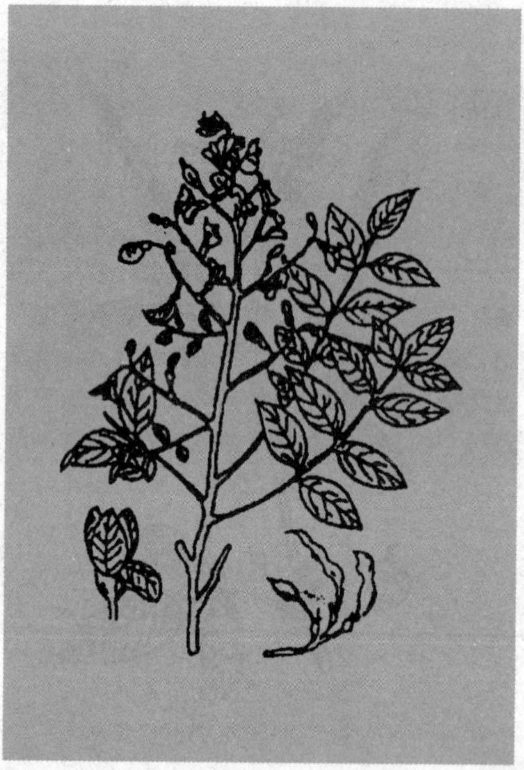

槐图

作药用槐花性寒，主要用于凉血止血，特别是痔疮出血和肠出血。

据报道，有医生用槐花治疗目前难治的银屑病（一种顽固的皮肤病，好发于四肢、头皮，皮肤红斑上覆有多层银白色的鳞屑）。取槐花（或槐米）炒黄，研成细末，每次3克，日服2次，饭后温开水送服。可用于治疗银屑病。

还有用治颈淋巴结核：取槐米2份、糯米1份，炒黄，共研成细粉状。每天早晨空腹用开水冲服10克。治疗30例，均治愈。服药期间禁止吃糖。

冬天采槐角，取出其中种子，每百克种子含蛋白质19.3克、脂肪11.6克、碳水化合物51.0克、纤维素9.5克、钙253毫克、磷260毫克、铁24.1毫克。其所含蛋白、磷、铁，在野菜中属于上等水平，所以《本草求原》中说有“补脑”作用。古人的吃法是将槐籽在牛奶中浸泡一夜，取出蒸熟，阴干。饭后嚼服一粒或吞服一粒。南北朝时期著名学者颜之推在《颜氏家训》中告诫家人不要乱吃金石类的所谓仙丹，而庾肩吾常服槐实，年七十余，发鬓皆黑，目看细字。这是实在可学的。陶弘景也说：“核（槐籽）如大豆，服之令脑满，发不白而长生。”

现在研究，槐种子含亚油酸达53%，亚油酸有降血脂（胆固醇等）、软化血管、防治心脑动脉硬化的功效，从而起抗衰老、延寿命的作用。

常食蘑菇，可抗病毒

自古以来，蘑菇就是人们餐桌上的一道营养佳品。蘑菇属于菌类植物，是“山珍海味”中的“山珍”。味道鲜美，营养丰富，药用价值也很高。

传说朱元璋在南京当皇帝不久，遇上天下大旱，他便戒荤吃素，想感动上苍普降甘霖。可是老天不买这位农民皇帝的账，隔了多日才下点毛毛细雨，弄得朱元璋食不甘味，望着席上的素菜，难以下咽。国师刘伯温见此情景，立即派人去浙江林区采来蘑菇做菜。这天午餐，朱元璋突然感到一股香气扑鼻，看那盘蘑菇菜似肉非肉，似鱼非鱼，禁不住夹一块儿入口一尝，此菜比鸡肉嫩，比鱼肉香，边吃边赞不绝口。一大盘蘑菇被他吃得一丝不剩。于是他颁诏将蘑菇作为向朝廷进贡的贡品。

蘑菇虽然现在已有家种，市场上一年四季都有出售，但是家菇哪有野菇香呢？被称为蘑菇皇后的家种香菇，也难与野生蘑菇的鲜香媲美。

野生蘑菇所含蛋白质是一般蔬菜的几十倍，也高出家菇好几倍。含有18种氨基酸，人体必需的八种氨基酸它就占了7种，是一种高蛋白低脂肪食品。它还含有碳水化合物、钙、磷、铁以及微量元素锌、铜、硒等，维生素B_1、维生素B_2、维生素C、维生素D也相当丰富。

野生蘑菇的孢子上还含有干扰素诱导物质，可诱导人体免疫系统产生抗病毒和抗癌细胞繁殖的干扰素，因而能有效地预防和治疗感冒和癌症。蘑菇还含有核酸类物质，可降低血清胆固醇，对心血管病有辅助治疗作用。蘑菇所含的氨基酸可以使肾炎患者的蛋白尿显著下降，所以也是肾炎患者的康复食品。

野生蘑菇品种繁多，现介绍几种供参考。

双孢蘑菇

双孢蘑菇属黑伞科植物，又称洋菌、洋蘑菇。野生的长于田野、林溪旁、厩肥堆上，除含有上述野生蘑菇的营养和药用成分外，还含有胰蛋白酶和麦芽糖酶，可用于消化不良；另含有酪氨酸酶有降血压和治疗神经衰弱的功效。消化不良，用鲜野蘑菇150克，炒菜食，或煮汤喝。

高血压，神经衰弱，用鲜蘑菇180克煮汤食。

松　蘑

松蘑属牛肝菌科植物褐环粘盖牛肝，又称土包牛肝菌、松林菇。生在松林或混交林中地上，夏秋采集，可晒成干品。食用时煮汤，烧菜均宜。

松蘑对癌症和大骨节病都有一定疗效。

治大骨节病，风湿性关节炎，可制成松蘑酒饮用。采松蘑晒干30克，松节150克，红花150克，加水1 000毫升，过滤，取滤液加白酒100毫升，混匀，每次20毫升，日服两次。

裸口蘑

裸口蘑为伞菌科植物，又名紫晶蘑。福建盛产，生于林中地上。秋季采集，晒干备用。

口蘑除含前述野蘑菇的营养和药效成分外，尤其富含维生素B_1，所以对防治维生素B_1缺乏所引起的脚气特别有效。长期生活在潮湿环境的人，常吃有除湿健脾的作用。

黑红菇

黑红菇是红菇科植物，又称大黑菇、黑蘑菇。生于大叶林中地上。夏秋采集，鲜做菜吃，晒干作药用。

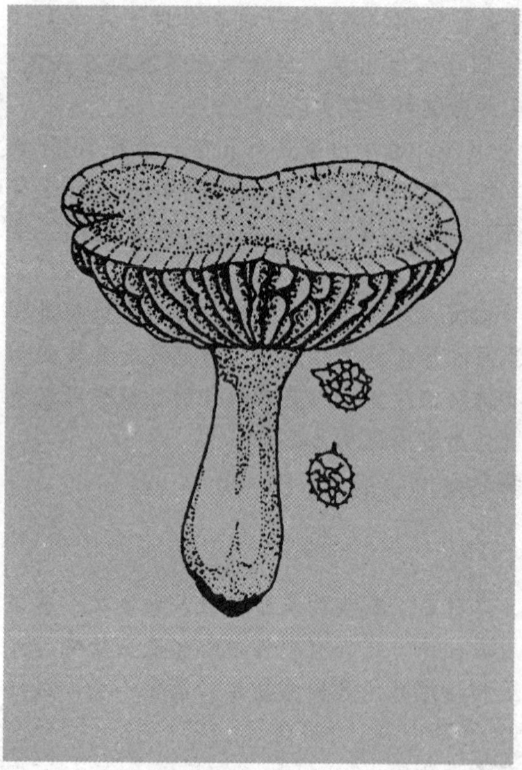

黑红菇图

黑红菇提取物对肉瘤-180和艾氏腹水癌的抑制率为60%，因此可以作为癌症的辅助治疗食品。

黑红菇祛风除湿、舒筋活血功效卓著，煎水服用30克，对风湿性关节炎、腰腿痛、四肢麻木都有佳效。

黑红菇35克干品泡黄酒500毫升，十天后每次饮用20毫升，能治愈中老年腰腿痛和四肢麻木。

绒白乳菇

绒白乳菇是红菇种植物，又称蘑菇。秋季采集。

鲜、干品均可煮食或做菜食。绒白乳菇抗癌作用与黑红菇相似，可作为辅助抗癌食品。

因有祛风散寒、通经活络的作用，用干品50克泡白酒500毫升，一日两次，治疗风湿性关节炎或风湿身痛有很好的疗效。

洁丽香菇

洁丽香菇为伞菌科植物，又名豹皮菇。生在松树干及木材上，也生在其他针叶树上。夏秋采集。

洁丽香菇含齿孔酸，对人体免疫功能有调节作用，经常食用，可增强免疫力、抵抗力，增进健康。

香　菇

香菇是侧耳科植物，又名香蕈。生阔叶树倒木上，春、秋、冬均可采集。

香菇含香菇素、香菇酸、蛋白质、多种氨基酸、维生素C以及香菇多糖等营养成分和药效成分。

香菇的药用价值很高，从香菇中提取香菇多糖和LC-11，对小鼠肉瘤-180抑制率为97.5%和93.6%；香菇菌丝培养物中提取的KS-2可抑制小鼠各种转移性癌瘤的生长，对流感病毒A_2感染的小鼠有保护作用。因此食用香菇对癌症有防治效果。肿瘤病人更应常吃香菇。

常吃香菇还可降胆固醇，治疗高血压、动脉硬化，防止心脑血管疾病的发生。

常吃香菇还可治疗乙型肝炎，防止肝硬化以及治疗肝硬化引起的牙床出血。

对误食毒菌中毒，可用香菇90克煮熟食用，能解毒菌的毒。

鸡纵

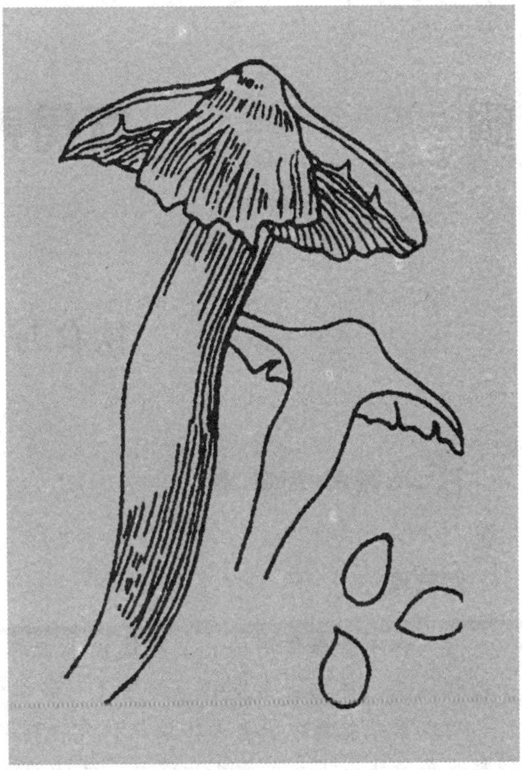

鸡纵图

鸡纵是白蘑科植物，又名鸡肉丝菰，白蚁菰，桐菰。生于地上与白蚁窝相连。夏秋采集。鸡纵营养丰富与香菇相似，其味鲜美胜于鸡肉。煮汤，炒菜均可，为宴席上的名菜。

鸡纵还有养心安神、补肝肾的功效，对心悸、失眠、精神委靡者有宁心神、提神的作用。还能治疗慢性肝炎、消化不良以及痔疮。作药用每次60克，煮熟食之。

毛蜂窝菌

毛蜂窝菌为多孔菌科植物，又名龙眼梳。生长在龙眼、荔枝等大叶树的树干上。春夏采集。

龙眼梳水煎服，每用15克，一日三次，治胃十二指肠溃疡和慢性胃炎引起的胃痛、消化不良有很好的疗效。

但是不少野生蘑菇有毒，不认识者切不可采食。

附　　饮食养生

饮食与营养

1. 必需的营养素

营养素

对人体有营养作用的物质在饮食上被称为“营养素”。它们是维持生命的正常活动和保持人体的正常发育与健康不可缺少的物质。

营养素是食物中能为人体消化和吸收利用的物质，其作用为：它是供给人体活动所需能量的能源机体，构成和修补人体的组织；调节、维持正常的人体生理功能。

人体无论从事什么活动都需要消耗能量，即使在睡眠时，呼吸、循环、分泌等生理活动也不停息，也离不开能量。人们常说“人是铁，饭是钢”，以此说明人体必须从食物中获得能量，吸取养分，以维持生命活动。

那么，人体维持生命活动都需要哪些营养素呢？人体必需的营养素有40多种，共分7类，包括碳水化合物、脂肪、蛋白质、矿物质、维生素、纤维素和水。其中碳水化合物、脂肪、蛋白质被称为“三大营养素”。

营养素按人体需要的多少，可分为常量营养素和微量营养素。常量营养素指每日需要量在1克以上的营养素，如碳水化合物、脂肪、蛋白质、水，以及钾、钠、钙、镁、磷、氯等；微量营养素指每日需要量为百万分之几克至千分之几克的营养素，如铁、铜、锌、钴、锰、钼、硒、硅、碘、氟以及某些维生素。

人的营养充足还是不良，直接关系到能否健康成长能否推迟衰老以及延长寿命。现在，我国人民生活水平的提高，与营养的不断充足是相关的。当下，全国各大、中城市已陆续进入“老龄化”城市行列，老年人如何注意营养，将变得更为重要。

在老年人患病的情况下，进行合理的足够的营养供给，能增强机体的抵抗力，缩短病程，加速身体的康复。老年人若没有病，足够的营养可以保持人体健康，延年益寿。

蛋白质

蛋白质是生命产生和持续的基础物质。它是细胞的重要成分。现代科学证明，生命的产生、存在和消亡都与蛋白质有关，没有蛋白质就没有生命。

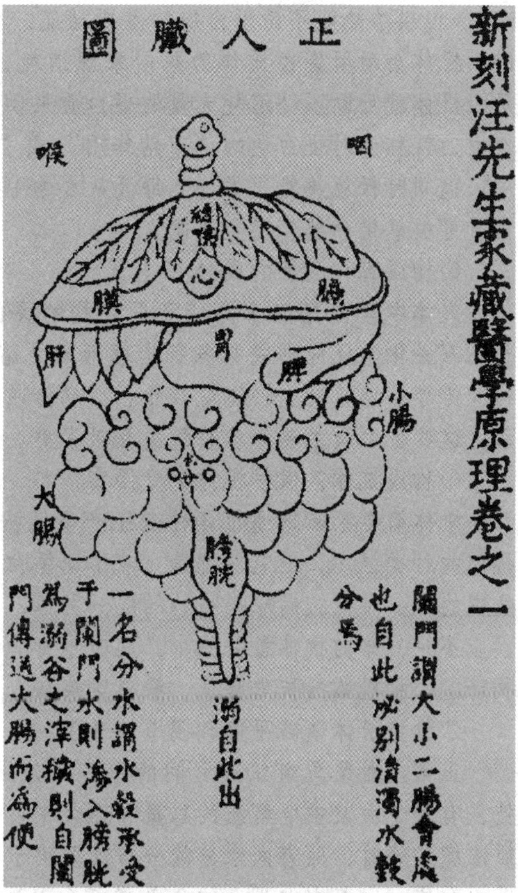

明代汪机《医学原理》中的正人脏图。正人脏图，即从正面看的人体脏图

蛋白质是一种化学结构非常复杂的化合物，它由碳、氢、氧、氮四种主要元素组成。它的最大特点是含有氮，有的蛋白质还含有硫、磷、铁、碘、钴等元素。这些元素首先按照一定的比例和结构组成氨基酸，许多氨基酸再按一定的方式联结成蛋白质。所以，氨基酸是组成蛋白质的基本单位。

氨基酸是由氨基（$-NH_2$）和羧基（-COOH）构成的酸，所以叫氨基酸。氨基酸又分“必需氨基酸”和“非必需氨基酸”。凡在体内不能合成和合成速度不够快、不能满足需要、必须由食物供给的，称“必需氨基酸”；另一部分可以在体内合成的，称“非必需氨基酸”。必需氨基酸包括异亮氨酸、亮氨酸、赖氨酸、蛋氨酸、苯丙氨酸、色氨酸、苏氨酸、缬氨酸、组氨酸；非必需氨基酸包括甘氨酸、丙氨酸、谷氨酸、酪氨酸、胱氨酸、半胱氨酸、丝氨酸、脯氨酸、门冬氨酸及精氨酸。

蛋白质的生理机能

○构成和修补机体组织

人的机体的组织是由蛋白质构成的生命“反应堆”，人体组织中，没有一处不含有蛋白质。在机体生长发育期及疾病或损伤修复期，机体增加许多新组织，而新组织细胞构成的主要原料是蛋白质。身体各器官组织的功能各不相同，组成这些器官、组织、细胞的蛋白质也不同，分别具有不同的功能。如皮肤蛋白质表现为坚硬和不溶解性，保护人体的外表。肌肉蛋白质富有弹性，含有一定量水分，且维持一定的硬度。构成血管壁的蛋白质保持有一定弹性，对维持人体的血压起重要作用。同时，身体各部分组织处于新陈代谢和不断更新过程中，如小肠黏膜每 1 ~ 2 天更新一次，红细胞的寿命为 120 天左右，所以每人每天必须摄入一定量的蛋白质作为构成和修补组织的材料。

○供给热能

蛋白质也是供能物质，每 1 克蛋白质在体内氧化可供给热能 16.8 千焦耳（4 千卡)。但供给热能不是蛋白质的主要功能，当碳水化合物和脂肪所供给的热能不足时，机体会动用蛋白质作为热能来源消耗。如果膳食中碳水化合物和脂肪摄入充足，机体就可以不必消耗大量的蛋白质来供给热能，因此碳水化合物和脂肪的这种作用，就称为对蛋白质的“节约作用”或“保护作用”。在机体蛋白质的分解过程中，也同时释放热能。另外，每天从食物中摄取的不符合人体需要的以及多余的蛋白质可被氧化分解，产生热能。

○构成酶和激素的成分

人体中含有10万种以上不同结构的蛋白质，它们调节着与生命有关的、由成千上万种化学反应形成的各种生理活动，诸如肌肉收缩、血液循环、呼吸、消化、神经传导、感觉功能、能量转化、信息传递、生长发育、繁殖及各种各样的思维活动。这些蛋白质主要为各种酶类及激素类。

○构成抗体，保护机体免受侵害

机体需要不断地通过各种途径产生抵抗病原的抗体，以增强机体的抗病能力。抗体的种类很多，但它们都是血液中球蛋白的一部分，即免疫球蛋白。机体体液免疫中的另一种抵抗病原微生物的成分补体，其主要成分也是蛋白质。因此，蛋白质供应不足，体内抗体补体减少，同时也影响细胞免疫中的白细胞和吞噬细胞的生成和功能，故机体抵抗力降低，易感染疾病。

○维持机体酸碱平衡和调节渗透压

正常人血浆与组织液之间的水分不停地交换，并保持着平衡，这种平衡的保持，有赖于血浆中电解质的总量和血浆中白蛋白的浓度。在组织液与血浆中的电解质浓度相等时，两者间水分的分布就取决于血浆中的蛋白的浓度。若膳食中长期缺乏蛋白质，血浆中白蛋白的含量降低，血液中的水分便过多地渗透到周围组织中，造成了营养不良性水肿。蛋白质也是调节血液pH值（酸碱度）的重要物质，一方面，蛋白质是两性物质，另一方面，血液中的血红蛋白通过将机体组织代谢过程中产生的二氧化碳携带至肺，然后呼出体外，来调节血液等细胞外液之间的酸碱平衡，否则如果产生的二氧化碳运送不出去，溶解在血液和体液内，产生大量的碳酸，使酸碱平衡失调，引起酸中毒。

除了上功能外，蛋白质对保护神经系统的正常功能、遗传信息的控制、维生素的代谢、体内一些物质的运输功能，以及在凝血过程也起着重要作用。

食物蛋白质营养价值的综合评定

为了保证人们的身体健康，科研人员研究出了食物蛋白质营养综合评定办法。食物中蛋白质的营养价值是根据其含量，以及在机体内的消化、吸收及利用的程度等几方面进行综合评定的。目的是让人们用科学手段保护健康。

人类膳食中食物蛋白质含量分别如下：肉、鱼类一般10%～20%；鲜奶1.5%～4%；奶粉25%～27%；蛋类12%～14%；干豆类20%～24%，大豆含量最高，近40%；硬果类，如花生、核桃、葵籽、莲子等含蛋白质15%～28%；谷类6%～10%；薯类2%～3%。目前我国居民膳食中谷类蛋白质仍然占相当大的比例。

食物蛋白质的消化吸收情况。一般地，动物蛋白质的平均消化率高于植物蛋白质，如奶类蛋白质消化率为97%~98%，蛋类98%，肉类92%~94%，米饭82%，面包79%，玉米面窝头66%，大豆60%，豆腐及豆浆为90%。植物蛋白质的平均消化率为78%。烹调方法中的蒸、煮对蛋白质的消化率影响较小，煎、炸时温度过高或时间过长可破坏部分氨基酸，并降低蛋白质的消化率。

食物蛋白质在体内被利用的效果，一般常用蛋白质的生物学价值（生物价）来表示。蛋白质的生物学价值越高，说明在体内的利用率就越高，其营养价值也就越高。食物中的蛋白质被人体摄取后，首先在消化道内分解成氨基酸才被吸收，然后再按照一定的“模式”，用于合成自身所需要的蛋白质。因此食物蛋白质中氨基酸的种类和数量，越是与人体的需要接近，则被利用的可能性越大，其生物价也就越高。若蛋白质中有一种或有几种氨基酸缺乏，都会影响该种食物蛋白质被机体的利用。由于这一种或几种氨基酸的缺乏限制了蛋白质中其他氨基酸的利用，所以将这缺乏的氨基酸称为限制氨基酸，如谷类粮食中的赖氨酸。

对于提供机体蛋白质的食物来讲，一方面要求蛋白质含量要高，另一方面又要求蛋白质中，所含的各种氨基酸种类齐全，且相互比例适当，只有这样，蛋白质的生物价才高，营养价值亦高。生物价为100的食物是没有的，因为每种食物的蛋白质中均相对含有一种或几种限制氨基酸。但在日常生活中，我们可以根据食物蛋白质氨基酸含量的特点，将不同的食物混合食用，使各自的限制氨基酸相互补充，提高食物蛋白质的生物价，此种作用称为蛋白质的互补作用。如将玉米、小米、大豆分别按23%、25%、52%的比例混合食用，其生物价可以达到73；如将小麦、小米、大豆、牛肉按30%、13%、22%、25%的比例混合食用，其蛋白质的生物价可以提高到89。可见动、植物性食品混合食用比单纯植物性食物或单纯动物性食物营养好，因此要求在每餐当中最好有荤有素，粗细混用，勿偏食，以充分发挥蛋白质的互补作用。

老年人对蛋白质的需要量

从人体能源角度来说，蛋白质也并不是越多越好。中医理论上讲平和，也就是平衡和谐。虽然蛋白质在老年人的营养中居于重要地位。这是由于老年人在衰老过程中，蛋白质以分解代谢为主，蛋白质的合成代谢减慢，机体组织中的蛋白质减少。如70多岁的老年人与20多岁的青年人相比，其体内蛋白质大约减少50%，而体内蛋白质的合成量仅相当于青年人的60%~70%。这是由于机体内各组织器官生理功能减退所致。随着年龄的增长，体内参与蛋白质代谢的各种酶逐渐减少，消化腺萎缩，消化液分泌减少，对蛋白质的消化及利用能力普遍降低。

老年人需要的蛋白质较多，但由于老年人吸收能力减弱，肝肾功能减退，对蛋白质代谢过程中产生的有毒废物代谢减慢，因此蛋白质的摄取量不宜过多，一般可以保持与成年人的量相同，每日每千克体重1~1.2克。按热能来算，其产生热能应占所需总热能的10%~15%左右为宜。适量选用优质的、生物价高的、容易消化吸收的蛋白质，如豆制品、牛奶、鸡蛋、鱼、瘦肉等食物中的蛋白质，一般以植物性和动物性食物所提供的蛋白质各占50%较为合适。

脂　肪

脂肪是人生命活动不可缺少的物质，也是生物体的重要构成部分。中性脂肪为生物体内能的一种储存形式，即当膳食热量来源不足时，此部分的储存脂肪可被动员，通过氧化作用供给机体所需的热量。动植物体内的油脂就是属于这一类，如猪油、牛油、豆油、花生油等都是。类脂多存在于细胞膜，为膜的重要组成部分。如磷脂、糖脂、固醇类物质等都是。

生物体的脂肪来源于膳食和体内的合成。脂肪的来源主要为膳食，在某些情况下，也可由膳食碳水化合物和蛋白质转变生成。膳食脂肪分两类，一是可见性脂肪，即烹调用油，一是不可见脂肪，为各种食物本身所含有。营养调查所报道的每日脂肪摄入量即包括二者。

脂肪的构成单位是脂肪酸。脂肪酸为含有碳、氢、氧原子的化合物。因所含碳原子数不同而形成了很多种脂肪酸：含有4～6个碳原子的为短碳链脂肪酸，6个碳原子以上的为中碳链脂肪酸，12个碳原子以上的为长碳链脂肪酸，一般食物中含的多是长碳链脂肪酸。长碳链脂肪酸和前两类脂肪酸的代谢途径不同，是经由淋巴管而入血液，易在体内存留；而中（短）碳链脂肪酸则直接进入肝内代谢，燃烧供作热量，不在体内存留。这是近年来用含中碳链脂肪酸的油脂治疗高脂血症——一种常见的老年性疾病——的理论基础。

脂肪酸根据饱和度还可分为饱和、单不饱和与多不饱和脂肪酸三大类。三类中以多不饱和脂肪酸的生理功能最为重要。首先它为胚胎期细胞分裂及幼婴生长发育所必需。为细胞膜结构的必需组分，同时其中的三种脂肪酸：亚油酸、亚麻酸与花生四烯酸，由于在体内不能合成，必须依赖于食物的摄取，故被称为必需脂肪酸。

脂肪的功能

〇供给热能

脂肪是浓缩的能源。每1克脂肪在体内可以产生37.6千焦耳（9千卡）的热能，是食物中供给热能最多的一种营养素。正常人体中含有10%～20%的脂肪，主要存在于脂肪组织中，称为贮存脂肪，如皮下脂肪等。这类脂肪是体内过剩能量的一种贮存方式，当机体需要时可以动用这部分脂肪来供能。因机体中这类脂肪的多少受营养状况和机体活动量的影响，变动较大，故称为动脂。在饥饿状态下，机体多先消耗糖元和体内脂肪提供热能，保存蛋白质。

〇维持体温，保护脏器

人体内的脂肪多分布于腹腔、皮下、肌纤维间及脏器周围。这类脂肪作为填充衬垫，可以保护和固定脏器、组织和关节，避免机械性摩擦和移位。脂肪不易导热，可以防止体内热量散失而保持体温。

〇提供并促进脂溶性维生素的吸收

维生素A、维生素D、维生素E、维生素K不溶于水，只溶于脂肪或脂肪溶剂，称为脂溶性维生素。膳食中的脂溶性维生素在吸收时，必须依靠脂肪的协助。在鱼肝油、蛋黄油、奶油中含有维生素A和维生素D，植物油中含有较多的维生素E。

○供给必需脂肪酸

必需脂肪酸是机体生理需要，体内不能合成，只能由食物供给的多不饱和脂肪酸。以往认为必需脂肪酸包括亚油酸、亚麻酸和花生四烯酸，但目前较肯定的是亚油酸、亚麻酸和花生四烯酸虽具有必需脂肪酸的功能，但可以由亚油酸来合成。当膳食中亚油酸供给充足时，这两种多不饱和脂肪酸也不会缺乏。必需脂肪酸在体内具有多种生理功能。必需脂肪酸是组织细胞的组成成分，特别是细胞膜和线粒体等细胞器膜的主要成分。当机体缺乏必需脂肪酸时，可以出现磷屑样皮炎、湿疹等。必需脂肪酸能够促进胆固醇的代谢，有助于防止冠心病的发生。必需脂肪酸也与生殖功能有关，是前列腺素的前体物，同时也与精子的形成有关，并对X线引起的皮肤损害有保护作用。

○提高膳食的感官性状

烹调油可以改善食物的感官性状，赋予食品特殊风味。脂肪进入十二指肠，刺激产生一种肠抑胃素，能抑制胃肠道蠕动，并且抑制胃液分泌，因此能延长食物在胃中的停留时间，具有饱腹感。此外，油脂还有润肠缓泻的作用，而且脂肪分子中含氢多，可产生较多的代谢水，在缺水情况下有一定的意义。

老年人对脂肪的需要和供给量

人的脂肪作为人体能源的储存形式，随着年龄的变化它也随着生产变化。年轻人大多数看起来瘦，中老年人看起来胖。这是由于人体从中年开始，体内有关脂肪代谢的酶及胆汁酸逐渐减少，对脂肪的消化吸收、分解功能随年龄的增长而日趋降低，体内脂肪有趋于堆积的倾向。而大量的调查资料表明：高脂膳食，特别是含饱和脂肪酸和胆固醇较多的动物脂肪的膳食，是引起高血脂症、冠心病和某些癌症的重要因素。而多不饱和脂肪酸能降低血清胆固醇，减弱血小板的凝集力和防止血栓形成，对心血管病有预防作用。所以，对老年人来讲，

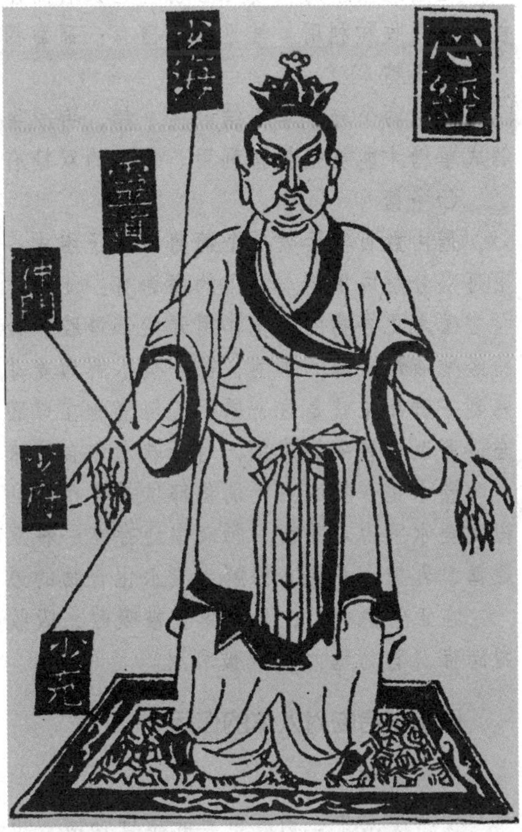

按照现代医学，老年人常吃高脂食物对心脏有害，容易患冠心病等心脏疾病。此为《铜人图经》五腧穴图中的心经图，描绘了有关心脏的经脉

膳食中的脂肪应占总热能的20%，即每日摄取脂肪约50克，可满足机体的需要。身体肥胖者，还可以适当减少，应尽量选用一些含不饱和脂肪酸的植物油如豆油、花生油、芝麻油、菜子油、葵籽油、麦胚油等。膳食中多不饱和脂肪酸和饱和脂肪酸的比值约为1，胆固醇的摄入量每天应低于300毫克。实验证明：1克多不饱和脂肪酸与0.8毫克的维生素E共存时，可有效地保护多不饱和脂肪酸不被氧化，所以在老年人膳食中增加多不饱和脂肪酸的同时，应注意维生素E的摄取。一般的含不饱和脂肪酸多的植物油中维生素E的含量也较多。

碳水化合物

碳水化合物就是人们常说的糖类。它由碳、氢、氧三种元素组成，而且氢和氧的比例和水一样，所以称为碳水化合物。根据其结构不同，碳水化合物又分为单糖、双糖、多糖三类。

○单糖

这是最简单的碳水化合物。它具有甜味，易溶于水，可不经消化液的作用直接被身体吸收和利用。常见的单糖有：葡萄糖、果糖、半乳糖。

○双糖

是由两个分子单糖结合在一起，再脱去一分子水所组成。双糖易溶于水，需分解成单糖才能被吸收和利用。常见的双糖有：蔗糖、麦芽糖、乳糖。

○多糖

是由数百甚至数千个葡萄糖分子组成。无甜味，不易溶于水，但经消化酶的作用可以分解成单糖。常见的多糖有：淀粉、糊精、糖元。

碳水化合物的消化作用开始于口腔，食物进入口腔后，在咀嚼中，食物中的淀粉经唾液淀粉酶的作用，部分被水解为麦芽糖。吃馒头或米饭时，若细细咀嚼，会感到一种甜味就是这个原因。但食物在口腔内停留的时间甚短，淀粉的消化不够完全，所以口腔中的消化，对于碳水化合物来说并不重要。

碳水化合物的主要消化部位是在小肠。进入小肠的胰淀粉酶活力极强，可将淀粉完全水解为麦芽糖。肠液中还存在一种双糖酶，此酶作用于麦芽糖及来自膳食的蔗糖、乳糖，并使它分解为碳水化合物的最终产物——单糖。

在正常情况下，只有单糖被吸收，吸收后由血液运输到肝脏，再分布到各组织内储存（称为糖元）或被利用。

碳水化合物对人体的作用

○供给热能

这是碳水化合物最重要的生理功能，也是人类从膳食中取得热能最经济、最重要的来源。含碳水化合物多的食物一般比较便宜。碳水化合物在体内氧化较快，能够及时供给热能满足机体的需要。每克碳水化合物在体内可产生16.8千焦耳（4千卡）热能。最终氧化产物为二氧化碳和水。在机体缺氧的情况下，碳水化合物还能进行酵解，为机体提供部分热能。肌糖元是肌肉活动最有效的热能来源，而心脏的活动也主要是靠葡萄糖和糖元氧化供给热能，神经系统除葡萄糖外，不能利用其他物质供给热能，所以血液中的葡萄糖是神经系统热能唯一的来源。当血糖降低时，就会出现昏迷、休克甚至死亡。

○保肝解毒作用

当肝糖原储备较为充足时，肝脏对某些化学毒物如四氯化碳、酒精、重金属以及细菌的毒素均有较强的解毒能力。这是因为肝中丰富的糖元，可以保护肝脏免受毒物的损害；另一方面，肝脏中的葡萄糖醛酸直接参与了解毒。

○抗生酮作用及对蛋白质的节约作用

脂肪在体内氧化需要碳水化合物的参与。脂肪在代谢中产生的乙酰基必须与草酰乙酸结合才能进入到三羧酸循环中彻底氧化，而草酰乙酸是由葡萄糖代谢产生的，如果碳水化合物摄入不足，脂肪氧化不全会产生过量的酮体。酮体是一种酸性物质，如在体内积存过多，可以引起酸中毒。还有，膳食中如供给足够的碳水化合物，机体就不会分解蛋白质供给热量，此即为碳水化合物对蛋白质的节约作用。

○碳水化合物是机体重要的组成物质

构成细胞膜的糖蛋白、构成结缔组织的黏蛋白以及构成神经组织的糖脂中均含有糖类，而对遗传物质起传递作用的核酸则由核糖和脱氧核糖参与构成。

老年人对碳水化合物的需要量

碳水化合物虽然是人的机体活动的基础物质，但在摄入量上，也要按照科学方法，合理摄取。对老年人来说，由于酶的活性逐渐下降，胰岛素分泌减弱以及周围组织对胰岛素的敏感性逐渐下降，使糖代谢的能力逐渐下降，表现为空腹血糖升高，糖耐量下降，加上老年人活动强度减弱，对热能的需要量也减低，故碳水化合物的摄入量不宜过多，一般占总热能的60%～70%。碳水化合物最好由含多糖（主要为淀粉）的下列食物供给，如：粮谷类含淀粉70%～75%，薯类含淀粉20%～25%，干豆类含淀粉50%～60%，大豆类含淀粉25%～30%，以及一些含淀粉较多的硬果类食物如栗子、菱角等。而一些精制糖如葡萄糖、蔗糖、麦芽糖等吸收快，过剩的糖还会很快转变为脂肪贮存在体内，并使血脂升高，故老年人不宜吃一些精制糖及含这类糖多的食物。但果糖在体内代谢快及转变成脂肪的能力小于葡萄糖，老年人可适当吃一些含果糖多的蜂蜜、水果。老年人每天的膳食组成中要有一定数量的蔬菜、水果，还应适当地搭配一些粗粮食品，以保证膳食纤维的摄入，保持肠道通畅，防止便秘。但并非越多越好，过多的膳食纤维可影响一些对人体有益的无机盐和微量元素如钙、铁、铜、锌等的吸收。

膳食中的碳水化合物主要是淀粉，少量为双糖和其他种糖。淀粉在植物种子（如大米、小麦、大麦、玉米等）、根茎类（如马铃薯、藕、芋头等）及干果（如栗子、花生等）中存量很高。双糖和单糖则多存在于水果中。有两种糖，即棉籽糖（三糖）和水苏糖（四糖）存在于黄豆和白薯中。这两种糖在肠内可被肠细菌分解而产生气，这可能是吃白薯和大豆感到腹部胀气的一个原因，老年人肠功能减退，更应注意勿吃过量。

维生素

维生素是维持身体正常生命活动，包括生长、发育和生殖所必需的一类有机小分子化合物。它们不是构造身体组织的原料，也不是身体所需能量的来源。这类化合物虽结构不同，但都具有以下共性：

〇它们不能由人体合成

有些维生素虽能在体内合成，但是合成的量不能满足身体需要，因此必须通过饮食摄取。

〇人体对维生素的需要量少，但不能没有或缺乏

人体所需的蛋白质、碳水化合物和脂肪这三大营养素，数量往往是几十克或几百克，而人体对维生素的需要量很少，常常以毫克甚至微克计算。虽然很少，但如因某种原因未能得到所需的量，身体就会出现某些相应的特异缺乏症状。所以应引起重视。

维生素是个庞大的家族，有十几个成员，一般可分为两大类：即脂溶性维生素和水溶性维生素。脂溶性维生素能溶解在油脂中，而水溶性维生素可以溶解在水里。

〇脂溶性维生素

包括维生素A（视黄醇）、维生素E（生育酚）、维生素D（胆钙化醇）和维生素K。维生素A、维生素D可以在体内贮存，过量积蓄可发生中毒，所以应引起注意。

〇水溶性维生素

包括维生素B族和维生素C（抗坏血酸）以及许许多多"类维生素"（胆碱、肌醇等）。维生素B族的成员有维生素B_1（硫胺素）、维生素B_2（核黄素）、维生素B_6（吡哆醇）、维生素B_{12}（氰钴素）、尼克酸（烟酸）、泛酸、叶酸和生物素。

维生素除了作为营养素外，现在也已用作药物。科学家研究发现，维生素在抗癌、防衰老以及治疗心血管疾病和神经科疾病方面都有作用，为人们的健康作出不小的贡献。

人体每天维生素的需要量

维生素A：成年人（男、女）一日需要摄入2 200国际单位。

维生素D：成年人一日可摄入300～400国际单位。

维生素E：成年人一日可摄入10毫克。

维生素B_1：成年人一般一日可摄入1.5～2.1毫克，其摄入与热量成正比，女性相应低些。

维生素B_2：成年人一般一日可摄入1.2～2.0毫克，与热量供给有关。每4 184千焦（1 000千卡）热量约需供维生素B_2 0.5毫克。

尼克酸：成年人一日可摄入12～20毫克。

维生素B_6：成年人一日可摄入2.0毫克。

维生素B_{12}：成年人一日可摄入3.0微克。

叶酸：成年人一日可摄入400毫克。

泛酸：成年人一日可摄入10毫克。

维生素C：成年人一日可摄入60毫克。

2. 维生素的作用

维生素是参与人体生命活动的重要营养物质。可以说，人体如果没有维生素，机体就无法进行生命活动。要科学健康地生活，就要认识各种维生素。

维生素A的作用

维生素A易被氧化或被紫外线照射而破坏。在自然界，维生素A只存在于动物性食物中，如肝中特别多；植物性食物不含维生素A，有颜色植物如胡萝卜、菠菜等含有胡萝卜素，经人体肠壁和肝脏β胡萝卜素酶的作用，可转变成维生素A。维生素A与视觉有关，在视网膜中，有两种感觉细胞，感强光的是锥体细胞，感弱光的是杆体细胞。在杆体细胞中，有一种叫视紫红质的色素，由视蛋白与维生素A醛组成。视紫红质遇光则分解为视蛋白与视黄醛，并由此引起神经冲动，产生视觉。视黄醛在体内不断地被代谢消耗掉，所以需要不断地由维生素A氧化补充。当维生素A缺乏时，视紫红质的合成量减少，使在弱光中视力减退，出现夜盲症。

维生素A能维持上皮细胞的正常结构与功能，缺乏时，上皮干燥、增生及角化，特别以眼、呼吸道、泌尿道及生殖系统等的上皮受影响最显著。由于泪腺上皮角化，泪液分泌减少，致使眼结膜与角膜干燥，称为干眼病。这时，结膜与角膜易发炎，出现环状皱褶，甚至发生角膜软化、溃疡穿孔而失明。

缺乏维生素A时，泌尿道的上皮表面变粗糙，容易黏着无机盐等物质，形成尿结石。呼吸道上皮受损，则易发生上呼吸道感染，所以对经常发生感冒的人，应给予补充维生素A。此外，维生素A还可以维持并有效地防御癌症。但维生素A也不宜摄入过多，否则会引起维生素A过多症，主要症状为厌食、过度激动、头发稀疏、肝肿大、肌肉僵硬和皮肤瘙痒症。维生素A的最丰富来源为动物性食物的肝脏、鱼肝油、蛋黄、奶油及奶等；β胡萝卜素的最丰富来源为植物性食物的有色蔬菜，如胡萝卜、番茄、红心甜薯、菠菜、豌豆苗、苋菜、芹菜、青椒及一些水果，如柿子、杏子、橘子及桃子等。

维生素D的作用

维生素D是类固醇的衍生物，主要包括维生素B_2及维生素B_3，其化学性质比较稳定。在人的皮肤中含有T——脱氢胆固醇，经紫外线照射后，可转变为维生素B_3，所以经常晒太阳可以增加体内维生素D的含量。维生素D能促进钙磷吸收，维生素D参与小肠黏膜形成一种钙结合蛋白质，后者与钙结合，促进钙的吸收。维生素D也可以直接促进磷酸盐吸收。维生素D能促进骨骼钙化。血浆中的钙和无机磷呈溶解状态，溶解状态的钙和无机磷沉积到骨骼上的过程叫钙化。血浆中的钙和无机磷需达到一定浓度时，才能发生钙化，维生素D除因促进钙和无机磷的吸收而增加钙磷来源外，还具有直接促进骨骼钙化的作用。国外报道老年性骨质疏松症与维生素D缺乏有一定的联系。维生素D缺乏时，导致血浆钙浓度降低，所以神经肌肉的兴奋性升高，会发生手足搐搦。含维生素D最丰富的食物有：动物肝脏、鱼肝油、禽蛋。奶类含维生素D不高，植物性食物不含维生素D。应尽量从膳食中摄入维生素D，当膳食不能满足时，应在医师的指导下服用维生素D丸。

缺乏维生素D，老年人可形成骨质软化。成人骨骼已停止生长，只会使长骨干和扁骨（如骨盆）软化、变形。其主要症状为四肢酸疼，尤其是夜间为甚，病情严重时疼痛加剧，多在腰背部，沿脊椎神经放射，不受动作影响。由于骨质变软，骨盆受压变形，胸骨和脊椎也可变形。

在我国，骨质疏松是老年人的一种常见病，尤其多见于老年女性，可并未引起应有的重视。据国外统计，美国50岁以上人群中，10%患有骨质疏松症，其中男女比例为1:4，骨质疏松症患者易折断的骨骼为长骨、股骨以及脊椎。有的骨质疏松症患者无症状，直至摔跤骨折后才发现，因此有人称之为“无声”的疾病。有的有症状，称症状性骨质疏松症，如老年人的腰背痛，这在老年人中占15%～60%。骨质疏松症的发病率随年龄增加而增加。如由于轻微创伤所致的股骨骨折，其发病率在50～64岁时为2%，65～70岁为5%，75岁以上为10%。骨质疏松症的诊断较为困难，因为普通X线检查无法发现骨骼质量的减少，用软X线检查也只有骨骼密度减少到40%以上时才能发现。国外用骨密度仪进行骨密度检测。

老年人一方面由于肾脏功能的降低，使维生素D的生理活性形式1，25－二羟D生成量减少；二是老年人对钙的吸收率降低以及体力活动的减少，使机体对钙的利用程度降低，并使钙从骨骼中的丢失增多；三是老年女性绝经后，雌激素及其前体分泌减少，使肾脏保留钙的能力下降，尿钙排出量增加。全国营养调查资料显示：我国城乡居民钙的摄入量低于供给量标准，尤其是老人、妇女，钙的摄入更为不足。所以老年人尤其是老年女性骨质疏松发生率较高。

维生素D的最低供给量尚难确定，因皮肤中形成的维生素D_3的含量波动较大。此外，维生素D需要量还与钙、磷摄入量有关。中国营养学会1998年修订的中国居民每日膳食中营养素供给量中，建议老年人每日摄入10微克的维生素D。

在摄入维生素D的同时，应注意钙的摄入量。因此，建议老年人多摄入牛奶、牛奶制品及含钙丰富的其他食品，如豆类、海产品等。骨汤、酥松的鱼骨也是钙的良好来源。适当增加体力活动，以促进钙的吸收和减少钙从骨骼中的动员。此外应增加户外活动，以增加光照时间，促进人体皮肤中维生素D的合成。

值得注意的是，人体维生素D的摄入绝不能过量。

这是因为维生素D为脂溶性维生素，摄入过量时会引起中毒，维生素D中毒的症状和表现主要是高钙血症引起的肾功能损伤及软组织钙化等。临床表现包括：食欲减退、乏力、心搏徐缓、心律紊乱、恶心、呕吐、烦渴、便秘、多尿等。长期摄入过量维生素D，高钙血症还可导致粥样动脉硬化，并伴有广泛软组织钙化和不同程度的肾功能损害，严重时可导致死亡。

维生素E的作用

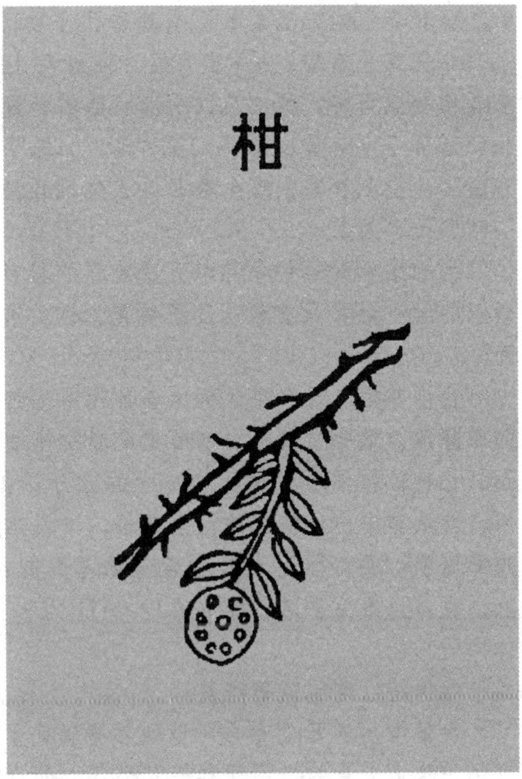

柑图，选自《本草纲目》。柑是富含维生素E的水果

维生素E与生育能力极其相关，因此也称抗不育维生素，或生育酚、产妊酚。维生素E也是维持正常肌肉结构和功能所必需的，缺乏将导致肌肉营养不良，同时伴有肌肉的耗氧量增高，在临床上表现为进行性肌营养不良、肌萎缩、原发性侧索硬化症等。维生素E能促进毛细血管增长，维持心肌和外周血管系统的正常功能，改善微循环，并可使动脉脂类过氧化物减少，从而预防动脉硬化，同时还可减轻血小板的聚集作用，降低血液的黏稠度。维生素E与硒有协同作用，保护细胞膜不受脂质过氧化物的损伤，稳定生物膜的结构，减少体内脂质过氧化物的含量，对机体有保护作用，因而也具有强大的抗衰老性能，这就为老化现象的预防和寿命的延长提供了可靠的营养剂。国外曾报道，维生素E可降低血浆胆固醇浓度，对动脉粥样硬化有抑制作用。它和生长、发育、保持青春活力和延迟衰老都有密切关系。随着年龄的增长，细胞内脂褐质沉着增多，也就是我们常见的面部、手背部、前臂皮肤的老年斑。体内组织中也有类似现象。给中老年人补充维生素E，能减轻或消除衰老组织中的脂褐质，并且改善皮肤弹性，推迟性腺萎缩，具有一定的抗衰老作用。

含有丰富维生素E的食物有麦胚油、棉籽油、玉米油、花生油及菜油等。蔬菜中的绿叶蔬菜，如莴苣叶、芹菜、柑橘皮等维生素E含量也较多。动物性食物，如肉、奶、蛋及鱼肝油等也有，可是不如植物性食物多。

维生素E与其他脂溶性维生素不同，相对无毒或毒性很小。有人曾经做过服用维生素E有无毒性作用的实验，在成人中，每天服用300～400毫克，观察了近2年时间，尚未发生中毒现象。由于维生素E对延缓衰老有非常重要的意义，我国推荐的膳食营养素供给量标准建议老年人供给量应多于青年期，为每人每天12毫克。维生素E的需要量还应随膳食中其他成分如多不饱和脂肪酸、酒精、饮料的增加而增加。

在20世纪初，有人发现植物中存在着一种不明物质，对动物的生育功能有影响，缺乏这种物质会使生育功能减退，而补充后可恢复生育功能，这就是生育酚，即维生素E。维生素E溶于酒精和脂溶性溶剂中，不溶于水，对氧敏感，易被氧化。在无氧情况下，对热、酸、碱稳定，油脂酸败时加速维生素E的破坏。

自然界中的维生素E共有8种化合物，分别为α，β，γ，δ-生育酚及α，β，γ，δ-三烯生育酚，α-生育酚活性最大。维生素E主要存在于多种油料作物的种子及植物油当中，其中又以小麦胚油中含量最高，一些硬果类如杏仁、榛子、核桃仁、南瓜子中含量也较高。谷类粮食、绿叶蔬菜、肉、蛋、奶及鱼肝油中也有一定含量。除抗不育外，维生素E在人体内还呈现多种生理活性。

○抗自由基

由于维生素E的结构特点决定了它具有较强的还原性和亲脂性，因此位于细胞膜上的维生素E具有较强的抗氧化活性，这种抗氧化活性主要表现在对抗自由基方面。

自由基是广泛存在于机体各种代谢反应中的活泼基团。如果产生过量，或被清除率降低，就会引发自由基链式反应，使细胞膜上的多不饱和脂肪酸被氧化成脂质过氧化物，损伤细胞膜及细胞内的大分子蛋白质和核酸，因而对细胞产生损害作用，使细胞中出现褐色的色素颗粒，呈现在皮肤上就是老年斑。捕捉自由基的维生素E还可以再经维生素C和含硫氨基酸的作用而还原。同时，维生素E的抗氧化性，也防止维生素A、维生素C、ATP及一些抗氧化酶的氧化，从而保证了它们在体内的功能。

○保持红细胞膜的完整性

大量维生素E的存在可以使细胞膜处于流动性高、通透性严密的状态。这除了可保护膜上大量的多不饱和脂肪酸不被氧化外，还与其保护膜上的活性结构有关。若长期摄入缺乏维生素E的膳食，因为红细胞膜溶解可导致红细胞数量减少和红细胞生存时间缩短。当早产儿血浆中维生素E过低时，可见溶血性贫血。

○抗心血管病

研究表明：维生素E具有预防心血管病的作用，大量摄入时，可降低动脉粥样硬化发生率。这可能与在动脉粥样硬化形成的初期，维生素E能阻碍动脉内皮细胞的“泡沫化”，并且与细胞内胆固醇的代谢有关。

○抗肿瘤

目前研究认为维生素E主要通过下述途径降低肿瘤发生率：一是维持体内氧化和抗氧化系统平衡；二是阻碍一些化学致癌剂的致癌作用，如维生素E能非常有效地阻断强致癌剂亚硝胺的合成；三是维生素E能够提高机体体液免疫和细胞免疫水平；四是对某些癌基因的表达具有抑制作用，因为许多致癌物都是通过激活癌基因而导致肿瘤发生的。

○保护肝脏

维生素E主要贮存于肝脏中，近几年来大量的体内、体外研究表明，充足的维生素E对急性肝损伤具有保护作用，而对慢性肝纤维化也具有延缓和阻断作用。

维生素E以上诸多生理活性，对于延缓衰老、减少一些慢性病的发生、保证老年人生活质量具有重要意义。

维生素 C 的作用

维生素C参与人体氧化还原过程，是机体不可缺少的物质。又能促进细胞间胶元蛋白生成，胶原蛋白在细胞间起一种黏合作用，维持组织和器官的完整。维生素C能增强体质，促进体内抗体形成，增加对疾病的抵抗力。维生素C还具有解毒作用，在体内能缓解化学毒物和细菌素的毒性。对中老年人，维生素C尤为重要。它能预防体内脂质沉积，使血液中胆固醇转化为胆汁酸排出体外，从而防治动脉粥样硬化，延缓衰老。维生素C能使肠道内高铁还原成低铁，促使铁在体内吸收，预防中老年人易患的缺铁性贫血。

维生素C与维生素A、维生素E同样有防癌作用。维生素C在中老年人的血浆及白细胞中的含量往往随年龄增加而下降，所以中老年人膳食中应补充维生素C含量丰富的食物，以免发生维生素C缺乏症。我国建议成年人每人每日维生素C供给量为60毫克。老年人维生素C供给量应多些，当食物中不能保证供给时，可以每日口服维生素C片剂，但最多不超过500毫克的饱和剂量。

维生素C在食物中主要来源为新鲜蔬菜和水果，绿叶蔬菜含量较多，其余为菜花、土豆、卷心菜、小白菜、西红柿；水果中以枣、刺梨、猕猴桃、草梅、芒果、杨梅、西瓜、柑橘、橙子、山楂中含量丰富。

维生素C又名抗坏血酸，主要来源于新鲜蔬菜和水果，维生素C对人体生长发育和抗御疾病具有重要的作用，对于防癌抗癌也有非同一般的功效。

亚硝胺是一种致癌物。食物中的亚硝酸盐和仲胺进入人体后，在胃内可形成亚硝胺。维生素C具有阻断亚硝酸盐和仲胺形成亚硝胺的作用。癌细胞的增殖和向外侵袭转移，先要破坏其周围的细胞基质，本能地分泌一种“透明质酸酶”，而人体内有一种“生理性透明质酸酶抑制物”，是破坏和抑制透明质酸酶的有效物质。维生素C正是合成这种物质的主要原料。如果体内有充足的维生素C，癌症向外扩散的能力就困难了，恶性肿瘤的溃疡就有了愈合的希望，恶性肿瘤造成的出血、坏死、疼痛，都有可能得到某种程

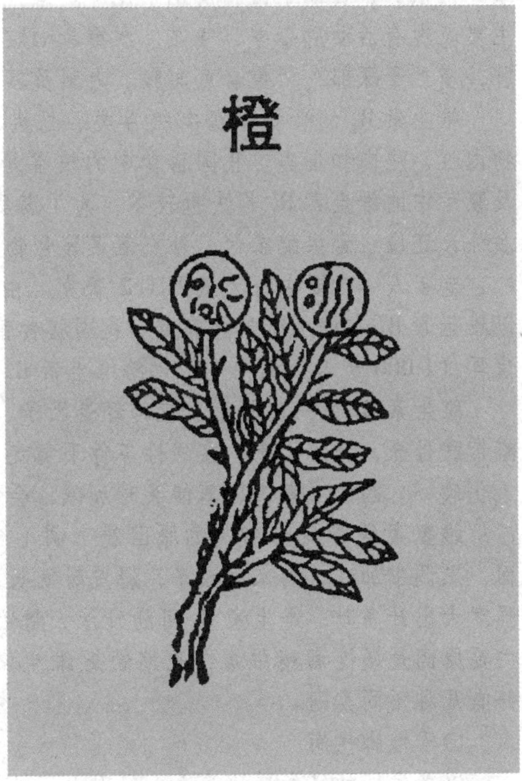

橙图，选自《本草纲目》。橙是富含维生素C的水果

序的控制与好转。维生素C还能使人体的淋巴细胞发生转移，使没有抗癌能力的淋巴细胞具备抗癌能力。维生素C能参加人体内的一些生物化学反应，使一些只能溶解于脂肪的致癌物质变得能够溶于水，并使这些本来不能从肾排泄的物质也能够从肾脏排泄出去，减轻致癌物质对人体的损伤刺激。维生素C能促进纤维组织生长，防止癌细胞的扩散。

维生素C具有抗病毒作用，对某些可能起源于病毒的肿瘤有防治作用，维生素C还能加强人体内维生素A的稳定性，而维生素A对上皮类肿瘤的发生有一定的防治功效。

维生素B_1的作用

维生素B_1在小肠吸收，吸收后在体内主要分布在心脏、脑、肝、肾及肌肉等组织器官，在血液中主要集中在红细胞内，在体内不能大量贮存，大量摄入时，过多的部分从尿中排出。维生素B_1在体内的主要生理功能是：参加糖的代谢，维持神经与心肌的正常功能。维生素B_1以磷酸盐的形式组成辅酶，参与酶代谢的中间产物丙酮酸的氧化，当维生素B_1缺乏时，丙酮酸氧化出现了障碍，神经组织所需能量供应不足，患者四肢无力和感觉障碍，肌腱反射减弱甚至消失，称为多发性神经炎，也称干性脚气病。如果波及胃肠神经，则可引起胃肠蠕动减弱、便秘、消化液分泌减少、食欲不振、消化不良等。湿性脚气病以心血管系统症状为主，其症状主要表现有活动后心悸、气促，严重者心脏扩大，出现心脏杂音，还有可能出现水肿，多见于踝部，严重者可向膝、大腿及其他部位发展。

维生素B_1的食物来源有粮谷类、豆类、酵母、干果、硬果、蔬菜、水果、动物内脏、瘦肉和蛋类。我国膳食中的粮谷是维生素B_1的主要来源。由于粮谷外皮及胚芽中的维生素B_1损失也较多，为了满足维生素B_1的需要，除防止加工碾磨过多外，还应注意搭配杂粮，补充蔬菜等食物。

老年人一般要求每天摄入1.2毫克。由于维生素B_1与热能代谢密切相关，所以维生素B_1常按所需热能确定。我国膳食营养素供给量标准建议，每供给4 185千焦耳（1 000千卡）的热能，供给维生素B_1 0.5毫克。

维生素B_1又叫硫胺素、抗神经炎因子、抗脚气病因子，纯品是白色针状结晶，略带酵母味，易溶于水，在酸性条件下稳定，在中性环境下特别是碱性环境下易被氧化破坏。因此，煮饭、蒸馒头时加碱，会使其中所含的维生素B_1破坏掉。

维生素B_1缺乏最常见的原因是烹调不合理，饮食习惯不良。如长期吃精米白面，烹调中加碱，淘米次数多，浸洗时间长，弃米汤吃捞饭，加上天气炎热或劳动强度大出汗多时，维生素B_1可随汗液大量丢失。在发达国家中，维生素B_1缺乏的主要原因是慢性酒精中毒，长期缺乏维生素B_1会出现特有的缺乏症——脚气病，并有几种不同类则。

○干性脚气病

以多发性神经炎症状为主，出现上行性神经炎。主要表现为指趾麻木，肌肉酸痛、压痛，尤以小腿肌肉为甚，向上发展累及腿伸屈肌、手臂肌群，而出现垂足、垂腕症状。胃肠神经受累时，出现胃肠蠕动减慢、便秘、消化液减少、食欲降低、消化不良等症状。

○湿性脚气病

以心衰和水肿症状为主。由于心血管系统障碍，出现右心室扩大，有心悸、气促、心动过速及水肿。

维生素B_2的作用

维生素B_2又名核黄素，是一种水溶性维生素，它参与体内的物质代谢，对维持生命活动、促进生长发育有重要的作用。维生素B_2是机体中许多重要辅酶的组成成分，这些辅酶与特定的蛋白质结合，形成黄素蛋白，又称黄酶，黄酶在物质代谢中起传递氢的作用，参与组织呼吸过程。机体如果缺乏维生素B_2，人体内的物质代谢就会紊乱，表现出多种多样的维生素B缺乏症状。

○眼部症状

患者眼球结膜充血，眼球周围有血管增生，角膜与结膜相连处有时发生水泡。严重时，角膜下部会出现溃疡，有睑缘炎、畏光、视力模糊、流泪等症状。现已有研究表明，老年性白内障的发生与维生素B_2的缺乏有关，有些暗适应能力的下降也与维生素B_2不足有关，当给予维生素A无效时，给予维生素B_2则有效。

○口舌症状

核黄素缺乏所表现出的口唇病变在口唇黏膜部位和口角部位，称唇炎及口角炎。表现为口唇黏膜肿胀、皲裂、溃疡以及色素沉着，口角发白、肥厚或有轻度浸渍并逐渐扩大。由于口的开合运动，多在口角炎部位发生口角裂，多为双侧性。同时，还伴有舌部症状，舌呈紫红色并伴有慢性舌炎。由于舌乳头肥大、淤血，舌面有裂沟、溃疡，好像地图一样，故称“地图舌”。

○皮肤症状

缺乏核黄素易形成脂溢性皮炎，多发生在皮脂腺分泌旺盛部位，如鼻唇沟、前额、两眉间、下颌、眼外眦以及身体各皱襞处，如耳后、乳房下方、腋下、腹股沟处，表现为皮脂增多、局部红斑、有脂状黄色鳞片。在男性，多见于阴囊，常有渗液、糜烂、脱屑、结痂、皲裂、皮肤变厚、发痒等症状，称为“绣球风”。此些变化也偶尔见于女性阴唇。核黄素缺乏所发生的口部症状与生殖器炎症等病变称为口腔—生殖器综合征。

此外，维生素B_2缺乏常干扰铁在体内的吸收、贮存及动员，导致血液中铁量下降，严重的可造成缺铁性贫血。缺乏维生素B_2也会影响到发育并与某些肿瘤的发生有关。

维生素B_2的需要量与蛋白质的摄入量有关。生长发育、创伤修复、妊娠及哺乳期间蛋白质的需要量增加，维生素B_2的需要量也增加。对老年人来讲，推荐的摄入量标准为每人每天1.2毫克。亦同维生素B_2一样，按每供给4 185千焦耳(1 000千卡)的热能，应供给维生素$B_2$0.5毫克。

维生素 B_6 的保健作用

维生素 B_6 是吡啶的衍生物，包括吡哆醇、吡哆醛和吡哆胺。它是色氨酸产生烟酸过程中的一种辅酶，参与氨基酸代谢。维生素 B_6 在体内经磷酸转化后转变为磷酸吡哆醛和磷酸吡哆胺，后两者作为具有活性的辅基参与氨基酸代谢。磷酸吡哆醛可接受氨基转化成磷酸吡哆胺，磷酸吡哆胺也可以脱掉氨基重新形成磷酸吡哆醛。维生素 B_6 可参与氨基酸的脱羧基作用、转氨基作用、脱硫化氢脱氨基作用和脱水脱氨基作用。

维生素 B_6 对血色素合成起重要作用。故当缺乏维生素 B_6 时，血色素的合成将受到障碍。临床上有时用铁剂治疗无效的低血色素小细胞性贫血改用维生素 B_6 治疗而收到满意的效果。维生素 B_6 还可促进人体对维生素 B_2、维生素 B_{12}、铁、锌的吸收。缺乏维生素 B_6 的人，易患抑郁症、神经病及皮肤病等。此外，维生素 B_6 能够减轻哮喘。研究认为，机体缺乏维生素 B_6 易引起血红蛋白释氧降低、组织细胞缺氧、机体对氧的敏感性增高等一系列反应，从而诱发哮喘。

维生素 B_6 能调节色氨酸代谢，使临床症状和生化异常得到改善，并可促进抑制性神经递质——氨基丁酸的合成，从而在抗支气管痉挛方面起重要作用。近年专家们研究还发现，饮食中缺乏维生素 B_6，可抑制氨基酸代谢，引起半胱氨酸水平升高，进而引起血清胆固醇水平升高，诱发动脉粥样硬化；或通过血小板凝集性增强和凝血时间改变，促进血栓形成，诱发心肌梗死。因而维生素 B_6 有防止心肌梗死的作用。维生素 B_6 以植物种子，如核桃、葵花子、豆类、干酵母、麦麸、动物肝脏、肉类、禽类、蛋类等食物中含量最多；其次为香蕉、扁豆、胡萝卜、梨、白薯、香菇、金枪鱼、沙丁鱼等食物。以大米为主要饮食，特别是消化吸收功能较差的中老年人，易缺乏维生素 B_6，故应及时补充。

3. 水对人体的作用

水是生命的源泉。它有两层意思，一是生命产生的源泉，二是生命活动能够正常进行的源泉。人对水的需要仅次于氧气。人如果不摄入某一种维生素或无机盐，也许还能继续活几周或带病活上若干年，但人如果没有水，却只能活几天。可见水对人类生存的重要。

人体细胞的重要成分是水，水占成人体重的60%～70%。那么人体要这么多水有什么作用呢？

人的各种生理活动都需要水

水可溶解各种营养物质。脂肪和蛋白质等要成为悬浮于水中的胶体状态才能被吸收；水在血管、细胞之间川流不息，把氧气和营养物质运送到组织细胞，再把代谢废物排出体外，总之人的各种代谢和生理活动都离不开水。

人的体温调节离不开水

当人呼吸和出汗时都会排出一些水分。比如炎热季节，环境温度往往高于体温，人就靠出汗，使水分蒸发带走一部分热量来降低体温，使人免于中暑；而在天冷时，由于水贮备热量的潜力很大，人体不致因外界温度低而使体温发生明显的波动。

水是体内的润滑剂

它能滋润皮肤。皮肤缺水，就会变得干燥失去弹性，显得面容苍老。体内一些关节囊液、浆膜液可使器官之间免于摩擦受损，且能转动灵活。眼泪、唾液也都是相应器官的润滑剂。

水是人健康最好的奇药

矿泉水和硬水的保健和防病作用是众所周知的。主要是因为水中含有对人体有益的成分。当感冒、发热时，多喝开水能帮助发汗、退热、冲淡血液里细菌所产生的毒素；同时，小便增多，有利于加速毒素的排出。此外，大面积烧伤以及发生剧烈呕吐和腹泻等症状，体内大量丢失水分时，都需要及时补充液体，以防止严重脱水，加重病情。

人体需要的水，主要是通过饮水、食物等进行补充。由于代谢、呼吸等，使部分水液排出，保持体液的平衡，成为生命科学的重要课题。由于老年人细胞内液量减少，饮水欲望减退，所以体内常常水分不足，大便易于干结，而且对缺水的耐受性较差。因此，老年人应适量增加供水，养成饮水习惯，建立新观念，即饮水不仅仅只是为了解渴，而是生理的需要。每日摄水量一般 1 000 毫升，膳食中应增加一些汤羹类食物。同时，还要注意合理的饮水方法，即缓慢、多次、少量饮，清晨、睡前适量饮，切忌一次大量饮，老人不宜快速饮。对心、肾功能不全的人，应控制水的摄入。

4. 无机盐对人体的作用

无机盐

无机盐又称矿物质，是构成人体组织的重要原料，是人体维持正常生理机能不可缺少的物质。它在体内含量很少，仅占人体重的 4% 左右。

目前自然界已发现的化学元素中，有 26 种被认为是为生命所必需的无机盐，其中有 11 种为主要的，如碳、氢、氧、氮、硫、钙、磷、钾、钠、氯、镁。镁与其余 15 种元素因人体需要量极小（每种元素体内含量少于体重 0.01%），称之为微量元素，如铁、锌、铜、锰、镍、钴、钼、硒、铬、碘、氟、锡、硅、矾和砷。随着医学科学的发展，人们发现许多老年病和人体衰老现象，都与体内无机盐代谢失调有关。饮食调配不当以及机体代谢活动不平衡或生理需要增加而摄入不足等原因，都可引起体内矿物质含量的异常。与老年人关系较密切的常量元素有钠和钾。

钠参与维持人体酸碱度的恒定。血液中保护酸碱平衡的缓冲系统中，最主要的一对缓冲系就是碳酸氢钠与碳酸，二者含量之比为20∶1。这是因为人体新陈代谢产物多呈酸性，故需大量的碱（如碳酸氢钠）来中和，而钠离子是其中的重要组分。钠主要来自食盐中的氯化钠，其日常摄入量远高于机体钠的需要量，所以老年人一般不会出现钠缺乏。但钠摄入过多却危害甚大，钠含量过高，不利于水从肾脏排出，而引起水钠在体内的潴留，在血管中可致循环血量的增加，增加心脏的负担，容易发生高血压、心脏病；在组织间隙中可致组织水肿，影响组织细胞正常代谢活动。因此提倡老年人低盐饮食，每日吃盐量一般控制在6克以下，若患有高血压、心脏病和肾脏病最好不超过5克。

钾是人体细胞内液中的主要阳离子，参与肌细胞、神经细胞、腺体细胞生物电活动，尤与心肌的正常生理功能关系密切。人体血钾过高可使人软弱无力、肌肉酸痛、手足感觉异常、皮肤苍白湿冷、动作退钝、脉缓、恶心、腹泻，甚则发生软瘫、吞咽困难、呼吸肌麻痹、心搏骤停而致死。血钾过低轻者自觉乏力、恶呕及腹胀，重者神志淡漠、肌肉极度无力、肠梗阻、呼吸表浅、脉搏无力、血压下降及心律失常。钾的摄入与排出有一特点：多吃多排，少吃少排，不吃也排。一般老年人消化吸收能力降低，所以易形成体内钾含量较低，需注意从饮食补充。富含钾的食品主要是谷类、蔬菜和水果，尤其是草莓、苹果、梅子、韭菜、苋菜、芹菜、黄花菜、西红柿含量甚丰。

人体不可缺少的微量元素——铁和钙

成人体内含铁总量为3～5克，其中2/3用于制造血红蛋白，参与体内氧及二氧化碳的运输。其余存在于肌红蛋白、细胞色素、酶类及多种氧化酶中，因此有多种生理作用；食物铁的吸收率较低，且受许多因素影响。植物性食物中铁的吸收率不足10%。植酸盐、草酸盐的存在以及胃酸缺乏时均可阻碍铁吸收。缺铁是微量元素缺乏症中最多的一种，加上老年人消化吸收力下降，更易造成缺铁，这是世界性的老年营养问题。缺铁会引起贫血，影响组织细胞的代谢活动，还可加速体内脂肪的合成，导致高脂血症和肌肉无力，胃肠黏膜萎缩，胃酸分泌减少，食欲减退，进一步影响铁的吸收，形成恶性循环。所以老年人应加强铁的摄入，建议每日摄铁12毫克。动物性食物中血红素铁可直接被人体吸收利用，且影响因素较少，吸收率可达20%。含铁丰富的食物有动物肝、肾、蛋、瘦肉、猪羊鸭鸡血，以及黑豆、豌豆、芥菜、香菜、菠菜、紫菜、桂圆。

钙是人体中含量最丰富的矿物质，也是人体最活跃的元素之一。正常人体内含钙1～1.3千克，其中99%以上以钙盐形式分布于骨骼。它与磷形成羟磷灰石沉积在骨组织中，使骨有足够的硬度对身体起支持作用。其余分布于牙齿和软组织以及血液中。当血液中钙离子水平降低时，可动员骨钙来维持血中钙离子水平，这一过程通过内分泌调节实现。钙离子在神经、肌肉应激、神经兴奋冲动传递、心动节律的维持、血液凝固、白细胞的吞噬、细胞黏着、内分泌与外分泌腺的分泌以及神经分泌、糖原合成分解、电解质的转运以及细胞生长等生理过程中发挥着重要作用。

钙元素需要从食物中获得。根据有关营养专家对我国传统膳食结构的调查分析，我国广大地区人们膳食结构的基本特点是以植物性食品、谷类（米、面、杂粮）、豆类为主，这些食物中钙含量均较低。而且许多植物性食物中的草酸、植酸可与钙结合成不溶性的钙盐，阻碍钙在小肠的吸收，进一步降低了钙的吸收利用率。从全国营养学调查结果分析，钙由膳食中提供的数量，仅达到营养学会推荐量的50%左右。有研究表明，人体在20岁以前，骨骼生长发育迅速，钙的摄入大于排出，大多储存在骨骼中。20岁后，骨骼生长发育停止，钙的摄入转而小于排出，出现负钙平衡，平均每日可亏损30～50毫克钙质。这就需要骨钙库每日支出30～50毫克钙来补充血钙，结果造成人的骨钙总量以每年1%的速度丢失。50岁以后，骨钙总量可减少30%，导致老年性骨质疏松。人至古稀之年，骨钙总量丢失超过50%，于是出现腰腿疼痛，各种脊柱畸形和经常性骨折等症状。另外，骨质的破坏会刺激一种激素分泌，使一些游离的钙在关节附近沉积成骨，形成了老年人常见的多发病——骨质增生。近年来研究还发现，缺钙还和中老年人的高血压、动脉硬化、心律紊乱、嗜睡、更年期综合征、糖尿病、情感淡漠、性功能低下、老年性痴呆症等有关。

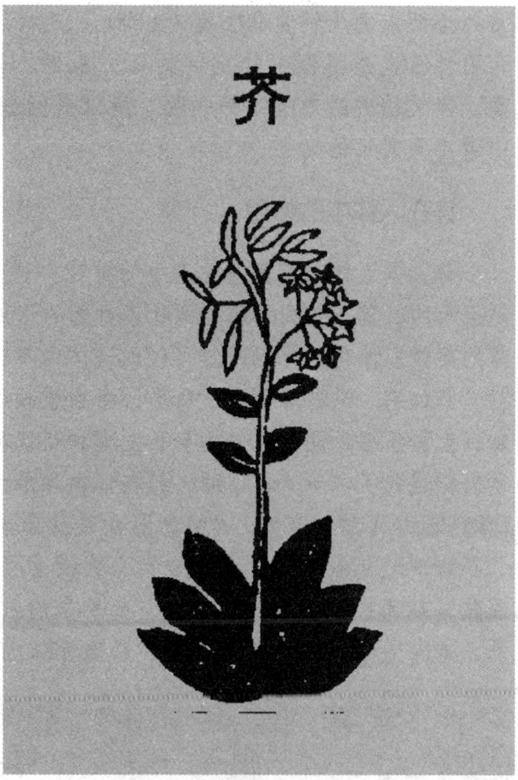

芥图，选自《本草纲目》。芥菜中富含铁元素

钙是构成骨骼和牙齿的主要成分。神经的冲动、肌肉的兴奋，都与钙有关。体内很多酶的活动也受钙的调节。钙还能解除失眠，调整心跳节律，降低毛细血管通透性，防止渗出，控制炎症和水肿，维持酸碱平衡。

中老年人骨组织的钙量随年龄的增长而减少，相反的，软组织部分的含钙量增加。男性平均每10年骨质丢失4%，女性丢失8%～10%。食物中影响钙吸收的因素很多，如植物叶茎中的草酸、钙磷比例不合适等。最主要的是中老年人胃肠道功能减退、钙的吸收相应减少，而代谢排出的量并不因吸收少而降低，反而有所增加。因此，骨质疏松症是中老年人的多发病，对高龄者威胁较大，易造成脊椎、长骨和髋骨皮质密度降低，甚至骨折。中老年人骨折之后常常延迟愈合或难以愈合。

中国营养学会推荐，中老年人钙的每日供给量为800毫克。奶及奶制品是钙的最好来源，不但含量丰富而且吸收率高；豆类、蔬菜和油料种子含钙也较多，其中特别突出的有：黄豆及其制品、黑豆、赤小豆、各种瓜子、芝麻酱、萝卜缨、小白菜、冬寒菜、苋菜、芫荽、乌鸡白等。小虾皮、发菜、海带等海产品含钙也特别丰富，小虾皮的含钙量991毫克/100克，炒菜时可作为作料，同时还增加了钙含量。食用骨粉也是膳食中补充钙的良好来源。需要注意的是，有些植物中含钙量比较高，但受植酸的影响不易吸收。所以提倡每日喝牛奶和常吃富含钙的食品，以满足中老年人对钙的需要。

锌在人体中的作用

锌，是人体必需微量元素中的重要一员，虽然量微，但它在人体中所起的作用却是巨大的。锌是构成人体内200多种酶的组成部分，而酶是人体内各种生化反应所必需的高效能催化剂，因而锌可以促进体内多种物质的正常代谢以及生理功能的顺利进行。例如它广泛参与糖类、脂类、蛋白质和核酸的合成、降解，促进维生素A代谢和发挥生理作用，促进机体的生长发育和组织再生，促进智力、性器官和性机能的正常发育。现代科学研究还证明，锌在体内参加免疫功能过程，并因与维持生命遗传物质DNA及RNA结构有关，故在包括免疫反应细胞在内的细胞复制中起着重要作用。

锌对老年人来说，可促进新陈代谢，稳定细胞膜的结构，还能防止膜的脂类过氧化，从而维持细胞的完整性，起着抗病防病、抗衰老益长寿的作用。值得注意的是，老年人常出现的食欲减退、食之无味的现象与缺锌有密切的关系。舌头之所以能品尝出酸甜苦辣咸等各种滋味，是因为舌面上分布有一种特殊的感觉细胞——味蕾。味蕾内没有血管，仅靠唾液供给营养，在缺锌时唾液中缺乏一种味多肽的物质，它是味蕾正常发育所必要的，同时又是口腔味觉的媒介，所以缺锌时可引起味觉的减退甚至丧失。

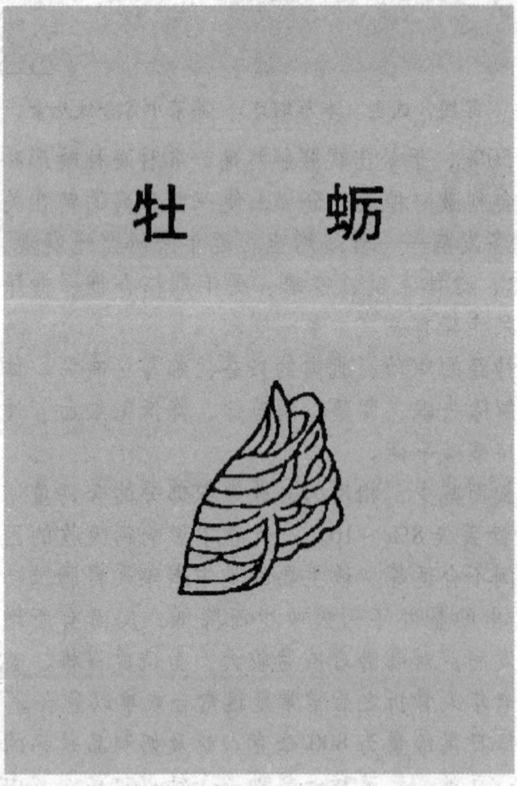

牡蛎图，选自《本草纲目》。牡蛎中含有丰富的锌元素

锌是“微量”元素（成人每日只需锌15毫克），乍一看，似乎每日饮食不难满足锌的需要，其实不然。研究发现，各年龄段人体均有不同程度的锌缺乏，而且老年人体内含锌量大大少于青年人。造成缺锌的原因有两种。一是“入少”，即摄入不足或吸收障碍。一般说来，粮食、蔬菜中锌含量少，且吸收利用率低，因谷类所含的植酸、蔬菜中的纤维素、水果中的果胶等，可妨碍食物中锌的吸收和利用，而且金属元素亦会干扰锌的吸收。二是“出多”即锌的丢失过多，肾脏疾病

和胃肠炎、腹泻的病人从尿或粪便中排出锌过多，使体内锌含量降低。

锌是人体必需微量元素之一，体内的含量约 1.8～2.5 克，存在于体内所有的组织中，含量较多的组织有肌肉、骨骼、肝、肾、胰与脑，在体内具有重要的生理功能。人体内的锌，主要通过参与碱性磷酸酶和碳酸酐酶、DNA 聚合酶、RNA 聚合酶、胸腺嘧啶核苷激酶、乳酸脱氢酶等主要酶的合成发挥生理作用。促进核酸和蛋白质的合成，加速激素的合成释放。促进细胞的分裂、生长和再生。锌对骨骼的生长、激素的合成都有直接的作用。缺锌时，可以引起免疫缺陷，增加感染的易感性。唾液蛋白中含有锌，对味觉和食欲起促进作用。另外，还可保护视力，维护皮肤正常结构。

如果饮食正常，每天随食物进入人体的锌大约是 10～20 毫克，其中有 2～3 毫克吸收到人体内。经过代谢的锌，主要从粪便、尿和汗排出。因此，要保证体内有足够的锌，应当尽量给予含锌较多的食物。动物蛋白锌较多，如鱼、红肉、动物肝、肾和海产蛤、蚌、牡蛎，以及麦芽、面筋、青菜等。真菌类，如木耳、银耳含量也较高。核桃、榛子、瓜子等坚果类，也是食物锌的储藏宝库，但红肉和贝壳类是锌的最好来源。植物产品中的植酸是限制这些来源中锌生物利用的主要因素。此外，白兰地、威士忌、普通的酒以及咖啡中，均含有对人有害的微量元素镉，常饮上述饮料，将使锌、镉比值下降，影响锌的吸收和代谢。

镁在人体中的功用

镁是人体的常量元素之一，广泛存在于细胞内，对维持人体正常的新陈代谢、神经肌肉的冲动传导等有着极其重要的作用。镁是人体内多种酶的辅助因子。镁可激活肌体腺苷环化酶，这种物质能促使三磷酸腺苷生成环磷酸腺苷，从而阻止生物活性物质的释放，能够解除支气管平滑肌痉挛。此外，镁还能舒张毛细血管和小动脉，改善微循环，使血压降低，降低心脏负荷，减轻肺淤血，从而间接改善呼吸功能，促进支气管哮喘的康复。镁能使肌凝蛋白沉淀和凝固，参与肌浆网对钙的释放和结合，从而影响心肌的收缩过程和血液的凝固过程。

镁可使十二指肠括约肌松弛，使胆汁流出增加，促进胆囊排空，具有利胆作用。镁离子在肠腔中吸收缓慢，促进水分滞留，引起腹泻。低浓度可减少肠壁张力和蠕动，有解痉作用。含叶绿素多的蔬菜都是镁的良好来源，小米、燕麦、大麦、小麦、豆类、坚果、肉类、海产品也是镁的良好来源。

碘在人体中的功用

一般来说，人体内含碘量约 35 毫克，其中 70%～80% 存在于甲状腺中。碘的生理功能是参与甲状腺素的形成，故甲状腺素的生理作用也即是碘的生理作用。甲状腺素有促进蛋白质合成、活化多种酶、调节人体物质代谢的能力，加速机体生长发育、维持中枢神经系统的结构，保持正常的精神状态和身体状态等作用。当碘摄入量满足不了需要时，甲状腺素的合成减少，使脑垂体促甲状腺激素分泌增加，而促使甲状腺发生补偿性增长性肥大。碘缺乏时，还会引发地方性克汀病，其因临床表现不同，可分为黏液性水肿型和神经型。此外，还应注意，碘摄入过多，又可引起高碘性甲状腺肿。富含碘的食物主要是海产食物，如海带、紫菜、蓝圆参、鲐鱼、蚶、蛤、蛏、干贝、淡菜、海参、海蜇、龙虾等。此外，碘盐、碘化油也是补充碘的有效措施。

硒在人体中的功用

硒是维持人体正常生理的微量元素，存在于机体的所有细胞和组织中。肝与肾中硒浓度最高，但含硒总量则以肌肉为最多。硒对于动物的生长和繁殖是必需的。硒对金属有很强的亲和力，与金属结合，形成金属硒—蛋白质复合物，从而得到解毒和排泄，同时还可以减少或清除其他一些进入人体的各种污染物。硒具有增强心肌和骨骼肌的功能，可提高免疫功能和性功能，促进蛋白合成。

硒具有美容抗衰老的功能。硒能通过酶清除自由基，而自由基是一种导致衰老的物质，它能引起细胞膜损伤，使组织弹性老化，还能诱发衰老色素。硒对心肌纤维、血管的结构和功能有重要作用。硒还具有抑制癌症生长和扩散的作用。硒对于防治“克山病”也有一定的效果。含硒丰富的食物有：芒笋、蘑菇、洋葱、大蒜、蛋类、各种谷物、酿制品，以及金枪鱼、褐虾、牡蛎、肝脏等。

铬在人体中的功用

人体含铬量很少，以胃、脑、肌肉、皮肤中含量较多，随年龄的增长而减少。铬参与蛋白质、核酸的代谢，促进血红蛋白的合成并抑制脂肪酸和胆固醇的合成，从而起到降低血中甘油三脂、胆固醇、低密度脂蛋白，增加高密度脂蛋白的作用。正常动脉中含有铬，硬化的动脉则无铬。有人发现，喂以缺铬饲料的大鼠血清胆固醇较高，且主动脉斑块的发生率也高。喂铬后，则见降低，动脉内壁斑块覆盖面积减少。所以，饮食中缺铬，血中的铬含量降低，患动脉硬化、冠心病的可能性很大。铬还可改善心肌缺氧，纠正心律不齐。

铬具有促进胰岛素分泌的作用。体内糖代谢必须依靠胰岛素，饮食中长期缺铬的人，胰岛素分泌减少，致使糖的氧化速度缓慢，出现高血糖、尿糖阳性等现象。补充铬后，胰岛素就能充分发挥出来，糖尿病患者的葡萄糖耐受性就会得到改善。但摄入过多，则可引起铬中毒，出现口腔炎、齿龈炎、中毒性肝炎、肾炎等症状。食物中铬的最好来源是：啤酒酵母、肉制品、乳酪、肝脏及全谷。蔬菜的铬利用率较低。

5. 膳食纤维对人体的作用

膳食纤维

膳食纤维也是碳水化合物的一种，属于多糖。在日常食品中，膳食纤维主要有四种成分：

○纤维素

一般也称粗纤维，它的结构与淀粉类似，均是由葡萄糖构成的。淀粉中葡萄糖是以α-1.4糖甙键连接起来的支链或直链结构，可以被人体的淀粉酶分解，而纤维素中的葡萄糖是以β-1.4糖苷键连接起来的直链聚合物，不能被人体的淀粉酶分解。草食动物具有纤维素酶，人的大肠中也有少量的细菌能发酵纤维素。纤维素是植物的支持组织，人膳食中的纤维素只来自植物性食品。

○半纤维素

这类物质往往与纤维素共同存在，但可用碱性溶液将其分开。常用的半纤维素包括戊聚糖、木聚糖、阿拉伯糖及半乳糖；另一类为酸性半纤维素，如半乳糖醛酸、葡萄糖醛酸。人肠道的细菌也能部分地分解半纤维素。

○木质素

它是在植物木质化的过程中形成的，是苯丙烷单体聚合而成，人和动物均不能消化它，在结构上不属于碳水化合物，但它一般与纤维素共存，不易分离。

○果胶

果胶是被甲酯化到的一定程度的多聚葡萄糖醛酸。水果中含有较多的果胶。在酸性环境下，果胶能加热形成凝胶，根据这一特性，食品工艺中常用于生产凝胶类食品。此外，还有树胶、海藻胶多糖（如琼脂、褐藻胶等），也属于人体不能消化吸收的碳水化合物，而这些在食品工艺中多用作稳定剂和增调剂。

通俗一点说，膳食纤维就是人体肠道内不能被消化的植物性物质。谷皮、麸皮、豆类的外皮和一些蔬菜的茎、叶，以及部分水果、硬果中含有丰富的纤维素、半纤维素、木质素、果胶等物质，是膳食纤维的主要来源。过去，由于其既不能被人体消化吸收，又不能提供热能，也不是构成人体组织细胞的成分而不为人们重视。20世纪70年代以来，随着营养学研究的深入，发现膳食纤维对预防某些疾病、维护人体健康具有特殊作用，因此，才被作为一种特殊的营养素而受到了人们的钟爱。

膳食纤维对人体的独特功用

对老年人来说，膳食纤维的作用很明显

○防治便秘

老年人消化功能减弱，肠胃平滑肌紧张性降低，蠕动减慢，所以，若不注意调理饮食，容易发生便秘。适量的膳食纤维，由于其体积大，不被消化，则能刺激肠道，促使蠕动；并且膳食纤维在大肠内经细菌发酵，增加了纤维中所含的水分，使粪便变软，减少了粪便黏度，降低了肠内压力，从而产生通便作用，可防治便秘。

○预防结肠癌

研究证实，结肠癌的发生与某些致癌物质（刺激物或毒素）在结肠内停留时间过长、与肠壁长期接触有关。膳食纤维含量增多，一则使肠内的容物体积增大，致癌物质的浓度相对降低；二则刺激肠道蠕动，缩短了粪便在结肠的停留时间，减少致癌物质与肠壁黏膜的接触，使诱发结肠癌的机会减少，当然也就起到了预防结肠癌的作用。

〇改善血糖代谢，减轻肥胖

增加饮食中食物纤维的含量，主要指粗粮、蔬菜、水果、豆类等食物中的纤维素，就可以降低葡萄糖的吸收速度，使餐后血糖及胰岛素的浓度不会急剧上升，从而维持血糖的平衡。同时，进食高纤维食物，增加了膳食体积，既能使热能密度减少，又可延缓胃的排空时间，使人产生饱腹感，从而减少食物的摄入量。因此，可通过高纤维膳食治疗糖尿病和减肥。

〇防治胆石症及动脉粥样硬化

膳食纤维的这一作用是与其可以增加胆酸排泄、减少胆酸重吸收有关。如食物纤维中的果胶可以结合胆固醇、木质素，也可以结合胆酸，使其随粪便排出，从而降低了胆汁和血胆固醇的浓度，有利于预防和治疗动脉粥样硬化、胆石症及冠心病。

〇加强口腔保健，医治肠憩室

现代人的食物越来越精细，大大减少了口腔肌肉和牙齿的咀嚼运动，因此，牙齿脱落及龋齿现象增多。适当增加膳食纤维，也就增加了口腔肌肉运动和牙齿咀嚼的机会，则能预防龋齿，使口腔保健得到加强，口腔功能得以改善。而且，低纤维膳食使肠内容物减少，肠压下降，肠壁易于内陷而形成肠憩室。这种病近几十年在欧美一些发达国家多见，如果膳食中适当增加食物纤维，就可以治疗肠憩室病。

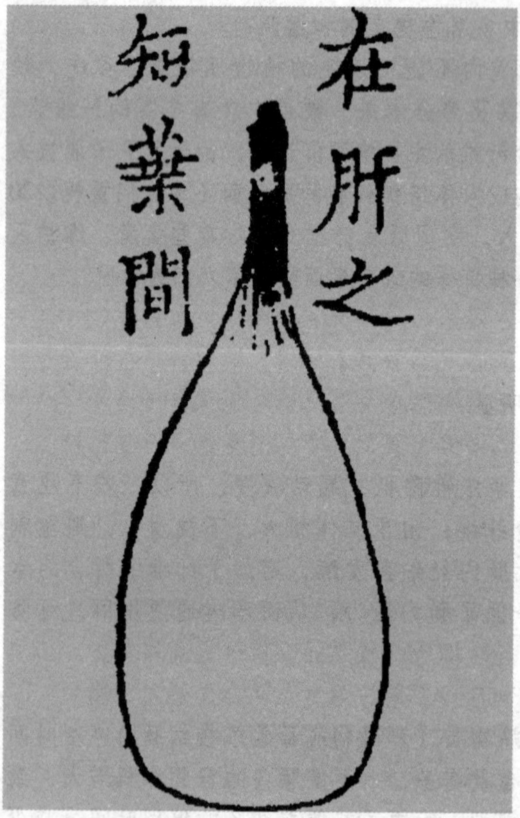

胆图，出自明代吴嘉言《针灸原枢》。经研究证实膳食纤维具有防治胆结石的作用

老年人对膳食纤维的需要量

膳食纤维在人体内的作用还远不止于上述几点，但已足以说明它与人体健康的关系是何等重要。然而，这并不意味着膳食纤维摄入越多越好，它与其他营养素一样，都要求供给适量。一般认为，每人每天食物纤维的摄入不宜少于10～15克。也就是说，每人每天进食400克粮食和500克蔬菜，即可满足人体对膳食纤维的生理需要。如果进食过多，一来容易出现腹部胀气、大便次数过多的不适现象；二是会影响人体对其他营养素的消化吸收，特别是某些必需的无机盐如铁、锌、钙等的吸收，造成这些元素的缺乏。所以，老年人由于谷物类进食过少，易出现膳食纤维摄入不足，应多吃水果如草莓、菠萝等，多食新鲜蔬

菜如鲜豆荚、菠菜、韭菜、蒜苗、南瓜、胡萝卜、地瓜等，多进食干果如花生、核桃和小米、玉米、红薯等粗粮，以满足机体的需要。

常用食物的纤维素含量：

纤维素含量表　　（克/百克食物）

食物名称	含量	食物名称	含量	食物名称	含量
谷类及根茎类		蔬菜类		桃子	1.4
米	2.4	茄子	2.5	李子	2.1
大麦	6.5	芹菜	1.8	栗子	6.8
麦麸	44.0	辣椒	8.3	梨子	2.3
白薯	2.5	莴苣	1.5	香蕉	3.4
山药	4.1	韭菜	3.1	樱桃	1.7
全麦粉	9.6	洋葱	1.3	柑橘	2.0
白面粉	3.0	菠菜	6.3	菠萝	1.2
燕麦片	7.0	黄瓜	0.4	草莓	2.2
黑面包	5.1	南瓜	0.5	甜瓜	1.0
白面包	2.7	甜菜	3.1	花生	8.1
谷糠（全部）	26.7	卷心菜	2.7	核桃	5.2
		胡萝卜	2.9	番石榴	3.6
豆类		白萝卜	2.8	椰子果	13.6
大豆粉	11.9	西红柿	1.5	葡萄干	6.8
小扁豆	11.7	蘑菇（鲜）	2.5	葡萄（鲜）	0.4
豌豆（鲜）	5.2			红枣（干）	8.7
豌豆（干）	16.7	水果及坚果类		荔枝（鲜）	0.5
		杏子	2.1	苹果（连皮）	1.5

6. 热能对人体的作用

人体的热能消耗

人体的热能消耗主要用于维持基础代谢、满足食物特殊动力作用和从事各种活动消耗三个方面。

〇维持基础代谢

维持基础代谢的热能是指人体在无任何体力活动和脑力活动、全身肌肉松弛、消化系统处于静止状态下，仅用以维持体温、心跳、呼吸、细胞内外液中电解质浓度差以及蛋白质等大分子合成的热能消耗。一般是在周围环境温度恒定（18℃～25℃）、饥饿状态（一般禁食后12小时）、人体处于静卧且清醒的情况下测定的。基础代谢受许多因素的影响。不同种族间基础代谢有差别，如同等身高和体表面积的人以爱斯基摩人和印第安人的基础代谢率最高，欧美人次之，亚洲人最低。不同年龄，基础代谢率也不一样，如儿童和青少年时期最高，青壮年时较稳定，40岁以后有所降低。男性比女性高。体型瘦、肌肉发达者比肥胖、肌肉不发达者高。营养不良时基础代谢率高。某些疾病状况下，基础代谢率也升高，如发烧，体温每升高1℃，基础代谢率就增加13%。内分泌机能亢进，如甲亢体内某些激素水平高时，基础代谢率高。寒冷气候下比温热气候下基础代谢率高10%～15%。

〇从事各种活动

从事各种体力活动的热能消耗是人体热能消耗最主要的部分。这部分热能消耗因劳动强度、持续时间以及熟练程度不同而不同。一般劳动强度越大，持续时间越长，劳动越不熟练，热能的消耗量越高。

〇食物的特殊动力作用

人体在进食后，机体向外散发的热能比进食前有所增加，这种由于摄入食物而引起机体热能代谢额外增加的现象，为食物的特殊动力作用。热能消耗增加的量与进食的总热量无关，而与摄入食物中各种供热营养素的种类有关，一般摄入的碳水化合物和脂肪对热能消耗的增加较小，相当于本身所产热能的4%～5%，持续时间也较短，约1小时左右。摄入的蛋白质对代谢的影响较大，多消耗的热能相当于该蛋白质产生热能的30%，持续时间也长，有的可达10～12小时。一般认为成年人摄入混合膳食时，由于食物的特殊动力作用而额外增加的热能消耗，每日约为630千焦耳（150千卡），相当于基础代谢所需热能的10%。

人体热能的来源

人体所需热能来自食物中所含的碳水化合物、蛋白质和脂肪，每克蛋白质、碳水化合物、脂肪在体内氧化产生的热能值称为热能系数（或能量系数）。碳水化合物、脂肪在体内被完全氧化成二氧化碳、水，与在体外测热器中测得的热量数值相同。而蛋白质在体内不能被完全氧化，其氧化产物除二氧化碳、水之外，还有尿素、肌酐、尿酸等小分子物质，它们不能被氧化而直接排出体外。每克蛋白质在体内氧化产生热能较体外测热器中热能少5.484焦耳（1.31千卡），故在体内氧化时应扣除这部分能量，再考虑到三种营养素并非完全消化吸收，因此三种营养素在体内氧化时的热能系数分别为蛋白质16.7千焦耳（4千卡），脂肪37.6千焦耳（9千卡），碳水化合物16.8千焦耳（4千卡）。三种产热营养素在体内氧化均可释放热量，而且三者在代谢中又不断相互转化，但不能相互代替。因此在合理膳食中应有一个适宜的比例。一般来说，碳水化合物占总热能的60%～70%，蛋白质占10%～15%，脂肪占15%～20%。

老年人每天的热能供给量

对老年人而言，随着基础代谢的下降和体力活动的减少，总热能摄入应减少。自60岁以后，热能摄入应较青壮年减少20%，70岁以后减少30%。通常而言，老年人每日摄入热能6.72兆~8.4兆焦耳（1 600~2 000千卡）即可满足需要。热能摄入量以维持理想体重为宜。老年男性的理想体重（kg）一般为身高（cm）减去105。女性为身高（cm）减去100。在理想体重的±10%范围内为正常，超过理想体重10%或20%称过重和肥胖，而低于理想体重10%或20%则为消瘦和严重消瘦。此外，还应根据活动量大小调节热能摄入。

民间饮食养生要诀

1. 民以食为天

人以食为养
一饭二菜，千秋世界
天事地事，吃饭大事
药补不如食补
人参九补，饭有十补
饭是真人参，人靠饭来撑
人参一斤，当不得白米一升
三个热火笼，当水得一个冷灶门
酒饭行千里，粒米度三关
有酒有饭，石山打烂
吃不得三碗饭，挑不得百斤担
吃不得三大碗，上不得六个滩
一餐吃得三两饭，身壮不怕鬼来攀
有吃有穿成观音，没吃没穿成猴精
不看锅里的粥，只看脸上的肉
人无饭吃日难度，马无夜草路难行
一口不饱，全身不好
一餐不吃饭，全身出虚汗；
一餐没吃饱，三餐补不到
宁穿十年破，不挨一顿饿
人缺食，脸发黄；地缺肥，禾发黄
千日匮粮，土有饥色

男饿三朝女饿七

一日不食则饥，三日则疾，七日则死

人是铁，饭是钢，一日不吃饿得慌，

三日不吃倒在床，七日不吃见阎王

饮食是养生最重要的条件。人赖饮食以生存，靠饮食以活动。因为人活着就需要能量，体温的维持需要热能，肌肉收缩要有机械能，神经冲动的传导需要电能。这些能量的来源就是食物。食物中的营养物质蕴藏着化学能，通过新陈代谢转化为热能或机械能，供给身体需要，还有一部分形成机体的组织，或储存起来备用。人不吃东西就不能摄取养分，就无法产生能量，就维持不了生命。《灵枢·五味篇》说："故谷不入，半日则气衰，一日则气少矣。"民间谚语说："天事地事，吃饭是第一大事。"是一点也不夸张的。

药疗不如食疗

药食同源

饭是药中王

用食平疴，可谓良医

我国两千多年前就懂得"药食同源""以食治病"的道理，早在周代就专门设有"食医"掌管帝王的饮食营养，说明那时就很重视食疗了。我国第一部中医典籍《内经》中就已载有食疗方。到了唐代，我国食疗科学的研究已经相当发达，推崇以食疗疾，认为能够用食物治好病的才是高明的医生。孙思邈在《备急千金要方》中专有"食治"一卷，记载了一些用食品治病的方法。他指出："夫为医者，当先洞晓病源，知其所犯，以食治之，食疗不瘥，然后命药。"因为"食能排邪而安脏腑，悦神爽志以资血气。"而"药性刚烈，犹若御兵""药势有所偏助，令人脏气不平，易受外患"。所以"若能用食平疴，适性遣疾者，可谓良下，长年饵老之奇法，极养生之术也"。以后各代医家、养生家对这一学科不断研究、补充、完善和发展，为我们积累了丰富的宝贵经验，使我国食疗成为举世瞩目的科学。在我国，无论医家，养生家或寻常百姓家，都掌握了许多食疗知识和经验。如春天吃防风粥以散风寒；夏天喝绿豆汤、酸梅汤降暑去热；秋季吃芝麻以润燥；冬季吃狗肉、羊肉等进补。经济实惠，方便易行，又有很好的疗效，使我们受益很多。

有些人由于长期偏食，引起机体阴阳的偏盛偏衰，因而产生某些由于饮食不当引发的疾病。于是一些营养学家经过细致的研究，列出了人体营养需要的表格，详细开列出需要蛋白质多少克，热量多少千卡，微量元素多少……这些数字作为科学研究是必要的，但一般人很难掌握，实行起来很困难。其实只要吃得杂一点，多变换一些品种，不要偏食就行。西方营养学理论强调单一营养成分的作用。我国传统营养观点，着重整体食物结构之间错综复杂的生物学关系。我国医学在营养观点上一直主张多种食物搭配食用。《素问·脏器法时论》提出："五谷为养，五果为助，五畜为益，五菜为充，合而服之，以补养精气。”这里所指的“五谷”“五果”“五畜”“五菜”，讲的是相生相制，综合协调。国际上包括整个谷类、豆类、果品类、禽畜类、蔬菜类食品。有主有副，有荤有素可以说殊途同归。只要合理搭配，就基本上能保证人的营养要求。日本东京老年研究所对3 600名65岁以上的老年人进行了调查，发现经常食用大豆制品、蔬菜、海鲜、肉类、脂肪等五花八门各种食物的人，其健康程度明显高于以米饭、面包为主食，且少吃动物蛋白和脂肪的人。日本厚生省从营养平衡的观点出发，提倡男女老幼，每日要进食30种食物，以提高身体素质。

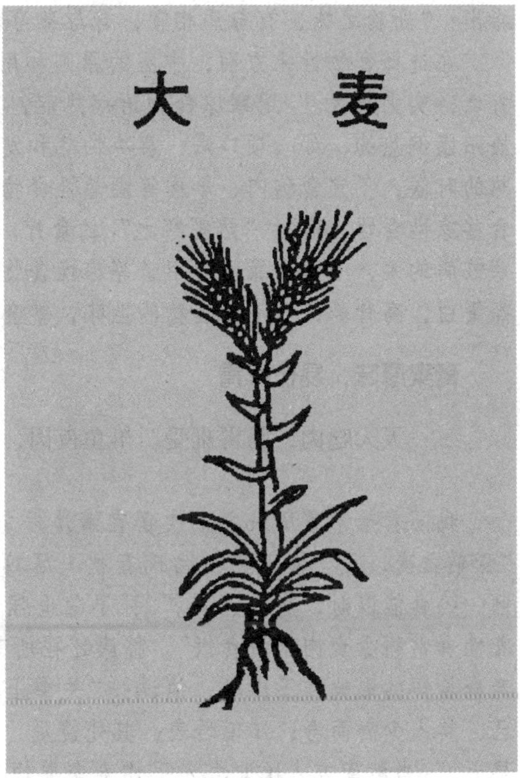

大麦图，选自《本草纲目》。大麦是麦的一种，是民间的“五谷”之一

五味贵和，不可偏胜

酸多伤脾，苦多劳肺，辛多伤肝，咸多伤心，甘多伤肾

中药药性讲性味，分寒、凉、温、热、平五性，辛、甘、酸、苦、咸五味，有补、热、清、泻、平五种作用。食物也一样，有五性五味之分。中医学认为五味入五脏（心、肝、脾、肺、肾），五脏又影响五志（喜、怒、忧、悲、恐），因此食物的性味与人的身体健康乃至情绪性格都有很大的关系。

我们常见的食物中，属于寒凉性味的如茄子、黄瓜、冬瓜、西瓜、苦瓜、丝瓜、番茄、芹菜、油菜、菠菜、芥菜、蕹菜、紫菜、豆腐、蜂蜜、蘑菇、银耳、甲鱼、酸梨、香蕉、广柑等都是。属于温热性食物的如羊肉、狗肉、鸡肉、雀肉、虾、葱、姜、蒜、韭、辣椒、胡椒、栗、枣、桃、龙眼、荔枝、葡萄、樱桃、石榴、菠萝等。属于甘平性食物的有大米、甘薯、土豆、大豆、墨鱼、鸡蛋、香菇、莲子、梅、李、椰子、枇杷、山楂、苹果等。

人们平日的饮食中，如果某种性味的食物偏食过多或吃得太少，就会导致某种脏器之气过亢或过衰而产生某种疾病。长此以往，就可能影响寿命。如嗜食辛辣者，多生痈疽疮疡或痔漏；过喜甜食者多致糖尿病；只吃蔬菜，不吃或少吃肉类的人，性格比较温和，然而身体比较虚弱，缺乏气力。因此人们平日的饮食一定要注意“谨和五味”。不要偏食，才能维持身体各脏腑之间的平衡，否则就会有害。还要根据自己的身体情况，选择身体所需要的性味的食物。张仲景在《金匮要略》中指出："所食之味，有与病相宜，有与身为害。若得宜，则益体，害则成疾。"

在选择食物性味方面，中医的原则和用药一样，"热者寒之，寒者热之，虚者补之，实则泄之。"用寒凉食物治疗热症，用温热食物治疗虚寒之症。大凡身体素质阳盛偏热的，如心烦口渴、喜冷怕热和发烧、高血压、急性炎症患者，或天气炎热的时候，不宜食狗肉、羊肉等温热性食物，避免火上浇油，热上加热。相应的多食些凉性食物，进行"热则寒之"的食疗。凡体质阳虚畏寒的人，特别是患寒胃、寒咳病的人，不要食绿豆、甲鱼等凉性食物。而应吃温补散寒的食物。若只知追求高蛋白，高营养，而不知食物的性味，就会给身体带来危害。

膏粱厚味，易伤脾胃

天天吃肉，肠胃难受。早鱼夜肉，皮包骨头

我国养生学家历来主张饮食宜清淡，忌味重肥浓。《素问·生气通天论》说："膏粱之变，足生大丁。"《吕氏春秋·尽数》提出："凡食无强厚味，无以烈味重酒……食能以时，身心无灾。"孙思邈也强调"勿进肥浓羹臛，酥油酪饮等""善养性者常须少食肉，多食饭"。嵇康还在所著《养生论》中将南北饮食习俗不同对寿命长短的影响作了比较，他说："关中土地，俗好俭啬，厨膳佳馐，不过菹酱而已，其人少病而寿；江南岭表，其处饶足，海陆鲑肴，无所不备，土俗多疾，而人早夭。"当然南方人比北方人平均寿命要短些，其原因不只是饮食习俗的肥浓与清淡与否，但饮食习惯也确实是一个重要的原因。

多食厚味肥浓，不易消化，可引起胸满、腹胀、肠炎、腹泻、胃痛等消化系统疾病。还能导致心血管系统、肾脏功能等多方面的疾病。《素问·奇病论》指出："肥者令人内热，甘者令人中满，故其气上溢，转为消渴。"现代医学认为，膳食中脂肪摄入量过高，会使血中脂质（脂蛋白、胆固醇）增加。胆固醇是人体内组成细胞膜和固醇类激素的重要成分。近年来发现它是人体抗癌最重要的物质，过少于人体不利，但过多便会在血液中堆积，使动脉管壁变厚，管腔变窄、变硬，形成动脉粥样硬化，导致高血压、冠心病、糖尿病等。在通常情况下，人体能自动控制胆固醇的合成量，以维持身体的需要。但人到中年以后，这种自动调节能力减弱，合成数量有时就会失控，所以饮食还是清淡一点为好。

粗食养壮汉，山珍养瘦猴

粗茶淡饭，胜过精米细面
粗饭养人，粗活益身
千丑万丑，莫嫌饭丑
大米头子，吃成猴子
包谷棒子，吃成胖子
吃米带点糠，保你得安康
饮食不怕杂，粗粮营养佳

现在许多人“食不厌精”，以为精细食品才是高级营养食品，其实并非如此。许多对人体非常有益的营养物质，存在于粗粮和食物的表皮之中。加工越细，这些营养物质就损失越多。如糙米就比精米营养好，糙米表皮的糠皮有很高的营养价值，还有在人体消化道中吸附致癌的有害物质的作用。并且使这些有害物质随大便排出体外，因而对预防消化道癌有一定的作用。而精米在加工中，将这些宝贵物质全部去掉，便失去了这种作用。白菜根、香菜根和菠菜根中铁和胡萝卜素的含量均比菜叶高。芹菜叶含的胡萝卜素和维生素C比茎要多，因有一点苦味，常被人们遗弃，其实只要用开水稍烫一下，苦味便可去掉。许多粗粮所含营养成分比细粮高，如玉米就比大米、白面营养丰富。玉米中含有较多的谷氨酸，有健脑作用，还能消除体内废物，帮助脑组织里氨的排除。玉米中还含有大量的镁，镁可帮助血管舒张，加强肠壁蠕动，增加胆汁，促进人体废物排除，起到抑制癌变的作用。玉米还含有大量的维生素A、维生素E和酶，这些物质都是延年益寿的良药。但也是大米、白面中所缺少的。其他如荞麦、燕麦、小米、甘薯、马铃薯等的营养成分，也比大米、籼米、白面要高。马铃薯还是人体补充铁、镁营养的廉价来源。因此，不要嫌弃粗粮。如嫌粗粮不好吃，可在制作、调味中动点脑筋，使其又好吃，其营养成分又养人。

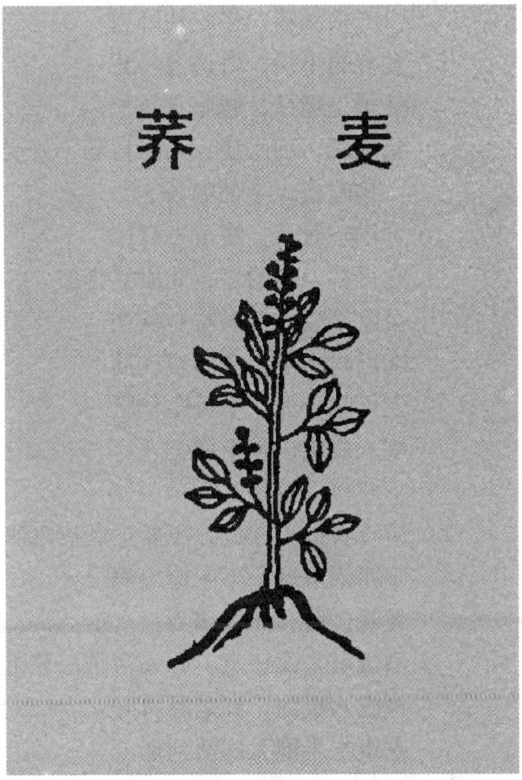

荞麦图，选自《本草纲目》。据测定，其营养成分比大米要高

食不过饱，饮不过量

量腹而受，量身而衣
若要身体好，吃饭莫太饱
吃饭不要过饱，喝茶不要过浓
饮食贵有节，做事贵有恒
节食祛病，寡欲延年
吃多成病，吃少养命
财多害己，食饱伤人
爽口食多偏作病，快心事过恐遭殃

少吃多滋味，多吃伤脾胃
贪多嚼不烂，胃病容易犯
肚子是把弓，越胀它越松
猪胀肥，狗胀瘦，人胀胃肠不好受
一顿吃伤，十顿喝汤
贪得一时嘴，瘦了一身肉
吃得多，屙的多，屁股受奔波
会吃千顿香，滥吃一顿伤
嘴巴吃不停，身体瘦成筋
宁可吃个欠，不可吃个厌
吃八成饱，睡十成觉
少吃口，慢行走
宁肯在锅里存放，不要把肚皮吃胀
宁叫锅里剩，不叫撑出病
傻吃傻胀，死得快当
酒饭敬人无恶意，好人常带三分饥
饭吃八成饱，到老肠胃好
吃饭吃半饱无病活到老
吃饭少一口，饭后走一走，不活一百岁，也活九十九

我国历代养生家都十分重视节食，主张“食少”。《素问·脏器法时论》说：“谷肉果菜，食养足之，无使过之，伤其正也。”《素问·痹论》指出：“饮食自倍，肠胃乃伤。”晋·张华《博物志》说：“所食俞少，心开逾益；所食逾多，心逾塞，年逾损焉。”清·曹慈山《老老恒言》也说：“凡食总以少为有益，脾易磨运，乃化精液，否则极易之物，多食反致受伤，故曰少食以安脾也。”明代敖英《东谷赘言》总结食多的害处说：“多食之人有五患，一者大便数，二者小便数，三者扰睡眠，四者身重不堪修养，五者多患食不消化。”

食多的害处的确很多，除增加肠胃负担引起消化系统疾病外，营养过剩，体肥超重，还可导致多种疾病。一个人如果摄入的能量超过消耗的能量时，便会造成体内能量过剩。这种多余的能量就会转变为脂肪，堆积在腹部、心脏等脏器和血管壁上，使身体肥胖，气血流通郁滞，减弱心脏功能，诱发高血压、冠心病、动脉粥样硬化等心血管疾病。还可使胰岛素分泌减少，产生糖尿病。暴饮暴食可引起胰腺大量分泌胰液，造成胰管内压力增高。如同时饮酒，会使胃及十二指肠黏膜充血，十二指肠乳头水肿，胆道口痉挛，发生急性坏死性胰腺炎。会出现腹痛、恶心、呕吐等症状，甚至猝死。因此，适当地节制饮食，对养生十分必要。所以古代养生家认为：“谷气胜元气，其人肥而不寿；元气胜谷气，其人瘦而寿。养生之术，常使谷气少，则病不生矣。”

饥不暴食，渴不狂饮

大渴莫大饮，大饥莫大食

人在大饥大渴时，脾胃虚弱，消化功能很差。在这种情况下，如果进食过多，会造成食物难消化，结滞于胃肠内，造成胃胀难受。严重的可以胀死。历史上遭到围城后逃出的长期饥饿的难民，往往因一顿饱食送掉性命。据有经验的老人介绍，围城逃出的难民中胀死的比饿死的还多。大渴时也不宜一下子喝大量的水。因为大渴后，心脏及肾脏功能减弱，大量喝水，水分迅速进入血液，突然增加心脏和肾脏的负担，至使气血失常，甚至猝然不救。故古人对此多有告诫。孙思邈在《千金要方》中告诫说："不欲极饥而食，食不可过饱；不欲极渴而饮，饮不欲过多。饱食过多，则结积聚；渴饮过多，则成痰。""安身之本，必资于食……不知食宜，不足以存生也。"

吃得过饱，呆头呆脑

傻吃傻睡，没心没肺
酒吃人情菜吃味，饭吃多了打瞌睡
饭吃九成饱，到老头脑好

很多人都发现吃得太饱时，不仅身体笨滞困乏，而且头脑也迟钝。所以，我国围棋圣手聂卫平在参加比赛时，常常不吃饭或少吃一点东西，才能保持头脑的灵敏。《参考消息》1988 年 2 月 25 日报道：日本九州大学医学部第一生理学教研室教授大村裕研究发现，人在饮食达到饱胀感时，一种叫"纤维芽细胞生长因子"的物质，就会比吃饭前增长数万倍。这种"因子"是一种使毛细血管内侧的细胞和脂肪细胞增殖，并促使动脉硬化的蛋白质。大村教授以家鼠做试验，发现这些家鼠在吃饱食物后，大脑中的纤维芽细胞增长了数万倍，饭后又逐渐减少，4 小时之后基本恢复原来的状态。所以，如果人总是吃得太饱，常有饱胀感，这种物质就会在大脑中存积，因而引起脑动脉硬化，大脑早衰。许多研究人员通过动物实验，已确认：把摄取的热量减少到 70% 的家鼠，比其他家鼠动作灵活，寿命要长。

食欲少而数，不欲顿而多

少吃多餐，身体自安

饮食宜少吃多餐，不要吃一顿，管一天。少吃多餐不但能使人不至过胖，减少消化系统疾病，而且有益心脏健康。有人对 1 400 位 60～64 岁的老人作了调查，发现每天吃两顿者，有三分之一患心血管疾病，每天吃五顿者，所吃的食物所含总热量相等，只有五分之一患心血管疾病。而每天吃一顿者，疾病丛生，抵抗力弱，容易短寿。

早饭要早；中饭要饱；晚饭要少

少吃一口，舒服一宿
要想寿而安，须减夜来餐
晚饭少吃口，活到九十九
睡前不可饱食，亦不可饥饿
饭后莫急躺
吃饱就上床，压断肝和肠
饮食即卧，乃生百病

我国古代养生家一致主张晚饭要少吃或不吃。《老老恒言》说："《内经》曰：日中而阳气隆，日西而阳气虚，故早饭可饱，午后即宜少食，至晚更必空虚。"李东垣在《东垣十书》中说："饥而睡不安，则宜少食；食饱而睡不安，则宜少行坐。"

我国饮食习惯，一日三餐。三餐时的劳动工作情况和生理情况大不相同。早餐时，相距先天晚上进食时间长，几乎占了一天的一半时间，这时胃内的食物已经消化干净，而一天的工作即将开始，需要大量的能量。所以早上应尽量吃早一些，而且吃好一些，吃一些体积小而富有热量的食物。中午虽然距早饭时间只有4～5个小时，但人在上午的活动较多，消耗的能量较大，需要补充富有蛋白质和脂肪的食物，并且可以吃得稍饱一点。晚饭后一般人都较少活动，必须吃低热量易消化的食物，而且要少吃。不然，一、增加胃肠负担：睡眠中胃肠蠕动减弱，消化功能减退，晚饭过饱，肠胃内食物过多，会引起消化不良；二、影响睡眠：胃内过饱的感觉对大脑皮层有刺激，使其兴奋不易入睡，影响睡眠，久之导致神经衰弱；三、影响肝脏胰脏：饱食使胃及十二指肠充满食物，躺卧时，身体重压肝脏胰脏，易造成胰管及胰腺腺胞破裂，或胆汁受压迫而逆流入胰管，引起胰腺水肿、出血及坏死，导致胰腺炎的发生，甚至暴死；四、增高血脂和体内脂肪：晚餐吃得过饱及油脂太多，使夜间血脂猛然升高。夜间血液中经常保持高脂肪含量，会造成脂肪沉积，人很容易发胖和产生动脉硬化，易患心血管疾病。因此，"要想寿而安，须减夜来餐"。

不过，"晚餐要少"不是盲目地越少越好。这个少应指食物所含的热量，而不是指饮食的数量。因为晚餐与第二天早餐相距时间长，要是腹内空空，会产生饥饿感而影响睡眠。晚餐可多吃些含纤维素多而产生热量较少的粗粮、蔬菜、薯类。不吃高脂肪高热量的食物，所吃食物含的热量，以占全天总热量的25%～30%为宜。

食能以时，身必无疾

非其时不食
要想活九十，饮食要适时
少吃好，慢吃香，定时定量身体强

中医学在饮食方面非常强调“食能以时”。所谓“食能以时”，一日三餐吃饭时间要有规律，要定时定量，而且一年四季寒暑不同，一天之内大自然的变化，人的生理情况不同，选择不同的食物和进食的数量。就如《饮食膳要》说的：“春气温，宜食麦以凉之；夏气热，宜食菽以凉之；秋气燥，宜食麻以润其燥；冬气寒，宜食枣以热性治其寒。”这只是提出了一个要根据气候变化选择食物的原则，在实际生活中，我国人民根据这个原则积累了许多“食其时”的经验。比如夏季炎热，人的消化能力减退，食欲不振，便多吃清淡、爽口、易于消化和清凉解暑的绿豆汤、酸梅汤、西瓜等，来促进人与自然间的平衡；冬季寒冷，人们散失的热量较多，需要吃些含脂肪和蛋白质较高的肉类，人们便在冬季多吃羊肉、狗肉等温补食物和药物进补。一天之内，天气与人的生理情况也有变化。如早上，人经过一夜睡眠，消耗了大量水分，须要补充。而晚上多喝水会增加肾的负担，晚上起夜还会影响睡眠，故夜间不宜多饮水。民间有“早上喝汤，如吃鸡汤；晚上喝汤，如吃砒霜”的说法，虽然说得夸张了一点，但道出了早晚因不同从而应“时”不同而应“食”不同的重要原则。

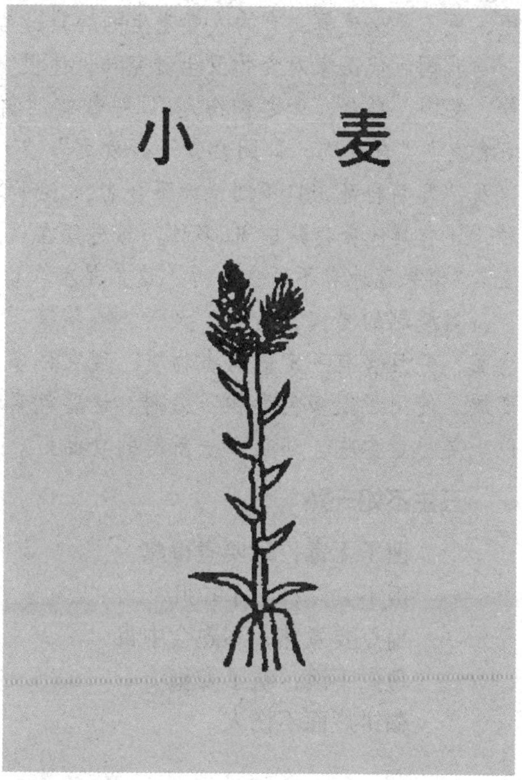

小麦图，选自《本草纲目》

要想身体健，食物要新鲜

酒喝陈的，菜吃鲜的
米怕霉烂，饭怕隔夜
宁肯饿断肠，莫把馊饭尝
臭鱼烂瓜果，疾病无法躲
宁吃鲜桃一口，不吃烂桃一筐
吃了省钱瓜，害了绞肠痧

食物不新鲜或变质以后，不仅营养成分损失多，而且会产生毒素和细菌，人吃了便可能得病，因此一定要注意饮食的新鲜。特别是有的食物容易产生毒素和细菌，更要特别注意。如螃蟹，不少在活着时肠胃里便含有毒物质和细菌，死了后便迅速地蔓延和繁殖，因此吃蟹一定要吃活的，煮熟吃要现煮现吃，不要吃隔夜或放置较久的凉蟹，更不要吃生蟹，有的人爱吃生的醉蟹、盐蟹，味道虽美，但很容易生病。

我国古代医家对食物卫生研究和论述很多。张仲景在《金匮要略》中指出：“秽饮、馁肉、臭鱼，食之皆伤人。”并载有“猪肉落水浮者不可食”“肉中有朱点者不可食之”“自死肉，口闭之，不可食之”“六畜自死，皆疫死，则有毒，不可食之”以及“凡鸟自死，口不闭，翅不合者，不可食之”以及畜肉配伍禁忌不可食之肉27种，还有其他食物禁忌30多种。勿思慧在《饮膳正要》中也指出“浆老而饭馊不可食”“诸果落地者不可食”等，这都是前人留下的宝贵的经验教训。

对腌制的腊肉、腊鱼、火腿、咸菜等，也不可多吃。腌制品不仅营养不如新鲜食品，并且含有一定的有害物质，现在许多加工的食品中，为了色泽的美观和防止变质，使用了很多色素和防腐剂。这些色素和防腐剂对人有的无害，有的有害，所以也要尽量少吃，还是多吃新鲜的食品好。

三生不如一熟

菌子无毒，只要煮得熟
饭不煮熟，吃了拉肚
扁豆要煮熟，不熟会中毒
鱼煮千滚，吃了安稳
糊饼烂面不伤人

我国十分讲究食物的烹调，在许多医药专著如孟诜的《食疗本草》、忽思慧的《饮膳正要》中，都详细介绍了烹调方法。烹调得法，不仅能使色、香、味俱佳，增加食欲，还能减少或防止食物中所含营养的损失，加强营养的消化吸收。饮食烹调加工，需要根据食物的品种而定。有的食物需要作得生一点，如黄瓜、蕹菜、胡萝卜、油菜、菠菜等，煮得太熟会损失其营养成分。而扁豆、四月豆就要煮熟，因扁豆、四月豆中含有一种毒蛋白，人吃了会出现恶心、呕吐、腹痛、头痛等症状，但这种毒蛋白怕高温，只要把扁豆、四月豆煮或炒得熟透后，这种毒素就会消失，人吃了也就没有害处。

食品的烹饪还要根据食用人的生理特点和需要，如对消化能力不强的老人、幼儿和胃肠病患者，就要煮得烂软一点，或对难消化的食物和肉类用文火煮烂或剁成肉泥，使其易消化。即勿思慧要求的“烂煮面，软煮肉”。而对战士、农民、工人等体力活动和消化能力较强的人，则需要将食物煮得稍硬一点，否则不仅不禁饿，还会使消化功能减弱，以致日后胃肠不能适应稍硬的食物，那便是害了他们。

冷饭冷菜吃不得

冷饭冷菜，肠胃受害
喝开水，吃热菜，不拉肚子不受害
十冬腊月喝热汤，郎中趁早去改行

胃喜暖而恶寒，过食生冷，容易生病。如促使胃肠痉挛而产生腹痛、呕吐、泄泻，还可诱发过敏性结肠炎。胆管遇冷刺激而痉挛，就会导致胆囊炎、胆石症等疾病的患发。冷刺激还会使心血管、支气管收缩，影响心肺功能，故《灵枢·邪气脏腑病形篇》说："形寒饮冷则伤肺。"因此饮食宜温，生冷要少。但也不宜过热，过热会刺激和损伤食道。今已证实，过热的食物是引起食道癌的原因之一。因人的食道壁由黏膜组成，非常娇嫩，只能耐受60℃～60℃的温度。过烫的食物会使食道壁发生烫伤，甚至形成浅表溃疡。要是经常烫伤，食道黏膜就会发生质的变化，甚至发展成癌瘤，所以饮食不宜过冷过热。

《灵枢·师传篇》告诫说："食饮者，热勿灼灼，寒勿沧沧，寒温中适，故气将持，乃不致邪辟也。"

若要身体壮，饭菜嚼成浆

渴不急饮，饥不急咽
饭中有砂宜细嚼，酒中无骨莫忙吞
不嚼碎，不知味
细嚼慢咽好口味
吃得慌，吞得忙，伤了脾胃害了肠
吃急得病，吃生得症
三扒两咽，屙屎射箭
吃饭慢吞吞，胜过吃人参
细嚼慢咽，益寿延年

咀嚼是消化的第一步。食物经牙齿磨碎后，进入胃中，嚼得越细，就消化吸收得越好。咀嚼又能促进唾液分泌，咀嚼时间越长，唾液分泌量就越多，唾液淀粉酶能将淀粉分解为甘甜爽口的麦芽糖，有利于在肠道进一步分解吸收。咀嚼的同时还能反射地引起胃腺、胰腺的分泌，有利于食物的消化。唾液中还有溶菌素，能够杀灭细菌，保持口腔卫生。

我国医家、养生家早就注意到细嚼慢咽的好处。明·王蔡《修真秘要》说："夫食不用急，急则不细，不细则损脾气。法当熟嚼令细，不用食坚硬难消之物。"曹慈山《老老恒言》录《华佗食论》曰："食物有三化：一火化，烂煮也；一口化，细嚼也；一腹化，入胃自化也。"饮食时，特别是老年人和消化能力不强的人，要借助火化、口化来帮助腹化吸收营养。

吃饭减三口，饭后百步走

食后不动，好食无用
饭莫过饱，饭后莫跑
吃饭莫太饱，饭后莫大跑
吃饭不要闹，饭后不要跳

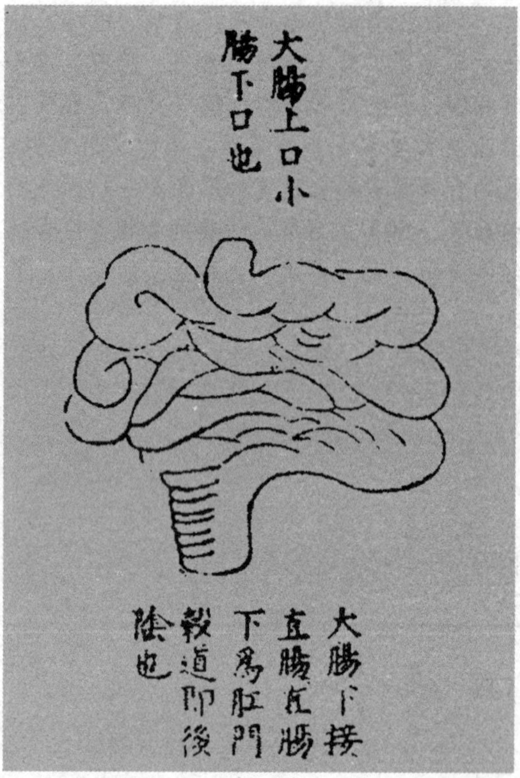

中医认为，饭后活动量要适当，不运动和过量的运动都会造成肠胃的损伤。图为明代高武《针灸聚英》脏腑图之大肠上口、小肠下口图

饭后走一走，活到九十九
饭后走百步，不用上药铺
饭后三百步，拆掉中药铺
饭后不要走，活到九十九

我国大部分人主张饭后要适当活动，但不要大动。活动量适当，被认为这样能够帮助消化，又不致造成胃肠损伤，所以提出“饭后走一走”的主张。但也有人从切身体验出发，感到饭后散步不舒服，因而主张“饭后不要走”。

饭后走不走，应因人而异。一般来说，人在进食后，血液集中到肠胃等消化器官中用于消化食物，饭后活动使血液分散到全身，会造成胃肠的血液供应不足，使胃肠蠕动减弱，消化腺分泌减少，消化功能降低。再者吃饱饭以后，胃肠充满食物，此时走路，易造成胃肠下坠使人感到腹痛，特别是患胃下垂的人，感觉更加明显。如果饭后休息二三十分钟再散步或活动，感觉会更好些。冠心病患者饭后也不要即刻散步，应适当休息，因为饭后消化系统充血，心脏供血减少，如果这时再活动，会加重心脏的负担。但是，也不能一概而论，对于消化能力弱又无其他病的人，饭后散步可帮助加强肠胃蠕动，有利消化。身体超重者饭后立即散步有助于减轻体重，糖尿病人饭后血糖增高，这时散步有助于降低血糖。脑动脉粥样硬化患者，饭后血液黏度增高，容易引起血栓，这时散步能减少血栓形成的可能性。

食不言，寝不语

饮食不宜分心，一边吃饭，一边说话或看书、看电视，或做其他事，会影响食欲和消化液的分泌，久则导致胃病。古人云“食不言，寝不语”。说明进食的时候要专心致志，这样才能有助于胃的受纳消化。另外吃饭时说话容易使食物进入气管之中，造成呛咳或气管堵塞，对于身体不利，严重时还可能危及生命，不可不戒。

荤素搭配，长命百岁

五谷以养，五果为助
五畜为益，五菜为充

偏食偏爱，不病才怪
食品多样化，有益寿与康

人的身体需要多种营养，而在天然食物中，除了母乳，没有任何一种物品可以满足人体所需的全部营养。一般来说，一个人至少要吃十四种食物，才能保证人体的基本营养要求。但是不少人对食物营养存在片面的认识。有人认为多吃鱼、肉等荤菜就是营养好，不重视吃素菜及豆类；有人认为牛奶、鸡蛋才是最好的营养品，看不起普通饭菜；有的人则认为素食和粗食才是人类健康长寿的保证，而对一些肉类、蛋类视若洪水猛兽，认为动物蛋白质会提高胆固醇，易得高血压、冠心病。有的人谈胆固醇色变，甚至连鸡蛋也不敢吃了。其实，人的身体需要多种营养，亦需要胆固醇。胆固醇是人体不可缺乏的物质，细胞膜的组成需要它，某些激素的合成也需要它。近年美国医学界有人发现，癌症患者的胆固醇都低于一般人，分析可能胆固醇是一种人体重要的抗癌物质，因此，提出“重新评价胆固醇”。

2. 少吃肉食多吃素食

要得一身安，蔬菜胜灵丹

蔬菜是个宝，餐餐少不了
三天不吃青，口里冒火星
吃了青菜，一身轻快
白菜萝卜汤，益寿保健康
要活九十九，青菜餐餐有

我国养生家比较崇尚素食，主张多吃蔬菜。我国人民的饮食习惯基本上达到了餐餐不离蔬菜的程度。蔬菜能在我国食品中占着如此重要的地位，是由它对人的作用决定的。蔬菜中含有大量的维持人体正常生理代谢活动的多种维生素、矿物质。这些成分不仅本身具有很高的营养价值，还能促进人体对动物蛋白质、糖类和脂肪的吸收。实验证明，仅吃肉类，蛋白质在肠内的吸收率约为70%，若加吃蔬菜，则可使吸收率提高到80%。有些蔬菜还含有一些特殊的物质，如萝卜中含淀粉酶，有助于米面淀粉的消化；姜中的姜烯、姜醇、姜酮有很高的药用价值；一些瓜类蔬菜中含的葫芦苦素和蘑菇、大蒜、洋葱中含有较多的硒化合物，具有抗癌作用。蔬菜中所含大量的纤维素，其本身虽然没有营养价值，可它能刺激肠管的蠕动，帮助消化，防止便秘，因而能降低结肠癌的发病率。蔬菜还能在维持血糖正常平衡方面起重要作用，还有抵消亚硝酸胺的作用，对由于亚硝酸胺所致的糖尿病有治疗作用。

蔬菜对人的种种好处，越来越受到医学家们的重视。1985后4月初，各国科学家在美国癌症学会召开的一次讨论会上发出呼吁说：“多吃纤维和低脂肪食物”“少吃肉食多吃素”，现在许多国家都掀起了吃素热。当然，提倡吃素，并非主张完全不吃荤菜。完全吃素，人体内会因缺乏动物蛋白质和某些动物中才有的维生素，影响身体健康。

秋茄当附片

吃了十月茄，饿死郎中爷

一里路上栽紫茄，十里郎中饿死爷

茄子富含维生素P，一斤紫茄含维生素P高达3 600毫克以上，这是一般蔬菜水果所望尘不及的，维生素P能增强人体细胞间的黏着力，提高微细血管对疾病的抵抗力，保护血管，所以有散血淤、消炎止痛、治疗寒热、祛风通络和止血的功效，对动脉硬化症、高血压、冠心病、咯血、紫癜和坏血病有窒疗作用。秋后经霜的茄子，效果更好。

多吃紫茄煮米饭，黄疸肝炎好得快

用紫茄与米同煮作饭，可辅助治疗黄疸型肝炎。

多吃番茄营养好，貌美年轻疾病少

番茄营养丰富，特别是维生素P的含量，是蔬果中之首。维生素A的含量是莴笋的15倍，维C的含量高出苹果、香蕉、梨子若干倍。一般蔬菜中维C，煮3分钟损失5%，煮15分钟，损失30%。番茄中的维C较其他蔬菜中的维C耐煮，损失较少。其所含维生素P，可保护血管，防治高血压。维生素P可保护皮肤健康，治疗癞皮病，维持胃液的正常分泌，促进红血球的生成。因为它维生素C含量高，对牙龈炎、牙周病、鼻衄和患出血性疾病有治疗效果，所含苹果酸和柠檬酸，可帮助胃液对脂肪物质进行消化，吃了油腻食物，吃点番茄，有利消化。番茄富含营养液，有利尿作用，对肾脏病有益。番茄中还有一种叫氯化汞的物质，对肝脏病有辅助治疗作用。番茄素能抑制一些细菌和真菌的生长，可治口腔发炎。夏天吃生番茄或番茄汤，有清热防暑，开胃解渴的作用。

韭根韭叶，散淤活血

盐醋防毒消炎好，韭菜补肾暖膝腰

韭菜富含维生素A、维生素B、维生素C，糖类，蛋白质等，且含有抗生物质，具有调味、杀菌的功效。其叶和根有兴奋、散淤、活血、止血、补中、助肝、通络等功效。适用于跌打损伤、嗝噎、反胃、肠炎、吐血、胸痛等症。其叶和根的作用虽然大体相同，但又各有侧重。叶行散之力较强，以其汁液散淤行血为最好，根下行之力胜于叶，可用于止汗。韭菜子为激性剂，有固精、助阳、补肾、治带下、暖膝腰的作用，适用于阳痿、遗精、多尿等症。《本草拾遗》说韭菜“在菜中，此物最温而益人，宜常食之”。《本草集注》说它“生则辛而行血，熟则甘而补中，益肝、散滞、导淤。”民间用韭菜治病的单方很多：韭菜汁加姜汁温服，治恶心呕吐；

韭菜叶或根捣汁一小杯，用温水稍加点酒冲服，治慢性便秘；全株韭菜煮软淡食，治误吞金属；把韭菜根二两捣烂取汁，童尿冲服，治吐血；韭菜加盐捣烂，敷患处治足背扭伤，轻者一次，重者数次即愈；鲜韭菜捣烂放于盆内，用开水冲泡，盖紧，过十分钟左右，待水温适度，双脚放在水中浸泡搓擦，半小时后擦干，治脚气，止搔痒。

韭菜炒鲜虾，暖膝补肾腰

韭菜炒鲜虾，可以治脚软无力、冷汗、遗尿、尿频等肾虚之症。

韭菜两头鲜，多食伤肠脾

韭菜性温热，含粗纤维较多，不易被胃肠消化吸收，不要多吃。如果一次食入过多，由于过多的粗纤维对肠道的刺激，使肠蠕动过强，造成腹泻。特别不宜吃老韭菜，因为越老，粗纤维就越多，而且比较坚韧，不好消化。春韭和秋韭较鲜嫩，为佳食，夏韭较老，不宜多食，故称“两头鲜”。《本草纲目》说：“韭菜春食则香，夏食则臭，多食则神昏目暗，酒后尤忌。”孟诜《食疗本草》说：“热病后十日，不可食热韭，食之即发困。”

包饭用荷叶，清香又解热

我国民间很多地方有用荷叶包裹食物的习惯，用荷叶包糯米蒸饭，叫荷叶饭；用荷叶裹米粉蒸肉，叫荷叶粉蒸肉；将荷叶盖于沸粥上，取其色香，名荷叶粥；用荷叶垫底蒸成，再用荷叶包裹的米粑，称为荷叶粑粑。这些食物略带绿色，如同碧玉，而且有一股诱人的清香。

荷叶性味平和，色青气香，嫩者、败者、新者、陈者，皆可药用，有解暑清热、止渴除烦、生发元气、助脾开胃、落胞破淤、降血脂、降胆固醇的作用。民间用荷叶煎汤代茶，治产后口干、烦躁及高血压头痛和肥胖症等病。用荷叶研末，每日早晚各服3克，米汤送服，治梦遗泄精，均有良效。荷叶清热耗实，气虚者不宜食用。

鲜藕止血，熟藕补血

女子三日不断藕，男子三日不断姜

藕的营养丰富，含淀粉、蛋白质、碳水化合物、鞣质和多种维生素、矿物质，对人体有滋补作用。《本草纲目》称藕为“灵根”，经常食用能“令人心欢”。藕既可生吃，又可作菜、熬粥，用糖腌制成蜜饯或是制成藕粉。特别是藕粉，既有营养，又易消化，是老幼病弱者的良好补品。藕又是一味良药，《雷公药性解》说它能“解热毒，消食止渴，除烦解酒”。有解渴、醒酒、止血、散淤的功效，适用于烦渴、酒醉、咳血、吐血等症。生藕性寒，甘凉入胃，可消淤凉血，清烦热，止呕渴、开胃，能防治鼻、牙龈出血，因其消淤作用显著，所以妇女产后忌食生冷，唯独不忌藕。煮熟后其性由凉变温，能增进食欲，是补脾、养胃、滋阴的佳品。

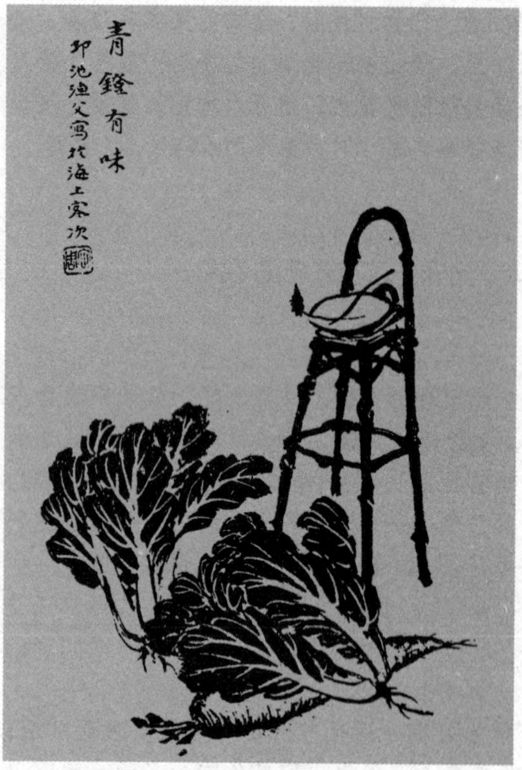

萝卜与白菜均富含维生素，图为清·《马骀画宝》中的白菜、萝卜图

萝卜小人参，常吃有精神

萝卜的营养非常丰富，所含维生素C比梨和苹果高8～10倍，还含蛋白质、脂肪、糖类、无机盐、维生素B_1、维生素B_2、钙、磷、铁及淀粉酶、苷酶、氧化酶、触酶等，多吃萝卜，大有好处。萝卜食用非常方便，生吃鲜脆赛过梨，熟食、腌食无一不可。正如《本草纲目》所说："可生可熟、可菹可酱，可豉可醋，可糖可腊可饭，乃蔬中之最有利益者，古人不深详之，岂因其贱而忽之耶。"

萝卜含有芥子油，是它的辛辣味的来源，芥子油和萝卜中的酶一起互相作用，有促进肠胃蠕动、增进食欲、帮助消化的功效。人们在吃了油腻食物后，吃点萝卜很有好处。唐代《四声本草》中说："凡人饮食过度，生嚼（萝卜）咽之便消。"这里指出生嚼，很有科学道理，因为萝卜中的淀粉酶在70℃的温度便被破坏，维C也不耐热，所以萝卜、最宜生吃。消化不良的人，吃生萝卜不易消化，可改食两片酸萝卜，酸萝卜能帮助食物和脂肪的消化，而营养破坏程度比煮熟的少得多。

萝卜上了街，药铺摘招牌

常吃萝卜和葱姜，不用医生开药方
常吃萝卜常喝茶，不用医生把药拿
吃萝卜、喝热茶，郎中改行拿钉耙
萝卜化痰消肿气，芹菜能降血压高

萝卜有顺气、消食、止咳化痰、除燥生津、散淤解毒、清凉止渴、利大小便等功效。它能治多种疾病。《本草纲目》说生萝卜计利五脏，轻身，令人白净肌细，可治"反胃、噎疾"。民间用萝卜治病更是普遍：生吃萝卜有清热化痰、消肿止痛之功；可治扁桃体炎，也可用鲜白萝卜一只，青果十个，煎汤代茶饮；用白萝卜加葱白煎汤服用，丙醇二酸，可抑制糖类物质转变为脂肪，多吃黄瓜可减肥。黄瓜还可作美容剂，有些国家将黄瓜洗净去瓤、子，捣烂挤汁，用来清洁和保护皮肤，舒展脸上的皱纹。

胡萝卜，小人参，常吃长精神

胡萝卜因其色红，又叫红萝卜，含九种氨基酸，十几种酶和许多人体必需的矿物质，含胡萝卜素尤多。这种胡萝卜素摄入人体后，可转变为甲种维生素，补给人体骨骼、眼球、肌肉、皮肤的需要。而且胡萝卜中所含之胡萝卜素较其他蔬菜不同，能耐高温，保持不变，当然还是生吃最好。胡萝卜的颜色越红，所含胡萝卜素就越多。

胡萝卜也是一种中药，《本草纲目》说它："甘辛，微温，无毒，下气补中，利胸膈肠胃，安五脏，令人健身，有益无损。"中医常作为营养健胃剂。多吃对治疗夜盲、肺结核、营养不良、贫血、小儿软骨病、食欲不振、眼干燥症、皮肤粗糙等症有益。

红萝卜，显神通，降压降脂有奇功

现代科学发现：红萝卜中含"琥珀酸钾盐"，有降低血压、强心、抗炎和抗过敏的作用。高血压病人每日服二斤鲜红萝卜绞出的汁，可使血压迅速降低，多食无妨。胡萝卜花中的槲皮素能增加冠状动脉血流量，降低血脂，促进肾上腺素的合成。

3. 病人、产妇粥养最宜

"世人个个说长年，不悟长年在眼前，我得宛邱平易法，只将食粥致神仙。"

这是宋代大文豪陆游写的食粥诗。陆游深明养生之道，他对粥的称赞是出于养生的体验，并不是文学的夸张。粥，柔软滑腻，极易消化，对于儿童、老年、体弱或产妇、病人来说，是非常好的食品。东坡先生也极爱吃粥，每于夜读后总要喝粥，还创造了一种自命为味，可比陆海八珍的"东坡粥"，并写了一篇题为《东坡粥》的文章，称颂这粥的好处。

粥在我国已有数千年的漫长历史。早在《周书》中就有"黄帝始烹谷为粥"的文字记载。运用粥来治病早在西汉就有记载。《史记·扁鹊仓公列传》载："齐王故为阳虚侯时，病甚，众医皆为蹶，臣意（指西汉明医淳于意）诊脉，以为痹，根在各肋下，大如覆杯，令人喘，逆气不能食，臣意即以火齐粥且饮，六日气下，即令更服丸药，出入六日，病已。"从长沙马王堆汉墓出土的十四种方家医技书中，记载有服食高粱米粥治疗蛇咬伤；用加热的石块置米汁内煮治疗肛门痒痛等方。后代人和医家对应用药粥治病，不断总结研究，积累了熬粥时掺与各种不同药物或食物，防治各种不同疾病和延年益寿的经验。

若要不失眠，煮粥加白莲

莲子为补养元气之珍品，药用时去皮、心，所以中医处方叫"莲肉"，具有补脾、益肺、养心、安神、益肾和固肠等作用。生可补心脾，熟可厚肠胃，适用于心悸、失眠、体虚、遗精、白带过多、慢性腹泻等症。它的特点是既能补又能固，因此能补中止泻、安中固精。莲子（去心）加芡实熬糯米粥，熬时最好用一鲜荷叶盖上，治心悸、睡眠不实、脾胃虚弱、大便溏泄。

莲子中间的绿芽叫莲心，味很苦，一般人吃时都将它去掉。但莲心里却含有丰富的莲心碱、荷叶碱、木樨甙、金丝桃甙等，有清热、固精、安神、强心、降压的作用，可以用来治高烧引起的烦躁不安、神志不清和梦遗滑精等症。心热多梦而失眠者，可用三十个莲心，加盐少许水煎，睡前服用。以莲心2克，开水冲泡，代茶饮，对治疗高血压、头昏脑涨、心悸失眠等症，效果明显。

莲子补益固肠，消化不良与大便燥结者，不要食用。

心血气不足，桂圆煨米粥

桂圆又名龙眼，益脾胃、补气血、宁心神，《本草纲目》说它有“开胃益脾、补灵长智”之功。用桂圆熬米粥或鸡蛋桂圆汤，能补血养气，对体虚失眠健忘或因思虑过度引起的神经衰弱、失眠惊悸，或更年期妇女失眠、心烦、出汗，都有疗效。中成药“王灵膏”就是用桂圆肉与白糖熬制而成，用于年老体衰、气血不足及产后血亏、脑力衰退等症。把桂圆肉蒸熟后随意食用，或将200克桂圆肉浸入400克60°白酒中15天后，每日两次，每次饮用10～20毫升，治疗神经衰弱、失眠健忘有效。但桂圆性热助火，虚火偏旺及消化不良、中满气壅、舌苔厚腻者不要食用。

餐鱼餐肉皮包骨，米汤泡饭壮乎乎

米汤，又称米油、米脂，即煮饭时所产生的浓酽米汁，为米中之精华，滑腻可口，便于消化，是小儿、病人、老人食用的佳品。《随息居饮食谱》说：“粥饭为世间第一补人之物……故贫人患虚症，以浓米饮代参汤，每收奇绩。若人众之家，大锅煮粥时……大能补液填精，有裨羸老。至病人、产妇，粥养最宜。”

4. 喝汤吃肉保健康

猪胰淡菜汤，去疾保健康

猪胰与淡菜熬汤，不仅是良好的营养品，在医疗上可作为糖尿病辅助治疗食物，又能消瘿气、润毛发，对甲状腺肿大、毛发枯少等症亦有治疗效果。

青龙白虎汤，喉病保安康

俗谓橄榄是治喉病的“青龙”，萝卜是治喉病的“白虎”。橄榄与萝卜同煎汤，谓之“青龙白虎汤”。不仅治喉痛奇效，还可治流行性感冒、支气管炎等多种疾病。用咸橄榄20粒，豆腐皮30克，水煎服，治干咳、燥咳。

夏天一碗绿豆汤，解毒去暑寒仙方

绿豆味甘、性寒，入胃、心及肝经，有清势解毒、利水消肿、清暑止渴等功效。唐·孟冼说它：“补益元气，和调五味，安精神，行十二经脉，去浮风，益气力，润皮肉，可长食之。”清·王士雄《随息居饮食谱》说它“甘凉。煮食清胆养胃，解暑止渴，润皮肤，消浮肿，利小便，止泻痢，醒酒弭疫”。李时珍赞它“真济世之良谷也”。

绿豆的食疗用途很广。用绿豆加水熬成汤或加米煮成粥，夏天食用可解暑除热；用绿豆炖精肉吃，治风火牙痛；将绿豆与荷叶一起煮粥加白糖，可消热疖红肿，止痱痒；腮腺炎初起，可用绿豆二两煮水，将熟时加入白菜心两个，再煮一会，取汁服，日二次，可望消散；一切痈肿初起，用生绿豆捣碎，也可加牙皂同研，调醋敷患处，皮破者油调，良效；打扑损伤，绿豆粉炒紫色，新汲水调敷，以杉木皮缚定。

现代科学发现，绿豆还有降血压、血脂的作用，对防治动脉硬化和高血压病有一定的作用。但绿豆性寒，脾胃虚弱的人不宜多食。

夏天一碗酸梅汤，清热解暑又舒肠

梅子味酸，性温平、涩，无毒，除烦满、安心神，梅核有明目益气的作用。把熟梅熬成膏状加糖即成梅酱，夏日调水饮用，除热解渴，生津开胃。将已黄或半黄的梅子，经草灰处理后，用笼屉盛了加以熏蒸，晒干后即成乌梅。《本草逢源》说：“乌梅酸收，益津开胃，能敛肺、涩肠、止呕、敛汗、定喘、定蛔，今治血痢必用之。”

用乌梅五、六颗，煎浓汤，空腹时饮用，一日三次，治肠炎、痢疾；用乌梅90克，焙烧存性，研末，用好醋调成糊状，为丸如梧桐子大，每服70丸，空腹米汤送下，治大便下血不止；用乌梅7个，苦楝树皮6克，甘草6克，水煎，睡前服，治蛔虫引起的腹痛；用乌梅30克，红糖适量，每日一剂，水煎服，治子宫出血；用乌梅加冰糖，水煎服或饮青梅酒或乌梅酒一盅，治恶心呕吐；用乌梅肉烧成炭，研成细末，食油调搽，治小儿长期不愈的头疮；乌梅加水煎煮，加适量的糖即成酸梅汤，味道酸甜，开胃解热，是夏天很受人们欢迎的清凉饮料。

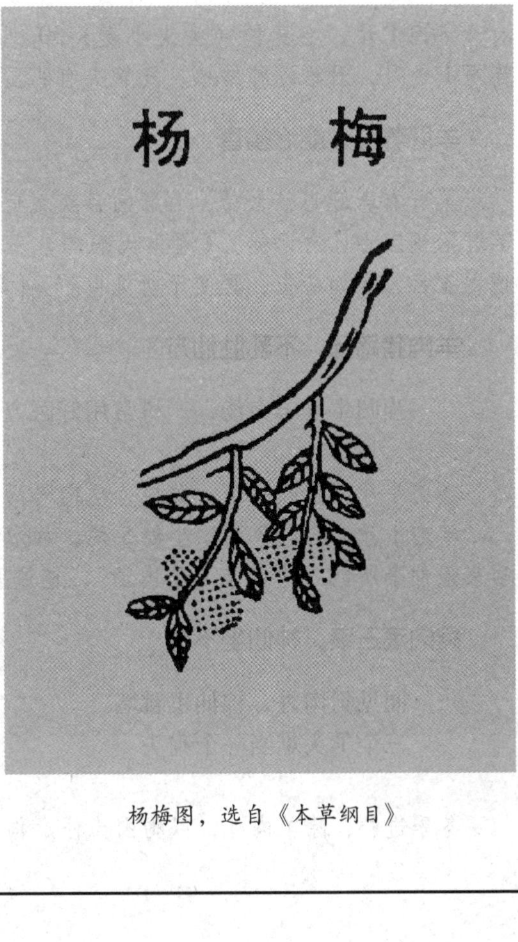

杨梅图，选自《本草纲目》

高热伤暑不用慌，一碗天生白虎汤

天生白虎汤，就是西瓜汁。用西瓜治病我国古籍中早有记载。《随息居饮食谱》载：“西瓜，甘寒，清肺胃，解暑热，除烦止渴，醒酒凉营，疗喉痹、口疮、治火毒、时症，虽霍乱、泻痢，但因暑火为病者，并可绞汁灌之。”《本草汇言》说，西瓜取瓤，去子，用洁静纱布绞挤汁液，随量代水大量饮用，可治疗感染性高热、口渴、烦躁、神昏、尿少等症。袁枚《徐灵胎先生传》中有一段描绘西瓜治热病之神效：“芦墟（在今江苏吴江县）连耕石，卧病六日，不食不言，目炯炯直视。先生（徐灵胎）曰：‘此阴阳相博证也。’先投一剂，须臾目明能言；再饮以汤，竟跃然起。喈曰：‘余病危时，有红黑二人缠绕作祟，忽见黑人为雷震死，顷之，红人又为白虎衔去，是何祥也?’先生笑曰：‘雷震者，余所投附子霹雳散也；白虎者，余所投天生白虎汤也。’”

羊肉补气血，肺虚最相宜

吃羊不喝汤，等于没有尝

羊肉补中益气，安心止惊，开胃健身，温中暖下，是助元阳，补粗血，疗肺虚，益劳损之佳品。《用药法象论》说：“羊肉有形之物，能补有形肌肉之体。”羊肉含的钙质、铁质高于猪肉、牛肉，因此吃羊肉对肺结核、气管炎、哮喘和贫血、产后气血两虚及一切虚寒症最为有益。气管炎咳嗽和伤风咳嗽，只要喝羊肉汤就能减轻或痊愈。

羊肉小麦汤，肺病好医方

羊肉1斤，小麦仁（去皮小麦）50克，生姜1块，共炖成稀粥，早晚分食，连用1个月，对治疗肺结核、气管炎有明显效果。

羊肝养肝，能治雀盲

羊肝有养肝明目之功，为肝病目疾之良药。能治雀盲眼（夜盲症）、眼干燥症。羊肝治夜症古已有记载。《隋巢氏病源》载：“人有昼而睛明，至冥则不见物，世谓之雀目，言如鸟雀，冥便无所见也。”并载用羊肝治疗有效。

羊肉猪蹄汤，不乳胜仙方

当归生姜羊肉汤，产科常用好医方

羊肉半斤，猪蹄一个，共炖，吃肉喝汤，每日1~2次，连用1周，可下乳。

羊肉1斤，当归3两，生姜5两，加水8升，文火煎煮成汤，是有名的汉代医学家张仲景所创“当归生姜羊肉汤”，连渣服用，可治妇女产后体虚、腹痛等病症。

狗肉滚三滚，神仙坐不稳

闻见狗肉香，神仙也跳墙
三个羊头难当一个狗头

冬季进补，除羊肉外，以狗肉为佳。狗肉性温，益脾胃，壮肾阴，滋补之力较强。常吃狗肉有安五脏、补肾虚、壮元阳、益气力、暖腰膝等功效。《本草逢源》说："犬肉，下元虚者，最宜食之。"《普济力》说："久病大虚者，服之轻身，益气力。"患有肾虚腰痛、阳痿早泄、小儿遗尿、脾胃虚寒、久病体弱和畏寒怕冷之人，应当吃些狗肉。

清炖狗蹄可下乳，效果与猪蹄相同；狗肉250克与黑豆60克同炖烂，早晚分两次吃完，连食数周，治老年耳聋和遗尿症；每日吃狗肉250克，连食1～3个月，治阳痿早泄；也可加补骨脂、巴戟肉各9克，水煎，冲狗肾9克服用，每日一剂；狗肉和米煮粥，空腹吃，消气鼓水肿。

狗肉性热，有火吃不得

狗肉性热，多食发燥上火，口渴生痰，暑天不宜食用，阴虚多热和多痰的人要慎食，患外感发热等症者，应当忌食。

5. 姜开胃，蒜败毒

大蒜是个宝，常吃身体好

一香能驱百臭，一蒜能杀百菌
经常吃大蒜，到老无病患
常吃葱和蒜，身体如铁板

大蒜含一种杀菌能力很强的大蒜辣素，对痢疾杆菌、白喉杆菌、化脓性球菌、链球菌、霍乱弧菌等都有抑制和杀灭的效果，能治肠炎、细菌性痢疾、肺结核、流感、流脑、肝炎、霍乱、丹毒、百日咳、传染性肝炎等多种疾病。大蒜中还含有一种叫"配糖体"的物质，对糖尿病、高血压、高血脂有显著疗效，久食令人血清，所以对防治心脏病也有效果。生蒜还可刺激脑垂体和内分泌腺，促进胃肠蠕动，增强唾液和胃液分泌，具有健胃助消化的作用。

大蒜在国外也享有盛誉，相传古罗马的普尼西列举大蒜能治疗伤风、溃疡、蝮蛇咬伤、痔疮、麻疹、气喘和惊厥等六十一种疾病。古希腊运动员把大蒜看成增强耐力的滋补品。1665年英国发生一场历史上罕见的大瘟疫，死亡的人辄以万计，有一家幸免于难者是因为他家地窖里贮满了大蒜并经常食用的原故。法国的马赛大蒜醋酊"四盗贼"，遐迩全球，据传是因为四名专门盗墓的窃贼服此酊剂后获得不同于常人的免疫力而得名。

有人因吃大蒜后口有异味而不敢食用，其实很易解决。只要在吃大蒜后嚼点茶叶，吃一两粒南枣、一个柿饼，或用浓茶、白糖水漱口，口里的蒜味便会大大减少。

只要三瓣蒜，痢疾好一半

热天肚子痛，大蒜就顶用

大蒜对造成肠炎、痢疾的痢疾杆菌和其他细菌均有很强的杀灭力。夏秋两季，多发肠炎、痢疾，每天吃几瓣生大蒜，能预防肠道传染病的发生。如已患肠道传染疾病，可用生蒜捣泥，开水送下，效果明显。或用大蒜三五瓣加辣蓼三五根，开水泡服，止泻效果更好

大蒜不值钱，能防脑膜炎

大蒜是一种极为普通的食物，却能杀灭多种细菌。现代医学研究表明：伤寒菌在0.5%的大蒜溶液中，五分钟内就会死亡；用混有3%的细菌培养基做试验，各种细菌会立即停止繁殖；对脑膜炎球菌的杀灭能力也很强。所以常吃点大蒜或醋泡的大蒜，能预防脑膜炎。把大蒜捣烂加十倍水滴鼻子，能预防流行性感冒。

大蒜是个宝，抗癌效果好

大蒜含有多种元素的化合物，维生素含量也很丰富，尤以硒（一种人体不可缺少的微量元素）的含量见长。肿瘤流行病学和实验研究资料证实，肿瘤病人血液中硒含量低于正常人，低硒地区肿瘤发病率高。大蒜中还含有一种能分解癌细胞的锗，能阻止或减慢癌细胞的生长速度，增强人体的抗癌能力。科学家用化学方法制成大蒜提取液，在实验中，取一种恶性程度很高的癌细胞，预先用大蒜提取液处理后，植入正常小白鼠的腹腔内，经过一段时间观察，未见肿瘤生长。而对照组小白鼠植入未经大蒜提取液处理的同种肿瘤细胞，在植入后16天内，先后患恶性肿瘤死亡。大蒜提取液在体外还能显著地杀死肿瘤细胞、鼻咽癌细胞和肉瘤细胞。1983年，我国在上海举行了全国城市胃癌流行因素调查研究协作会议，会议上一部分专家提出多食大蒜可以防治胃癌的看法。山东省的专家们为这一看法提出了他们的调查依据，根据1975年山东肿瘤死亡病例调查，著名产蒜区苍山县人民有爱吃大蒜的习惯，平均每人每天吃20克左右，这个县的胃癌死亡率是全省最低的，比起山东胃癌高发区栖霞县来，只有1/12。有人用老鼠做了实验，一组老鼠先喂大蒜，一组老鼠不喂大蒜，同时注入致癌物质，结果未食大蒜的老鼠百分之77%的患了大肠癌，喂了大蒜的老鼠只有20%的患了大肠癌。大蒜的防癌作用现已被世界公认，被国际组织列为防癌食物。

蒜有百利，独不利眼

大蒜对人有很多好处，但若长期大量地食用，对身体也有不利，尤其是眼病患者，那会受害不浅。中医认为：长期大量地食用大蒜伤人气血、损目伤脑。《本草纲目》说："久食伤肝损眼。"眼病患者在治疗时必须忌五辛，即忌大蒜、小蒜、洋葱、葱、薤和生姜、辣椒等刺激性食物，否则影响疗效。因此眼病患者应尽量不吃大蒜，身体差、气血虚弱的人也应少吃。

一日不吃姜，身体不安康

姜开胃，蒜败毒，常吃萝卜壮筋骨

茄子韭菜能健脑，吃点生姜胃病好

姜含一种黄色的郁黄素和能挥发的生姜油，散发出一种辛辣芳香的气味，可刺激胃壁，增加胃液分泌，增强肠胃蠕动，因而有增进食欲，减轻肠胃充气性的腹胀、绞痛和胃寒痛，开胃、健脾和止呕的作用。《千金食治》载："干姜，味辛，热，无毒。主胸中满，颏逆上气，温中，止漏血；出汗、逐风湿痹，肠澼下利，寒冷腹痛、中恶、霍乱、胀满、风邪诸毒、皮肤间结气；止唾血。生者尤良。"

民间应用生姜治疗多方面的疾病：将它捣碎加红糖水煮喝，或加适量白萝卜片，治伤风感冒和妇女行经时因受寒而引起的腹痛；用生姜煮汤和醋少许治寒胃腹痛或胃口不好和消化不良；用生姜、苏叶、艾叶一起煎水洗患处，治风湿性关节炎；用生姜数片放在白酒内煮沸洗擦未破的冻疮，疗效不错；癣初起时可用煨老姜片擦治；将姜片在火上烤热，从印堂（两眉之中）向外推按，治因伤风引起的头痛；它还是隔姜灸疗法的重要药物，小儿消化不良可将姜片置小儿肚脐上，然后用艾条灸 10～15 分钟，每日两次，效果很好。跌打损伤、腰痛、关节痛，用生姜绞汁，将芋头捣烂成泥，加少量面粉调匀敷患处，可消肿止痛；患蛔虫性肠梗阻，可用生姜汁加入蜂蜜中调匀服用，能使肠梗阻硬块松解，然后再服驱虫药打虫；口腔溃疡时，用生姜汁漱口或涂患处，数次可愈。它的用途非常之多，无法一一枚举。

冬天一碗姜糖汤，去风去寒赛仙方

冬有生姜，不怕风霜
冬吃生姜夏吃蒜，有病不用背药罐
脖子岔气伤寒风，三片生姜一根葱

姜性温，味辛。辛主散，故能发汗、祛风散寒。姜中所含姜辣素，对心脏和血管都有刺激作用，能使心脏加快跳动，血管扩张，血液流动加速，从而使全身产生温热感觉。同时流到皮肤去的血液增多，促使身上的汗毛孔张开，从汗毛孔渗出的汗液，不但把多余的热带走，还把病菌放出的毒素排出体外，因此姜能发汗驱寒，防治感冒。

冬吃萝卜夏吃姜，不用医生开药方

夏天天气酷热，人们往往贪食生冷，夜晚贪凉失盖，造成暑气外蒸，阴气内伏，最容易得恶心、呕吐、腹泻之症。姜性温，能去胃寒，止呕吐，对夏季多吃生冷和含凉引起的胃寒之症，有良好的去疾保生作用。湖南人至今还保留着三个伏日要吃老姜炒鸡和制伏姜的风俗，就是为了防治夏季伏寒造成腹泻。

朝食三片姜，如喝人参汤

早晨吃片姜，赛过人参鹿茸汤
早姜夜蒜，越吃越壮

姜开胃散寒，宜早上食用。早起如喝淡盐水一杯，吃姜三片，顿觉舌底生津，食道和胃部暖热，肠道舒畅，食欲大增。

姜是辛辣物，火盛不能服

姜的好处很多，但任何事物都有正反两面，食用时必须根据情况确定，否则会适得其反。因为它是一种辛辣之物，有较强的刺激性，食用过多，则大量姜辣素经消化道吸收后要由肾脏排泄，在排泄过程中会刺激肾脏，产生口干、喉痛、便秘等症。凡是常害眼病，有痔疮、痈疽，以及肠结核、赤痢、胃出血、失眠的人，最好不要吃，孕妇和火旺的人也不要多服。在受寒时食用生姜，如发觉喉痛、喉干、大便燥结，应停止食用。

6. 核桃、大枣补血健脑

补血安神，红枣神功

红枣自古以来就被列为养生健身的上品，具有补益脾胃、养血安神、滋补身体之功效。汉时著名医家张仲景称赞它“有治心腹邪气，化顽肉之功”。《本草备要》说“枣有补中益气、滋脾土、润心肺、调荣卫、缓阴血、生津液、悦颜色、通九窍、助十二经、和百药”等作用。李时珍在《本草纲目》中称“大枣为脾之果”。中医处方常用红枣治疗脾胃虚弱、胃气不和、气血不足、贫血萎黄、慢性肝炎、肝硬化、肺虚咳嗽、四肢无力、失眠、过敏性紫癜、血小板减少、高血压、胆固醇高等症。红枣对过敏性紫癜有明显疗效。此病用西药治疗需三四个星期才能奏效，且易复发。而用红枣煎汤，每次15个，一日3次，大部分患者4天内即能痊愈。

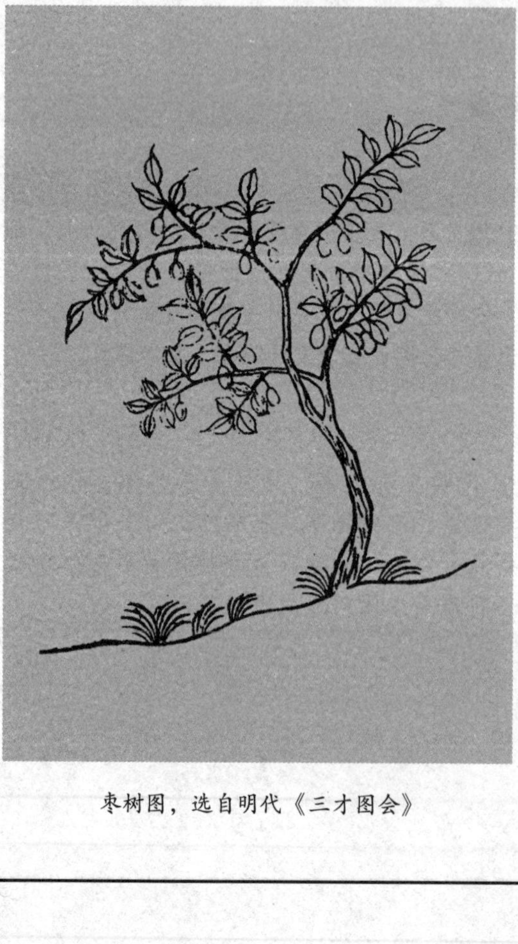

枣树图，选自明代《三才图会》

人参不敌枣粥功

一天吃点枣，气壮身体好
一天吃三枣，终生不显老

红枣在我国是一种十分平常、价格低廉的食物，我国以追求长生为宗旨的道家、养生家十分推崇食用红枣、以红枣为修炼长生久视的最佳食品。许多神仙故事中将红枣列为仙人食物，称为“仙枣”。《水浒传》中宋江遇九天玄女传授天书，玄女款待他的食品，就是三枚红枣。

红枣含有丰富的糖、蛋白质、脂肪、多种维生素、氨基酸和矿物质。所含糖量尤其丰富，维生素C和维生素P的含量为百果之冠。红枣还有补脾益胃、养心安神、和百药的药用价值，常吃红枣无疑对身体大有好处。不过若说到中药的补性，首推人参、鹿茸，然后便是党参、黄芪、太子参、白术等，红枣屈居其尾，却为何民间竟有“人参不敌红枣功”的说法呢？这是一个急补与缓补、救危与养生的问题。人参、鹿茸之类的高级补药，力大性猛，对急病重病、身体极度虚弱的人，用它们来扶正救阳，效果自然比红枣好，但对一般人来说就不然了。身体一般的人多服人参并无好处，有时还会出现严重后果，甚至送掉性命。而红枣性味平和，便于吸收，长期食用，其功效能渗透到五脏六腑，四肢百骸。这有如急水与滴水的功效，人参、鹿茸等大补药有如急水，可以把石头冲动或击碎；滴水慢功，以柔缓见功却可穿石，正常人养生益寿，红枣自然比人参为好。

红枣花生汤，保肝赛仙方

急、慢性肝炎或肝硬化病人，每晚临睡前服红枣花生汤（红枣、花生、冰糖各30克），1个月为一疗程，疗效显著，对降低氨酶的作用，更为明显。

红枣茵陈汤，肝病好单方

红枣200克与茵陈90克共煎，食枣饮汤，早晚分服，治慢性肝炎有效。

红枣芹菜根，能降胆固醇

常饮红枣与芹菜煎成的汤汁，能治高胆固醇血症。

红枣黄芪汤，补血养气好效方

红枣黄芪合煎，即有名的枣芪汤，补血养气。

酸枣加白糖，安眠帮大忙

酸枣仁3~5克，加白糖研末，每晚入睡前温开水调服，可治神经衰弱。

红枣润心肺，喘病一见退

红枣中所含环磷鸟苷（简称CGMP）的物质。临床发现，这种物质在支气管哮喘病人体内常见减少。提高它在人体内的水平，即可使支气管平滑肌松弛，而起到平喘的作用。故临床上用红枣配合治疗支气管哮喘疾病，常收到意想不到的疗效。

常吃大枣，抗癌防老

大枣也叫红枣。现代医学经研究发现：大枣中所含的山楂酸如每日口服25毫克，14天后抑癌效果高达61%，较常用的氟脲嘧啶抗癌药作用更强。化疗、放疗后产生的红、白细胞和血小板减少，也可以用大枣来预防和治疗。其所含环磷酸腺苷（简称CAMP）的浓度，为其他药物或食物的一千倍左右。环磷酸腺苷是一种调节细胞的生长、代谢，维持人体正常生理活动的神秘物质，对抑制癌细胞的生长有一定的作用。有人作了一个试验，将一定量的CAMP加到肿瘤培养液中，一些正在疯长的癌细胞居然很快收敛，停止生长，有的还改邪归正，转变为正常细胞，但也有一些对它不敏感的细胞仍在继续生长，尽管如此，其作用还是可以肯定的。

环磷酸腺苷在人体细胞中，有增加心肌收缩力，扩张冠状血管、抑制血小板聚集等作用，用它治疗冠心病，有效率为90.8%，但维持时间较短，需要经常服用才能保持疗效。古代有一种极受推崇的成药，名叫坎离丸，其成分仅大枣与黑豆两味。根据中国的五行学说，大枣色红，属火属心，为离；黑豆色黑，属水属肾，为坎。根据阴阳调和，水火既济，心肾相交之理和一些养生家的实践证明，经常服用坎离丸，对人的健康长寿，极为有益。

核桃山中宝，补肾又健脑

核桃健胃又健脑，常吃身体好

小小核桃是个宝，补血润肺又健脑

常把核桃吃，润肤黑发须

核桃于人大有补益，医学研究测定，1斤核桃仁的营养价值相当于5斤鸡蛋、9斤牛奶的营养价值。除其性温外，有健胃、补血、润肺、益胃等功效。《开宝本草》说核桃“食之令人肥健，润肌黑须发”。《本草纲目》说它“补气养血、润燥化痰、益命门、利三焦、温肺、润肠、治虚寒喘嗽、腰足重痛、心腹疝痛、血痢肠风”。

核桃特别对大脑神经有益，有补脑作用，是治疗神经衰弱、健忘、失眠多梦、食欲不振的良药。民间用它治疗多种疾病。每天早晚吃一两个核桃仁，治经常头晕、失眠、健忘、心悸、食欲不振、腰膝酸软、全身无力等症；用核桃仁配黑芝麻、桑叶各等分，捣成泥状，制成丸药，每丸50克，每日两次，每次一丸，效果更佳。一次吃三四个以上核桃，治大便燥结；临睡前剥一两个核桃仁，连仁上薄皮加一小片姜，细细咀嚼，徐徐咽下，治冬天哮喘病发作，有良好的镇咳平喘效果；食用核桃油，治神经衰弱、身体虚弱、老年冠心病、高血压；核桃油外用擦皮肤，治冻疮、疹癣、腋臭；核桃仁中的果隔，又叫核桃墙、分心木，有补肾、涩精的作用，煮水当茶喝，治噎嗝、遗精、遗尿、神经衰弱，睡眠不佳。

中华养生宝典

卷三

竭宝峰 主编

黑龙江科学技术出版社

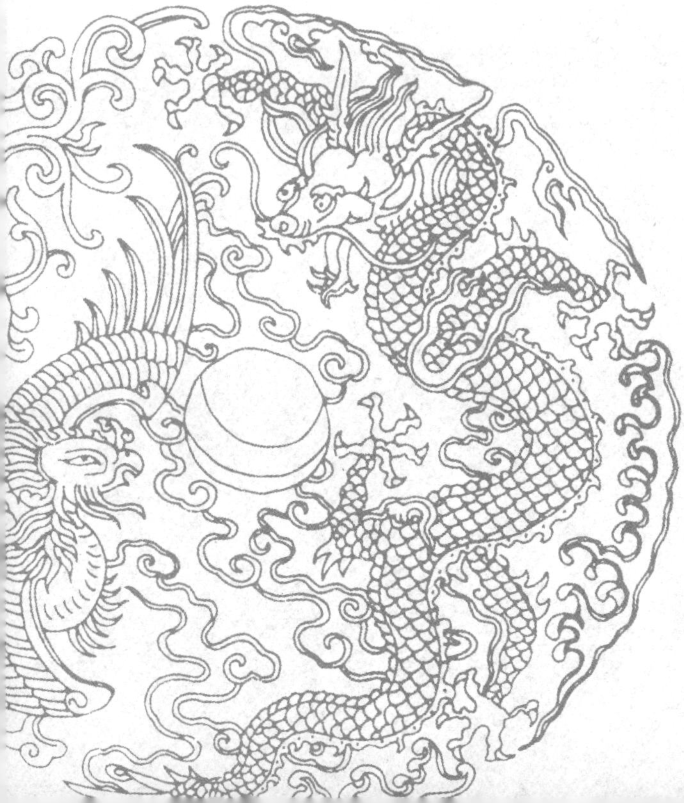

目　录

第三编　秋季养生知识 ……………………………… (1)
一、秋季养生概述 ……………………………… (1)
秋季养生原则 ……………………………… (3)
入秋话饮食 ……………………………… (7)
秋季防病常识 ……………………………… (12)
秋季健身活动 ……………………………… (19)
老年人秋季养生 ……………………………… (25)
二、立秋养生 ……………………………… (31)
民间风俗 ……………………………… (31)
生活起居 ……………………………… (33)
运动保健 ……………………………… (35)
饮食养生 ……………………………… (37)
药疗养生 ……………………………… (44)
房事养生 ……………………………… (47)
三、处暑养生 ……………………………… (49)
民间风俗 ……………………………… (49)
生活起居 ……………………………… (51)
运动保健 ……………………………… (52)
饮食养生 ……………………………… (54)
药疗养生 ……………………………… (57)
房事养生 ……………………………… (63)
四、白露养生 ……………………………… (65)
民间风俗 ……………………………… (65)
生活起居 ……………………………… (66)
运动保健 ……………………………… (68)
饮食养生 ……………………………… (70)
药疗养生 ……………………………… (78)
房事养生 ……………………………… (80)
五、秋分养生 ……………………………… (81)
民间风俗 ……………………………… (81)
生活起居 ……………………………… (82)
运动保健 ……………………………… (84)

饮食养生 …………………………………………………………………(86)
药疗养生 …………………………………………………………………(91)
房事养生 …………………………………………………………………(94)
六、寒露养生 ……………………………………………………………(96)
民间风俗 …………………………………………………………………(96)
生活起居 …………………………………………………………………(97)
运动养生 …………………………………………………………………(99)
饮食养生…………………………………………………………………(103)
药疗养生…………………………………………………………………(105)
房事养生…………………………………………………………………(106)
七、霜降养生……………………………………………………………(109)
民间风俗…………………………………………………………………(109)
生活起居…………………………………………………………………(110)
运动保健…………………………………………………………………(112)
饮食养生…………………………………………………………………(120)
药疗养生…………………………………………………………………(122)
房事养生…………………………………………………………………(123)
八、秋季养生保健食补…………………………………………………(125)
美容养颜…………………………………………………………………(125)
养发护发…………………………………………………………………(128)
润肤护肤…………………………………………………………………(131)
减肥健美…………………………………………………………………(136)
养肝明目…………………………………………………………………(141)
健齿润燥…………………………………………………………………(145)
健脑益智…………………………………………………………………(147)
防老抗衰…………………………………………………………………(149)
益肾壮阳…………………………………………………………………(152)
防癌抗癌…………………………………………………………………(154)
妇女、儿童保健…………………………………………………………(156)
老年人保健………………………………………………………………(159)
九、秋季保健药茶………………………………………………………(164)
百合枇杷茶………………………………………………………………(164)
杏梨饮茶…………………………………………………………………(164)
扶中茶……………………………………………………………………(164)
南瓜茶……………………………………………………………………(165)
生地石膏茶………………………………………………………………(165)
杞菊饮……………………………………………………………………(166)
杞麦茶……………………………………………………………………(166)

参麦银花茶…………………………………………………………………………（166）
十、秋季养生野菜…………………………………………………………………（168）
常吃五行草，长寿又防老…………………………………………………………（168）
秋食野菊，可补维生素……………………………………………………………（170）
滋肾壮腰，可食山花椒……………………………………………………………（171）
秋食野地瓜，胜过吃大虾…………………………………………………………（172）
服食仙人掌，胜过开药方…………………………………………………………（173）
失眠、干咳，吃百合………………………………………………………………（175）
常吃刺苋菜，妇女没白带…………………………………………………………（176）
痢疾肠炎，苦豆子首选……………………………………………………………（177）
五爪金龙，解毒消肿………………………………………………………………（178）
遍地生根，有如人参………………………………………………………………（179）
素炒苜蓿菜，人称“王夸菜”……………………………………………………（180）
常吃马鞭梢，发汗又利尿…………………………………………………………（181）
黄花菜，“健脑菜”………………………………………………………………（182）
炒食梧桐子，如同花生米…………………………………………………………（184）
霜打柿叶，止血有效………………………………………………………………（185）
九月桂花，香十里…………………………………………………………………（185）
附　心理养生………………………………………………………………………（188）
心理养生常识………………………………………………………………………（188）
心理问题与保健……………………………………………………………………（200）
心理治疗……………………………………………………………………………（226）

第三编　秋季养生知识

一、秋季养生概述

秋季包括立秋、处暑、白露、秋分、寒露、霜降等6个节气，这个季节是由热转凉，再由凉转寒的过渡性季节，气候变化经历了由热转凉、由凉转寒的两个阶段。立秋、处暑、白露的45天，其气候特点是：一方面暑热未消，秋阳似火，另一方面早晚有秋凉；在秋分、寒露、霜降的45天内，其气候特点是：暑热已消，秋凉逐渐加重而转寒。这个季节，雨水少了，便于自然界万物的收藏。

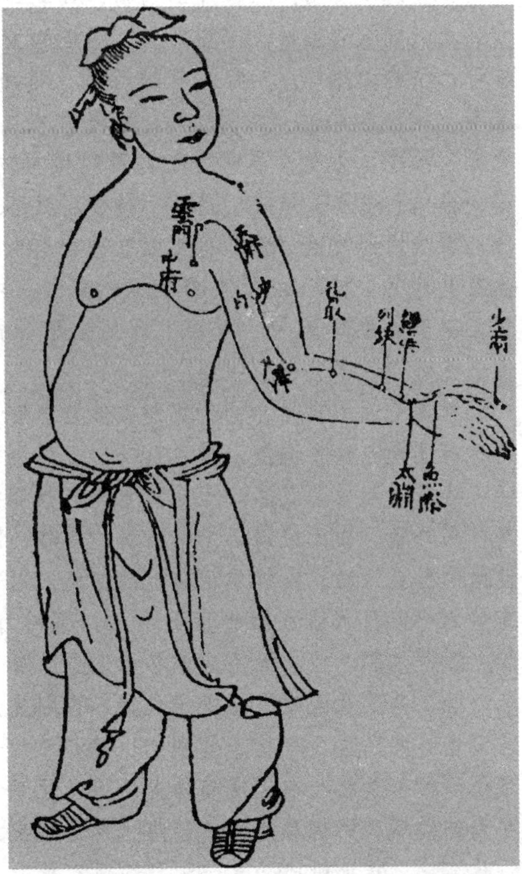

中医认为，秋季主燥，应注意肺部的保养。图为明代高武《针灸聚英》经穴图中的手太阴肺经图。

秋季气候与自然界变化的主要特点是秋燥，其次是自然界由“生长”转向“收藏”。这个季节，应该早睡早起，收敛神气，使神志安宁。因为秋季气候干燥，肺旺肝弱，饮食应该减辛增酸，以养肝气，宜食麻（芝麻）以润其燥，禁冷饮及穿寒湿内衣。

《素问·四气调神大论》中说：“秋三月，此谓容平，天气以急，地气以明。早卧早起，与鸡俱兴；使志安宁，以缓秋刑；收敛神气，使秋气平；无外其志，使肺气清，此秋气之应，养收之道也。逆之则伤肺，冬为飧泄，奉藏者少。”这里所说的就是秋天的养生之道，也是指秋天的养阴之法。意思是说，秋季七、八、九月，阴气已升，万物果实已经成熟，自然界一派容态平定的气象。秋风劲急，物色清明，肃杀将至。人们要早睡，并要早起，鸡鸣时即起，使意志安逸宁静，以缓和秋季肃杀之气的刑罚；应当收敛神气，以应秋气的收敛清肃；意志不要受外界干扰，以使肺气清静，这是应秋季的收敛之气，调养人体“收气”的道理。如果人体违逆了秋季收敛之气，就要伤害肺气。秋季伤害了肺气，到了冬季，就要发生飧泄的病变，这是因为人在秋季养“收气”不足，到冬季奉养“藏气”力量不够的缘故。

秋季由于早晚温差变化大，许多人鼻黏膜、嘴唇、口腔和皮肤就显得干燥，甚至流鼻血、唇干裂、皮肤干裂出血。秋季干咳的患者也特别多，并且喉咙也很干燥，无论怎么喝水也都无法止渴，咽喉中痰亦很黏难以咳出，这就是燥咳。我国中医认为“肺主肃降、失常易生喘咳；肺通调水道，失序则影响水液代谢；肺朝百脉，若病则易生心血管疾病；肺主皮毛，失调则引起皮肤炎。”六淫之一便是燥邪，因此，入秋就引起干燥症状，如呼吸、过敏异位性皮肤炎和肠胃炎及心血管疾病。为符合“春夏养阳，秋冬养阴”的养生原则，所以要注意滋阴润肺，保津尤要，要多喝开水，多食用补气养阴的药品，如西洋参、麦门冬、玉竹、百合、生地、沙参等。不宜过度食用阳热辛燥的药物，如鹿茸、十全大补、肉桂、附子等。

秋燥咳嗽有温燥和凉燥两种。温燥的主要症状为：咳嗽少痰、咽干不适、鼻燥口干、手脚心热等。治疗宜辛凉甘润，常用的中药为：桑叶、杏仁、沙参、玉竹、麦冬、花粉、贝母、淡豆豉等。凉燥的主要症状为：干咳痰少、咽干唇燥、鼻塞、无汗、怕冷、头痛、不发热或发热轻微等。治疗宜化痰润燥，常用的中药为：紫苏、杏仁、半夏、陈皮、前胡、橘梗、瓜蒌、生姜、甘草等。

除采用药物治疗外，也可以吃一些有生津润燥作用的蔬菜和水果。例如，可用生梨1只（去核）加冰糖10克隔水蒸服；或用红皮萝卜250克，洗净后切成薄片，放在碗里加白糖30克，腌上几小时后取汁饮服；或取鲜藕200克，隔水蒸熟后服用，亦可与粳米熬粥后服用。

秋燥是因为自然界的变化和人体各器官互相影响的结果，因此预防的方法主要是精神调摄与饮食调摄。秋风落叶、万物凋零的景色，常使人触景生情，尤其是老年人容易引起垂暮之感。为此，首先应该调摄精神，保持神志安宁，收敛神气，不使神思外驰。白天应该以平常所好的事物，随意玩乐，并积极参加一些有益于身心健康的社会活动，保持乐观向上的情绪，以走出凄凉低落的窘境。在饮食上应多补充些水分以及水溶性维生素B和C，平时可多吃苹果和绿叶蔬菜，以辅助生津防燥，滋阴润肺。但秋天不应该多食瓜果，以防拉肚子而损伤脾胃。也应该少用葱、姜、蒜、韭菜及辣椒等温燥热食物，否则夏热未清，又生秋燥，易患温病热症。还应适当吃些高蛋白食物，如牛奶、鸡蛋和豆类等，使人的大脑产生一种特殊物质，可消除抑郁情绪。在生活起居上，除了注意天气变化，适当增添些衣物外，为了提高人体对冬天的御寒能力，某些呼吸道抵抗力较弱而易患气管炎的人，特别应当进行秋冻，以保证机体从夏热顺利地适应秋凉。同时要加强身体锻炼，以提高人体对气候变化的适应性与抗寒能力。此外还应该调整阴阳，以提高身体对气候变化的适应性，如可通过健身体操、跳舞、郊游登山、气功锻炼等方法来增强肺脏的生理功能。同时还应注意消除和避免诱发咳嗽的一些因素，如吸烟、喝酒以及烟雾、灰尘和有害气味的刺激等。

秋季养生原则

秋天是万物成熟、干燥多变的季节。对患有慢性病的老年人若在这个季节里保养好的话，能起到祛病、延年之功效。这时可适当多吃些鸡、鸭、牛肉、猪肝、鱼虾等以及莲子、大枣之类的食物进行进补。“秋冬间，暖里腹”，就是说秋天在饮食上应该注意暖腹，禁忌生冷。此外，早晨起来之后多喝些粥不失为秋季食养的好办法。明代医学家李挺云指出：“凡晨起食粥，利膈养胃，生津液，令人一日清爽，所实不小。”的确粥热食，可御秋凉；粥生津，可防秋燥。

立秋之后，天气渐凉，气候干燥，人们在夏季过多地发泄之后，身体内各组织系统均感水分不足，如果受风着凉，极其容易引起头痛、流泪、咽干、鼻塞、咳嗽、胃疼、关节痛等一系列症状，甚至引起旧病复发或诱发新病。老年人对秋天气候的变化适应性和耐受力较差，更要重视这种秋燥引发的综合征。

“一叶落，而天下知秋。”一些原来患有胃溃疡、十二指肠溃疡、慢性胃炎等胃病的人，很容易旧病复发。因此，老胃病患者在秋季要格外警惕。这是因为深秋气温变低，当人们受冷空气的刺激后，身体会发生一系列的生理变化。尤其是本来有病的胃对冷空气特别敏感，在冷空气的刺激下交感神经兴奋，使甲状腺素、肾上腺素、肾上腺皮质激素分泌增多，这些激素的增多对胃溃疡患者极为不利。如肾上腺皮质激素分泌增多，可使胃液过量分泌，会使人感到胃酸；过多的酸性胃液会刺激胃黏膜的溃疡创面，使病情复发或加重。肾上腺素分泌增多，可使胃黏膜的血管收缩，使血液供应不足，导致胃的消化功能减弱。而甲状腺素分泌增多，使基础代谢增强，摄取食物增加，又使胃增加负担。另外，在冷空气的刺激下，血液中的化学成分组胺酸增加，

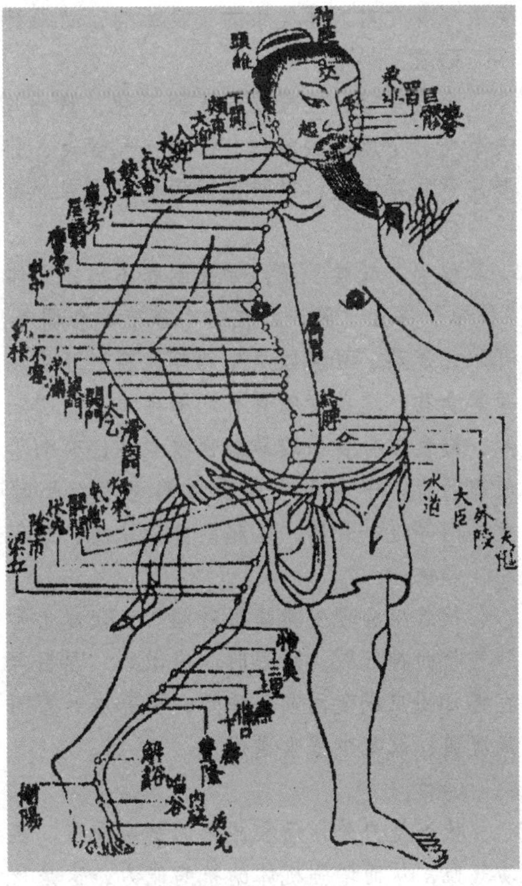

在秋季养生中，要注意胃病的复发。图为《十四经发挥》图中的足阳明胃经之图。

胃肠会发生痉挛性收缩，抵抗力和适应性会随之降低。这一切生理变化，会导致老年人胃肠病的复发。因此，防止腹部受凉是秋季老年人特别值得注意的。

秋季养生贵在防燥。在秋天要注意体内精气的收敛护养，注意劳作休息的科学安排；活动量不宜过大，不要劳累过度；更不能搞得大汗淋漓，使阴津伤耗，阳气外泄，削弱机体的抵抗力。秋天还是风湿病、高血压病容易复发的季节。所以，应该注意饮食，进补温甘；休息时可盖被子睡眠，千万不可赤膊贪凉。早晨起来外出，应多穿些衣服，千万不可空着肚子，饮食也不要过饱，以免发生壅塞不利气机运转的情况。同时，秋天不应贪食香酥、油炸和卤味食品，少用葱、姜、蒜韭及辣椒等温燥火热食物；否则，夏热未消，又生秋燥，极易患温病的热症。秋季三个月的保健要诀是："慎风寒节饮食，是从吾身上祛病法；寡嗜欲，戒烦恼，是从吾心上祛病法。"

科学安排衣食住行

秋天，是热与冷交替的季节，大自然中阳气渐退，阴寒渐生，人们要减少或避免天气变化对人体健康的不良影响，必须科学地安排衣、食、住、行。

〇衣

金秋季节，应根据气候的变化，适当增添衣服，以预防寒气侵袭引起的感冒、关节痛、中风等疾病。有慢性支气管炎、肺气肿、哮喘等呼吸道疾患的老年人，更要注意防寒保暖，以防止旧病复发或者加重。

〇食

秋天，气候干燥，如果调养不当，人体往往容易发生咽干、鼻燥、皮肤干涩等"秋燥"等症。因此，在这个季节饮食调养应该以"清淡"为宜。应当适量多喝些开水、淡茶、豆浆以及牛奶等饮料。还应多吃些萝卜、豆腐、银耳、梨、柿子、香蕉等食物，这些食物具有润肺生津、养阴润燥的功效。深秋季节，人体精气开始封藏，进食滋补食品较易被吸收藏纳，有助于改善脏腑功能，增强身体素质，所以体质虚弱者、中老年人和慢性病患者，此时可多吃些红枣、莲子、山药、鸡、鸭、鱼、肉等进补食物，以起到健身祛病、延年益寿的作用。

〇住

秋天应合理安排睡眠时间。古代养生学家认为，秋天天高风劲，地气清肃，使肺气收而神气敛。睡眠时间应做到"早卧早起，与鸡俱兴"。深秋气候较寒冷，不宜终日闭户或夜间蒙头睡觉，要养成开窗而居、露头而睡的良好习惯，保持室内空气流通，以减少呼吸道疾患。

〇行

秋季是户外活动和旅游的黄金季节。实践证明，加强体育锻炼能运动筋骨、活动气血，从而增强机体的抗病能力，这是秋季保健中最积极的方法。此时，尤其要注意耐寒锻炼，以增强机体适应多变气候的能力。但是运动量必须适度，以避免运动过于剧烈、大汗淋漓，从而导致津液耗散而降低机体的抵抗病毒能力。

加强身体锻炼以防“秋冻”

秋天应注意天气变化对人体带来的不良影响，应该根据秋天昼夜温差较大的特点，随时增减衣服以防止秋凉所引起的感冒。对于某些因为上呼吸道抵抗力较弱而容易引发气管炎、哮喘病的人，特别要注意“秋冻”这一保健要诀，即秋天应适时地坚持冷水洗脸或冷水浴，以增强人体的御寒能力。

秋天是进行旅游和郊游以及登山活动的“黄金季节”。郊游登山活动能增强老人的呼吸和血液循环功能，使肺活量及心脏的收缩能力增大。久居闹市的人更应该在秋日郊游登山，因为这样能呼吸到更多的空气维生素即负氧离子，这样对老年人的神经系统能起到良好的营养和调节安抚作用。

秋凉以后，常有冷空气袭来，形成了一次次的气温骤降，使习惯了炎夏气候的人体一时难以适应。而寒冷刺激又会使周围的血管收缩，使心脏排血的阻力增大，心肌工作时耗费的氧气比原来增多。对于心血管系统有病的老人来讲，则可能发生这样或那样的不适，成了“多事之秋”。因此，老年人要特别注意加强自我保健，要特别注意调整生活方式适当休息；减少劳累，避免激动，并及时增减衣服防止受凉，也就是说“秋冻”要适度。

“秋冻”是古今养生十分强调的一种自我保健方法。“秋凉尚暖还当冻”，意思是说秋天要有意识地让机体“冻一冻”。不论家居、外出，还是运动锻炼，都不宜加衣过早，以顺应自然收敛的养生需要，从而提高机体的抗寒能力。这对于冬季寒冷气候易引发的支气管哮喘、慢性支气管炎、支气管扩张、胃和十二指肠溃疡、风湿、心肌梗死、甲状腺机能亢进、中风、高血压等病症，都会起到积极的预防作用。但是老年人要根据自己身体的实际状况出发，适当加衣，以自己感觉不过于寒冷为准；运动时以周身微热而不出汗为好，因为大汗淋漓必伤阳气。这就是要求即要“秋冻”，又不要受寒，以自己感觉舒服为宜。同时可以通过散步、慢跑、做操、练拳、打球、郊游等，提高肺的功能和机体的耐受能力，有效地抵御秋燥肃杀之气的侵袭，从而安度“多事之秋”。

适应“秋乏”

人们常说“春困秋乏”。为什么到了秋季人会感到倦怠呢？

从生理学的角度来说，“秋乏”产生的原因是夏季气候环境对人体机能的影响导致的。盛夏季节天气炎热，人体为了适应炎热的气候因而产生了一系列生理变化。比如，大量出汗使机体水盐代谢失调；胃液分泌减少，导致胃肠功能减弱，食欲下降；体液大量丢失及一时性大量饮水而增加了心脏负担，等等。同时，高温也使神经系统的兴奋性增高，新陈代谢加速，使体内能量消耗相对增加。加之夏季炎热的气候使人难以入眠，致使过度消耗的能量得不到及时适度的补偿，结果欠下了一大笔“夏耗债”，因而人在秋季感到特别的乏。

进入九月以后，气温不冷不热、冷暖适度、清心爽神。此时随着天气转凉，人体的消耗逐渐减少，机体各生理系统也随之发生变化。比如，出汗减少，体热的产生和散发及水盐代谢恢复平衡；消化功能恢复常态；心血管系统的负担减轻。这时，人体就进入了一个生理性的休整阶段。特别是秋分之后，白天的日照时间逐渐缩短，基本达到“阴阳各半，昼夜均等”。秋天的夜晚凉爽宜人容易入睡，而且睡眠效果好，所以不少人清晨醒来后还想再睡，大有倦怠之感。

“秋乏”是补偿盛夏季节气候环境给人体带来的超常消耗的一种保护性反应，也是机体在秋季这个宜人而又舒适的气象环境中得以恢复体力的保护性措施。换句话说，它是机体达到新的平衡的一种过渡现象。当然，我们不能将“秋乏”单纯理解为多吃多睡，而应采取积极的对策，一方面要加强营养，注意劳逸结合，使机体得以休整而获得新的活力；另一方面要加强体育锻炼，以使机体适应寒来暑往的气象变化。

谨防秋燥综合征

老年人对秋天气候变化的适应性和耐受力较差，比如因为风凉，容易引起头痛、流泪、咽干、鼻塞、咳嗽、胃痛、关节痛等一系列症状，医学上称之为“秋燥综合征”。因此，老年人可以从以下几个方面加以预防。

饮食以清润为宜。秋季易伤津液，平时要适当多饮开水、淡茶，每天不少于2升开水。应多吃些萝卜、银耳、梨、柿子、香蕉等，这些食物具有润肺生津、养阴清燥的功效。要忌烟、酒、辣椒等燥热之品。暮秋时节，人们进食滋补食品比较容易被机体消化、吸收和藏纳，所以是进补的好时候。对体弱多病的老年人，更是康复、祛病和延年的最佳时期。这时可适当多吃些鸡、鸭、牛肉、猪肝、鱼虾等以及莲子、大枣之类的食品。在饮食上还应注意暖腹，禁食生冷。

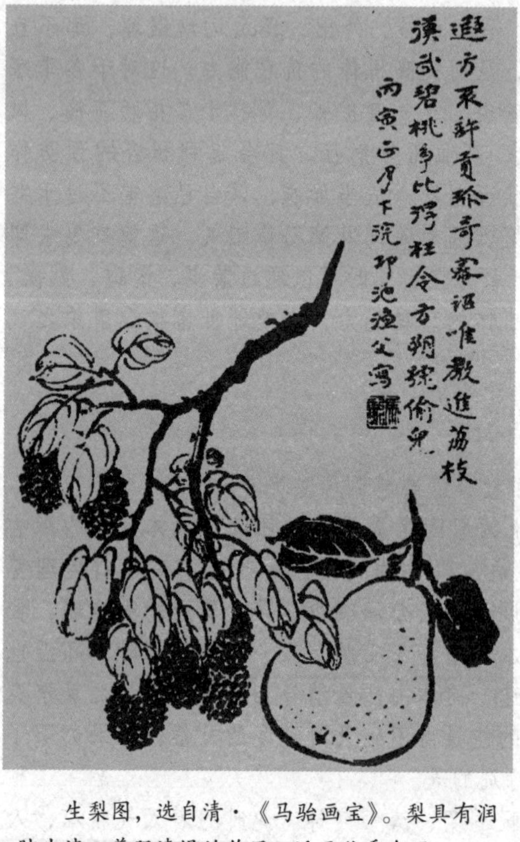

生梨图，选自清·《马骀画宝》。梨具有润肺生津、养阴清燥的作用，适于秋季食用。

勤吐纳防燥保健。老年人清晨洗漱后，于室内闭目静坐片刻，先叩齿36下，然后用舌在口中搅动，待口中唾液满，漱练数遍，分3次咽下，并用意送至丹田，再缓缓将气从口中呼出。呼气时口唇微张，但不要出声，如此反复36次。稍停片刻，两手握拳，左右各做3次。若按此法早晚各做一次，对预防秋燥大有裨益。

另外，老年人在起居上应做到早卧早起，意志安逸宁静，这样可以收敛神气，从而保持肺的清肃功能，有效地抵制燥邪的侵入。

入秋话饮食

秋属金，其气燥，通于肺，主收，燥邪当令。这一时期，秋高气爽，气候干燥，加之夏季余热未清，津液未复，人体偏于津亏体燥。燥邪当令，最易伤肺，人体又易为燥邪所伤而致津伤肺燥。有肺痨病史者，也容易在此时因燥邪伤肺而引发，或者病情加重。

《饮膳正要》说："秋气燥，宜食麻以润其燥，禁寒饮食，寒衣服。"根据秋季津亏体燥，易致津伤肺燥的特点，秋季饮食养生宜生津润燥，滋阴润肺。

饮食调配原则

秋季气候宜人、秋高气爽、硕果累累、五谷飘香，气温也由热转凉，人体的消耗也随之逐渐减少。随着暑气的消退，人们从暑湿的困乏中解脱出来，恢复了原来旺盛的食欲。同时，秋季又是食品果类最丰富的季节，人们可选择的食物范围较广。因此，老年人在膳食调配上的自由度也很大，只要保证各种营养素的足量、全面摄入，保持平衡就可以了，这样既补充了夏季过度的消耗，又为机体越冬做好物质与能量的储备。

当然，在饮食选择上还应根据秋天季节的特点有所偏重。祖国医学认为，秋季是自然界万物平定收敛的时令，这时天高风急，地气清肃，气候因此变得干燥，秋燥为主令之气。而五脏中肺为娇脏，喜润而恶燥，最容易被燥邪侵犯。尤其是老年人，阴津本已渐亏，再加上外来的燥邪侵伤，所以老年人在秋季经常出现口鼻干燥、咽喉疼痛、干咳少痰等阴虚火旺、虚火上炎的症状，有肺结核、支气管扩张的老人常会发生咯血。

历代养生医家主张：秋季饮食应根据"燥则润之"的原则，即在掌握好饮食起居的调养外，应以养阴清热、润燥止渴、清心安神的食品为主。可选用芝麻、核桃、糯米、银耳、蜂蜜、乳品、甘蔗等滋阴润肺养血之品。另外在秋季上市的柿子，亦具有润肺、止渴，预防口干唇焦的秋燥症的作用，但柿子不宜多吃，它容易在胃内形成柿石，特别是身体虚弱、经常腹泻、消化不良或咳痰甚多的老年人，应少吃或不吃柿子。经常用于煮粥的百合，对补益心肺有独到之处，不仅肺虚咳嗽、干咳无痰或者感受秋燥而感冒咳嗽者适宜吃百合，失眠、心神不宁者也可食用百合来改善。经现代医学研究证实，百合中营养成分含量丰富，如蛋白质、维生素、胡萝卜素等，有多种食疗作用。在初秋，虽夜晚凉爽，但白天气温仍较高，加上空气湿度小，风力大，人体的汗液蒸发较快，使水分与水溶性维生素丢失较多，所以应注意老人水分和维生素摄入要充足。可利用秋天瓜果上市多的优势，多吃些新鲜蔬菜和水果，但不要随意多吃，谨防"秋瓜坏肚"。

因秋季燥气主令，老年人膳食中要注意少吃辛辣伤津食品，如葱、蒜、姜、辣椒。以便保护阴津，达到减少疾病发生和推迟衰老的目的。

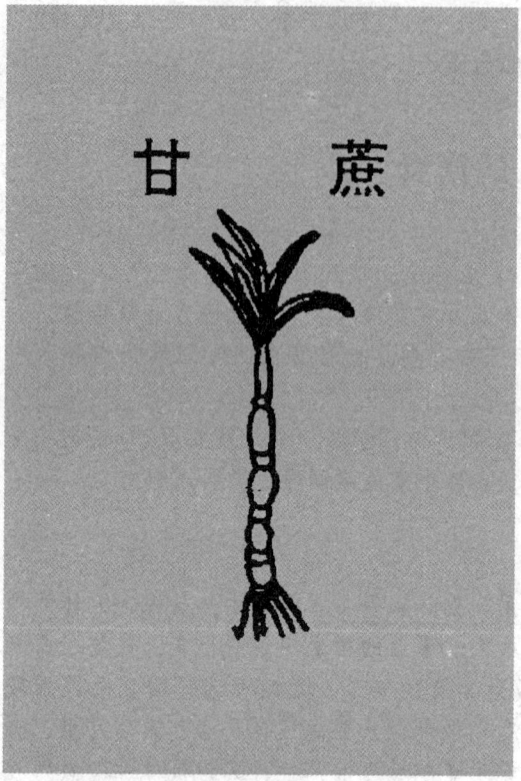

甘蔗图，选自《本草纲目》。甘蔗对于降秋燥颇有效验，适于秋季食用。

饮食原则

〇摄取平衡膳食

秋季食物最丰富，如花苔、瓜果、豆荚类蔬菜种类繁多；蛋品齐全；鲜鱼大量上市；肉类也不少。老年人的食欲也开始好转，但体力消耗减少，饮食的调配必须注重平衡原则。热量及各种营养素的摄取、酸碱的平衡等都要符合人体的需求。每天尽可能吃20种以上的食物，做到一天3餐不一样，天天饭菜有花样，饮食数量勿需多，营养品种求齐全。

〇补气养阴，生津润燥

初秋天气仍然很热，加之秋季雨少风多，空气干燥，燥热伤人气阴，容易出现精神疲惫、咽干舌燥、烦躁梦多、食欲不振等病症。饮食调配中可选用性味甘润，具有补气益阴、生津止渴、润燥护肤作用的蜂蜜、芝麻、银耳、乳品、梨、香蕉、百合、萝卜、甘蔗、菠萝、豆浆、柿子、番茄等食品。既可补充夏季的消耗，又可以对付秋季的干燥，对身体的健康十分有益。

〇补充水分和维生素

秋燥、汗液蒸发快，不仅耗津，且损失不少水溶性维生素，因此，整个秋天都要重视补充机体的水分和维生素。多食水果和新鲜蔬菜，对维护机体健康、防止秋季机体退行性变化大有好处。也可以常喝以下饮料：

(1) 秋梨汤：大鸭梨3个，带皮洗净后，切碎块，以水煎熬汤，食梨饮汤。

(2) 木耳芝麻饮：黑木耳或白木耳5克，温水泡发，黑芝麻10克，炒香，将木耳与芝麻置锅内，加水熬，待成糊状，加白糖适量，分次食用。

(3) 荸荠豆浆饮：豆浆500毫升，荸荠汁50毫升，混匀，加白糖适量，煮沸饮。

(4) 银耳桂圆汤：银耳5克，泡发，桂圆50克，去壳核取肉，洗净，共煮，饮汤食桂圆肉。

适时进补

适时进补亦是秋季的养生之道。古人云："人与天地相参应，与四时合其序。"

是指人的生命活动与自然环境气候是息息相关的。人体必须顺应四时气候的变化才能求得安康。进补更是如此，老年人应根据自身体质以及环境季节的变化来选择适宜的滋补品。入秋宜用银耳、沙参、麦冬、虫草等滋润之剂。仲秋至暮秋时节，人体精气开始封藏，进食滋补易被机体吸收纳藏，身体虚弱者及慢性病人可对症适当进补些鸡肉、牛肉、红枣、莲子等食物。此外，秋天养生，同样不能忘记药物调治。

民间有“秋令进补、冬令打虎”的说法。但秋补不当，将会出现不良后果。俗话说“君子养生、补之有道”，并不是每个人都适合药补的。“虚则补之，实则泻之”是中医治病的原则，如果滥补，无异于火上加油。

身体经过炎夏消耗，入秋以后，根据体质适当食补或药补是必要的，但必须“补之有道”。有的人因休息不好，精神不畅，全身乏力，可能是“秋乏”的表现，适当调整一下生活方式，多吃一些新鲜水果，这样就可以得到自行缓解。如果自以为“虚”，乱用补药，可能会适得其反。究竟哪些人或病症应该进行药补，应该向医生请教。因为虚、实、寒、热涉及中医辨证施治深层次的理论，一两句话很难说清。如有必要可考虑食补代替药补，因食补不会有太大的副作用。

秋季食补有很多优势，因为大量的蔬菜、水果上市，用白菜、萝卜加鱼、肉炖汤，菠菜猪肝汤、萝卜排骨汤都有极高的营养价值。苹果、雪梨、柑橘、葡萄等水果含有多种维生素和微量元素，均有利尿、清热作用。老年人用百合莲子汤、山药莲子汤、桂圆大枣汤等，既能健脾和胃，又有滋补作用。

多食绿色食品

“春华秋实”，秋季是自然界绿色食品的收获季节。食物的营养结构与食物本身的色彩有关，绿色食物中所含的蛋白质、维生素以及人体必需的无机盐比普通食物含量都高，结构合理，具有很高的医疗保健作用，更适合中老年人食用。

○冬瓜

经霜后，冬瓜皮上白如涂粉，所以又称其为白瓜。又由于冬瓜的形态长圆，像枕头，也被称为枕瓜。冬瓜是秋季时节重要的蔬菜，甘凉清淡，含水分达96.5%，不含脂肪，维生素C含量极高，属于高钾、低钠蔬菜，对限盐的肾病、高血压、水肿病人非常有益。因为不含脂肪，所以有减肥的功效。秋季多吃冬瓜，冬瓜汤、炒冬瓜、炖冬瓜和其他蔬菜合用，味鲜可口，还有生津除燥、润肺止痰的作用。煎汤外用还有止痒的作用。

○包菜

又名洋白菜、卷心菜。含有较多的维生素C，可提高胃肠黏膜的抵抗力，加速溃疡处愈合，对浅表性胃炎和消化道溃疡有良效；含有较多的钼、锰，具有一定的抗癌作用，激发体内酶的活性，促进物质代谢；含有的酒石酸盐，能阻止体内过剩的糖类转变成脂肪，减少胆固醇在肠道的吸收。包菜含有植物杀菌素，将包菜叶贴在外科伤口处，有消炎、止痛、消肿的作用。

腹泻和消化道出血等病人不宜食用。因为含维生素C较高，如与动物肝脏同食，动物肝脏的铜、铁离子将使维生素C氧化失效，所以不应该与动物肝脏同食。

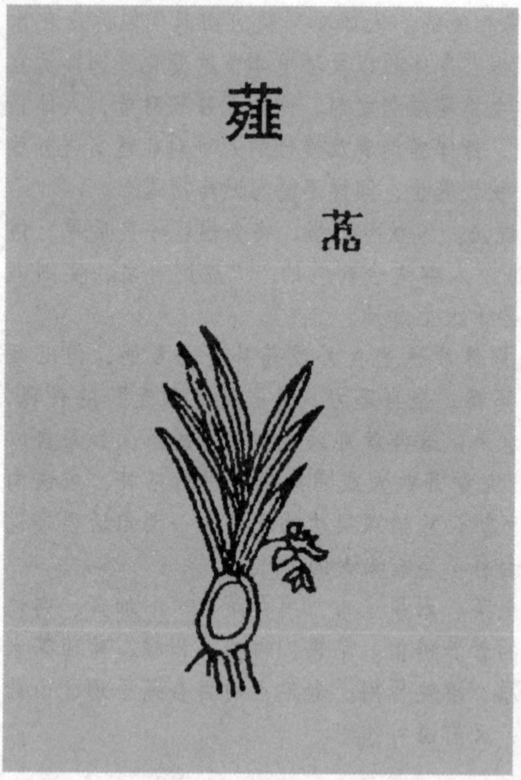

薤图，选自《本草纲目》。

同样，黄瓜中含有维生素C分解酶，能破坏包菜中的维生素C，所以也不要与黄瓜同吃。

○薤

又名野蒜，叶似葱，味似蒜，是一种野生食用植物。薤因叶嫩味鲜，与鸡蛋同炒，味道更鲜，汤煮熟后入薤菜，其味鲜美。

薤白中含有治疗心脏病的成分，用薤白6克，瓜蒌仁2克，加3倍白酒，制成“瓜蒌薤白白酒汤”，治疗缺血性心脏病，预防冠心病、心绞痛、心肌梗死有明显疗效。

○韭菜

又名扁菜，生命力较强，播种一次后可多次收割。叶中含有蒜素，味鲜，食用价值高；含胡萝卜素多，治疗夜盲症、皮肤粗糙有奇效；因含有较多的纤维素，可促进肠壁蠕动，帮助消化、利于排便。如果误食针、钉等金属物者，可用香油炒韭菜吞下，异物可被韭菜包裹随粪便排出。

韭菜生吃、熟吃对人体所起的作用却不同。生食活血，散淤；熟食理气暖胃。现代医学研究证明，韭菜中含有挥发性精油及硫化合物，具有降血脂的作用。韭菜食用时，可炒、可煮或烧汤、凉拌，或剁碎做包子、饺子、馄饨馅。韭菜炒鸡蛋、炒肉丝、拌豆腐，均为家常菜肴。

韭菜辛温助阳，躁动相火。用动物做实验证明，韭菜能使动物出现躁狂、痉挛现象，故火盛阴虚者忌用，不可与蜂蜜同食，两者同食能导致腹泻。

○绿豆

绿豆性凉，营养价值较高；退诸热，解百毒。绿豆煮烂后，色混浊，消暑效果虽差，但清热解毒作用不减。常吃绿豆，对糖尿病、高血压、动脉硬化、咽喉炎等病症均有疗效。

煮食时加碱则破坏了绿豆中所含的维生素等营养成分，降低营养价值，所以煮时不宜放碱。

老年人如果病后体虚则不宜多食。人们常说，“绿豆能解药”，这话不无道理。因绿豆中含有丰富的钙、磷、镁等元素，能阻止药物的吸收，特别是四环素、红霉素之类，更不宜与绿豆同服，以免影响药物的抗菌作用。

○花生

花生含的蛋白质为优质蛋白，容易消化吸收。所含脂肪是素油类，适合冠心病、高血压、动脉硬化病人食用。胃痛、胃酸过多者每天少食花生米有一定的治疗作用，花生含脂肪多，不易消化吸收，多食易腹胀腹泻、消化不良。肝胆疾患不宜多食，以免加重肝脏负担。发霉的花生能致癌，因而不宜食用。花生食用时宜炒黄、焦脆，也可煮烂食用。

○菱角

菱角含丰富的蛋白质、脂肪、糖及各种维生素，味道鲜美，很受人们的喜爱。菱角可煮食，菱肉可切片炖肉，也可制成菱粉加糖冲服。菱角在水中生长，易受污染，特别是吸虫类寄生，故不要生食，更不要用嘴啃皮，可用清水充分洗净，或用消毒液浸泡，最好煮熟后食用，以免寄生虫感染。

多吃水果

秋季是收获季节，各种蔬菜、水果纷纷上市。水果含有丰富的维生素、无机盐以及各种生物酶，具有很高的生物活性，与经过烹调加工的食品相比，具有不可替代的营养价值。每天坚持饭前吃一点儿水果，既可提高食欲，又可促进生命的活力。下面介绍几种重要的水果：

○苹果

苹果为四大水果之一，著名的品种有红富士、红香蕉、青香蕉、红星、金冠、胜利、国光、金红等。果味芳香，营养丰富，既可鲜食又可加工食用，并有药用价值。

苹果中含糖量高，主要是果糖，容易被人体吸收；含钾多，每百克果肉含钾100毫克。摄钾多可促进钠的排出，对水肿病人和高血压患者有较好的疗效；苹果含锌也高，锌能改善记忆力，故苹果有“记忆果”之称。苹果性寒，不宜多吃。每天吃1~2个具有通便、降血脂的作用。糖尿病、泌尿系结石病人不宜多用，老年人牙齿不好，可榨汁饮用。

○猕猴桃

生长在深山野林中，是猕猴的主要食物，故而得名。长期以来视为野果，食用者不多。近年来经人工栽培、杂交，培育出很多品种，被誉为“水果之王”。

猕猴桃含有丰富的维生素，而且在人体中的利用率高达94%，并含有多种氨基酸、无机盐，具有抗肿瘤、抗衰老的作用，是一种有益于健康的长寿果品，素有“长生果”之称。果肉中含有一种酶，经常食用会使皮肤细嫩光滑、富有弹性，故又称“青春果”。果肉青绿柔软，很适合老年人食用。有慢性肠炎、肝炎者不宜多用，也不宜与动物肝脏、西红柿、黄瓜类一起食用，以免营养成分互相干扰，从而降低了营养价值。

○西瓜

因为来自西方，因而被称为西瓜。西瓜中含有多量的配糖体，对人体有降血压的作用，又因为含有的叶酸人体可以直接吸收，并参与造血过程，对贫血患者有特效。大量的果酸、纤维素具有通便作用，可提高人的食欲、助消化；清热解渴、利尿，有独特的医疗效果。

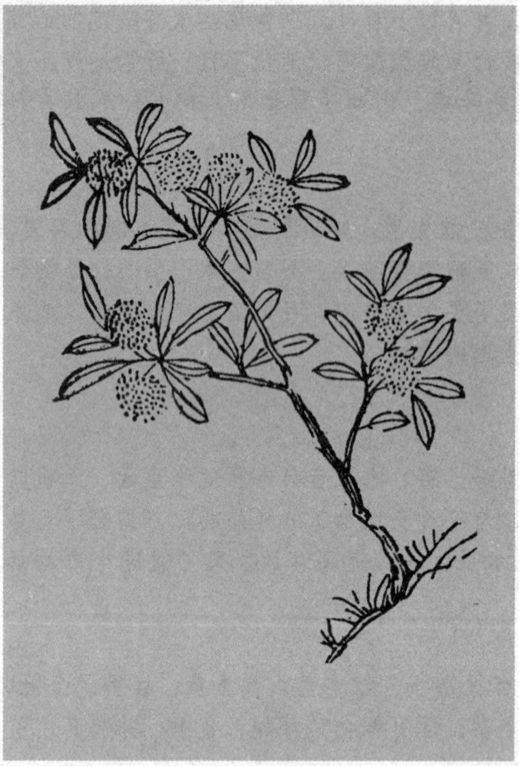
杨梅图，选自《三才图会》。

糖尿病患者不宜食用，胃肠功能紊乱、心肾功能不全者也不宜多吃。切开后如冷藏过久，瓜瓤表面会吸收冷气，形成一层薄膜；食用时，口腔黏膜因冷刺激，处于麻痹状态，不但品不出西瓜的甜味，还影响消化，因而西瓜尽量现切现吃。

〇梅及其他果品

梅子味酸，生津液，古有“望梅止渴”的故事。梅子含有多种有机酸、无机盐，如钙的含量比草莓多2倍，磷的含量比柿子多5倍。梅是碱性食品，在钙离子的作用下，把体内的乳酸导入尿中排出体外，使血液保持弱碱性，从而促进人体功能的正常运转。梅子还能解酒，酒醉时吃一些梅子或梅干，这样可以缓解酒精对人体的作用。

秋季的水果品种很多，如山楂、红枣、香蕉、橘子、雪梨等都含有大量的维生素C、果糖，都具有清热润便、开胃理气之功效。秋季养生，要珍惜大自然的恩赐，每样品种都争取品尝，适量食用，尤其是带有酸味的果品，含维生素C特别丰富，每天不可不吃。

秋季防病常识

长夏天气防湿邪

长夏，是夏末秋初之时，是湿气盛行之季。湿土当令，阴雨连绵，或久处雾露潮湿之地，均易发生湿病，这些多与长夏的气候有关。外湿伤人有三种情况：第一种是湿邪受表，也叫表湿。有畏寒、发热不高、头涨而重、身重肢倦、胸闷、口不渴等症状，常见于长夏多雨季节；第二种是湿痹。湿犯经络，引起全身疼痛，尤其是关节疼痛为重，痛有定处，肌肤麻木，行动不便；第三种是湿热。如湿热内蕴脾胃，可出现黄疸，湿热搏结大肠，可见下痢脓血，湿热壅滞皮肤，可见疮痈肿毒、湿疹。

现代医学认为，在阴雨绵绵的长夏天气，一些少年儿童、老年、体质虚弱的人，对这种天气不适应，当机体抵抗力降低时，寄生在上呼吸道的，原来不致使人发病的病毒、细菌会大量繁殖，使人感冒、扁桃体发炎。特别是由溶血性链球菌引起的风湿病，这种病，有两种类型：风湿性关节炎是常见的一种，主要是全身关节，特别是膝、肘、腕、肩胛等大关节，有红肿、疼痛、活动受限，有时疼痛不固定。另一种是风湿性心脏病，病变主要侵犯心脏，往往留下久治不愈的心脏器质性病变；神经系统风湿病发生缓慢而不明显，病变主要在中枢神经系统；此外，因阴雨天气的影响还会引起关节痛等病症。

风湿病一旦发生，常常是久治不愈，严重者甚至贻害终生。所以，更重要的是积极地预防。每年湿土当令之时，雨湿流行，气候潮湿，人们不免要经历这样的天气。首先，要注意加强身体锻炼，活动肢体。《吕氏春秋》记载："昔陶唐氏之始，阴多滞伏而湛积，水道壅塞，不行其原，民气郁阏而滞著，筋骨瑟缩不达，故作午以宣导之。"说明我们的祖先在四千多年前的远古时代，就已经了解了由于水湿阴寒凝滞，致使关节重腿，用运动来预防的道理。因为动则生阳，可除湿气；其次，要保持室内干燥，降低湿度。所以，房屋四周要开沟排水，室内地面要进行隔湿防潮处理，房屋建筑宜偏高，房间宜宽敞，光线要充足，要保持通风和卫生；再次，根据中医理论，湿与脾相通，脾恶湿，可用苦温燥湿祛邪，以达健脾之效。食物可用麦、羊肉、杏、薤白之类；最后，在天气由热转凉的多雨季节，要注意天气变化，做好防冷防湿，特别注意要预防感冒的发生。

秋季预防肠道传染病

人们在经过一个夏天，由于外界湿热交蒸，人体肠胃内虚，胃肠道的抵抗力已经很低。到立秋以后，瓜果大量上市，在天气转凉的情况下，恣意贪凉饮冷，食用过多的瓜果，寒湿会乘虚而感染人。立秋以后，昼夜的温差比较大，白天日中有时还很热，到晚上就要转凉，容易感受寒邪，引起肠胃功能的紊乱，或吃不干净的生冷瓜果，毒滞肠中，蕴成痢疾。

所以，夏秋是肠道传染病的多发季节，常见的肠道传染病有痢疾、小儿麻痹、伤寒、传染性肝炎、急性胃肠炎、霍乱、副霍乱等。一般讲，肠道传染病发病急，来势凶猛，传播较快，如果医治不及时，病情会急剧恶化。

预防肠道传染病，首先，要注意饮食卫生，既不食生冷和不洁之物，又不恣食肥甘和酗酒，做到饥饱适度，冷热调和。《景岳全书》说："过食生冷，所以致痢。"食物宜烧熟煮透，脾胃易于消化。《千金要方》说："凡痢病通忌生冷……所食诸食，皆须大熟烂为佳。"饭前便后要洗手；隔餐的饭菜，要重新煮沸再吃；不喝生水；碗筷要消毒。其次，要做好室内外的环境卫生，要经常灭苍蝇、蟑螂。再次，要注意生活起居。夏秋之季，热极转凉，要按照《诸病源候论》所讲："衣被调适"，凉暖宜人。《景岳全书》说："人之慎疾者，虽经盛暑不犯寒凉，则终无泻痢之患。"最后，还要防止过劳。有些肠道传染病，如伤寒、乙肝、甲肝、脊髓灰质炎等，可以免疫预防，以提高机体抵抗力。

婴幼儿要防秋腹泻

近年来，每逢立秋过后，在婴幼儿中，容易发生一种急性肠胃道疾病，有时在各地散在发生，有时还有局部暴发流行的现象。此病有四大特征：发热、呕吐、腹痛、腹泻。有时在发病之初有上呼吸道感染症状，如咳嗽、流涕等。大便呈水样，或蛋花样；有时带少量黏液，有酸臭味，没有里急后重，大便中没有脓血，找不到痢疾杆菌。经医学研究表明，这种“秋腹泻”，是由一种形似车轮的病毒引起的，所以称这种病毒为“轮状病毒”。

这种轮状病毒，对酸有强大的抵抗力，它可以不受胃液的影响，而通过胃到达小肠，在小肠黏膜绒毛细胞内繁殖，并损害这种细胞，从而影响消化吸收功能，产生一系列临床症状。

“秋腹泻”是通过粪便入口传播的，其传染性很强，只要有0.0005毫升腹泻粪便，就可以使人感染发病。本病多见于6~18个月的婴幼儿。孩子得了“秋腹泻”，一般来说，首先需要调整饮食，护理病儿时应喂些清淡流质饮食，并给病儿加喂适量小苏打、精盐葡萄糖水，以补充液体和电解质。抗生素类药物对本病没有什么疗效。腹泻严重者，要及时送往医院诊治。

预防“秋腹泻”，主要在于要把好“病从口入”这一关。即要注意饮食卫生，不喝生水，吃瓜果要洗净，不吃剩、馊、凉、变质食物；隔顿饭菜，要重新加热再吃。饭前便后要洗手，要做好消毒工作，病人的粪便中含有大量病毒，要用漂白粉或石灰乳消毒。餐具要煮沸消毒。被服拆洗煮沸或日光曝晒2小时；患儿要早期隔离，防止传染。

防“四病”

○中风

深秋，由于北方来的冷空气不断向南侵袭，人体受冷空气刺激后，常会导致交感神经系统异常兴奋，使全身毛细血管收缩，血液循环的外周阻力加大，左心室和脑部负荷加重，会引起血压增高，促使血栓形成。再加之中老年人的适应性、应激性和抵抗力降低，极易导致中风发生。

因此，首先要重视原有高血压、糖尿病、冠心病等原发疾病的治疗；其次要注意发现先兆症状，如出现突然眩晕、剧烈头痛、视物不清、性格突变、肢体麻木等症，应及时送医院治疗；再次，要搞好家庭急救措施和护理准备。

○胃病

每逢秋季，一些患有胃病的人常常会导致复发，严重的还会引起胃出血、胃穿孔等并发症。这是因为人体受冷空气的刺激后，血液中的组胺酸增多，胃酸分泌增加，胃肠发生痉挛性收缩，抵抗力和适应性也随之降低。另外，由于天气转凉，人们的食欲旺盛，食量增加，使胃肠的负担加重，也易导致胃病复发。

因此，要注重心理保健。医学研究表明，胃及十二指肠溃疡的发生与人的心理、情绪息息相关，所以要保持精神愉快、情绪乐观、心理健康。要适当参加体育锻炼，改善胃肠道的血液循环，减少发病机会。要注意饮食调养，日常膳食应以温软淡素易消化为宜，做到少吃多餐、定时定量，戒烟禁酒等。

○“老年慢性支气管炎”

医学研究表明，“老年慢性支气管炎”是感染、理化、气候、过敏等多种因素长期相互作用的结果。由于天气由热转凉，容易发生呼吸道感染，导致“老年慢性支气管炎”病症的复发。因此，要针对“老年慢性支气管炎”反复发作、久治不愈的特点，树立战胜疾病的信心，积极配合治疗。医学研究表明，良好的情绪能增强机体免疫力和抵抗力，因此，要改善居室环境，以培养良好的情绪。中医学认为“天人相应”，室内要安静整洁，空气要流通，无烟尘污染。室温最好控制在18℃～20℃，相对湿度在40%～50%之间。同时要积极预防感冒，实践证明，感冒是“老年慢性支气管炎”发病和急性发作的重要诱因。据统计，“老年慢性支气管炎”病人感冒后，90%以上可引起急性发作。此外，还要科学调理饮食，合理使用药物防治等。

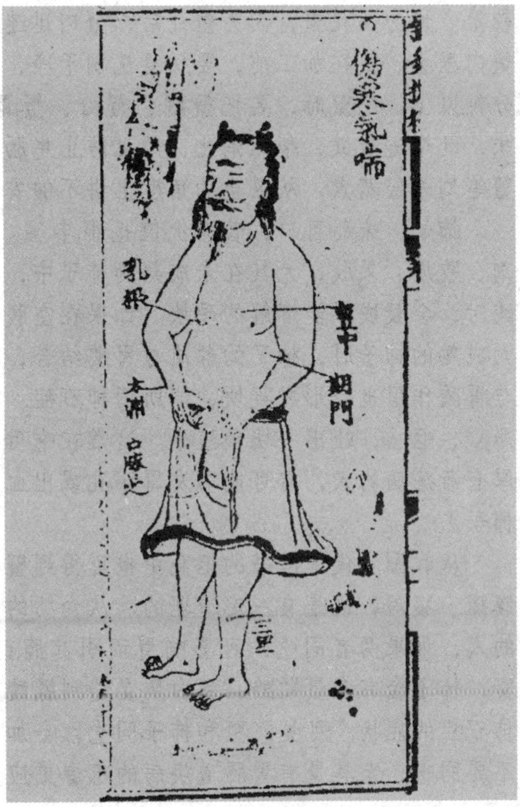

明代何柬《针灸捷径》针灸方图中的伤寒气喘取穴图

○哮喘

有哮喘病史的人对气温、气压、气流等气象要素的变化极为敏感，而且适应能力较弱，所以，容易引起上呼吸道感染而诱发。另外，草枯叶落的深秋时节，食物和空气中的过敏物质大量增加，也是该病易发的重要原因。因此，预防哮喘病，首先，要弄清引起哮喘发作的致敏根源。不同患者有不同的诱发因素，常见的有灰尘、花粉、霉菌及尘螨等；有些食物，如鱼、虾、蟹以及海产品等也是致敏源；近年的医学研究发现，药物也是不可忽视的致敏物质。故应密切关注患者的生活习惯，寻找引起哮喘的致敏因素，并尽量避免与致敏物质接触。其次，是随气温的变化，及时增添衣服、被褥，防止受凉。还要注意加强营养，重视并加强体育锻炼。

吃蟹和柿子要注意

秋季是菊黄蟹肥的季节，尤其是农历九月九日重阳节以后的蟹最为肥美。蟹不仅肉味鲜美，而且营养丰富。蟹的可食部分，含有丰富的蛋白质、无机盐以及多种维生素。然而，由于河蟹生长在河边泥滩，又喜食腐烂不洁的动植物，因此，在蟹的体表、鳃部及胃肠道等处，都存在着大量的细菌。如果吃蟹，不讲卫生，很容易引起急性胃肠炎。吃蟹要注意选择新鲜的活蟹，蟹壳青黑有光泽，蟹脚结实，蟹身较重。切勿买死蟹，因为蟹死后，蟹肉迅速腐烂变质，蟹胃肠道内的细菌会扩散到蟹肉里去。蟹在加工前，要反复洗刷干净，然后煮熟蒸透，一般在开水中，要煮20分钟以上。吃蟹时，要把蟹鳃、蟹心、蟹胃、蟹肠等部分除去。在吃时多用醋调味，既增进食欲，帮助消化，又可防止患肠胃疾病。蟹的吃法很多，不过醉蟹、腌蟹等均未经蒸煮，从卫生的角度上讲不够安全，还是不吃的好，以免吃坏了肚子。

柿子，味甜可口，营养价值也很丰富。柿子含有大量的柿胶酚、可溶性收敛剂、胶质、果胶，尤其在未成熟的柿子中，这些成分含量更高。这些成分如果遇到酸时，会凝成不能溶解的硬块。如果在空腹时，吃大量柿子，特别是连皮吃或吃不太成熟的柿子时，柿子的鞣质与胃酸结合，形成凝固物，柿子里的柿胶酚、果胶等与胃酸作用也会形成凝块，即所谓柿石症。胃中形成柿石症时，会觉得“心口痛”、恶心、呕吐，吐出一块硬渣子。这常在吃后1小时左右发生，也有的拖好几天，如原有溃疡病的人，有可能诱发胃穿孔或出血。为防止柿石症，一定不要在空腹时吃柿子。

从我国古代中医书的记载中也可得到蟹与柿子不可同吃的结论。否则，易引起腹痛、腹泻，这是有一定道理的。从食物的性味上看，两者均是属寒性，对胃虚寒的人，如果两者同吃，可影响胃而引起腹部不适。从成分上分析，蟹肉蛋白质丰富，柿子含有多量鞣酸，蛋白质在遇到鞣酸后，会发生凝固而变成硬块，从而产生柿石症的症状。可见，蟹和柿子同吃，会加重柿石症的发生。所以，蟹和柿子一般不要同吃，尤其是有胃肠道疾病的患者更应该注意。

秋燥伤肺

燥是秋季时令的主气。气候凉爽，干燥，天清地澈。所以《素问·五常政大论》说：“其气洁，其性刚，其用散落，其化坚敛，其类金，其政劲肃，其候清澈，其令燥，其藏肺，肺其畏热，其主鼻……其养皮毛……燥金之气太过，则为淫邪。燥盛则干。燥为金与帅相通，燥易伤肺。而燥金克木，又易患肝病。”《素问·至真要大论》说：“清气大来，燥之胜也，风木受邪，肝病生焉。”

由于秋季气候干燥，空气中缺乏水分的湿润，因而使人感到咽喉、鼻腔干燥。阵阵秋风凉意袭人，使人的皮肤因而容易收缩。而肺与皮毛相表里非常娇嫩不耐干燥，所以稍有外邪侵犯，就容易通过口鼻或皮毛伤及肺脏。影响肺的清润宣肃功能，出现秋天的燥咳。古人譬喻肺为悬挂的金钟。秋燥犯肺，就会使肺的金钟鸣响，出现咳嗽。

预防秋燥所引起咳嗽，按中医养生观点，燥金当令，阳气收敛，气候由温转凉，所以要适当地减少活动量，以帮助阳气的内敛。早起早睡，但与春夏季比较，要适当迟一些。燥金当令，阳气内敛，要求人们的精神也要内敛。所引起秋金当令，气候凉而干燥，寒邪往往会损伤阳气，给燥邪侵入创造条件。所以，在秋风乍起时，就要注意防寒保暖。也就是要加强身体锻炼增强体质，提高御寒能力；而且要及时添加衣被预防感冒。在饮食方面，要多食甘寒酸润的食物，如鸭梨、冰糖、山楂、沙参等。由于燥气容易伤及肺和肝，所以，还要润肺养肝。酸味之品，可润肺养肝，如枣仁、五味子等。肺气宜肃降，苦可降气泄逆。因此，为了有效地预防燥气对人体的伤害，可以把酸、苦、甘、润之品结合起来食用，能收到很好的预防效果。如养阴清肺膏、秋梨膏等。

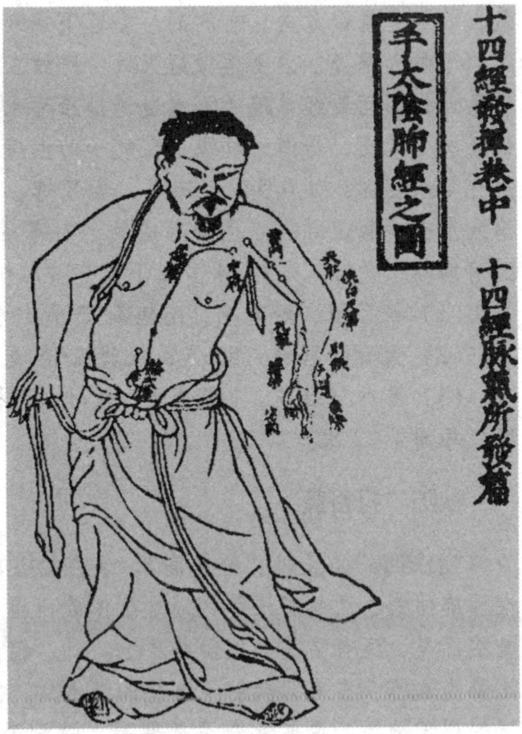

秋燥伤肺，因此要重视肺部的保养。图为《十四经发挥》图中的手太阴肺穴之图。

秋燥咳嗽，有温燥和凉燥之分，一般以中秋节为分界线。在中秋节以前，有暑热的余气，故多为温燥；中秋节以后，寒凉渐重，故多为凉燥。当然了，温凉的变化，还与体质和机体的反应等有关。

温燥咳嗽，燥而偏热。症状多为：干咳无痰或少量黏痰不易咳出、咽喉肿痛、口鼻干燥、口渴心烦、舌边尖红、苔薄黄而干。治疗宜以清肺袪风、润燥止咳为目的。

方用

【用料】桑叶 9 克，杏仁 9 克，南沙参 12 克，川贝 9 克，淡豆豉 12 克，栀子 9 克，生梨皮 15 克，天花粉 12 克，枇杷叶（包）15 克。

【服法】每日 1 剂，煎 2 次服。

凉燥咳嗽，燥而偏寒。症状多为：怕冷较重、发热很轻、头痛鼻塞、无汗、咽喉发痒或干痛、咳嗽且咯痰不爽、口干唇燥舌、苔薄白而干。治疗宜以祛风散寒、润燥止咳为目的。

方用

【用料】紫苏 9 克，前胡 6 克，杏仁 9 克，橘梗 4.5 克，百部 9 克，紫菀 9 克，凤凰衣 6 克，王蝴蝶 6 克，生甘草 3 克。

【服法】每日 1 剂，煎 2 次服。

防大脑炎

大脑炎，在医学上称为“流行性乙型脑炎”，是由流行性乙型脑炎病毒引起，由蚊子作为传播媒介的急性传染病。本病在中医里属“暑温”、“暑风”、“暑痉”、“暑厥”等症。主要流行于夏秋季节，以高热、昏迷、抽搐为主要症状，好发于 10 岁以内的儿童。

人被带有乙脑病毒的蚊子叮咬后 1 ~2 周内发病。起病急，初期有发热、无力、头痛、嗜睡、恶心、呕吐等症状；进而出现抽搐、昏迷、呼吸衰竭等。如不及时抢救，就会有生命危险。有的病后会留下聋哑、瘫痪、痴呆等后遗症。

预防大脑炎，主要是做好灭蚊、防蚊工作。首先，是控制和消除蚊虫的生存繁殖条件，因而要经常疏通下水道，排除污水；翻缸倒罐，堵塞树洞，杜绝蚊虫滋生的场所。其次，是消灭蚊蚴，在蚊子幼虫多的地方，每隔一定时间捕捞一次。也可用化学杀虫剂，如0.5%双硫磷、毒死蜱、倍硫磷、杀螟松乳剂，或0.5%敌百虫溶液水面喷洒。再次，是消灭成蚊。喷雾法：可用0.1%敌敌畏，或0.4%二氯苯醚菊酯等；最后，是对14岁以下儿童按时接种乙脑减毒疫苗；流行季节，可用：

(1) 板蓝根、野菊花、连翘各15克。水煎服。每日1剂。

(2) 大青叶（鲜）50克，板蓝根15克。水煎服。每日1剂。连服3~5天。

(3) 冬瓜（连皮）、淡竹叶、莲叶、茅根（或加薏苡仁、扁豆）各适量。水煎服。每周1~2次。

秋防“打谷黄”

“打谷黄”，又叫“稻热病”。多在稻谷成熟收割的季节发生，医学上称其为钩端螺旋体病，因其病源是钩端螺旋体故而得名。这种病是动物间的传染病，主要发生在鼠类，还有猪等其他动物身上。鼠、猪患病后，尿里含有钩端螺旋体，它如果污染了水源，当人们接触了这样的疫水后，病菌经皮肤钻入体内而发病。在我国南方的稻田地区，主要传染源是鼠类。特别是黑线姬鼠、黄胸鼠、沟鼠、黄毛鼠等；在北方地区，主要传染源是猪，其他还有犬、牛、马等。本病发病主要为农村劳动力的青壮年，当然其他人群，如抗洪救灾人员、矿工、屠宰工、饲养员，以及在流行区有接触野外作业机会的人，均有传染发病的可能。

钩端螺旋体病的主要症状是：起病急骤，发热、怕冷、头痛、全身痛乏力、眼结膜发红、眼痛、怕光、腿肚子胀痛、颜面潮红、腋窝、腹股沟淋巴结肿大以及不同程度的出血倾向和出血性皮疹。

得病3~10天后，出血倾向严重，如咯血、鼻血、肠道及泌尿道出血等，部分尚出现黄疸、肝损害、肾损害，甚至昏迷等症状。

预防钩端螺旋体病，首先，要管理好传染源，如消灭老鼠，管理牲畜，对病人应隔离治疗，病人的尿可用石灰消毒；其次，是保护水源和食物，防止被鼠尿、病畜尿污染；再次，要及时预防接种。在流行地区，用多价钩端螺旋体菌苗，对青壮年劳动力及有关人员进行注射，可以预防发病。

防“寒露风”

寒露，是当太阳到达黄经195度时，即每年的阳历10月8日前后的二十四节气之一。《月令七十二候集解》说：“九月节，露气寒冷，将凝结也。”说明此时气候已趋寒凉。有时会有冷空气南下，形成秋季低温，这就是所说的“寒露风”。“霜降”即是“寒露”之后的节气，每年在阳历10月23日前后，太阳到达黄经210度之时。《月令七十二候集解》说：“九月中，气肃而凝，露结为霜矣。”说明此时的气温进一步变冷，已出现初霜。在南方，正是农事秋收秋种的大忙季节。

“寒露”、“霜降”节气为什么容易引发哮喘病呢？首先，与节气时令的变化有关。因为“寒露”、“霜降”节气已入深秋，这时气候冷暖变化交替频繁，温差较大。所以部分有过敏体质，或患有哮喘史者，对气候变化缺乏适应能力或者对寒冷过敏，容易引起感冒或上呼吸道感染而诱发哮喘；其次，“寒露”、“霜降”，正是秋季收割季节，加上秋风扫落叶，空气中飘浮的过敏物质增多，有过敏史的人接触过敏源，就容易复发；再次，秋凉后，人们要增加衣被，在保藏的被褥中，存在大量螨类、死螨及螨类的排泄物，都是一种过敏源，也容易引起哮喘病的复发。

对有过敏体质或有哮喘病史者，在“寒露”、“霜降”节气前后，要注意气候的变化，慎防感冒。对过敏源比较明确的患者，要尽量避免接触，并可以服用一些抗过敏的中西药。储藏的衣被要在使用前晾晒。

防冻伤

霜降是二十四节气之一，霜降前后黄河流域会出现霜冻。

霜是由于地面辐射热蒸发的水分弥散在地面及贴近地面的作物上，气温突然降至0℃以下时，水蒸气直接在其上凝结为白色的结晶就是霜，一般出现于晴朗无风的夜间或早晨。霜又分为“白霜”、“黑霜”。肉眼看得的见白色结晶物为白霜。空气中水分含量少，虽看不见白色结晶物，但气温已在0℃以下，农作物的茎、叶呈水浸状并变成灰色、黑色，所以称其为“黑霜”。在深秋产生的霜叫“早霜”，有霜叶往往就有霜冻，在寒冷的作用下，潮湿、风寒、不活动、疲劳等容易使肢体发生冻伤。机体组织受冻后，局部血管收缩，皮肤苍白、发凉、僵硬、麻木。温暖解冻后，血管扩张，各种冻伤症状才表现出来。

冻伤如果治疗不彻底，往往会变成习惯性冻伤。每年霜降前后，冻伤部位会出现红、痒、肿、痛。因此，在深秋季节要及时采取措施，局部经常按摩揉搓，或用温水浸浴，促进受冻部位的血液循环。寒流到来时外出要注意末梢部位的保暖，可以用辣椒杆煮水洗，也可预防冻伤。

秋季健身活动

重阳登高

农历九月九日，两阳相重，故曰“重阳”，又名“重九”。唐代著名诗人王维有《九月九日忆山东兄弟》一诗：“独在异乡为异客，每逢佳节倍思亲，遥知兄弟登高处，遍插茱萸少一人。”诗中“登高”、“插茱萸”等都是重阳节的重要活动。

重阳九月九日，天高气爽，金桂飘香，登高远眺，绚丽风光，秋季美景尽收眼底。登高活动可以调节人的心神，寄托情怀。由于老年人对于秋天的凄风惨雨、草木凋零的景色往往会触景生情，回忆往昔，动则伤感，悲观抑郁。这时登高活动对调整老年人的心神、开阔胸怀极有好处。现在已经把九月九日的重阳节又定为老人节，事实上，在这一时节组织老人们集体登山和秋季旅游的确是很有意义的活动。因为登高不仅可以寄托情思，并且还可以起到户外锻炼的作用。

重阳节，赏菊饮菊酒，这也是我国民间，传统风俗习惯，这种习俗早在晋朝便已经开始。晋诗人陶渊明隐居时写道："菊花如我心，九月九日开，客人知我意，重阳一同来。"还有重阳饮菊花酒令人长寿之说，比如在《荆楚岁时记》中载有："九月九日，佩茱萸，食蓬耳，饮菊花酒，令人长寿。"

重阳插茱萸这一民俗，大约起源于晋代。周处的《风土记》说："九月九日……折茱萸以插头，言辟恶气而御初寒。"茱萸是一种具有浓烈香味的药用植物，有健胃祛风、灭蚊杀虫的功能。宋朝以后插茱萸习俗衰落，但泡酒饮用较为普遍，还有洒在门户周围以辟恶气。

重阳节登高是我国人民的优良传统。每逢这个节日，约一些亲朋好友到附近的名山峻岭观光游览，既陶冶情操，又锻炼身体，何乐而不为。秋天，天高云淡，阳光和煦，大气的温度和湿度刚好在人体感觉的最适宜范围，凉爽宜人，正是老幼皆宜的旅游季节。

旅游登山，主要是观赏游览，领略风光。老年人根据自身的健康状况，可选择离家较近的高地，登高远眺，观赏大自然的秋色，享受大自然的恩赐。出发前一天要收听、收看天气预报，根据天气变化调整自己的衣着，按路途远近携带饮料和食品，最好和友人结伴而行，以便途中互相照顾。登高是一项消耗体力的运动，在相同时间内，登高的体力消耗，比在平地行走时多出几十倍，对心肺功能的提高很有意义。所以，在登高时不要过度疲劳，要登一段找一个平坦地方休息片刻，借机欣赏一下周围的美景。登山时不要说话，以免分散体力和注意力。登上山顶时所见到的风光是迷人的，所以不论多么高的山峰，一定要攀上巅顶，就会令你陶醉。登上山顶我为峰，正像杜甫形容的那样："会当凌绝顶，一览众山小。"站在制高点上，周围的山峰都在脚下，真是心旷神怡，神情豪放，秋高气爽，一望千里，人们付出了体力，却换来精神上的享受和慰藉。你可以尽情地高歌放舞，也可以如痴如醉地凝思遐想，或与

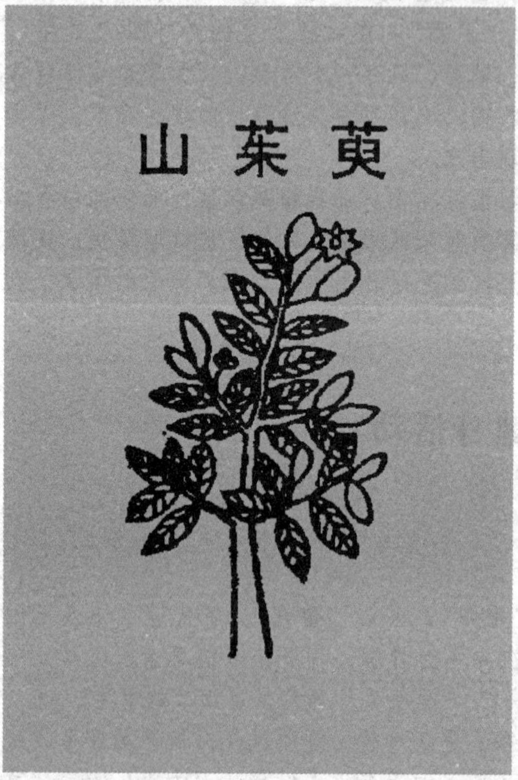

山茱萸图，选自《本草纲目》。秋季的重阳节，我国民间有插茱萸的习俗。

同伴讨论大自然的杰作和奥秘。

野外就餐也是别有一番风味的。随身携带的食品和饮料，这时可以边吃、边看、边聊天。吃饱喝足之后，体力已经得到恢复，也该下山了。俗话说：上山容易下山难，一步登滑，就会跌倒摔伤。所以下山时要侧身行走，遇到险路可俯下身躯，抓住路边的树枝蔓条，稳步下移。遇到小的陡坡，可紧走几步，站在平稳地方休息一会儿，看准路线，侧身而行。行至平地，登高任务已告完成，就地休息一会儿，与同伴们谈笑风生，“听水听风笑到家”。这种旅游登高的确有益于身心健康，延年益寿，是很好的健身活动。

郊游

秋天的气温不冷不热，气候宜人，正是郊游的大好季节。久居城市的人们从喧嚣的城市，走向辽阔僻静的郊外，去感受清新的环境，这时你会油然而生一种激情，平时不爱唱的人，也要哼几句小曲，内心的烦恼，积在胸中的闷气、浊气，随着歌声、小曲释放出来，顿感心旷神怡，身心轻松，这无疑是对健康十分有益的，俗话说“小曲不离口，病魔绕道走”是有一定科学道理的。尤其是中老年朋友，在秋游时，一路走一路唱，真可谓是延年益寿的法宝。

人是有感情的，人的思想和情绪，经常会随着生活境遇的变化而变化。语言是思想的外在表现，说话是沟通思想、交流感情的一种方式。人在高兴时，总是有说有笑，烦闷时总想找人聊一聊。如果一个人总是整天沉默不语，郁郁寡欢，天长日久，郁积在胸中的闷气、怨气释放不出来，心理平衡失调，慢慢就会引起生理功能紊乱，诱发疾病。

美国著名心理学家曼泽宁劝导人们把心中的郁闷说出来。他说：“精神疾病不是由各种病菌引起的，而是不良的情绪由浅入深造成的。”俗话说：“气是杀人贼。”这里说的气就是怨气、怒气。憋在心中的怨气、怒气、不满、怨恨、忧愁、疑虑等情绪释放不出来，像滚雪球一样越滚越大，就会逐渐形成一种沉重的精神压力。减轻这种压力的主要方式就是把它说出来。找自己的亲人、朋友倾诉，把闷在心里的话痛痛快快地倾诉出来以后，立刻就会感到轻松，压力自然也就缓解了。

人到了老年，与现实生活的距离不断扩大，活动范围越来越小，与人说话的机会也逐渐减少，孤独开始步步逼近自己，这时老年人的思想和情感就像不流动的死水一潭，一切老的特征将接踵而来。老年人要突破这种禁锢，必须使自己的思想活跃起来，虽然不能投入到现实工作中去，但可以寻找自娱的乐趣。有一种简单的保持心理平衡的方法就是呐喊、长啸、哼小曲。在空气新鲜的野外，放声高歌，对天长啸，把闷在胸中的浊气、压力，通过声带的振动释放出来。同时吸入更多的氧气，精神顿时为之一振，心情也会焕然一新。“仰天大笑出门去，我辈岂是蓬蒿人”，从诗句中可以看出大诗人李白的性情是多么豪放乐观。老年人由于行动不便，不可能天天跑到野地去大喊、大叫、大唱、大笑。老人们更多的时间是待在家里，无论是在家或在街上，随时随地都可以哼个小曲，声音可大可小，速度可快可慢。通过哼哼小曲，不仅自己心里愉悦，别人听了也会高兴。因为人在同一时间内，只有一种情绪占优势，悲伤时不可能高兴，忧郁时也不会喜悦。歌唱、哼曲都是愉快的外在表现，不管你哼出的曲调是好听还是不好听，作为一种自娱手段，都能焕发乐观向上的激情。至于曲调是否优美，倒不重要，关键是通过哼唱，驱赶你内心的积怨，减轻心理压力，从而保持你的心情愉快。

空气浴锻炼

秋季是由热转冷的季节，也是享受空气浴的大好时光。

我们知道，在地球的表面上有着一层很厚的大气层。人们可以利用大气的物理性能以及其他各种因素来锻炼身体或治疗疾病，这叫大气疗法。

让全身皮肤直接接触新鲜冷空气，就是空气浴。冷空气浴所引起的人体生理变化，与冷水浴基本相同，所不同的是一个用冷水，一个用冷空气，一个作用强烈些，一个作用缓和些。

人的生活每时每刻都离不开空气，而空气的温度、流速（气流，也就是风）、湿度（气湿）、压力（气压）以及空气的化学成分（如阴离子和阳离子的含量）经常会发生变化。这些变化不断地对机体产生影响，机体通过自身生理功能的调节，不断地适应气象条件的变化，以保持机体与外界环境之间的统一。系统地进行空气浴锻炼，就能提高机体对外界的适应能力。

当气温低于体温时，脱去衣服后，身体便以辐射和对流的方式向外散热。紧贴皮肤的空气会很快吸收身体的热量，受热后的空气流速加快，因而会迅速离开人体，周围的冷空气立即流动过来补充，这样冷暖空气不断交替，身体热量也不断散失。在一定限度内，身体热量散失并非坏事，这时神经系统立即活跃起来，动员产热器官加倍工作，力争在短时间内产出更多的热来补偿。有人对列车乘务员进行观察，发现在冬季当列车行驶时，站在敞车上的乘务员身体散热加快，产热过程加强，但当他们留在车内时，身体散热减少了，产热过程也相应减弱。

空气的导热性虽然比水差得多（约为水的1/28），但由于气象条件的综合作用，可使身体的体温调节功能更加完善。俗话说“要得安，三分寒”、“冻冻晒晒身体壮，捂捂盖盖面皮黄”。医学认为：长期坚持空气浴的人，血液里的血红蛋白、白细胞都比一般人多。所以，医生对一些慢性心肺疾患的病人施行空气浴，大都取得了显著疗效。

〇空气浴的方法

(1) 大气通畅法：室内外空气的温度、湿度和阴离子浓度都有很大差异。因此，住房应尽量避免室内外空气隔绝，应使人生活在接近于室外大气成分的环境中，以增强机体的适应能力。有人做过这样的试验，在零下20℃的室温中实行大气通畅法，人体并未发生不良反应，但要严格掌握时间，以免发生冻伤。

大气通畅的方法是将居室一侧的窗子全部开放，其他三侧关闭，以免有过堂风伤害身体；无论什么季节的白天还是黑夜，都应该使室内外空气温度接近一致；冬季每次开放1~2小时，一昼夜开放数次。

在日常生活中，应利用一切机会进行空气浴。例如，早起晚睡穿脱衣服时，就可使全身皮肤接触新鲜空气（同时做按摩或体操活动等），在劳动或体育活动中，也可尽量少穿衣服。

（2）暖空气浴：气温在20℃～30℃时，称为暖空气浴。进行暖空气浴时，皮肤温度很快接近气温。当皮肤温度介于27℃～32℃之间时，温度感觉最敏感，1℃～2℃的差别都能感觉出来。因此，初学者锻炼时应从暖空气浴开始做起。

（3）凉空气浴：气温在15℃～20℃时，称为凉空气浴。当皮肤温度低于27℃时，对温度的敏感度开始降低，因此进行凉空气浴时要严格掌握时间，不断增加活动量，不要在感觉到有些冷时才结束锻炼。

秋天是凉空气浴锻炼的最好季节，锻炼时间可由10分钟逐步延长到2小时，但必须伴之以体力活动。

（4）冷空气浴：气温在15℃以下，称为冷空气浴。人在寒冷环境下脱去衣服，体内的热能立即以辐射和对流的方式向外散失，体内的产热器官便活跃起来，产热能力可以提高50%左右。当人在0℃环境中，体内的糖可更迅速变成脂肪，皮下脂肪的增多，可减少散热，所以人们常常出现“冬胖夏瘦”的情况。

但是，人并不能无限制地抵御低温。人们用动物实验表明，当体温降至25℃～26℃时，新陈代谢反而下降。所以，过冷的环境对从没有锻炼的人来说是一种灾难。因此，进行冷空气浴时应特别慎重。初次锻炼时，可先在室内关闭窗户，然后再打开窗户，最后再移至室外。冷空气浴可以先从1～2分钟开始，增加到10～20分钟，但必须不停地活动身体。在进行冷空气浴中如果皮肤出现鸡皮疙瘩，应立即着衣，并做运动或按摩。

在进行冷空气浴的过程中，也像冷水浴一样，血管先收缩而后扩张，心脏跳动缓慢有力，肾脏功能旺盛，尿量增多。

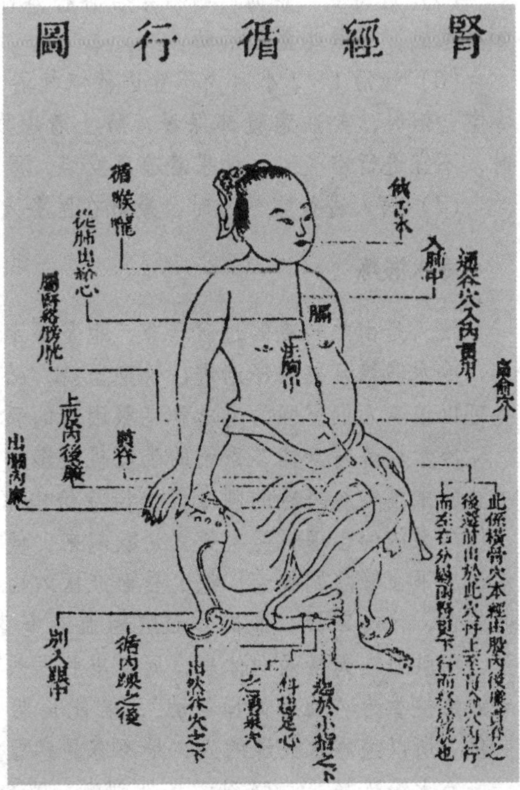

中医认为，经常进行冷空气浴有助于肾功能的旺盛。图为《刺灸心法要诀》中的肾经循行图。

○进行空气浴应注意的事项

（1）一天中空气最好的时机是旭日东升之时，阳光初照的清晨。经过一夜的宁静，清晨空气清洁新鲜，气温由冷转暖。早晨进行空气浴锻炼，对一天的活动都是有益的。病人、年老体弱者或适应能力差的儿童，适宜在上午9～10时和下午3～4时进行锻炼，因这时光照充足，气温回升，刺激性较小。晚上虽不如早晨锻炼理想，但临睡前进行一次温和的空气浴，能使精神愉快，睡眠良好。雾天由于空气污染较重，不宜进行室外空气浴。

(2) 空气浴场地最好选在植物茂密的原野。植物能吸收二氧化碳，放出氧气，使空气新鲜。在江河湖畔和海边，空气中阴离子多，也是进行空气浴的好地方。在空气新鲜的广场、院落、阳台、走廊也可以进行空气浴。但在人口稠密的公共场所，空气污浊，不适宜锻炼。在峡谷、山洞等处，空气中阳离子多，也不宜进行空气浴。

(3) 我国地域辽阔，气象条件差异很大，长期居住在一个地区的人们，对气候适应能力也极不相同。因此，进行空气浴锻炼时，应根据当时当地的气象条件和个人耐寒力灵活掌握锻炼时间，以不出现寒战为度。如果有大风或大雾时，应暂时停止或移至室内锻炼。

(4) 进行空气浴前应充分做好准备活动，使身体发热，但不要出汗。气温越低，准备活动越要充分。当气温超过28℃时，空气浴效果很小，也无须做准备活动。

(5) 进行空气浴时，最好结合各种体育活动进行。儿童应组织集体游戏，浴后如有寒战，可做些整理活动。

(6) 饭后1~2小时内不宜进行空气浴，以免影响消化吸收。年老体弱者进行冷空气浴时，要注意腹部保暖，防止着凉发生腹泻及消化不良。大汗或过度劳累时，不宜进行空气浴。如果着凉后发烧，周身不适，应暂停锻炼。

(7) 病人进行空气浴时，最好在医务人员指导下进行。

冷水锻炼

秋天是由热转冷的过渡季节，也是冷水锻炼的大好时机。

冷水锻炼只要循序渐进，长期坚持，必然有祛病健身、延年益寿的功效，同时也可以培养人们坚强的意志和克服困难的毅力。

冷水锻炼对身体各系统的生理机能影响非常显著。冷水作用在皮肤上，分布在皮肤的末梢神经将冷的刺激很快传导给中枢神经，因而引起中枢神经紧张性兴奋，人体各系统的生理机能也随之活跃起来，使人的情绪兴奋，精神焕发。皮肤一触冷水，皮下血管急剧收缩，把大量血液压入内脏和身体深部组织。这时全身皮肤冰冷而苍白，伴有寒战。此时，心脏因血液充盈，血压升高。稍停则体表血管主动扩张，内脏血液大量涌向体表，周身皮肤发热而潮红，伴有温暖舒适之感。因此，冷水锻炼被誉为“血管体操运动”，若能长期坚持，人体能更好适应外界气温的冷热变化。所以经冷水锻炼的人，是不容易感冒的。

冷水锻炼是一种强烈的良性刺激，兴奋中枢神经，活跃全身各系统的生理机能，提高新陈代谢水平，对一些慢性病也有显著的医疗作用。

冷水锻炼先用干摩擦、温水摩擦、凉水摩擦，最后过渡到冷水锻炼。在锻炼过程中，一般分为以下三个阶段：

○开始阶段

早晨用质地柔软的干毛巾做向心性周身摩擦运动，以皮肤擦红为度，坚持一周，可改为温水摩擦。摩擦结束后，应立即将身上的水迹擦干，防止感冒。如此坚持3周，再用凉水摩擦。

○过渡阶段

一般水温在16℃以上25℃以下，称凉水。经过以上温水摩擦，就可逐渐降低水温。每5天降低1℃，直降至16℃为止。每天早晨用凉水坚持摩擦，锻炼一个时期，如果没有不良反应，可改为凉水锻炼。进行冷水浴的时间从半分钟逐渐延长到一两分钟。在凉水中行浴，肢体要不停地活动，以提高机体的热能。经过一个时期的锻炼，身体仍无不良反应，说明已经适应了冷的刺激，水温还可以降低。冬天可以用冷水在室内擦澡式沐浴，但水温越低，动作应越快，在水里停留的时间要越短。经过一个时期的锻炼，就可转向自然水域，进行综合锻炼——空气浴、冷水浴、日光浴。

○坚持阶段

进行冷水浴锻炼者能否取得成效，决定于是否能够坚持，否则就不能提高身体的耐寒能力，甚至会出现各种不良反应。

总之，冷水锻炼是在寒冷环境中进行的，应当根据个人体质循序渐进，系统地进行并且要长期坚持，绝不可“三天打鱼，两天晒网”。

老年人秋季养生

心理调适

由于秋季日照减少，气温渐降，草木落叶枯萎，到处是一派萧索的景象。老年人在这样的自然环境中，容易产生抑郁、悲凉、愁苦、垂暮之感。祖国医学认为秋应于肺，在志为忧。所以老年人的伤感情绪，往往在秋季出现。因此，古人提倡秋季的精神调摄及卫生应做到：“使志安宁，以缓秋刑，收敛神气，使秋气平，无外其志，使肺气清，此秋气之应，养收之道也。”意思是说，老年人在秋季应保持积极的精神状态，提高生活情趣，注意个人卫生。

个人卫生包括躯体、精神两方面。躯体卫生的好处人人皆知，洗脸、刷牙、理发、洗澡已成为人们的生活习惯。但精神卫生，有些人还不太理解，自然也无法去实践。先给大家讲个故事：一位老同志退休后，一种失落感使他心情抑郁，委靡不振，加上儿子完婚，忙于操办婚事。儿子结婚那天，他陪着客人坐着汽车到酒店参加婚礼，途中突然晕倒，急送医院，确诊为脑溢血，经紧急抢救命是保住了，却遗留了偏瘫的后遗症。这就是一个典型的没注意精神卫生所引起的后果的例子。一些老年朋友数十年习惯了在职工作，一下子转变到不习惯的清闲生活，心理上会感到不适应，因而会出现精神空虚，情绪低落。加上儿子结婚带来的精神压力，使交感

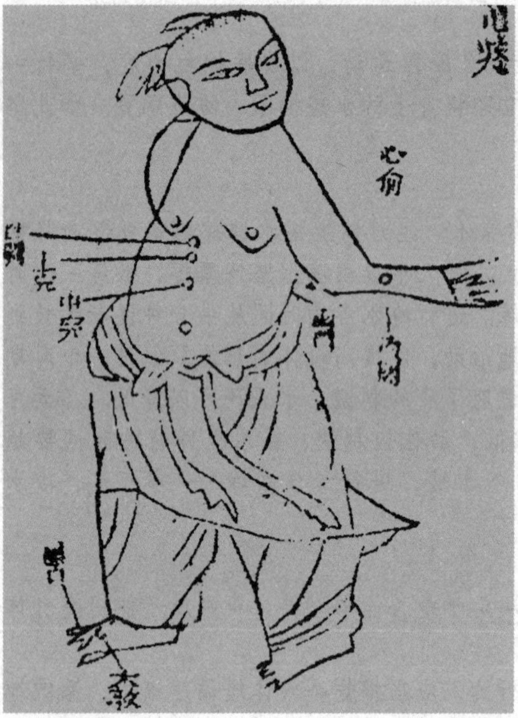

清代张希纯《针灸便用》针灸方图中的心疼取穴图

神经活动增强，导致血液凝固性升高，血压上升，血管收缩，血小板聚集，血液黏滞性升高，最终导致脑血管破裂出血。如果调整得好是完全能够避免的。

现代医学研究证明，一个人的精神状态对健康有很大的影响。人在发怒时，血压升高，心跳加快，只要怒火平息，心脏便恢复常态。一个人如果经常发怒，临时性的血压升高，就可能发展成为高血压病。精神紧张，忧愁，能使胃液分泌增加，胃液是消化食物的，如果胃液排空以后，胃液就停止分泌，如果空胃时胃液仍不断分泌，胃液中的盐酸会腐蚀胃黏膜，而发展为胃溃疡病。其他诸如糖尿病、冠心病等都与坏情绪有关。医学上把凡是恶劣情绪引起的疾病，统称为心因性疾病。实际上，高血压、胃溃疡等病变，只不过是机体为了对付坏情绪所付出的代价。可见要保持身心健康，必须注意精神卫生。精神卫生不像身体卫生那样具体。它是深层次的精神活动，一个人能叱咤风云，调动千军万马，却不一定能控制好自己的情绪。所以精神卫生需要一定的修养和觉悟，但也不是高不可攀的。因为人都是情绪的主人，让你高兴或生气的不是别人，关键是本人对事物的反应态度。同是一件事，有的人可能满不在乎，有的人像泰山压顶似的承受不了。可见，保持最佳的心理状态，在很大程度上决定于自己。秋燥给人们情绪带来变化，更应注意心理调节。下面就来介绍几种精神卫生的方法。

○学会排遣烦恼

摆脱精神负担，遇到不顺心的事情，不要独自琢磨，要找个知心的人倾诉一下，以减轻自己的痛苦。

○善于控制自己

不要动不动就发怒，遇到使你发火的人和事，先不要表现出来，用舌头在口腔里搅转几下，用这段时间对情况作一番考虑，找出对策，怒气就会消散。在任何情况下，不要把自己的坏情绪转嫁给周围的人，那样只会带来更大的烦恼。

○要看到自己的优势

欣赏自己取得的成绩，不要老是想着自己的不足。有个故事，说的是两位老人走路，规定任务是100步，但最后都只走了50步。第一个人为走完这50步而高兴，第二个人却为那未走的50步而发愁。

〇期望值不要太高

有些老人总是对自己周围的人抱很大的期望，结果总是失望。因为人们很难满足他的过分要求，要看到别人的优点，依靠这些优点与别人交往，才能有融洽的人际关系，对维护自己的心理平衡很有帮助。

〇运动中找乐趣

我国民间有重阳节登高赏景的习俗。登高远眺，饱览大自然的美景，使人心旷神怡，乐而忘忧。在秋高气爽的日子里，到野外走走、看看，秋天遍地是黄金，会给人一种充实、安宁的感觉。

秋冻要适度

秋冻养生，顺应秋季“收养”的需要，也是防病保健的养生原则。

所谓秋冻是指秋季不要急于添加衣物。因为秋季气候是由热转冷的过渡时期，人体肌表处于疏泄与致密交替之际。此时，阴气初生而未盛，阳气始减而未衰，人体阳气开始收敛，为冬之藏精作准备。此时，若能接受一些冷空气刺激，不但有利于机体的致密，而且还能增强人体的耐寒能力。因此，入秋以后，不要急于增添冬装，这样能够避免陡然添衣较多而导致出汗，使阴津伤耗，阳气外泄。可有意让身体冻一冻，顺应秋天阴精内蓄、阳气内收的养生需要。秋季的健身运动，必须注意一个“冻”字，无论何种运动，应根据运动量增减衣服，使周身微热，在即将出汗时停止，以保证阴精内敛、阳气内收。

但是秋冻要适度，不要使身体受寒，特别是老年人体温调节能力差，当气温骤降时不要偏执秋冻，使身体受寒引起感冒、支气管炎、哮喘、心血管病等。特别是进入晚秋的夜间睡觉要避风，早晚穿上夹衣，不宜裸臂露腿，民间就有“白露身不露”的说法。

休闲找乐

“晴空一鹤排云上，便引诗情到碧霄”。秋天是迷人的季节，秋高气爽，天朗气清，无论在都市，还是在乡村，处处都是如诗如画的景象，也是老年朋友休闲玩耍的最佳季节。那么秋季究竟应怎样度过，怎样充分享受这金色季节呢？下面，我们来谈谈老年人在秋季的休闲方式——兴趣、旅游、玩耍。

〇兴趣

兴趣是人认识活动期间的倾向性和指向性。当一个人对一件事、一项活动产生兴趣时，就能废寝忘食，夜以继日地关注它、研究它，不但不觉得苦和累，可能还认为这是一种享受。

兴趣是生活的调味品，对什么都不感兴趣的人，就品尝不到生活的乐趣，更谈不上延年益寿。从前有一个年轻人，向一位高龄老人请教长寿的秘诀。老人问：你有什么爱好？年轻人摇摇头，老人拂袖而去，并说：你连一点儿生活的兴趣都没有，还学什么长寿经验呢！

兴趣是能够培养的。本来索然无味的事，经过培养也会变得兴趣盎然。心理学家认为，人的兴趣有如下三个层次：

(1) 有趣：从心理上产生对某一事物的偏爱。通过实践，这种偏爱如果能向深层次发展，就会变得有趣。

(2) 乐趣：对某件事情，在活动中从有趣中产生乐趣，感情上已经享受到从事这项活动的快乐，如果遇到困难或阻力，乐趣也会半途而废。

(3) 志趣：志趣不像“有趣”那样自生自灭，为时短暂，也不像“乐趣”那样主要靠感情驱使。志趣已经有了意志的力量在支持人们干下去的决心，在活动中既有克服困难的勇气，也能经得住枯燥乏味的考验。

人到暮年，往往会有一种孤独感，培养和发展自己的兴趣爱好，就会对生活充满信心。人们常说的精神支柱、精神寄托，就是指兴趣的作用。人的兴趣越广泛，生活就会感到越充实。当人们遇到困难和挫折时，兴趣会分担你的忧虑，激发你的活力。有兴趣的人是闲不住的，因为一有时间他就会投入到自己的兴趣活动中。因为保持忙碌的状态，是维持身心健康最好的灵丹妙药。

〇旅游

随着物质生活水平的提高，旅游的热潮方兴未艾。旅游活动是人们对生活的一项需要，也是一种有益的文体活动。通过旅游，可以增长知识，开阔眼界，加深对祖国大好河山的热爱和认识。特别是生活在城市的老年人，整天在喧哗环境中生活，到大自然中去，面对青山绿水，心情会立即感到轻松舒展，清新的空气会排除你肺内的浊气；碧绿的原野会洗亮你的眼睛；泉水瀑布会冲淡你的疲倦。总之，适度的旅游，有益于身心健康。

〇娱乐

娱乐是闲暇生活的主要活动内容。老年人适当玩耍娱乐，不仅可以陶冶情操，联络感情，而且能够缓解紧张，消除疲劳。但如果沉迷于某项娱乐活动中，对身心健康也会产生不利影响。特别是那些不宜久坐的慢性病患者，更应该注意节制。

下棋与观棋。德国著名哲学家歌德说：“象棋是人类智慧的试金石。”茶余饭后，对弈棋战，不仅是一种精神寄托，也是一种高尚的精神享受。但下棋毕竟是一种消遣，如果达到如痴如醉的境地，过于认真，甚至为输赢而大动肝火，那就会得不偿失。观棋也是一种精神享受，也是一种精神涵养的象征。“观棋不语真君子”，两人对弈，旁观者不论看到什么险情或失误，都不要吭声，耐心揣摩双方的战略战术，做一个明智的“看客”。

扑克牌是一种使用广泛的娱乐活动。老年人玩扑克时不仅要注意节制，还要讲究文明，不要用舌头舐手指揭牌、发牌，因为扑克牌经过多次使用后，每平方厘米能检出细菌约为6 700个，其中包括大肠杆菌、变形杆菌、寄生虫卵以及肝炎病毒等多种病原体。不要在玩扑克时吃东西，玩完扑克后要洗手，以免受病原微生物感染。

玩麻将是一种智慧与趣味相结合的活动，尤其适宜于老年人的退休生活，所以有人称麻将为“老年之友”。玩麻将和其他娱乐一样，必须适可而止。长时间玩麻将容易得“麻将综合征”，主要表现是：腰酸背痛，下肢发麻，突然站立时，由于血液流向下半身，上半身供血不足，会引起头晕眼花。还会出现精神疲惫、失眠、耳鸣等。如果利用打麻将进行赌博，则害处更大。打麻将一旦成瘾，“麻将综合征”的症状迟早会程度不同地出现。有心脑血管病的患者，不要长时间围坐在麻将桌旁，玩一会儿可换换人，站起来活动一会儿，舒展一下肢体，更不要为玩牌而侵占睡眠时间。

防鼻出血

秋冬季节是老年人鼻出血病症的多发季节，这是因为老年人的各组织器官在这些季节里处于进行性衰退中，血管也逐渐老化，鼻黏膜中小动脉肌层，被胶原组织取代后，弹性较差。秋冬季气候干燥，原本分泌减少的老年鼻腔就显得更为干燥，加上外力撞击，如鼻干时手揉鼻部、挖鼻孔等容易发生鼻出血。

老年人鼻出血不仅是局部症状，多数还是动脉硬化、高血压、凝血机制障碍等全身疾病的征兆。这时鼻出血复发率高，危险性大，如果处理不得当，往往反复出血或出血不止，造成严重后果。所以，老年人在秋冬季应该注意以下几点：

（1）戒烟戒酒，因为烟酒能加重呼吸道黏膜干燥。

（2）多吃蔬菜水果，补充维生素 C，可以增强呼吸道黏膜的抵抗力。

（3）注意防寒保暖，早晨外出时可戴口罩，减轻冷空气对鼻黏膜的刺激。

（4）鼻腔干燥发痒时，切忌用手揉搓，可用淡盐水滴鼻腔。

一旦发生鼻出血病症时，应保持安静，避免紧张。可用手指轻轻捏鼻 5 分钟，或用冷毛巾敷于前额和颈部，同时用热水泡脚，引血下行，往往能自行止血。如果仍不能止血，可服用维生素 K_3、维生素 K_4 或三七片等药物。如果运用这些方法都不能止血，则属鼻腔后部较大血管破裂出血，应及时到医院急诊处理，以免发生意外。

用药“四忌”

近年来，随着科学的发展，药品的种类也越来越多，每年都有几百种新药问世。每一种新药在投入市场之前，总是大肆宣传，患者求医心切，急于祛除病痛，因而造成不合理用药，不仅造成浪费，同时也带来许多药源性疾病。在这里受害最深的应该是老年人。因为人到老年，各种病痛不断出现，用药的机会就多。不少老人，往往根据药物说明对号入座，不经医生诊断就直接服用。最后由于无效或出现毒副反应才被迫停药。所以，老年人用药要特别注意。下面介绍老人用药的“四忌”：

一忌滥用泻药。老年人因肠蠕动无力容易引起便秘，由于排便困难，经常到市上自购一些“一轻松”等泻药。虽然大便通畅，但是长期服用可引起慢性肝损害。液体石蜡虽不被人体吸收，没有什么毒副作用，但可造成维生素（A、D、E、K）的缺乏。所以老年人便秘应多吃蔬菜，适当运动，定时大便，必要时可选用甘油栓或肥皂条塞入肛门，软化粪块。

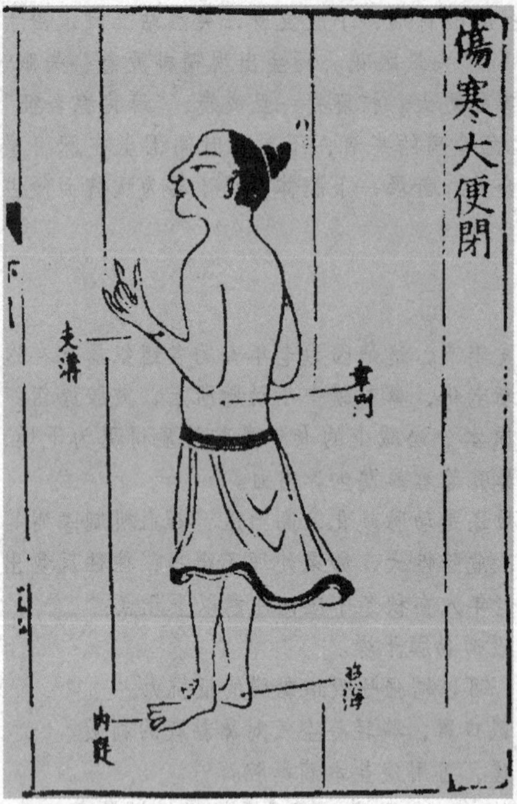

老年人由于肠蠕动无力而易发便秘，图为明万历刊本《杨敬斋针灸全书》针灸方图中的伤寒大便闭取穴图。

二忌滥用解热止痛药。这类药物能缓解腰酸腿痛，所以有的老人喜欢服用。但久服容易成瘾，形成药物依赖，而且对胃肠道黏膜有一定的刺激作用。

三忌滥用安眠药。老年人容易失眠，服安眠药确实能帮助入睡的习惯，到后来一天不服安眠药，就睡不着觉，结果是慢慢形成对安眠药的过分依赖。一种安眠药连服2周之后，就会产生耐药性，使药量越服越大。老年人对安眠药的分解排泄慢，夜晚服安眠药，白天困倦无力，精神不振，所以老年人服安眠药应不断更换品种，最好是白天多做体力活动，养成按时入睡，逐步摆脱对安眠药的依赖。

四忌滥用抗生素。抗生素类药物毒性较大，如链霉素、庆大霉素能损害听力及肾脏功能；氯霉素可抑制骨髓，影响造血功能；青霉素用量过大可使老人出现眩晕、昏迷等症状；红霉素可造成老年人的肝脏损害。总之，老年人使用抗生素应由医生权衡利弊，慎重使用，决不可随便地滥用。

二、立秋养生

民间风俗

立秋时北斗星指向西南，太阳黄经为135度，时间在公历8月7日前后。“秋”字是会意字，由禾与火字组成，表示禾谷成熟的意思。立秋顾名思义即是禾谷开始成熟的意思。从这一天起人们开始进入秋天，秋高气爽，月明风清，气温由热转向凉。有谚语说：“立秋之日凉风至”，也就是说立秋是凉爽季节的开始，此时人们身上也不再有黏热的感觉。尽管天气还处于炎热之中，但是即使有高温天气却已不同于使人烦闷的暑热。

立秋之日对农民朋友来说显得尤为重要，有农谚说：“雷打秋，冬半收”、“立秋晴一日，农夫不用力”。这是说立秋日如果听到雷声，冬季时农作物就会歉收；如果立秋日天气晴朗，今后的日子必定是风调雨顺，农事不会有旱涝之忧，可以坐等丰收。此外，还有“七月秋样样收，六月秋样样丢”、“秋前北风秋后雨；秋后北风干河底”的说法。也就是说，农历七月立秋，五谷可望丰收；如果立秋日在农历六月，则五谷不熟还必致歉收；立秋前刮起北风，立秋后必会下雨，如果立秋后刮北风，则这一年的冬天可能会发生干旱。

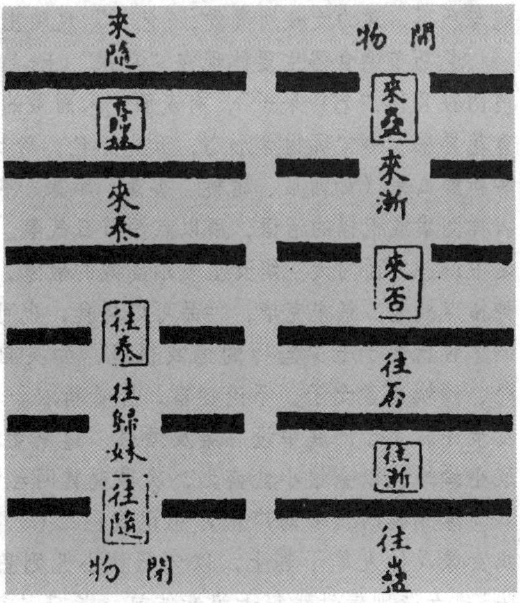

立秋在八卦中为天地否卦，图为否泰往来图，出自宋·佚名《周易图》。

立秋三候为：“一候凉风至；二候白露生；三候寒蝉鸣。”这是说立秋过后，刮风时人们会感觉到凉爽，此时的风已不同于暑天中的热风。接着，大地上早晨会时有雾气产生。并且秋天感阴而鸣的寒蝉也开始鸣叫。此时八卦为天地否卦，卦象中下面三个阴爻，上面三个阳爻。由此可见此时阳气已不再很强盛，阴气已开始增强。

在我国古代，有立秋迎秋的风俗。立秋日的前三天，太史要奏告当今皇帝某日为立秋日，皇帝于是开始斋戒，到了立秋日亲率众爱卿，到西郊九里之处设坛迎秋，迎秋回来后当今皇帝要大摆酒宴犒赏三军将士。

白虎在我国古代象征着秋日盛德，汉朝未央宫就设有白虎阙。后来，人们认为白虎不吉祥，到了唐朝的大明宫则改为月华门；宋、元改为西华门；明朝用西安门，不再以白虎作西门的称谓。

民间则有在立秋时占卜天气凉热的风俗。东汉《四民月令》载："朝立秋，冷飕飕；夜立秋，热到头。"从唐、宋时起，有在此日用秋水服食小赤豆的风俗。取7～14粒小赤豆，以井水吞服，服时要面朝西，这样据说可以一秋防痢疾。立秋日悬秤称人，和立夏所秤之数相比后，可知夏天自身的肥瘦。而在饮食方面，立秋这天吃西瓜、蒸茄脯、煎香糯饮，或是饮烧酒，都是广泛流传由来已久的食俗。

此时节气中有中国的情人节，俗称七夕节，又称乞巧节、女儿节、双七节、鹊桥会或巧节会，是流传于全国各地的传统文化节日，时在农历七月初七之夜。据说这一夜是牛郎、织女在天河相会的夜晚，少女们向其乞求巧智，故而得名。

乞巧节由远古的天象崇拜演化而来。《更小正》即有"七月，初昏，织女正东向乡"的记载，汉代的《古诗十九首》中已见牛郎、织女爱情故事的雏形；同时《淮南子》里出现乌鸦填河成桥渡织女的传说，民间有了七夕观星和穿针、曝衣的习俗。在晋代，便盛行向牛郎、织女二星祈福的仪式，到了南北朝便形成"乞巧之礼"。从隋唐时期开始，富贵人家结乞巧楼，民间搭乞巧棚，街边有乞巧市，均蔚成风气；相继产生男孩把神、化生之礼、七娘会、水上浮、种谷饭、乞双七水、听私语、接牛女泪、鹊桥会、染红指甲、看天河、送健绳等习俗，为时人所重视。其中特别是临风埋钱、背后穿针、分辨蛛丝细密、以花针漂浮水面、比赛巧果等游戏，常可衡量人的智能与巧思，深为女孩所喜爱，"乞巧"反映出了她们追求灵巧的心态。

乞巧节的食俗主要体现在"巧果"上。此宴多由花糕、花点和花瓜、花果组成。前两种又称"乞巧果子"，有麦面、米面做的，有豆面、薯面做的，都做成飞禽走兽、奇花异果、珍宝玩物等形态，五光十色，玲珑剔透；后两种即是"瓜果切雕"，在各种新鲜瓜果（如西瓜、蜜桃、香蕉、苹果、鸭梨、脆藕、紫菱、金瓜之类）上雕刻出吉祥图案或祝福的话语，用以点缀节日气氛。巧果宴主要用于祭祀，当夜陈列在庭院之中，一方面向天空织女星表示虔诚的敬意，一方面展示少女的慧心巧手，并乞求天神指点技艺。祭祀完毕，供品可以自食，也可馈赠小姊妹或亲属。

古代关于七夕乞巧的记载很多，如吴自牧的《梦粱录》中记载："其日晚脯时，倾城儿童女子，不论贫富，皆着新衣。富贵之家，于高楼危谢，安排宴会，以赏节序。又于广庭中设香案及酒果，遂令女郎望月瞻斗列拜，次乞巧于女、牛。或取小蜘蛛，以金银小盒盛之，次早观其网丝圆正，多为'得巧'。"

陈元靓的《岁时广记》中记载："（乞巧棚）内摆五色彩剪成的仙楼，刻牛郎织女像及仙人等于其上，以乞巧。小儿则置笔砚纸墨于牵牛位前，书曰'某乞聪明'；女孩则置针线箱于织女位前，书曰'某乞巧'。"

胡朴安的《中华全国风俗志》中记载："广州风俗，案重七夕，实则初六夜也。诸女士每逢是夕，于广庭设鹊桥，陈瓜果，焚檀捕，燕巨烛，锦屏绣椅，靓妆列坐，任人入观不禁，至三更而罢，极一时之盛。”

《吃巧巧饭》中记载：“枣庄、诸城一带妇女，乞巧节时三五成群，挨户讨取米面杂粮，去野外拾柴炊饭，内杂顶针、线头等物。边吃边唱：‘鱼儿鱼儿来喝汤，给我留个针线笸’，踏东崖，望东海，王母娘娘送巧来，不要多，不要少，要你七十二样巧”。

由此可见，我国古代劳动人民对这个节日是十分重视的，这也反映出我国古代劳动人民对心灵手巧和美好爱情的渴望。

农历七月七日同时也是魁星的诞辰，所以这天也有拜魁星的民间习俗。这种习俗盛行于清朝。魁星即二十八宿中的奎宿，因其为北斗七星中的第一颗星，所以也称为魁星。古时科举公布名次时，先公布第六名，再公布前五名。这前五名便称为“五魁”，状元即为魁首。魁星被认为是科举之神，所以这日古代文人要向魁星祭拜。魁星与文昌帝君、朱衣神君、吕洞宾及关圣帝君合称为文昌五君，供奉于文昌祠中。古代蛙与奎同音，所以在福建地区有在这一天读书人买蛙放生的习俗。

据说这一天还是七娘妈的诞辰，我国泉州、台湾等华南沿海地区，在七夕都有拜祭七娘妈的习俗。据说七娘妈为金牛星座中的七颗小星，是织女的保护神。七娘妈可保佑儿童平安，所以当孩子满周岁时要到七娘妈庙祈愿，以后每年七夕都要对七娘妈进行祭拜。祭拜的方式与乞巧类似，黄昏时分在门前或庭院中举行。供品为以鸡冠花及圆仔花为主的应时花束，还有白粉、胭脂、毛巾和一盆水，以供七娘妈梳洗用。供品中还要供上油饭和用红线穿着的铜钱或锁片，拜祭中还要烧五彩纸与金纸。拜祭完毕后，要将一半的白粉、胭脂及花束扔到房顶上。而用红线穿的铜钱或锁片，则给孩子挂上，以后每年一换，一直到孩子16岁。孩子16岁时，要到七娘妈庙去还愿，供品为面线、粽子以及用彩纸扎成的七娘妈亭，以感谢七娘妈保佑孩子平安到16岁，拜祭完毕后焚亭并摘下用红线所穿的铜钱或锁片，以示孩子已经是成年人了。

生活起居

立秋日的到来标志着人们已经开始进入秋季，《管子》中记载：“秋者阴气始下，故万物收。”在秋季养生中，《素问·四气调神大论》指出：“夫四时阴阳者，万物之根本也，所以圣人春夏养阳，秋冬养阴，以从其根，故与万物沉浮于生长之门，逆其根则伐其本，坏其真矣。”这是古人对四时调摄提出的宗旨，用以告诫人们，顺应四时养生要知道春生、夏长、秋收、冬藏的自然规律。

立秋时，天气仍然很热，但是已没有夏天的湿度大。因为秋天的气候特点是干燥。按照中医学理论，立秋后肺功能开始处于旺盛时期。肺在金、木、水、火、土五行中属金，其性为燥。肺在志为悲（忧），悲忧易伤肺，肺如果气虚则机体对不良刺激的耐受性下降，容易产生悲忧的情绪，所以在进行自我调养时切不可背离自然规律，应遵循古人提出的纲要“使志安宁，以缓秋刑，收敛神气，使秋气平；无外其

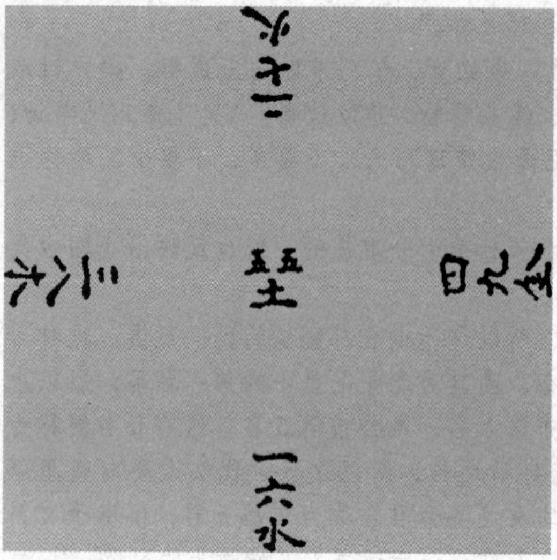

五行数图，选自宋代朱震《汉上易传·卦图》。中医认为，五行与人的五脏相对应，其相生相克与人体的经脉气血活动有密切的关系。

志，使肺气清，此秋气之应，养收之道也”。

从五行生旺来推算，可知此时肝脏、心脏及脾胃都处于衰弱阶段。所以要特别注意加强对这些器官的保养。此时人们最容易患阴暑的病症。由于此时已有习习的凉风，不像夏天那样一天到晚总是又热又闷，所以人们往往会尽情享受这立秋后的一丝凉意，结果却使身体受凉而产生高温头痛的病症。

此节气也是细菌性痢疾最容易引发的季节。由于这个节气气温仍然很高，各种食品极易腐烂变质，又由于此时生食的瓜果蔬菜极多，所以不合理的饮食习惯极容易导致肠胃疾病的发生。细菌性痢疾传染性很强，所以这一节气中出现的患者很多。其主要症状是：全身冷热、头痛、恶心、腹疼、腹胀、拉黄色水样大便，每天5~6次，多的可达十几次。由于腹泻严重，会在短时间造成脱水，病人口渴、声音嘶哑、四肢无力，严重者，会发生酸中毒和尿毒症。

对于一般腹泻患者，除了要内服抗生素等药物和注意休息外，特别要重视饮食调理配合治疗，减轻病状，恢复健康。在饮食调理上，要以富于营养而又能起到治疗作用为原则，要限制粗糙纤维食物与强刺激性食品，以保护肠黏膜和肠道功能。因此，患者应吃些流质饮食，如米汤、稍浓的茶水，柠檬茶，有条件的可喝酸牛奶，因酸奶比较有营养，又可抑制肠道有害细菌生长，同时也起到收敛作用。其他的如藕粉、果汁、果汁胶冻、苹果泥、软面片、菜汤、蛋汤，等等，这些食物脂肪含量低，且易于消化吸收。

预防的办法是：搞好饮食卫生和饮水卫生，管理好粪便，消灭苍蝇；养成饭前便后洗手的良好习惯，不喝生水，不吃零食，不吃腐烂变质的食物，生吃瓜果时要用流动的水多清洗几遍，或者削皮后再吃。食具要按时煮沸消毒；中老人及孩子不要与菌痢病人接触，以免感染患病。在本病流行期间（或家中有人患菌痢），多食大蒜能够收到较好的预防效果；根据天气变化，注意穿脱衣服，夜间睡眠要盖好被子，防止感冒和肚子着凉。

本节气到来时在精神调养上，要注意内心应平和宁静，保持心情舒畅，切忌悲忧伤感，即使遇到伤感的事，也应主动予以排解，以避开肃杀之气，同时还应收敛神气，以适应秋天容平之气。

在起居调养上，应做到“早卧早起，与鸡俱兴”，早睡可调养人体中的阳气，早起则可使肺气得以舒展，并且可以预防收敛得太过。立秋之时，暑热未尽，虽有凉风时至，但天气变化无常，早晚温差大，白天仍然炎热异常。人在此节气中增多夜里的睡眠时间是很有道理的，正好借此以补偿夏日的睡眠不足，秋季早睡，完全符合“养收之道”的保健原则。立秋后的早晨是锻炼身体的最佳时间，此时不冷不热，气温宜人；天高气爽，使人精神爽快。凌晨5点起床，选择清幽之处，或河畔江边，或林荫大道，进行体育锻炼，很有益于身体健康。

运动保健

1. 立秋七月节坐功

《遵生八笺》中原文如下：“运主太阴四气。时配足少阳胆相火。坐功：每日丑、寅时正坐，两手托地，缩体闭息，耸身上踊，凡七八度，叩齿，吐纳，咽液。治病：补虚益损，去腰肾积气，口苦，善太息，心胁痛不能反侧，面尘，体无泽，足外热，头痛，颔痛，目锐眦痛，缺盆肿痛，腋下肿，汗出，振寒。”

立秋是秋季的开始。立秋后气温开始下降，自然界的阳气渐收，阴气渐长。本功法以“立秋”命名，正是根据这一时令特点而制定的气功锻炼方法，适宜于立秋时节锻炼，可于立秋时开始，练至处暑为止。立秋时节人体疾病在经络方面的表现多以足少阳胆经为主。足少阳胆经起于目外眦，过听会，上至头角，下耳后，折回上行，经头额至眉上，又向后折至风池穴，下行至肩，前行入缺盆。其直行者从缺盆下腋，沿胸侧，过季胁，下环跳，沿下肢外侧中线过股、膝胫至外踝之前，沿足背行出于第四趾外侧端。其经并有经脉分布于目、耳、面颊、颈部等。主要病症有往来寒热、口苦、善太息、胸胁痛、偏头痛、目锐眦痛、缺盆痛、瘰疬、疟疾、股膝、小腿外侧及第四足趾等处疼痛等，文中所述本功法主治病症即属此类，采用本功法锻炼，有较好的防治作用。

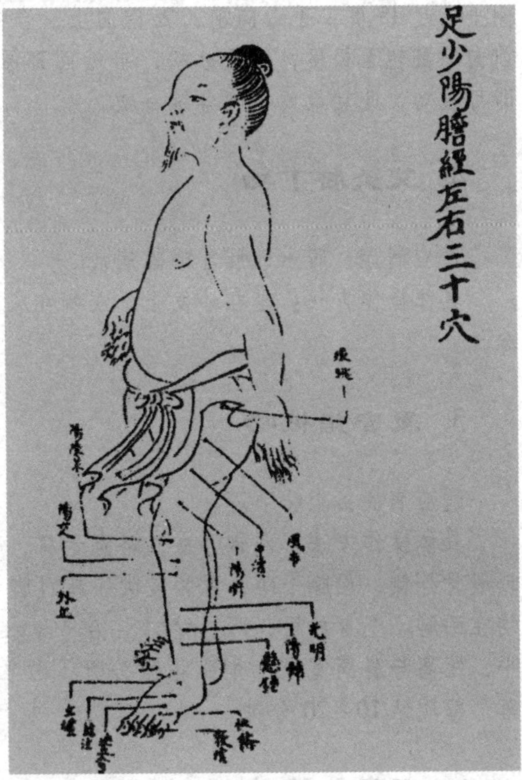

明抄本《普济方》中的足少阳胆经左右三十穴图

具体操作方法：每日凌晨3~7点时，正坐、双手按地，蜷缩身体，屏住呼吸，用手支撑身体离开地面，7~8次，然后牙齿叩动36次，调息吐纳，津液咽入丹田9次。可以治疗：补虚益损、去腰肾积气、口苦、常叹息、心胁痛不敢翻身，面色灰暗、皮肝枯黄、外翻足、头痛、下颌痛、眼眶干痛、坐骨肿痛、腋下浮肿、多汗畏寒等症。

2. 灸食伤穴功

适应病症：治腹胀、伤食、胃寒。

具体操作方法：坐在沙发或椅子上，用艾卷灸脚底食伤名灸穴，每次灸20分钟左右，每天灸2次。食伤穴位置在足底趾侧缘，第二关节处，左右脚各一穴。

3. 尿频抑制功

适应病症：慢性肠炎、慢性痢疾、尿频等病症。

具体操作方法：自然站立，双脚分开与肩同宽，双臂自然下垂，掌心朝内侧，中指指尖紧贴风市穴，拔顶，舌抵上腭，提肛，净除心中杂念。两眼平远视，两臂侧平上起45度，手心向前，大指向上，合谷张开，意念大拇指和食指，大拇指向前向下翻转至极度，然后放松，自然回到原来位置，此为一次，连续翻转20分钟即可收功，此功最好早晚各练一次。

4. 艾灸脐下功

适应病症：腹水、肠雷鸣等病症。

具体操作方法：坐在沙发上，或躺在床上，用艾卷灸肚脐下三分处，每次灸15分钟。

5. 意守指桩功

适应病症：上吐下泻。

具体操作方法：两脚开立，略宽于肩，脚尖微内扣，两臂自然下垂，两掌心贴近股骨外侧，屈膝下蹲，以膝盖尖不超过脚尖为度，头顶正直，舌顶上腭，体重平均在两脚。全身放松，两小臂向上抬起与水平线呈10度角，小臂上举，手掌与肘平，距离与肩同宽，十个手指微分开，放松，意念手指甲盖，想十个指甲盖要脱落，每次站10~20分钟。

6. 呬字补肺功

呬，读（sì）。口形为两唇微后收，上下齿相合而不接触，舌尖插上下之缝，微出。双腿自然站立，轻轻吸气，然后呼气念四字，两手从小腹前抬起，逐渐转掌心向上，至两乳平，两臂外旋，翻转手心向外成立掌，指尖对喉，然后左右展臂宽胸推掌如鸟张翼。呼气尽，随吸气之势两臂自然下落垂于体侧，重复6次，调息。

此功法也可采用坐式修炼。《道藏·玉轴经》称此为“秋季吐纳健身法”，具体做法是：清晨洗漱后，于室内闭目静坐，先叩齿36次，再用舌在口中搅动，待口里津液盈满，漱练几遍，分3次咽下，并意送至丹田，稍停片刻，缓缓做腹式深呼吸。吸气时，舌舔上腭，用鼻吸气，用意送至丹田。再将气慢慢从口中呼出，呼气时要默念字，但不要出声。如此反复30次。秋季坚持此功，有保肺健身之功效。

饮食养生

《素问·脏气法时论》说：“肺主秋……肺收敛，急食酸以收之，用酸补之，辛泻之。”可见酸味收敛肺气，辛味发散泻肺，秋天宜收不宜散，所以要尽量少吃葱、姜等辛味之品，适当多食酸味果蔬。秋时肺金当令，肺金太旺则克肝木，故《金匮要略》又有“秋不食肺”之说。秋季燥气当令，易伤津液，故饮食应以滋阴润肺为宜。《饮膳正要》说：“秋气燥，宜食麻以润其燥，禁寒饮。”更有主张入秋宜食生地粥，以滋阴润燥者。总之，秋季时节，可适当食用芝麻、糯米、粳米、蜂蜜、枇杷、菠萝、乳品等柔润食物，以益胃生津。

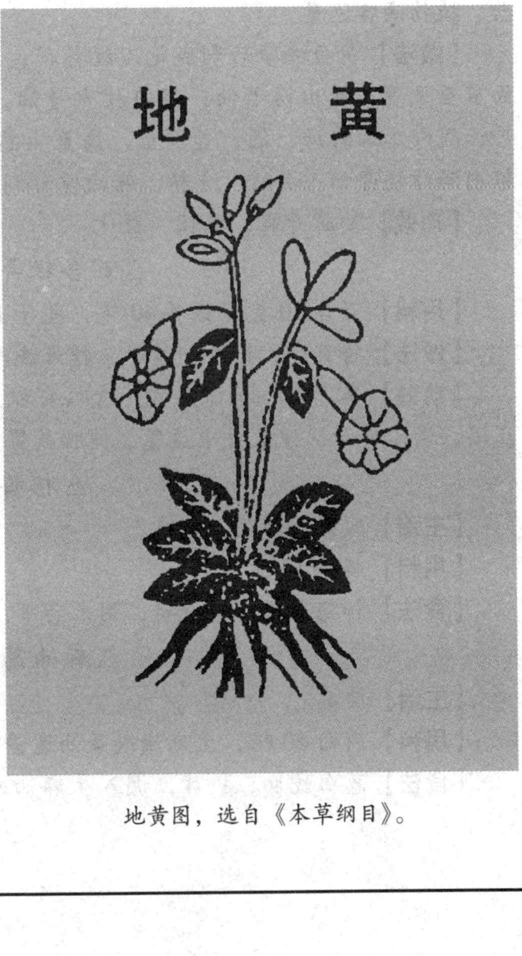

地黄图，选自《本草纲目》。

食疗方

△生地黄粥

【用料】生地黄25克，大米75克，白糖少许。

【做法】生地黄鲜品洗净细切后，用适量清水在火上煮沸约30分钟后，滗出药汁，再煮一次，两次药液合并后浓缩至100毫升，备用。将大米洗净煮成白粥，趁热加入生地汁，搅匀食用时加入适量白糖调味即可。

【功效】滋阴益胃，凉血生津。本方还可做肺结核、糖尿病患者之膳食。

△黄精煨肘

【用料】黄精9克，党参9克，大枣5枚，猪肘750克，生姜15克，葱适量。

【做法】①黄精切薄片，党参切短节，装纱布袋内，扎口；大枣洗净待用。猪肘刮洗干净入沸水锅内焯去血水，捞出待用。姜、葱洗净拍破待用。②以上食物同放入沙锅中，注入适量清水，置武火上烧沸，撇尽浮沫，改文火继续煨至汁浓肘黏，去除药包，肘、汤、大枣同时装入碗内即成。

【功效】补脾润肺。对脾胃虚弱、食欲不振、肺虚咳嗽、病后体弱者尤为适宜。

△五彩蜜珠果

【用料】苹果1个，梨1个，菠萝半个，杨梅10粒，荸荠10粒，柠檬1个，白糖适量。

【做法】苹果、鸭梨、菠萝洗净去皮，分别用圆珠勺挖成圆珠，荸荠洗净去皮，杨梅洗净待用。将白糖加入50毫升清水中，置于锅内烧热溶解，冷却后加入柠檬汁，把五种水果摆成喜欢的图案，食用时将糖汁倒入水果之上，即可。

【功效】生津止渴，和胃消食。

△醋椒鱼

【用料】黄鱼1条，香菜、葱、姜、胡椒粉、黄酒、麻油、味精、鲜汤、白醋、盐、植物油各适量。

【做法】黄鱼洗净后剞成花刀纹备用，葱、姜洗净切丝。油锅烧热，鱼下锅两面煎至见黄，捞出沥干油；锅内放少量油，烧热后，将胡椒粉、姜丝入锅略加煸炒，随即加入鲜汤、酒、盐、鱼，烧至鱼熟，捞起放入深盘内，撒上葱丝、香菜；锅内汤汁烧开加入白醋、味精，麻油搅匀倒入鱼盘内即可。

【功效】健脾开胃，填精，益气。

△百合银耳莲子粥

【用料】百合20克，银耳40克，莲子15克，糯米80克，冰糖适量。

【做法】将百合、银耳、莲子、糯米洗净煮粥，熟时加入冰糖食用。

【功效】其中百合润肺止咳、清心安神，银耳润肺生津、养胃提神，莲子健脾止泻、清心安神，粳米补中益气、健脾益胃。

△杨梅煎

【主治】腹痛，泄泻，痢疾。

【用料】杨梅15克。

【食法】杨梅煎服，或烧研，用米汤下，每次5克，每日2次。

△麻油葱油汁

【主治】腹痛。

【用料】葱白10根，生麻油或菜油适量。

【食法】葱白洗切，捣汁，调入生麻油或菜油一匙，空腹服，每天2次，连服3天。

△胡椒细末

【主治】因食生冷或受寒所致的腹痛。

【用料】白胡椒10粒，酒适量。

【食法】将白胡椒研成细末，用酒冲服。

△葱粥方

【主治】血虚寒凝之脐下急痛等症。

【用料】葱白10根，黄牛乳200毫升，大米60克。

【食法】将葱白、大米洗淘干净，葱白切细，放入牛乳中煮沸，然后放入大米及水适量，煮为稀粥服食。

△鲫鱼生姜汤

【主治】中寒型腹痛，食欲不振，消化不良，虚弱无力。

【用料】生姜30克，橘皮10克，胡椒3克，鲫鱼1条（约250克）。

【食法】鱼去杂洗净，将生姜、桂皮、胡椒用纱布包扎放入鱼肚中，加适量水文火煨煮，熟时放入少许食盐调味，空腹喝汤食鱼。

△杞春酒

【主治】腹中冷痛。

【用料】常春果200克，枸杞子200克。

【食法】将上药捣破裂，置于净瓶中，以好酒1.5千克浸之，经7日后开取，每日3次，每次1~2杯。

△甜荞麦面

【主治】绞肠痧痛，痢疾。

【用料】荞麦面6克，砂糖适量。

【食法】荞麦面炒后加砂糖、水调服之，或当饭吃。

△淡菜炖狗肉

【主治】脏寒腹痛。

【用料】淡菜200克，狗肉300克。

【食法】淡菜与狗肉加调料共炖熟服用。

△百合芡实粥

【主治】慢性泄泻，五更泻。

【用料】芡实60克，百合60克。

【食法】将芡实与百合煮成稀粥食用。

【按注】一方用芡实配淮山药，其效更佳。

△小米汤

【主治】腹痛。

【用料】小米适量。

【食法】将小米加水煮服。

△焦米汤

【主治】腹泻。

【用料】大米适量。

【食法】将大米（或小米）炒焦，然后熬稀粥。

△榴皮玉米

【主治】小儿消化不良性腹泻。

【用料】玉米500克，石榴皮125克。

【食法】将玉米和石榴皮炒黄研成细末，每日服3次。根据儿童年龄大小，每次适当服数克。

△红糖馒头

【主治】腹泻。

【用料】馒头、红糖适量。

【食法】馒头烤焦压成末，加红糖适量，开水冲服，一日3次。

△枣米药糖粥

【主治】慢性腹泻。

【用料】红枣10枚，薏米20克，山药30克，干姜3片，红糖15克，糯米30克。

【食法】按常法共煮做粥服食。

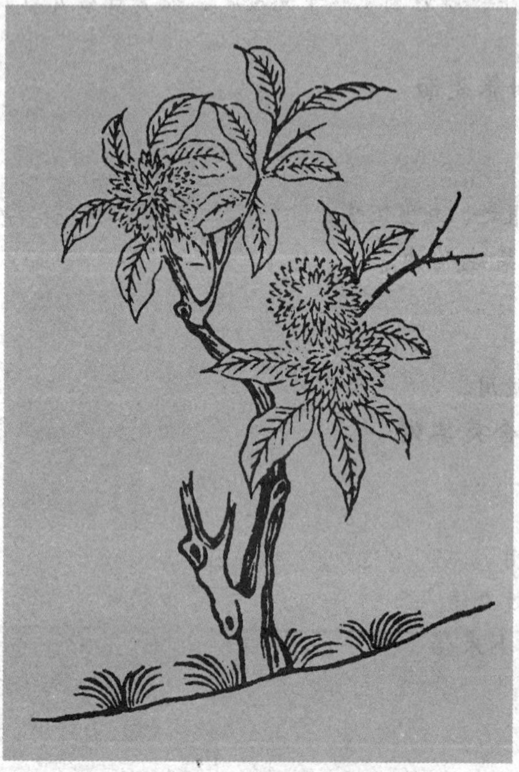

栗图，选自《三才图会》。

△大枣薏梅汤

【主治】便溏。

【用料】大枣、薏米、白梅豆各1两。

【食法】用中型碗舀两碗水于锅中，将上述三味放入水内，小火煮至一碗趁热食用，以傍晚食用为佳，轻者一次即愈，重者加次。

△煨栗子

【主治】轻度腹泻。

【用料】栗子30颗。

【食法】文火煨栗，分2次食完。

△大蒜方

【主治】腹泻。

【用料】大蒜适量。

【食法】每次1头蒜，每天3次，连续食用或将大蒜15克捣烂，用白糖水冲服，每次服5~20毫升。

△山楂方

【主治】伤食腹泻。

【用料】焦山楂10克。

【食法】研末，开水冲服。

【按注】一方加绿豆。

△核桃方

【主治】腹泻，水泻。

【用料】核桃数个。

【食法】核桃（带壳）放火上烧透研细，用温开水冲服，每天2次，3天为1疗程，成人每次3个核桃，7～14岁每次2个核桃，3～6岁每次1个核桃，3岁以下每次半个核桃。

△苹果方

【主治】慢性腹泻，肠结核初期。

【用料】苹果干粉15克。

【食法】空腹时，温开水调服，每天2～3次。

【按注】一方用花红。

△艾叶蛋

【主治】腹泻。

【用料】鲜鸡蛋2个，艾叶适量。

【食法】鲜鸡蛋用艾叶包好放灶火内烧熟，去艾食蛋。

△苋菜叶汤

【主治】腹泻、痢疾。

【用料】苋菜叶60克。

【食法】将苋菜叶用水煎汤服用。

△大枣末

【主治】便溏。

【用料】大枣若干。

【食法】将大枣去核，文火焙干为末，每服15克，兑生姜末5克，白开水送服，每天早晚各1次。

△扁豆苡枣粥

【主治】脾虚泄泻。

【用料】白扁豆、薏苡仁、红枣各15克，粳米50克。

【食法】共煮成粥，加白糖少许，分2次当点心食用。

△鸡蛋乌梅汤

【主治】腹泻，久痢。

【用料】乌梅10个，鸡蛋1只。

【食法】将乌梅、鸡蛋煎汤后服用。

△红糖黄酒饮

【主治】单纯性腹泻。

【用料】红糖60克，黄酒120克。

【食法】混合煎服，隔4小时服1次。

【按注】一方单用黄酒。

△姜汁牛肉

【主治】病后脾胃虚弱，神疲乏力，大便溏泄，久泻脱肛以及体虚浮肿（营养性浮肿）等。

【用料】老姜数块，鲜牛肉100~150克。

【食法】老姜榨汁，鲜牛肉100~150克切碎，剁成肉泥状，加入30~40滴姜汁，再放些酱油、花生油拌匀。待焖米饭时，将姜汁肉倒入饭内蒸熟（约15分钟）即可食用。

△牛肚苡仁粥

【主治】脾虚便溏。

【用料】牛肚一个，苡仁120克，大米100克。

【食法】上述各品共煮粥食用。

△赤豆糖莲肉

【主治】脾虚泄泻。

【用料】赤豆、莲子肉各50克。

【食法】加水煮烂，入适量白糖，分2次当做点心食用。

△猪肚山药粥

【主治】脾胃虚弱，腹泻。

【用料】猪肚1个，大米100克，淮山药15克。

【食法】上述三味加水共煮成粥，加盐、生姜调味食之。

△粟米山药大枣粥

【主治】脾胃虚弱之泻泄。

【用料】粟米30克，淮山药15克，大枣5枚。

【食法】上述三品煮粥食用。

△黄羊肉粥

【主治】脾虚腹泻。

【用料】黄羊肉150克，大米250克，淮山药50克，扁豆25克。

【食法】羊肉切丝，与其余三品共煮粥食之。

【按注】一方单用黄羊肉，一方用羊肉面粉。

△淮药金糕

【主治】脾虚泄泻。

【用料】淮山药300克，面粉100克，豆沙100克，白砂糖150克，香精适量。

【食法】将淮山药打成细粉，加入面粉和清水揉匀，搓成粗细均匀的长条，分成16个面剂。将豆沙放在盘内，加入100克白砂糖及香精，拌匀成馅。把面剂做成中间稍厚边缘稍薄的圆皮，逐个加入豆沙馅，收严口，擀成圆饼，用筷子蘸红色素水在饼上打红印。然后锅油烧至七成热时，将生坯逐个下锅炸成金黄色浮起，捞出再加白糖50克即成。

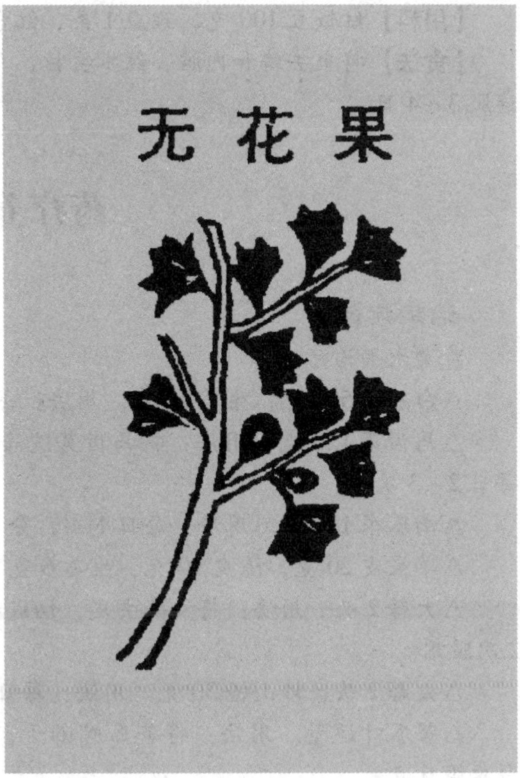

无花果图，选自《本草纲目》。

△山药羊肉粥

【主治】伤食泄泻。

【用料】羊肉300克，山药500克，粳米150克。

【食法】将羊肉煮熟研成泥状，山药捣碎。取羊肉汤与羊肉泥、山药、粳米同煮为粥，加适量精盐、生姜、味精等调味，酌量分服。

△无花果炖猪肉

【主治】慢性结肠炎。

【用料】无花果干品50克，瘦猪肉250克。

【食法】将猪肉洗净，加水适量，同无花果入锅隔水炖熟，调味食用。

【按注】一方单用无花果。

△茴香菜包子

【主治】肠结核。

【用料】茴香、面粉各适量。

【食法】用茴香做馅，如常法包包子，常食。

△黄鳝内金隔水蒸

【主治】小肠吸收不良综合征之营养缺乏期。

【用料】黄鳝1条，鸡内金6克，调料适量。

【食法】黄鳝去内脏洗净，加鸡内金放锅中隔水蒸熟。用酱油调味服食，每天1次，连服数天。

△黑豆狗肉方

【主治】疟疾久不愈，体虚畏冷，发热少。

【用料】黑豆100克，红枣10枚，陈皮6克，生姜60克，狗肉250克。

【食法】上述各品炖熟连渣吃。

△红豆鲤鱼汤

【主治】疟疾。

【用料】红饭豆100克，鲤鱼1条，红枣10枚，生姜30克。

【食法】将鱼去鳞和内脏，红枣去核，与豆和姜同煮汤后调味服食。每日1次，连服3~4日。

药疗养生

治痢疾药方

蔬菜水果治疗

△白茄子500克，生姜10克。用法：每日1剂，分2次水煎服。

△马齿苋120克。用法：将马齿苋洗净，沥干水分，捣烂绞汁，取原汁服用。每日2~3次。

△南瓜根150克。用法：每日1剂，分2次水煎服。

△苹果皮20克，陈皮10克，生姜6克。用法：每日1剂，分2次水煎服。

△大蒜2头。用法：将大蒜去皮，切成细末，拌入食物内生食。每日1剂，分2次服用。

△大蒜2头，炒山楂30克。用法：每日1剂，分2次水煎服。

△苦瓜叶适量。用法：将苦瓜叶晒干，研为细末，贮瓶备用。每日2~3次，每次服6克。

△杨梅200克，白酒400克。用法：将杨梅放入瓶内，倒入白酒密封浸泡10日。每日2次，每次食杨梅1~2枚。

△姜汁25克，萝卜汁150克，蜂蜜50克，浓茶1杯。用法：将诸汁倒入大碗内调匀，隔水蒸至温热，1次服完，每日2次。对重型痢疾疗效良好。

△马齿苋50克，茶叶15克，红糖30克。用法：每日1剂，分2次水煎，当茶饮用，连服3~6天。

△陈皮10克，茶叶15克。用法：每日1剂，分2次水煎服。

△石榴皮20克，红糖适量。用法：每日1剂，分2次水煎服，服前加入适量红糖。

△胡椒末1.5克，茶叶（炒焦）3克，红糖15克。用法：每日1剂，用沸水冲泡，当茶饮用。适用于产后痢疾。

△甜菜（连根）3棵。用法：每日1剂，分2次水煎服。

△乌梅10克，黄连12克。用法：每日1剂，分2次水煎服。

△黄瓜藤15克，干姜10克，黄连15克。用法：每日1剂，分2次水煎服。

抗菌药物治疗

△SMZ—TMP：每次2片，每日2次，口服。对有磺胺过敏、白细胞减少及肝、肾功能不全者忌用。

△吡哌酸：每次0.5克，每日3~4次，连用5~7日。也可用氟哌酸，每次0.2克，每日3~4次，口服。

△卡那霉素：每次0.5克，每日3～4次，口服或肌注。

△庆大霉素：每日16～24万单位，口服或肌注。

△硫酸抗敌素：每日1.5～2克。

△氨基苄青霉素：每日2～4克，分4～6次，口服或肌注。

以上药物可任选1～2种（最好根据药敏试验），疗程均为5～7日。

中医辨证分型治疗

湿热蕴结（急性普通型菌痢）

【症状】急起发热，腹痛阵作，下痢赤白，肛灼尿赤，舌质红，苔黄腻，脉滑数。

【治法】清热解毒化湿，调气行血导滞。

【方药】抑痢合剂。葛根12克，白芍9克，黄芩9克，黄连6克，白头翁12克，木香6克，生甘草6克。水煎服，1日1～2剂。

疫毒壅盛型（急性重型痢疾、毒痢）

【症状】壮热烦渴，腹痛剧烈，泻下鲜紫脓血，或面色苍白，四肢厥冷。舌质红绛，苔黄而干，脉洪数或沉浮。

【治法】清热解毒，凉血益气。

【方药】黄连解毒汤合生脉散加减。水煎服，1日1～2剂。必要时鼻饲或直肠滴入、灌肠。

热毒内闭型

【症状】骤起寒战高热，头痛项强，神昏惊厥，血压升高，大便腥臭，秘结，舌红绛而干，苔黄腻，脉滑数或弦数。

【治法】清热解毒，泻火开闭。

【方药】葛根芩连汤合泻心汤加味。生大黄12克（后下），黄连3克，黄檗9克，栀子9克，黄芩9克，葛根9克，金银花15克，丹皮9克，赤芍6克，鲜石菖蒲9克。水煎服，1日1～2剂。

脾肾阳虚型

【症状】久痢不愈，神疲畏寒，口淡食少，腹痛隐隐，下痢稀薄，舌质淡红，苔薄白，脉细弱。

【治法】温补脾肾，固涩止泻。

【方药】理中汤合四神丸加减。党参15克，干姜9克，炒白术12克，吴茱萸12克，补骨脂12克，五味子9克，煨诃子9克，焦山楂9

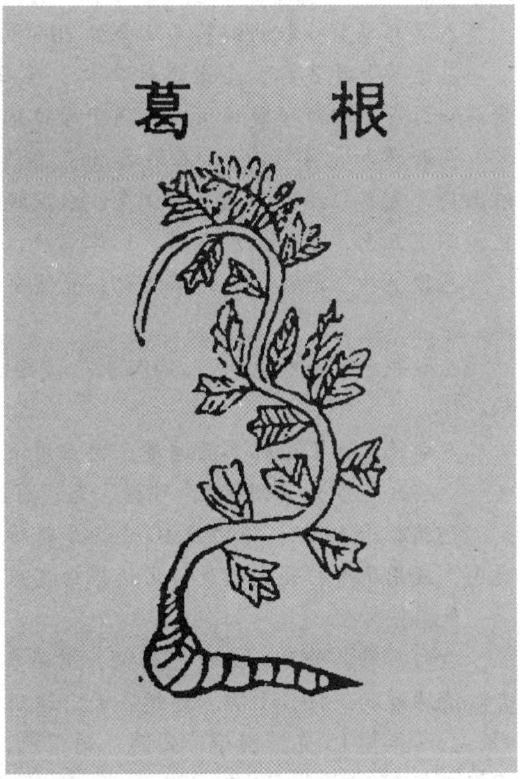

葛根图，选自《本草纲目》。

克。水煎，早晚分2次口服，1日1剂。

阴血亏虚型

【症状】痢下赤白，口干渴，至夜转剧，舌红绛而干，苔光剥，脉细数。

【治法】扶正止痢，益阴泻热。

【方药】黄连阿胶汤合驻车丸加减。阿胶15克，黄连6克，黄芩9克，白芍12克，当归12克，瓜蒌12克。水煎，早晚分2次口服，1日1剂。

气滞血淤型

【症状】下痢已久，粪便夹有小血块，病症顽固，腹痛如刺固定不移，左下腹可按及硬结或索条状物，舌暗有淤斑淤点，苔白，脉细涩。

【治法】行气化淤，导滞止痢。

【方药】少腹逐淤汤加减。桃仁10克，红花10克，归尾10克，赤芍10克，熟地20克，干姜10克，肉桂12克，元胡12克，五灵脂10克，蒲黄12克，木香10克，黄连10克，内金12克。水煎，早晚分2次口服，1日1剂。

验方单方

△冬青叶方：新鲜冬青叶1 000克，水煎至500毫升，每日3次，每次20～30毫升。适用于急性菌痢。

△香参丸：苦参1 000克，广木香600克，生甘草150克，研成细末，水泛为丸，日服3次，每次6.5克。适用于血痢、热痢。

△苍耳草煎：取新鲜苍耳草全株20～30克，捣碎，水煎服。适用于红白痢疾。

△生萝卜汁3杯，生老姜汁半杯，生蜂蜜1杯，陈细茶6克（水浓煎1杯），诸药和匀后，即可慢慢服用。适用于噤口痢。

△西洋参（另煎冲）、石斛各3克，炒白术、白芍各4.5克，炙甘草2.4克，淮山药、麦冬、茯苓、扁豆各9克，水煎服。适用于湿蒸热壅，气机失调，纳谷不化，痢下五色，且兼体虚气弱，形体消瘦，气短，舌红，脉沉微数。

△萝卜汁2酒杯，米汁半酒杯，生蜜1酒杯，浓茶1杯，和匀温服。适用于赤痢。

△隔年冬萝卜叶15克，仙人掌花（捣细）10克，蜂蜜6克，调服。适用于赤痢。

△白鸭子血1小杯，酒适量，鸭血用滚酒冲服。适用于白痢如鱼冻色。

△蚕豆花6克（阴干），砂糖3克，煎汤服，1日3次。适用于久痢。

△鸦胆子49粒，椿白皮10克，先将鸦胆子打破去壳，用其仁分装7个大号胶囊内，或用7个桂圆肉包裹，用椿根白皮煎水送下，吞服。适用于休息痢。

外治法

△白头翁、苦参、银花、黄檗、滑石各60克，加水浓煎成200毫升，先给患者做清洁灌肠，每日1次，连续3天。适用于湿热痢、疫毒痢。

△淫羊藿15克，附子、乌药、刺猬皮、降香各10克，煨肉蔻15克，五倍子、石榴皮各10克，加水浓煎200毫升，先给患者做清洁灌肠，每日1次，连续3天。适用于虚寒痢、休息痢。

△黄芪、防风、枳壳各50克，清水煎汤，将药汁倒入盆内，先熏后洗肛门，每日1次，连续3~5天。适用于虚寒痢。

△牙皂6克，细辛27克，大葱100克，田螺2个，神曲12克，将牙皂、细辛、神曲烘干，研为细末，再和大葱、田螺肉共捣成膏，用药膏适量，纱布包裹，压成饼状，敷神阙穴，胶布固定，药干即换。适用于噤口痢。

△吴茱萸20克，研为细末，过筛，醋调成膏，敷神阙和双涌泉穴，每日1次。适用于疫毒痢、湿热痢。

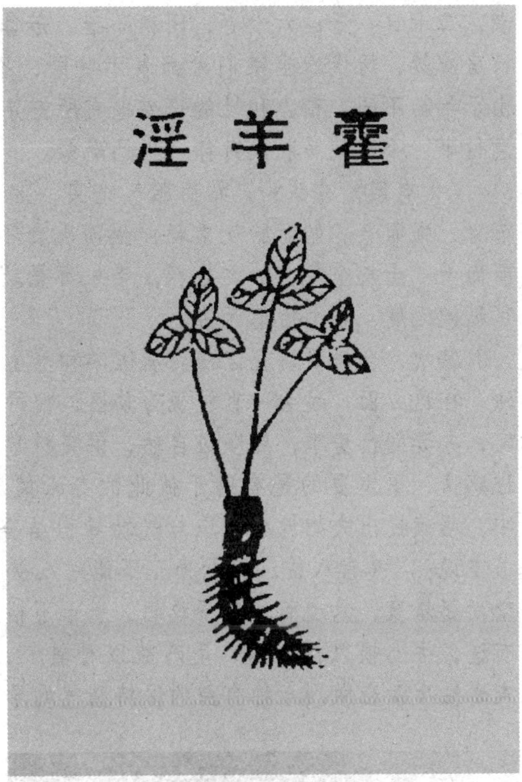

淫羊藿图，选自《本草纲目》。

房事养生

为了自己的身体健康，为了适应“春夏养阳，秋冬养阴”的养生原则，已婚男女在秋天的性生活理应有所节制。不过由于春秋两季气候宜人，所以人们在秋天的房事还是要比夏天的多。这是不符合养生原则的，因为此节气人体阴盛阳衰，过度的性生活对身体害处很大。故此在这一节气中重点讲一讲预防房事过度的知识。

俗语说：“纵欲摧人老”、“房劳促短命”，这话虽然有点危言耸听，但还是有一定科学道理的。我国唐代著名医学家孙思邈说：“恣意情欲，则命同朝霞也。”据现代医学研究证明，如果性生活过度，会导致内分泌失调，免疫防御功能减退，对各种疾病抵抗力减弱，致使代谢功能反常，易引起各种疾病，肿瘤发病率增高。所以，常言道：“淫声美色，破骨之斧锯也。”在封建社会里，皇帝设有三宫六院七十二偏妃，即使是贵族大臣，也是妻妾成群，生活放荡糜烂，虽然他们每天山珍海味，美酒佳肴，但到头来多是恶病缠身，过早夭折。时下，一些年轻人性生活放纵，甚至性生活紊乱，这都是极为有害的。尤其是中老年人更应该节制房事以免过度疲劳，这是由于他们的肾精已经亏少，再“纵欲贪欢”，肾精耗竭，则促其衰亡。因此，中医养生学主张节欲保精，保得一分精液，多延一分寿命。

避免房痨，不是一朝一夕的事，应当从青年时就开始做起，直至老年，始终如一。

首先，要行房有度。度，就是适度，即不能恣其情欲，漫无节制。不少养生家都主张成年之后当随着年龄的增长而逐渐减少，至老年宜断欲。如《千金要方》中指出：“人年二十者，四日一泄；三十者，八日一泄；四十者，十六日一泄；五十者，二十日一泄；六十者，闭精不泄，若体力犹壮者，一月一泄。”对书中所讲的行房次数，历代养生家们大都表示赞同，不过有人主张“其人弱者，更宜慎之”。由于年龄不同，精力和性的需要也有所差异，因此，不能超脱年龄和实际精力而恣意行事，否则就易戕伐身体、折已寿命。

《大有经》中说：“始而胎气充实，生而乳食有余，长而滋味不足，壮而声有节者，强而寿。始而胎气虚耗，生而乳食不足，长而滋味有余，壮而声色自放者，弱而夭。生长全足，加之导养，年未可量。”由此可见，人在壮年时尤其要注意不可纵欲无度，否则后患无穷。

其次，合房要讲究方法。从医学和养生角度来讲，夫妻合房时要讲究适当的方法。在这方面，过去一直被视为禁区，搞得神秘莫测，稍作议论则被视为淫乱。其实，夫妻间行房事，要顺应自然，讲究科学的方法，既能使双方得到性的满足，增进感情，更重要的是有助于彼此的身心健康，延年益寿。在竹简《天下至道谈》中，明确提出夫妇性生活应与气功导引结合起来，以收积气全神、延年益寿之效。书中说：“气有八益，有七损。不能用八益去七损，则行年四十而阴气自半也，五十而起居衰，六十而耳目不聪明，七十下枯上竭，阴气不用，涕泣俱出，令之复壮有道，去七损以抵其病，用八益以补其气，是故老者复壮，壮不衰。”意思是说，夫妻性生活应做到八种有益的保持精气的导引动作，而避免七种有害的动作。如果不按这么做，等到了四十岁时精气已耗损一半，五十岁生活起居已感衰弱，六十岁耳不聪，七十岁体质虚损已极，阳痿、涕泪难自控。如果做好八益，避免七损，可以使人抗衰防老，有益于身体健康。八益是与气功导引相接合的两性交合方法。其宗旨是：导引精气，使阴液分泌、掌握适当时机、阴阳协调、积聚气血、保持精气充盈、防止阳痿等。七损是七种有损身体健康的两性交合活动。其主要表现是：闭精难出、过急、过久汗出伤津、精气短竭、阳痿强用、交合时心烦躁郁、精血耗绝、交合过频、耗费精气等，如此等等，皆可引起废损之病。

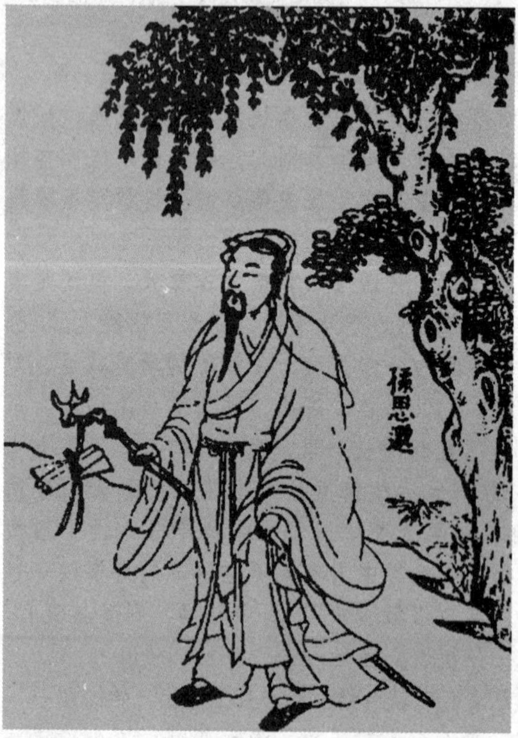

孙思邈像。孙思邈，唐代著名医学家，对房事养生知识曾有过阐述。

就是要求我们不仅要加强身体锻炼，而且要控制早婚早育，加强饮食调理等对控制房痨也有着积极的意义。

三、处暑养生

民间风俗

处暑时节北斗星指向戊，此时太阳黄经为150度，时间在公历的8月23日前后。“处”含有躲藏、终止的意思，顾名思义，处暑表明暑天将近结束。《月令十二集解》中说：“七月中，处，止也，暑气至此而止矣。”此时晴天下午的炎热亦不亚于暑夏之季，这也就是人们常讲的“秋老虎，毒如虎”的说法。顾铁卿在其名著《清嘉录》中形容处暑时讲：“土俗以处暑后，天气犹暄，约再历十八日而始凉；谚云：处暑十八盆，谓沐浴十八日也。”意思是说处暑后还要经历大约18天的流汗日。

从农业角度看，这一时节更有“谷到处暑黄”、“家家场中打稻忙”的秋收景象。农谚还说“立秋无雨甚堪忧，万物从来一半收；处暑若下连天雨，纵然结果也难留”、“立秋下雨人欢乐，处暑下雨万人愁”。这是说处暑节气中农作物已普遍成熟，大地一片金黄，南方两季稻开始收割。处暑这天，最怕下雨，因为成熟的谷物经雨后，会掉落在地，从而影响收割。

处暑三候为：“一候鹰乃祭鸟，二候天地始肃，三候禾乃登。”此节气中老鹰开始大量捕猎鸟类，并且先陈列如祭而后食。接着天地间万物开始凋零，充满了肃杀之气。古时有“秋决”的说法，即是为了顺应天地的肃杀之气而行刑。《吕氏春秋》上说：“天地始肃不可以赢。”即是告诫人们秋天是不骄盈要收敛的季节。第三候“禾乃登”的“禾”指的是黍、稷、稻、粱类农作物的总称，“登”即指成熟的意思。

农历七月十五是中元节。中元节又称鬼节、祭祖节、盂兰盆节，其与清明节和十月初一的寒衣节合称“冥三节”。中元节是佛教与道教共有的祭祀祖灵和亡魂的传统节日。在佛教中，盂兰盆（亦作盂兰盆斋、盂兰盆供、盂兰盆会）是梵语的音译，意为“救倒悬”，源自释迦牟尼的弟子目连曾办百味饮食、供养十万僧众，为在地狱的母亲解脱苦难的故事。在道教中，称七月十五为中元，这一天是“地官考校之元日，天人集聚之良辰”。由于地官掌管赦罪之事，故每逢这一天，道教徒集会讲诵《道德经》，朝拜上供，为罪孽忏悔。时间一长，两种宗教的仪式融合，变成人们追卓先祖的节日。旧时县衙门，东岳庙、城隍庙，各会馆举行“盂兰之会”（做道场），民间烧路纸祭祖，也有以纸糊物，冥洋封成包裹状，上写死者姓名、生卒年月，在十四夜里找一个十字路口焚化，叫“烧封包”。妇女则以果物持赠娘家，叫送节。

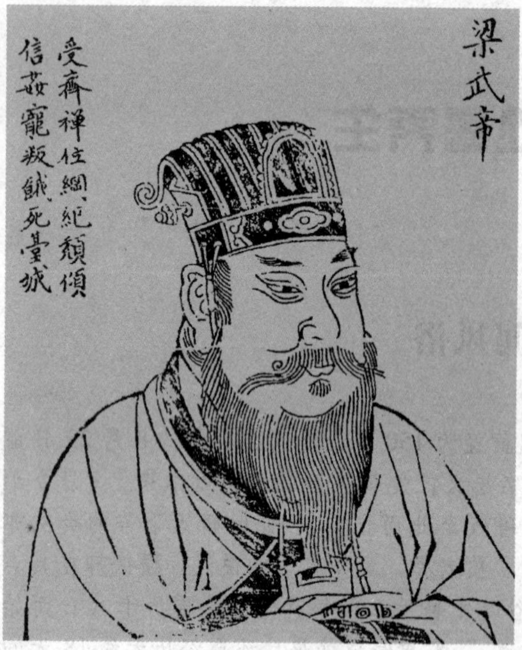

南朝梁武帝萧衍像，相传处暑节气中的中元节即始于梁武帝之时。

据《佛祖统记》记载，中元节始于梁武帝时，到了唐宋时期，香火兴盛。《干淳岁时记》称：“七月十五日，道教谓之中元节，各有斋醮等会；僧寺则以此日作盂兰盆斋，而人家亦以此日祭祖先。”《老学庵笔记》上说：“故都残暑，不过七月中旬，俗以望日具素馔事先……今人以是日祀祖，通行南北。”《东京梦华录》上说：“又以竹竿斩草除成三脚，高三五尺，上织灯窝之状，谓之盂兰盆，挂搭衣服冥钱在上焚之。”明、清时期，又增添了新的内容，《帝京岁时纪胜》说：“中元祭扫，尤胜清明……庵观寺院，设盂兰会，传为目连僧救母。街巷搭苫高台、鬼王棚座，看演经文，施放焰火，以济孤魂。锦纸扎糊法船，长至七八十尺者，临池焚化。点燃河灯，谓以慈航普度。”

中元节期间，各地都有一些不同的食俗。如山西五台山一带，家家都捏“面人”宴客，并互相馈赠。节前，勤劳的妇女夜以继日地忙碌着，她们先将白面和好发酵，然后用发酵的面制成各种物像，如羊、兔、虎、鱼、桃、梨、瓜、柿、大头娃娃，等等，以红豆点嘴，黑豆安眼，用山丹花、玫瑰花片装饰其身，蒸熟后再涂以红、黄、绿、紫诸色，整个制作过程就是这样。习俗中用此物赠人宴客均有讲究，晚辈敬长辈，多系梨、桃，以祝健康长寿；大人送小孩，多系虎、鱼，表示长命百岁；同辈互赠，多系羊、瓜，目的是增进友情；恋人相馈，多系鸳鸯、石榴，暗藏求亲、允婚之意。这一食俗与“告报秋成”相关，实际上是神、鬼、人、祖共享的“收获祭”。

而云、贵、桂等地的壮、布依各族，则在此时操办“祭祖席”。第一阶段是“接祖灵”，即在初七杀鸡奠酒，迎接先祖亡灵归家。第二阶段是“供祖灵”，从初八到十三日的白天，每日早晚两次焚香备酒杀牲祭奠。第三阶段是“送祖灵”，即十三夜或十四晨，杀鸡宰鸭，祭祖后烧“包”。“包”中装纸金、纸银、纸钱、纸牛、纸马、纸船之类，外包红纸，写上某祖名字，在铁锅中烧掉，表示送冥礼。将祖灵送出门外后，全家吃团圆饭，在外的成员，不论多远，都得赶回。此外，十四夜还要到村外十字路口另烧一个封包，泼上三杯酒，这是送给那些不能进屋的野鬼用的，“以济孤魂”。

南方有些地区把这一天作为“敬孤节”，人们争相给孤寡老人送钱、送米，接他们到家吃饭，这是对老人表示敬意的同时也在积德行善。

生活起居

处暑节气里，炎热的气候已接近尾声。这时早晚的气温较低，白天气温较高。所以要根据天气变化适当增减衣服，当心受凉感冒。此节气的显著气候特征为干燥，天气少雨，空气中湿度小。此时人们往往有这种感觉，皮肤变得紧绷绷的，甚至起皮脱屑，毛发枯而无光泽，头皮屑增多，口唇干燥或裂口，鼻咽燥得冒火，大便干结。这种种表现都是由于气候干燥造成的。

这种现象就是人们常说的秋燥。秋燥属温燥，发展为病症为咳嗽少痰、咽干不适、鼻燥口干、手脚心热等。某些疾病在秋燥的作用下，也易复发或加重，如支气管扩张、肺结核等。因此，在此节气中，自我保健防秋燥就显得尤为重要。

秋燥与人的体质有关，所以预防秋燥的最好方法便是增强身体素质。首先，要确保充足的睡眠及睡眠质量。现代医学将睡眠分为入睡期、浅睡期、中等深度睡眠期和深度睡眠期。当你进入前两者入睡期时是处于朦胧状态，很容易被叫醒；后两种入睡期则处于熟睡状态，一般来说，熟睡时不易被叫醒。如果能正常地进入睡眠四期，则人的大脑将能得到很好的休息，第二天能够保持最佳的精神状态。因为睡眠可使人消除疲劳，大脑及肢体得到充分的休息。睡眠中还能产生更多的抗原抗体，增强机体抵抗力，所以说好的睡眠也是养生的重要方法之一。因此现代医学家常把睡眠作为一种治疗手段，用来治疗有顽固性疼痛及精神疾病的患者。其次，要加强晨练。而对此节气的气候干燥，有针对性的晨练应从早晨刚醒来便开始。比如早晨醒来后，在床上应进行吐纳、叩齿、咽津及调息等功法，然后再到户外进行其他体育锻炼。

预防秋燥的另一重要方面就是要重视精神的调养，并以平和的心态对待一切事物，以顺应秋季收敛的特性，从而平静地度过这一多事之秋。

老年人在此季节里，更应该要有坚持午睡的好习惯。随着年龄的增长，老年人的气血阴阳俱亏，会出现昼不寝、夜不瞑的少寐现象。古代养生家说："少寐乃老人之大患"，《古今嘉言》认为老年人宜"遇有睡意则就枕"，这是符合养生学观点的。

另外，古人在睡眠养生法中还强调子午觉的重要性（每天于子时、午时入睡），认为子午之时，阴阳交接，盛极而衰，体内气血阴阳失衡，必欲静卧，以候气复。现代医学研究发现，夜间0～4点，体内各器官的功能都降至最低点；中午12～13点，是人体交感神经最疲劳的时间。据统计资料表明，老年人睡午觉可降低心、脑血管的发病率。因此，老年人在加强睡眠的同时，除了应该早睡早起外，午休千万不能少。并且最好午休时间处于中午12～13点之间。

运动保健

1. 处暑七月中坐功

《遵生八笺》中原文记载如下："运主太阴四气。时配足少阳胆相火。坐功：每日丑寅时，正坐，转头左右举引，就反两手捶背，各五七度，叩齿，吐纳，咽液。治病：风湿留滞，肩背痛，胸痛，脊膂痛，胁肋髀膝经络外至胫绝骨外踝前及诸节皆痛，少气咳嗽，喘渴上气，胸背脊膂积滞之疾。"

立秋后，由于盛夏余热未消，秋阳似火，气温仍较高，加之天气多雨，空气湿度较大，湿热蕴蒸，故有"秋老虎"之称。处暑后，气候日趋于凉。本保健法以"处暑"命名，正是顺应这一时令特点而制定的气功锻炼方法，适宜于处暑时节采用，可以从处暑时开始锻炼，直至白露时为止。秋季燥气对人体的影响，在人体以肺的病变较为明显。手太阴肺经起于中焦，下络大肠，还循胃口，通过横膈膜，属肺，至喉部，横行至胸部外上方，出腋下，沿上肢内侧前缘下行，过肘，至腕入寸口，上鱼际，直出拇指。其主要病变表现为胸闷胀满、缺盆疼痛、喘咳、气逆、烦心、掌中热、中风、小便数而欠、饶臂痛、咽喉肿痛、肩背痛，等等。采用本功法锻炼，对上述病变有较好的防治作用。

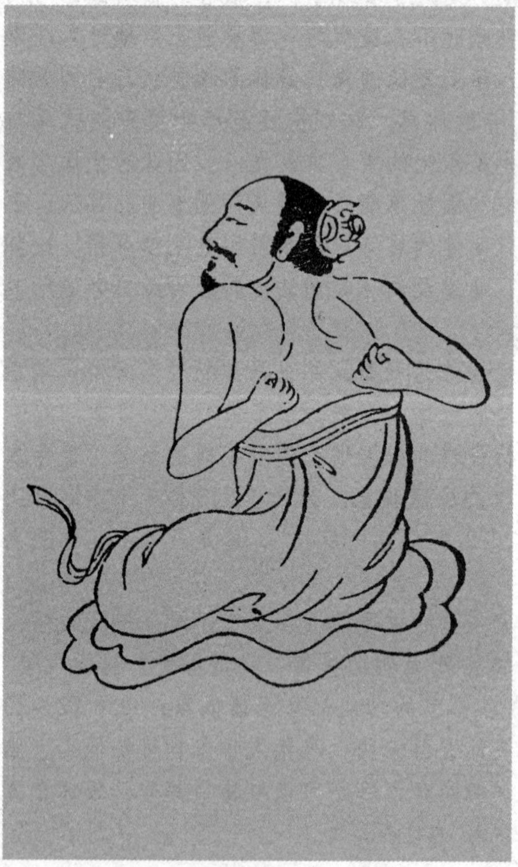

明代高濂《遵生八笺》陈希夷导引坐功图中的处暑七月中坐功图

具体操作方法：每日凌晨3～7点时，正坐，身体向左右扭动并转头，同时双手一手以拳背部捶背，另一手握拳于前方振胸。各5～7次，然后牙齿叩动36次，调息吐纳，津液咽入丹田9次。可以防治：风湿留滞、肩背胸痛、脊椎上臂疼痛、胁、腿、膝部经络至小腿脚踝及各处关节疼痛、胸闷咳、气短、胸背脊椎上臂积滞等疾病。

2. 发声导引功

适应病症：对各种肝病的治疗有奇效。

具体操作方法：自然站立，双脚分开与肩同宽，双臂自然下垂，掌心朝内侧，中指指尖紧贴风市穴，拔顶，舌抵上腭，提肛，净除心中杂念。全身放松，静站5分钟，用腹式顺呼吸法，吸气时腹凸，呼气时腹凹，吸时尽量吸至气满，呼时尽量将气呼尽，呼气时口形发喝（he）音，初练时可发出声音，熟练后则不要听见声音，如此反复呼吸36次。

3. 仰卧导引功

适应病症：止吐效果明显。

具体操作方法：全身放松，两腿伸直，两臂松垂自然放于体侧，将左脚放在右脚背上，用鼻子做深细匀长之呼吸24次，再将右脚放在左脚背上，用鼻做深呼吸24次。

4. 仰吸导引功

适应病症：对消化不良的患者以及酒醉后可用于醒酒。

具体操作方法：端坐于椅子上，两脚分开与肩部同宽，大腿与小腿呈90度角，躯干伸直，全身放松，下颌向内微收。全身放松，头后仰，面部朝天，用鼻吸口呼，做深长匀细之呼吸24次。

5. 搓肋导引功

适应病症：便秘，腹胀满。

具体操作方法：仰卧在硬板床上，全身放松，排除杂念，用两手从上向下搓推按两肋，前边从乳下直推按至下腹，后面可推按到腋窝后缘，按摩5~10分钟。然后用口深吸气，咽下后用鼻子慢慢呼出，一吸一呼为一次，共做36次。

6. 足趾导引功

适应病症：痞块、逆气。

具体操作方法：端坐在硬板床上，两腿伸直，右脚尖向上不动，左脚跟放在右脚趾上，全身放松，使人体左右阴阳之气，循左升右降之机，气机升降可助消除痞块。左脚面绷紧、平直，做时用鼻吸口呼，做深长匀细呼吸36次，意念在呼吸时从胸部领气下行至两脚足趾动作。

饮食养生

科学饮食也可预防秋燥。首先，要多喝开水、淡茶、果汁饮料、豆浆、牛奶等，并要做到量少而频饮；其次，要多食新鲜蔬菜和水果。秋燥最容易伤人的津液。多数蔬菜、水果有生津润燥、消热通便之功效。蔬菜、水果等含有大量的水分，能补充人体的津液。再次，还可多吃些蜂蜜、百合、莲子等滋补之品，以顺应肺脏的清肃之性。最后，要少吃辛辣煎炸等热性食物。如韭菜、大蒜、葱、姜、八角、茴香等辛辣的食物和调味品，炸鸡腿、炸鹌鹑等煎炸的食物，多食这些食物都会助燥伤阴，从而加重秋燥。

食疗方

△芝麻菠菜

【用料】鲜菠菜500克，熟芝麻15克，盐、香油、味精等适量。

【做法】菠菜去根洗净，在开水锅中滚烫一下，捞出后浸入凉水中，凉后捞出沥干水分，切成段，放入盘内，分别加入盐、味精、香油，搅拌均匀，再将芝麻撒在菠菜上即可。

【功效】补肝益肾，开胸润燥。

△青椒拌豆腐

【用料】豆腐1块，青椒3个，香菜10克，香油、盐、味精等适量。

【做法】豆腐用开水烫透，捞出晾凉，切成1厘米见方的小丁。青椒用开水焯一下，切碎，香菜切末。将豆腐、青椒、香菜及香油、盐、味精等搅拌均匀，盛入盘内即可。

【功效】益气宽中，生津润燥，清热解毒。对胃口不开、食欲不振者尤其适合。

△百合莲子汤

【用料】干百合100克，干莲子75克，冰糖75克。

【做法】百合浸水泡一夜后，冲洗干净。莲子浸泡4小时，冲洗干净。将百合、莲子置入清水锅内，武火煮沸后，加入冰糖，改小火续煮40分钟即可食用。

【功效】安神养心，健脾和胃。

△百合脯

【用料】生百合60克，蜂蜜2汤勺。

【做法】将百合用清水洗净放入碗内，浇上蜂蜜，放入蒸锅内蒸30分钟出锅，或烘干或风干即可。分7次睡前服用。

【功效】清心安神。适于睡眠不宁、惊悸易醒者。

△清蒸鳗鱼

【用料】活鳗鱼一条500克，盐、黄酒、生姜适量。

【做法】①鳗鱼活杀，剖腹，洗净，切成大块，淋上黄酒2匙，撒上盐适量，放生姜3片。②用旺火隔火蒸1小时。

【服法】佐膳食，1日2次，每次1小碗。

【说明】此方对肺结核病症有疗效。鳗鱼，别名白鳝、风鳗。鳗鱼肉甘乎、微寒。其骨，锻灰，外敷可治疮疽。鳗鱼肉含蛋白质、脂肪、肌肽、钙、磷、铁、维生素A、B_2等。《本草经疏》中说："骨蒸疹瘰及五痔疮瘦人常食之，有大益也。"应注意的是：因为鳗鱼营养价值高，所以每次不宜多食，过量不易消化，影响食欲。

△百合汽锅鸭

【用料】新鲜百合300克；鸭1只，约3斤；黄酒、盐适量。

【做法】①新鲜百合洗净、滤干。②鸭活杀，去毛、剖腹，洗净切块，放入盛有清水的锅内，煮开后捞出，洗净。将鸭块和百合混匀后放入汽锅内，加黄酒2匙，撒入盐适量。将汽锅放在盛水的锅上，用旺火汽蒸4小时，至鸭肉酥烂。

【服法】佐膳食，每日2次，每次1小碗。

【说明】本方滋阴补血，清降虚火，敛肺治咳。对肺结核病痰中带血丝者和支气管扩张少量咯血者均有疗效。

△萝卜羊肉汤

【用料】羊腿肉1 000克，白萝卜500克，胡萝卜100克，干橘皮适量，生姜、植物油、细盐、黄酒适量。

【做法】羊肉洗净，切成大块；白萝卜、胡萝卜洗净切成块；起油锅，放植物油适量。用旺火烧热油后，先放生姜片一爆，随即倒入羊肉，翻炒5分钟，加黄酒适量，至炒出香味，加入半碗冷水，烧沸10分钟，盛起；将羊肉、胡萝卜、干橘皮倒入大沙锅内，加冷水浸没，用中火烧开后，加黄酒适量，细盐适量，改用小火炖半小时，倒入白萝卜，至羊肉、萝卜酥烂时，离火。

【食法】佐膳食，弃橘皮。

【说明】本方补脾胃，温肺气，化寒痰，补元阳，御风寒，对脾虚肺寒、形体消瘦、御寒无力的肺结核患者甚为相宜。

△木耳花生猪肺汤

【用料】黑木耳30克，花生米100克，猪肺一只，盐、黄酒适量。

【做法】黑木耳用温水泡涨、洗净。花生米洗净；猪肺粗洗一遍，从气管中灌水，使肺翼扩张，用力揉洗后，倒出血水，再灌再洗，如此反复冲洗五六次，见肺翼发白时，离水，沥干，切成块；将猪肺、花生米先倒入大沙锅内，加冷水浸没，用旺火烧开后，除去浮在汤上的一层泡沫，加黄酒2匙。再改用小火慢炖1小时后，倒入黑木耳，加细盐适量，继续炖1小时，离火。

【服法】每日2次，每次1大碗，饭前空腹食。

【说明】本方滋肾补肺，去淤止血，润燥化痰，对肺肾两虚、肺燥干咳带有血丝者最为适宜。

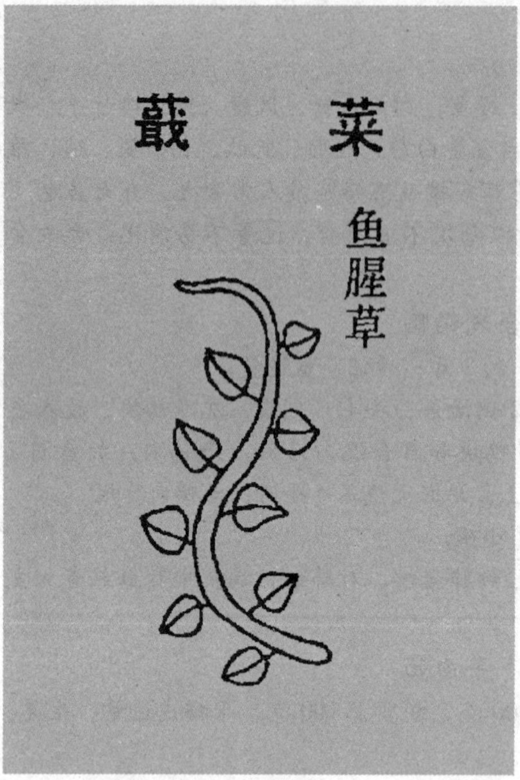

鱼腥草图，选自《本草纲目》。

△板栗烧猪肉

【主治】肺痨（支气管扩张）。

【用料】板栗、瘦猪肉各250克，盐、姜、豆豉各少许。

【食法】将板栗去皮，猪肉切块，加盐等调料，加水适量煮熟烂即可。

△鱼腥草烧猪肺

【主治】肺痨。

【用料】猪肺250克，鲜鱼腥草100克，料酒、精盐、味精、酱油、白糖、葱段、姜片、猪油各适量。

【食法】烹调成菜肴食用。

△薏苡仁煎

【主治】肺痨唾脓血。

【用料】薏苡仁300克。

【食法】将薏苡仁杵碎，加水2 000毫升，煎成500毫升，入酒饮之。

△燕窝枸杞汤

【主治】支气管扩张。

【用料】冰糖150克，燕窝30克，枸杞15克。

【食法】将燕窝用温热水加盖闷泡，水凉后择去绒毛及杂物，再用清水冲洗，盛入碗内加1小碗水，上笼蒸0.5小时，连枸杞同倒入盛燕窝的碗内即成。

△百合冰糖炖鲫鱼

【主治】支气管扩张。

【用料】鲜百合100克（干品减半），冰糖60克，活鲫鱼1条。

【食法】将鲫鱼活杀，洗净，入锅内加水适量，烧开后加黄酒1匙，倒入百合片、冰糖，改用文火炖熟，分2次服食。

保养头发类食谱

△炸紫菜鱼片扎

【用料】鱼肉400克，1个鸡蛋的蛋清，面粉1/4杯，紫菜数张，盐、酒少许，柠檬汁、白萝卜（磨碎成酱）各少许，酱油、辣椒粉适量。

【做法】①将鱼肉洗净，沥干水分，切成片，加入腌料腌约15分钟。②将蛋清打入碗内，搅拌至泡沫，掺入面粉拌匀，然后放入腌好的鱼肉蘸一蘸，并用紫菜在中央包卷成带状；③烧锅下油，将包卷好的鱼肉炸至呈金黄色捞出，沥干油，上盘，伴以蘸汁料进食。

【功效】此方可治营养不良所致的发枯发黄和去除脸上皱纹。

△琥珀芝麻虾

【用料】新鲜竹节虾600克，核桃仁100克，白芝麻适量，酱油、盐、糖、醋各适量。

【做法】①将竹节虾剥去虾皮，剔去泥肠，洗净后沥干水分，切成两段，用腌料腌片刻；②烧锅下油，将核桃仁炸后盛起，沥干油分；③再起油锅，倒入虾段，用猛火将虾炒熟，加入调味料炒匀上盘；④核桃仁伴盘边，虾球上加撒炒熟的白芝麻即可进食。

【功效】此方可治营养不良所致的发枯发黄和去除脸上皱纹。

△鸡丝拌海蜇皮

【用料】鸡肉200克，海蜇皮200克，黄瓜100克，红椒1个，白芝麻适量，姜丝1勺，盐、麻油、胡椒粉、生粉、酱油、水、糖各少许。

【做法】①将适量水烧开，待稍冷后下海蜇皮焯一焯，捞起，立即用清水浸冷，取出，沥干水分；②将鸡肉洗净，沥干水分切丝，加腌料腌约10分钟；③红椒、黄瓜洗净，去核切丝；④烧锅下油，爆姜丝，下鸡丝炒匀，加入红椒丝、黄瓜丝拌炒至将熟，加入海蜇皮炒匀，用调味料调味炒匀后即可上盘；⑤将白芝麻炒熟，撒在鸡丝、海蜇皮面上即可。

【功效】此方可治营养不良所致的发枯发黄和去除脸上皱纹。

△芝麻黑豆泥鳅

【用料】泥鳅500克，黑豆50克，黑芝麻50克，陈皮1/4个，盐适量。

【做法】①将黑豆、黑芝麻洗干净，沥干水分；②将泥鳅剥净，用精盐将泥鳅腌一腌，漂洗干净，再用开水掩过，捞起，冲洗干净，沥干水分；③陈皮浸软去瓤，洗干净；④烧锅下油，将泥鳅煎至两面微黄，盛起；⑤将清水加入汤煲内烧开，再加入全部材料，煲开后，改用小火煲约3小时，加入调味料调味即可。

【功效】此方可治营养不良所致的发枯发黄和去除脸上皱纹。

△何首乌煲牛肉汤

【用料】何首乌20克，牛肉100克，乌豆100克，龙眼肉、红枣各少许，姜2片，盐少许。

【做法】①将乌豆用锅炒至裂开，用清水浸洗干净，沥干水分；②将牛肉洗干净，沥干水分，切块；③龙眼肉、红枣（去核）分别洗干净；④放适量清水入煲，加入牛肉煮开后，将水面泡沫及肥油捞出，加入乌豆、龙眼肉、红枣及姜片煲约2小时至各料熟，调入调味料即可。

【功效】此方可治营养不良所致的发枯发黄和去除脸上皱纹。

药疗养生

支气管扩张治疗

支气管扩张指支气管及其周围肺组织的慢性炎症损坏管壁，以致支气管扩张和

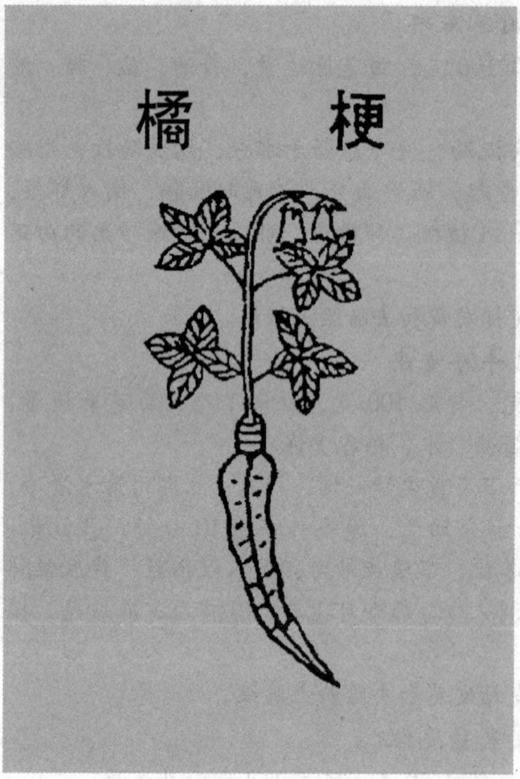

桔梗图，选自《本草纲目》。

变形。以反复咳嗽、咳吐脓痰和间断咯血为主要特征。起病缓慢。可伴有衰弱无力、消瘦、贫血、食欲不振和杆状指、趾等症。

西药治疗

△用氯化铵、必嗽平等口服化痰止咳。

△控制感染，抗生素用法同前。

中药治疗

△瓜蒌桔梗汤：桔梗、浙贝、桑白皮、全瓜蒌、苡仁、海蛤粉、黄芩各15克，杏仁、当归、桃仁各12克，银花、鱼腥草、苇茎各30克，黄芪20～30克。合并肺部感染加紫花地丁、大黄等。每日1剂，水煎，分3～4次服。适用于咳嗽、吐脓痰为主者。病情缓解后，改制成丸剂，每日10克，每日服3次。

△加减黛蛤散：青黛、海蛤粉、黄芩、生地各15克，白芨20克，紫菀、当归、桔梗、阿胶各10克，丹皮、桑白皮各12克，地骨皮、大黄炭各10克。每日1剂，水煎，分3～4次服。适用于咯血为主者。

△支扩成方：参三七，蒲黄炭、杏仁、款冬花、川贝母、橘白、橘络、阿胶（烊）、党参各15克，海蛤粉、南天竺、百合、生白术、牡蛎各30克，糯米60克，白复120克，上药（贝壳类如牡蛎采用浸膏入药）研末制成散剂或丸剂，每日10～15克，每日2次。对咳吐脓痰、咯血患者均有效。

△杏仁、桃仁、冬瓜仁、苡仁、瓜蒌仁、黄芩、白术、茯苓、法夏、银花、黄芪、太子参、淫羊藿、灵芝各等份，制蜜丸，每服9克，每日2～3次，连服2～3个月以上。适用于病情缓解后的预防性治疗。

肺结核

西药治疗

△雷米封（异烟肼、INH，H）：有抑制和杀灭结核菌的作用，是抗痨首选第一线药物。成人0.3克，1次或分3次口服，也可静脉或气管内给药，对急性粟粒性肺结核，剂量可加大到0.6克/日，同时加用维生素B_6，以防周围神经炎的发生。疗程为6～12个月。本药副作用小，但也偶有精神兴奋、周围神经炎、男性乳房增生、肝损害等副作用发生，故用药期间应注意观察，有副作用发生应停止用药，另选它药。

△链霉素（streptomycinSM）：有抑制结核菌繁殖的作用，适用于活动性肺结

核，也是第一线抗痨药，成人每日1.0克，肌肉注射，老人、儿童及体瘦小者应酌减。也可气管内滴注或雾化吸入，肌肉注射疗程为2~6个月。也可在1~3个月短程治疗后，改用间歇疗法，每周肌肉注射2次，每次1克，疗程为2~6个月。本药副作用为第8颅神经损害引起的耳鸣、耳聋、前庭功能障碍，导致眩晕，平衡失调，如不及时减少剂量或停止用药，则常形成不可逆性失听和眩晕症。

△对氨基柳酸钠（para—aminosalicylicacid，NaPAS）：对结核菌抑菌作用弱，但耐药性小，成人每日8~12克，分2~4次口服，或加入5%葡萄糖液500毫升静脉滴注，因此药遇光易分解变性而失效，故滴注时必须用黑纸或布包绕输液器以避光。副作用有纳呆、恶心、腹泻等，如在饭后服用，或加用苏打，可减少胃肠道的不良反应。

△利福平（rifampicinRMP）、利福定（rifadinRFD）：为广谱抗菌素，但对结核菌作用较强，故近来作为抗结核的首选药物。RMP剂量为每日450~600毫克，清晨空腹口服。副作用为胃肠道反应及肝功能损害，故用药前应测肝功能，有肝疾病者慎用。RFD作用与RMP同，但剂量为RMP的1/3即可，即每日150毫克，空腹顿服。由于剂量小，副作用亦减轻，也为抗痨首先联合用药之一。

△乙胺丁醇（ethambutolEMB）：杀结核菌作用较强，成人每日600毫克，分2~3次口服，副作用为可引起球后视神经炎，表现为视敏感度降低，中心盲点，绿色视觉减退。

△卡那霉素（kanamycin）：其作用同SM，遇SM过敏者可选用。成人剂量为每日1克肌肉注射，但注射局部常有吸收不全或疼痛较重的反应。副作用是第8对颅神经和肾脏损害。

△吡嗪酰胺（pyrazinamidePZA）：有抑制肾对尿酸的排泄作用，促使尿酸向关节组织沉积，引起关节疼痛，而RMP有促进尿酸清除作用，故常与RMP合用，以减少以上副作用。成人剂量为每日1.5~2克，分3次口服，副作用有肝损害。

△胺硫脲（TB1）：剂量为成人每日75~100毫克，分3次口服，副作用是胃肠道反应，白细胞减少，肝损害。

中医辨证分型治疗

肺阴亏损型

【症状】干咳、声音嘶哑、痰中带血丝、胸部隐痛、骨蒸潮热与手足心热、两颧发红午后更著、盗汗、形体消瘦、口干喜冷饮、舌红脉细数。（血沉常增速，血红蛋白偏低）

【证候分析】肺为娇脏，喜润恶燥，肺阴不足，失于清肃，气逆作咳，但阴亏肺燥，故无痰。燥热伤络而咯血，阴虚内热则过午低烧，因此有口干喜冷饮以清内热之需。盗汗为睡中不动而汗出，为阴虚之象。阴虚阳盛，迫汗外溢而有盗汗，舌红脉细数也是阴虚之候，此证多见于疾病初起阶段。

【治法】养阴润肺，清热杀虫。

【方药】月华丸加减。沙参12克，麦冬12克，天冬10克，生地18克，百部15克，白芨20克，山药30克，云苓15克，川贝12克，菊花10克，阿胶15克

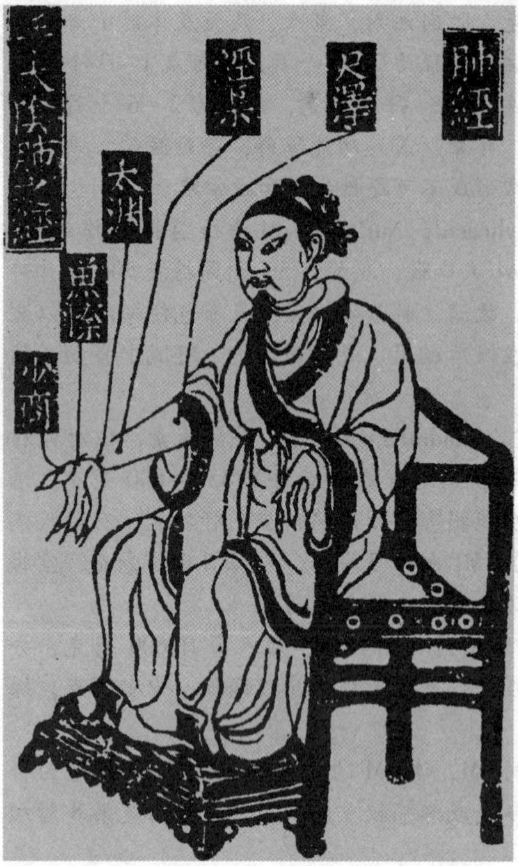

《铜人图经》五腧穴图中的肺经图

（烊化），三七3克（冲服）。水煎服，1日1剂，早晚分2次口服。咯血加茜草，大小蓟、三七。盗汗加糯稻根。虚火盛加黄芩、知母，遗精加锻牡蛎。

阴虚火旺型

【症状】 咳嗽、气急、痰黏而少、颧红、潮热、盗汗少寐、胸疼、咯血、遗精、月事不调、消瘦乏力、舌绛苔剥、脉沉细数。（血红蛋白与红细胞偏低）

【证候分析】 痨邪客肺，日久伤阴，肺伤咳甚，邪久化热，更损肺阴，故痰少而黏稠，不易咯出，甚至络伤而咯血痰。轻者量少可为痰中带血，色鲜红，重则大口咯血，挟有血块，视为危候。若有脾虚，水湿失布，聚湿为痰贮于肺，而症见咳嗽，多痰，则多见于肺脾兼虚者。潮热为慢性定时发热，多由内伤所致，阴伤则火旺，水不制火，阳气升腾，症见两颧潮红而内热重，心烦而少寐，逼津外泄而盗汗重。脉络不和、气血淤滞而胸疼，相火偏亢而遗精，冲壬失养而月事失调。子盗母气，肺病及脾，生化失养，而见形体消瘦，肌肉疲倦少动。舌绛苔剥，脉沉细数，是久病伤阴、脏气亏虚之象。多见于病发日久的结核病患者。

【治法】 滋阴降火，抗痨杀虫。

【方药】 百合固金汤合青蒿鳖甲散加减。龟板10克，阿胶12克（烊化），冬虫夏草12克，胡黄连10克，银柴胡10克，百合30克，生地20克，麦冬12克，橘梗12克，贝母12克，当归12克，青蒿15克，知母12克。水煎服，1日1剂，早晚分2次口服。

气阴耗伤型

【症状】 面色苍白，神疲体软，咳语声微，纳呆便溏，痰多清稀，畏风自汗与颧红盗汗并见，舌淡苔白有齿痕，脉沉细而少力。（血红蛋白及红细胞显著降低。）

【证候分析】 久病之体，阴病损阳，致使气阴两伤，主要累及肺脾两脏。肺不主气，脾失运化，则见体弱声微、面白、纳呆、便溏诸症，脾虚水失输布，聚而多痰。肺虚卫外不固，故而汗出畏寒，阳气衰则神疲体软，倦怠乏力，皮毛不固易发感冒，加之肺痨固有的阴伤、颧红、盗汗等症，从而形成气阴两伤证候，舌淡苔白有齿痕及脉沉细少力，皆为阴耗气伤之象。此多见于久病不愈的结核病患者。

【治法】 益肺健脾，杀虫补虚。

【方药】 参苓白术散加减。太子参15克，云苓15克，白术15克，山药30克，橘梗12克，百合30克，大枣10个，黄芪20克，莲子15克，当归12克，白芨20克，功劳叶12克。水煎服，1日1剂，早晚分2次口服。

阴阳两虚型

【症状】 少气无力，消瘦面黄，声喑音哑，潮热盗汗，骨蒸痨热，泄溏便急，痰白沫状或血痰，心悸气短，寡言少欲，纳呆，自汗，滑精，闭经，苔黄燥，脉微细或虚弱无力。

【症候分析】 脏腑之间有互相滋生、互相制约的关系，因此在病理情况下，肺脏局部病变也必然会影响其他脏器和整体，故有“其邪展转，乘于五脏”之说，肺痨与脾肾两脏关系最为密切，脾为肺母，肺虚则耗夺脾气以自养，则脾亦虚，脾虚不能化水谷为精微上输以养肺，则肺虚更重，互为因果，终致肺脾同病，见神疲乏力、纳呆、便溏、畏寒、倦怠等症。

肾为肺之子，肺虚肾失滋生之源，或肾虚相火灼金，子盗母气，致使肺气更为耗竭，而不能滋养于肾，终致肺肾两虚，肾阴亏虚，相火偏亢，扰动精室，则见梦遗，女子则月经不调等肾虚症状。

若肺虚不能制肝，肾虚不能养肝，肝火偏旺，上逆侮肺，可见性急善怒，胁肋掣疼等症。如肺虚心火乘克，肾虚水不济火，还可伴有虚烦不寐、盗汗、骨蒸痨热等症。

久延而病重者，可演变发展至肺脾肾三脏同病。或因肺病及肾，肾虚不能纳气，或因脾虚及肾，脾不能化精以资肾，由后天而及先天，甚则肺虚不能佐心治节血脉运行，而致气虚血淤，出现气短、喘急、心悸、唇绀、肢冷、浮肿等症，即肺源性心脏病的发生。

此症见于肺脾肾三脏俱虚的患者，为气阴耗损发展而成，见于重症肺结核晚期。

综上所述，肺痨以阴虚为先，继可导致气阴两虚，阴阳俱虚。以脏腑辨证而言，病之初起，为肺阴亏损，继之肺脾同病，气阴两伤，后期肺脾肾三脏交亏，阴损及阳，

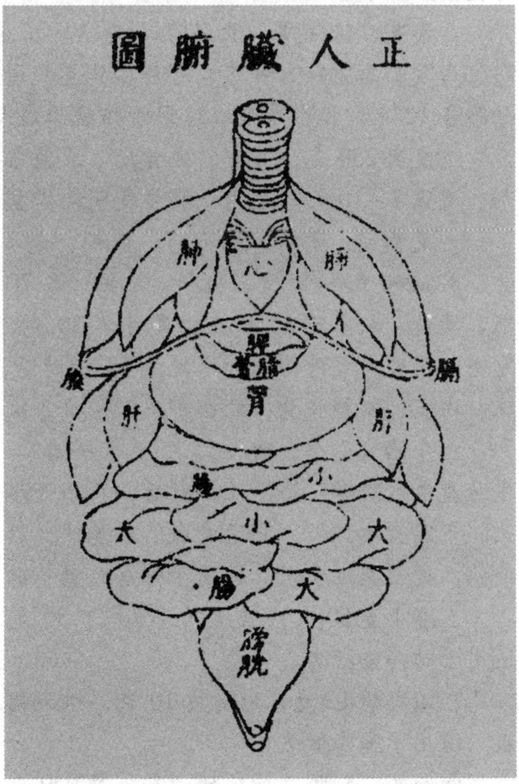

明代吴崑《针方六集》中的正人脏腑图。正人脏腑图，即从正面看人的脏腑。

而致阴阳俱虚，并见心肝脏腑功能损害的严重证候。

【治法】滋阴补阳，固本杀虫。

【方药】补天大造丸加减。太子参15克，白术15克，山药30克，茯苓20克，黄芪30克，紫河车15克，当归15克，鹿角10克，龟板12克，白芍12克，白芨30克，功劳叶12克。水煎服，1日1剂，早晚分2次口服。

单方验方

△蒜白芨：紫皮蒜20克，去皮捣烂，加白芨3克与米汁同服，每日2剂。

△芩部丹：黄芩9克，百部18克，丹参9克，共为细末，每日1剂。

△白黄四味散（《千家妙方》）：适于肺结核咯血患者。白芨12克，生大黄9克，儿茶6克，白矾3克，共为细末，分30包，每日3次，每次1包。对肺结核有小量咯血者有很好的疗效。

△铁包金、穿破石各30~60克，阿胶、白芨、瓜蒌、杏仁、枇杷叶、紫菀、百部、贝母各10克，水煎服，每日1剂，分2~3次服下。适用于各型肺痨。

△冬虫夏草、麦冬、沙参各9克，瘦猪肉100克，加水共煮汤，每日1次，连服10~15天。适用于肺痨肺阴亏损者。

△生地、桃仁、麦冬、山药、百部各9克，白花蛇舌草、仙鹤草各30克，凌霄花根、丹参各12克，水煎服，每日1剂。适用于肺阴虚型。

△秦艽、银柴胡、北沙参、麦冬、川楝子、生地、地骨皮、白薇、青蒿、石斛、白芨、马兜铃、黄芩、百部各9克，白花蛇舌草、仙鹤草各30克，凌霄花根、丹参各12克，加水煎服。适用于肺痨阴虚火旺型。

△鳖肉250克，百部、地骨皮、北芪各15克，生地20克，加水煎服，每日1剂，连服7~10天。适用于肺痨气阴两虚型。

△炙黄芪、党参、淮山药、茯神、麦冬（米炒）、炒枣仁、蒸薏米、玉竹、百合、阿胶珠（蛤粉炒）、当归、枇杷叶各70克，熟地黄100克，山萸肉、川贝、川断、紫菀、款冬花各50克，炙甘草30克，白蜜1 000毫升，冰糖500克，将蜜、冰糖、阿胶珠之外诸药加水浸泡24小时后，浓煎3小时取汁，再煎浓缩加入阿胶珠、白蜜、冰糖收膏，装瓶备用，每日3次，每次1汤匙。适用于肺痨各型。

△牛胎盘1个，甜杏仁15克，苦杏仁12克，生姜3片，红枣3枚，酒适量，牛胎盘清水洗净，浸泡几小时后，再用开水焯透，切块，炒锅烧热，加少量油再烧热，下胎盘块翻炒，泡适量白酒、姜汁，然后加枣仁、姜片、枣及适量清水，倒入沙锅，煲至熟烂食用。适用于肺痨久嗽不愈者。

△浮小麦50克，黑豆（或豆衣）50克，乌梅2个，水煎，傍晚服，连服1周。适用于肺痨盗汗者。

△石决明12克，地骨皮10克，银柴胡6克，石决明碾碎，与其他2味共煎汤服。适用于肺痨低热。

△蛤粉、阿胶，炒后研细末，每日9克，分2次服。适用于肺痨咯血。

外治法

△敷药法：五灵脂、白芥子、白鸽粪、大蒜（去皮）各30克，甘草12克，白

凤仙草1株，猪脊髓60克，麝香1克，醋适量，先将醋倒锅内加热，入麝香溶化，再将五灵脂、白芥子、鸽粪、甘草共研细末，过筛，和猪脊髓、凤仙花全草、大蒜，放在醋内捣成膏，纱布包裹，敷于肺俞、脾俞、肾俞、膏肓俞，2日换药1次，15日为1疗程，中间休息3天，继续使用。适用于肺痨阴虚肺热型。

△敷脐法：五倍子、辰砂各2克，共研细粉，水调成糊状，涂于塑料薄膜上，敷于脐窝，胶布固定，24小时1次。适用于肺痨盗汗。

△摩擦法：凤仙根、姜、桂皮、樟脑。姜、桂同捣，掺入樟脑，以凤仙根蘸药擦前胸、后背，每日2~3次，每次30分钟。适用于肺痨气喘、盗汗、咯血。

△吸入法：将紫皮大蒜50克捣烂，蒜泥摊于玻璃瓶内，瓶口置于口鼻，吸其挥发气，每次1~2小时，每日2次。适用于肺痨形成空洞之症。

房事养生

此节气时的天气仍十分炎热，在这个节气中性生活适度有益于身心健康，当然了性生活质量要高，只有这样才能起到安神健体的作用。为了提高夫妻双方交合的质量，很有必要了解和掌握古人房事中的戏道。古人所说的戏道，也就是我们今天所说的调情与爱抚，此戏道是交合双方性和谐、性满足的前提，能提高房事质量，增进男女双方的感情。

《玉房指要》认为：男女的性生活，应先有舒缓的爱抚嬉戏阶段，目的是使夫妻双方身心感到轻松、愉悦、和谐，从而使双方同时达到性高潮，使性生活能起到欢愉身心的作用。爱抚的方式是多种多样的，一般是指抚摸、吸吮、轻揉、按摩、搔痒以及直接对生殖器的刺激等。男性的性敏感区域在阴茎龟头部冠状沟的腹面，接近包皮系带之处；女性的性敏感区域在阴蒂、小阴唇和阴道前庭附近。阴蒂是女性性感区的中枢，几乎和男性的阴茎相同。所以，持续且适当地刺激阴蒂和阴茎这两个器官是非常重要的。那么，其产生的强烈而迅速的性反应，往往收到事半功倍的效果。《玉房指要》中说："凡御女之道，务欲先徐徐嬉戏，使神和意感，良久乃可交接……交接之道，无复他奇，但当从容安徐，以和为贵，玩其丹田，求其口实，深按小摇，以致其气。"大致意思是：经过爱抚，使得两个人情绪趋于和谐，性欲因此而兴奋。爱抚的动作宜从容安详，态度温和，轻轻触摸对方脐下三寸的丹田处，再相互拥抱、亲吻，吸吮女性口中的津液，唤起对方的兴奋，之后才能进行交合。又云："道不远求，但俗人不能识耳。采女曰：不情而可益寿，不亦乐哉。"这是告诉人们：长生之道无须远求，只是社会上一些凡夫俗子不懂得性生活前爱抚的重要意义罢了，所以，古代通晓房中术的人慨叹，诸如这样的爱抚，既不违背人之常情，又可以延年益寿，岂不是一种享受？

爱抚的方式是多种多样的，下面我们谈谈《合阴阳方》刻书中所授的合阴阳之道。"凡将合阴阳之方，握手，土棺阳，循肘房，抵腋旁，上灶纲，抵领乡，循拯筐，覆周环，下缺盆，过醴津，陵渤海，上常山，入玄门，御交筋，上合精神，乃能久视而与天地牟存。交筋者，玄门中交脉也，不得操之，使体皆乐痒，悦泽以好，虽欲勿为，作相向相抱，以恣戏道。戏道：一曰气上面热，徐向；二曰乳坚鼻汗，徐抱；三曰舌蒲而滑，徐屯；四曰下汐股湿，徐操；五曰嗌干咽唾，徐撼，此谓五欲之征。征备乃上，上堪而勿内，以致其气。气至，深内而上撅之，以抒其热，因复下反之，毋使其气歇，而女乃大竭，然后十动，接十节，杂十修。接形已没，遂气宗门，乃观八动，听五音，察十已之征。”这里形象而生动地描写了男女交欢时的情景，首先描述了男女交合之前的爱抚动作。其方法是握手抚摸，女性捏握阴物，男性以手自女臂上抚摸至乳房，转至腋下，上至锁骨旁，到达玉项，至下颌，口唇四周，再至锁骨窝，经过胸乳部位，到达脐周围，阴阜，探其玉门，捏其阴蒂，然后引导周身之气，出入九窍，按照这样的房中导引方法，可以使人长生不老，与天地共存。阴蒂，是玉门中阴筋交会之要地，因此，必须抚摸轻捏，使全身舒服愉悦，产生痒快之感。这时，即使有性交的想法，也不能急于求成，还应相互亲吻、拥抱，尽情地嬉戏娱乐。嬉戏娱乐也有原则和方法：一是通过慢慢亲吻，使精气上引而令面部发热；二是慢慢将男拥抱，则女性乳房坚挺，而鼻上微微渗出汗珠；三是舌上津液渗出，肋滑则慢慢吸吮男子口唇；四是女性阴部玉液涌出，两股光滑湿润，轻柔地持握阳物；五是女性咽干，轻轻地摇撼男身，五种欲望都表现出来了，此时，方能进行正式交合。以阳物击其玉门之旁，而不急于进入，女子阴气至，情欲充分调动后，深纳阳物，自上拨动，以泄其热，热泄复下，反复上下，不要使之气歇，直至女子气急如渴，再按照十动动作进行刺激，接以十节的方式，间杂十修的方法。交接已毕不能急于将周身之气出使，顺达而至阳物。这种交合方法，就叫观八动、听五音、察十已的表现。通过这些描述，我们不难看出，当时的房中保健涉及性生理、性心理等方面的知识，更可贵的是，在当时的历史条件下已经涉及生殖器的解剖学概念，这些朴实的、符合科学知识的内容，对于今天的性医学的研究，仍有很高的科学与借鉴价值。

四、白露养生

民间风俗

白露时节北斗星指向癸，太阳黄经为165度，时间在公历9月7日前后。这时阴气渐重，露凝为白，所以称这个节气为白露。白露时节，天气渐凉，空气中的水蒸气在夜晚常在草木等物体上凝成白色的露珠，谚语讲“过了白露节，夜寒日里热”，可见白露时白天与夜里的温差很大。一般习俗认为白露节下雨，雨下在哪里，就苦在哪里。所以有“白露前是雨，白露后是鬼”的农谚。

白露三候为：“一候鸿雁来，二候元鸟归，三候群鸟养羞。”是说鸿雁与燕子等候鸟将在这个节气南飞避寒，百鸟开始贮存干果粮食以备过冬。可见白露实际上是天气转凉的象征。

在农村，处暑开始收高粱、玉米，丘陵地区开始种麦子，有些地区开始育菜苗。在苍南、平阳等地民间，人们在这一天采集“十样白”，以煨乌骨白毛鸡，据说食后可滋补身体，去风气（关节炎）。这“十样白”乃是十种带“白”字的草药，如白木槿、白毛苦，等等，以与“白露”字面上相应。在我国文成地区，民间认为白露吃番薯可使全年吃番薯丝和番薯丝饭后，不会引发胃酸，所以旧时农家在白露节有吃番薯的习俗。

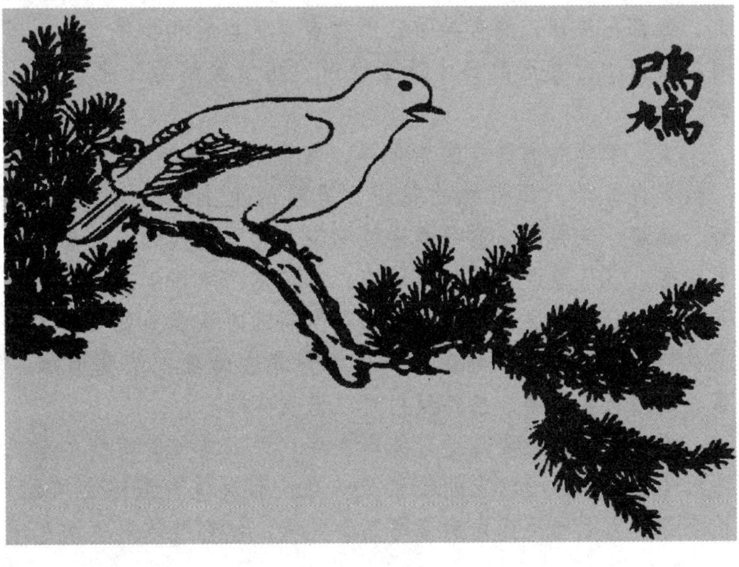

鳲鸠图。鳲鸠是鸿雁的一种。白露的第一候为“鸿雁来”，因为白露节气后，天气转凉，候鸟南飞。

白露是夏秋交替的时节，古谚云："白露勿露身，早晚要叮咛"，意在提醒人们此时白天虽然温和，但早晚气候已转凉，打赤膊容易着凉。在民俗方面，有祭孔大典及客家在八月初一的秋祭扫墓，祭孔大典在古代被称作"国之大典"。自唐玄宗于开元二十七年（公元793年）封孔子为"文宣王"后，祭祀孔子的活动不断升格，明代已达到帝王规格，至清代其隆重盛大更达顶峰。我国现在一般在每年的9月28日举行祭孔大典，在孔庙的大成殿正门前，要摆放全猪、全牛、全羊三牲祭品，并且由众学子高声诵咏孔子《论语》片段后，在钟磬声中，还进行神圣古朴的祭孔乐舞表演，整个场面十分壮观。

白露时节也是太湖人祭禹王的日子。禹王是我国古代传说中的治水英雄，太湖畔的渔民称他为"水路菩萨"。每年正月初八、清明、七月初七和白露时节，这里都要举行祭禹王的香会，其中又以清明、白露春秋两祭的规模为最大，历时一周。在祭禹王的同时，还祭土地神、花神、蚕花姑娘、门神、宅神、姜太公等。活动期间，《打渔杀家》是必演的一台戏，以表达人们对美好生活的祈盼和向往。

生活起居

到了白露这个节气，是气候转凉的开始。此时夜间及早晚的气温低，正午时的天气仍很热，是秋天日温差最大的时候。古语说："白露勿露身，早晚要叮咛"，便是告诫人们白露时节天气转凉，不能袒胸露体，尤其是一早一晚要多穿些衣服。

这一节气中，支气管哮喘病发病率很高，因此有此病史的人要做好预防工作。支气管哮喘是一种很常见的发作性过敏性疾病，一般分为发作期和缓解期。本病典型发作前，常常伴有先兆，如咳嗽、胸闷或连续喷嚏等，如不及时治疗，就可能很快出现气急、哮鸣、咳嗽、呼吸困难、多痰，患者常被迫坐起，两手前撑，两肩耸起，额部出冷汗，痛苦异常，严重者可见口唇和指甲发紫，甚至窒息死亡。发作时可持续数小时甚至数日才逐渐缓解。病情缓解后，症状可以完全消失，与常人一样。

支气管哮喘的诱发因素很多，主要有：①接触过敏原体。过敏原体种类很多，一般来自体外，如植物的花粉、房屋的尘土、螨虫、工业粉尘、动物毛屑、鱼、虾、油漆、染料等。②呼吸道被感染。肺、支气管、气管、鼻旁窦炎症感染均可诱发哮喘。③气候改变。气候转冷，季节发病率增加，有些可以致敏的植物花粉，在春秋二季分布浓度增高；温度、湿度高的时候容易使细菌繁殖；气压低的时候可以使花粉、有害粉尘、刺激性气体等聚集在地面，浓度增加，容易吸入。④精神因素。情绪过于激动、条件反射可以诱发哮喘。

本病的预防主要是通过体育锻炼。许多支气管哮喘的病人，由于担心受凉、感寒后哮喘发作，心理上处于紧张状态，而对体育锻炼有所顾虑，结果是体质下降，抗病毒能力减弱反而发病率增高。其实，体育锻炼对本病患者大有好处，病人可以根据自己的体质情况适当选择运动方式。例如，每天坚持慢跑、打太极拳、练气功等，经常唱歌也会对此疾病有所控制及预防。因为人在唱歌时，只能采用腹式呼吸，而腹式呼吸能增大肺活量，减轻肺部压力。并且，唱歌还能振奋人的精神，激发体内潜力，使人从静止状态转入活动状态，同时心跳加快，肌肉紧张，有利于控制咳嗽。另外每天坚持用冷水洗脸、洗脚甚至洗擦全身，对此病也有极好的预防作用。

其次是排除诱发因素。支气管哮喘的发作，往往与致敏原体有密切关系，发作过后，应细心寻找和分析诱发因素，尽可能加以避免。诱发因素主要有两个方面：一方面是接触了可诱发过敏的物质，如花粉、粉尘、皮毛、牛奶、鸡蛋、鱼、虾、螃蟹、油漆、药物，等等，每个病人有不同的致敏原因，有的是一种或者两种，有的多达几十种；另一方面是身体和精神状态，如情绪不好、过度劳累、怀孕、月经前期等，甚至看到曾经引起哮喘的物质，就能引起精神刺激，反射性地发生哮喘。还有酒和过咸食物的刺激，可以加强支气管的反应，加重咳嗽、气喘、心悸等症状，诱发哮喘，所以饮食上也要有所注意。

此时秋高气爽，正是人们外出旅游的好季节。然而，常有不少游客在旅游期间出现类似“感冒”的症状。发生鼻痒、连续打喷嚏、流清鼻涕、流眼泪、咽喉发痒，还有人耳朵发痒，等等。这更容易被误认为是天凉受了寒凉而当做“感冒”治疗。其实这不一定是“感冒”，而可能是“花粉热”。

“花粉热”的发病有两个基本原因：一个是个体体质的过敏；另一个是不止一次地接触和吸入外界的过敏原体。由于各种植物的花开具有明显的季节性，因此，对某种或某几种抗原过敏的人，他的发病也就具有明显的季节性了。秋季是藜科、肠草、蓖麻和向日葵等植物开花的时候，也正是这些花粉诱发了过敏体质者而出现了“秋季花粉症”。

此节气的养生重点便是加强身体锻炼，并注意早晚不要受凉，并且要做好对过敏性疾病的预防。

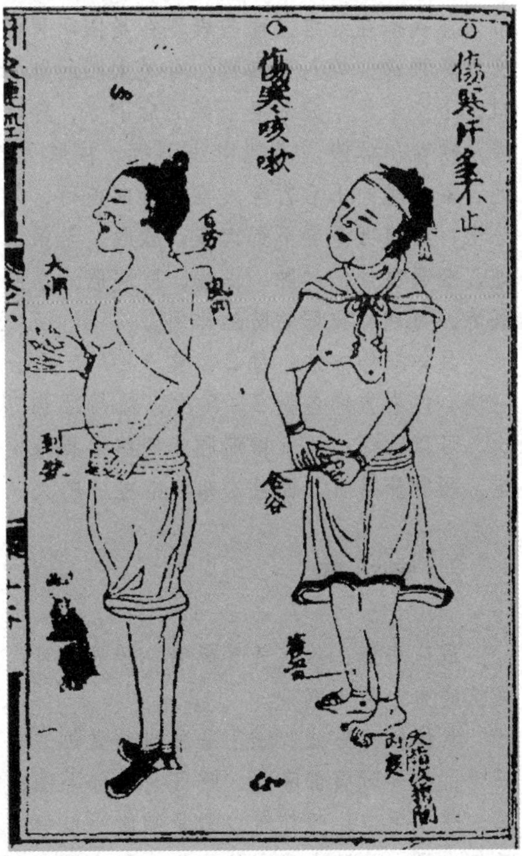

明代何東《针灸捷径》针灸方图中的伤寒咳嗽及汗多不止取穴图

运动保健

1. 白露八月节坐功

此功在《遵生八笺》中记载如下："运主太阴四气。时配足阳明胃燥金。坐功：每日丑、寅时，正坐，两手按膝，转头推引，各三五度，叩齿，吐纳，咽液。治病：风气留滞腰背经络，洒洒振寒，苦伸数欠，或恶人与火，闻木声则惊狂，疟，汗出，鼽衄，口，唇胗，颈肿，喉痹不能言，颜黑，呕，呵欠，狂歌上登，欲弃衣裸之。"

进入白露时节，夜间温度已具备成露条件，露水凝结较多，露浓色白，也是自然界阳消阴长的一个标志。本功法以"白露"命名，正是顺应这一时令特点而制定的气功锻炼方法。适宜于白露时节锻炼，可于白露时开始，练至秋分为止。白露时节人体疾病在经络方面多表现在足阳明胃经。足阳明胃经起于鼻旁，挟鼻上行，相交于鼻根部，旁入目内眦，与足太阳经脉相会，正行沿鼻外入上齿中，还出绕环唇口，下交承浆。分别沿下凳的后下方，经大迎，过耳前，沿发际至于前额。其直行者从缺盆出体表。沿乳中线下行。挟脐下行至腹股沟。其支脉有从大迎前下至人迎，沿喉咙向下后行至大椎，折向前行，入缺盆，下膈，属胃，络脾。有从胃下口分出，经腹部深层下行大腿，膝胫，至第二足趾。其主要病症有：高热，汗出，鼻衄，咽喉促痛，颈肿，惊惕，脘腹胀满，肠鸣，腹水，下肢疼痛等，坚持采用本法锻炼，可起到较好的防治作用。

具体操作方法：每日凌晨 3 ~ 7 点开始，正坐，双手按住膝部，头颈慢慢转向一侧，左右方向各做 3 ~ 5 次，然后牙齿叩动 36 次，调息吐纳，津液咽入丹田 9 次。可以治疗：风气留滞腰背经络，畏寒发抖，疟疾，多汗，流鼻血，口吞生疮溃烂，颈肿痛喑哑，面色灰暗、呕吐、呵欠、手舞足蹈、当众脱衣等症。

2. 呼吸操

适应病症：治支气管哮喘。呼吸操可以加强支气管功能，保持呼吸道通畅，增强抗病力，防止感染。

具体操作方法：采用平卧或站立位，两手放在上腹部，然后有意识地做腹式深呼吸；吸气时腹部隆起，呼气时腹部下陷；呼气时间比吸气时间长 1 ~ 2 倍，吸气用鼻，呼气用口；呼气时口唇紧缩做吹口哨的样子。同时可用两手按压上腹部，加强呼气力量，除肺中残留的废气。每次 20 ~ 30 分钟，每天 1 ~ 2 次。

3. 按鼻中隔功

适应病症：鼻塞、鼻流浊涕。

具体操作方法：端坐于椅子上，两脚分开与肩同宽，大腿与小腿呈90度角，躯干伸直，全身放松，下颌向内微收。端坐放松，将右手食指、中指放两鼻孔处，点按鼻中隔与鼻翼之间，点按时稍用力，每次点按64下，每间隔1小时点按1次，至症状缓解为止。

4. 点揉迎香功

适应病症：鼻炎。

具体操作方法：自然站立，双脚分开与肩同宽，双臂自然下垂，掌心朝内侧，中指指尖紧贴风市穴，拔顶，舌抵上腭，提肛，净除心中杂念。用两手食指点揉迎香穴64下。两手大拇指上下摩擦鼻翼至热，由下面迎香穴往上摩擦到攒竹穴。每天早晚各做1次。

5. 涌泉导引功

适应病症：慢性鼻炎、头痛、头昏。

具体操作方法：自然站立，双脚分开与肩同宽，双臂自然下垂，掌心朝内侧，中指指尖紧贴风市穴，拔顶，舌抵上腭，提肛，净除心中杂念。全身放松，两眼轻闭，意念想脚底涌泉穴，站20分钟后，将两手中指在掌心搓热，点按迎香穴，先左手后右手，点按每侧108下，每天早晚各1次。

6. 按鼻通气功

适应病症：鼻不通气，增强嗅觉功能。

具体操作方法：端坐于椅子上，两脚分开与肩同宽，大腿与小腿呈90度角，躯干伸直，全身放松，下颌向内微收。面向太阳而坐，全身放松，闭气3次后，用大拇指与食指，按揉鼻翼，至鼻热为止，每天做2~3次。

7. 意念导引功

适应病症：口疮。

具体操作方法：自然站立，双脚分开与肩同宽，双臂自然下垂，掌心朝内侧，中指指尖紧贴风市穴，拔顶，舌抵上腭，提肛，净除心中杂念。全身放松，意念想舌根下金津玉液，男性用左手大拇指与食指掐按两嘴角下、下颌下方，女性用右手大拇指与食指掐按两嘴角下。待口中唾液多了后，口疮部位用唾液浸泡，时间尽可能长些，浸泡后唾液分3次咽下。

饮食养生

进入白露时节已是真正的凉爽季节的开始，在调养身体时不要一味地强调海鲜肉类等营养品的进补，要重视季节性的易发病。在白露节气中要避免鼻腔疾病、哮喘病和支气管病的发生。特别是对于那些因体质过敏而引发的上述疾病，在饮食调理上更要慎重。凡是因过敏引发的支气管哮喘的病人，平时应少吃或不吃鱼虾海鲜、生冷炙烩腌菜、辛辣酸咸、甘肥的食物，最常见的有带鱼、螃蟹、虾类、韭菜花、黄花、胡椒等，宜以清淡、易消化且富含维生素的食物为主。现代医学研究表明，高钠盐饮食能增加支气管的反应性，因此哮喘病人不宜吃得过咸。在食物的属性中，不同的饮食有其不同的“性”、“味”、“归经”、“升降沉浮”及“补泻”作用。不同的属性，其作用不同，适应的人群也不同，因此，每个人都要随着节气的变化而随时调节饮食结构。

《难经》记载：“人赖饮食以生，五谷之味，熏肤（滋养皮肤），充身，泽毛。”这是两千年前古人对饮食营养作用的评述。可见饮食的滋养不但是人体赖以生存的基础，当食物中的营养素（中医学称之为“水谷精微”）转化为人体的组织和能量时，更是满足生命运动的物质保障。战国时期的名医扁鹊“安身之本必资于饮食。不知食宜者,不足以生存。”强调了食物属性是因人而异的。

白露即为典型的秋季气候，所以在这一节气中要预防秋燥。我们讲燥邪伤人，容易耗人津液，而出现口干、唇干、鼻干、咽干及大便干结、皮肤干裂等症状。预防秋燥的方法很多，可适当地多服一些富含维生素的食品，也可选用一些宣肺化痰、滋阴益气的中药，如人参、沙参、西洋参、百合、杏仁、川贝等，对缓解秋燥多有良效。对普通大众来说，通过食疗预防秋燥方为上策。

食疗方

△莲子百合煲

【用料】莲子、百合各30克，精瘦肉200克。

【做法】莲子、百合清水浸泡30分钟，精瘦肉洗净，置于凉水锅中烧开（用水焯一下）捞出。锅内重新放入清水，将莲子、百合、精瘦肉一同入锅，加水煲熟(可适当放些精盐、味精调味)。

【功效】清润肺燥，止咳消炎，适用于慢性支气管炎患者。

△柚子鸡

【用料】柚子（越冬最佳）一个，公鸡一只，精盐适量。

【做法】公鸡去毛、内脏洗净，柚子去皮留肉。将柚子放入鸡腹内，再放入汽锅中，上锅蒸熟，出锅时加入精盐调味即可。

【功效】补肺益气，化痰止咳。

△银杏鸡丁

【用料】银杏（白果）100克，无骨嫩鸡肉250克，蛋清2个，高汤、白砂糖、绍酒、淀粉、味精、香油、食盐、油、葱各适量。

【做法】白果去壳，在油锅内煸炒至六成熟，捞出剥去薄衣待用。鸡肉切成1厘米见方的小丁，放在碗内加入蛋清、食盐、淀粉搅拌均匀。炒锅烧热放油（量要多些），待油烧至六成熟时，将鸡丁下锅用勺划散，放入白果继续翻炒，至熟后连油一同倒入漏勺内沥油。然后在锅内倒入少量油，将葱段煸炒，随即烹入绍酒、高汤、食盐、味精，把加工过的白果鸡丁倒入锅内翻炒，用湿淀粉勾薄芡，出锅前淋入香油，搅拌均匀起锅装盘即成。

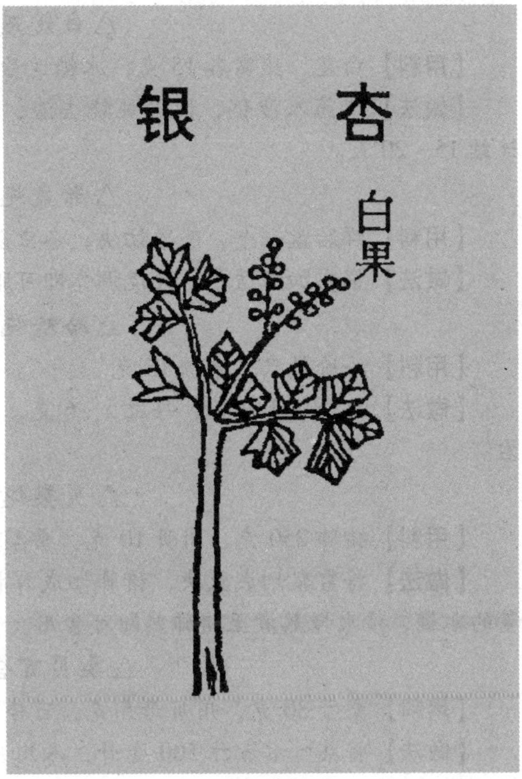

银杏图，选自《本草纲目》。

【功效】补气养血，平喘止带。本方可作为老年慢性气管炎、肺心病、肺气肿及妇女带下症患者的膳食。

△香酥山药

【用料】鲜山药500克，白糖125克，豆粉100克，植物油750克（实耗150克），醋、味精、淀粉、香油各适量。

【做法】山药洗净，上锅蒸熟，取出后去皮，切1寸长段，再一剖两片，用刀拍扁。锅烧热倒入植物油，等油烧至七成热时，投入山药，炸至发黄时捞出待用。另烧热锅，放入炸好的山药，加糖和水2勺，文火烧五六分钟后，即转武火，加醋、味精，淀粉勾芡，淋上香油起锅装盘即成。

【功效】健脾胃，补肺肾。对于脾虚食少，肺虚咳嗽、气喘者更为适合。

秋季支气管哮喘病进补方

此节气是支气管哮喘的好发季节，因而采取相应的进补，可预防或减轻该病的发生或发展。

△二子猪肺汤

【用料】河车子6克，五味子20颗，猪肺一具。

【做法】猪肺洗净，入诸药加水煮汤，烂熟后调味喝汤。每日1次，连续7～10天。

△白芨燕窝汤

【用料】白芨、燕窝各15克，冰糖适量。

【做法】诸药入沙锅，慢火炖烧去渣，加冰糖调味。分2次，早晚各服1次，连续15~20天。

△胎盘炖虫草

【用料】鲜胎盘一个，洗净切块，冬虫夏草10~15克。

【做法】锅内加水适量，炖烧调味即可服食，每周1次，连服5~10次。

△蛤蚧炖冰糖

【用料】蛤蚧数只，冰糖15克。

【做法】蛤蚧焙干研粉，每次5~6克，入冰糖炖服。每日1次，连续1个月左右。

△贝梨炖猪肺

【用料】猪肺250克，川贝10克，雪梨2只，冰糖少许。

【做法】将雪梨切成数块，猪肺切成片状，与川贝母一起放入沙锅内，加入适量的冰糖，清火慢熬煮至猪肺熟即可食用。可经常服食。

△桑贝百合鸭蛋

【用料】桑叶30克，川贝母5克，百合25克，鸭蛋2只。

【做法】将桑叶水煮汁500毫升，入川贝母、百合，隔水炖至百合熟后，打入鸭蛋，入调料，稍沸即可服用，连服1周左右。此外，还可服用萝卜炖蜂蜜、麻雀炖冰糖、老鸭炖冬草等。

支气管哮喘食疗方

△鲤鱼醋泥

【用料】鲤鱼头1个，姜醋、蒜泥适量。

【食法】鲤鱼头、姜醋、蒜泥同煮食之。

【主治】喘咳。

△海蜇汤

【用料】海蜇50克。

【食法】海蜇煮汤服之。

【主治】喘咳。

△蛋黄冰糖

【用料】蛋黄10克，冰糖100克。

【食法】搅匀，冲入米酒500ml，放置10天后取出，每晚1次，每次30ml（可根据个人的酒量而增减）。可长期服用。

【主治】喘咳。

△蛤蟆鸡蛋

【用料】蛤蟆1只，鸡蛋1个（最好是白鸡下的）。

【食法】将蛋从蛤蟆口内装入肚中，用纸包上，取阴阳瓦2块（瓦房上槽瓦1

个，盖瓦1个）盖好，外用泥敷半指厚，置于火炉上烘烤，蛋熟取下，将瓦揭开，剖蛤蟆取出鸡蛋，去壳食之，随后饮黄酒适量。

【主治】哮喘。

△无花果汁

【用料】无花果适量。

【食法】无花果捣汁半杯，用开水冲服，每日一次。

【主治】哮喘。

△青蛙胡椒粉

【用料】青蛙1只，胡椒10粒。

【食法】将青蛙去内脏塞入胡椒，用线缝合，放入童便中浸1周，取出，焙至酥脆，研成粉末，每次服1克，每日3次。

【主治】哮喘。

△生姜炒鸡蛋

【用料】生姜15克，鸡蛋1个。

【食法】生姜切碎，加入鸡蛋调匀，炒熟食用。

【主治】哮喘。

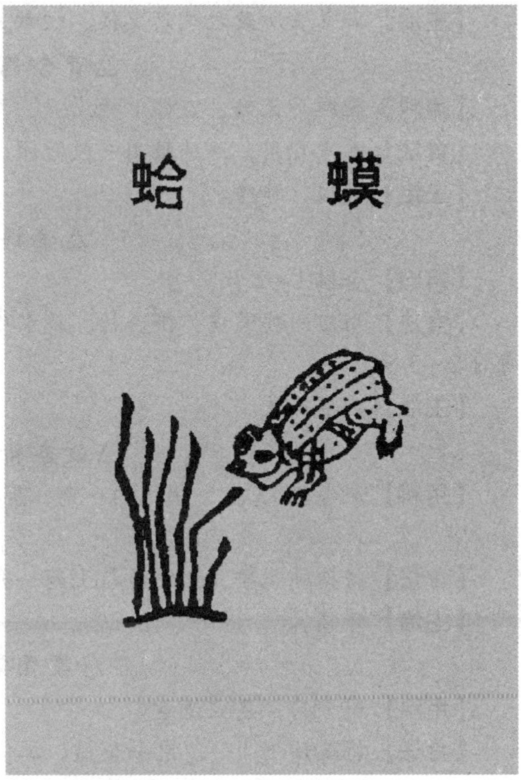

蛤蟆图，选自《本草纲目》。

△白果蜂蜜饮

【用料】白果10~12克，蜂蜜或食糖适量。

【食法】白果炒后去壳，加水煮熟，加蜂蜜或食糖调汤饮服。

【主治】久咳气喘。

△白果豆腐皮粥

【用料】白果10克左右（去壳及果蕊），豆腐皮60~80克，大米适量。

【食法】同煮成稠粥食用（煮时锅盖勿盖紧，使毒物易挥发散失）。

【主治】肺虚喘咳，肾虚遗尿，小便频数，妇女体虚，白带过多。

△百冰鹌鹑

【用料】鹌鹑1只，百合10枚，冰糖50克。

【食法】共煮熟食之。

【主治】喘咳、肺痨。

△杏仁奶

【用料】杏仁21枚，牛奶250克，白糖适量。

【食法】将杏仁去皮、尖，研碎，放入牛奶内搅拌，滤去渣加糖烧开即可。

【主治】肺气虚所致之喘息急促、咳嗽。

△百合鹌鹑蛋

【用料】鹌鹑蛋2只，百合1枚。

【食法】共煮食用，连续服用一段时间。

【主治】喘咳、肺痨。

△金橘汤

【用料】金橘1～2枚。

【食法】用刀划破果皮，挤去核，放水中加冰糖适量，文火煮熟，吃金橘饮汤，每日2～3次。

【主治】痰多喘咳。

△菠杏猪肺汤

【用料】甜杏仁15克，胡桃仁6克，菠菜子5克，猪肺500克，生姜9克，食盐少许。

【食法】将猪肺洗净，切块，与上药一并同煮，至熟烂后，调味服食。

【主治】哮喘。

△黑豆梨糊

【用料】梨1只，黑豆适量。

【食法】将梨切下1/3，挖去梨核，填满黑豆，将梨复原，以糖煨熟，捣烂食用，每日1枚。

【主治】气喘气急。

△大蒜糖膏

【用料】紫皮大蒜60克，红糖90克。

【食法】紫皮大蒜捣烂成泥后放入红糖，加适量水熬成膏，早晚各服1匙。

【主治】哮喘，慢性咳嗽。

△芝麻核桃酒

【用料】黑芝麻25克，核桃仁25克，白酒500克。

【食法】黑芝麻、核桃仁挑选干净，放酒坛中。把酒倒入，拌匀，盖上盖、封严，每隔2天搅拌1次，浸泡15天即成，每日服2次，每次15～20克。

【主治】肾虚喘咳伴大便干。

△饴糖豆浆

【用料】豆浆1碗，饴糖60克。

【食法】豆浆、饴糖煮化顿服。

【主治】痰喘。

△豆腐萝卜煎

【用料】豆腐500克，生萝卜汁1杯，饴糖60克。

【食法】混合煎食，每日2次分服。

【主治】痰火哮喘。

△韭菜炒核桃

【用料】核桃仁50克，韭菜250克。

【食法】将核桃仁放香油锅内炸黄，再加韭菜及盐，翻炒至熟。佐餐食用，每日1剂，常吃。

【主治】喘促气短，腰酸遗泄。

△麻雀肉饼

【用料】麻雀5只，猪瘦肉200克，豆粉、黄酒、白糖适量。

【食法】麻雀去毛、内脏、头、爪，洗净切碎，猪肉切碎，共放碗中，加豆粉、白糖、黄酒拌匀，做成圆饼，上笼蒸熟。趁热食用，每次25～50克，常食。

【主治】喘促气短，畏寒肢冷。

△芝麻姜糖蜜

【用料】生姜125克，芝麻250克，冰糖、蜂蜜各125克。

【食法】先将生姜捣烂取汁，然后将芝麻洗净浸拌于姜汁内，放入锅中用文火炒熟，出锅放凉后，再将冰糖与蜂蜜融化在一起，并加入姜汁、芝麻，搅拌均匀，置于容器里，每天早起和晚睡前各服1汤匙。一般连续服用10～15天，其病情便有明显减轻或解除。若病情严重，可再多服用几天。

【主治】老年哮喘。

△嫩丝瓜汤

【用料】鲜嫩丝瓜（连蒂）数条。

【食法】切碎，水煎饮。

【主治】哮喘。

△冰蜜南瓜

【用料】南瓜1个（500克左右），蜂蜜60毫升，冰糖30克。

【食法】将南瓜顶上开口，挖去部分瓜瓤，装入蜂蜜、冰糖，隔水蒸1小时，每日早晚吞食1次，连服7天左右。

【主治】哮喘。

△加味芡实饼

【用料】生芡实180克，生山药90克，生苡米90克，生鸡内金90克，白面400克，砂糖适量。

【食法】先将芡实、山药、苡米碾细过箩备用。将鸡内金碾细过箩，置盆内浸以沸水，约4小时后，将芡实、山药、苡米、白面及白砂糖加

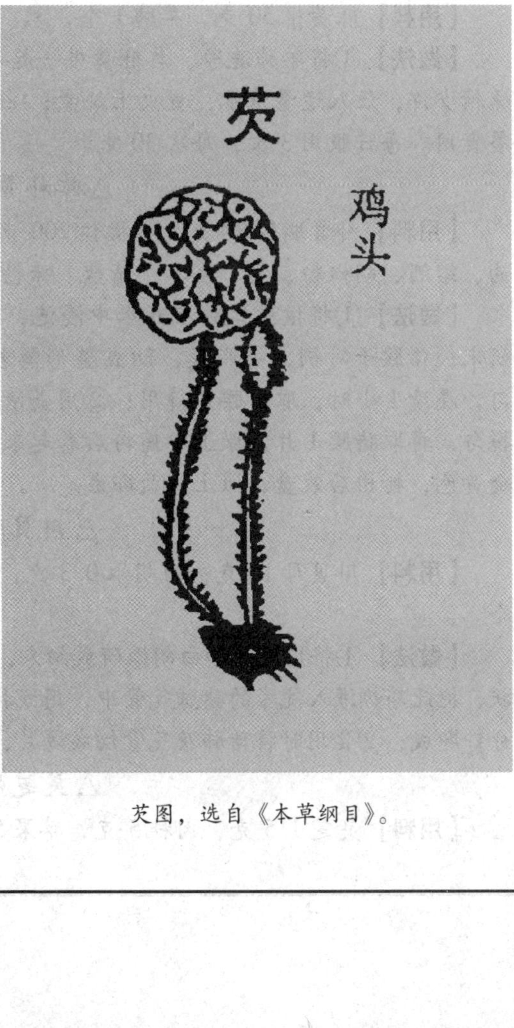

芡图，选自《本草纲目》。

入，用浸泡鸡内金水，和做极薄小饼，烙成焦黄色。随意食用，经常服食。

【主治】脾虚哮喘。

△核桃山药冰糖蜜

【用料】核桃仁100克，山药125克，蜂蜜250克，冰糖30克。

【食法】核桃仁滚水烫去衣，切细粒，山药研粉，同蜂蜜、冰糖共入瓷盆内，加冷水少许，搅匀，隔水蒸3小时即成。每次食1匙，每日吃2次。

【主治】肾虚喘咳，遗精乏力。

△香菇白果羹

【用料】水发香菇150克，净白果肉100克，精盐、味精、酱油、白糖、湿淀粉、麻油、生油、鲜汤适量。

【食法】水发香菇去杂洗净，挤干水。白果肉洗净沥干水，入油锅略炸去皮。炒锅放油烧热，投入香菇、白果肉略煸炒后，放精盐、糖、鲜汤烧沸，再用文火烧焖一会儿，改用旺火，放入酱油、味精、精盐。香菇、白果肉入味后，用湿淀粉稀芡，淋上麻油，出锅装盆即成。

【主治】肾虚喘咳。

预防支气管哮喘类食谱

△麻黄根炖羊肺

【用料】麻黄根50克，羊肺1个，葱、生姜、食盐、味精各适量。

【做法】①将羊肺洗净，与麻黄根一起入汤锅内，摆上葱节、姜片，加入精盐、味精少许，注入适量清水，置火上炖煮；②待羊肺熟后，捞出羊肺，切成条块，佐餐食用。每日服用3次，每次30克。

△炸补骨腰子

【用料】补骨脂粉30克，核桃仁200克，猪腰子2对，5个鸡蛋的蛋清，花生油、绍酒、胡椒粉、葱、生姜、精盐、味精各适量。

【做法】①将核桃仁放在开水中浸泡，去皮，晾干，入油锅炸成金黄色，凉后研末；猪腰子对剖，去脂膜，切成整形薄片，后盛入碗中，再加入绍酒等作料拌匀，浸渍1小时，取出腰片待用；②用蛋清加淀粉调成糊状，核桃仁末与补骨脂粉搅匀，再取猪腰1片，撒上中药粉后卷起来，随即裹上蛋清粉糊，逐个入油锅炸至金黄色，捞出后装盘，撒上椒盐即成。

△川贝猪肺

【用料】川贝母10克，白胡椒0.3克，红皮鸡蛋2个，新鲜猪肺（带气管）1个。

【做法】①将川贝母和白胡椒研成细末，鸡蛋去壳取蛋清，将二药末调匀和成糊状，把此药糊灌入洗净的猪肺气管中，用线扎好管口，放沙锅内加适量水小火炖煮50分钟即成；②食用时将猪肺及气管切成薄片，蘸酱油佐食进餐，1周内连续食完。

△灵芝炖鸭

【用料】灵芝1.5克，肉桂5克，苹果5克，鸭1只，葱、生姜、料酒、精盐、味精、香油、胡椒粉各适量。

【做法】①将灵芝洗净，切片，与肉桂、草果一起装入纱布袋中，扎紧口；②将鸭宰杀后去毛，除肠杂，剁去爪，洗净，入沸水锅氽透，捞出，用凉水冲洗干净，沥净水分，再将纱布袋塞入鸭腹内，将鸭放入沙锅中，摆上葱节、姜片，浇上料酒，注入清汤适量；③将沙锅置旺火上烧沸，后改用小火炖150分钟，待鸭肉熟烂脱骨，捡出葱节、姜片和纱布药袋，加入精盐、味精、香油、胡椒粉调好味即可。

预防气管炎类食谱

△杏仁鸡

【用料】母鸡1只（约重1 300克），甜杏仁45克，料酒、精盐、白糖、胡椒粉、葱、姜、鸡清汤各适量。

【做法】①鸡去掉头颈，背脊开膛，去内脏洗净。葱切段，姜切片。杏仁用开水稍泡，剥去红衣；②把鸡、杏仁、葱、姜放入大汤碗内加入鸡清汤、料酒、盐、白糖、胡椒粉，隔水蒸，蒸烂后取出，捡去葱、姜，撇去浮油，调好口味即成。

△萝卜杏仁煮牛肺

【用料】萝卜500克，苦杏仁15克，牛肺250克。

【做法】①萝卜切块，杏仁去皮尖；②牛肺用开水烫一下，再以姜汁、料酒旺火炒透，复入瓦锅内，加适量水，放入萝卜、杏仁煮熟即成。

△板栗炖肉

【用料】板栗150克，瘦猪肉200克，料酒、精盐、味精、葱、姜、胡椒粉各适量。

【做法】①猪肉洗净，放沸水锅中焯去血水，捞出洗净切块。板栗洗净，放开水锅里煮一下，捞出去壳，去内皮，切成两半；②锅中放入猪肉、板栗、料酒、味精、盐、葱、姜、胡椒粉，炖至肉熟烂即成。

△鸡丝蜇头

【用料】生鸡脯肉150克，发好的净海蜇头丝300克，鸡蛋清半个，香菜梗15克，精盐、味精、醋、胡椒粉、麻油、花椒水、葱、姜、蒜、生油、水淀粉各适量。

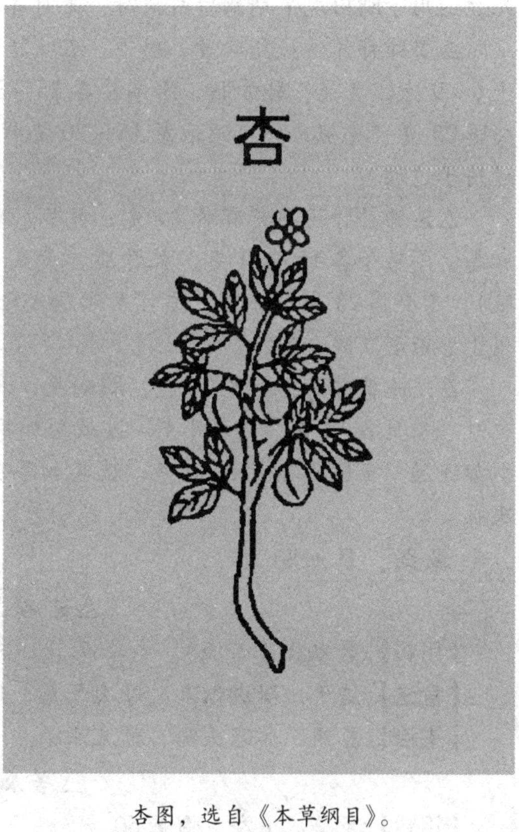

杏图，选自《本草纲目》。

【做法】①把鸡脯肉切成细丝，放入碗内，加鸡蛋清、水淀粉，用手抓匀，香菜梗切成段，葱、姜切成细丝，蒜切成片；②锅内放入生油，烧到四五成热时，放入鸡丝，用筷子划开，熟时出锅，海蜇用热水烫一下，沥干水；③锅内放入少量生油，烧热时用蒜炸锅，烹入醋，添鸡汤，把鸡丝、蜇头放入锅内，加上精盐、味精、花椒水、胡椒粉、葱、姜丝、香菜梗，汤开时撇去浮沫，点上麻油，出锅盛碗即成。

药疗养生

支气管哮喘疗方

西药治疗

△控制感染，可使用抗生素。

△化痰：氯化铵、必嗽平等用法同前。

△氨茶碱0.2克，每日3次，口服。

△必可酮、喘乐宁、喘康速等气雾剂喷口腔。

中药治疗

△野菊花、桑叶各10克，开水浸泡代茶饮。或服中成药银黄片，清热消炎片；此方适用于刚出现早期感冒症状时，此时亦应多饮茶水。

△温肺补肾汤：炙麻黄、射干、五味子各12~15克，半夏、干姜各10克，附子6~9克，黄芪、补骨脂、淫羊藿各25~30克，沉香0.6克（分2次吞服），雷公藤25克（先煎，亦可用地龙15~20克代之），黄芥15克。每日1剂，水煎服。适用于过敏型。

△清肺补肾汤：炙麻黄10克，黄芩、射干、苦参各15克，鱼腥草30克，全瓜蒌、葶苈子各15~30克，补骨脂、黄芪各15~24克，沉香0.6克（分2次吞服），雷公藤25克（先煎，亦可用地龙代之），大枣6枚。每日1剂，水煎服。适用于感染型及混合型。

△龙胆截喘汤：地龙20克，胆南星、北杏仁、橘梗、防风各15克，瓜蒌、枇杷叶、川贝各12克，甘草8克。过敏型加款冬花12克，细辛10克；感染型及混合型加连翘、鱼腥草各15~30克；喘甚加葶苈子、苏子各15克。每日1剂，水煎1次服。

鼻炎、鼻血验方

△老刀豆散

【用料】老刀豆（带壳）。

【食法】焙干，研成细末。每次5克，用黄酒调服，每日2次。

【主治】鼻渊、鼻塞头痛、时流浊涕。

△苦瓜泥

【用料】生苦瓜1条，白糖60克。

【食法】苦瓜捣烂如泥，加糖捣匀，2小时后将水滤出，去渣，1次冷服，每日1剂。

【主治】鼻渊，鼻炎。

△豆腐石膏汤

【用料】生石膏50克，豆腐200克。

【食法】加水500毫升，煮1小时，用少许食盐调味，饮汤，随意吃豆腐。每日1次，10日为1个疗程。

【主治】鼻血。

△猪肤红枣羹

【用料】鲜猪皮500克，红枣250克，冰糖适量。

【食法】猪皮加水适量，炖成稠黏羹汤，红枣用慢火煮透，以表面无皱纹为度，然后放入猪皮汤中加冰糖调食。每日1次，半年为1个疗程。

【主治】鼻血、衄血、紫癜。

△塘虱黑豆汤

【用料】塘虱鱼1条（500克左右），黑豆20克，韭菜适量。

【食法】将塘虱鱼洗净切碎，与黑豆炖至熟透，然后加入调料、韭菜等煮熟。佐餐，饮汤食肉、豆、菜。

【主治】鼻血。

△蘑菇猪鼻汤

【用料】蘑菇50克，猪鼻肉15克。

【食法】将猪鼻肉切碎，同蘑菇一起煮熟，入调料，佐餐，饮汤食蘑菇、肉。

【主治】鼻血。

△藕节粳米粥

【用料】藕节10克，粳米50克，蜂蜜适量。

【食法】共煮为粥，加入蜂蜜调匀。做早餐食。

【主治】鼻血。

△木耳粥

【用料】黑木耳30克，粳米100克，大枣3~5枚，冰糖适量。

【食法】粳米、大枣煮粥，煮沸后加入木耳、冰糖适量，同煮成粥。做晚餐或点心食。

【主治】鼻血。

△四汁饮

【用料】鲜藕1 000克，鲜梨500克，生荸荠500克，生甘蔗500克，鲜生地500克。

【食法】共榨汁，每次服1小杯，每日3~4次。

【主治】鼻出血。

△韭菜根鸡蛋

【用料】韭菜根120克，白糖30克，鸡蛋1枚。

【食法】三味同煎至蛋熟，去渣及蛋壳，调入白糖服，每日1次。

【主治】鼻血，齿血。

房事养生

由于此节气为哮喘病的易发期，所以在此重点谈一谈哮喘病人的房事养生之道。

哮喘，是一种令人烦恼，反复发作，但容易缓解的疾病。常因吸入或食入过敏性物质、特殊气味、冷空气、烟雾或运动、性活动、情绪紧张、呼吸道感染而诱发。许多哮喘病人在治疗哮喘用药时又给性功能带来影响，哮喘发作时或发作后也会妨碍性生活的正常进行。有些人由于对哮喘发作的畏惧，有病的一方常感到内疚，无病的一方则对过去满意的性活动被中断而不满，于是双方尽量回避性活动，这就进一步加重了性功能障碍。

哮喘病患者往往有强烈的被动性和依赖性人格，所以性活动时，性伴侣要采取主动态度激发其性兴奋，指导其性活动。如果因运动而引起的哮喘发作，在性活动前吸入止喘药或吸氧，这对阻止哮喘发作有益。如为过敏性哮喘，则需要改变生活习惯，或移居它地，或限制过敏性物质的使用，调整使用对性功能有影响的止喘药物。更重要的是进行必要的性科学知识学习，克服畏惧心理，夫妻双方都应明白性活动对哮喘无害，从而增加自信心。在性交活动中则宜采取省力的体位。

不过性生活也不单是指性交行为，夫妻双方可采用其他的性方式，如爱抚、拥抱等，只要不引起患者的过分激动，能达到增进情感的目的，便会对身心健康有益处。

五、秋分养生

民间风俗

秋分时节北斗星指向巳，太阳黄经为180度，时间在公历的9月23日前后。这时南北两半球昼夜均分，秋分刚好是秋季90天的中分点，所以称之为秋分。正如春分一样，阳光几乎直射赤道，昼夜时间的长短再次相等，可以说秋分是一个相当特殊的日子。从这一天起，阳光直射的位置继续由赤道向南半球推移，北半球开始昼短夜长。在天文学上，则把秋分作为夏季的结束和秋季的开始。确切地说，北半球的秋天是从秋分开始的。

秋分以后，日降水量也不是很大，暴雨和大雨的机会非常小，但降水的次数却增多起来。正是“一场秋雨一场寒，十场秋雨好穿棉”。此时，南、北两地的田间耕作各有不同。在我国的华北地区有农谚说：“白露早，寒露迟，秋分种麦正当时。”谚语中明确规定了该地区播种冬小麦的时间；而“秋分天气白云来，处处好歌好稻栽”则反映出江南地区播种水稻的时间。此外，劳动人民对秋分节气的禁忌也总结成谚语，如“秋分只怕雷电闪，多来米价贵如何”。

秋分三候为：“一候雷始收声，二候蛰虫坯户，三候水始涸。”古人认为雷是因为阳气盛而发声，秋分后阴气开始旺盛，所以不再打雷了。第二候中的“坯”字是细土的意思，就是说由于天气变冷，蛰居的小虫开始藏入穴中，并且用细土将洞口封起来以防寒气侵入。第三候中的“水始涸”是说此时降雨量开始减少，由于天气干燥，水汽蒸发快，所以湖泊与河流中的水量变少，一些沼泽及水洼处便处于干涸之中。

在民俗方面，中秋节是此时最为隆重的节日。八月中秋节，魏晋以来，即流传了“中秋赏月”的风俗。传说元代统治阶级残酷的压迫激起各族人民的反抗，为了相约反元，起事者便把起义的日期和暗号写在纸上，包在糖月饼内，很快传遍了大江南北，于是一场声势浩大的农民起义终于推翻了元王朝的统治。人们为了纪念起义成功，都在八月十五起义之日吃月饼。民谚有“月到中秋分外明”之说，其中有一个意思就暗喻明王朝的兴起。

中秋佳节，是阖家团圆的节日，所以被称为“人节”，这是与七月半“鬼节”相对应。乡间有以瓦做塔，内置干柴，入夜引火焚烧，叫“烧宝塔”的习俗。为助火势，还撒以油、盐，男女老少围塔而坐观塔赏月很是有趣。是夜，妇女到菜地偷毛芋，在月下煮食，据说吃了会生孩子。民俗中把妇女偷吃瓜菜的行为称作“摸

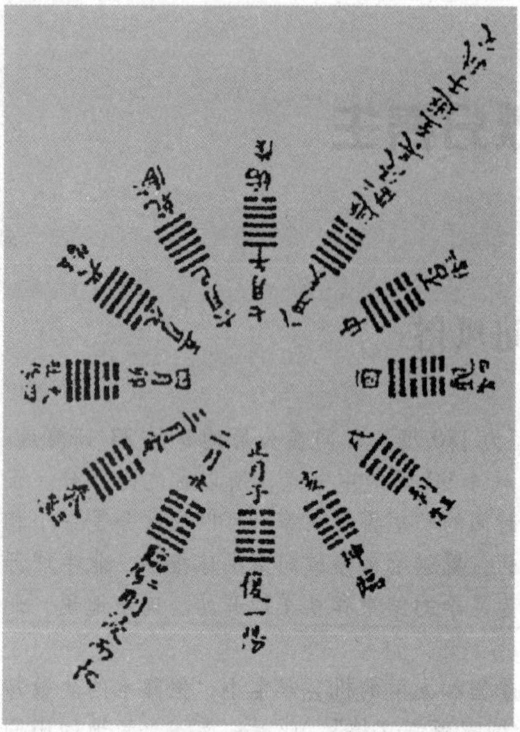

临八月有凶图，出自宋·朱震《汉上易传·卦图》。

青”，这种“摸青”行为则不应算作是盗窃。

古时在秋分时节要进行秋社的祭祀活动。秋社同春社一样是源自远古时代的重大农事祭奠。汉以后定为立秋后第五个戊日为秋社，如果立秋正好是戊日，则不记在内，所以算下来应该在立秋后四十多日为秋社，正处于白露或秋分节气中。秋社与春社一样祭社稷，不同的是收成后，除了农民自己立社祭祠外，朝廷和州县也各有差官祭社于坛，由远古一直到清朝，这个官方体制都没有改过。古时秋社日也是妇女回娘家的日子，家中父兄要以新葫芦和枣相赠。秋社还是请客的日子，与春社一样摆社饭、社酒、社糕饮宴。社饭是在一碗饭上，平铺上煮熟的猪羊肉、腰肚、肺及鸭肉等各种肉片，再佐以瓜姜。社糕则是用糖面等蒸出来的糕，上面插上五色的小旗，过去很多节庆都有这种糕点。秋社的社酒据说可以治聋，所以陆游有“社酒家家醉”及“微聋自乐不需医”的诗句。社日还有“社翁雨”说法，据说社公、社母不饮旧水，所以社日一定要下雨，称之为社雨或社翁雨。

生活起居

因为秋分节气已经真正进入到秋季，作为昼夜时间相等的节气，人们在养生中也应本着阴阳平衡的规律，使机体保持“阴平阳秘”的原则，按照《素问·至真要大论》中所说：“谨察阴阳之所在，以平为期”，阴阳所在不可出现偏颇。

精神调养方面最主要的是培养乐观情绪，保持神志安宁，避肃杀之气，收敛神气，适应秋天平容之气。

从秋分这一节气开始，人们的秋燥症状一般属于凉燥。秋分以前因有暑热的余气，故多见于温燥；中秋之后，秋风渐紧，寒凉渐重，所以多出现凉燥。当然，秋燥温与凉的变化，还与人的体质和机体反应有关。温燥咳嗽是属于燥而偏热的类型，常见症状有干咳无痰，或者有少量黏痰，不易咯出，甚至痰中带血，兼有咽喉肿痛，皮肤和口鼻干燥，口渴心烦，舌边尖红，苔薄黄而干。初发病时，还可能会有发热和轻微怕冷的感觉。凉燥咳嗽是属于燥而偏寒的类型，病发时怕冷，有轻微发热，头痛鼻塞，咽喉发痒或干痛，咳嗽，咯痰不爽，口干唇燥，舌苔薄白而干。这类病症虽不是大病，但如果不及时治疗，病邪便会深入体内，病情会加重，少数人还会引发其他病变。出现高热、抽风、出血等严重现象，所以应及早治疗和预防。

患有此症者，是由于身体虚弱，不胜凉劲肃杀之秋气的侵袭所致。要防止秋燥症，就得增强体质，提高抗病的能力，方法无疑是坚持身体锻炼。秋季身体锻炼，重在益肺润燥，如练吐纳功、叩齿咽津润燥功。

饮食调节方面应以清润、温润为主。事实证明，多食芝麻、核桃、糯米、蜂蜜、乳品、雪梨、甘蔗等食物，可以起到滋阴润肺养血的作用。由于气候干燥，故应尽量少吃辛辣食品，遵守“少辛增酸”的饮食原则，如葱、蒜、姜、茴香、辣椒等要少吃，而柑橘、山楂、苹果、梨、葡萄等新鲜瓜果和蔬菜可多吃。要多喝开水、淡茶、豆浆、乳制品、果汁饮料等，这样可起到益胃、生津的功效。老年胃弱的人，可采用晨起食粥法，如选食百合莲子粥、银耳冰糖糯米粥、杏仁川贝糯米粥、黑芝麻粥等。也可烹制杏仁猪肺汤、罗汉果炖猪肺、贝梨（贝母和雪梨）炖猪肺、莲子百合炖猪肉、沙参炖肉等保健药膳服食。

曹雪芹在《红楼梦》的第四十五回中，写林黛玉每年至春分、秋分之后，必犯嗽疾。这天她抱病在床，薛宝钗前往探视，谈及“食谷者生”时说道：“昨儿我看你那药方上，人参、肉桂觉得太多了。虽说益气补神，也不宜太热。依我看，先以平肝健胃为要，肝火一平，不能克土，胃气无病，饮食就可以养人了。”这里，薛宝钗引用的便是我国传统养生学中有关五行生克的原理，不过她的论述似乎还有些欠妥处。因为时值金秋，酉金独旺，而木被金克而死，火此时被囚而不能克金，土因生金而休。相应的五脏在此时肺旺，而肝脏、心脏和脾脏处于衰弱状态中，自然就不存在肝木克胃土一说了。不过以平肝健胃来养肺的方法还是很可取的，因为土可生金，人的消化系统强健则对肺会有所帮助，但脾胃功能过盛却对肝脏有所不利，所以药方中在健胃的同时要考虑对肝有所扶助。

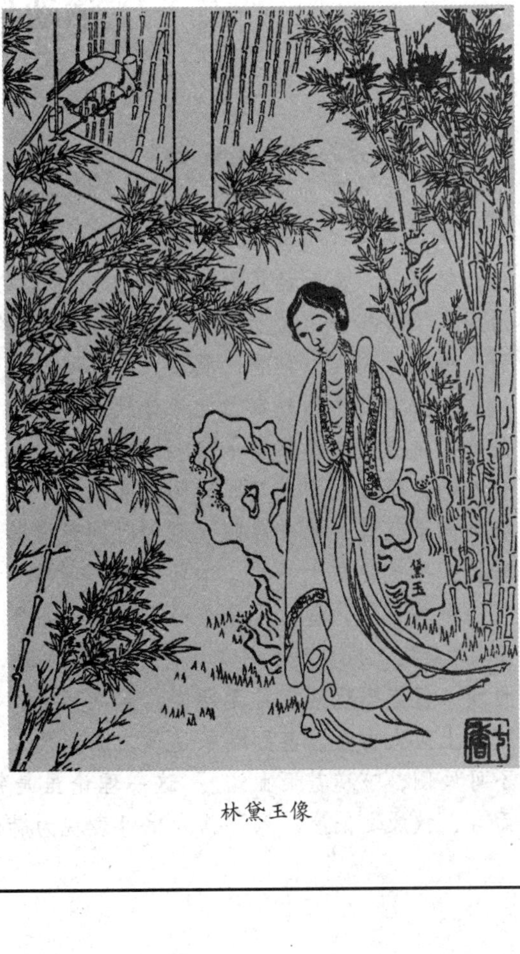

林黛玉像

秋分以后，气候渐凉，是胃病的多发与复发季节。我国传统医学认为，胃肠道对寒冷的刺激非常敏感，如果防护不当，不注意饮食和生活规律，就会引发胃肠道疾病而出现反酸、腹胀、腹泻、腹痛等病症，或使原来的胃病加重。所以患有慢性胃炎的人，此时要特别注意胃部的保暖，适时增添衣服，夜晚睡觉盖好被褥，以防腹部着凉而引发胃痛或加重旧病。另外，胃病患者“秋冻”要适度，不要盲目地挨冻而冻出病来。胃病患者的秋季饮食应以温、软、淡、素、鲜为宜，做到定时定量，少食多餐，使胃中经常有食物和胃酸进行中和，从而防止侵蚀胃黏膜和溃疡面而加重病情。

胃病患者还要注意忌口，少吃或不吃过冷、过烫、过硬、过辣、过黏的食物，更要忌暴饮暴食，同时要戒烟禁酒。另外，服药时应注意服用方法，最好饭后服用，以防刺激胃黏膜而导致病情恶化。

医学专家认为，胃病、十二指肠溃疡等症的发生与发展，与人的情绪、心态密切相关。因此，要讲究心理卫生，保持精神愉快和情绪稳定。避免紧张、焦虑、恼怒等不良情绪的刺激。同时，应注意劳逸结合，防止过度疲劳而殃及胃病的康复。肠胃病人要结合自己的体征，加强适度的运动锻炼，提高机体抗病能力，减少疾病的复发，促进身心健康。

运动保健

1. 秋分八月中坐功

此功法在《遵生八笺》中记载如下：“动主阳明五气。时配足阳明胃燥金。坐功：每日丑、寅时盘足而坐，两手掩耳，左右反侧各三五度，叩齿，吐纳，咽液。治病：风湿积滞，胁肋腰股，腹大水肿，膝膑肿痛，膺乳气冲，伏兔外廉足跗诸痛，遗弱，矢气，奔响，腹胀，髀不可转，似结，似裂，消谷善饮，胃寒，喘满。”

天文学上将秋分定为北半球秋季的开始。《春秋繁露》说：“秋分者，阴阳相关也，故昼夜均而寒暑平”。秋分与春分一样，阳光几乎直射赤道，昼夜几乎等长。在我国，春分后阳光日照时间越来越长，白天在延长，夜晚在缩短，阳长阴消，生机趋向于旺盛；秋分后阳光照射时间逐渐缩短，也就是说白天时间渐短，夜晚时间渐长，生机趋向于衰减。本功法以“秋分”命名，正是顺应这一时令特点而制定的气功锻炼方法，适宜于秋分时节锻炼，可于秋分时开始，练至寒露为止。

《素问·气交变大论》说：“岁金太过，燥气流行，肝木受邪。民病两胁下少腹痛，目赤痛眦疡，耳无所闻。肃杀而甚，则体重烦冤，胸痛引背，两胁且痛引少腹，上应太白星。甚则喘咳逆气，肩背痛，尻阴股膝髀足皆病……病反暴痛，胸胁不可反侧，咳逆甚而血溢。”这一理论虽是针对金运太过之年立论，但就一年四季而言，秋燥之偏盛，燥邪伤人也可表现为肺的病变及金气太过而乘肝木的病变，文中所述本功法主治病症即属此类，如坚持采用本法锻炼，会有较好的防治作用。

具体操作方法如下：每日凌晨3～7点开始，盘腿而坐，双手捂住耳朵，左右方向扭身各3～5次，然后牙齿叩动36次，调息吐纳，津液咽入丹田9次。可治：风湿积滞、腰胁麻木、腹部积水、膝盖肿痛、胸部气胀、外翻足等以及便秘、放屁、腹胀、双腿麻木、两臂酸麻、甲元口干、胃寒气短等。

2. 腰臂俯仰功

适应病症：调和五脏及腰背疼痛。

具体操作方法如下：双腿跪在硬板床上，两手伸展向前俯身撑按。左肘微屈以左肘支撑左侧身体，左肋左侧腰胯向左下侧转动，侧靠在床板上，意念想气从腰胯背处散开。再右手肘微屈，以右肘支撑右侧身体，右肋右侧腰胯向右下侧转动，右侧靠在床板上。意念想气从腰胯背处散开。一左一右为一遍，共做6遍。然后仍跪在床板上，两手高举过头顶，头与手一齐向后仰，此时可有冷气从脊背出来的感觉，向后仰12次。腰为肾之府，运动腰部有益于增补肾气，去淤滞，行气利于培养元气，疏通足少阴肾经和督脉，使正气充盈，气机畅通。

3. 运耳按头功

适应病症：头发早白。

具体操作方法如下：端坐于椅子上，两脚分开与肩同宽，大腿与小腿呈90度角，躯干伸直，全身放松，下颌向内微收。面向东方正坐，全身放松，女性将头发散开，两眼轻轻闭起来，意念想后腰肾命门穴，排除杂念，两手握拳，大拇指在内，两拳握紧，掌心向上，深吸一口气，闭住，使清气充盈体内，到闭不住时，分3次由口呼出，呼气时发“嘘”字音，以引出体内邪浊之气，然后左手抬过头顶，揪住右耳尖，向上提拉12次，右手抬过头顶，揪住左耳尖，向上提拉12次，用手指肚由前头顶向后，向两侧做梳头动作36次，然后静坐自然呼吸5分钟后收功。

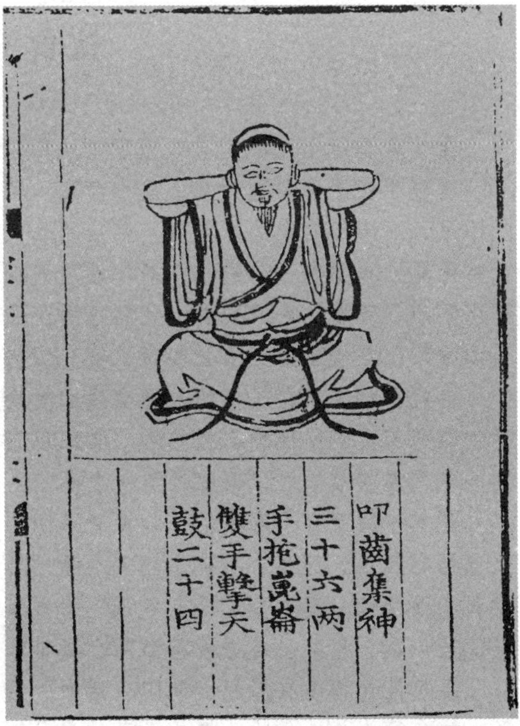

明代臞仙《活人心法》中的导引图

4. 低头触地功

适应病症：头发早白、干涩。

具体操作方法如下：平坐，两腿伸平，身体正直，全身放松，两手按住同侧膝盖，身体前俯，使头尽量靠近小腿，每次前俯身时间，尽可能保持时间长些，经过一段时间锻炼，向前俯身头能不费力地挨住小腿后，可将两脚展开约 33 厘米远，两手按住小腿，向前俯身时使头接触床面。

5. 梳头点穴功

适应病症：脱发。

具体操作方法如下：自然站立，双脚分开与肩同宽，双臂自然下垂，掌心朝内侧，中指指尖紧贴风市穴，拔顶，舌抵上腭，提肛，净除心中杂念。两眼平视，松肩垂肘，两臂左右展开，向前上划弧，至胸前两掌相合，两手内劳宫穴相贴，勿用力，意念两掌掌心 5 分钟。两手梳头 108 次，梳到头皮有轻微疼痛为好，然后用两手食指点按百会穴 36 下。两手搓风池一上一下为一次，搓 36 次。

饮食养生

在饮食调养上，中医学认为可以从阴阳平衡方面作为出发点，将饮食分为宜与忌。有利于阴平阳秘则为宜，反之为忌。不同的人有其不同的宜忌，如对于那些阴气不足，而阳气有余的老年人，则应忌食大热峻补之品；对正在发育中的儿童，如无特殊原因也不宜过分进补；对痰湿质人应忌食油腻；木火质人应忌食辛辣；对患有皮肤病、哮喘的人应忌食虾、蟹等海产品；对胃寒的人应忌食生冷食物等。不论是哪种人，其实质都应防止实者更实、虚者更虚而导致阴阳失调。

古代医学专家在长期的生活实践中对食物的性能有所了解后，大致归纳为三大类，即寒凉类、平性类、温热类。其中以常见的三百多种食物统计数字看，平性食物居多，温热性次之，寒凉性更次之。

就其作用而言，寒凉性食物多有滋阴、清热、泻火、凉血、解毒作用，这类食物包括有西瓜、甜瓜、香蕉、甘蔗、杧果、枇杷、苹果、梨、柿子、荸荠、菱角、桑葚、西红柿、黄瓜、苦瓜、冬瓜、白萝卜、丝瓜、莲藕、茭白、竹笋、慈姑、厥菜、马齿苋、芹菜、淡豆豉、海藻、海带、螃蟹，等等。

温热性食物多有温经、助阳、活血、通络、散寒等作用，其中辣椒、花椒、芥子、鳟鱼等为热性食物，樱桃、荔枝、龙眼、杏、石榴、栗子、大枣、胡桃仁、大蒜、番瓜、生葱、姜、韭菜、小茴香、鳝鱼、鲢鱼、淡菜、虾、海参、鸡肉、羊肉、鹿肉、火腿、鹅蛋等为温性食物。

平性食物有李子、无花果、葡萄、白果、百合、莲子、花生、榛子、黑芝麻、黑白木耳、黄花菜、洋葱、土豆、黑赤黄豆、扁豆、豇豆、圆白菜、芋头、胡萝卜、白菜、香椿、青蒿、大头菜、海蜇、黄鱼、鲤鱼、猪肉、猪蹄、牛肉、甲鱼、鹅肉、鹌鹑、鸡蛋、鹌鹑蛋、鸽蛋、蜂蜜、牛奶，等等。

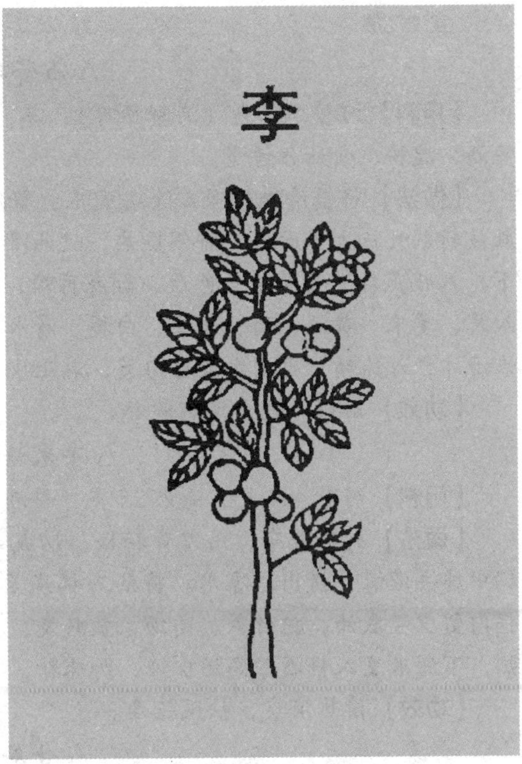

李子图，选自《本草纲目》。

我们在日常的饮食搭配上应根据食物的性质和作用合理调配，做到因时、因地、因人、因病而合理安排膳食，这也是避免机体早衰，保证机体正气旺盛的重要条件之一。

古代大诗人陆游曾作诗曰：“世上个个学长年，不悟长年在目前。我得宛丘平易清，只将食粥致神仙。”粥能和胃补脾，润养肺燥，若能食用药粥更有奇妙之处。通常秋燥热不减，可以煮梨粥、菊花粥、芝麻粥、栗子粥。俗话说：金秋板栗香，香甜可口又营养。可见栗子煮稀饭，有健胃健脾、补肾强骨的功效。正所谓：“腰酸腿软缺肾气，栗子稀饭赛补剂。”此时秋季的水果已全部成熟，梨、柿子、苹果都是具有预防秋燥的水果，应适当地食用。可是秋日的柿子，要注意不要饿着肚子吃，以饭后吃为最好。因为柿子里含有大量的柿胶酚、单宁和胶质，遇酸会凝聚成硬块。清代名医王孟英推荐“鲜柿甘寒，养肺胃之阴，宜于火燥津枯之体”。秋天，饭后吃上一两个，润肺，清火，止燥咳，通便秘，对保健是有益的。

百合也是秋季适宜食用的蔬菜。百合属草本植物，夏季开花，秋季采挖，可供食用，也可药用，秋季气候容易伤肺叶，易致皮肤干裂，口干舌燥，咳嗽少痰等病症，而百合味甘微苦，性平，润肺止咳，清心安神，正可缓解以上症状。不过因百合性偏凉，胃肠功能差者应少吃。此时百草渐摧，唯有菊花正争妍斗艳。其实菊花是对养生保健很有益处的一种花卉。据不完全统计，全国各地菊花的品种有三千之多，除供观赏外，还能入药和食用，菊花制酒，清凉甜美，强身益寿，陶渊明说：“酒能去百病，菊能解制颓。”菊花可凉拌炒食，也可制糕煮粥、泡茶或以菊花做枕。菊花有清肝明目，降压去火，强体延年之功效，所以古人认为常食菊花便可长生不死。不过低血压患者还是少食为妙。

△油酱毛蟹

【用料】河蟹500克（海蟹亦可），姜、葱、醋、酱油、白糖、干面粉、味精、黄酒、淀粉、食油各适量。

【做法】将蟹清洗干净，除去尖爪，蟹肚朝上齐正中斩成两半，挖去蟹鳃，蟹肚被斩剖处抹上干面粉。将锅烧热，放油滑锅烧至五成熟，将蟹（抹面粉的一面朝下）入锅煎炸，待蟹呈黄色后，翻身再炸，使蟹四面受热均匀，至蟹壳发红时，加入葱、姜末、黄酒、醋、酱油、白糖、清水，烧8分钟左右至蟹肉全部熟透后，收浓汤汁，入味精，再用水淀粉勾芡，淋上少量明油出锅即可。

【功效】益阴补髓，清热散淤。

△海米炝竹笋

【用料】竹笋400克，海米25克，料酒、盐、味精、高汤、植物油各适量。

【做法】竹笋洗净，用刀背拍松，切成4厘米长段，再切成一字条，放入沸水锅中焯去涩味，捞出过凉水。将油入锅烧至四成热，投入竹笋稍炸，捞出沥干油。锅内留少量底油，把竹笋、高汤、盐略烧，入味后出锅；再将炒锅放油，烧至五成热，下海米烹入料酒，高汤少许，加味精，将竹笋倒入锅中翻炒均匀装盘即可。

【功效】清热消痰，祛风托毒。

△甘蔗粥

【用料】甘蔗汁800毫升，高粱米200克。

【做法】甘蔗洗净榨汁，高粱米淘洗干净，将甘蔗汁与高粱米油入锅中，再加入适量的清水，煮成薄粥即可。

【功效】补脾消食，清热生津。

△板栗烧仔鸡

【用料】仔母鸡一只（约重1 000克），板栗200克，芝麻油250克（约耗75克），猪油、鸡汤、味精、白糖、湿淀粉、硝水、酱油、精盐、蒜白各适量。

【做法】①仔母鸡宰杀去毛，去掉内脏、头、爪，洗净，切下颈项。将鸡劈成两半，把胸翅部位切成6块，其他部位切成约2.4厘米见方的块，鸡腿砍成两节，鸡颈切成约3厘米长的段，鸡肝切成4块，剖小方格花纹，用刀将板栗的壳面砍成一字形，放入沸水锅中，在旺火上煮5分钟，取出脱壳，剥去内皮；②炒锅置旺火上，下芝麻油，烧至七成热，放入鸡块炸5分钟后，用漏勺捞出，辖尽锅中余油，加鸡汤、板栗、酱油、精盐、白糖、鸡肝，用旺火烧10分钟，至肉块松爽、板栗粉糯时，再加猪油、味精、蒜白，用湿淀粉调稀勾芡，起锅盛盘即成。

【功效】补肾去寒，润肺除燥。

△炸蟹丸子

【用料】蟹肉300克，鸡蛋1个，面粉50克，葱、姜末25克，肥肉膘100克，精盐1克，味精1克，料酒5克，芝麻油5克，花生油1 000克（约耗油120克），花椒盐少许。

【做法】①肥肉剁成粗泥，蟹肉改刀盛入碗内，加上葱、姜末、精盐、味精、料酒、芝麻油，打入鸡蛋，倒上面粉拌匀，然后挤成直径为1厘米的丸子；②锅内加上花生油1 000克，烧至5~6成热时，放入主料，炸至熟透，盛入盘内。吃时蘸花椒盐。

【功效】此方可增强体质，预防秋燥。

△香菇板栗

【用料】水发香菇150克，板栗200克，鲜汤150克，豆油40克，酱油30克，味精、葱、姜、白糖、淀粉少许。

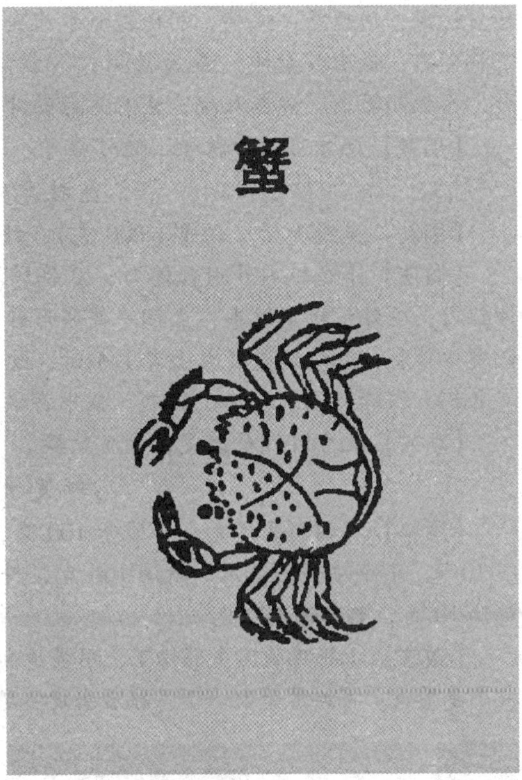

蟹图，选自《本草纲目》。

【做法】①先将香菇切片，板栗用刀砍一下，刀入栗肉3/5，皮壳要相连，放入清水锅内烧开约1分钟，栗壳裂开时，趁热剥去外壳和内皮，栗肉用刀切成厚片；②锅烧热放入豆油，将香菇、板栗片同时下锅翻炒，随即加入酱油、糖、姜末、鲜汤烧开后，改成小火焖3分钟，再改用旺火，加味精，用水淀粉勾芡，翻炒几下，淋入香油，即可装盘。

【功效】此方益智补肾，可提高机体免疫能力。

△全福豆腐

【用料】豆腐2块，鲜蘑50克，青菜芯10棵，香菇30克，素油50克，酱油20克，白糖3克，精盐1克，湿淀粉10克。

【做法】①香菇入沸水中泡软，去蒂。青菜留菜芯，除去叶根，烫至碧绿，凉水冲凉；②炒锅上火，烧热，用油少许滑锅，舀入素油烧热，每块豆腐用刀切5片，入锅煎至两面金黄，添酱油、白糖、精盐、清水一碗，放入香菇、鲜蘑、菜芯，焖烧至汤汁浓稠，离火；③取大圆盘一只，用筷子将菜芯装入盘中铺底（根向外），豆腐放在菜芯上，再将香菇摆豆腐上，最后摆上鲜蘑，成绿、黄、黑、黄四层。炒锅继续上火，将汤汁用湿淀粉勾上芡，浇在全福豆腐上即成。

【功效】此方可预防因营养不良所致的秋季各种疾病。

△白汁五柳鱼

【用料】白鲢鱼1条（500克左右，活鲜鱼最佳），胡萝卜、黄瓜、葱各50克，姜、蒜、精盐、味精、胡椒粉、水淀粉各适量。

【做法】①把鱼收拾干净，胡萝卜、黄瓜、葱都切成3厘米长的细丝，姜、蒜适当切丝，用精盐、味精、胡椒粉和水淀粉兑汁待用；②锅中放适量水，烧开，鱼下锅煮熟，捞出放盘中，鱼汤待用；③锅烧热，放适量油，把葱、姜、蒜下锅稍炒，再把胡萝卜、黄瓜入锅，烹入兑好的汁，炒熟，浇在鱼上即可。

【功效】此方可治疗秋燥，健脾益胃。

△桂花炖鸭

【用料】光鸭1只（约重1 000克），桂花糖50克，料酒、精盐各适量。

【做法】①光鸭内外用盐擦匀；②将料酒、桂花糖放入大碗内调匀，把碗置于沙锅内，碗外注清水过半，上搁一井字形竹架，将鸭的破腹处覆于井口上，防止弄翻碗中作料；③沙锅置旺火上煮1小时，改用小火炖30分钟，蒸至香味扑鼻为止；④开锅，取掉大碗，放鸭于锅中（锅中存水很少），将碗中余汁浇于鸭面上即成。

【功效】此方可滋补阴气，预防秋燥。

△鲜莲子鸡丁

【用料】鸡脯肉250克，鲜莲子100克，水发香菇15克，玉兰片15克，熟火腿10克，1个鸡蛋的蛋清，清汤100克，料酒10克，精盐、味精、水淀粉各适量，鸡油10克，熟猪油100克。

【做法】①将鸡脯肉去筋切丁，用蛋清和湿淀粉氽好。把香菇、玉兰片、火腿切成小菱形块。将鲜莲子氽一下，凉后去皮去芯，再用开水氽一下，沥去水分待用；②将鸡丁用热油滑至七成熟，沥去油，再放入配料及味精、料酒、盐少许，用水淀粉勾芡，淋上鸡油10克，出勺时加入鲜莲子，翻炒两下即可。

【功效】此方可健脾益胃，提高机体免疫力。

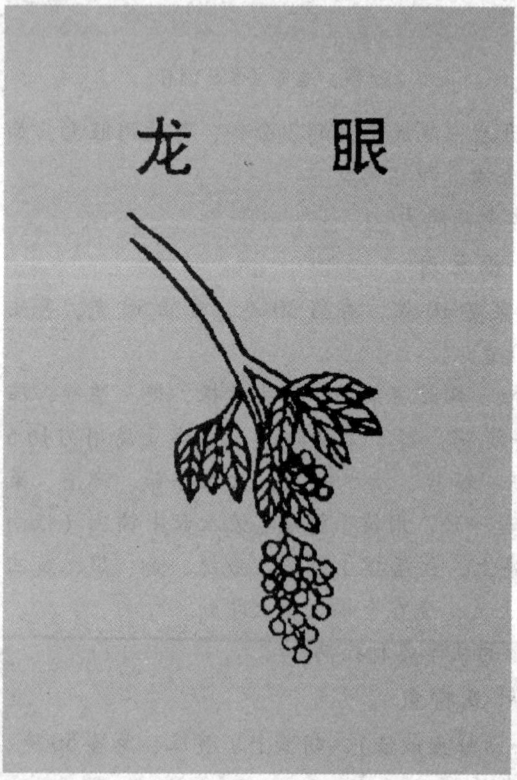

龙眼图，选自《本草纲目》。

△八宝全鸭

【用料】填鸭一只（约重2 000克），江米150克，香菇15克，核桃仁10克，龙眼肉10克，莲子15克，笋15克，熟火腿30克，虾仁30克，精盐4克，味精、料酒各适量，葱段20克，鲜姜8克。

【做法】①填鸭开膛、除去内脏、洗净。放入热水锅中翻氽一下，捞出后用冷水洗净；②江米淘洗干净，莲子泡软，去皮和芯、分成两半，香菇、笋、火腿切丁；③取一个大碗，放入江米、香菇、核桃仁、龙眼肉、莲子、笋、火腿丁，加水上笼蒸熟，制成八宝江米饭；④用一铝锅（或大炒锅），放入半锅水，上火烧开，将洗净的鸭子下锅，加葱段、姜片。锅再度开时，移至微火上烤，鸭子煮至九成熟时捞出。将煮鸭原汤内的调料捞出，撇去油，过箩备用。待鸭凉后，从脊背处将骨退出（折骨时要注意保持脯面整齐），脯朝下码放在一个大碗内，碎鸭肉放在上边。最后将八宝江米饭摊在上边，上笼用旺火蒸透，置于盘内；⑤把大炒勺放在旺火上，倒入煮鸭的原汤，加料酒、精盐、味精，烧开后，浇在鸭身上即可。

【功效】此方可健脾益胃，提高机体免疫力。

△清蒸鲥鱼

【用料】鲥鱼1条（约重600克），香菇10克，玉兰片25克，西红柿50克，油菜芯50克，精盐、味精、料酒适量，葱15克，姜5克，鸡油25克（分2次用），植物油50克（实耗25克）。

【做法】①鲥鱼去内脏及鳃（不要去鳞），洗净。香菇用开水泡发洗净，除去根蒂。玉兰片切成薄片。西红柿用开水烫过，撕去皮，切斜块，洗去籽。油菜芯洗净，用开水烫一下。葱切斜块，姜去皮切片，精盐、料酒、味精和10克鸡油放入一个碗内调匀；②将炒勺放在旺火上，倒入植物油，烧至七成热时，将鱼下勺炸一下后速捞出，除去腥味。随即放在一个鱼盘内，放入香菇、玉兰片，将调好的调料倒在鱼身上，加入葱块、姜片，然后上笼用旺火蒸熟（15分钟即熟，时间千万不要长，否则，鱼肉变成灰色，吃着就不鲜了）。出笼后，捡去葱、姜，把蒸鱼的汁滴在勺内，将鱼移到另一鱼盘内，再把炒勺放在旺火上，加料酒、味精和15克鸡油，放入西红柿、油菜芯，煮沸后浇在鱼身上即成。吃时，用筷子将鱼鳞向鱼的两头一拨即可。

【功效】此方可健脾益胃，提高机体免疫力。

△蘑菇烩兔丝

【用料】兔肉300克，蘑菇丝80克，冬菇丝80克，1个鸡蛋的蛋清，味精、精盐、白糖、肉汤、水淀粉、料酒、胡椒粉、麻油、葱丝、熟猪油、生油各适量。

【做法】①兔肉洗净切成丝，盛入碗内，加蛋清、淀粉、料酒、酱油拌匀；②烧热油锅放入生油，油热至五成时，将兔丝下锅散炸至熟，捞出沥干油。原锅内投入蘑菇、冬菇、姜，炒透后烹入料酒，加入肉汤、味精、盐、酱油、白糖、胡椒粉、麻油、兔肉，待烧滚后，用水淀粉勾稀芡，加入少许猪油推匀，撒上葱丝盛入盘内即可。

【功效】此方可健脾益胃，提高机体免疫力。

药疗养生

感冒咳嗽验方

△将白萝卜500克，捣碎取汁，加入冰糖少许，炖后放置温热服用，每日2

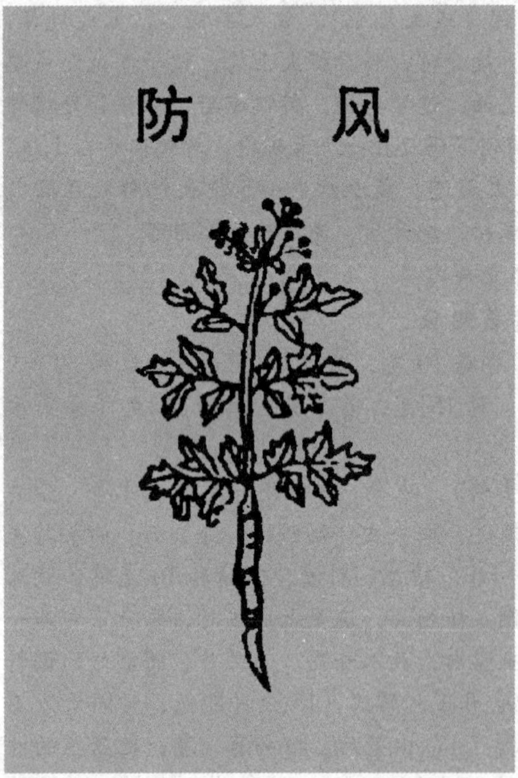

防风图，选自《本草纲目》，可用于小儿感冒的药方中。

次，每次60毫升，可治疗咳嗽。

△白萝卜500克、梨1个切成薄片，加入冰糖、川贝少许，煮水喝，可预防治疗咳嗽、痰多。

小儿感冒验方

此节气中人们易患感冒、咳嗽等病症，尤其是小孩，由于身体虚弱，更是应当做好预防，并且由于很多感冒药有副作用，所以小儿用药应当谨慎，所以在此专为小儿感冒、咳嗽准备了一些验方。

小儿感冒方（Ⅰ）

【组成】银花6克，连翘6克，甘菊花6克，冬桑叶6克，杏仁6克，前胡6克，炒牛蒡子6克，元参6克，大青叶9克，薄荷4.5克，橘梗3克，甘草3克（1~3岁量）。

【功效】辛凉解表，宣通肺气。

【主治】感冒。症见发热微汗，鼻塞流涕，咽红咳嗽，舌苔薄黄，脉浮数等风热表现者。

【加减】感冒身热不退加柴胡4克，葛根9克；见身热无汗，恶寒，鼻流清涕之风寒感冒去银花、连翘、元参，加荆芥、防风各4克，苏叶、淡豆豉各6克。

小儿感冒方（Ⅱ）

【组成】金银花12克，赤芍12克，连翘6克，栀子6克，黄芩6克，牛蒡子6克，花粉6克，胆草6克，六一散6克，枳壳3克，青黛3克，薄荷4.5克，芥穗4.5克。

【食法】每日1剂，2煎，共煎成100毫升，分2~3次温服，年长可1次顿服。

【功效】疏风清热解毒。

【主治】小儿上呼吸道感染。

小儿流行性感冒方（Ⅰ）

【组成】柴胡12克，黄芩9克，太子参6克，半夏7克，炙甘草3克，生姜6克，大枣3枚（去核），板蓝根15克。

【食法】此为8岁儿童用量，水煎分3次服，3小时1次。不及6岁者减1/4~1/3量，超过10岁者增1/4~1/3量。第一剂饮完，继用二剂，睡时停服。一般4剂体温下降，恢复正常，得微汗而愈。

【功效】清热透表解毒，和解少阳。

【主治】小儿流行性感冒，发热咳嗽，身上少汗，脉搏浮数，高烧持续不退，注射抗生素、服解热药物无效者。

【加减】临床投与此方，遵照既往经验，凡有气喘现象加厚朴6～9克、射干6～9克、葶苈子9～12克；胸闷痰多加橘红9～12克、茯苓9～12克、枇杷叶12～18克；咳较重加前胡6～9克、浙贝母6～12克、款冬花6～9克（包）、百部6～9克；大便干结加全瓜蒌9～15克；咽喉痛加苦橘梗6～12克、锦灯笼9～12克。

小儿流行性感冒方（Ⅱ）

【组成】淡豆豉25克，山川柳9克，荆芥穗9克，山栀皮9克，大青叶9克，板蓝根18.8克，粉葛根9克，金银花18.8克，青连翘18.8克，川贝母18.8克，白茅根18.8克，天花粉18.8克，润元参18.8克，广陈皮18.8克，条黄芩18.8克，冬桑叶12.5克，净蝉衣12.5克，赤芍18.8克，羚羊角粉1.6克，犀角粉1.3克（或用水牛角粉12.5克代替）。

【制用法】糖颗粒散剂。每包1.8克重。1日总量，1岁1包，3岁2包，6岁4包。分2～4次服。

【功效】散风清热。

【主治】流行性感冒，上呼吸道感染、急性咽炎、流行性腮腺炎、麻疹、风疹、幼儿急疹、荨麻疹。

小儿咳嗽验方（Ⅰ）

【组成】茯苓15克，法半夏6克，陈皮6克，苏子6克，黄芩6克，桑皮10克，杏仁6克。

【功效】健脾燥湿，清肺化痰。

【主治】小儿咳嗽。2岁以内婴幼儿多见。多有宿痰，喉间辘辘有声，摸之胸背有震手之感，常兼大便溏稀，舌质淡，苔薄白，脉滑或缓，病程迁延易复发，证属脾湿肺热型。

【加减】痰多喉间痰鸣难出者加海浮石、生蛤壳、生牡蛎各15克。

小儿咳嗽验方（Ⅱ）

【组成】荆芥9克，前胡6克，黄芩10克，百部10克，板蓝根9克，连翘10克，桑白皮10克，贝母10克，陈皮6克，半夏6克，甘草3克，知母9克，生大黄3克。

【食法】开水煎汤，分多次服。

【功效】疏风清热，润肺止咳。

【主治】风热咳嗽。证见咳嗽无痰或痰稠色黄。微热，汗出，口渴咽干，鼻塞流黄涕，大便秘结，小便短黄，舌质，苔微黄，脉浮数，指纹显浮深红。

小儿咳嗽特效验方

【组成】冬花12克，地龙干10克，前胡10克，甘草3克，北杏5～10克，百部5克，云苓20克。

【食法】开水煎汤，分多次服。

【功效】润肺止咳。

【加减】风热加苏叶、杭菊、南豆花；肺热加泻白散、麻杏石甘汤；喘加银杏

10粒（炒）；偏寒加小青龙汤、二陈汤；肺燥加沙参、百合、瓜子仁；脾虚加四君子汤、参苓白术散、莲子肉、大枣、芡实；挟湿加四苓散（胃苓汤）；暑湿加青蒿、滑石、甘草、香薷。

房事养生

古人认为，合理的房事生活可以使人体阴阳得到调整。在房事养生方面，有不少经验和总结。

如《素问·上古天真论》中说，若醉酒滥行房事，可使精气衰竭、真元耗损、形体气血虚弱，加之不能控制自己的淫欲，纵情以求过度的性快感，故常损寿命，不到50岁便年老体衰。该论还认为，在寡欲淳朴的心境下，可达到“嗜欲不能劳其目，淫邪不能惑其心……所以能年皆度百岁而动作不衰者，以其德全不危也”的境界，这是很符合现代养生之道的。而且在《素问·阴阳应象大论》中进一步指出，在房事养生上，如能做到增八益、去七损，则阴阳气血调和而长寿。如不能做到这些，则常可早年衰弱。愚昧纵欲的人因对此认识不足而常早衰；聪明寡欲的人因遵此养生而常长寿，且身体健康，青春久驻。

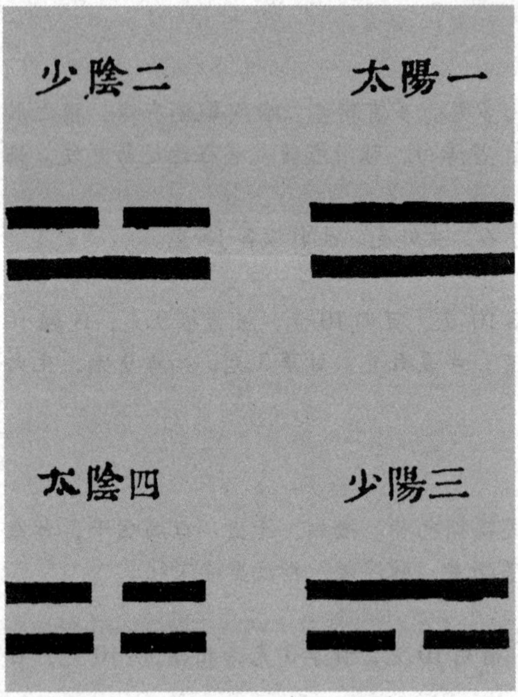

宋代朱熹《易学启蒙》中的四象图。四象为太阳、少阴、少阳、太阴。中医认为，人体的阴阳一旦失衡，就会发生疾病。

在《灵枢·五音五味篇》中还指出逞性欲而思虑忧郁可伤心，醉酒纵欲、汗出伤风可损脾，性事太过、出汗入浴则可耗伤肾气。故善养生者宜远色欲，乐恬淡。

古代医学专家们对房事一致认为，男女性事的和谐，使人能达到“神和意感”的境界。他们指出如果夫妇性生活长期不和谐，则“非直损于男子，亦乃害于女人”。并且告诫夫妻性生活宜有节制，不可频繁放纵，但是故意压抑性欲，也常常会有碍于身体健康。如夫妇刻意不行房事，则多易引起气血闭塞和壅滞的病痛，身心受到压抑和闭滞，导致患有各种疾病而减寿。古代医学家们还认为男子百闭（不射精或逆行射精）、阳痿、早泄；女子月经失调、阴冷、性欲低下等症，一般可通过某些简易的气功导引，或改变性交姿势或体位得到治疗。

"活子时"修炼法便是古代房中术增强体质的一种有效方法，并且深受古代医学家们的认同。"活子时"不同于子时，它是指人一天十二个时辰中处于最快乐的时候。一个人在一天之中，要时时刻刻反观自身，一旦发现自己身心开始变得愉悦时，便可修炼。修炼即感受这种快乐，不让它白白流逝，不用思维去游移、联想，也不去想是什么外在事物给我们带来快乐的，而是应该细心去体会这种快乐，感觉它在我们的身体内是怎样静静流淌的。并且保持的时间越长越好，这样地日积月累，"活子时"发生的频率也就会越来越高。

古代房事养生还很重视男女双修。真正的双修（男女双修双补）之道，不是把异性作为一件发泄情欲的器具，而是当做一扇通向广阔宇宙的虚空的大门！通过交合和反观（体会快乐），是和整个宇宙在交换能量——采摄虚空中的元气。对男女双方来说，都是如此，所以能量的来源是取之不尽、用之不竭的。

由此可见，房事不是单纯地发泄情欲，而是对身体和心灵的一种修炼，所以在房事中才能平衡阴阳，达到强身健体、延年益寿的目的。

六、寒露养生

民间风俗

寒露时节北斗星指向甲，太阳黄经为195度，时间在公历的10月8日前后。此节气里露寒而冷，将欲凝结，所以称之为寒露。白露后，天气转凉，开始出现露水，到了寒露，则露水日多，且气温更低了。所以，有人说，寒是露之气，先白而后寒，是气候逐渐转冷的意思。此时我国有些地区会出现霜冻。北方已呈深秋景象，白云红叶，偶见早霜。南方也秋意渐浓，蝉噤荷残。由于此时阴天少，所以光照充足，是全年日照率最高的节气，素有秋高气爽之称。

寒露三候为："一候鸿雁来宾，二候雀入大水为蛤，三候菊有黄华。"此节气中鸿雁排成一字形或人字形的队列大举南迁避寒。二候中的"大水"指的是大海，古时传说海边的蛤贝类，是由三种雀鸟潜入水中变成的。深秋天寒，雀鸟都不见了，古人看到海边突然出现很多蛤蜊，并且贝壳的条纹及颜色与雀鸟很相似，所以便以为是雀鸟变成的。第三候的"菊始黄华"是说在此时菊花已普遍开放。古人认为秋季是土德当令，土为黄色，所以此节气中的花为黄色的菊花。夏小正九月篇有"荣鞠"之句，鞠是菊的古字，说明九月时菊花开放。

菊花为寒露时节最具代表性的花卉，处处可见到它的踪迹。由于接近重阳节，某些地区民间有饮"菊花酒"的习俗，所以重阳节又称"菊花节"。古书记载："九月九日，采菊花与茯苓、松脂，久服之，令人不老。"登高山、赏菊花，成了这个节令的趣事。在寒露这一天，古人还要取井中的水用来浸造滋补五脏的丸药或药酒。

九九重阳节，我国人们有登高、佩茱萸及饮酒于高处的民间习俗。这一习俗原是为了"避邪"，源于东汉。梁人吴均在《续齐谐记》里说：当时有名费长房者，颇擅仙术，能知人间祸福。一日，他对其徒汝南桓景说，九月九日，你全家有难，但如能给每人做一红布袋，装上茱萸系在手臂上，然后去登高，并在山间饮菊花酒，即可幸免于难。桓景照办，果真九日晚间，全家从山上回来后，见家中鸡、犬、牛、羊俱已暴死。事后，费长房告知，此乃家畜代为受祸。这个神话般的故事经过传播，便演变成重阳节登高的习俗。

茱萸是味药材，《本草纲目》中讲其辛辣芳香，性温热，功能治寒驱毒。晋代《风上记》中说"九月九日折茱萸以插头，言辟恶气，而御初寒"。古人以阴阳论事物，偶数阴、奇数阳，九为最大的阳数。九而重，阳盛极，阳亢则为灾，需要禳解。茱萸性虽热而能引热下行；菊花得四时之气、金水之精，能息风除热。重阳时节插茱萸饮菊花酒，可使身体免受初寒所至的风邪，可见这一风俗习惯还是有一定科学性的。

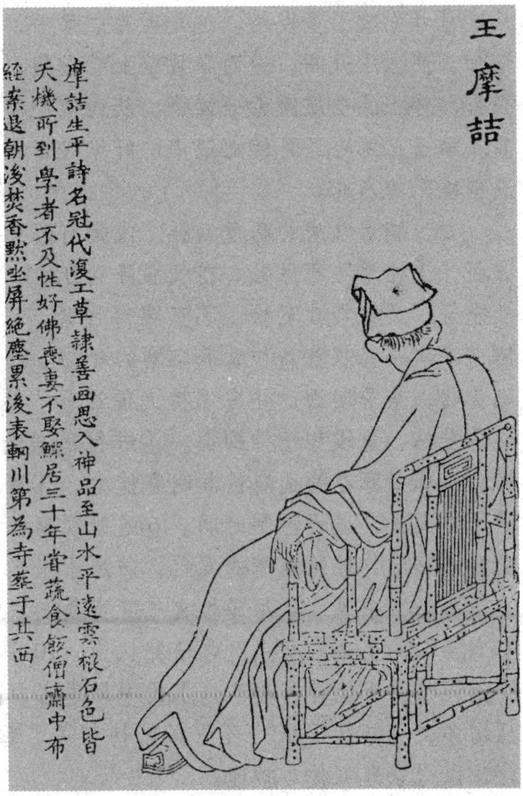

王维像，选自清·上官周绘《晚笑堂画传》。王维名诗《九月九日忆山东兄弟》中有“遥知兄弟登高处，遍插茱萸少一人”的名句，描绘了古人在重阳节登高插茱萸的风俗。

旧时，北京人登高饮酒的风俗很盛。南城可到天宁寺、陶然亭、龙爪槐；北城可到蓟门烟树，远一点儿可到西山八刹。

由于天气渐冷，树木花草凋零在即，故人们谓此为“辞青”。九九登高，还要吃花糕，因“高”与“糕”谐音，故应节糕点谓之“重阳花糕”，寓意“步步高升”。花糕主要有“糙花糕”、“细花糕”和“金钱花糕”。沾些香菜叶以为标志，中间夹上青果、小枣、核桃仁之类的干果；细花糕有三层、两层不等，每层中间都夹有较细的蜜饯干果，如苹果脯、桃脯、杏脯、乌枣之类；金钱花糕与细花糕基本同样，但个儿较小，如同“金钱”一般，古时多是上层府第贵族的食品。

时下，北京人登高习俗更盛，景山、八大处、香山等都是登高的好去处，八大处还举办重九登高节，吸引了众多的游人。

生活起居

寒露以后，随着气温的不断下降，感冒是此时最易流传的疾病，医学研究认为，在气温下降和空气干燥时，感冒病毒的致病力会增强，因此极易在此时感冒。当环境气温低于15℃时，上呼吸道抗病力则下降。因此，着凉是伤风感冒的重要诱因，要适时更衣，加强身体锻炼，从而增强体质。此时，哮喘患者的病情会越来越重，慢性扁桃腺炎患者易引起咽痛，痔疮患者也较前加重，真可谓“多事之秋”。

对于老年人来说，此时很多疾病的发生都会危及老年人的生命。其中最应警惕的便是心、脑血管疾病。由于气温开始明显地变冷，于是心、脑血管疾病、高血压从这月开始成了多发病。这是因为：第一，低温可使体表血管弹性降低，外周阻力增加，使血压升高，进而导致脑血管破裂出血。第二，寒冷的刺激还可使交感神经兴奋，肾上腺皮质激素分泌多，从而使小动脉痉挛收缩，增加外周阻力，使血压升高。第三，寒冷还可使血液中的纤维蛋白原的含量增加，血液黏稠度增高，促使血液中栓子的形成。

心、脑血管病的高危人群，或是有病史的患者，要从寒露节气开始注意以下几方面：①注意防寒保暖。在气温降到0℃以下时，要及时增添衣服，衣裤既要保暖性能好，又要柔软宽松，不宜穿得过紧，以便于血液流畅。②合理调节饮食起居，应当多吃一些热量高和营养丰富的食物。如瘦肉、鸡、鱼、乳类及豆制品，少吃油腻食物，禁忌烟酒，并应保持大便通畅。③保持良好的心境，情绪要稳定、愉快，切忌发怒、急躁和精神抑郁。④进行适当的御寒锻炼，如平时坚持用冷水洗脸等，提高机体对寒冷的适应性和耐寒能力。⑤清晨去厕所时，应改蹲式为坐式，大便时间不能太长，适当控制时间。⑥随时观察和注意病情变化，定期去医院检查，服用必要的药物，控制病情的发展，防患于未然。

另外，中风、老年慢性支气管炎复发、哮喘病复发、肺炎等疾病也严重地威胁着老年人的生命安全。医学研究认为，10月末至11月初是高血压病发作的第一高峰期，据临床统计，90%以上的中风患者有高血压病史。因此，此时的中风病人明显增多，这与气温低、气压高密切相关。预防中风，要重视高血压等原发病的治疗，做好家庭急救与护理。

据统计，老年慢性支气管炎病人感冒后90%以上会导致急性发作。因此，在这一节气里要采取综合措施积极预防感冒；同时还要科学调理饮食、合理地服用药物防治；并且改善居室环境，避免烟尘污染，保持室内空气流通、新鲜。

哮喘病人对此节气的气温、湿度等气象要素的变化极为敏感，因抵抗力弱而容易引起上呼吸道感染诱发哮喘。另外，食物和空气中的过敏物质大量增加也是该病易发的重要原因。因此，首先要弄清楚引起哮喘发作的致敏原因，尽量避免与之接触。

老年人肺炎的发病率和死亡率在此节气会骤然增高。中医学认为，这是秋燥伤肺所致。具有起病隐匿、症状不典型、病情变化快、并发症多、死亡率高等特点。因此，要早发现、早治疗、早预防。

鉴于此，在这多事的寒露节气中，老年人合理地安排好日常的生活起居，对身体的健康有着重要的作用。此节气由于气候渐冷，日照减少，风起叶落，时常在一些人心中引起凄凉之感，出现情绪不稳，易于伤感的忧郁心情。

因此，保持良好的心态，因势利导，宣泄积郁之情，培养乐观豁达之心也是养生保健不可缺少的内容之一。如经常登高远眺，可使人心旷神怡，所有的忧郁、惆怅等不良情绪顿然消散，这既是养生中的养收之一法，也不失为调节精神的一剂良药。

运动养生

1. 寒露九月节坐功

此功法在《遵生八笺》中记载如下："运主阳明五气。时本足太阳膀胱寒水。坐功：每日丑、寅时正坐，举两臂，踊身上托，左右各三五度，叩齿，吐纳，咽液。治病：诸风寒湿邪挟胁腋经络冲动，头痛，目似脱，项如拔，脊痛，腰折，痔，疟，狂，巅痛，头两边痛，头囟项痛，目黄，泪出，鼽衄，虐乱，诸痛。"

时至寒露，天气更凉，阴气渐长，万物趋向于收藏。本功法以"寒露"命名，正是顺应这一时令特点而制定的气功锻炼方法，适宜于寒露时开始，练至霜降为止。寒露时节人体疾病多表现在足太阳膀胱神经的病变。足太阳膀胱起于目内眦，经额上行，交会于头顶部。其直行者从头顶处分别向后行至枕骨处，进入颅内，络于脑，复出于外，分别下项，下行会于大椎，再分左右挟脊，抵腰络肾，属膀胱。其头部支脉从头顶部分出，向两侧下行至耳上角。其腰部支脉从腰分出，挟脊下行，穿过臀部，从大腿后部下行至窝中，另有支脉从后项分出，下经肩胛内侧，从附分穴挟背下行至髀枢，经大腿后侧至窝中，下至腓肠肌中，向外下至足外踝后，沿足背外侧至小趾端，主要病症即原文中所述的头项强痛、痔、疟、狂癫、目黄、腰脊痛等，采用本功法锻炼，有较好的防治效果。

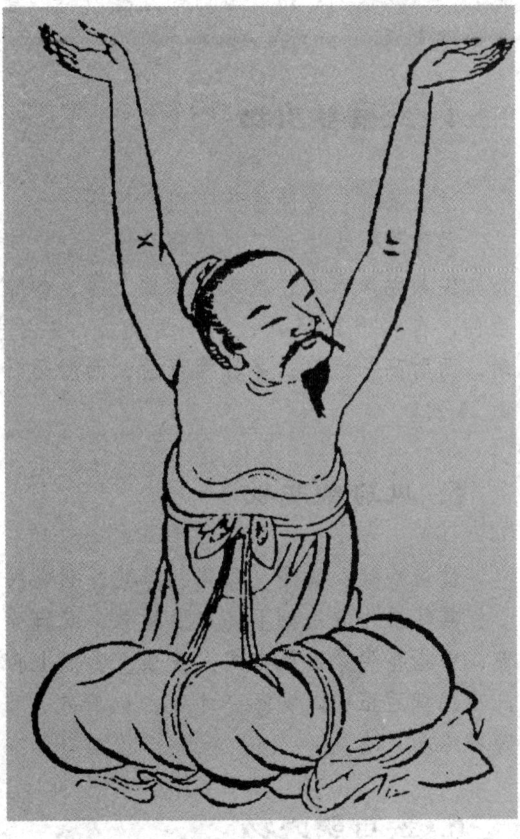
明代高濂《遵生八笺》陈希夷导引坐功图中的寒露九月节坐功图

具体操作方法如下：每日凌晨3~7开始，正坐，双臂高举、耸身向上，左右各3~5次，然后牙齿叩动36次，调息吐纳，津液咽入丹田9次。可治：诸风寒湿邪挟胁腋经络冲动、头痛、目似脱、项如拔、脊痛、腰折、痔、疟、狂、巅痛、头两边痛、头囟项痛、目黄、泪出、鼽衄、虐乱、诸痛、双睛外努、头颈拔痛、腰部骨折、痔疮、疟疾、癫狂、偏头痛、头顶痛、眼珠发黄、迎风流泪、鼻出血等杂症。

2. 委中观想功

适应病症：腿脚抽筋，关节炎，防治下肢瘫痪。

具体操作方法如下：自然站立，双脚分开与肩同宽，双臂自然下垂，掌心朝内侧，中指指尖紧贴风市穴，拔顶，舌抵上腭，提肛，净除心中杂念。全身放松，意念观想两腿后面窝处的委中穴，久练此功可促进下肢的气血循环。每次练功要在20分钟以上，每天早晚各练1次。

3. 脚腿葆春功

适应病症：治阳痿，性功能衰退。

具体操作方法如下：平坐在椅子或沙发上，用温水洗脚后，搓左右脚心各108次。掠大腿内侧，由膝盖内侧开始向上一直掠到腹股沟，左右各掠108次，每晚睡觉前做1次。

4. 交臂导引功

适应病症：皮肤瘙痒、肌肉拘挛。

具体操作方法如下：双腿并拢站立，双臂自然垂下，两掌心贴近股骨外侧，中指指尖紧贴风市穴；拔顶，舌抵上腭，却除心中杂念。全身放松，身体直立，头向后仰，自然呼吸24次，两小臂交叉，左手扶按右肩井，右手扶按左肩井，两手不动，两肘高抬过肩，姿势摆好后，两肘同时向下再向上摆动，一上一下为一次，共做24次。

5. 风府观想功

适应病症：头痛、颈强、鼻酸、咽喉肿痛、中风不语、癫狂等症。

具体操作方法如下：自然站立，双脚分开与肩同宽，双臂自然下垂，掌心朝内侧，中指指尖紧贴风市穴，拔顶，舌抵上腭，提肛，净除心中杂念。全身放松，意念观想枕后正中入发际一寸处，风府穴，每次练功时间要在20分钟以上，每日早晚各练功1次。

6. 按目明穴功

适应病症：眼球充血、视力减退、泪腺炎。

具体操作方法如下：端坐于椅子上，两脚分开与肩同宽，大腿与小腿呈 90 度角，躯干伸直，全身放松，下颌向内微收。全身放松，用两手中指按点目明穴 108 次，每天早晚各点按 1 次。目明穴位置在瞳孔直上，前发际边缘处。

7. 阴阳回春功

这套功法能调动人体潜能，增强免疫力，延缓衰老。特别对于心、脑血管疾病、消化系统疾病，有较好的预防和治疗效果。本功法分两套，第一套用于早晨练习，第二套用于晚间练习。

早晨最好是天刚破晓，晚上最好是夜半入夜。每次练功和每节动作所需的时间要因人而异，自己掌握，动作要自然，不能过分机械。练功避免在饭前半小时和饭后一小时之间。

练功地点应选择环境清新幽静、舒适的地方。

第一套功法

预备：面朝东方，闭目静心，收敛心神，全身放松，头正颈直，两手自然下垂，脚尖向前，不可内外八字，与肩同宽。两拇指向掌心处弯曲护住劳宫穴。

呼吸要领：要吸多呼少，即胸式呼吸法，吸气时要做到静、深、长、匀。呼气时要做到细、缓、绵、悠（此呼吸方法要慢慢体会，在练功时不要过分追求）。

起式：

（1）舌尖环绕摩擦上下内齿龈，左右各 3 次，有唾液后心平气和地顺前正中线咽入丹田。

（2）两手臂自然放松抬起，左手掌心朝上对准东方的太阳互应。右掌心向下与地下泉水互应。意念先在左手劳宫穴采集太阳放射精华之气。后意念在右掌心劳宫穴与地下泉水沟通。同时左右手上下摆动采集天、地阴阳之精气（动作和意念要相互和谐）。

（3）左手掌心前区部位，劳宫穴与心脏内外沟通互应。右手掌心朝右肋下，劳宫穴与肝脏沟通互应。意念在左右手，把采集阳气和阴津贯入心、肝两脏。切勿掌心接触胸前区和肝脏部位。

（4）左手离开心前区，掌心向下，右手离开肝脏部位掌心向下，两手掌心相对，互应沟通做抱球动作。意念在两手之间，揉成一个真气球。球形成后，应收腹提肛。抱球贯进丹田，两手重叠放在丹田处，左手在上，右手在下，少顷片刻。

（5）双手轻轻按摩丹田，左右各 3 次，与此同时舌尖环绕摩擦上下外齿龈。左右各 3 次（二者频率、速度、方向应相同，有津液后再次咽入丹田）。

（6）放腹松肛，全身放松意收丹田 10 分钟后，双手指相对摩擦生热后，干洗脸。次数不限。

（7）轻轻睁开双眼目视远方片刻。

功法机理：

《素问·宝命全形论》中说“人以天地之气生”，可见本套功法主要体现天地人相应的观点，采集阴阳之精气，激发和增强人体的元气。正所谓“正气存内，邪不可干”，从而可以防病益寿。

心主血脉为人体中的阳脏，“心为阳中之太阳”，因此要采集早晨太阳纯阳之气补养心脏。肝藏血，肝阴易虚，肝阳易亢，因此采集大地的纯阴之气，滋养肝脏。古人云：“天为阳，地为阴，天在上故属阳，地在下故属阴。火为阳，水为阴。”对人体有推动温煦作用的称之为阳（心），对人体具有营养、滋润作用的物质称之为阴（肝）。

其中抱球一节，主要沟通阴阳，调节机体阴阳平衡，练功时应细细体会。真气贯入丹田后揉腹和摩擦外齿龈配合好，有津液咽入丹田，与采集的大自然真气融会贯通。《素问·六节脏象论》中说：“气和而生，津液相成，神乃自生。”

本套功法主要是练心练肝，心肝两脏都与神志活动有关。肝主疏泄，调畅气机，而心脏主思维活动。心肝两脏相配合，血液旺盛，共同维持了神志活动正常。肝藏血、血液旺盛则滋养肌肤，肌肤滋润则不衰，保持青春常立。心其华在面，心气血旺盛面部肌肤得到滋养，面色红润而有光泽。所以，本功法不但可以治疗疾病，也可抗衰延寿，使人保持旺盛的精力。

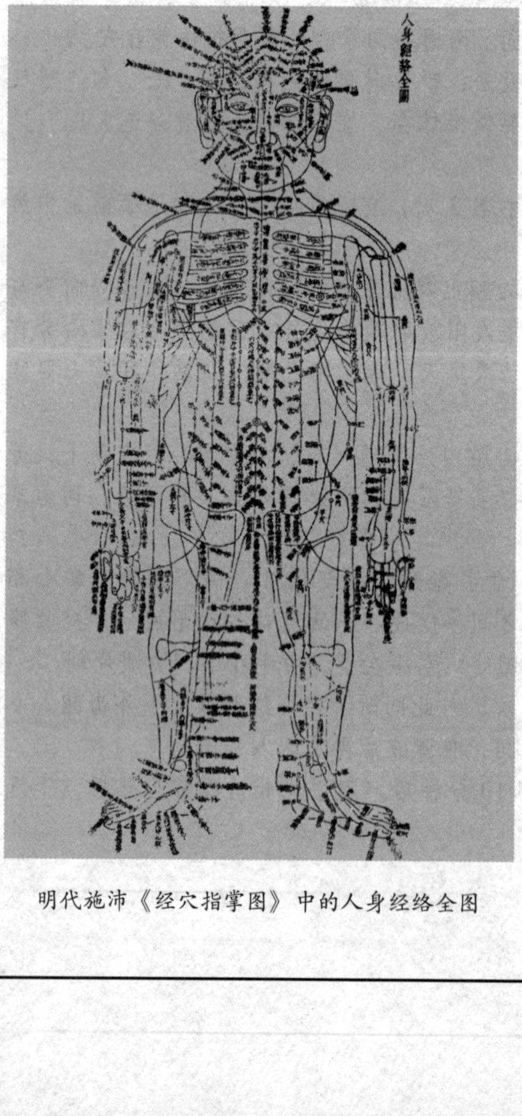

明代施沛《经穴指掌图》中的人身经络全图

第二套功法

预备：直坐立，两脚平行落地，面向西北角。做到心无杂念，平心静气，毋使走泄，凝视调息。

起式：

（1）双手枕后交叉（十指交叉）两拇指按揉风池穴十次，与此同时舌尖轻点上腭十次（二者速度频率相当）。有津液后心平气和缓缓咽入丹田。

（2）仰目观星月片刻后，双手从枕后拿下放在膝上，头正颈直，与此同时意念用百会穴观赏星月之光（用百会穴与星月，通过一条光带相连起来），有时可有热胀麻等感觉。

（3）以手抬起重叠，用劳宫穴压住百会（左手在上，右手在下）。与此同时用意把百会采集精气顺督脉导引至两肾之间命门处。意守命门片刻。

此时的呼吸要领是：采用逆式呼吸法。开口吸气，闭嘴呼气。开口吸气同时收紧小腹，将气充满整个胸腔为止。呼气应闭口，用鼻子呼气将胸腔气全部排除，同时鼓起小腹收胸腔（逆式呼吸三次后，恢复正常呼吸法）。

(4) 双手在百会穴处拿下，顺人体前胸滑向丹田，再从丹田顺带脉（腰部）滑向后面，双劳宫穴护住双肾。自感双肾区发热为止。同时要想象命门处形成一团火球，向下导引至会阴部位停留。球包绕会阴部。

(5) 双手从肾区再顺带脉滑向丹田，双手重叠护住丹田穴。

(6) 做收小腹提会阴动作，此时要想象阴部精气，随同命门之火一同归入丹田。

(7) 站立起来，全身放松意守丹田片刻。功法完毕。

功法机理：

肾为先天之本，藏精生髓，又主纳气与人体的生殖、生长、发育、衰老以及水液代谢有着密切关系。

本套功法主要采集夜间星月之阴精，顺督脉导引下命门与先天之命门之火融合为一，来补充温煦肾阴肾阳。肾阴肾阳元阴元阳，只有肾阴阳充足，才能生机蓬勃。用现代医学讲增强了机体的免疫力。

命门为元气的根本，是人体热能的发源地，因此意守命门火球和导引至会阴部，要细心体会，乃是炼精化气的过程。

饮食养生

此节气中的秋燥易引发人们患有肺炎、哮喘及中风等疾病，故此我们向大家介绍一些润肺祛燥和治疗中风的食疗方。

食疗方

△百枣莲子银杏粥

【用料】百合30克，大枣20枚，莲子20克，银杏15粒，粳米100克，冰糖适量。

【做法】莲子先煮片刻，再放入百合、大枣、银杏、粳米煮沸后，改用小火至粥稠时加入冰糖稍炖即成。

【功效】养阴润肺，健脾和胃。

△山药桂圆浆

【用料】鲜山药100克，桂圆肉15克，荔枝肉3~5个，五味子3克，白糖适量。

【食法】将山药去皮切成薄片，与桂圆、荔枝、五味同煮成浆汁，加入白糖，晨起或临睡前饮食。

【主治】中风。

△核桃栗子糖羹

【用料】核桃仁30~50克，炒熟栗子30~50克，白糖适量。

【食法】先将熟栗子去壳，再与核桃肉同捣如泥，加入白糖拌匀即成，不拘时食之。

【主治】中风。

△海蜇马蹄汤

【用料】海蜇头60克，鲜荸荠60克。

【食法】两者同入锅内煮至荸荠烂熟。海蜇头、荸荠蘸酱油吃，饮汤。

【主治】中风后遗症。

△龟血炖冰糖

【用料】拳头大小乌龟3只，冰糖适量。

【食法】用3只乌龟取血，加清水及冰糖适量，放入碗中，隔水炖熟。随量温热服。

【主治】中风后遗症。

△对虾米酒

【用料】对虾适量。

【食法】取对虾以米酒浸服。

【主治】中风后遗症。

△牛肉膏

【用料】嫩黄牛肉1 000克。

【食法】洗净，水煮成肉糜，去渣取液，再熬成琥珀色收膏，每次1小杯。

【主治】中风后遗症。

△鲫鱼糯米粥

【用料】鲫鱼1条，去脏、杂，洗净，糯米50克。

【食法】同放锅内加水煮粥，每周服2次，连服9周。

【主治】中风后遗症。

△红枣栗子焖鸡

【用料】红枣15个，栗子150克，鸡1只。

【食法】先将鸡切成块，大火煸炒，后加作料，煮至八成熟，加入红枣、栗子焖熟，食之。

【主治】中风后体虚。

△羊乳羹

【用料】羊乳合脂适量。

【食法】羊乳合脂做羹食之。

【主治】肾虚，中风。

△芹菜汁

【用料】鲜芹菜1把。

【食法】鲜芹菜开水洗净，切细捣汁，每次饮服半杯。

【主治】预防中风。

△荞麦叶茶

【用料】荞麦叶60克。

【食法】荞麦叶煎汤代茶，以防止高血压引起的中风。

【主治】预防中风。

△牛奶柿子汁

【用料】柿子250克，牛奶一杯。

【食法】柿子榨汁，用牛奶调服，每次半杯。

【主治】有中风倾向，高血压。

【注意】柿子过食会使肠液分泌减少而导致大便干燥。此外，柿子中的鞣酸易与铁质结合而妨碍人体对食物中铁的吸收，故缺铁性贫血患者不易食柿。

药疗养生

中风后遗症

△大活络丸。主要成分：蕲蛇，乌梢蛇，麝香，威灵仙，冰片，天麻，红参，全蝎，何首乌，贯众，肉桂，黄连，乌药，广麝香，乳香，没药，豆蔻，黄芩，木香，龟甲，当归牛黄，血竭，天南星，沉香，松香，僵蚕，防风，补骨脂等共48味。

【食法】温黄酒或温开水送服。一次1丸，一日1～2次。

【功效】祛风止痛，除湿豁痰，舒筋活络。用于中风痰厥引起的瘫痪，足萎痹痛，盘脉拘急，腰腿疼痛及跌打损伤，行走不便，胸痹等症。

△中风回春丸。具有活血化淤，舒筋通络之功效，适用于中风偏瘫，口眼歪斜，半身不遂，肢体麻木等症。用温开水送服。一次1.2～1.8克，一日3次，或遵医嘱。

阳痿早泄

△锁阳酒

【用料】锁阳30克，白酒500

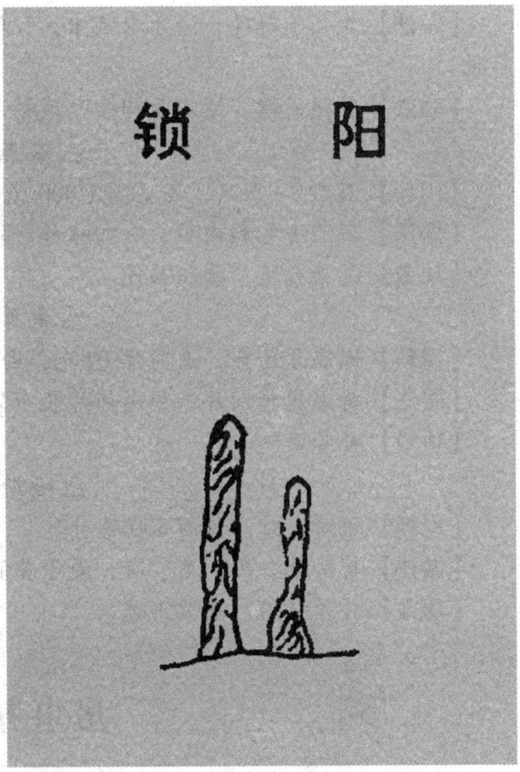

锁阳图，选自《本草纲目》。

毫升。

【做法】将锁阳浸泡在白酒中，7天后弃药渣，装瓶饮用。每天2次，每次15~20毫升。

【功效】益精壮阳，养血强筋。适用于肾虚阳痿，腰膝无力，遗精滑泄，精血不足等症。

△菟丝子酒

【用料】菟丝子30克，五味子30克，白酒500毫升（或米酒）。

【做法】将菟丝子、五味子装布袋，置净器中，用白酒浸泡，7天后弃药渣饮用。每天2~3次，每次20~30毫升。

【功效】补肾益精，养肝明目。适用于肝肾不足的目昏、耳鸣、阳痿、遗精、腰膝酸软等症。

△板栗酒

【用料】板栗500克，白酒1 500毫升。

【做法】洗净板栗，逐个切口，放入白酒中浸泡，7天后饮用，每次性交前适量饮用。

【功效】滋补心脾，补肾助阳。适用于男子阳痿、滑精等症。

△韭菜子酒

【用料】韭菜子100克，米酒500毫升（或高粱酒）。

【做法】韭菜子研碎、浸于米酒中，7天后可饮用，每天3次，每次10毫升饭后服。

【功效】助阳固精。适用于阳痿、遗精、早泄、腰膝冷痛等症。

△石燕酒

【用料】石燕2~5只，高粱酒1 000毫升，盐、姜、葱、醋各适量。

【做法】石燕去毛和内脏，加四味作料炒熟，用酒浸泡3天。

【功效】添精补髓，壮阳益气。

△鹿茸酒

【用料】嫩鹿茸6克，山药片10克，白酒500毫升。

【做法】将嫩鹿茸切片，加山药片装布袋内，置酒中浸泡7天，即可饮服。

【功效】补肾助阳。

△蛤蚧酒

【用料】蛤蚧1对，黄酒500毫升。

【做法】将蛤蚧去头、足、鳞，浸于黄酒中，20日后可服用。

【功效】补肾壮阳，平咳止喘。

房事养生

秋季往往是男性阳痿发病率较高的季节。据统计，在1 102例阳痿病人中，有明显的季节变化者共有772人，其分布是：秋季386人，占50%；夏季116人，占15%；春季39人，占5%；冬季231人，占30%。由此说明在秋季阳痿病的发病率最高。

阳痿是男性生殖器痿弱不用，不能勃起，或勃起不坚，不能完成正常房事的一种病症。据有关部门统计，近年来国内的离婚案中，多半是由女方先提出来的，其中有大部分是因为丈夫患有性功能障碍的原因，尤其是阳痿患者。

精神因素是引起阳痿最常见和最主要的原因，占发病总数的85%~90%。例如，夫妻关系不睦，对女方怀有敌意；或者夫妻间的性生活互相配合不和谐，没有得到理想的性满足，对性行为引起反感，导致阳痿发生。性交环境不适，如与多人同居一室，做爱时有戒心或有顾虑，也可以导致阳痿。但有不少人发生阳痿，是由于缺乏性常识，心中存有恐惧，害怕性交失败而使女方不满意，于是就形成阳痿；或某次性交不满意，就误认为自己有阳痿等。由于这类人有疑虑或恐惧心理，每次虽有性的要求，但到准备性交时，思想上又出现紧张、害怕、担心的念头，结果反而使勃起的阴茎软缩，不能性交。除此以外，手淫过度及房事过度，也是引起阳痿的常见原因。房事过多，特别是重复性交，即一次性交时，又连续再性交，由于需要更强烈的刺激，才能引起阴茎勃起及射精。久而久之，勃起神经中枢呈抑制状态，就会产生机能性阳痿。还有一类阳痿属器质性，只有通过手术才能得到治疗。

传统医学认为阳痿与肝、肾、阳明三经有关，临床上可以分为以下几类：

一是肾阳不足：症见形寒肢冷、腰膝酸软、阳痿不举、舌胖润、脉多沉细，当温补肾阳，用右归丸加减：熟地10克、山茱萸8克、枸杞子10克、菟丝子10克、肉桂8克、附子10克、巴戟天10克、仙灵脾15克、阳起石8克、鹿角胶8克。

二是心脾虚损：症见阳痿不举、心悸健忘、不思饮食、舌淡脉弱，用归脾汤加减：党参10克、白术10克、茯苓8克、黄芪30克、桂圆肉8克、酸枣仁8克、木香3克、当归10克、菟丝子10克、补骨脂10克。

三是肝郁不舒：症见阳痿不用、胁肋胀痛、脉弦，宜疏肝解郁，用逍遥散加减：柴胡10克、白芍10

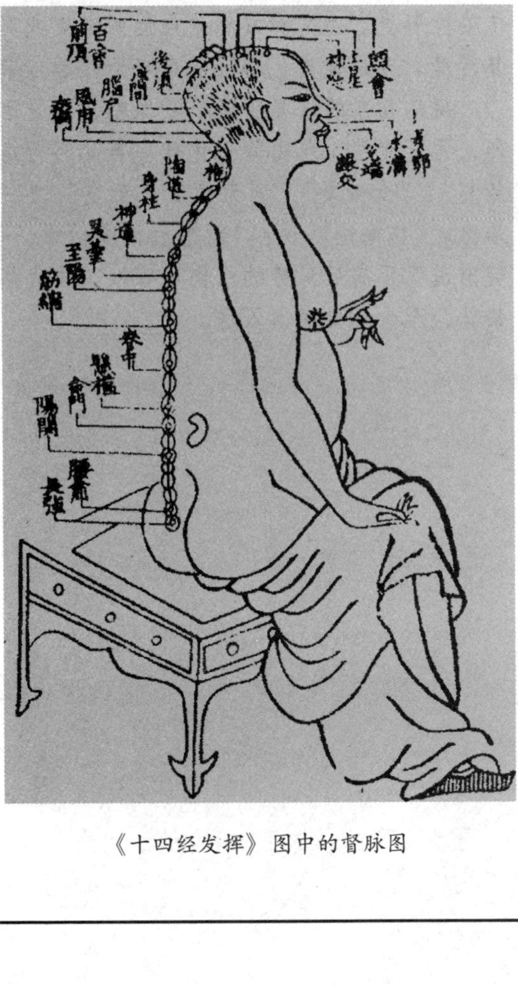

《十四经发挥》图中的督脉图

克、当归10克、白术9克、茯苓8克、菟丝子8克、甘草5克、香附5克、补骨脂10克、枸杞子10克。

四是湿热下注：症见阳痿不举、阴囊潮湿、小便赤涩、苔黄腻、脉弦滑，方用龙胆泻肝汤加减：龙胆草10克、黄芩10克、车前子10克、栀子6克、泽泻8克、木通6克、萆薢8克、黄檗6克、苍术30克、薏苡仁60克。

除药物治疗外，也可以采用针灸疗法：取肾俞、命门、三阴交、足三里、关元、八髎。每次选3～5穴，毫针刺用补法，或针灸并用。饮食疗法可选韭菜90克，洗净切段，羊肝120克切片，铁锅急火炒熟后佐以醋食用，对命门火衰之阳痿效果好。

此节气不但男子易患阳痿，同时也是其他各种疾病的易发期。所以患病的夫妇，在患病期间，应节欲保精，禁止夫妻合房，特别是严重的疾病和某些传染病，更应停止行房事。因为男女合房而致病情加剧甚至危及生命者并非罕见。在《医灯续焰·尊生十二鉴》中特列“远房室”一节，并说：“欲修长年，必先远色，矧病者乎！病既因虚致邪，务宜坚城却寇。”为了保证夫妻身体健康，下列情况应绝对禁止房事：一是性病。夫妻一方患性病时，如梅毒、淋病、软性下疳、腹股沟肉芽肿等，必须待治愈后才能行房，否则会把性病传染给对方。二是肺结核活动期。肺结核患者性欲强，爱冲动，易传染给对方，宜夫妻分床，便于早日恢复。三是急性传染性肝炎。四是女方患滴虫性阴道炎或真菌性阴道炎应积极治疗，待治愈后再恢复行房。五是肾炎、心脏病患者治疗后应节制房事，以免复发或使病情加重。

疾病初愈的恢复阶段节欲保精，这是因为肾精是人体生命的基础，病后精虚气弱，元气尤怯，急需静心休养，若此时行房耗精，病遂乘机复发。古人称其为“房劳复”、“女劳复”，列为病后“三复”之一，并认为因此复发之病较前更甚，不易治愈。《伤寒论》说：“新差后精髓枯燥，切不可为房事，犯房事劳复必死。”这就突出说明了病后房劳的严重危害性。故大病初愈，机体处于恢复时期，房事应有所禁忌，至少也要谨慎入房。

七、霜降养生

民间风俗

霜降时节北斗星指向斗已，这时太阳黄经为210度，时间在公历的10月23日前后。此时天气变得寒冷，露凝结为霜而下降，所以称之为霜降。霜降是秋季的最后一个节气，是秋季与冬季之间的过渡性节气，最低气温可达到0℃左右。

霜是近地面空气中的水汽在地面或植物上直接凝华而成的冰晶，色白且结构松疏，霜遍布在草木土石上，俗称打霜，而经过霜覆盖的蔬菜，吃起来味道特别鲜美。实际上在我国的文化传统中，对于霜，是不太有好感的。《淮南子》中说："秋三月，青女乃出降以雪霜，霜者丧也，阴气所凝，其气惨毒，物皆丧也。"所以古人亦将死去男人的妇女称为遗孀。

霜降三候为："一候豺乃祭兽，二候草木黄落，三候蛰虫咸俯。"这是说此节气中豺狼将捕获的猎物先陈列后再食用，大地上的树叶枯黄掉落，蛰虫也全在洞中不动不食，垂下头来进入冬眠状态中。

诗云"霜叶红于二月花"，此时经霜的红叶却是分外娇艳。北京西部香山及其周围山坡上，种植着大片的黄栌树和枫树，每年霜降前后，树叶变红，红叶连成一大片，漫山遍野，如火似锦，层林尽染，非常壮观。此时也是北京的最佳旅游时间，秋高气爽，登山远眺，颐和园、玉泉山的美景和大片田园的风光尽收眼底，令人心旷神怡。位于香山中部的玉华山庄为你提供了一个边品茗边赏红叶的休闲场所。此时，

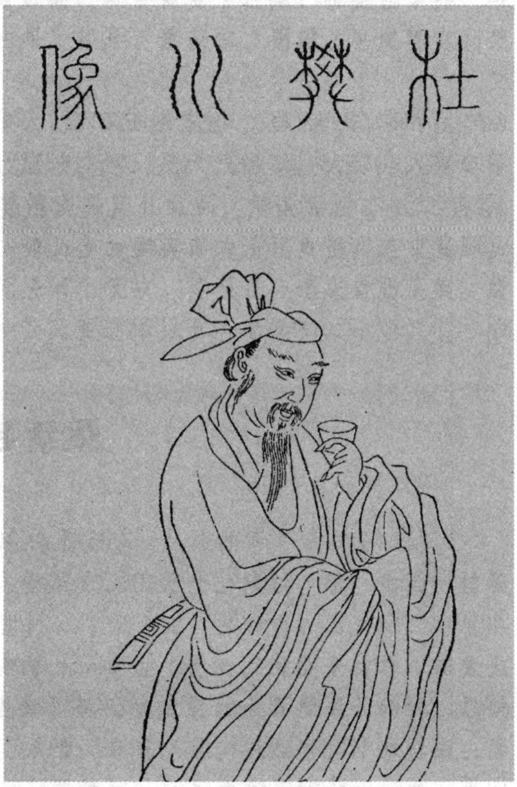

杜牧像。杜牧为唐代诗人，其诗中的名句"霜叶红于二月花"描述了霜降时节的景象。

在北京郊区的八大处、百望山、阳台山、红螺寺、妙峰山、白龙潭、松山、十渡等也是观赏红叶的好地方。

霜降在古时候也是扫墓的日子。《清通礼》中载："岁，寒食及霜降节，拜扫圹茔，届期素服诣墓，具酒馔及芟剪草木之器，周胝封树，剪除荆草，故称扫墓。"这种民间习俗现已不多见。本节气中的十月初一，被称作寒衣节，现在在某些地区的民间还很盛行。寒衣节也叫"十月一"，俗称"鬼节"。当天晚上人们在门外焚烧内包棉花的五色纸，把饺子倒在一个灰圈内，意思是天气冷了，为祖宗送寒衣。有些人家还到十字路口，烧五色纸并撒饭于地，意为对客死他乡的"孤鬼游魂"施舍冬令救济。

由于天气渐冷，所以这一节气中的民间食俗很有特色。谚语有"补冬不如补霜降"的说法，而且应先"补重阳"后"补霜降"，认为"秋补"比"补冬"更要紧。民间食俗"煲羊肉"、"煲羊头"常以姜、枣为作料调味而成，是男女老幼皆宜的补品。俗话讲"吃脑补脑"，据说吃煲羊头能辅疗"头风"等疾病。另有加"四珍"、"八珍"的补药煲羊肉，中医书上有辅疗肺病、疟疾的记载。

古人一般秋补都以羊肉和兔肉为主。如史料记载："明代皇帝要在重阳节到兔儿山（北京中南海西南）登高赏秋，吃迎霜兔肉，饮菊花酿酒。"所谓"迎霜兔肉"就是经霜的（霜降）的兔子肉，据说此时的兔肉味道鲜美，且营养价值高。

厦门地区民俗常在霜降节气到来之时吃红柿，据说能强筋壮骨。柿子具有清热、润肺祛痰镇咳的功效，鲜吃可治甲状腺病，因它含碘量高。干制柿饼、柿霜（成熟的柿，削去外皮，经过日晒夜露，久之表面渗出一种白色粉末，含有甘露醇、葡萄糖），都可配置药膳，对咳嗽有疗效。梨、柿子盛产于秋季，秋乃上呼吸道疾病多发之时，食用既有疗效，而且还有补益。

此节气也是我国北方地区腌酸菜的季节。由于此时鲜白菜已近尾声，人们开始腌制酸菜准备过冬，而且是因为这时由于天气渐冷酸菜能够久存。同时有些人还腌制一些其他小菜以佐餐之用。

生活起居

霜降时节，是秋天的最后一个节气，中医理论上讲，此节气为脾脏功能处于旺盛时期，由于脾胃功能过于旺盛，易引发胃病。所以此节气是慢性胃炎和胃、十二指肠溃疡病复发的高峰期。由于寒冷的刺激，人体的植物神经功能发生紊乱，胃肠蠕动的正常规律被扰乱；人体新陈代谢增强，耗热量增多，胃液及各种消化液分泌增多，食欲得到改善，食量增加，必然会加重胃肠功能负担，影响已有溃疡的恢复；深秋及冬天外出，气温较低，且难免吞入一些冷空气，可以引起胃肠黏膜血管收缩，致使胃肠黏膜缺血缺氧，营养供应减少，破坏了胃肠黏膜的防御屏障，对溃疡的修复十分不利，而且还可能导致新溃疡的出现；同时人们在寒冷的季节里，大多数人喜欢吃热食，如吃火锅、喝热粥等，特别是有人常以烧酒御寒，更是火上浇油，从而加重对胃黏膜的刺激，因此可能导致溃疡面扩大加深，使病情加重，如溃疡损伤血管就会引起消化道出血。

因此，溃疡病人在寒冷的深秋及冬天，要特别注意自我保养，增强自我保健意识。溃疡病是一种极易复发的疾病，因而医学专家们主张对溃疡病进行维持治疗，尤其是有过多次复发的患者，应是重点治疗和防预的对象。可以在每晚睡前服雷尼替丁150毫克（1粒），时间最少一年，寒冷季节更应坚持，或在医生指导下进行。同时注意日常生活中的保养，保持情绪稳定，避免情绪消极低落引起病发；注意劳逸结合，避免过度劳累；适当进行体育锻炼，改善胃肠血液供应；注意防寒保暖，特别应注意腹部保暖；坚持定时定量进餐，食物冷暖适宜，切忌暴食和醉酒，同时要避免服用对胃肠黏膜刺激性大的食物和药物。

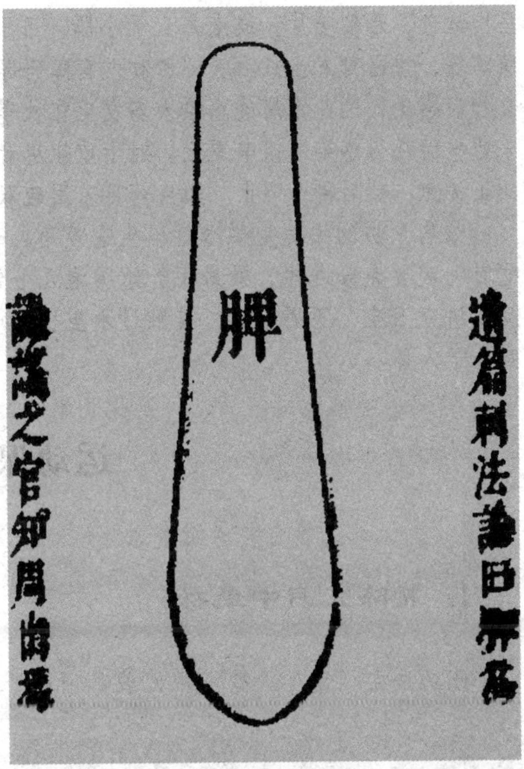

霜降是秋天的最后一个节气，此节气为脾脏功能处于旺盛的时期。图为明代张介宾《类经图翼》脏腑图中的脾脏图。

由于此时的天气变得一天比一天寒冷，中老年人极容易患上“老寒腿”的毛病。“老寒腿”也就是膝关节骨性关节炎。人的膝关节是个活动范围很大的负重关节，几乎承受着全身的重量。人到老年以后，膝关节由于长年的磨损，是最容易老化的。老化后的膝关节往往容易引发骨性关节炎，造成行动不便。膝关节引起的骨性关节炎，主要是关节软骨由于某些原因而发生退行性病变。随之而发生关节及周围韧带松弛失稳，关节滑膜萎缩或增生，分泌的滑液减少或增加，引起关节肿胀、疼痛等。有时骨关节面下骨质疏松，或有小的囊性变化，这种变化可使软骨深层营养中断，而使骨关节炎发生或加重。

膝关节骨性关节炎的发生，与气候发生变化关系密切。因此中老年人到了秋季应特别当心，应加强对膝关节的保健。首先应注意膝关节的保暖防寒；其次要进行合理的体育锻炼，可采用打太极拳、慢跑、做各种体操等锻炼方式，活动量以身体舒服、微有汗出为度，贵在持之以恒。有些中老年人经常以半蹲姿势，作膝关节前后左右摇晃动作，进行锻炼。因半蹲时髌面压力最大，摇晃则更会加重磨损，致使膝关节骨性关节炎发生，所以，这种锻炼方式是不可取的。另外，一旦发生膝关节骨性关节炎，应立即到医院治疗，以免病情加重。

此节气还应预防姜片虫病的感染。姜片虫成虫长3~7厘米，宽12厘米。活时呈肉红色，形似姜片。成虫寄生于小肠，可引起消化道及全身症状，如腹痛、腹胀、腹泻等，重者可发生贫血、浮肿和发育障碍等。由于姜片虫病是由生食菱角、荸荠等食物而感染，因此本病的感染大多发生在秋季这类食物的收获期。特别是在采摘时边采边吃而获得感染的概率更大。对于重症患者，应进行积极的支持治疗，改善营养和纠正贫血，然后再予驱虫。驱虫药可采用硫双二氯酚、六氯双二甲苯等。

该病预防的关键是要尽量不生吃菱角、荸荠、莲藕，也不要用牙齿啃皮。在生吃时一定要充分洗擦，最好用开水烫泡几分钟后或在阳光下晒过一天后再食用。并且要讲究卫生，不喝生水，接触过水生植物或污水时要用流动的水洗手，防止囊蚴寄生于人体。

运动保健

1. 霜降九月中坐功

此功法在《遵生八笺》中记载如下："运主阳明五气，时配足太阳膀胱寒水。坐功：此法在每日丑、寅时，平坐，舒两手，攀两足，随足间用力，纵而复收五七度，叩齿，吐纳，咽液。功效：风湿痹入腰脚，髀不可曲，结痛，裂痛，项背腰尻阴股膝髀痛，脐反出，肌肉痿，下肿，便脓血，小腹胀痛，欲小便不得，脏毒，筋寒，脚气，久痔，脱肛。"

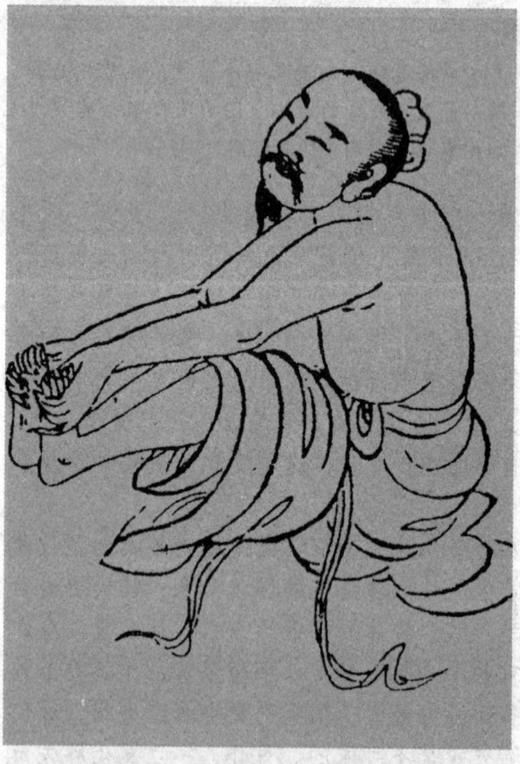

明代高濂《遵生八笺》陈希夷导引坐功图中的霜降九月中坐功图

霜降前后，黄河流域地区一般开始出现初霜，气温下降，天气转冷。阳气微而入地，万物毕成。本功法以"霜降"命名，正是顺应这一时令特点而制定的气功锻炼方法，适宜于霜降时节锻炼，可于霜降时开始，练至立冬为止。霜降时节人体疾病多表现为足太阳膀胱经的病变。《灵枢经脉篇》中说："膀胱足太阳之脉……是动则病冲头痛，目似脱，项如拔，脊痛，腰似折，髀不可以屈，如结，如裂，是为踝厥，是主筋所生病者，痔、疟、狂、癫疾、头囟项痛、目黄、泪出、鼽衄、项背腰尻皆痛、小趾不用。”上述病症即属此类，采用本功法锻炼，有较好的防治作用。

具体操作方法：每日凌晨3～7点开始，平坐，伸展双手攀住双足，随着脚部的动作用力，将双腿伸出去再收回来，如此做5～7次，然后牙齿叩动36次，调息吐纳，津液咽入丹田9次。可治：扭痛、撕裂痛、肩背腰及至会阴及腿膝部疼痛、睾丸肿大、便血、小腹胀痛、尿潴溜、毒火攻心、畏寒抽搐、痔疮、脚气、脱肛等病症。

2. 呼吸导引功

适应病症：腹寒、腹痛。

具体操作方法：仰卧在床上，两脚分开与肩同宽，脚尖自然外分，全身放松，自然呼吸十二息，即改为口吸，吸要深长直吞入腹，再慢慢自鼻呼出，一吸一呼为一次，共做36次，可散寒止痛。

3. 按灸脚趾功

适应病症：噩梦、脑溢血。

具体操作方法：坐在沙发上或椅子上，用大手指点按两大脚趾，指甲盖上正中5分处。点按至有酸或麻胀为止，然后再用艾卷灸此处10分钟。

4. 光照膻中功

适应病症：治胃寒，心窝痛。

具体操作方法：两脚开立，略宽于肩，脚尖微内扣，两臂自然下垂，两掌心贴近股骨外侧，屈膝下蹲，以膝盖尖不超过脚尖为度，头顶正直，舌顶上腭，体重平均在两脚。全身放松，两腿微屈，两手合掌当胸。眼似闭非闭，眼神视两掌中指，5分钟后，男左掌在内，对正膻中穴下五分，距离胸部5～10厘米，右掌内劳宫对正左掌外劳宫，两掌距离5～10厘米，站立10～20分钟，女右掌在内，左掌在外，其他与男同。

5. 转腰导引功

适应病症：肚腹冷，气机不畅，胸闷不舒。

具体操作方法：端坐于椅子上，两脚分开与肩同宽，大腿与小腿呈90度角，躯干伸直，全身放松，下颌向内微收。端坐全身放松，两手叉腰，大拇指在前，其余四指在后，含胸，两肩内收，向左转到极限，再向右，右转到极限为1次，共做64次。

6. 举臂调息功

适应病症：肩臂疼痛，全身筋骨虚弱。

具体操作方法：端坐于椅子上，两脚分开与肩同宽，大腿与小腿呈90度角，躯干伸直，全身放松，下颌向内微收。全身放松，排除一切杂念，用鼻呼吸24次，呼吸要自然。左手向前上举伸直，掌心向上，指尖向右。右手上举手心按在左手掌上，用鼻子做细微深长呼吸，吸气的同时，右手掌用力按压左掌，共做12次，然后换右掌上举，同样左手心按在右手掌上。用鼻子做细微深长呼吸，每吸气时，左手掌用力按压右手掌，共做12次，做完两臂下垂，两手放两膝盖上，静坐5分钟后收功。

7. 转腰运气功

适应病症：腰肾疼痛、两肋痛。

具体操作方法：自然站立，双脚分开与肩同宽，双臂自然下垂，掌心朝内侧，中指指尖紧贴风市穴，拔顶，舌抵上腭，提肛，此时要心无杂念。全身放松，两眼平视，两臂自然松垂，双目紧闭，静心静坐5~10分钟，双臂侧前上举，双掌合十当胸，两小臂呈水平，双掌用力互推，眼注视两掌，身体向左侧倾斜转动，转到极度，合掌的两手慢慢举过头顶，在身体向左转动开始，用鼻缓缓吸气，直至两手举过头顶，两臂伸直时，开始呼气。将两掌收至胸前，身体转正，恢复合掌站桩，意念想百会、印堂、人中、膻中、中丹田、会阴穴、风市穴、阳陵泉、悬中穴、三阴交、阴陵泉、血海、会阴穴、命门，沿背中线上至头顶百会穴。然后眼注视两掌，身体向右侧倾斜转动，转至极度，合掌的两手慢慢举过头顶，在身体向右转动开始，用鼻缓缓吸气，直至两手举过头顶，两臂伸直时，开始呼气。将两掌收至胸前，身体转正，恢复合掌站桩，然后再用意念想百会穴等，所想的穴位与左侧相同。以上为一遍，共做6遍。收功时，小手指分开，无名指分开，中指分开，食指分开，大指分开，两臂自然下垂于体侧。

8. 女丹功

这是一套适合女性修炼的道家气功。

相传此功是吕洞宾所传。吕仙游吴兴时，见一女，色华美，性淡素。每夕沐浴更衣，焚香告天，以求道术。洞宾见其志坚，遂传其“女丹太阴炼形法”留有一诀，曰：“道无巧妙，与你方儿一个，子后午前定息坐，夹脊双关昆仑过……待他问汝甚人传，但说道先生姓吕。”后此女勇猛坚心，三年而道成矣。女子为太阴之体，在八卦中属坤。所以女丹功又称为坤道功或太阴炼形法。其功效特点如下：

一是女性以血为本，其性偏阴偏柔，阴本静而难化。欲要还真，练功则应选上六时为佳，即子后午前此乃六阳时，阳气生发，可柔化浊阴，充畅清阳，六阴时应以洗心退藏，沐浴静养为主。

二是女子外阳而内阴，卦义为离三，十四天癸至，真阴则每月随月而走失。阴下降而阳上升，阳气聚于乳房。“乳房上通心肺之精液，下彻血海之经脉”。故女子练功则以积气于乳房，以阳提阴为首要。此与男子有异，男子十六天癸至，元精藏于丹田，精气满溢，元阳下泄。故男子练功则凝神于丹田，清心寡欲以养其精。女子则平心定意清静以养其血。故俗语云：“女子贵炼形，男子贵炼气”。

三是女子之体，多气血不调、冲任督带损伤，而致气滞血淤痰聚之征。故女子修道必欲用织布法及摩法等，宣畅气机，通其积滞，去其病源。尔后，方可坦荡其心，锻炼其性也。

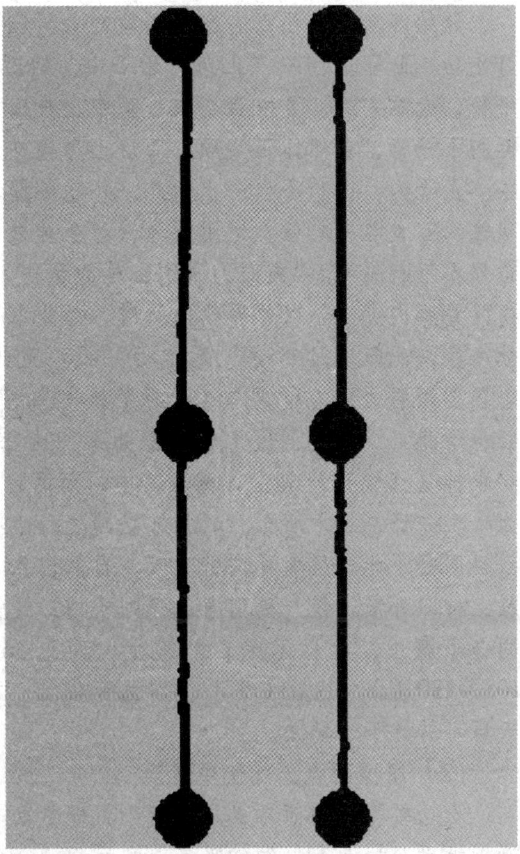

女子为太阴之体，在八卦中属坤卦。图为坤独阴图，出自宋·刘牧《易数钩隐图》。

女丹功操作方法

姿势：古师云：“坐功一法，可生道也。”男子久坐精足而阳举，女子久坐阴生而血频。阳不举，不足之症；阴不生，枯竭之象。所以坤道养生，亦可以坐功为第一要务。此功坐式颇多。一般情况下以自然盘坐、单盘坐、双盘坐为主，可自由选一坐式，开始以自然盘坐逐渐过渡到双盘坐，有基础或韧带柔韧性较好者，可直选双盘坐。到了周天运行初期，也可选用跨鹤式，以一足跟抵住会阴穴，另一脚放在坐腿的大腿上。因女子牝户开，欲泄真阴，故以足跟相抵，防其漏泄之弊。另与坐式相兼而行的调气法则以站式为主。

手势：一般以右掌叠于左掌上，掌心向上，拇指相对，置于小腹前。

呼吸：大脑安静情况下的自然深呼吸，不要片面去追求腹式呼吸，通过一段时间练习后自然形成内呼吸或腹式呼吸。呼吸要领是：深、长、细、匀、轻、缓，练者应当细心体验其要领。

(1) 平心定意，凝神膻中。

开始练功时，不可有懈惰闲散之心，应当抛开一切事物烦恼，要抱有一定要练好此功。此即谓存一“正念”于心中，然后抱手盘膝，垂帘塞耳，松身松肩，情绪平稳，大脑安静。要求百会穴、膻中、丹田、会阴意对一线，并且与地面垂直，不挺胸不弓背，自然体正气顺。而后止念抱神以静守。诀有八字：内息诸妄，外绝诸缘。止于内，内念不生；止于外，外物不摇。将眼耳鼻舌身五识各返其根；将精神魂魄意五灵各安其位。运用施为，勿令神意弛于外，似视、听、嗅、意等感觉通道与外界阻断隔绝。“夫眼为神窍，耳为精窍，口为气窍”，关闭外三室，令其返于身内以关照内听，不以外界物体所诱。如此本心不动，内三室精气神合于一，自然私欲净尽，此即谓对“境”无“心”也。至此神情意平自合于虚静。方将散乱之意念聚至两眉之间的印堂穴（此为聚神收念之处），并缓缓地沿身体内下沉至膻中穴，凝神于此（两乳之间进1.5寸，如拳头大小的区域）。何为凝？聚而不散谓之凝。要求神（感觉）坐其位，意聚其中，而两目之光亦要内视膻中。因神栖于目，目又为心之先锋，目之所至，心神亦必趋之。古师秘云：一部玄功，全凭慧照。故要求心目同凝于此。又兼耳内听呼吸，自然出入。此中一听，切不可泛视，呼吸稍一浮躁，神即外散。吸气稍用意，呼则不用，缓慢细长，勿勉力强为，尤重自然，三者同合于膻中，无思无虑自然气生。如此36息，可静养片刻。再做3～5遍（共108～180息）。然后按摩手、浴面等收功。功时30～40分钟，一日3次，15～20天后可转练下步功法。

（2）摩揉两乳，气伏中黄。

女功较男子简而易成。初习半月即觉两乳之中似有动机，发热蠕动感。故练功改为提手分捧两乳，细细吸气，吐帷绵绵，使息息归根于膻中，绵绵密密，若存若亡。守至若感呼吸从两乳之中出入，即应迁移其神下凝黄庭（位心下脐上正中，在一身四方之中，且脾土居此，故称黄庭）。轻轻地揉搓两乳，呼吸自然，左右各36次（两手施摩的方向一致）。凝神片刻，再用意目神光沿左右肋的下肋缘往后至夹脊，行帷骨两旁上升过玉枕，入泥丸，至两眉之间印堂穴相交。复分开沿两侧太阳穴循耳后降至缺盆（锁骨上窝），后沿胸下注于两乳，将左右两乳各旋转一周，交于膻中，一并送入黄庭。无为静养沐浴。静守片刻，再捧乳吸气，左右揉搓36次，用意如前，复如法3次即可收功。行浴面、叩齿、吞津、摩腹等。

功时40～60分钟，一日3次，功程30～60天。

（3）日月合璧，以阳提阴。

功夫至此，已觉神清气爽，步履轻健。面光泽红若桃花；发荣润黑若青丝。此时故当更进一层。

上段凝神黄庭，气绕中黄，腹内温暖，如烛光之照。朗彻如荧，应迁其神过脐轮，下守丹田（在上述与地面垂直的直线上，脐下1.5寸腹内正中如拳头大小的区域）。要将气伏藏于丹田之中，以神就之。神坐气中，气包神外，神气混融，两相和合。即是先天动象，恍惚如醉，杳冥始得真精。“以神返气内，丹道自然成”。古称此为日月合璧，阴阳匹配之功。喻丹田为月，欲使月窟生辉，必赖日光之照耀，而日光于人则为神、意、目光的合体——“性灵之光”。返于身内，循日月运行之道，默照铅鼎丹田。使真阴真阳（神、气）归入丹炉，行周天符火，得一粒“宝珠”吞入腹中，始知“我命由我不由天”。

静坐之时，无思无营，使神气同融于丹田，神为一身之主宰，神定则息和，息和则心安。心目坦然，神光内照。吸气绵绵，呼亦帷帷，呼吸之间，出入绵绵不绝，气微微缈缈，恍恍惚惚，蕴于丹田如根之深藏。如此默观温照，气机发动，腹呈温象，暖气欲冲无路。此乃阴气萌生，使人姿生情欲，应以正念主之，以阳提阴，不可骄之放纵。以目光照射之，以意领之，以神接之，随气之欲出，重吸气引暖气穿尾闾（呼则不用意），贯椎骨同髓体上升，如泥丸，达印堂；此时重呼气（吸则不用意），搭鹊桥，过重楼，降膻中，如甘露不滋丹田，温温然如蜜入腹中。如此接连 3～5 次，运至阴气消尽，情欲寂灭方止。此时全身舒泰，胎息冥冥，欲仙欲醉。如醍醐灌顶，顿觉全身清爽无累，如沉疴脱体，其快无穷。元气氤氲，毛孔熏熏然开合有度。唯觉内外环境交通相接，混成一片。无人无我无天地，似祥光高悬，遍体生光，清凉自在。至此有为之渐法之，转入无为之顿法，至清至静，颐养神气，进入虚空忘我之境。

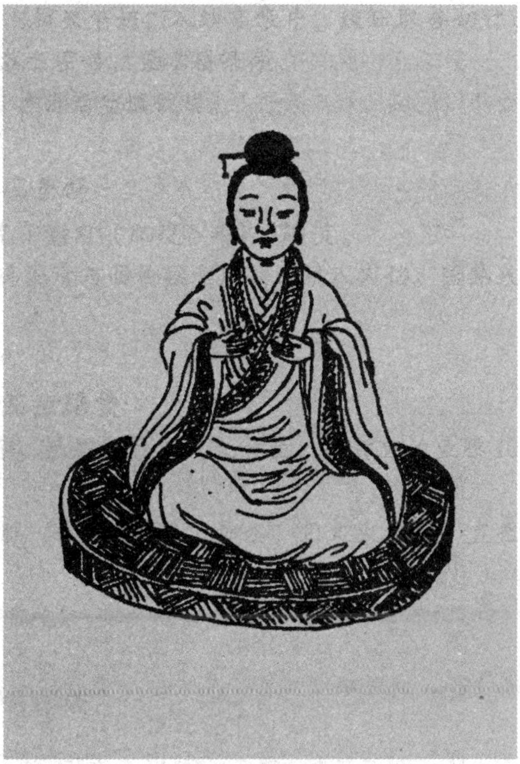

坤道入手图，描绘了女子练功时的姿态。

女丹功的无为顿法与男子“炼神还虚”一样，十月温养，三年乳哺，九年面壁，是一个长期的精神颐养过程。故欲要身中之气不散，心中之神不昧，应与十二时中：“行住坐卧，一切动中，心似泰山，不动不摇，谨守四门眼耳鼻舌，有令内出外入”，去嗔怒私欲，此亦养寿之紧要。虽涉事而心常无事，不让琐事萦于心中。如佛语云：“无心于事，无事于心”，勿使尘埃染明镜。心地空明清静，淡然无为，神气自满，可得天元之寿也。

调气法

此段功法也是女丹功中重要环节，可与坐式相兼而行，对于逆腹式呼吸或内呼吸的形成起着主要作用。通过肺部呼吸的鼓荡，充分地调动体内真气的产生聚积，渐渐地由肺部呼吸过渡到深长的逆腹式呼吸。高血压、严重心脏病患者慎用。

（1）特点。

第一点：意念和呼吸相结合，外导内引，意气相随。初始意配合呼吸之气而走，到一定阶段真气产生时，则意与真气结合而行。

第二点：腹部随着呼吸的起伏波动，对脏器有轻柔的按摩作用。并且不断地刺激丹田区域，形成条件反射，能很快地调动气机的运转，使丹田部产生气感。

第三点：此法呼吸量较大，配合提肛收腹，有较强聚气储能作用。又兼有升降开合之妙，对功夫进一步深入起主导作用。

呼吸之要，细匀深长，不疾不徐，内息深深，气贯丹田。循序渐进，不可过于用力闭气。

(2) 操作方法。

第一点：预备式，两脚分开与肩等宽，膝微弯曲呈骑马式。两手分按在大腿两侧，掌心向下，指尖朝前。要求：大脑平静，身心舒畅。全身放松，使皮肤、肌肉、内脏等处于松弛状态，不可用力。头顶百会、膻中、会阴、涌泉意对一线，并与地面垂直，如此即可做到含胸拔背，沉肩坠肘，胸似中空呼吸通畅（自然缓进缓出呼吸）。意想天河之水由百会贯入体内，循上述一线缓缓流下，融融适适洗涤周身。清气入内，浊滞潜消，病邪之气排出体外，身心顿觉清爽，一般在5~10分钟即可。

第二点：两手掌外旋，变指尖相对，掌心向上，放于小腹前，继动，两手掌缓缓上捧，同时细细吸气，先提肛后缩腹内收，上提膻中穴，沉肩坠肘，手掌继往外旋，并向外分，指尖向上，掌背相对，手指似有向两侧绷拉之力，此为升式开式，腹内收，胸腔扩大，吸气于膻中、两肺及整个胸腔。

意念活动：上捧时意想两手将丹田捧起，缓缓上升，与呼吸之气相融于膻中，而开式则为更多的吸入自然界清纯之气，纳为己用，以补羸弱之体，此即为先天气，后天气，融之者，能长生之义。始则膻中有热胀感，渐渐整个肺部胸腔均感温热舒适。

第三点：待上式吸气满后，有一自然停顿之机，稍闭息一会儿（不可勉强），尔后，两手掌内旋，变指尖相对，掌心向下，平于胸前，开始缓缓吸气，两手掌并徐徐下按，至小腹前，变两掌心与丹田相对，此为合式降式，呼气完，腹外凸，气沉入丹田。

意念活动：合式是将弥散之气集于膻中区域，降时则配合手势外导下按领气沿腹内（任脉线）沉入丹田，气则根藏于此，盘结于此。此即水火交罢后，一点落丹田之说。久练此法，气沿任脉行走时，如夏饮甘露清凉融适，沁人心脾。故有语云："蜜入腹中"之感。对呼吸要求有诗曰：吸则意紧随气行，呼则形松似雁落，一切皆于自然中求之，不可强力施为。

第四点：上式呼气完，仍有一停顿之机，两掌心于腹前由右向左缓缓画圈3次，旨在带动内气旋转，使气活活泼泼，以防气滞而生膨胀之弊。

此为一次呼吸完毕，可调匀鼻息，复如此10~15次，改为三圆式桩功。无需意守，以"松静"意境为主，自然呼吸，静养10分钟左右收功，行摩掌，浴面，拍胸，拍腿等，理顺气机以恢复常态。

关于手势起落的快慢，应根据自己的呼吸而定，息深长气时可慢，息短促气时稍快，初稍有气急，渐渐可达“吸绵绵呼融融”置鸿毛于鼻端纹丝不动之内息态。

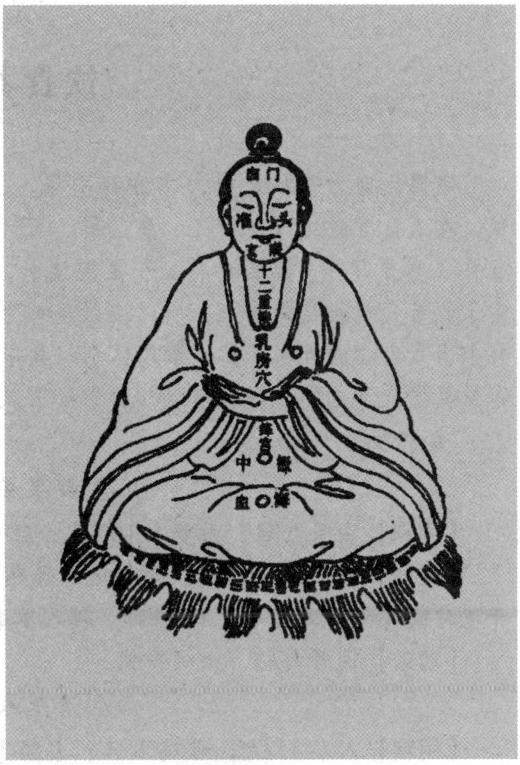

女功炼已还丹图

女丹功辅助功

练功以前收功以后均可做，时间不拘一定，唯当慎重，不可马虎。辅助功主以和暖周身，寒则凝滞，暖则流通，气血周流，而病自消散。

（1）织布法：

空静织；姿势选坡卧式，身体放松，呼吸自然，运用之妙，在乎一心。心内空静，不动声色，唯觉膻中、涌泉之间似有一金梭运转，往来穿织，久则气机运转，通畅无疑，运转度数初则缓慢，渐至加快，时间2～3分钟。动织法：取坐式，时间2～3分钟，两腿伸直并拢，足尖向上，手掌向外，两手向足尖部做推动姿势，同时躯干前俯，并配合呼气，推尽而返回，此时手掌向里，配合吸气，如此往返约30次，周身活泼，脉络通畅，气血流利，无阻隔之虞。

（2）和带脉法：

自然盘坐，两手分放在膝盖上，前后左右旋转，并带动脊柱活动，自左、前、右呼气，自右、后、左吸气，反方向旋转呼吸亦然，各16次，此法久行可舒腰或脊，气血流通，百脉开放，自然疾病不生。

女丹功注意事项

（1）要有决心、恒心，常意志如一，不可有自卑之心，不可有懈怠之心，不可有速成之心，日常行事，应明理，行其是，远其非。

（2）练功时间以子时后午时前为宜，练功时宜避风暴雷电之日，皆为天地之暴戾之气，与人无益，故不可练。

（3）行功用意，不可勉强，力求自然，以不过适中为妙，盖有意属阳，无心属阴，阴静则血生，阳动则躁动耗气，故“用意之妙在于微”，应绵绵若存，不沾不脱。

（4）女子经期，行功时积气于乳房，或无为静养，不可加以固摄，或运行周天，以防血淤之弊。

（5）功中唾液生时，令满以意如咽物状送入体内，沿膻中、黄庭落入庙田，久行如咽甘露状，美不胜收。

饮食养生

霜降之时乃季秋之时，在五行中属土，五时中（春、夏、长夏、秋、冬）为秋，在人体五脏中（肝、心、脾、肺、肾）属脾，根据中医养生学的观点，在四季五补（春要升补、夏要清补、长夏要淡补、秋要平补、冬要温补）的相互关系上，由于此节气与长夏同属土，所以应以淡补为原则，并且要补血气以养胃。在饮食进补中当以食物的性味、归经加以区别。秋季是易犯咳嗽的季节，也是慢性支气管炎容易复发或加重的时期。所以饮食中要引以注意。

食疗方

△白果萝卜粥

【用料】白果6粒，白萝卜100克，糯米100克，白糖50克。

【做法】萝卜洗净切丝，放入热水焯熟备用。先将白果洗净与糯米同煮，待米开花时倒入白糖文火再煮10分钟，拌入萝卜丝即可出锅食之。

【功效】固肾补肺，止咳平喘。

△清蒸人参鸡

【用料】人参15克，母鸡1只，火腿10克，水发玉兰片10克，水发香菇15克，精盐、味精、葱、生姜、鸡汤各适量。

【做法】①将母鸡宰杀后，退毛去净内脏，放入开水锅里烫一下，用凉水洗净；将火腿、玉兰片、香菇、葱、生姜均切片；②将人参用开水泡开，上笼蒸30分钟取出；③将母鸡洗净，放在盆内，置入人参、火腿、玉兰片、香菇、葱、生姜、精盐、料酒、味精，添入鸡汤（淹没过鸡），上笼，在大火上蒸至烂熟；④将蒸熟的鸡放在大碗内，将人参切碎，与火腿、玉兰片、香菇摆在鸡肉上，将蒸鸡的汤倒在勺里，烧开，撇去沫子，调好口味，浇在鸡肉上即成。

【功效】滋补肾阴，补血益气。

△归参山药猪腰

【用料】当归10克，党参10克，山药10克，猪腰500克，酱油、醋、姜丝、蒜末、香油各适量。

【做法】①将猪腰切开，剔去筋膜臊腺，洗净，放入铝锅内；②将当归、党参、山药装入纱布袋内，扎紧口，放入铝锅内；③在铝锅内加适量水，清炖至猪腰熟透，捞出猪腰，冷却后，切成薄片，放在盘子里；④将酱油、醋、姜丝、蒜末、香油等与猪腰片拌匀即成。

【功效】滋补肾阴，补血益气。

△五香牛肉

【用料】牛肉2 500克，食盐90克，白糖24克，红酱油60克，姜块2块，葱结3只，料酒、茴香、桂皮、红米汁各适量。

【做法】①选用牛肘子部位的全瘦肉，先按肌肉纤维用刀直切开后，切成500克左右的块，然后用刀根戳出一排排刀洞，四面戳到。板上先撒上少许食盐，将肉块放在上面反复推擦，擦至盐粒溶化（俗称出汗），然后放在缸内腌3～4天（夏季腌一天），经过多次翻动，腌至肉红、硬、香；②将锅内加水适量，用大火烧滚（水要多），投入肉块，上下翻动几次，捞出刷洗干净；③在锅底先放锅垫，垫上放牛肉块，加入茴香、桂皮、葱结、姜块、料酒、白糖、酱油和红米汁，在大火上烧滚，至牛肉变红色时，再加入白汤淹没牛肉，放入适量食盐，试味后，加盖烧至沸滚，再移小火上焖煮2小时左右，等用筷子能戳进牛肉时，捞出，冷透后，按其肌肉纤维横向切片即成。

【功效】滋补肾阴，补血益气。

△荔枝肉

【用料】猪腿肉300克，鲜荔枝肉（净）100克，2个鸡蛋的蛋清，水淀粉25克，白糖60克，白醋30克，食用红色素一滴，精盐、料酒各适量，植物油1 000克（实耗50克）。

【做法】①把猪腿肉切成2块，用刀背敲松后改刀成四方小块（24块），加入盐、食用红色素少许，蛋清，水淀粉15克，拌匀备用。把鲜荔枝肉一切两半；②烧热锅放入植物油，待油烧至六七成热时，把猪腿肉一块块下油锅炸至内熟外脆呈黄色捞出，将锅中的油倒去，加入料酒、水100克，白糖、白醋、精盐，下水淀粉勾芡，倒入炸好的肉和鲜荔枝肉翻匀，淋上少许熟油，起锅装盘即可。

【功效】滋补肾阴，补血益气。

△花生米大枣烧猪蹄

【用料】猪蹄1 000克，花生米（带皮）100克，大枣40枚，料酒25克，酱油60克，白糖30克，葱段20克，生姜10克，味精、花椒、八角、小茴香各少许，盐适量。

【做法】①花生米、大枣置碗内用清水洗净、浸润；②将猪蹄洗净，煮四成熟捞出，用酱油拌匀；③锅内放油，上火烧七成热，将猪蹄炸至金黄色捞出，放在炒锅内，注入清水，同时放入备好的花生米、大枣及调料，烧开后用小火炖烂即可。

【功效】滋补肾阴，补血益气。

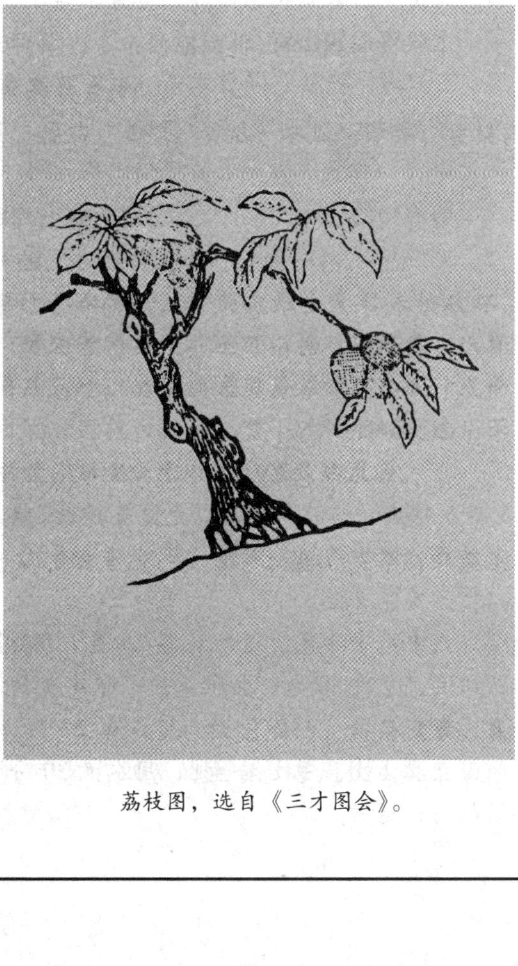
荔枝图，选自《三才图会》。

药疗养生

慢性胃炎疗方

保护胃黏膜药

常用的药物有胶体次枸橼酸铋（CBS）、硫糖铝、思密达、麦滋林—S、氢氧化铝凝胶、胃膜素及盖胃平等。

调整胃肠运动功能药物

上腹饱胀用胃复安或多潘立酮等。打嗝、腹胀或有返流现象为主者，可用胃动力药，如胃复安、吗叮林或西沙必利（普瑞博思）。

抗生素

如果胃镜检查发现幽门螺杆菌实验阳性，应服用抗生素，克拉霉素、羟氨苄青霉素、庆大霉素、呋喃唑酮、链霉素、卡那霉素、四环素、土霉素等，都有清除Hp的作用，一般可选用两种，常与胃黏膜保护剂和制酸剂联合应用。

制酸剂

常用的药物有西咪替丁、雷尼替丁、法莫替丁、碳酸氢钠（小苏打）、氢氧化镁、胃舒平、氢氧化铝凝胶、盖胃平等。

上腹疼痛较重者

可口服阿托品、普鲁本辛、颠茄片或654－2（25～10mg），以减少胃酸分泌和缓解腹痛症状。由于此类药物具有口干、心悸、排尿困难等副作用，前列腺肥大、青光眼、心血管疾病等患者应慎用或忌用。

助消化药

如酵母片、乳酶生、消胀片等。如有返酸现象也可用抑酸药如泰胃美、雷尼替丁、法莫替丁等只用一种即可。防止胆汁反流可服消胆胺以吸附胆汁；有呕血便血者，甲氰米胍口服；萎缩性胃炎腹胀较著者，应选用乳酸菌素片口服或肝胃气痛片口服，并注意不要服制酸剂如胃舒平、小苏打等。

老寒腿疗方

△红花1两、透骨草1两。放入瓦盆内倒2平碗水，文火煎半小时后点上白酒1两，趁热（略放一会儿以免烫着）放在双腿膝盖下（坐在床上）用棉被蒙到双腿上盖严，以热药酒气熏腿（千万别烫着），最好在秋冬，每晚临睡前熏一次，持之以恒，定能有效。

△中药千年觅、追地风各25克。用500毫升二锅头酒泡7天后服用，每天喝三四次，每次50克。共服4剂，即4瓶药酒。药酒尽力在短期内全部喝完（2～4天为好）。

△取桑枝、柳枝各一把，用水煮30分钟熏洗患处，可治腰腿痛尤其是由风寒引起的腰腿痛。

△核桃仁可祛风湿。每天空腹吃5～6个核桃，三个月下来，四肢关节硬肿消失，伸屈自如。

△用吴萸、川芎等药每晚药浴，可以治疗老寒腿。

房事养生

针对此节气的特点，在此重点谈一谈慢性病患者的房事养生知识。慢性疾病常使人十分烦恼和痛苦，不仅影响情绪，而且影响性功能。所有患有慢性疾病者都会不同程度地影响性功能。因为慢性疾病使患者体力减退，意志消沉，情绪低落，精神紧张，这就势必影响性功能。还有些病人或伴侣会把躯体疾病当成是对他们过去追求性享乐的惩罚而使性功能障碍进一步加重。

良性慢性疼痛病人，大约有2/3的伴侣会说他们的性功能出现倒退，无论是性交频率和性交质量都大不如前；有1/3的伴侣说连婚姻关系本身也会因此被恶化了。慢性疼痛可使大脑对性兴趣的频率和强度下降，因而或多或少地减少性兴趣和性活动的频率。慢性疼痛带来的心理影响，也使患者和伴侣减少了性活动的频率。

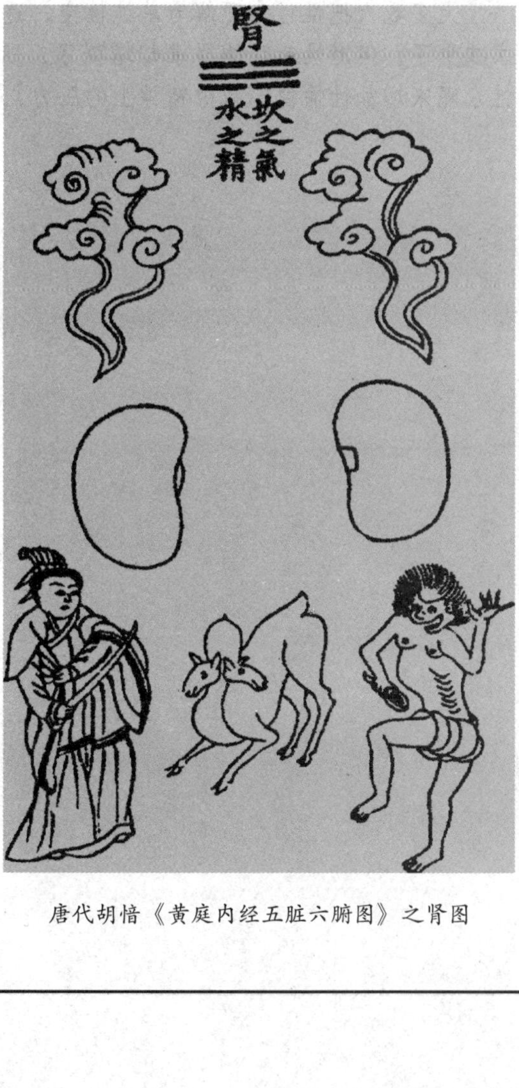

唐代胡愔《黄庭内经五脏六腑图》之肾图

人们常以为残疾人没有性要求，其实并非如此，据对中风患者的调查，虽然躯体运动功能尚未恢复，有73%的女性和88%的男性仍有性欲，46%的男子阴茎仍能勃起。残疾人的性问题受心理和社会因素的影响，这是破坏性机能的主要原因。因为患者在经历灾难性疾病打击后会出现焦虑心理，如对性的表现，对失业，对外貌，对生活自理能力，对疾病预后等产生的焦虑大都或多或少地阻断性唤起。残疾人应正确对待疾病，消除不必要的焦虑，应尽可能地利用力所能及的方式来表达自己的爱欲。

慢性肾功能衰竭患者，性能力减退比较普遍，据统计，疾病患者中90%的男性、80%的女性有性能力减退。主要是疾病使患者悲观绝望，造成精神上的压力和心理上的冲击。慢性肾衰病人经过透析疗法和锌离子的补充，性能力大都能得到改善。

慢性疾病的性问题比较复杂，一般说来都应该合理节制性欲，性生活后如果出现病情反复或病情加重时应立即停止。中医专家认为，患病期间气血不足，阴阳失调，病中行房会损伤元气、加重病情。若因情绪抑郁引起的疾病，如性生活融洽，能使精神愉快，心情舒畅，反而有利于疾病的康复。如疾病导致肾阴不足，气阴两虚，则过度性生活会损伤气阴，宜节制房事。在疾病的活动期，应禁止性交；疾病的稳定期可适当性交，但应采用省力而适宜的体位，动作轻柔和缓，以免消耗更多的气血阴精。如女性阴道炎、外阴炎、尿道炎、子宫颈严重糜烂等，性交会引起疼痛甚至阴道痉挛者，或使疾病互相传染或加重者，应积极治疗，未治愈前，应暂停性交，待疾病痊愈后再行房事。

中医专家指出，癌症大多是由于气滞血淤，邪毒蕴结所致，这些疾病最易损伤元气，造成气血大衰，忧思或劳倦过度，易引起气血暴脱而危及生命。因此恶性肿瘤在没有进行治疗之前，或治疗阶段，应避免性生活，养精蓄锐，以提高治疗效果。若经过治疗，健康状况良好，亦可恢复性生活。

大多数人把性行为理解为单纯性交，这是不确切的。虽然慢性病患者性交的需求减少了，但对性亲昵的要求却增强了，所以慢性病患者可以从肉体的亲密接触，性亲昵来增加性愉悦，减少精神上的压力，从而减轻疾病带来的痛苦。

八、秋季养生保健食补

秋季，天高气爽，气候由热转凉，凉风初长，万物收敛、燥气袭人。霜露乍降，人们在早晚易受凉而引起咳嗽或气喘。我国著名医书《四季五补》中指出："秋在天为燥，在地为金，在脏为肺，肺为娇脏，不寒不热，宜平补。"而《饮膳正要》又指出："秋气燥，宜食麻以润其燥。"所以，秋季宜食甘润、平和的食物、生津的食品，而忌食辛辣煎烤等燥热食物，对生冷寒凉食物更应忌食。膳食应能提供足够的热能和营养素。在此季节里，人的消化能力逐渐提高，食欲大增。各种肉类食物肉肥味美，蔬菜瓜果种类齐全，是人们最佳饮食和进补季节。为使饮食更有利于身体健康，人们在此季节多食进补之品时，还必须识食、科学进食。在膳食调配上，要注意品种的多样化、多变化，各种食物搭配比例要适当、合理，食量要平衡，切勿过饱过多，也不要吃过热过冷的食物，同时要注意饮食卫生。在调味品上，可适当选些辛辣品，如辣椒、胡椒等。同时可常食萝卜、梨、枇杷、荸荠、苹果、柿子、杏仁、芝麻、核桃、芡实、白果、银耳、薏苡仁、藕粉、腐皮等有利身体健康的食品。

此外，在炎热的夏季里，身体消耗很大，而又进食较少，当天气渐凉的秋季到来之时，调补一下身体是有必要的。不过应该注意到夏天气温高，大部分人胃口不好，日常吃的大多是瓜果、粥类、汤类等清淡易消化食品，脾胃活动亦随之减弱。如秋凉后马上吃些大量难以消化的补品，势必会加重脾胃的消化负担，迫使胃肠马上加紧工作，结果造成胃肠功能紊乱，无法消化吸收，甚至还会造成胃肠疾病。所以，秋凉季节进补的原则是既要营养滋补，又要选择易于消化吸收。

美容养颜

△菊花鸡蛋汤

【用料】干菊花150克，鸡蛋2个，素鲜汤500毫升，精盐、醋、黄酒、植物油、胡椒粉、味精、麻油、生姜丝各适量。

【做法】将干菊花洗净。鸡蛋打入碗内，加精盐、黄酒，用筷子打匀。锅置火上，放油烧至六成热，倒入鸡蛋，摊成圆饼，两面焦黄后切成3厘米长的丝。炒锅上火，放入素鲜汤，加入生姜丝、精盐、味精、黄酒、醋、胡椒粉，汁沸后撇去浮沫，放入鸡蛋丝、菊花搅匀，淋上麻油，出锅即成。

【特点】芳香软嫩，汤鲜味浓。

【功效】驻颜美容，补虚益气。

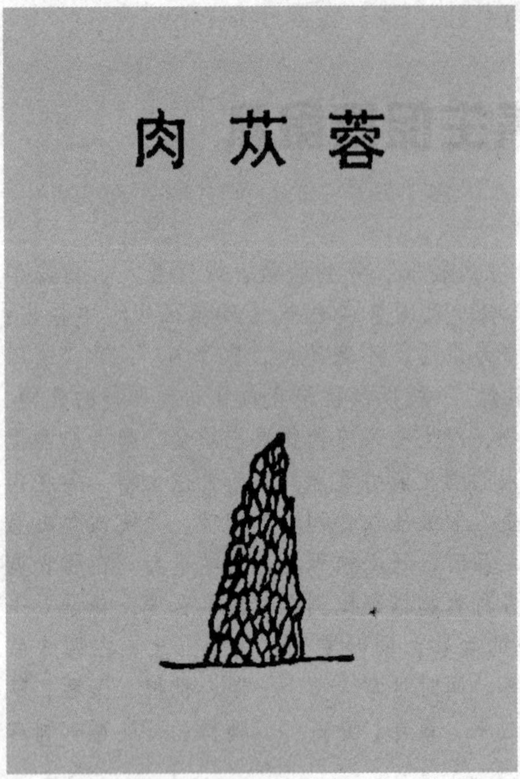

肉苁蓉图，选自《本草纲目》。

△黑豆苁蓉淡菜汤

【用料】黑豆25克，肉苁蓉15克，淡菜200克，生姜3片，盐适量。

【做法】用锅将黑豆炒至豆衣开裂（不加油），用清水洗净后，晾干；洗净肉苁蓉、淡菜；生姜切片，煲内放入适量清水和生姜片，用猛火煲滚，接着放入黑豆、肉苁蓉和淡菜，中火煲2小时左右，加适量食盐调味后即可食用。

【食法】每日1剂，可经常食用。

【功效】补血养颜，使面色红润，防止早衰。

△枸杞茶

【用料】鲜枸杞子120克（干品60克）。

【做法】煎煮。

【食法】代茶饮。

【功效】补肝肾，益气血，艳面色。

△桃花冬瓜子仁

【用料】冬瓜子仁5克，橘皮6克，桃花12克。

【做法】上料共碾为细末。

【食法】饭后用米汤调服，1日3次，连服数月。

【功效】可使面部变得白嫩光滑。

△桂花西瓜仁

【用料】西瓜仁250克，桂花200克，橘皮100克。

【做法】上料共碾成末。

【食法】饭后用米汤调服，每日3次，每次1匙，连食1个月以上。

【功效】可使面部白嫩光滑。

△红枣花生糊

【用料】红枣250克，花生米250克。

【做法】上料用水浸泡，然后用小火煮到熟软，再加适量的蜂蜜，煮到黏稠后即可食用。

【食法】早晚各1碗，经常食用。

【功效】补气、生血、养颜。

△银耳炖木瓜

【用料】银耳15克，木瓜（中等大小，最好自然成熟者）1只，北杏仁10克，南杏仁12克，冰糖适量。

【做法】银耳用清水发开，洗净；木瓜削皮去籽，切成小块；南北杏仁去衣，洗净。上料共入炖煲内，加适量开水炖煮20分钟即可食用。

【食法】每日1剂，连食数日。

【功效】滋润养颜。经常服用能养阴润肺，使皮肤得到滋润，延缓皱纹出现。

△栗子炖白菜

【用料】栗子200克，白菜200克，调料适量，鸭汤适量。

【做法】栗子去壳，切成两半，加鸭汤煨至熟透，加白菜、调料适量，炖熟即可食。

【食法】每日食用1～2次。

【功效】可改善阴虚所致的面色黄黑，消除皮肤黑斑和黑眼圈。

△莲藕红豆汤

【用料】莲藕500克，红豆250克，陈皮50克，牛肉250克，盐适量。

【做法】莲藕洗净、去皮、切块，用刀背拍松；洗净红豆、陈皮、牛肉。瓦煲内放入适量清水，用猛火煲滚，放入莲藕、红豆、陈皮、牛肉，改用中火继续煲2小时左右，加入盐调味，取出牛肉切成块，即可食用。

【食法】早、晚各食1次。

【功效】补血养颜。

△番茄炒牛肉

【用料】番茄250克，牛肉50～100克，食盐适量。

【做法】鲜番茄洗净，用开水烫一下，去皮，切成细条；鲜牛肉洗净，切成丝。玉米油下锅烧至六成热（刚冒烟），下牛肉丝快炒，肉变色后加盐，再下番茄，炒匀起锅。

【食法】佐餐。

【功效】补血、强体、美容。

△白菜红枣猪肺汤

【用料】鲜白菜帮100克，豆腐皮50克，红枣10枚，猪肺250克。

【做法】白菜洗净切碎，豆腐皮切成块，猪肺洗净切片，红枣洗净。上料同入锅，加水2 500毫升，先大火煮沸，捞去污沫，加盐，再用小火煨半小时以上，加味精起锅。

【食法】分2～3次吃完。

【功效】除晦暗，益容颜。

△番茄银耳羹

【用料】番茄250克，银耳50克，白糖适量。

【做法】将银耳泡发，洗净，然后放入沙锅中，加水熬至浓稠。将番茄洗净，去皮，切碎捣烂，放入银耳羹中，加白糖调味即成。

【特点】酸甜味美，红白相间。

【功效】滋阴降火，嫩肤养颜。

△兔肉馄饨

【用料】兔肉100克，面粉250克，鸡蛋1个，黄酒、精盐、味精、葱花、淀粉、麻油各适量。

【做法】将兔肉洗净，剁成肉茸，加入淀粉、黄酒、精盐、味精、葱花、麻油，打入鸡蛋，搅拌均匀成馅。将面粉和成面团，擀成薄片，按常法包馄饨，下沸水锅煮熟即成。

【特点】鲜嫩味美。

【功效】补中益气，止渴健脾，凉血解毒，滋阴养颜。

△草菇牛肉烧卖

【用料】鲜草菇250克，牛里脊肉250克，虾仁20克，烧卖皮20张，鸡蛋2个，精盐、胡椒粉、麻油各适量。

【做法】将鲜草菇去根蒂，洗净后沥水，加精盐抓匀，挤干水，剁碎。牛里脊肉洗净后剁碎。虾仁洗净后剁成茸，然后加入牛里脊肉粒、草菇粒、鸡蛋清、胡椒粉、麻油，拌匀成馅，在烧卖皮内放入馅包拢，上笼用旺火蒸约10分钟即成。

【特点】油而不腻，清香诱人。

【功效】补气强身，补血养颜，健脾补肾。

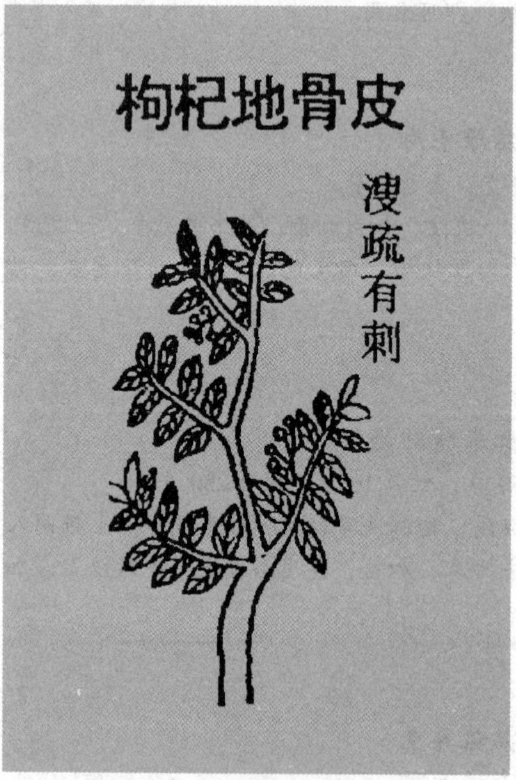

枸杞地骨皮图，选自《本草纲目》。

养发护发

△核桃枸杞酒

【用料】核桃仁50克，枸杞子20克，黄酒500毫升。

【做法】核桃仁、枸杞子入黄酒浸泡3～5日后，即可服用。

【食法】每日早晨空腹食用1次，每次饮20毫升左右。

【功效】抑制白发出现。

△黑芝麻粉

【用料】黑芝麻500克，白糖250克。

【做法】黑芝麻淘净晒干，用文

火炒熟，磨成粉，配以白糖。

【食法】每日早晚用温开水调服2汤匙。也可与豆浆、牛奶同食。可常食。

【功效】芝麻营养丰富，富含亚油酸，经常食用，可补血、润燥、乌发。

△鸡油乌鱼汤

【用料】鲜乌鱼1条（500克左右），适量鸡油。

【做法】把乌鱼宰杀，去鳃、鳞、内脏，洗净，烧汤，鱼熟后淋上熬制的鸡油即可。

【食法】喝汤吃龟肉，1日分餐吃光。

【功效】预防、延缓中老年人白发。

△红枣桂圆汤

【用料】红枣5枚，桂圆5枚，党参10克，茯苓10克。

【做法】上料共加水猛火煮沸，改用中火或小火煎20分钟。

【食法】每日1剂。

【功效】滋补、活血、养发。

△红枣汤

【用料】红枣6~7枚，鸡内金3克。

【做法】水煎。

【食法】日食1剂，可常食。

【功效】养血、健脾、美发。

△清炖黑鱼

【用料】活黑鱼1条（250克左右），调味品适量。

【做法】将黑鱼去鳞、鳃、内脏，洗净入蒸盆，加盐、酒、葱、姜，隔水清炖。

【食法】佐餐。

【功效】养发护发。

△黑白木耳汤

【用料】黑、白木耳各10克，鸡汤适量。

【做法】水发后的黑、白木耳加入鸡汤炖煮，喝汤吃木耳。

【食法】经常食用。

【功效】补肾养阴，生发。

△黑芝麻黄豆花生粉

【用料】黑芝麻、黄豆、花生仁各等量，红糖适量

【做法】上料分别洗净，炒熟，碾成细粉后混合。

【食法】用开水冲成糊状，加红糖食用。1日1~2次，可常食用。

【功效】三者为食中之精华，且营养互补，可防治因某种营养缺乏所致的头发稀疏。

△核桃桑葚黑芝麻粉

【用料】核桃仁1 000克，桑椹500克，黑芝麻250克，蜂蜜2.5千克。

【做法】将核桃仁、桑葚、黑芝麻炒熟后，共研成细粉末，加蜂蜜拌匀，储瓶备用。

【食法】每次食用50克，日食2次，开水送服。

【功效】对乌发脱发均有效。

△海带丝拌芝麻酱

【用料】发海带250克，芝麻酱100克。

【做法】将海带洗净后切丝，用开水烫后凉拌芝麻酱，或下锅炒，放入芝麻酱后即可食用。

【食法】佐餐，每日1次，连续食用。

【功效】防脱发。

△煮黑豆

【用料】黑豆500克，细盐适量。

【做法】黑豆洗净后，加水1 000克，用文火熬煮，以豆粒饱胀为度，取出摊开晾干，撒少许细盐，贮于瓷瓶内。

【食法】每次食用6克或稍多，1日2次，温开水送下。

【功效】防脱发、白发。

△牛骨胶

【用料】牛骨头250克。

【做法】将牛骨砸碎，加水1 000克，用文火煮1～2小时，使骨髓中的类黏蛋白和骨胶质溶解在浓汁中，取底层黏性物质食用。

【食法】将面包或馒头蘸其黏性物食之。

【功效】预防脱发。

【说明】中医学认为，肾精充沛，毛发光泽；肾气虚衰，毛发白而易脱落。现代医学则认为，人的头发与骨髓盛衰有关，血液中的红细胞、白细胞都在骨髓中形成，而骨髓的衰退是因缺乏黏蛋白和骨胶质引起的，这些物质的缺乏直接影响头发的生长和保养。要预防和治疗脱发，补充这类营养是相当重要的。

△黑芝麻首乌粥

【用料】黑芝麻30克，首乌粉30克，粳米50克。

【做法】黑芝麻、粳米煮粥，待成时，用水调开首乌粉，倒入粥中搅匀即成。

【食法】每日1次配餐食。

【功效】乌发、生发、防脱发。

△核桃芝麻糖

【用料】核桃仁250克，黑芝麻250克，赤砂糖500克。

【做法】将红糖放入铝锅内，加水适量，用猛火烧开，移文火上煎熬至稠厚时，加入炒香的黑芝麻和炒熟的核桃仁，搅拌均匀停火。将锅内的核桃仁、芝麻糖倒入涂有熟菜油的搪瓷盘中摊平晾凉，然后用刀划成块，取出放糖盒内备用。

【食法】早晚各食3块。可长期食用。

【功效】健脑补肾，乌发生发。

△橘子海带汁

【用料】橘子半个，海带10克，麻油3毫升。

【做法】将海带洗净，再划上几刀，浸入100毫升凉开水中。橘子去皮，放入果汁机中搅碎榨汁，然后加入麻油、海带及浸泡海带的水，再搅成匀浆即成。

【功效】美发护发，降压降脂。

△杏芹萝卜汁

【用料】胡萝卜1个，杏子2个，苹果半个，芹菜30克。

【做法】将胡萝卜、芹菜洗净后切碎。杏子、苹果洗净，去皮、核，与胡萝卜、芹菜一同放入果汁机中，搅碎榨汁，取汁饮用。

【功效】美发护发，平肝降压。

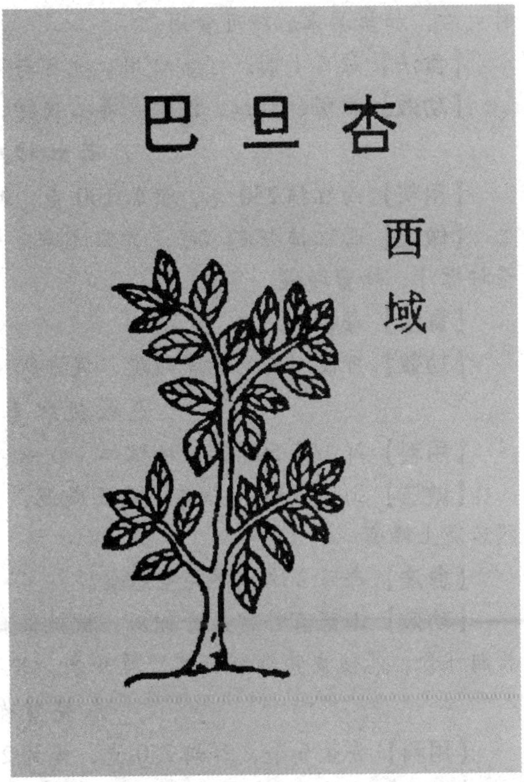

巴旦杏图，选自《本草纲目》。

润肤护肤

△大豆核桃汤

【用料】大豆300克，白芨10克，核桃仁10个，大米、白糖适量。

【做法】大豆、白芨（中药）一起炒熟磨成粉。核桃仁放碗内，用开水浸泡5分钟，与泡过一夜的大米混在一起，用擀面杖碾碎，放入瓷盆中，加入5~6杯水，充分浸泡，用纱布过滤，滤汁倒入锅内，加3杯水，再把磨成粉末的大豆、白芨放入锅内，加白糖，煮成糊状。

【食法】每日食用。

【功效】滋补美容、润泽皮肤。

△龙莲鸡蛋汤

【用料】龙眼肉15克，莲子肉50克，鸡蛋2个，生姜3片，大枣4枚，粗盐少许。

【做法】将鸡蛋隔水蒸熟，去壳；洗净龙眼肉、莲子肉；生姜切片；大枣去核，保留红棕色莲子衣。瓦煲内放入适量清水，烧开后放入以上原料，改用中火煲2小时左右，加盐调味后即可食用。

【食法】每日1剂，经常食用。也可与下列诸方轮换食用。

【功效】滋阴、养血、润肤、养心安神，能使面部肌肤保持润泽和弹性。

△西红柿玫瑰饮

【用料】西红柿250克，黄瓜100克，鲜玫瑰花、蜂蜜、柠檬汁适量。

【做法】西红柿去皮、籽，黄瓜洗净，与鲜玫瑰花同碾碎过滤，滤汁中加入适量柠檬汁、蜂蜜即成。

【食法】每日饮用。

【功效】可使沉着的色素减退，促进肌肤细腻白嫩。

△核桃红枣山药泥

【用料】鲜山药500克，核桃仁、红枣、山楂、青梅、蜂蜜等适量。

【做法】山药煮熟，去皮，碾压成泥，与核桃仁、红枣、山楂、青梅一起煮，然后浇上蜂蜜。

【食法】每日2次，早晚空腹食。

【功效】山药有补脾益肾作用，核桃仁有补肺益肾作用，红枣具补气养血作用。长期补食，能使皮肤皱纹自然舒展开来。若没有皱纹而食用，可防皱抗皱。

△香蕉奶糊

【用料】香蕉6个，鲜奶250克，麦片200克，葡萄干100克，蜂蜜适量。

【做法】香蕉去皮后，与鲜奶、麦片、葡萄干共入锅用文火煮熟，再浇上蜂蜜调味。

【食法】早晚各吃150克。

【功效】润肤去皱。

△猪皮冻

【用料】鲜猪皮500克，米粉100克，蜂蜜200克。

【做法】鲜猪皮去毛洗净，切成小块，放入沙锅，加水500毫升，先大火煮沸，再小火煨炖成浓汁，加入蜂蜜、米粉，拌匀，再煮沸后起锅入盆，冷却后，置冰箱保存。

【食法】每次吃10~15克，1日3次。

【功效】可防皮肤松弛起皱。

△糖麸饼

【用料】麦麸50克，小麦胚粉30克，砂糖10克，蜂蜜10克。

【做法】上料加适量水，揉合成饼，蒸熟或烤熟均可。

【食法】每天作为主食吃1~2次。

【功效】可展平皱纹。

【说明】常吃糖麸饼，对消除眼角鱼尾纹有良好效果。

△山杏奶

【用料】淮山药500克，杏仁500克，鲜牛奶1 000毫升。

【做法】将杏仁泡水、去皮，碾烂，加入牛奶，入纱布袋中，绞压取杏奶汁。将淮山药磨成细粉，入杏奶汁中拌匀，装瓶密封，置冰箱保存。

【食法】每日早、晚各取200毫升，煮沸后空腹饮用。

【功效】使皮肤细腻光滑。

△鸡子饼

【用料】面粉120克，鸡蛋清120克，猪肉（肥瘦各半）120克。

【做法】将猪肉剁成肉糜作馅，将鸡蛋清与面粉揉和成饼，填入肉馅。蒸熟或烤熟。吃时可放酱油、味精等调料。

【食法】每天吃1次，可当主食常吃。

△蹄筋鱼膘煲

【用料】牛蹄筋500克或猪前蹄1个，鱼膘胶6克或大黄鱼、小黄鱼的鱼膘10克。

【做法】带蹄筋的猪蹄洗净，加鱼膘（或鱼膘胶），加水，用文火烧煲，直至烂熟后加调料食之。

【食法】佐餐，分2~3次吃完，可常吃。

【功效】可减少鱼尾纹和皱纹。

△喝啤酒

【用料】啤酒若干瓶。

【食法】每天午、晚餐各饮100~150毫升，不可过量。但浅尝无功，要服半年以上。

【功效】有助于消除和展平皱纹。

△鸡骨鸡皮煲汤

【用料】鸡骨头50克，鸡皮50克。

【做法】鸡骨、鸡皮洗净后同入沙锅，加水用文火煲汤至熟烂。

【食法】白天喝汤，汤中可滴几滴白醋。晚上可用剩余的汤涂抹皱纹处。

【功效】本方专治眼角鱼尾纹。

△菊花粥

【用料】粳米250~300克，菊花10克（干品），蜂蜜、糖、盐等适量。

【做法】将粳米煮成粥，将菊花磨成粉，后加入粥中拌匀，加蜜、糖、盐适量，即可服用。

【食法】每日1次，空腹食用，每次服1~2碗，可做主食。

【功效】不仅能美容，还有防止高血压等疾病的功能。

△大枣粥

【用料】粳米60克，大枣10枚，盐或冰糖或蜂蜜适量。

【做法】粳米加大枣，煮至粥烂枣熟，加调味品即可。

【食法】每日1次，长期食用。

【功效】可使人面色红润，神采奕奕。

△银耳冰糖粥

【用料】银耳30克，甜杏仁5克，冰糖适量。

【做法】将水泡后的银耳、甜杏仁加水同炖，炖成粥状，加适量冰糖即可。

【食法】经常服用。

【功效】银耳补肾，而肾健是美容之本；甜杏仁润肤养颜。两者组合效果更佳。

△胡萝卜粥

【用料】鲜胡萝卜50克，粳米200克。

【做法】胡萝卜切成小片或丁，与粳米共煮粥。

【食法】日食1次。

【功效】具健胃、补脾、美容作用。

△海参烧笋片

【用料】水发海参200克，鲜笋100克（罐头笋也可），瘦肉少许调味品适量。

【做法】海参与笋切成片，与瘦肉同入锅中煨熟，加适量调味品即可食用。

【食法】佐餐，分1~2次吃完。

【功用】可使皮肤变得细腻光滑。

△玉竹煲鸡脚

【用料】玉竹30克，鸡脚2对，食盐适量。

【做法】选肥而白色的玉竹洗净，切成片或段；鸡脚（或鸭脚）去粗皮和爪尖，与玉竹同入沙锅，加水1 000毫升，大火煮沸后，加料酒、食盐，再用小火煨，直至鸡脚上的肉与骨轻拨即脱离为止。吃时放几滴醋。

【食法】玉竹、鸡脚肉与汤一齐吃下。

【功效】可使皮肤细嫩。

△菊花兔肉丝

【用料】兔脯肉300克，鲜菊花15克，精盐3克，味精2克，黄酒8毫升，鸡蛋1个，植物油500毫升（实耗约70毫升），葱花、生姜末、鲜汤、湿淀粉等各适量。

【做法】将兔脯肉切成细丝，加黄酒、精盐、鸡蛋清搅匀，加湿淀粉上浆。取碗放入精盐、味精、黄酒、鲜汤、湿淀粉对成调味汁。鲜菊花洗净。炒锅上火，放油烧至四成热，放入兔脯肉丝，划散至乳白色，捞出沥油。锅内留底油，下葱花、生姜末炒出香味，倒入兔脯肉丝、菊花、调味汁，翻炒几下，起锅装盘即成。

【特点】兔肉滑嫩，清香味醇，菊香扑鼻。

【功效】补肾养血，润肤美容。

△猪心木耳汤

【用料】黑木耳35克，新鲜猪心2个，青菜叶30克，葱花、生姜末、黄酒、精盐、味精、麻油、植物油等各适量。

【做法】将新鲜猪心切去筋较多的一端，剖开，洗净，将刀与猪心纤维垂直切成薄片。黑木耳用温水泡发后洗净，撕成小片。炒锅上火，放油烧热，下葱花、生姜末炝锅，加水和黑木耳，烧开后放入猪心片和青菜叶，再烧开，加黄酒、精盐、味精，起锅时淋入麻油即成。

【特点】色艳味美，清香爽口。

【功效】补心养血，润肤美容。

△桂花红枣羹

【用料】桂花5克，红枣250克，白糖30克。

【做法】将红枣洗净，用开水泡2小时，捞出，控干水。锅内添水，放白糖烧开，撇去浮沫，红枣下锅，用中火煨，翻搅，待糖黏时入桂花，装盘晾凉食用。

【特点】羹味香甜。

【功效】补脾和胃，润肤美容。

△氽猪肉丸子

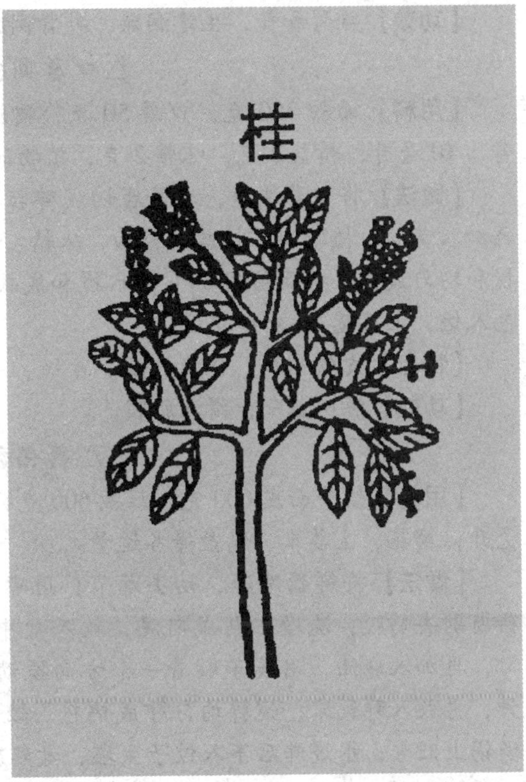

桂图，选自《本草纲目》。

【用料】猪肉250克，泡好的海米5克，黄瓜片50克，鸡蛋1个，香菜5克，精盐5克，味精4克，葱姜汁50毫升，麻油2毫升，鲜汤适量。

【做法】将猪肉绞成馅，装盆，放入葱姜汁、精盐、味精、鸡蛋搅匀；香菜洗净，切段；锅里加入鲜汤，置火上烧开后离火，把猪肉馅挤成小球形下锅，加入海米，锅放火上烧开，撇去浮沫，放入精盐、味精、黄瓜片、麻油、香菜段，出锅后即可食用。

【特点】丸子鲜嫩，汤清味美。

【功效】补中益气，清热利水，润滑肌肤。

△青荷虾茸肉糜

【用料】猪肉200克，虾肉200克，鲜荷叶2张，黄酒50毫升，生姜末20克，葱花20克，胡椒粉1克，味精1克，精盐2克，鸡蛋1个，植物油50毫升，淀粉3克，麻油适量。

【做法】将猪肉洗净，剁成肉末。虾肉剁成茸。鲜荷叶洗净，用开水烫软，再用冷水漂凉，切成11厘米见方片。虾茸和猪肉末分别加黄酒、生姜末、葱花、胡椒粉、味精、精盐腌渍。鸡蛋去黄，加入淀粉调匀，再与虾茸、猪肉末调匀，用荷叶包好。炒锅上火，加油适量，煎至荷叶包熟透，起锅装盘。食用时打开荷叶，淋上麻油即成。

【特点】虾鲜肉嫩，荷香扑鼻。

【功效】益胃和气，生津润燥，补肾润肤。

△口蘑圆笼蒸饺

【用料】面粉350克，口蘑50克，猪腿肉20克，笋末20克，黄酒15毫升，酱油10毫升，精盐3克，味精2克，植物油25毫升，麻油10毫升。

【做法】将口蘑洗净，泡发后切成碎粒，与剁成碎粒的猪腿肉一起放入碗内，再加入黄酒、植物油、精盐、酱油、味精、笋末、麻油及泡口蘑水的澄清液，用力搅和均匀成馅。将面粉用80℃的水搅和成软面团，擀成薄皮，将皮卷边成三角形，包入馅，上笼蒸10分钟即成。

【特点】皮软馅鲜，味浓汁多。

【功效】滋阴益气，滑润肌肤。

△藕馅饺子

【用料】饺子面皮600克，鲜藕600克，猪肉600克，酱油6~9毫升，麻油10毫升，葱花、生姜末、精盐等各适量。

【做法】将鲜藕洗净，切去藕节，用礤板擦成藕丝，再剁成碎末，挤去水分。猪肉剔去筋膜，洗净，剁成肉泥，放入盆中，加入酱油、精盐、葱花、生姜末拌匀，再加入麻油，用筷子顺着一个方向搅动，搅至猪肉泥有弹性，一般约需5分钟，再放入鲜藕末，搅拌均匀即成馅料。饺子面皮中加入馅料，包捏成饺子生坯。汤锅上旺火，水烧沸后下入饺子生坯，煮熟后捞出即成。

【特点】面皮润滑，柔韧爽口，馅心软嫩，鲜香味美。

【功效】健脾开胃，养血嫩肤。

减肥健美

△素炒韭菜

【用料】鲜韭菜500克，玉米油15克，酱油5克，醋3克。

【做法】将韭菜洗净，切成段，倒玉米油入锅烧热后，大火爆炒韭菜，加酱油、醋，炒匀即成。

【食法】佐餐，可常吃。

【功效】减肥，降血脂和胆固醇。

△东坡减肥美容汤

【用料】生姜7.5克，大红枣660克，食盐7.5克，甘草3.7克，丁香和木香各1.5克，陈皮3.5克。

【做法】煎汤或用沸腾的开水冲泡。

【食法】代茶饮。

【功效】减肥美容。

△冬瓜汤

【用料】冬瓜 500 克，陈皮 15 克，生姜片 10 克。

【做法】将冬瓜洗净后，连皮带籽同其他原料一同入锅，加水 500 毫升，煮熟即成。

【食法】吃冬瓜、喝汤。1 天吃完。常吃。

【功效】有抑制脂肪生成、利尿等减肥作用。

△凉拌黄瓜

【用料】鲜黄瓜 150 克，蒜泥 15 克，辣油 5 克，醋 3 克，食盐 1.5 克。

【做法】鲜黄瓜洗净切片，加作料，佐餐时食用。

【食法】除凉拌黄瓜外，也可在餐前吃鲜黄瓜 150 克，当水果食用，这样可减少其他食物的摄入量，以达减肥目的。

【功效】黄瓜与冬瓜一样，均含丙醇二酸，抑制糖类转化为脂肪。黄瓜含钾高于冬瓜，也可利尿减肥。

△萝卜姜汁

【用料】鲜白萝卜 1 000 克，生姜 50 克。

【做法】将萝卜洗净，捣碎绞取汁液；生姜 50 克捣碎取汁。将两汁混合当饮料。

【食法】每日饭前饭后各饮 1 杯。

【功效】解油腻、化脂肪、通大便，将体内多余的脂肪排出体外。

△生饮水果蔬菜汁

【用料】鲜芹菜、菠菜、白菜、韭菜、番茄、西瓜、黄瓜、冬瓜、荸荠、雪梨、生藕等各适量。

【做法】将原料洗净、捣碎，绞或榨取汁液。

【食法】每天饮 500 ~1 000 毫升。一般宜在饭前半小时，喝一杯。

【说明】食物未经烹饪加热，食物中的营养物质，特别是维生素 C 未被破坏，不但营养价值高，还有美容减肥、抗癌、防衰老的功效。还可根据所患疾病，选择不同的蔬果。如高血压、冠心病，可选用芹菜汁；糖尿病选用番茄汁、西瓜汁或南瓜汁、苦瓜汁；慢性胃炎、溃疡病选用白菜（莲花白）汁、萝卜汁；咽喉炎选用荸荠汁；水肿饮用生冬瓜汁等。对脾胃虚寒者，不宜喝生冷饮，可喝热菜汤。

△热饮菜汤

【用料】蕹菜、莴苣菜、小白菜、蘑菇、豌豆苗、黄豆芽、金针菜等新鲜蔬菜各适量。

【做法】把原料按家常菜做法煮成菜汤。

【食法】饭前饮用 200 毫升。

【说明】俗话说：饭前喝汤，胜似药方。又有人说：饭前喝汤，苗条健康。实验证明，饭前喝 1 碗汤（200 毫升菜汤）可少吃 20% 的主食。每周饮 4 次菜汤的人，可取得很好的减肥效果，就是这个道理。

△水煮魔芋豆腐

【用料】魔芋豆腐250克，酱油5克，蒜泥10克。

【做法】将魔芋豆腐切成小块，加水煮熟，捞入碗中。酱油、蒜泥做成调料倒入碗中，拌匀即成。

【食法】佐餐，每日1次，常吃。

【说明】魔芋豆腐又名黑豆腐，是魔芋块根磨成的豆腐，含葡萄甘露聚糖、纤维素，是低热、低脂食品，有很好的通便祛脂功效，且有饱腹感。肥胖又患高脂血症者，魔芋豆腐为理想食品。

△八宝鸡汤

【用料】老母鸡1只，半肥瘦猪肉150克，黄豆50克，山药50克，党参30克，当归15克，黄芪50克，料酒15克，食盐5克。

【做法】将老母鸡宰杀后，去毛和内脏；将猪肉切块，同上述其他原料同入沙锅，先大火烧开，捞去浮沫，加食盐后，改用小火炖至鸡肉烂熟，去党参、当归、黄芪。

【食法】每周1~2只鸡，可分多次吃完，连吃6周。

【功效】补充蛋白质、脂肪和植物雌激素（黄豆等）。适合消瘦体弱女子使用，能增加她们的曲线美。

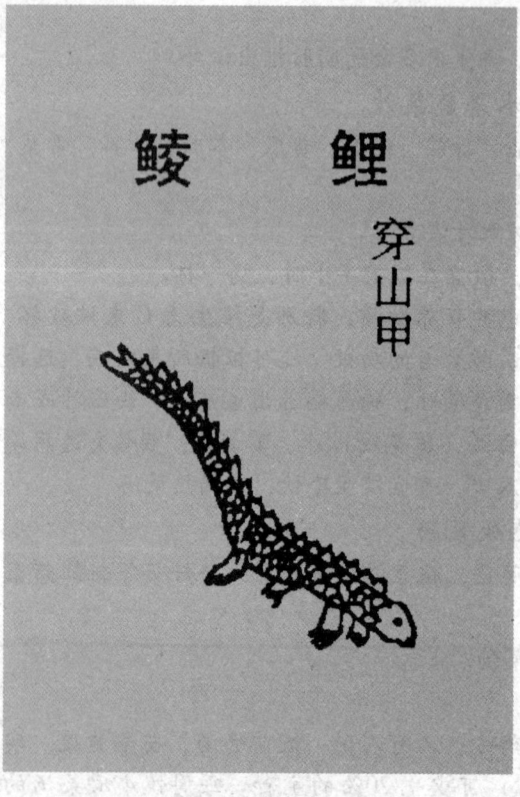

鲮鲤，选自《本草纲目》。

△墨鱼炖猪肚

【用料】墨鱼100克，猪肚1个，花生米50克，食盐5克。

【做法】墨鱼洗净去骨，猪肚洗净切块，与花生米同入沙锅，加水适量，大火煮沸后，加盐5克，改用小火炖至肉烂熟。

【食法】1日分多次吃完，隔日再炖食。连吃1个月以上。

【功效】适宜哺乳女性保持体形用。

△豆豉鲮鱼

【用料】豆豉30克，鲮鱼250克，麻油10克。

【做法】鲮鱼去内脏，在高压锅中煮45分钟，此时鱼骨碎软，加入豆豉，淋上芝麻油。

【食法】佐餐食用，1日1剂，连吃3个月。

【功效】常吃可减肥去脂。

△清蒸茄子

【用料】紫皮茄子300克，生姜粒、大蒜泥、酱油等适量。

【做法】将紫皮茄子去蒂，清水浸泡半小时以上，从中间划成四瓣（不切断），置饭锅上蒸熟，拌上生姜粒、大蒜泥、酱油、麻油等调味品，能吃芥末者最好调上芥末。

【食法】佐餐。

【功效】茄子属低脂、低热量食品，维生素P含量居蔬菜之首。实验证实，茄子有显著的减肥、降血脂作用，坚持每天吃上述用量，日久可细腰收腹。

△荷薏粥

【用料】鲜荷叶一张（干荷叶30克），薏苡仁50克，粳米30克。

【做法】将鲜荷叶洗净撕碎，水煎滤汁，用荷叶汁煮薏苡仁、粳米成粥。

【食法】代早餐用。连吃1个月以上。

【功效】荷叶气清香，能化湿去脂。薏苡仁健脾除湿，能促进脂肪消化。两者配合减肥力强。

△冬笋烧鲤鱼

【用料】活鲤鱼1尾（500克左右），冬笋100克（罐头笋也可以），大蒜50克，生姜10克，酱油10克。

【做法】将鲤鱼剖腹去内脏、鳃、鳞，用玉米油炸成金黄色。冬笋切片，大蒜切片，生姜切成粒，与炸鱼同烧熟透。

【食法】佐餐。

【功效】可降胆固醇，消除脂肪。

△葛粉冰糖羹

【用料】葛根30克，冰糖适量。

【做法】用葛根磨成粉，锅中加水250毫升，煮沸后下葛根粉，边下边搅，煮成稠汁，加入冰糖适量即成。

【食法】代早餐或加餐食用。连吃3个月以上。每天至少服用1次。

【功效】可丰乳减肥，使皮肤增白。

【说明】科学家在泰国北部发现，当地妇女身材苗条，乳房发达，皮肤白皙，原来与她们经常吃葛根有关。

△木瓜带鱼

【用料】鲜木瓜150克，带鱼250克，酱油10克，醋3克，麦粒5克，葱花5克。

【做法】将鲜木瓜洗净切片，带鱼剖腹取出内脏，洗净，勿刮去鱼身体表的银白色物质，将鱼切成段，入锅与木瓜同煮，加各种作料于汤中。

【食法】吃鱼喝汤，可佐餐。每天1次，连吃半个月。

【功效】可促使乳房丰满。

△山药炖猪蹄

【用料】山药100克，猪蹄250克，花生米30克，盐5克。

【做法】山药去皮与洗净的猪蹄同入沙锅，加花生米30克，加水适量，炖至猪蹄烂熟加盐即成。

【食法】佐餐，分多次吃完。连吃1个月以上。

【功效】可以丰乳。

△韭菜虾皮饼

【用料】韭菜500克，虾皮30克，盐5克，姜末10克，芝麻油20克，鸡蛋清1个，面粉500克。

【做法】韭菜洗净后切碎、切细，把原料和作料与鸡蛋清调匀做馅。面粉做成10余个馅饼，烙熟或蒸熟即成。

【食法】供早、晚餐食用，依据自己的食量，以吃饱为度。

【功效】能防治妇女更年期后肥胖及骨质疏松症。

△海带豆腐汤

【用料】海带（干）100克，豆腐250克，酱油10克，鸡精2克，醋5毫升。

【做法】将海带用温水发涨，洗净后切成丝，与豆腐（切成块）煮成汤，加酱油、鸡精、醋等调味品于汤中即成。

【食法】佐餐，当日吃完。常食。

【功效】对代谢性和内分泌失调性肥胖有效。

△山楂银菊茶

【用料】山楂10克，银花10克，菊花10克。

【做法】将山楂拍碎，与银花、菊花煎水。

【食法】代茶饮，每日1剂。

【功效】此方适于中老年肥胖者，特别是患有高血压、高血脂的肥胖者。具降压作用。

△香蕉胚芽汁

【用料】香蕉1根，小麦胚芽15克，番茄半个，草莓5个，牛奶100毫升。

【做法】将香蕉、番茄去皮，草莓洗净去蒂，与牛奶、小麦胚芽一并放入果汁机中搅浆即成。

【特点】消香宜人。

【功效】减肥润肤。

△菱角烧香菇

【用料】菱角750克，水发香菇100克，植物油500毫升，精盐、味精、酱油、白糖、湿淀粉、麻油、鲜汤各适量。

【做法】将菱角去壳、皮，大者切成2块。水发香菇去蒂，洗净。炒锅上火，放油烧热，下菱角炸熟，捞出控油。炒锅上火，留底油烧热，下香菇煸炒，再放入菱角略炒，加入酱油、精盐、鲜汤、盖上盖焖约3分钟，再加入白糖、味精，用湿淀粉勾芡，淋上麻油，起锅装入汤盆即成。

【特点】菱脆菇嫩，味道鲜香。

【功效】益气健脾，减肥益胃。

△草菇锅贴

【用料】鲜草菇500克，白菜250克，面粉500克，精盐、味精、葱花、生姜末、植物油、麻油各适量。

【做法】将鲜草菇去根蒂，洗净后放入沸水中焯透，捞出，放入冷水中过凉，控干水，切成小丁。白菜洗净后切成碎末。将草菇丁、白菜末、葱花、生姜末共入盆内，加入植物油、味精、精盐、麻油，拌匀成饺子馅。将面粉放入盆内，加80℃水揉匀揉润，做成面剂，擀成饺子皮，再包上饺子馅，做成饺子。平锅上中火，均匀地抹上一层油，将饺子整齐地放在平锅里，将50毫升热水浇在平锅里，盖上盖，用小火焖10分钟左右，揭开盖，起锅装盘即成。

【特点】清淡适口。

【功效】清补减肥，降脂降压。

△山楂元宵

【用料】山楂250克，糯米粉500克，面粉50克，核桃仁50克，芝麻50克，红丝50克，桂花卤10克，白糖100克，麻油20毫升，玫瑰香精适量。

【做法】将山楂洗净煮烂，晾凉后去皮、核，制成山楂泥，再与白糖、面粉混合，加入擀碎的核桃仁、芝麻、红丝、桂花卤、玫瑰香精，再加麻油搅拌均匀，装入木模框中，压平、压实，脱模后切成2厘米见方的块。取平底容器，倒入糯米粉铺好，用漏勺盛馅蘸上水，倒入糯米粉中，滚动数次，取出后蘸水再滚动，连续多次，即成元宵。按常法煮熟食用。

【特点】鲜香甘甜。

【功效】开胃消食，降脂减肥。

养肝明目

△胡萝卜炒猪肝

【用料】鲜胡萝卜150克，鲜猪肝100克。

【做法】胡萝卜洗净后切成薄片；猪肝洗净后也切成片。炒锅加花生油，大火烧热后下猪肝，炒开后随下胡萝卜片炒熟，再加盐炒匀即成。

【食法】佐餐，常食。

【功效】本方富含维生素A，可增加角膜的光洁度，使眼睛明亮有神。

△花生鸡蛋饼

【用料】麦胚粉15克，面粉30克，花生仁15克，鸡蛋1个，白糖5克。

【做法】将花生仁碾碎成酱，放入麦胚粉、面粉在同一碗中，再打入鸡蛋1个，加白糖调匀，做成饼，烤熟或蒸熟。

【食法】每天吃1次，作为早点食用。

【功效】能防治眼角皱纹（鱼尾纹），并对视神经有营养作用。

△柿叶茶

【用料】鲜柿叶3片（干柿叶10克）。

【做法】用白开水浸泡。

【食法】上、下午各泡1杯代茶饮。

【功效】护眼明目。

△枸杞菊花茶

【用料】宁夏枸杞子10克，杭白菊6克。

【做法】将枸杞子、杭白菊同放入容器内，泡开水代茶饮。

【食法】每天1～2杯。

【功效】这是中国传统的明目茶，可用于肝肾阴虚，眼睛干涩，视物昏花，甚至眼前发黑等症，常饮此茶有养肝明目的功效。

△蘑菇牡蛎

【用料】牡蛎肉50克，蘑菇100克，奶油10克，牛奶100克，白葡萄酒10克，豆粉5克。

【做法】将鲜牡蛎去壳，取肉，用盐水清洗干净，沥干水分，下锅煮熟后捞起；奶油入锅烧化后加葱5克炒香，加煮熟后的牡蛎、蘑菇片迅速翻炒，再加牛奶、盐、白葡萄酒煮沸，用豆粉收汁即成。

【食法】每日或隔日1次，佐餐。

【功效】护眼明目。

【说明】若无鲜牡蛎，可用河蚌代替。

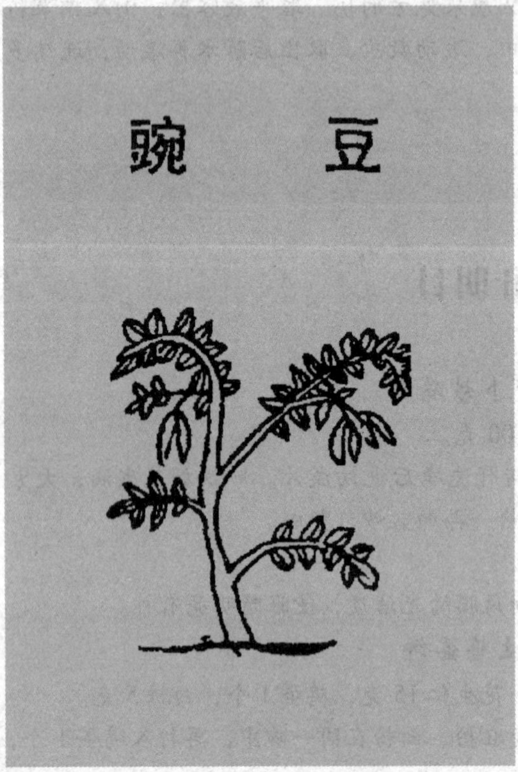

豌豆图，选自《本草纲目》。

△松茸海参

【用料】松茸（干品）50克，海参（干品）50克，食盐1.5克。

【做法】将松茸泡洗干净，海参温水发软，洗净，切块。松茸、海参同煮，至海参软烂，加食盐调味。

【食法】佐餐，每周1次。

【功效】保护视力，预防眼病。

△豌豆苗豆腐汤

【用料】鲜豌豆苗100克，豆腐150克。

【做法】用鲜嫩豌豆苗与豆腐煮成汤。

【食法】吃豆苗、豆腐，喝汤。常吃。

【功效】护眼明目。

△啤酒鱼

【用料】草鱼1条（500克左右），核桃仁30克，葡萄干10克，啤酒500克。

【做法】将草鱼剖腹去内脏，去鳞、鳃，洗净切成片，加入核桃仁（碾碎）、葡萄干，倒入啤酒，在锅中同煮，煮至鱼熟。

【食法】吃鱼肉、核桃仁、葡萄，喝汤。常吃。

【功效】对防治近视有益。

△猪肝绿豆粥

【用料】绿豆50克，大米100克，鲜猪肝100克。

【做法】先加水将绿豆煮至半熟时，加入大米，快熟时，再加入切碎的猪肝，熟透即可。

【食法】每日分两次，早晚各食1次，连吃4天。

【功效】补肝，养血，明目，消暑热，解干渴。专用于治疗营养性弱视。

△菊苗粥

【用料】甘菊（新鲜嫩芽或幼苗）15~30克，粳米100克，冰糖适量。

【做法】将菊苗洗净切细，待粥八成熟时加入菊苗，熟后加入冰糖化开即成。

【食法】早、晚各食1次。

【功效】具有清肝明目、降压降暑作用。治疗肝火目赤、头晕目眩、烦躁失眠、口苦耳鸣、风火目翳等症。

△菠菜猪肝粥

【用料】菠菜50克，粳米50克，猪肝75克，味精、精盐、香油、葱、姜末适量。

【做法】菠菜洗净切碎，猪肝切小片。粳米煮粥，煮稠时加入猪肝片，煮沸片刻，待猪肝熟后，再加入菠菜及调料，食时加香油。

【食法】早晚食用，或做点心。

【功效】具有养血敛阴润燥、补肝养血明目作用，食之对血虚萎黄、夜盲、贫血等病人相宜。

△桑芽粥

【用料】桑芽（新鲜）30克，粳米50克，白糖适量。

【做法】将桑芽（桑枝幼嫩部分）放入锅中，加20倍水煎煮20分钟，倒出汁液，并用纱布过滤弃渣。粳米放入锅中，加桑芽汁液及水适量，用武火浇沸，再文火慢熬。粥熟后加白糖调味即可。

【食法】每次1碗，早晚食用。

【功效】具清肝明目作用。适用于肝火上攻致使头昏眼花、视物不清等。

△明目延龄膏

【用料】霜桑叶30克，菊花30克。

【做法】用水煎透，炼蜜收膏。

【食法】每次食9克，1日2次。

【功效】治疗老年人目赤疼痛、视物模糊。

△桑葚子膏

【用料】鲜桑葚子5 000克。

【做法】将桑葚子榨汁，将汁液煎透，炼蜜收膏。

【食法】日食2次，每次9克。

【功效】滋补肝肾，明目聪耳，乌须黑发。

△竹笋肝膏汤

【用料】猪肝250克，竹笋片50克，鸡蛋2个，虾仁丁15克，鸭肫粒15克，猪腰丁15克，蘑菇15克，猪肉粒15克，胡椒粉1克，精盐4克，味精3克，鲜汤1 250毫升，葱段、生姜块各适量。

【做法】将猪肝撕掉筋膜，洗净，砸成浆，放在碗中，加入凉鲜汤250毫升，用筷子搅匀后倒入纱布中过滤去渣。将葱段、生姜块一起放到汤碗中，加入适量的凉水浸成葱姜汁。将葱姜汁放入盛有猪肝浆的浅盆中，打入鸡蛋，加精盐、胡椒粉、味精，用筷子搅打均匀，上笼蒸约20分钟，蒸至猪肝浆呈膏状，马上出笼。汤锅上旺火，放入鲜汤、蘑菇、猪肉粒、鸭肫粒、竹笋片、猪腰丁、虾仁丁、精盐、味精、胡椒粉，汤开后起锅盛入大汤碗内，再将猪肝膏放入汤上面即成。

【特点】汤鲜肝嫩。

【功效】滋阴润燥，补血明目。

△菊花蚌肉汤

【用料】白菊花15克，蚌肉60克，决明子15克，精盐、麻油各适量。

【做法】将白菊花、决明子洗净入布袋，蚌肉洗净，切成块，一同入锅，加水适量，用旺火煮沸后转用小火煎煮约1小时，至蚌肉熟烂，去布袋，调入精盐，淋上麻油即成。

【特点】清香可口。

【功效】养肝明目。

△兔肝粥

【用料】兔肝1具，粳米250克，生姜末3克，精盐适量。

【做法】将兔肝洗净，切碎末。将淘洗干净的粳米入锅，加水2 000毫升，用旺火烧开后转用小火熬至粥稠，放入兔肝、生姜末，再煮数沸，加精盐调味即成。

【特点】粥稠肝嫩。

【功效】补肝明目，养血美容。

△菊花肉片

【用料】鲜菊花瓣100克，猪瘦肉500克，鸡蛋3个，鲜汤150毫升，黄酒20毫升，葱段20克，生姜片20克，胡椒粉2克，湿淀粉50克，麻油3毫升，植物油500毫升（实耗约50毫升），精盐3克，味精2克，白糖3克。

【做法】将鲜菊花瓣洗净后置凉水中。猪瘦肉洗净，切成薄片，用鸡蛋清、精盐、黄酒、味精、胡椒粉、湿淀粉调匀浆好。将精盐、白糖、鲜汤、胡椒粉、味精、湿淀粉、麻油对成调味汁。炒锅上旺火，放油烧至五成热，投入猪瘦肉片，滑散后倒入漏勺沥油。锅内留余油，下葱段、生姜片稍煸，倒入猪瘦肉片，烹入黄酒，再将兑好的调味汁倒入锅内，先翻炒几下，将菊花瓣倒入锅内，再翻炒几下即成。

【特点】幽香味美。

【功效】养血明目，清热祛风。

健齿润燥

△盐杏膏

【用料】食盐 120 克，杏仁 100 克。

【做法】食盐上锅炒；杏仁用温水浸，去皮，与炒盐研和成膏。

【食法】早晚用此膏当牙膏刷牙。

【功效】日久可使黄、黑牙齿洁白（《四库全书》上有载）。

△椒豆粉

【用料】白胡椒 9 粒，生绿豆 11 粒。

【做法】白胡椒、生绿豆入钵中，捶碎研成细粉，加适量冷开水做成糊。

【食法】将椒豆糊填入龋洞或牙痛处，使劲咬牙，涎出吐去，咽下亦可。

【功效】可止龋齿疼痛和风火牙痛（炎症引起的牙痛）。

多味香蕉果汁

【用料】香蕉 2 根，芹菜 20 克，牛奶 100 毫升，草莓 6 个，熟黄豆粉 15 克，脱脂奶粉 15 克。

【做法】将草莓去蒂洗净，香蕉去皮，芹菜洗净切细，用洁净纱布包好榨取汁液，再与牛奶、熟黄豆粉、脱脂奶粉一同放入果汁机中，搅拌均匀即成。

【特点】果汁多味。

【功效】固齿护齿，养颜美容。

△梅苏饮

【用料】乌梅 50 克，紫苏 15 克，砂糖 25 克。

【做法】将上述原料，用水 500 毫升，先煮乌梅约 20 分钟左右，再下紫苏、砂糖，煎汤即可。

【食法】频食。

【功效】化痰润燥，生津止渴。

△银耳羹

【用料】干银耳 30 克，冰糖 60 克，鸡蛋 1 个。

【做法】温水发银耳去杂质，撕碎后加入 250 毫升水，武火煮沸后，文火熬炖，

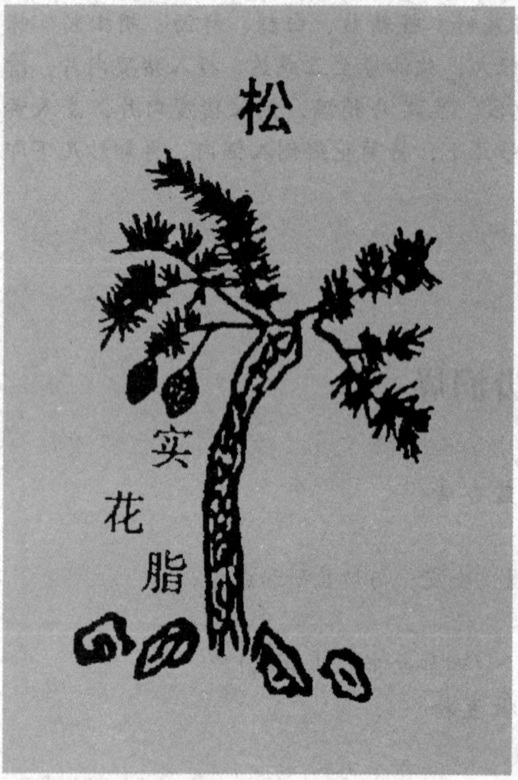

松图，选自《本草纲目》。松树结的松子可以用作药膳。

至熟烂汁稠。另将冰糖加水150毫升熬化；鸡蛋取蛋清去黄。入锅共搅匀即可。

【食法】秋燥季节可常食。

【功效】清肺润燥。

△甘蔗玉竹粥

【用料】甘蔗一根，玉竹15克，粳米100克。

【做法】甘蔗去皮榨汁液约150毫升，玉竹煎浓汁，混匀，加水加米常法煮粥。

【食法】随意食用。

【功效】清肺、养胃，润口舌。

△四仁橘皮粥

【用料】甜杏仁、松子仁、麻仁、柏子仁各10克，橘皮3克（蜜炙），粳米100克，砂糖适量。

【做法】前五味共煎，去渣取汁，再加入粳米，共煮成粥，调入砂糖。

【食法】1日分2次食用。

【功效】止咳化痰，润肠通便。

△麦冬粥

【用料】麦冬30克，粳米100克，冰糖适量。

【做法】麦冬煎汤取汁，粳米100克煮粥，至半熟时加入麦冬汁及冰糖适量，同煮成粥。

【食法】日食2次，早、晚各1次。

【功效】滋阴润燥。适用于热伤津液、咽干口渴、舌红而干、大便燥结等症。

△百合粥

【用料】百合30克（或干百合粉20克），糯米50克，冰糖适量。

【做法】把鲜百合剥皮去须，洗净切碎。糯米加水400毫升，同入沙锅煮至米烂汤稠，加冰糖即可。

【食法】温热食用。

【功效】润肺止咳，宁心安神。

△沙参粥

【用料】沙参30克（干品15克），粳米100克，冰糖适量。

【做法】先将沙参煎水，取汁去渣，加粳米煮粥。也可将沙参磨粉，和入粥内。

最后加入冰糖即成。

【食法】每天早晚食用。

【功效】润肺养胃、养阴清热、祛痰止咳。治肺热燥咳、干咳无痰、久咳声哑、津少口渴、舌干少苔等症。

△三仁粥

【用料】芝麻、胡桃仁、甜杏仁各10克，粳米100克。

【做法】将“三仁”研成细粉混合，加粳米同煮。

【食法】早晚食。

【功效】补脾润燥。

△雪耳炖冰糖橘瓣

【用料】雪耳（白木耳）15克，冰糖5克，橘瓣10枚。

【做法】白木耳洗净后，放碗内加入冷开水，以浸过白木耳为度，浸泡时间约1小时。再加冷开水及冰糖、橘瓣，与白木耳一起隔水炖2～3小时即成。

【食法】食雪耳、橘瓣，饮汁。

【功效】适用于燥伤肺胃、干咳不已、口舌干燥者。

健脑益智

△大枣菠肝汤

【用料】大枣50克，菠菜100克，猪肝100克，生姜、葱、食盐少许。

【做法】选购无虫蛀的大红枣，洗净；鲜菠菜洗净；鲜猪肝去脂膜，洗净，切片。生姜、葱切碎，切细。先将大枣放入锅中，加水适量，煮沸后，再下肝片、菠菜、姜粒、葱粒、食盐，烧沸后即起锅。

【食法】吃菜喝汤。

【功效】补气养血，补脑益智。脑力劳动者宜常吃。

△鸡蛋牛奶香蕉汁

【用料】鸡蛋2个，牛奶240毫升，香蕉180克，蜂蜜30克。

【做法】将香蕉去皮，切成小段。牛奶置于搅拌器中，打入鸡蛋，搅拌30秒钟，取出入锅，煮沸后加入香蕉和蜂蜜，搅匀即成。

【特点】鲜香味浓。

【功效】润肠补虚，健脑益智。

△海鲜白玉羹

【用料】豆腐250克，虾仁30克，水发鱿鱼30克，水发海参30克，鸡蛋1个，韭黄15克，胡椒粉、精盐、味精、麻油、湿淀粉、鲜汤各适量。

【做法】将豆腐、虾仁、水发鱿鱼、水发海参分别切成丁，并用开水烫一下捞出。韭黄洗净，切成段。锅内放入鲜汤烧开，下入豆腐丁、虾仁丁、海参丁、鱿龟丁及胡椒粉、精盐、味精稍煮，然后用湿淀粉勾芡，再将鸡蛋清放入汤中搅匀，放入韭黄段、麻油即成。

【特点】味道清香，鲜美可口。

【功效】健脑补肾，益气助阳。

△香蕉牛奶羹

【用料】香蕉250克，牛奶250毫升，红糖30克，藕粉50克。

【做法】将香蕉洗净，去皮，切成小片。炒锅上火，放入牛奶煮沸，加入香蕉片、红糖烧沸，用搅拌均匀的藕粉勾芡即成。

【特点】羹稠味佳。

【功效】补血养心，健脑降压。

△菊花鱼头豆腐

【用料】鲜菊花25克，鳙鱼头1个(重约750克)，豆腐2块，笋片50克，水发香菇30克，植物油、黄酒、葱段、生姜片、精盐、酱油、胡椒粉各适量。

【做法】将鳙鱼头洗净，加精盐稍腌。鲜菊花洗净。豆腐切成块。水发香菇切成片。炒锅上旺火，放油烧热，加水750毫升烧沸，加入鳙鱼头煮沸，撇去浮沫，烹入黄酒，放葱段、生姜片，转用中火焖40分钟左右，投入笋片、香菇片、豆腐块、精盐、酱油。盖上盖再焖10分钟，撒上鲜菊花，煮沸片刻，撒入胡椒粉，拌匀即成。

【特点】菊花芳香，鱼头鲜嫩。

【功效】健脑益智，延年益寿。

△金针菇饼

【用料】鲜金针菇250克，面粉500克，冬笋丝50克，绿豆芽100克，猪肉100克，黄酒、味精、精盐、酱油、麻油、鲜汤、葱花、生姜末各适量。

【做法】将鲜金针菇洗净，去根。猪肉洗净后切成丝。绿豆芽洗净后沥干水。炒锅上中火，放麻油烧热，下葱花、生姜末炝锅，加入金针菇、冬笋丝、绿豆芽、猪肉丝，翻炒几下，加入黄酒、酱油、精盐、味精、鲜汤，翻炒片刻盛入盘中，做成春饼馅。面粉加水和成软面团，擀成圆形薄片。将圆形薄片平铺在笼上，一张压一张，盖上锅盖，旺火蒸5分钟即成薄饼。食用时，用薄饼卷春饼馅即成。

【特点】风味小吃，老幼皆宜。

【功效】健脑益智，增强记忆。

△豆豉鳊鱼

【用料】鳊鱼2条（重约1 000克），豆豉50克，猪肉100克，葱花、生姜末、蒜茸、豆瓣酱、黄酒、精盐、胡椒粉、植物油、味精各适量。

【做法】将鳊鱼去鳞、鳃及肠杂，洗净后用精盐、黄酒、胡椒粉、味精浸渍入味。豆豉洗净，上笼蒸烂，取出用刀压成泥。豆瓣酱用刀切细。猪肉洗净，切成末。炒锅上火，加油烧热，放入葱花、生姜末、蒜茸，稍炒后再下猪肉末炒至变色，然后加豆瓣酱、黄酒、精盐、味精调味，出锅晾凉。将浸渍好的鳊鱼放入长盘中，炒好的猪肉末、豆豉泥均匀地放在鳊鱼身上，上笼蒸15分钟即成。

【特点】豉香鱼鲜。

【功效】健脑开胃，补脾益气。

△苹果陈皮兔

【用料】苹果100克，兔肉150克，陈皮5克，麻油6克。

【做法】选大红苹果，洗净，切成苹果丁。兔肉洗净，切成2厘米见方的肉丁。陈皮用温水泡10分钟，取药汁，弃陈皮。将苹果丁、兔肉丁放入锅中，加水适量，先大火煮沸，去浮沫，改小火煮10分钟，加入陈皮汁，搅匀，煮沸即成。

【食法】吃时淋上麻油，供早餐或加餐时吃。

【功效】补锌健脑，益智开慧，增强记忆力。

△核桃鱼头

【用料】草鱼头2个，核桃肉150克，何首乌30克，胡椒粉3克，料酒25克，姜、葱、味精、食盐适量。

【做法】将草鱼头洗净、去鳃，劈开下颚，顶部保持完整。将核桃仁、何首乌（均为干品）洗净备用。生姜拍破，葱切成长段。先用沙锅煎煮何首乌，连煎两次，取药液约120毫升。将铁锅烧热，加猪油滑锅，下姜、葱炒香后即加清水2 000毫升，再下鱼头、核桃仁、首乌液汁、料酒、食盐、胡椒粉，用大火煮开，打去浮沫。再倒入沙锅内，改用小火煮至鱼头熟透后即可食用。吃时可加入自己喜欢的调料。

【食法】佐餐。每周可食2次。

【功效】补肾补脑，增强记忆，提高智力。

防老抗衰

△双耳甲鱼汤

【用料】甲鱼1条（重约750克），银耳30克，黑木耳30克，稍盐、黄酒、葱段、生姜片、麻油各适量。

【做法】将甲鱼宰杀后从头颈处割开，剖腹抽去气管，去内脏，切去脚爪，入沸水锅中焯一下，取出刮去背壳黑膜，剁成块。银耳与黑木耳水发后去杂洗净。锅中加水适量，放入甲鱼肉、甲鱼壳，银耳、黑木耳、精盐、黄酒、葱段、生姜片、麻油，先用旺火烧沸，再转用小火慢炖至甲龟肉熟烂入味，拣去葱、姜即成。

【特点】香嫩爽口。

【功效】滋阴抗癌，乌发润肤，抗衰延年。

△银耳鸡蛋汤

【用料】银耳15克，鸡蛋2只，冰糖适量。

【做法】银耳水发，加水炖至黏稠，打入鸡蛋，再加冰糖，文火炖烂即可。

【食法】每日1次，常食。

【功效】美容防老。

△鲤鱼山楂鸡蛋汤

【用料】山楂片30克，鲤鱼1条，面粉150克，鸡蛋1个，生姜片、黄酒、精盐、味精、白糖、葱段、植物油各适量。

【做法】将鲤鱼去鳞、鳃及内脏，洗净，切块，加入黄酒、精盐腌渍15分钟。将面粉加水及白糖适量，打入鸡蛋搅和成糊，将鲤鱼块下入糊中浸透，取出蘸上干面粉，下入爆过生姜片的温油锅中翻炸3分钟，捞出。锅中放入山楂片，加入水、黄酒、精盐、味精、白糖及面粉，制成芡汁，倒入炸好的鲤鱼块煮15分钟，撒上葱段、味精即成。

【特点】鲜美可口。

【功效】开胃利水，防老抗衰。

△香菇萝卜汤

【用料】水发香菇25克，白萝卜500克，豌豆苗25克，精盐、黄酒、味精、黄豆芽汤、麻油各适量。

【做法】将白萝卜洗净，去皮切丝，下沸水中焯至八成熟，捞出放在大碗内。将水发香菇去杂质，洗净，切丝。豌豆苗择洗干净，下沸水锅内焯透捞出。锅中加入黄豆芽汤、黄酒、精盐、味精，烧沸后撇去浮沫，下入白萝卜丝略烫一下，捞出放入大汤碗中，香菇丝烫一下也放入碗中。汤继续烧沸，撇上豌豆苗，起锅浇在汤碗内，淋上麻油即成。

【特点】汤鲜味美。

【功效】益气健身，理气化痰，减肥抗衰。

△什锦果羹

【用料】鸭梨50克，橘子50克，苹果50克，香蕉50克，湿淀粉、白糖各适量。

【做法】将鸭梨、橘子、苹果去皮、核，切成小丁。香蕉去皮，切成小丁。锅中加水和水果丁，煮沸后加入白糖，用湿淀粉勾芡，出锅装碗即成。

【特点】果味浓香。

【功效】健肌润肤，延缓衰老。

△黄精炖肘子

【用料】黄精20克，猪肘子肉500克，姜、葱各10克，料酒15毫升，盐4克，味精3克，胡椒粉2克。

【做法】将黄精用黑豆煮熟，切片；猪肘子与黄精片、姜、葱同放炖锅内，加清水适量，放入料酒。用武火烧沸，再用文火炖至肉熟，加入盐、味精、胡椒粉，搅匀即成。

【食法】既可单吃，又可佐餐。

【功效】可补中益气，滋阴润肺，强筋健骨。适用于年老体虚乏力、心悸气短、肺燥干咳、糖尿病等症。

△人参蒸乌鸡

【用料】人参20克，乌鸡1只，姜、葱各10克，料酒15毫升，盐4克，味精3克。

【做法】将人参切成薄片；鸡宰杀后去毛、内脏及爪；姜拍碎、葱切段。将鸡抹上盐、味精，放入蒸盆内，再把人参、葱、姜放入鸡腹内。将蒸盆置蒸笼内武火蒸45分钟即成。

【食法】既可单食，又可佐餐。感冒者忌服。

【功效】可大补元气，固脱生津，宁心安神。适用于中老年人劳伤虚损、食少、倦怠、反胃、虚喘、阴虚盗汗、惊悸健忘、眩晕头痛等症。

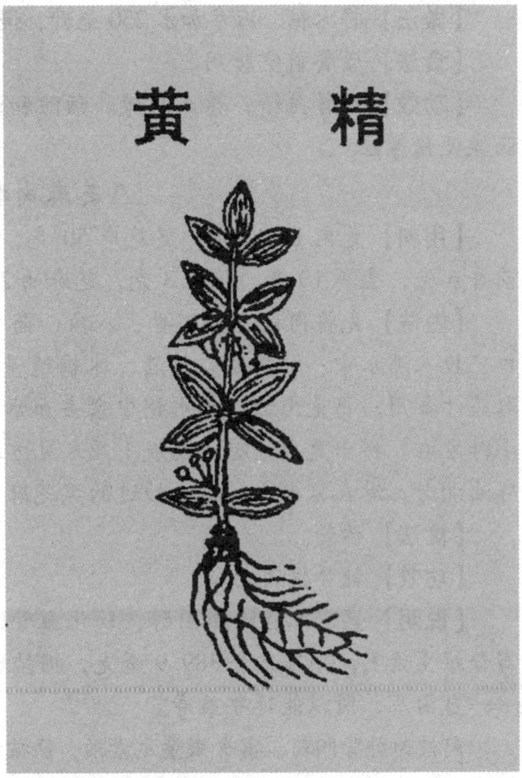

黄精图，选自《本草纲目》。

△党参炖团鱼

【用料】党参30克，团鱼（即甲鱼）1只500克左右，姜、葱各10克，料酒15毫升，胡椒粉2克，盐3克，味精3克，鸡肉250克。

【做法】将团鱼宰杀后，去内脏及爪；鸡肉洗净，切块；姜拍碎、葱切段。将甲鱼、鸡肉、党参、姜、葱放入炖锅内，加清水适量，入料酒。将炖锅置武火上烧沸，再用文火炖煮45分钟即成。

【食法】既可单食，又可佐餐。

【功效】有滋阴、补血、抗老、益寿功效。适用于中老年阴虚潮热、盗汗、体虚乏力等症。

△淡菜皮蛋粥

【用料】淡菜30克，皮蛋1个，大米适量。

【做法】将淡菜洗净，皮蛋切成丁同大米加水适量，入砂钵，慢火久煲成粥，加盐少许即可。

【食法】日食1~2次。1日1剂。

【功效】补虚、滋阴、降火、除燥。

△冰糖炖海参

【用料】冰糖30克，海参30克。

【做法】将冰糖、海参加水250毫升，慢火炖烂（冰糖也可在海参炖烂后加入）。

【食法】于餐前空腹用。

【功效】补肾益精，养血润燥。预防和治疗高血压、血管硬化及阳痿、梦遗和肠燥便秘等症。

△芝麻肉桂兔丁

【用料】兔肉1 000克，黑芝麻50克，肉桂15克，公丁香5克，八角10克，茴香6克，生姜10克，花椒3克，芝麻油20克。

【做法】先将肉桂、公丁香、八角、茴香、生姜、花椒装入纱布袋中，扎紧袋口，投入沸水中，加酱油、料酒、冰糖适量，小火煮沸，待香味透出时，去药袋，取药汁备用。将兔肉放入沸水锅中氽去血水，捞出稍凉后，投入药汁中，小火煮1小时左右。捞出兔肉晾凉，切成1厘米见方的小块，放入盘（或碗）中，将味精和麻油调匀，淋在兔肉上，撒上炒过的黑芝麻，拌匀即成。

【食法】佐餐。

【功效】补肾抗衰老。

【说明】黑芝麻能降胆固醇，软化血管，防治高血压、冠心病、脑中风。尤其富含维生素E，每百克含389.9毫克，据植物油之冠。它能去除使人体衰老的物质——自由基，所以能延年益寿。

肉桂为补肾阳药，富含微量元素锰，锰被称为“长寿金丹”，有增强人体免疫功能。

△杞子鸡煲

【用料】枸杞子30克，子母鸡1只（约1 500克），料酒10克，生姜10克，盐、葱、胡椒粉适量。

【做法】将母鸡宰杀，去内脏、去毛，洗净，与枸杞一起放入沙锅，加水适量。加入料酒、生姜。先大火煮沸，去浮沫。再加盐、葱、胡椒粉等调料，改用小火煮至鸡肉熟烂即成。

【食法】吃鸡肉、枸杞，喝汤。早晚空腹食。常食。

【说明】枸杞含有甜菜碱、氨基酸、多种维生素和微量元素。甜菜碱可抑制脂肪在肝内沉积，因此可防治脂肪肝和肝硬化，还有保护肝脏、防止化学毒物对肝脏的毒害作用。枸杞子又能补血明目。

益肾壮阳

△火腿鸽汤

【用料】鸽2只，火腿肉片50克，鸡肉50克，葱10克，生姜10克，黄酒15毫升，精盐2克，味精2克，鲜汤350毫升。

【做法】将鸽宰杀后用热水烫透，去毛，剖腹取出内脏并洗净，再入沸水锅内焯一下捞出，放入盘内，加入葱、生姜、黄酒，上笼蒸至七成熟取出（滗出原汁留用），拆净大小骨头（留用）。将鸽肉放在汤碗内的一边，另一边放火腿肉片。将鸡肉切成茸，放入碗内，加入水、葱、生姜。将鲜汤倒入锅内，加上鸡肉茸、鸽骨、精盐、味精及原汁。将汤锅置火上，待汤沸后过滤去渣，倒入盛鸽肉、火腿肉片的汤碗内，再上笼蒸至鸽肉熟烂，取出即成。

【特点】肉嫩汤鲜。

【功效】补肾益精。

△木耳香菇虾仁汤

【用料】黑木耳50克，水发香菇50克，去皮冬笋50克，虾仁30克，鸡蛋2个，猪腿肉300克，黄酒、精盐、味精、酱油、面粉、干淀粉、鲜汤、黄酱、麻油、植物油各适量。

【做法】将黑木耳用冷水浸泡24小时，去蒂。漂洗干净，沥干水。水发香菇洗净，去蒂。猪腿肉、冬笋、虾仁分别洗净。将以上各料均切成碎末，共入碗内，加黄酒、黄酱、麻油、精盐、干淀粉，用力搅匀，做成丸子。将面粉和鸡蛋液调匀，然后将丸子表面全部蘸上鸡蛋糊。炒锅上中火，放油烧至七成热，放入丸子，炸至表面呈黄色即捞出放入碗中，加鲜汤适量，上笼蒸熟，取出倒入汤碗中。原锅烧热，加鲜汤、精盐、味精、酱油，烧开后倒入丸子汤碗内即成。

【特点】鲜美爽口。

【功效】滋阴壮阳，减肥美容。

△蟹烧海参

【用料】水发海参500克，蟹肉50克，蟹黄50克，熟笋50克，香菇50克，葱花10克，生姜末10克，香菜5克，精盐5克，酱油20毫升，醋10毫升，白糖2.5克，黄酒25毫升，白胡椒粉1克，湿淀粉25克，鸡汤200毫升，植物油100毫升，熟猪油适量。

【做法】将水发海参切成大柳叶片。熟笋、香菇切成片。香菜切碎。将海参片放入冷水锅，用旺火烧开，捞出沥干水。锅放旺火上，下熟猪油烧至五成热，下葱花、生姜末各5克稍煸，再放进蟹黄翻炒几下，烹入黄酒，炒出香味时，出锅装盘。炒锅上旺火，放油烧至五成热，下葱花、生姜末各5克稍煸，随即放进蟹肉煸炒出香味，加醋、黄酒略炒几下，再加鸡汤、酱油、精盐、海参片、熟笋片、香菇片、白糖，烧烩入味，用湿淀粉勾芡，淋上熟油，起锅装盘。将蟹黄盖在海参上，撒上白胡椒粉。上桌时，随带香菜末1小碟佐食。

【特点】颜色橘红，味道鲜美。

【功效】补肾益精，养血润燥。

△软煎腰饼

【用料】猪腰150克，猪肥膘肉25克，虾仁50克，鸡蛋1个，鸡蛋皮2张，葱椒盐1克，味精1克，黄酒10毫升，番茄酱25克，干淀粉10克，植物油25毫升。

【做法】将猪腰撕去外皮剖开，除去腰臊腺，切成丝。将猪肥膘肉、虾仁分别剁茸，同放在碗内，加鸡蛋清、葱椒盐、干淀粉、味精、黄酒拌和，做成16

个腰饼。取盘1个，盘内涂上油，将腰饼放入。将鸡蛋皮切成金钱大的圆蛋皮16片，铺在腰饼上。炒锅上火，放油烧至六成热，将腰饼从盘内滑入锅中煎炸，待腰饼起壳时，滗去余油，将腰饼翻身，加黄酒略煎，起锅装盘即成。盘边放番茄酱蘸食。

【特点】三色相间，形似金钱，肉韧虾嫩，其味鲜香。

【功效】补肾壮阳，益精强腰。

△南瓜水饺

【用料】面粉500克，南瓜500克，虾皮75克，葱花、生姜末、精盐、麻油各适量。

【做法】将南瓜洗净，切去顶、根，削去皮，一剖两半，去瓤、子，用礤板擦成细丝，加入精盐拌匀，用纱布包好，挤去水。虾皮洗净泥沙，捞出，沥水。南瓜丝放入盆内，加入虾皮拌匀，再加葱花、生姜末、麻油，搅拌均匀即成馅料。面粉加水拌匀和成面团，反复搓揉，盖上湿布饧面片刻，在案板上搓成长条，揪成小面剂，擀成面皮，将馅料放入面皮里，包成饺子生坯。锅上旺火，水沸后下入饺子生坯，煮熟后捞出即成。

【特点】清爽可口。

【功效】补中益气，降脂降糖，补肾壮阳。

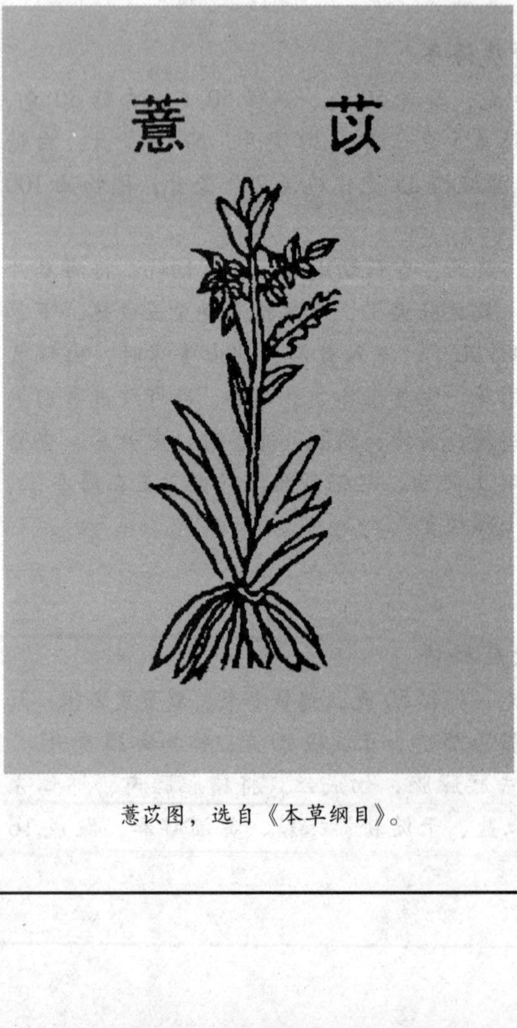

薏苡图，选自《本草纲目》。

△鸡丝粥

【用料】净鸡肉200克，鸡汤1 000毫升，粳米100克，葱、生姜、精盐各适量。

【做法】将鸡肉洗净，切成丝，与淘洗干净的粳米一同入锅，加入鸡汤、葱、生姜，先用旺火烧开，再转用小火熬煮成稀粥，加精盐调味即成。

【特点】肉香粥鲜。

【功效】补肾壮阳。

防癌抗癌

△菱角薏苡仁粥

【用料】菱角200克，薏苡仁50克，粳米50克。

【做法】将菱角煮熟去壳，切成米粒大小。薏苡仁、粳米分别淘洗干净。沙锅上火，放入水、薏苡仁、粳米，用旺火煮沸，转用小火熬煮，加入菱角粒，继续煮至粥烂即成。

【特点】味香适口。

【功效】健脾止泻，防癌抗癌。

△松菇豆腐羹

【用料】鲜松菇100克，豆腐250克，熟笋50克，熟青豆50克，鲜汤500毫升，生姜末、精盐、湿淀粉、味精、植物油、麻油各适量。

【做法】将鲜松菇去根，撕去黑皮，漂洗干净，切成小方丁。豆腐切成小方丁。熟笋切成相应的小方丁。炒锅上旺火，放油烧至八成热，放豆腐丁、松菇丁、笋丁和熟青豆、鲜汤烧沸，再下精盐、味精、生姜末烧入味，待汤再沸时，用湿淀粉勾芡，淋上麻油，装入碗中即成。

【特点】香鲜可口。

【功效】滋阴润燥，化痰止咳，防癌抗癌。

△扒四宝

【用料】青菜心250克，水发香菇60克，芦笋120克，鲜蘑60克，鲜汤、植物油、精盐、味精、白糖、黄酒、湿淀粉各适量。

【做法】将青菜心洗净，在梗部切十字花刀，下温油锅过一下捞出，控净油。芦笋去老皮，一切为二。鲜蘑洗净，去根。炒锅上旺火，加入鲜汤、精盐、味精、黄酒、白糖烧沸，放入青菜心煨至断生捞出，然后放入鲜蘑、香菇、芦笋，煨至入味捞出。煨透的四宝原料置菜盘中摆放成扇面形，最上层为鲜蘑，往下依次为青菜心、芦笋、香菇，摆好后上笼蒸1分钟。炒锅内汤汁烧沸，用湿淀粉勾薄芡，淋少许明油后浇在盘中即成。

【特点】造型美观，四色相映，艳丽悦目，清淡鲜美。

【功效】解毒消肿，防癌抗癌。

△双味草鱼丁

【用料】草鱼1条（重约1 000克），冬笋50克，青椒100克，水发黑木耳10克，嫩黄瓜150克，番茄酱50克，鸡蛋2个，蘑菇25克，花椒0.5克，葱50克，生姜3克，青豆15克，精盐4克，黄酒50毫升，味精2克，白糖15克，酱油15毫升，胡椒粉0.5克，淀粉50克，植物油500毫升（实耗约50毫升），鲜汤适量。

【做法】将草鱼剔骨、皮，切成丁，放碗中，加精盐、黄酒、鸡蛋、淀粉拌匀。冬笋、青椒、水发黑木耳、蘑菇、葱切成丁。生姜切成末。黄瓜切成长方条，剞蜈蚣刀纹，用精盐腌透，摆在鱼盘上，围上2个圆圈。炒锅上火，放油烧至四成热，倒入草鱼丁煸炒，草鱼丁变白色后倒入漏勺中。炒锅放油烧热，投入葱丁、生姜末炒出香味，投入蘑菇丁、青椒丁、青豆翻炒，加鲜汤、精盐、黄酒、花椒、酱油、胡椒粉，用湿淀粉勾芡，烹入热油，把草鱼丁倒入一半，颠翻均匀出锅，装入1个圈内。炒锅上火，放油烧热，下葱丁、生姜末，投入番茄酱炒熟。加入白糖、鲜汤、青椒丁、精盐、黄酒、味精煸炒入味，烹入热油，倒入余下的草鱼丁和黑木耳，裹上汁，装入所剩1个圈内即成。

【特点】脆嫩鲜香，咸甜微辣。

【功效】补血强身，防癌抗癌。

△炒双色素菜

【用料】青菜心400克，水发香菇200克，植物油50毫升，麻油15毫升，精盐6克，味精2克，湿淀粉15克，鲜汤100毫升，葱花、生姜末各适量。

【做法】将水发香菇用冷水泡发，洗净泥沙，去蒂。青菜心洗净，一切两半，放入开水中烫一下，投入凉开水中，浸凉后捞起控干。炒锅上旺火烧热，加入植物油30毫升，用葱花、生姜末炝锅，倒入香菇煸炒，再加鲜汤、精盐、味精，烧开后用小火焖2分钟，再用旺火勾芡，装盘。炒锅重上旺火烧热，加入植物油20毫升，将青菜心下锅煸炒，加入余下的鲜汤、精盐、味精，用小火焖至青菜心酥烂，然后在旺火上勾芡，淋上麻油出锅，将青菜心围在香菇周围即成。

【特点】色泽鲜明，鲜美适口。

【功效】清热解毒，防癌抗癌。

妇女、儿童保健

△香椿蛋炒饭

【用料】米饭250克，鸡蛋2个，瘦猪肉丝75克，嫩香椿芽125克，花生油50克，精盐3克，水淀粉适量。

【做法】①肉丝放入碗内，加精盐、水淀粉、半个鸡蛋的蛋清，抓匀上浆；将另一个鸡蛋磕入碗内，加剩余的蛋液和精盐少许搅匀；香椿芽洗净切丁。②炒锅上火，放油烧至四成热，下肉丝滑散捞出。③炒锅置火上，放油少许，下肉丝、蛋液和香椿，旺火翻炒均匀，倒入热米饭拌匀，盛入盘内即成。

【功效】理气健胃，养心安神。

△三阳开泰面

【用料】细切面100克，羊肺50克，鸡蛋100克，姜3克，胡椒面2克，精盐3克，醋5克，羊肉50克，羊肚50克，韭黄25克，鲜蘑菇25克。

【做法】将羊三件切丝，鸡蛋摊饼切丝，然后与姜、韭黄（末）、蘑菇同切面共煮熟，熟后下其他调料即可。

【功效】补中益气，扶虚补损。

△仙人粥

【用料】麦饭石100克，何首乌60克，大米100克，红枣150克。

【做法】①先将麦饭石捣碎，浸泡半小时左右。加水适量煮成麦饭石水，用纱布滤出石。再将何首乌煎成浓汁，去渣。②把麦饭石水、何首乌液、大米、红枣一同放入锅内，以文火煮到半烂成粥，加白糖少许调味即可。

【功效】此粥食之养肝滋肾、健脾和胃血，促进新陈代谢。

△花生粥

【用料】花生米（不去红衣）45克，冰糖适量，白米100克，淮山药30克（或百合15克）。

【做法】先将花生洗净后捣碎。将淮山药或百合切成薄片。把它们和白米一起放入沙锅内，加水，用大火煮开，改用小火煮30分钟。然后加入冰糖，稍煮即可服用。

【功效】花生粥健脾开胃，润肺止咳，养血通乳，可以长期食用，凡腹泻的患者不宜多吃。

△花生大枣龙眼托

【用料】花生米50克，大枣50克，龙眼罐头250克，枸杞5克。

【做法】花生米炒熟碾碎，大枣煮烂过箩炒稠，枣泥与碎花生米掺和装入龙眼中，口上盖一个枸杞，上笼蒸熟即可。

【功效】补益气血，疗血虚，养容颜，抗衰老，耐早衰，补脑增智，滋补肝肾。

△糖醋排骨

【用料】猪排骨500克，香油10克，白糖50克，醋25克，料酒20克，红糟2克，精盐5克，花生油500克（约耗50克），葱末、姜末各适量。

【做法】①排骨洗净，剁成8厘米长的骨牌块，放入盆内，加入适量盐水腌渍4小时左右。②炒锅上火，放入花生油，烧至六七成热，下排骨浸炸片刻捞出。③炒锅置火上，注入香油，下葱、姜末炝锅，速下排骨、开水、白糖、醋、料酒，用文火煨20分钟左右，待肉骨能分离，加红糖，收汁，淋香油即成。

【功效】滋阴润燥，补肝，益肾。

△百页结烧肉

【用料】瘦猪肉100克，百页150克，酱油30克，葱5克，姜5克，盐2.5克。

【做法】①把猪肉切成小块，将百页切成长方条，再卷起来打成结扣。②把肉放在锅内煸一下，再加入酱油、葱、姜、盐等佐料，并略加水，盖上锅盖用文火久炖，等肉将酥时，放入百页结，续炖至肉酥烂即成。

【功效】补肝益肾，滋润通乳。

△冬菇扁豆

【用料】冬菇5克，扁豆250克，食油10克，盐15克，味精1克。

【做法】①将冬菇洗净，用温水泡开，去蒂，大的切开，扁豆摘去两端，折成两段。②油熬热后加盐，煸炒扁豆，可略加点水，待煸熟时把冬菇加入，并加入少量浸泡冬菇的汤和余下的盐及味精调匀，一同烧熟即成。

【功效】暖脾胃，除湿热，止消渴。

△肉末菜粥

【用料】粳米（或小米）50克，瘦肉30克，青菜40~75克，植物油10毫升，酱油5毫升，葱、姜汁、食盐各少许。

【做法】①将青菜洗净，切碎。瘦肉剁如泥。葱切末。②将米洗净，与清水500毫升共入锅中，旺火烧沸后改文火煨粥。③炒锅下植物油烧热，入肉泥炒熟，再入菜末略炒后，加葱末、姜汁和酱油、食盐炒匀。④将粥与菜肉混匀即成。

【功效】滋养健身。

△鸡肉粥

【用料】粳米50克，鸡胸肉30克，植物油10毫升，酱油5毫升，葱末、姜汁、食盐各少许。

【做法】①将鸡胸肉剁如泥。②将粳米洗净，与清水500毫升共入锅中，旺火烧沸后改文火煨至粥稠。③将鸡肉按家常办法，用植物油、酱油、葱姜、食盐等炒熟，调味。④将米粥与炒熟的鸡肉混匀即成。

【功效】滋养健身。

△肉蛋豆腐粥

【用料】粳米30克，瘦猪肉25克，豆腐15克，鸡蛋0.5枚，食盐少许。

【做法】①将瘦猪肉剁为泥，豆腐研碎，鸡蛋去壳，取50%蛋液，搅散。②将粳米洗净，酌加清水，文火煨至八成熟时下肉泥，续煮至粥成肉熟。③将豆腐、蛋液倒入肉粥中，旺火煮至蛋熟，调入食盐即可。

【功效】保障婴儿健康发育。

△猪肝汤

【用料】猪肝、菠菜各50克，植物油、食盐、料酒、葱姜末各适量。

【做法】①将猪肝洗净去筋膜，切薄片。②肝片加料酒、食盐和清水50毫升拌匀。③将菠菜洗净，切小段。④锅上旺火，按常法煨汤，汤沸入菠菜，再沸入肝和浸渍液，数沸即成。

【功效】补充铁、钙，预防营养不良。

△糯米绿豆汤

【用料】糯米、绿豆各15克，白糖5克。

【做法】①将绿豆洗净，加水文火煨至八成熟。②将糯米洗净入绿豆汤中，文火煨约30分钟，加糖调匀，待冷，分次饮服。

【功效】清热解毒，增进食欲，滋养强身。

△莴苣虾仁汤

【用料】嫩莴苣叶50克，虾仁10克，食盐、味精、芝麻油各少许。

【做法】①将莴苣叶、虾仁分别洗净，切碎。②炒锅上旺火，加水烧沸，入虾仁、莴苣叶，数沸后加入各种调味料，推匀即成。

【功效】促进骨骼及牙齿的生长发育，亦可适当补充营养。

△鱼丸汤

【用料】鳗鱼肉250克，猪肉、干淀粉各100克，豌豆苗（或菠菜叶）、酱油、食盐、味精、葱姜末、排骨汤各适量，料酒少许。

【做法】①将鱼肉用刀背砸烂，剁细泥，酌加食盐、味精、料酒拌匀后，徐徐注入清水250毫升，边注边向同一方向搅拌至上劲，再加干淀粉调和。②将猪肉剁如泥，加入食盐、味精、酱油、葱姜末拌匀为馅。③锅上旺火，加水烧沸。取少许肉馅包入鱼糊中，从拇指和食指中挤出包有肉馅的鱼丸，用小匙盛住后放入锅中。④锅中水应保持低于100℃，鱼丸全部制作完成前应酌加冷水使之不至滚沸。⑤待水沸鱼丸浮起时即可捞出入碗。⑥向锅中加入豌豆苗、味精，再沸后倒入碗中即成。

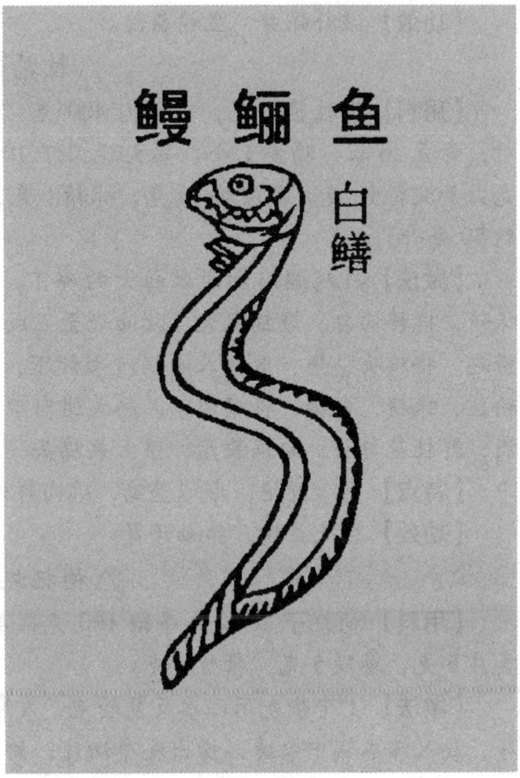

鳗鲡鱼图，选自《本草纲目》。

【功效】消食化积，补益五脏，补钙。

老年人保健

△蟹肉莲藕粥

【用料】河蟹1只，莲藕50克，粳米100克，鸡蛋1个，香菜25克，精盐3克，植物油10毫升，葱花、生姜末各适量。

【做法】将粳米淘洗干净，用水浸泡12小时。莲藕去皮，洗净，切成3厘米长的丝，泡在水中。鸡蛋分成鸡蛋清、鸡蛋黄备用。河蟹洗净，去壳、鳃，上笼蒸熟后取出蟹黄，躯干切成放射状的8块。蟹黄研碎，同鸡蛋黄混合备用。炒锅上火，放油烧热，下蟹壳、蟹脚、葱花、生姜末煸炒出香味，加水1 250毫升，盖上盖用中火煮40分钟左右，然后过滤。将粳米、莲藕丝、浸莲藕的水及汤汁一同放入锅中，盖上盖煮沸，转用小火，待粥将熟时将切好的蟹块下锅，加精盐调味。趁热将2/3的粥与鸡蛋白混合，置于粥碗中，剩下的粥和鸡蛋黄混合，再倒入鸡蛋白粥内。最后将蟹脚放在上面，据个人爱好还可加入葱、生姜、香菜等。

【特点】味道鲜美。

【功效】滋补强身，生精益髓。

△桂花仔鸡

【用料】鲜桂花2克，鸡脯肉400克，鸡头1个（带颈），鸡翅1副，鸡爪1对，青豆20粒，鸡蛋1个，熟火腿肉丁10克，精盐2克，黄酒10毫升，白糖5克，干淀粉10克，湿淀粉10克，味精1克，鲜汤25毫升，植物油500毫升（实耗约50毫升）。

【做法】将鸡脯肉切成米粒大的碎丁，放在碗内，加鸡蛋清、干淀粉、精盐、味精，搅拌均匀。炒锅上火，放油烧至五成热，将鸡肉丁下入过油1分钟，用漏勺捞起。将鸡头、翅、爪倒入油锅内氽数下，倒入漏勺沥油。炒锅再上火，放鲜汤、精盐、味精、白糖，将鸡肉丁、熟火腿肉丁、青豆倒入略炒1分钟，用湿淀粉、黄酒、鲜桂花勾芡，起锅装盘，镶上熟鸡头、翅、爪成鸡形即成。

【特点】色泽鲜艳，形似整鸡，鸡肉鲜嫩，桂香清甜。

【功效】补气益精，养血开胃。

△枸杞炖牛鞭

【用料】枸杞子20克，牛鞭100克，羊肉250克，料酒15克，花椒水3克，姜片5克，葱段5克，精盐3克。

【做法】①牛鞭先用温水反复浸泡，发胀后去净表皮顺尿道剖成两半，漂洗干净，放入沸水锅中氽透，捞出洗净切片；枸杞子洗净。②羊肉洗净入沸水锅内焯去血水，捞出洗净切片。③牛鞭、羊肉、花椒水、料酒、姜片、葱、盐、枸杞子同入锅内注入适量水，烧沸后撇去浮沫，改文火炖至熟烂，拣去葱、姜，装汤盆即成。

【功效】补肾壮阳，缩尿固精。

△虫草鸭块汤

【用料】虫草20克，肥鸭1 250克，料酒15克，味精1克，葱10克，姜10克，精盐5克，胡椒粉2克。

【做法】①将鸭宰杀后剖洗干净，置沸水中氽8～10分钟，除去血腥味，将虫草反复洗去泥沙。②锅中入适量水、料酒、葱、姜、胡椒粉及盐，调好味。③将鸭切成10小块，装入炖盅里。用竹签将鸭块戳三四个小孔，每孔内插入洗净的虫草1根。加入调好味的清汤后上笼蒸1小时（老鸭宜久蒸）即成。上桌时加入少许味精，尝好味即可。

【功效】益精气，补虚损，抗衰老。

△猪皮红枣羹

【用料】猪皮500克，红枣250克，冰糖25克。

【做法】①将猪皮去毛洗净切细块；大枣洗净去核备用。②将猪皮块及大枣置锅中，放入冰糖和适量水，大火烧开后用小火炖成稠羹。

【功效】益气安神，养血止血。

△枣泥山药糕

【用料】枣泥250克，核桃仁50克，面粉500克，淮山药粉50克，猪油120克。

【做法】①将核桃仁压碎，混入枣泥中拌匀成馅；取面粉250克、加淮山药粉混匀，加入猪油100克拌匀即成干油酥；将250克面粉加入余下猪油和适量水和成油面团，压成薄饼。②将干油酥也压成薄饼摊与其上，做成卷状，切成大小适宜的剂子，压成圆皮，放入枣泥包成小包；然后用手轻轻摁压成大小适宜的圆饼，入油锅炸至见酥，干油面呈黄色即成。

【功效】补脾胃，益肾气。

△红烧排骨

【用料】猪（牛）排骨400克，嫩豆腐100克，胡萝卜、葱姜末、酱油、食盐、味精、料酒、花椒水、芝麻油、淀粉各适量，米醋少许。

【做法】①将排骨去除油脂，洗净，斩段。②炒锅上旺火，酌加清水，依次放入排骨、米醋、葱姜末、花椒水、酱油和料酒，沸后改文火煨炖约40分钟至汤汁浓稠。③将胡萝卜洗净，切丝。豆腐切小长方条，入沸水中焯透，捞出，沥水。④将胡萝卜、豆腐条加入锅中，用淀粉、味精、食盐、少许清水兑匀后勾薄芡出锅，淋上芝麻油即成。

【功效】补充钙质及其他营养素，预防营养不良，强健机体。

△炒青椒肝丝

【用料】猪肝200克，青椒50克，酱油12毫升，白糖6克，湿淀粉15克，芝麻油、豆油、食盐、味精、葱末、姜汁、料酒、米醋各适量。

【做法】①将猪肝洗净，去筋膜后切为厚片，再切为丝，加淀粉10克抓匀。②将青椒洗净，切丝。③炒锅上中火，入植物油烧至四成熟时，下肝丝滑炒，捞出沥油。④炒锅留底油少许，入葱、姜、青椒丝略加煸炒，再加料酒、酱油、白糖、食盐烧沸，用湿淀粉勾薄芡后，倒入猪肝丝推匀入盘。⑤向盘中淋入米醋、芝麻油即成。

【功效】滋养健身，预防缺铁性贫血。

△核桃酪

【用料】核桃仁200克，粳米或糯米（香血糯更好）100克，白糖250克，清水600克，水淀粉适量，花生油300克（约耗25克）。

【做法】①将核桃仁用水泡软，用竹签挑去桃仁之间的果隔（又名分心木，胡桃夹），洗净；将米淘洗干净，用清水泡2小时。②炒锅上火，放入花生油烧热，下核桃仁炸酥，捞出晾凉后，和泡好的米一起加水磨成核桃浆。③炒锅置火上，放入清水和白糖烧沸，撇去浮沫，倒入核桃浆搅开，烧沸后撇去浮沫，用水淀粉勾薄芡，盛入碗内即成。

【功效】补肾壮腰，润肠通便。补益大脑及神经，固齿牙、乌须发、治筋骨疼痛。

△枣泥包子

【用料】全麦粉300克，红枣200克，白糖120克，芝麻油15毫升，食用碱适量。

【做法】①将面粉加水揉匀，发酵后，加碱揉为光滑、无异味的面团。②将红枣洗净，加温水泡软后去皮、核。③枣肉入原泡发水中，煮烂捣如泥。④将面团挤成12个小剂，按扁擀成薄圆片，逐一包入与白糖、芝麻油调匀的枣泥，将边缘折起收拢。⑤包子生坯入屉，旺火沸水蒸，约10分钟即成。

【功效】补充各类营养素，健脾和胃，益气生津，解药毒。

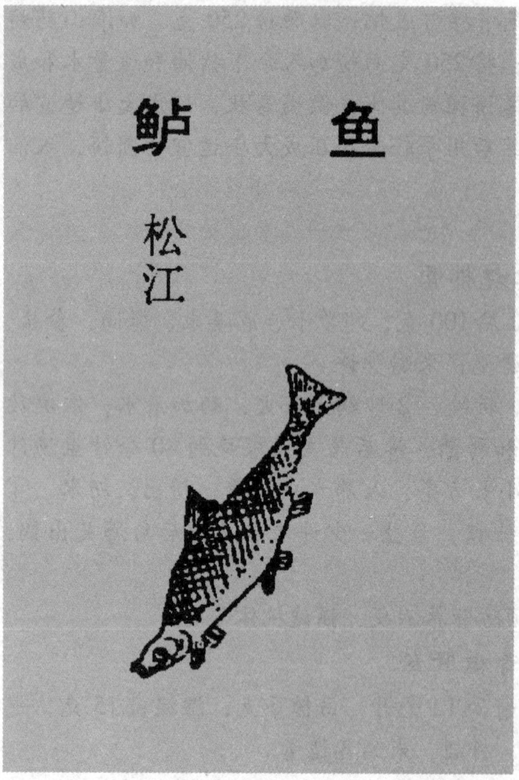

鲈鱼图，选自《本草纲目》。

△菊花鱼丸

【用料】白菊花瓣100克，鲜鱼肉250克，火腿50克，鲜蘑50克，豌豆苗50克，鸡蛋120克，鸡汤100毫升，精盐2克，味精2克，姜5克，料酒10克，酱油10克，白胡椒粉1克，葱10克，鸡油5克，猪油10克，湿淀粉10克。

【做法】①将鲜蘑、菊花、豌豆苗分别洗净沥水；火腿、葱、姜切成小片。②鱼去皮、刺，洗净，放在案板上用刀背捶成鱼茸，去净小刺放入盆内，加水少量搅成糊状，再加盐、味精、白胡椒粉、蛋清及少量猪油朝一个方向搅动鱼茸。③锅内加水置火上，汆鱼丸入冷水锅内，待水沸即将鱼丸捞出。④另取一锅注入鸡汤、白胡椒粉、味精及料酒，用湿淀粉勾芡，再入鱼丸、火腿、鲜蘑、菊花、豌豆苗，淋少许鸡油。

【功效】养肝明目，坚强筋骨。

△炒鸡茸银耳

【用料】鸡胸脯100克，银耳75克，鸡蛋清100克，牛奶50毫升，黄瓜50克，胡萝卜50克，淀粉15克，味精5克，料酒10克，姜5克，葱5克，精盐2克，植物油50克，香油25克，鸡汤适量。

【做法】①将鸡胸脯斩成茸入碗，加入蛋清、牛奶、淀粉及盐打匀待用。②银耳用温水泡发择洗干净，用鸡汤煨烂入味后捞出待用。③黄瓜、胡萝卜切成片待用。④将油烧至五六成热时，加入调好的鸡茸液，待浮起后捞出，用开水焯洗去浮油。⑤将香油烧热，加入葱、姜末煸炒，再入鸡茸、银耳、鸡汤、黄瓜、胡萝卜、味精及料酒煮沸后稍煨片刻收汁，淋入香油盛盘即成。

【功效】补益五脏，治脾胃虚弱，益气力。滋阴润肺，益胃生津，老人食之健身长寿。

△炒胡萝卜酱

【用料】瘦猪肉300克，胡萝卜100克，豆腐干1块，海米10个，黄酱6克，酱油3克，猪油50克，淀粉6克，香油3克，味精2克，葱末5克，姜末5克，精盐3克，料酒10克。

【做法】①把胡萝卜、豆腐干切成丁；海米用水泡透；胡萝卜用猪油炸透捞出。②把锅放到武火上，烧热后倒入猪油，随即放入切好的肉丁煸炒。待肉丁内的水分炒至锅内响声增大时，便把锅移到文火上，到肉的水分已尽，再移到武火上，炒到肉的颜色由深变浅时，即放入葱末、姜末和黄酱。待酱浸到肉中发出酱味时，加入料酒、味精、酱油和盐，稍炒一会儿，加入胡萝卜、豆腐干及海米等，再炒一下，淋上香油炒匀，用淀粉勾芡即成。

【功效】养血益气，延年益寿。

△焖豆腐三鲜

【用料】豆腐200克，鲜蘑菇100克，笋片25克，料酒15克，精盐3克，味精2克，葱花10克，植物油30克。

【做法】①将豆腐切成长方块放入冷水锅，加料酒烧开，见豆腐周围出现小泡时捞出，沥干水分；鲜蘑菇洗干净切小片；笋切薄片。②起锅放油，锅热先放葱花爆香，再加入笋片、鲜蘑菇炒匀，加盐、料酒及适量水煮滚。③将豆腐放入，煮滚后改为小火慢煮20分钟，加味精即成。

【功效】防衰老，祛病延年。

△长春鹌鹑蛋

【用料】鹌鹑蛋60克，银耳3克，莲米10克，冰糖30克，百合10克。

【做法】锅中加适量水煮沸，加入涨发后去皮和心的莲米、洗净的百合、发胀洗净的银耳，煮烂后加冰糖溶化，最后加入蒸熟去壳的鹌鹑蛋。

【功效】安神益智，健脾开胃，延年益寿。

九、秋季保健药茶

百合枇杷茶

【用料】百合30克，枇杷叶30克，冰糖适量。

【做法】上述诸药切成片或研成粉末，置热水瓶中，用开水冲泡大半瓶，盖闷约30分钟左右即可。

【食法】每日1剂，代茶频饮。

【功效】清热、润肺、止咳。适用于风热咳嗽、日久所致干咳无痰或少痰，或痰黏难咯、声音嘶哑及肺燥引起的咳嗽痰中带血、口干舌燥、舌苔薄干等症。

杏梨饮茶

【用料】苦杏仁10克，鸭梨1个，冰糖20克。

【做法】先将杏仁去皮尖，打碎。鸭梨洗净，不去皮去核，切块。加适量水同煮，待熟，加入冰糖令溶，即可。

【食法】每日1剂，代茶饮用。

【功效】润肺止咳。适用于口鼻咽喉干燥、口渴、干咳无痰或痰少而黏，不易咯出等症。杏仁中含有苦杏仁甙等化学成分，具有祛痰止咳、平喘、润肠等作用。

【小常识】风、寒、暑、湿、燥、火，在正常的四季气候变化中被称为“六气”。燥为秋季主气，其致病者为燥邪。燥邪易伤津液，易犯肺脏。故秋季人们应食用一些具有滋阴润肺功能的食物，如梨、芝麻、萝卜等。

扶中茶

【用料】白术30克，山药30克，龙眼肉30克。

【做法】将上述诸药洗净，放入沙锅，加水煎煮30分钟，取汁，备用。

【食法】每日1剂，代茶饮。

【功效】补益心脾，益气止泻。适用于久泻久痢而致脾虚气弱、气血俱虚、身体羸瘦、不思饮食、少气无力、心悸等症。山药含有皂甙、黏液质、胆碱等化学成分，具有健脾、补肺、固肾益精的作用。

【小验方】龙眼肉30克，大枣10枚，莲子30克。将莲子泡发后去皮、去芯，与龙眼肉、红枣共煮，至莲子酥烂，加入适量冰糖，即可饮用。具有补心血、健脾胃的作用，常用于贫血乏力、心悸健忘、睡眠不安等症。

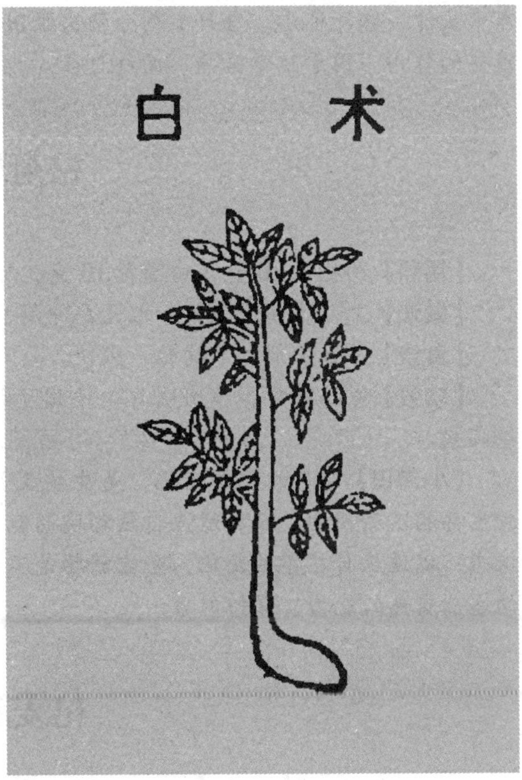

白术图，选自《本草纲目》。

南瓜茶

【用料】鲜南瓜250克（或南瓜粉30克），适量调味品。

【做法】将上述南瓜切成小块（或用干南瓜研成粗末，取50克），加水煎30分钟，即可，连汤带渣一起服用。

【食法】每日1剂，不拘时频饮，最后将南瓜服下。

【功效】降糖、降脂、降压。适用于糖尿病、高血压、高脂血症等疾病。南瓜富含蛋白质、脂肪、维生素A、维生素B、维生素C、纤维素和钙、磷、铁等矿物质，营养丰富。

【其他作用】南瓜还具有补中益气、消炎止痛、解毒杀虫的作用。用生南瓜捣敷，治火药伤及烫火伤；生南瓜捣汁服用，可解鸦片毒。

生地石膏茶

【用料】生地黄30克，石膏60克。

【做法】先将石膏打碎，生地黄洗净，放入沙锅加水煎煮30分钟，取汁待用。

【食法】每日1剂，代茶饮。

【功效】清热生津，止渴。适用于糖尿病、口渴欲饮、多食善饮等症。生地黄中含有甾醇类、多糖类等化学成分，具有滋阴、养血的作用。石膏具有清热泻火、降烦止渴的功效。

【小验方】治高血压方：取葡萄50克，芹菜50克，洗净、捣烂放入洁净的纱布中绞汁，取汁备用。每日1剂分两次服用。二者合用具有益肝阴、平肝阳、祛风清热的作用。用于眩晕头痛、面红目赤、脚步飘摇的肝阳上亢型高血压。

杞菊饮

【用料】枸杞子10克，白菊花10克，绿茶3克，冰糖适量。

【做法】上述诸药洗净，加入开水冲泡，闷30分钟即可。

【食法】每日1剂，不拘时，频饮。

【功效】滋补肝肾、养阴明目。适用于视力衰弱、目眩、夜盲及青少年近视眼等疾病。

【小常识】四季的气候变化，是生物生长的重要条件之一，但有时也会成为生物生存的不利因素。人类适应自然环境的能力是有限度的，因此如何调整好人体的状态，以适应自然界的变化，光靠药物是不够的，还必须加强身体锻炼，增强机体的适应自然的能力，保持健康。

杞麦茶

【用料】枸杞子15克，麦门冬15克。

【做法】将两味药加水200毫升，煎煮30分钟即可。

【食法】每日1剂，代茶饮，可连服半个月。

【功效】滋补肝肾，清热除烦。适用于咽干口燥、干咳等症。枸杞子可滋补肝肾阴亏，麦门冬润肺养阴，益胃生津。

【小验方】①补肾、减肥方：取枸杞子，菊花各6克，用开水冲泡，常饮，具有补肝肾、滋阴减肥的作用。②黄精罗布麻茶，取黄精20克，罗布麻10克洗净，加水于沙锅中煎煮30分钟，后即可代茶饮，每日1剂，连服1个月。此方适用于头昏失眠的高血压、神经衰弱等症。

参麦银花茶

【用料】玄参15克，麦门冬10克，金银花9克，冰糖适量。

【做法】上述诸药研成粗粉，洗净，放入保温杯中，开水冲泡，盖闷30分钟即可。

【食法】每日1剂，代茶频饮。

【功效】滋阴清火，利咽解毒。适用于自觉咽喉部有异物感、口干咽燥或声音嘶哑、干咳少痰等症。

【小常识】金银花为忍冬科植物忍冬的花蕾，全国大部分地区都产，山东产量最大，河南产的较佳。据报道金银花水煎液对多种细菌（伤寒杆菌、大肠杆菌、金黄色葡萄球菌、链球菌、肺炎双球菌等）均有抑制作用。

十、秋季养生野菜

秋季，金风送爽，天高云淡。看，层林尽染，万山红遍。真个是“霜叶红于二月花”。

秋季历时三个月，斗转星移，气象万千，正所谓：八月稻田一片金，九月桂花吐温馨，十月枫叶映山红，菊斗霜开诱游人。

农历九月初九，是我国传统的重阳佳节。重阳登高，望“落霞与孤骛齐飞，秋水共长天一色。”元代著名诗人马致远在重阳登高时写道：“和露摘黄花。带霜分紫蟹，煮酒烧红叶。想人生有限杯，浑几个重阳节。”可见古人在旅游时就有采集野菜野炊之举，可谓其乐无穷。

现介绍几种秋季可采用的野菜，供你保健疗病之用。

常吃五行草，长寿又防老

长寿菜为马齿苋科植物又名马齿菜、五行草、长命菜、长命苋、安乐菜、酸苋。

该野菜是年生肉质草本。茎圆柱形，平卧或斜上，由基部向四方分枝，向阳枝面淡红或紫色。叶互生或对生，叶片肥厚、肉质，叶面深绿色，叶背暗红色，形状如马齿。花小，为黄色，一般为3~5朵，丛生于枝顶叶腋，花期为5~9月。硕果种子多个，马齿菜果期为7~10月。

马齿菜多生于田野、荒芜地、路旁及地边。我国大部分地区有分布。

秋季可采（夏末亦可采）其茎叶做菜。该野菜每百克中即含蛋白质2.3克、脂肪0.5克、糖3克、纤维素0.7克、磷56毫克、钙577毫克、铁1.5毫克、胡萝卜素2.23毫克、维生素B_1 0.03毫克、维生素B_2 0.11毫克、尼克酸0.7毫克、维生素C23毫克，含钾多达1 000毫克。

马齿苋主要可做凉拌菜吃，也可煮汤喝，因其含苹果酸、柠檬酸、谷氨酸、天门冬氨基酸、丙氨酸甚多，所以其味鲜而略带酸味。

马齿苋为什么会有长命草、长寿菜的美名呢？早在宋朝开宝六年（公元973年），皇帝赵匡胤的御用药师刘翰在其编著的《开宝本草》中指出马齿苋有延年益寿功效，还介绍了常吃的方法：将秋天采来的马齿苋籽研成细末与糙米、葱、豆豉煮成粥，当早餐，日日食之。相传刘翰的祖父就是长期冬春吃马齿苋籽粥、夏秋吃马齿苋茎叶而活到一百多岁的。

马齿苋的这种延年益寿功效后来被美国学者小诺曼·赛勒姆发现。他分析地中海一带居民心脏病和癌症发病率低于其他地区的原因，是因为当地人经常食用马齿苋。法国人心脏病发病率也低，探索其原因，也是他们喜欢把野生马齿苋拌在沙拉中食用。于是赛勒姆对马齿苋的有效成分进行了研究，发现马齿苋含有丰富的欧米伽——三脂肪酸。这种物质能抑制人体内血清胆固醇和甘油三酯的生存，从而起到防止动脉硬化、保护心脏和大脑的作用。他经过深入分析研究证明：欧米伽——三脂肪酸可使血管内细胞合成前列腺素增多，从而使血栓素 A_2 减少。前列腺素有抑制血小板凝聚和扩张血管的功效；血栓素 A_2 是一种强烈的血管收缩剂和血小板凝结剂，有拮抗前列腺素的作用。由于欧米伽——三脂肪酸增强了前列腺素的力量，削弱了血栓素 A_2 的力量，所以就可防止动脉痉挛性收缩，防止血小板凝聚成血栓，因而有效地防止了冠心病（冠状动脉痉挛或为血栓阻塞而引起心肌缺血发生心绞痛、心肌梗死）和脑卒中（又名中风，多为脑动脉因血栓阻塞引起）。

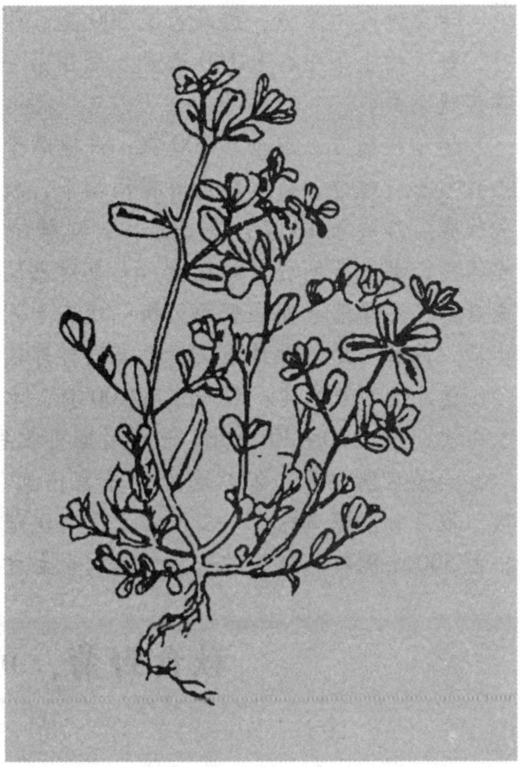

马齿苋图

马齿苋因含丰富的钾，所以有利尿降压作用，可以用来防治高血压病。高钾饮食还有防治癌症的作用，德国医学博士格尔森的抗癌饮食就是高钾饮食，这一饮食的确延长了许多癌症患者的生命。

可见，马齿苋能有效地防治威胁人类生命的一、二、三号杀手——冠心病、脑中风、癌症，所以是名副其实的“长寿菜”。

《本草纲目》上载：马齿苋酸、寒、无毒。“能肥肠，令人不思食”。据此可知马齿苋能降低食欲，使人减肥。难怪江浙、福建一带的人身材多苗条，这与他们爱吃凉拌马齿苋或鲜美可口、令人流涎的肉丝马齿苋有关。肉丝马齿苋是用鲜马齿苋茎叶 150 克、猪瘦肉丝、熟猪油各 100 克、米酒 25 克、白胡椒 10 克、精盐 5 克、大蒜 75 克、鸡蛋清 25 克、葱姜末、味精、水淀粉各适量，按常规炒菜方法做成。

马齿苋除了能降低威胁人生命的三大杀手外，还可用于防治痢疾、肠炎优于西药的抗菌素，而无任何毒副作用，服法是水煎服。

并且马齿苋还能治钩虫病、急性阑尾炎、结核病、百日咳、子宫出血等。

治钩虫病方：钩虫病，在农村颇为常见。患者症状为黄肿、贫血、能吃懒动。用鲜马齿苋 150 ~ 200 克，煎取汁，加食醋 50 毫升，也可加适量白糖，分 2 次空腹服，连服 3 天，治愈率可达 80%。

治急性阑尾炎方：鲜马齿苋200克、蒲公英100克，水煎2次，浓缩成200毫升，每天的上下午各服100毫升。服用后一般都在3～8天内体温降至正常，腹痛等症状消失。

治结核病方：取全草300克，洗净晒干，研成细粉，放入熬熟的猪板油中，趁热铁勺不断搅拌，待冒白烟时将锅端下，放入蜂蜜400克，搅拌成糊状，冷却后即成软膏。每次服10克，一日三次，对肺结核、淋巴结核、骨结核、肠结核、肾结核等病，都有不同程度的疗效。尤其对淋巴结核溃烂、久不愈合者效果好。以膏摊成膏药，贴于溃烂处，每两天换一次，不间断，治疗期间忌食无鳞鱼、鳖，忌过性生活。此膏外用对骨结核破溃也有同样疗效。

治小儿百日咳方：鲜马齿苋100克，水煎浓缩至200毫升，加白糖适量。每日服4次，每次20～30毫升。三天后即可收到显著疗效。

治子宫出血方：包括功能性子宫出血、产后出血不止。鲜马齿苋100克，水煎，取液加红糖调味，一日服三次。有医院将马齿苋制成针剂肌肉注射，治疗子宫出血500余例都起到收缩子宫、达到止血之目的。

秋食野菊，可补维生素

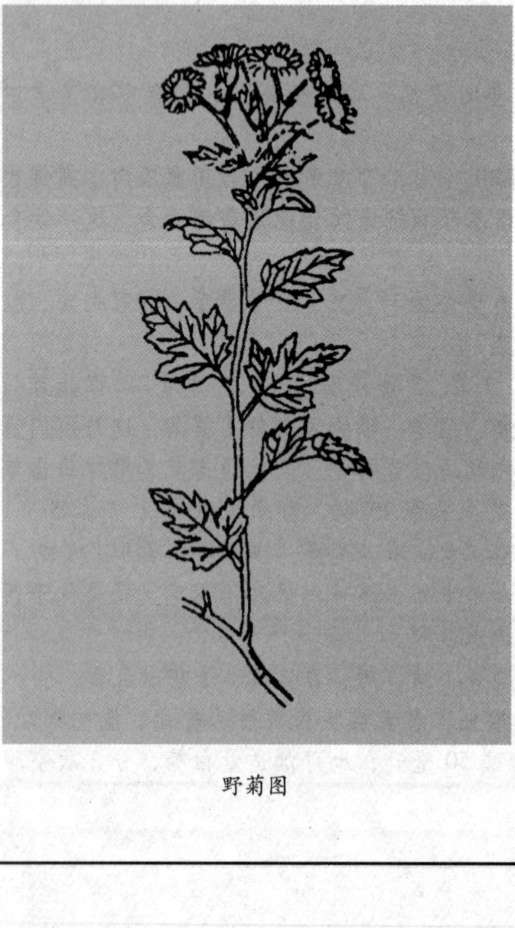

野菊图

野菊为菊科植物的嫩茎、叶和花。又名野菊花、野山菊、路边菊、野黄菊、鬼仔菊、山九月菊、黄菊仔、苦薏。

多年生草本植物，高约30～60厘米，也可达120厘米。顶枝被白柔毛，有香气。叶互生，有羽状深裂片，中裂片较大，侧裂片二三对。叶面被疏柔毛，叶背被白色短柔毛及腺体，沿叶脉毛较密，具叶柄。头状花序、顶生，数个排列成伞房花序状，外围为舌状花，淡黄色，1～2层，中央为管状花深黄色。花期为9～10月。

生长在路边、丘陵、荒地及林边。全国大部分地区都有分布。

秋采野菊嫩茎、叶做菜，每克含蛋白质3.2克、脂肪0.5克、糖6克、纤维素3.4克、钙178毫克、磷41毫克，还含有维生素和微量元素。

野菊茎叶做菜时，先水煮，这样可除去或减少野菊的苦味。煮过的茎叶再凉拌、素炒、炒肉、煮汤均宜。

野菊花亦可做成菊花汤，它虽不如栽培的菊花味甜，而带苦味。但在吃肉吃腻了之时，喝点野菊花汤，那点苦味十分令人清爽。

陶渊明的田园诗，“采菊东篱下，悠然见南山”。崔曙的“陶然共醉菊花杯”，指的是家种菊花。家种菊花千姿百态，很有观赏价值，赏菊成了秋天的一大乐事。这对陶冶情操十分有益，而对身体更加有益，莫过于在秋天食菊。

早在春秋战国时期，屈原就“夕餐秋菊之落英”。可见屈原不仅重于赏菊，而且还吃落下来的花瓣。东汉时民间有喝野菊浸过的水而长寿的事例。《后汉书》中记载：河南郦县北部有一小溪，溪畔野菊花如堤，秋风吹来，菊花纷纷飘落溪水之中，岸边三十多户人家常饮此野菊花浸过的溪水，世代都是寿星。晋代道家医学家葛洪在《抱朴子·仙药》中也写道：南阳郦县中有甘谷，谷的两岸长满野菊，菊花坠入谷池中，年复一年，甘谷池中的水也就成了菊花水。两岸居民饮此水，最高的活到150岁，寿命最短的也是八九十岁，一般都活到一百多岁。后来因为战乱，这里的居民离开了甘谷，就再也没有活到百岁的了。

所以宋代大文学家欧阳修盛赞菊花的延年益寿功效：“欲知却老延龄药，百花摧时始见花。”百花凋谢了，正是菊花盛开之时。李时珍在《本草纲目》中列举了古代的康风子、朱孺子吃菊花长寿的例子。因为他们年逾百岁又住在山上，上山下山往来如飞，所以人们以为是“神仙”。

现代医学研究表明，菊花富含微量元素锌、硒，野菊花含量更高，具有降血脂、降血压、软化血管、提高免疫功能等作用，能有效地防治威胁人生命的心脑血管病，所以吃菊花特别是野菊花能长寿是有科学依据的。

野菊花的茎、叶、花有很强的抗病毒、抗病菌作用，对咽喉炎、扁桃体炎、皮肤长疖子都有很好的疗效。

最简便的吃法就是煎水当茶饮。而餐馆里的菊花鱼、菊花肉片用的是家菊花。

滋肾壮腰，可食山花椒

五味子为木兰科植物，又名五梅子、玄及、面藤、山花椒。

落叶木质藤本，长达8米。茎皮灰褐色，小枝褐色，稍具棱角。叶互生，柄细长，叶片薄而带膜质，叶卵形，阔倒卵形，长5~11厘米，宽3~7厘米，叶绿有小齿。叶面绿色，叶背淡黄色，有芳香。花雌雄异株，花期为5~7月。浆果球形，成熟时深红色。果期为8~9月。

生于阳坡杂木林中，缠绕在其他植物上。分布在东北、华北、湖北、江西、四川等地。

初秋采集嫩茎叶做菜吃，每百克含蛋白质3.9克、脂肪0.3克、糖13克、纤维素2.3克、钙363毫克、磷22毫克、铁6.6毫克、胡萝卜素5.08毫克、维生素

B_1 0.07 毫克、维生素 B_2 0.20 毫克、尼克酸 1.5 毫克、维生素 C 23 毫克。

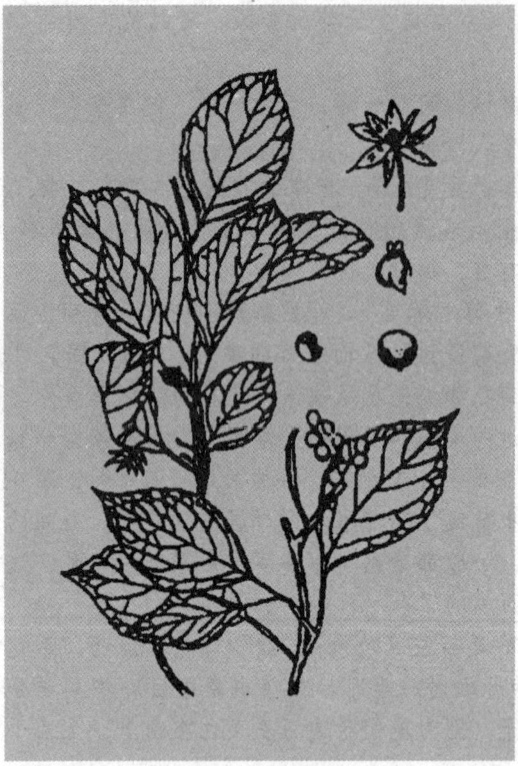

五味子图

可见五味子嫩茎、叶营养成分丰富，尤其是含钙和胡萝卜素，在野菜中属于上品。所以对缺钙和胡萝卜素者，可煮食、炖肉吃。

茎、叶还含有使人强壮的营养成分，即中医说的补气功效，所以煮汤吃，对人体有滋补强壮作用。

中药五味子是用霜降后采下的果实。性味酸温、无毒。有滋肾生津、润肺止咳的功效。主要用于肺虚喘咳，自汗、盗汗、遗精、久泻等病症。

五味子酒对神经衰弱（失眠、头痛、头晕、眼花、心跳心累、遗精、梦交、记忆力减退、精神困乏等表现）有很好的疗效。

现在的人们由于学习、工作等各种压力，加之生活节奏加快，竞争激烈，患神经衰弱者较多。而用西药镇静安眠药副作用较大，一般都不宜连续服用。特别是学习、工作紧张引起的神经衰弱，西药虽安眠效果好，但服后昏昏沉沉，全身无力，影响学习和工作效率。五味子酒，初服虽然效果较差，但连服一周效果明显，且服后精力旺盛，有利于提高工作和学习效率。

五味子酒是选用北五味子（南五味子较差）40 克泡入白酒中（以 40 克 100 毫升酒计算，500 毫升各种白酒则应泡五味子 200 克）一个月后即可饮用。每次饮 15 毫升，午休和晚睡前空腹饮下，连续服用两周至一个月。

五味子的用途很广，如用五味子粉降肝炎患者的转氨酶，治肾虚腹泻，治虚脱休克，等等。

秋食野地瓜，胜过吃大虾

地瓜藤为桑科植物地瓜的嫩茎、叶和果。又名地石榴、野地瓜、地枇杷、过石龙、瓜地牛奶、遍地金、万年扒、母猪地瓜、冬枇杷。

多年生落叶草本，全株具乳汁，掐断茎时即有白色乳汁流出。茎圆状形，略扁，褐色，分枝多，节略膨大，触地生细长的不定根。单叶互生，边缘波状锯齿，叶柄长，叶片卵状长圆形，叶面绿色，背面较淡，叶脉有毛。花着生于囊状花托内，生在匍匐枝上而半没于土中。果呈球形，成熟时为红色，故称为“地瓜”。

多生于低山区的疏林、山坡或田边、路旁的疏松沙质土壤或沙土的草丛中。四川、湖南、湖北、云南、贵州、重庆等地均有分布。

四季可采，秋季既可刨果挖根，也可采摘嫩茎、叶。嫩茎叶含有一般野菜的营养成分，可用于炒肉、炖肉、煮汤吃。特别是哺乳期的妇女，常吃可增加乳汁，促进乳汁的分泌。

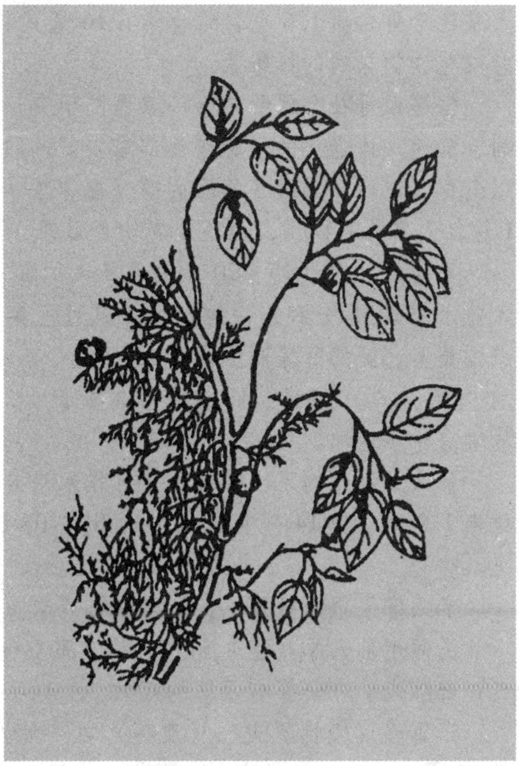

地瓜藤图

初秋即可刨到红嫩如珠的果实，这就是人们常说的野地瓜。果的一半露出地面呈鲜红色，另一半埋在地下呈白色。要在茎叶丛中仔细寻觅才能发现。刨出后洗净即可食用。

野地瓜对咽喉肿痛有很好的疗效。地瓜藤（根茎）也有药用价值。性味苦寒，有清热解毒功效。疗方：地瓜全草（茎、叶）或根茎（地瓜藤）1 500 克加水 10 000 毫升，文火煎 3 小时，煎成 3 000 毫升，治疗小儿消化不良（以腹泻为主要表现）很有效，6 个月小儿每次服 20 毫升，7 个月至 2 岁半每次 25 ~ 30 毫升，每日服 2 ~ 3 次。一般情况下服药 2 ~ 3 天即见大便次数减少或止泻。实践经验证明，鲜品比干品好，根茎比全草好。

此外，民间还用其治风湿麻木、筋骨疼痛、治痔疮及牙龈肿痛等病症。

服食仙人掌，胜过开药方

仙人掌为仙人掌科植物仙人掌的茎和果。又名龙舌、神仙掌、观音掌。

灌木，高 1 ~ 3 米。茎下部近木质，上部肉质，扁平如掌，绿色，具节，有利刺。花黄色，径达 7 ~ 8 厘米，单生或数朵丛生于扁化茎顶部边缘。浆果，肉质，卵圆形，紫红色，被细硬毛。

生于较热的向阳山坡及路旁。分布在我国云南、四川、广东、广西、福建等热带和亚热带地区。古巴、墨西哥遍地皆是。

四季皆可采鲜茎，夏秋采鲜果。做菜吃，鲜茎营养价值极高。每百克鲜茎含维生素 A 220 微克，而西红柿和卷心菜分别含维生素 A 180 微克和 10 微克。每百克仙人掌还含蛋白质1.6克、维生素C 16毫克、铁2.7毫克，并且含有治疗肥胖症、动脉硬化和糖尿病的纤维素。

据墨西哥社会保险协会一家医院研究证明，仙人掌对糖尿病、影响健美的肥胖病、加速人体老化的动脉硬化都有较好的防治作用。研究者认为，食用仙人掌，可以避免人体内积累过多的胆固醇、葡萄糖和脂肪。由此可见，只要进餐时，附带吃1片仙人掌就可以了，而不改变饮食习惯，更不用节食了。

采生长其约为15~20天的巴掌大的仙人掌，将其切成1~2厘米长的小块，放入盐水中煮15分钟，去掉黏质，就可做菜了。可以炒虾、肉、鸡蛋，煮汤，可做成蛋黄酱、蛋奶酥等高级点心。

《唐本草》中载：仙人掌“久服长生，坚筋骨，令人不老”，从上述分析看，的确有科学道理。

仙人掌红色的果去掉硬毛也可作水果或菜吃，每百克鲜果含蛋白质0.3克、纤维素1.0克、铁14毫克、维生素B_2 0.03毫克、尼克酸0.3毫克、维生素C18毫克。

仙人掌果用蜂蜜腌吃，治肺结核或久咳很有效。

民间用仙人掌（茎）治疗胃病、腹部包块、支气管哮喘、失眠心悸、早期乳腺炎、腮腺炎、冻伤等有很好的疗效。

治胃痛（慢性胃炎、胃溃疡）方：仙人掌适量炖猪肚（猪胃）吃；或用仙人掌50克，切细，炒牛肉100克吃；或用仙人掌晒干，研粉，每次3克，开水送服。

治疗十二指肠溃疡方：将仙人掌去刺，洗净，切片晒干，研粉，每次1克，日服2次。胃酸不高者，每500克仙人掌粉中加入鸡内金（鸡脾子内黄皮）粉50~100克；胃酸偏高者，再加入乌贼骨（墨鱼骨）。

治腹部包块（良性或恶性肿瘤）方：鲜仙人掌150克炖肉吃；外用仙人掌捣烂，甜酒炒热敷患处。

治支气管哮喘（过敏性哮喘，多在夏秋发作）方：鲜仙人掌去皮和刺，蘸蜂蜜适量，煎水服。每日一次，每次服患者本人手掌的二分之一大小，直至病状消失停用。

治早期急性乳腺炎、腮腺炎方：取仙人掌掌大两片，去刺，捣烂，加75%酒精50毫升调匀，外敷局部，每日二次。或用仙人掌捣烂取汁，调面粉，敷治急性乳腺炎效果也很好。

治冻伤方：采仙人掌去刺，捣成糊状，敷于冻伤处，纱布包扎，5天后去敷料。一、二度冻伤，一次即愈。三度冻伤（已溃烂者不宜），敷药三天后换药1次，一周即可治愈。

此外，仙人掌捣烂外敷还可治丹毒、宫颈炎、药物注射引起的静脉炎、阴囊湿疹、带状疱疹、足跟痛等，都有较好效果。

失眠、干咳，吃百合

野百合为百合科植物细叶百合，又名线叶百合、卷莲花、散莲花。

多年生草本，高约20～60厘米。鳞茎广椭圆形，长2.5～4厘米，直径约1.5～3厘米。茎细，圆柱形，绿色。叶互生，至茎顶渐少而小。叶片窄线形。花单生于茎顶，或在茎顶叶腋间各生一花，如卷莲花，红色。花期为6～8月。

生于山坡林下及山地岩石间，分布在黑龙江、吉林、辽宁、湖北、河南、山东、山西、陕西、甘肃、青海、内蒙古等地。

还有一种麝香百合，又名岩百合、红岩百合，其叶较宽，分布在贵州、广东。

还有一种白花百合，又名百合蒜，生在林边或草丛中，分布全国。其花乳白色与细叶百合花红色，麝香百合花纯白，基部染绿色，各有特点。

还有一种野百合，实为豆科植物野百合的全草。虽然名为野百合，植物形态与上述几种百合完全不同。这种野百合在四川当作响铃草用。有抗癌作用，毒性很大，不能做菜吃。

秋冬挖出鳞茎，剥去鳞片，用沸水焯过或微蒸后，焙干或晒干。每百克百合鳞片中含蛋白质21.29克、脂肪12.43克、淀粉3.61克、还原糖11.47克、维生素B_1 0.4毫克、维生素B_2 1.83毫克、尼克酸0.30毫克、维生素C 21.2毫克，并含β－胡萝卜素等营养成分。

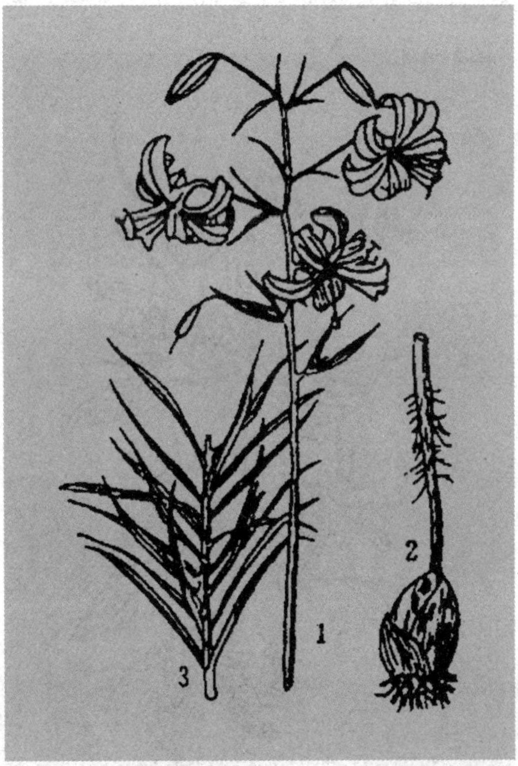

细叶百合图　1. 花　2. 鳞茎　3. 茎的中部，示叶着生情况

百合可煮粥食，也可做成百合莲子羹、百合鸡子黄汤、百合炖猪肺等佳肴。

百合粥有养心润肺的功效，对失眠、干咳也有疗效。

百合莲子羹有宁心安神、养阴补心的功效，神经衰弱者常吃此羹大有裨益。

百合鸡子黄汤有养心血补心阴的功效。宜病后调养，特别宜于心神不宁、心悸怔忡、癔病患者食用。

百合炖猪肺宜于肺虚久咳、干咳以及肺癌的辅助治疗。因百合含秋水仙碱，对肺癌细胞有一定抑制作用。哮喘由过敏引起者也宜平时常吃。因百合能对抗过敏引起的哮喘。

常吃刺苋菜，妇女没白带

刺苋菜为苋科植物刺苋的嫩茎、叶。又名芳苋菜、土苋菜、猪母菜、野勒苋、刺刺草。

多年生直立草本植物，高30厘米至1米左右，多分枝，茎有时呈红色，下部光滑，上部稍有毛。叶互生，卵形或菱状卵形，长约为4~10厘米，宽约为1~3厘米，中脉背面隆起，叶尖有细刺。叶腋有坚刺一对。雌花簇生于叶腋，呈球状，雄花顶生，圆柱形穗状花序，花小，绿色或绿白色。花果期为5~10月。

野生于荒地或圃地。全国大部分地区有分布。

夏秋采嫩茎、叶做菜。每百克鲜茎叶中含蛋白质5.5克、脂肪0.6克、糖8克、纤维素1.6克、钙610毫克、磷93毫克、胡萝卜素7.15毫克、维生素B_1 0.05毫克、维生素B_2 0.36毫克、尼克酸2.1毫克、维生素C 153毫克。其籽营养更富丰。

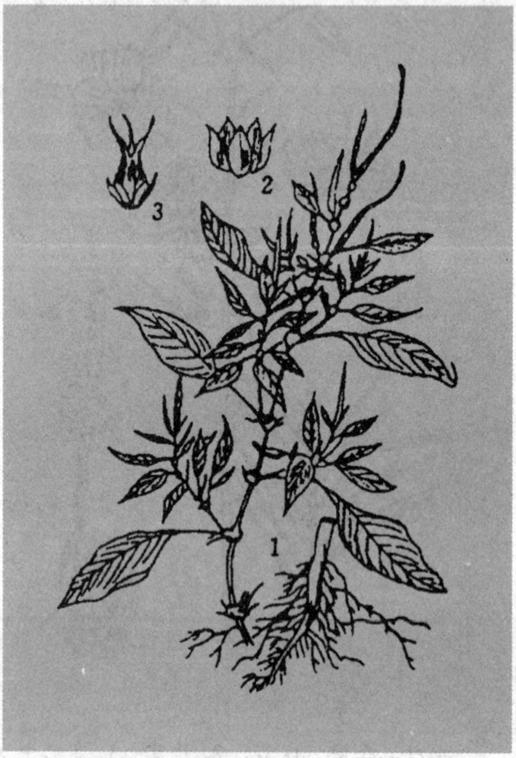

刺苋图 1. 植物全形 2. 雄花 3. 雌花

可素炒、煮汤、炒肉吃。

性味甘寒，长于清热解毒、利尿、止血。民间常水煎服治痢疾、咽喉肿痛、牙龈出血、便血、妇女白带。尤其能治胆结石、溃疡病出血、甲状腺肿大和湿疹。

治胆结石方：鲜刺苋全草300克，猪小肠一段，一起煎水服，每日一剂，连续服至胆石化解。

治胃溃疡出血方：鲜刺苋菜根250克，洗净切片，水煎3~4小时，去渣，浓缩成150~200毫升，分3次口服，一日一剂。

甲状腺肿大方：鲜刺苋菜根和茎100克，猪瘦肉100克（或用冰糖15克），水煎，饭后温服，日服二次，连续服十余天。妇女月经期及孕妇忌之。

湿疹方：鲜刺苋全草250克，水

煎，加食盐少许，洗浴患处。

治臁疮方：鲜刺苋和桐油捣烂，贴敷患处。

痢疾肠炎，苦豆子首选

苦豆子为豆科植物苦豆子的嫩茎、叶和种子。又名苦甘草、苦豆根。

多年生草本或灌木。全株密被白毛，叶互生，羽状复叶；花冠蝶形，黄色，总状花序，顶生。荚果成串珠状，种子呈卵形，为淡黄色。

多生于田边、路旁、草地、河边。分布在内蒙古、新疆、西藏、甘肃、青海等地。

秋采种子，即苦豆子。夏秋采嫩茎、叶可做菜，含有蛋白质、糖、脂肪、维生素和微量元素。可炒食、煮汤、炖肉吃。但因含苦参碱、槐果碱较多，不宜一次吃得太多。

药用时主要是用苦豆子（种子）和根。性味苦寒有小毒，有清热燥湿、止痛、杀虫等功效。现代药理研究表明，苦豆子有平喘、止咳、祛痰、消炎和抗癌的作用。可用于治疗慢性气管炎、支气管哮喘、慢性胃炎、痢疾、肠炎、牙痛等疾病。

治疗急性细菌性痢疾方：用苦豆子炒至冒烟，呈黑色，研粉。成人每次 1 克，白开水冲服，一日三次。小儿按年龄、体重递减。

治胆囊炎、急慢性胃炎、小儿消化不良，苦豆子制法和吃法同上，都收到较好疗效。

苦豆子根也可作药用。又名苦甘草，对痢疾、黄疸都有治疗效果，特对湿疹、皮肤瘙痒、牙痛有显著疗效。

治湿疹、皮肤瘙痒方：苦甘草根 30 克，水煎，内服、外洗。

治牙痛方：苦甘草根 10 克，水煎服。

治狂躁方：苦甘草根 6 克，水煎服。

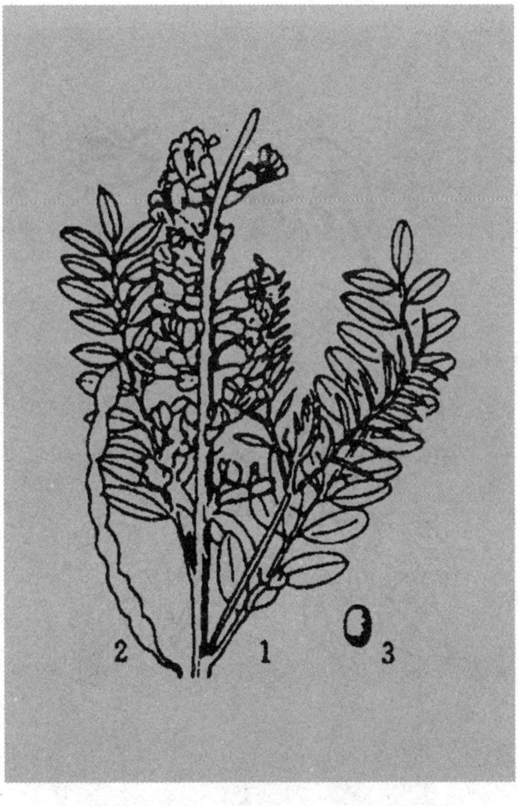

苦豆子图　1. 花枝　2. 果实　3. 种子

五爪金龙，解毒消肿

乌蔹莓为葡萄科植物乌蔹莓的嫩叶。又名母猪蔓、血五甲、绞股兰、小母猪藤、地五加、野葡萄藤、鲫鱼藤、五爪金龙。

多年生蔓生草本植物，茎紫绿色，有纵棱，具卷须，幼枝有柔毛，后变光滑。叶为掌状复叶，具小叶5片，排列成鸡爪状。小叶柄长，叶绿具均匀的圆钝锯齿。聚伞花序，腋生，花梗长，花小黄绿色。浆果倒圆卵形，横径约7厘米，成熟时黑乌色。花期为6月，果期为8~9月。其根白色，大者如指粗，长30~60厘长。

生长于旷野、山谷、林下。分布在华北、中南、西南各地。

夏秋采嫩叶做菜，每百克中含蛋白质4.7克、脂肪0.3克、糖7克、纤维素3.2克、钙528毫克、磷69毫克、铁12.6毫克、胡萝卜素2.95毫克、维生素B_1 0.09毫克、维生素B_2 0.27毫克、尼克酸1.1毫克、维生素C 12毫克。

可见营养成分全面，而蛋白质、钙、铁的含量，在用叶做菜的野菜中居前二三名，任何一种家栽蔬菜都不能与之抗衡。所以可煮食、炒食、炖肉吃，做成各种菜肴均宜。因含有氨基酸、黏液质，吃起来滑爽而味鲜。

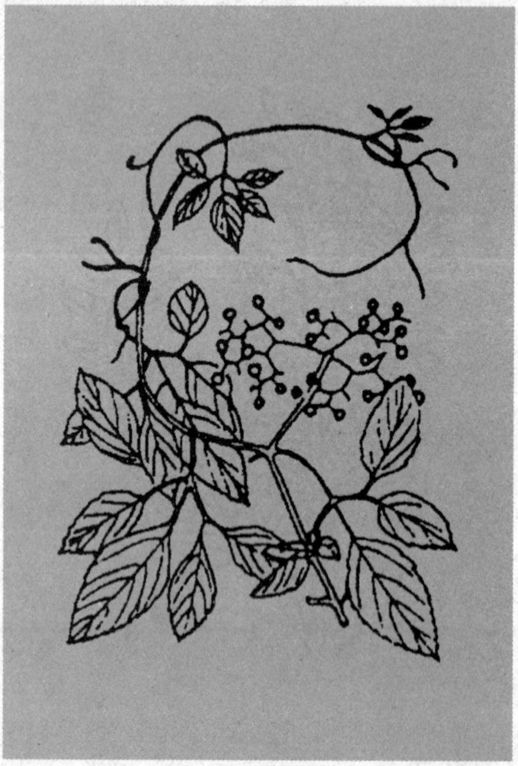

乌敛莓图

性甘寒，无毒，全株可以入药。主要有清热利湿、解毒消肿的功效。

治疗化脓性感染方：取新鲜全草或茎叶洗净，捣烂如泥，敷于患处。或取叶、根研成细末和凡士林调成软膏；或全草熬取汁，浓缩成膏，再烘干，研成粉撒于感染处。每日换药1次。治疗疖肿、痈、蜂窝组织炎、化脓性淋巴结炎、外伤感染创口、烧伤感染创面、脓疱疮、天疱疮、冻疮溃烂、湿疹、皮炎等，具有消肿止痛、祛淤生新的作用。经外科医生实践证明，对早中期疖、痈等化脓性感染，敷后即感到凉爽舒服，经敷1~2次，即可见炎症消退；对破溃或化脓创面，撒敷乌蔹莓粉后，脓液明显减少，肉芽新鲜，加速上皮生长；对绿脓杆菌感染创面，经敷1~2次，即可使之好转。

鲜草捣泥外敷还可治关节扭伤、

软组织挫伤，甚至骨折肿胀。

均可配合鲜茎叶煎水内服。

接骨补损方：采挖鲜根，洗净，去硬结，取500克与糯米饭半碗千锤成膏，敷患处。治疗尺骨骨折，断面整齐，患部肿痛。经医生整复后，外敷乌蔹莓根膏，小夹板固定，3天换药1次，一周后去夹板，半月即愈。

治关节炎肿痛方：秋冬时挖根，切片，晒干研末，密封，用时以白酒调成糊状敷患处。敷药12～24小时有局部灼热感，立即换药，否则发泡。一般敷3～7天即会痊愈。

治臁疮（小腿溃疡，病情顽固，经久不愈）方：采鲜叶捣烂敷患处，外用纱布扎护，每日换药1次。或将鲜叶晒干研末50克，生猪板油150克，捣成膏，将膏摊纸上，敷贴患处。

遍地生根，有如人参

绞股蓝为葫芦科植物绞股蓝的嫩茎、叶或全草。又名公罗锅底、遍地生根、七叶胆、七叶参。

多年生攀援草本。茎细长有棱，卷须，鸟趾状复叶，互生，叶柄长2～4厘米，被柔毛，小叶5～7片，膜质，披针形或卵状长圆形，叶缘具浅波状小齿，中间小叶较大，长4～10厘米，宽1.5～3厘米，两侧小叶渐小。花单性，雌、雄异株，雄花组腋生，披散的圆锥花序，长10～16厘米，花冠黄绿色。雌花序较短。浆果球形，成熟时黑色。

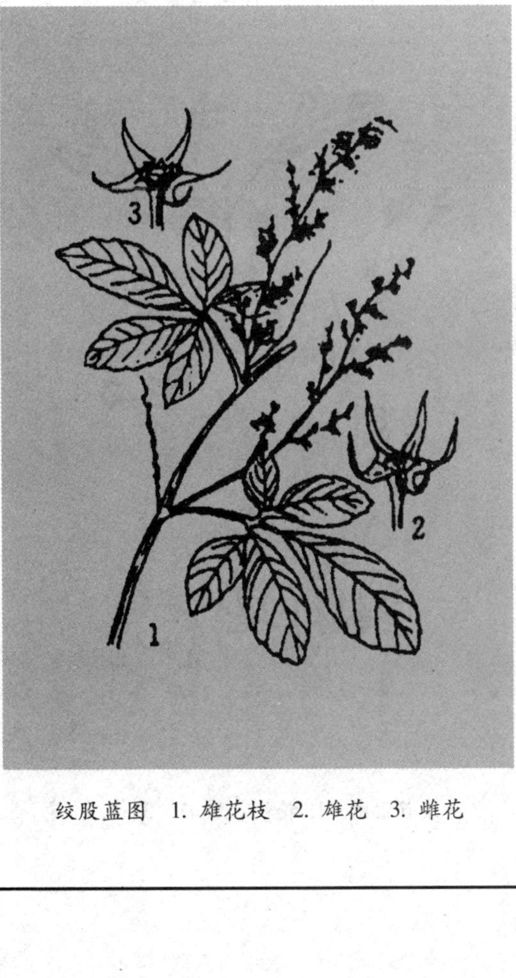

绞股蓝图　1. 雄花枝　2. 雄花　3. 雌花

生于山间阴湿处。在我国南方、四川、云南、贵州等地都有野生。

绞股蓝嫩茎、叶做菜吃，含蛋白质、脂肪、糖、维生素、矿物质与乌蔹莓相似，吃法亦可参照乌蔹莓。

中医学研究发现，绞股蓝含有与人参皂甙相同的结构，与人参作用相同而无服人参上火的副作用。

实验表明，绞股蓝可降血糖、降血脂和保肝作用，并能提高蛋白质的合成速率。

还有人参的适应原样作用，可提高人体的适应能力，抗疲劳、抗缺氧、抗严寒，能增加应激状态下血浆促肾上腺皮质激素（ACTH）的含量。

绞股蓝皂甙对肝癌、子宫癌、肺癌、黑色素肉瘤等癌细胞的增殖有抑制作用，而对人体正常细胞无影响。

绞股蓝能增强机体免疫功能，增强巨噬细胞的吞噬能力，增加T淋巴细胞的数量，从而提高低下的免疫功能。

用动物做实验还发现，绞股蓝能延长果蝇的寿命，提高过氧化物歧化酶的活力，有抗氧化抗衰老的功效。

绞股蓝还有降压、镇静、镇痛、增加心脏冠状动脉和脑动脉的血流量，对防治高血压、冠心病和脑血管疾病都有重要作用。

绞股蓝治疗慢性气管炎的有效率可达79%。特别对痰热型有奇效。

所以，中老年人用绞股蓝茎叶泡开水代茶饮，既可预防糖尿病、高脂血症、癌症、高血压，还可抗衰老，提高免疫功能，延年益寿。

素炒苜蓿菜，人称“王夸菜”

苜蓿为豆科植物紫苜蓿的嫩茎、叶。又名苜蓿、光风草。

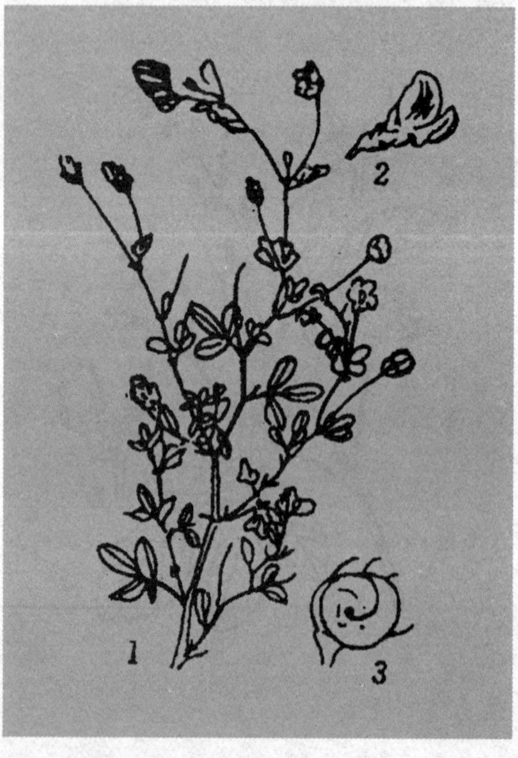

紫苜蓿图　1. 花枝　2. 花　3. 果实

多年生宿根草本。主根长达2~5米。茎高30~100厘米，直立或匍匐、光滑，多分枝。三出叶复叶，小叶片倒卵形，仅尖端有锯齿。花梗由叶腋抽出，8~25朵形成簇状总状花序，花冠紫色。荚果螺旋形。花期为5~6月。

生于旷野和田间，在我国大部分地区均有分布。

夏秋采嫩茎、叶做菜，每百克中含蛋白质5.0克、脂肪0.4克、糖8.0克、纤维素2.4克、钙332毫克、磷757毫克、铁8.0毫克、胡萝卜素3.28毫克、维生素B_1 0.03毫克、维生素B_2 0.06毫克、尼克酸0.9毫克、维生素C 92毫克。

可做成各种菜肴。苜蓿作为菜吃，始于我国古代三国时期，东吴皇帝孙权大鱼大肉之后，吃一盘素炒苜蓿菜，顿觉清爽，大夸其苜蓿之味鲜美。于是人们称之为“王夸菜”。但每次不宜多吃，多吃会使小肠蠕动变慢而产生腹胀。

紫苜蓿籽也可食用，可磨粉吃。每百克中含蛋白质36.4克、脂肪8.7克、碳水化合物28克、纤维素12.4克、钙595毫克、磷520毫克、铁59.5毫克、维生素B_1 0.41毫克、维生素B_2 0.21毫克、尼克酸0.7毫克。

还有一种南苜蓿又名金花菜、母齐头。分布在我国中部和南部。南苜蓿根和紫苜蓿根，又名土黄芪，作药用。

紫苜蓿性味微甘、淡。鲜叶可治浮肿（营养不良性水肿）和膀胱结石。

治营养不良性水肿方：紫苜蓿叶（干品）15克研末，豆腐一块，猪油50克，炖熟吃下。

治膀胱结石方：鲜南苜蓿叶150～250克捣汁服，一日2次。尤对尿酸性膀胱结石有佳效。

治尿路结石（肾、输尿管结石）方：鲜苜蓿根，捣汁温服，每次半茶杯为50毫升，日服2次；或用南苜蓿根（干品）30克，水煎服。

治夜盲症方：鲜南苜蓿根50克，煎汤，连根服食，每日1次。若能与猪肝同煮食，疗效更好。因为夜盲是缺乏维生素A引起。苜蓿所含胡萝卜素吃入体内能转化成维生素A。但胡萝卜素不溶于水而溶于油脂中。猪肝既有油脂，又富含维生素A。

常吃马鞭梢，发汗又利尿

马鞭梢为忍冬科植物蒴藋的嫩叶。又名蒴藋、英雄草、公道老、五甲皮、龙州三七、马鞭三七、秧心草、乌鸡腿、走马风、大血草、珍珠麻、七叶麻、小臭牡丹、走马箭。

灌木状草本，高达3米，主根垂直，副根不多。茎具棱，平滑无毛，分枝多。叶对生，单数羽状复叶，小叶长8～15厘米，宽3～5厘米，叶缘密而尖锐的锯齿。复伞房花序，顶一，花小白色。浆果球形，红色，直径3～4毫米。花期为8月。果期为10月。

生于山脚、河边。分布四川、山东、河南、江西、湖北、湖南、江苏、广东、广西、云南、浙江、福建等地。

秋采嫩叶做菜，每百克中含蛋白质5.1克、脂肪0.7克、纤维素3.1克、钙462毫克、磷64毫克、铁5.5毫克、胡萝卜素6.0毫克、维生素B_1 0.03毫克、维生素B_2 0.33毫克、尼克酸1.9毫克、维生素C 95毫克。

可素炒、煮汤、炖肉吃。

根、茎、叶皆可入药。叶能祛风除湿、发汗利尿；根能活血化淤。

民间用以治疗下列病症。

治肾炎水肿、脚气水肿方：马鞭梢全草（干品）24克，水煎服。

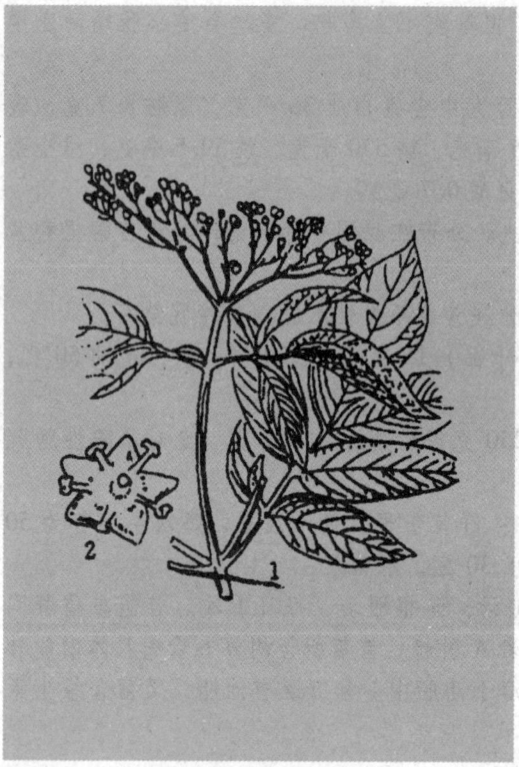

蒴藋图 1. 果枝 2. 花

治黄疸（目黄、皮肤发黄、尿黄，化验检查黄疸指数高，多系肝胆病引起的黄疸）方：马鞭梢根适量炖五花肉吃。

治五淋（气淋、血淋、石淋、劳淋、膏淋。即尿路感染和尿路结石）方：马鞭梢鲜根150克炖猪瘦肉吃，连吃三四次。

治跌打损伤及骨折疼痛方：马鞭梢根（干品）18克，水、酒各半煎，去渣，加白糖调服。

治骨折、跌打伤肿方：鲜根切碎，连须葱白，捣烂，酒调敷患处。

治风湿性关节炎方：鲜叶50克，水煎服；另用多量茎叶煎水洗患处。

治风疹瘙痒（过敏性皮肤病）方：鲜全草水煎洗浴。

医院用法，多制成各种剂型，用于治疗慢性气管炎、肺炎、止痛、骨折。

治疗慢性气管炎方：鲜茎叶200克，水煎1小时，每日3次分服，10日为一疗程。能解除支气管平滑肌痉挛，平喘效果显著。该医院曾用鲜叶制成滴鼻剂滴鼻，提取所含挥发油，制成胶丸，治疗慢性气管炎都有一定疗效。

治肺炎、化脓性扁桃体炎、多发性疖肿方：采鲜草全株，制成100%蒴藋注射液，肌肉注射，对上述几种化脓性炎症都收到良好效果。

治骨折方：根茎洗净后烘干研成细末，用时掺入少量面粉（4:1），以白酒调成泥状，平敷在纱布上，敷于骨折处。外用小夹板固定。每5～10天换药1次，每隔一天滴入白酒一次。这可促使肿胀消除，闭合性骨折愈合。

止痛方：各种痛症（手术切口痛、牙痛、腹痛）用全草研成粉末，装入胶囊，每粒0.3克，痛时服2粒。止痛有效率高达92%。

黄花菜，“健脑菜”

金针菜为百合科植物摺叶萱草的嫩叶、花和根，又名黄花菜、野皮菜、真金花、条参、鸡脚参、萱草。

多年生草本植物，高约30～65厘米，根簇生，根端膨大呈纺锤形。叶基生，狭长带状，长约40～60厘米，中叶脉在叶下面突出。花茎自叶腋抽出，茎顶分枝开花，花数朵，橙黄色，漏斗形，花被6裂。花期在夏季。

生于山坡、草地。分布在我国四川、云南、重庆等地。

夏、秋采嫩叶做菜，每百克嫩叶中含胡萝卜素4.47毫克、维生素C 114毫克。

若需胡萝卜素可与肉炒食、煮食或作肉金针菜馅。若需维生素C则宜凉办、或炒食。

夏秋采含苞待放的花，名为“黄花”“黄花菜”，每百克黄花含蛋白质19.4克、脂肪1.4克、糖27.2克、纤维素7.7克、胡萝卜素1.84毫克、维生素B_1 0.05毫克、维生素B_2 0.21毫克、尼克酸3.1毫克、维生素C 10毫克、维生素E 4.92毫克、钾610毫克、钙301毫克、镁85毫克、铁8.1毫克、锰1.21毫克、锌3.99毫克、铜0.37毫克、磷216毫克、硒4.22微克。

由此可见，黄花的营养成分十分丰富。正所谓：“莫道山野无珍宝，遍地黄花是真金。”金针花属于“山珍海味”中的山珍，是皇帝贵族餐桌上的上品佳肴。日本大阪大学坂野节夫教授列举了八种健脑副食，金针花列为榜首。并说它具有“获得营养平衡的健脑效果”而称之为“健脑菜”。常与肉煮汤吃或炒蛋吃。

金针菜的来源，还有一个感人的故事。相传三国名医华佗常用六枚金针治病，许多危急重症，都在他的金针治疗下起死回生，人们无不称赞华佗金针的神奇。一次他正在江苏苏北一带为民众扑灭瘟疫，可是此时曹操头风病复发，派人强行将华佗拉去许昌为曹操治病。华佗一直不满曹操专权奸诈，一气之下将金针抛向野外。华佗因此被曹操杀害。抛在地上的金针却长成金光闪闪的野菜供人们食用。

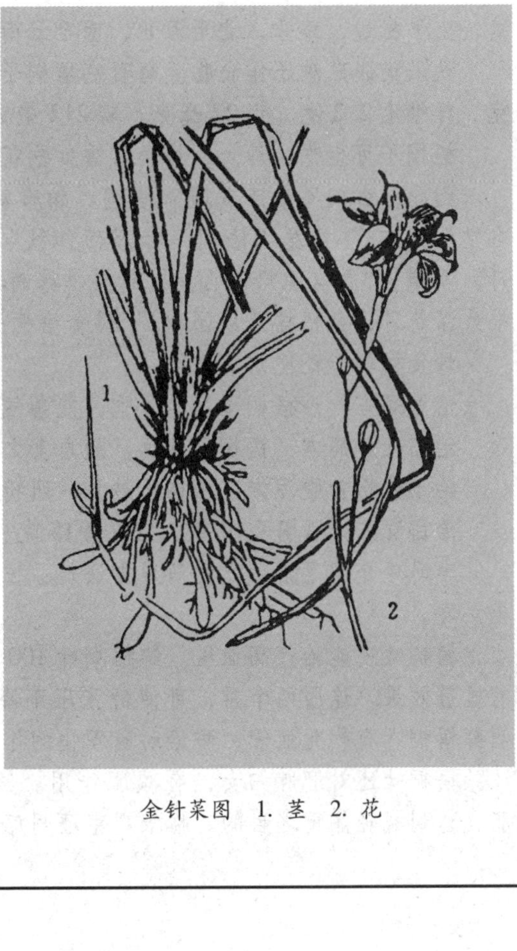

金针菜图 1. 茎 2. 花

金针菜富含维生素E，医学表明含维生素E的食物常吃可以增寿。最近美国国家老年学研究所的专家们认为，维生素E可帮助人们活到百岁。因为食入维生素E可减弱肌肉损伤和老化，增强免疫功能。

该研究所曾对11 178名67～109岁的美国人进行调查表明，维生素E具有抗氧化，即抗衰老的作用。由于抗氧化，使人体的细胞膜免于损伤，动脉血管内壁胆固醇一类沉积物减少，整个免疫系统得以加强。

专家们发现连续服用维生素E的中老年人与不服的人对比，其死亡率减少了27%，患心血管病和癌症的可能性分别降低41%和22%。

Cambridge 大学研究结果也表明，补充维生素 E 可使心脏病的发作减少 75%。此外，食物中的维生素 E 有保护经绝期后妇女的健康，使她们免于患冠心病而死亡的作用。这是因为维生素 E 是强抗氧化剂，能阻止血液中的氧与胆固醇结合。氧与胆固醇结合易在心脏的冠状动脉中形成斑块，使冠状动脉狭窄，甚至阻塞，导致心绞痛和心肌梗死的发生。

但是常服维生素 E 药片，时间长了也会产生毒副作用，因为维生素 E 能加强细胞的增殖和分裂。过量会使细胞异常增殖成肿瘤。所以主张从食物中摄取维生素 E，就不会形成过量。绿叶是维生素 E 的最好来源。但维生素 E 属于脂溶性维生素。所以维生素 E 缺乏者须绿叶菜与肉同煮。

炒食梧桐子，如同花生米

梧桐子为梧桐科梧桐的种子。又名瓢根树、卫星桐、苍桐、白梧桐、春麻、九层皮、青皮树、青梧。

落叶乔木，高可达 15 米。树干直，枝粗，树皮青色，平滑。单叶互生，叶片掌状。圆锥花序，顶生，花单性，细小，淡绿色，无花瓣。蓇荚果，成熟前心皮裂成叶状，种子 4 ~5 粒，呈球形，生于心皮边缘。花期为 6 ~7 月，果期为 8 ~9 月。

生于村边、路旁，北至河北，南至云南都有分布。

秋采集成熟种子作食物。每百克梧桐子含蛋白质 23.6 克、脂肪 38.8 克、糖 28 克、纤维素 2.2 克、钙 27 毫克、磷 212 毫克、铁 4.8 毫克。

梧桐子可生吃、炒食，炒食甚香如吃花生米。

因此，古代不少诗人题咏梧桐。如唐朝诗人许浑的《早秋》：“淮南一叶下，自觉洞庭波。”抒发“梧桐一叶落而知秋”的情怀。宋代诗人戴复古在《月中泛舟》写道：“数点渔灯依古岸，断桥垂露滴梧桐。”陆游在《秋思》中吟咏：“砧杵敲残深巷月，井梧摇落故园秋。”嚼食梧桐子，背诵梧桐诗，令人其乐无穷。

炒食梧桐子还能治病。

治胃痛方：炒梧桐子当零食吃，能顺气和胃，治上腹脘部胀痛。

治疝气疼痛方：梧桐子炒食，随意食之。

治小儿伤食腹泻方：梧桐子炒焦，研粉，每服 3 克，一日 3 次。

治白发方：梧桐子 10 克、何首乌 15 克、黑芝麻 10 克、熟地 15 克，水煎，常服。

李时珍介绍了治白发的简易方法是：拔去白发，将生梧桐子捣汁涂之，根下新生黑发。

梧桐叶还能治疗高血压。鲜梧桐叶 100 克，煎水，当茶饮。对Ⅰ、Ⅱ期高血压有显著效果。连服两个月，可使舒张压下降 20 毫米汞柱左右，且能降胆固醇。说明鲜梧桐叶有软化血管、防治动脉硬化的作用。

梧桐叶还对肥胖妇女，有减肥作用。鲜梧桐叶水煎当茶喝，通过利尿、降血脂，达到减轻体重之目的。临床观察证明疗效确实。

霜打柿叶，止血有效

柿叶为柿科植物柿的嫩叶或落叶。柿子树属落叶乔木，高达4米，树皮鳞片状开裂，灰黑灰黑的。树枝深棕色。叶互生，叶柄有柔毛，叶片椭圆形，深绿色，主脉生柔毛。花黄色，花冠钟形。浆果，成熟时金黄色，人称“金果”。

生长在山野、林园，栽培者居多。分布在北方，江浙、两广等地，福建也有分布。

秋采嫩叶做菜，鲜叶含糖、脂肪，尤富含维生素C（每百克干叶含3 500毫克）、胡萝卜素（每百克含7.6毫克）。

嫩柿叶可生吃、凉拌吃，亦可煮肉汤，或制成柿叶茶当茶叶泡开水饮用。

日本有一位名叫平井小丝的人，他患有肥胖症、冠心病、高血压。一天他在林园散步发现蚂蚁争吃柿嫩叶。他也好奇地吃了几片，顿觉神清气爽。之后，每天必吃柿叶数片，几个月后，体重减轻了，冠心病、心绞痛未再发生，血压也降至正常。但柿叶毕竟是要落的，为了能长年吃到柿叶，便将鲜叶阴干，像制茶叶那样制成柿叶茶，供日常饮用。

柿叶含黄酮甙、酚类物质、香豆精类和挥发油，有降血脂、软化血管、防止动脉硬化等功效，还能治疗失眠、清热解毒、消除浮肿。动物实验证明，从柿叶中提取的黄酮甙，能降血压、增加冠状动脉的血流量；对金色葡萄球菌、卡他球菌有抑制作用。

经霜打后自然落掉的柿叶还有止血和治疗血小板减少的作用。

方法是：取秋天自然落下的柿叶，洗净晒干，研成细粉末内服，每次5～10克，日服3次。连服10天。

该方法对治疗鼻衄、月经过多、眼底出血、尿血、红斑狼疮出血等病例，皆有一定效果。

治疗血小板减少性紫斑方：取经霜打落之柿树叶，洗净晒干，研细末。早晚各服3克，连服2个月，可使血小板升至正常。

九月桂花，香十里

桂花为木樨科植物木犀的花。又名月桂、丹桂。

常绿灌木或小乔木，叶对生，花簇生于叶腋，花期为9～10月。花色黄者名“金桂”，白色者名“银桂”，红色者名“丹桂”。与属于樟科常绿乔木的肉桂不属同科。肉桂是用树皮（桂皮）或嫩枝（桂枝）入药，而木樨是用桂花或茎叶作为食用或香料。

木樨有野生有家种，以家种为多。分布在我国各地，多见于公园、庭院。成都市新都桂湖公园，百年木樨成林，广西桂林也是木樨之乡。

古希腊有把桂树枝叶编成桂冠或花环，授予有杰出贡献的人或新郎新娘的习俗。我国古代将科举考试高中第一名者称为“蟾宫折桂”，现代人们也将比赛获得第一名者，称其为获取“桂冠”。常吃桂花食品，也可获得“长寿桂冠”。

传说尧帝时代的长寿冠军彭祖善于烹调，常用野鸡炖汤加上桂花，献给尧帝品尝，自己也经常食用，所以活了八百岁。

吃桂花能健体延寿的事例在古代很多。春秋末期，孔子周游列国时，楚国有一位名叫陆通的人，迎着孔子车马，当众讥讽孔子不识时务。因其有胆有识楚王曾多次请他为朝廷效命，他不愿“摧眉折腰侍权贵”而逃到峨眉山隐居。当时峨眉山洗象池附近有一大片桂树林，他就长年以桂花为食或以桂花煮龟肉吃，因而活了一百多岁。

西汉刘向的《列仙传》也记载了一位人称桂父的人，因常吃桂子（桂花）、桂叶拌龟脑，不仅获得高寿而且颜色如童。

晋代著名道家医学家葛洪在《抱朴子内篇》中说：桂花与龟脑调配食用，连吃七年，可使人身轻如燕，能在水面上行走，长生不老。

常吃桂花食品真的能体健延寿吗？经科学家们研究证实，是因为桂花花粉富含核酸的缘故，于是长寿学专家预言：人类寿命达到200岁的可能途径便是核酸疗法。

核酸疗法是美国生物学家弗兰克博士，根据诺贝尔奖获得者鲍林所创的“正分子医学”发展起来的。核酸，是生命的基本物质之一，对生物的生长、遗传、变异都起着决定性作用。核酸分为脱氧核糖核酸（DNA）和核糖核酸（PNA）。前者是生命活动的核心物质，含有生物遗传信息；后者是传递信息的媒介，它将生命信息传递给整个细胞，调节细胞的功能。核酸是比维生素更重要的营养剂。人体内核酸不足就会引起器官老化而产生许多诸如冠心病、高血压、糖尿病以及免疫系统功能下降而引起的各种疾病。

人体衰老的原因，基本上是因核酸不足引起的。英国学者奥敦斯做过这样的实验：他选了十只大白鼠的幼鼠，将其中5只注射核酸，与另5只作对照。在饲料、环境完全相同的条件下，未注射核酸的5只在九百天（大白鼠的寿命为800～900天）内死亡；注射了核酸的5只，有4只活了1 600～1 900天，有一只活到2 250天。可见核酸可使大白鼠的寿命延长一倍以上。

美国弗兰克博士研制而成的核酸合剂用在人身上，经临床观察发现，用过核酸的病人耐力增强，举重力增加，抗低力增强，面色变红润，皮肤变光滑，心脏功能改善。患有肺气肿、糖尿病、动脉硬化、高血压、青光眼等病的人，吃了核酸合剂都有显著好转。所以，科学家们认为，核酸疗法可以使人健康长寿。

但是，长期使用纯核酸又避免不了会出现副作用。大量核酸会使肾脏中尿酸过多而形成结石或痛风。因此，还是从食物中吸取人体不足的核酸较好。因为食物中所含核酸未被提纯，吃得再多，也不会造成体内核酸过量；加上食物中的其他成分，有利于发挥核酸的正作用而抑制其不良的副反应。

花粉中含有核酸，而桂花所含核酸更为丰富，加上所含的多种芳香成分如α－紫罗兰酮、β－紫罗兰酮、γ－葵酸内酯、芳香醇、橙花醇以及氨基酸等营养成分，更能使桂花中的核酸充分发挥延年益寿的作用而无副作用。

又因为鱼、龟、鳖等食物也含有优质核酸，所以桂花鱼、桂花煮龟肉，既是美味佳肴又是健身延龄的保健食品。鱼类以南美的肺鱼和非洲肺鱼所含核酸最多。

在我国部分地区民间，用桂花制成各种食品。如醇香绵绵、回味清甜的桂花酒；芳香醒脾、开胃补气的桂花糕；清香爽口、醒脑提补的桂花茶；味道鲜美、大饱口福的桂花鱼等等都是营养佳品。

桂花酒制法：取鲜桂花50克或阴干后的桂花10克浸泡500毫升的白酒中，密封瓶盖，不时摇动，七天后即可饮用。每次饮用不超过50毫升。其酒香淳甘洌，令人神情振奋。

桂花糕制法：采后阴干，粳米、糯米各500克，磨成细粉；桂花研成细末，取20克与米粉混匀；喷洒适量甘草水，加入白糖；铺平盘中，上蒸笼蒸熟，冷却后切成块状，当点心食用，令人清香满口。

桂花茶制法：取桂花6克、绿茶6克放入茶碗或茶杯中，用鲜开水冲泡，细细品尝。令人精神焕发，馨香盈怀。

桂花鲈鱼制法：取鲜桂花30克，鲈鱼一尾（约一斤多重，无鲈鱼，鲤鱼、草鱼、白鲢鱼均可）。先将鱼去鳞和内脏，取净肉剁细，置盘内上笼蒸熟。其鱼肉白嫩如雪，吃时散上银桂花。银色的桂花与雪白的鱼肉交相辉映，见之光艳可爱，闻之芳香扑鼻，食之鲜嫩可口，素有“东南佳味”的美称。

以桂花做成的食品名目繁多，各地有各地的风味，做法又不尽相同。不管你采用哪种做法，以保留桂花食品入口仍有桂花香味为要。

附　　心理养生

心理养生常识

1. 心理健康不可忽视

健康是人生第一财富

人到老年后，都有一个朴素的愿望，就是希望自己能健康长寿。然而，长寿是和健康分不开的。唯有健康，才能长寿；唯有健康，才有人生的价值和幸福；唯有健康，才有人类的一切。一个人无论其社会地位多么优越，物质条件多么充裕，才华智慧多么超众，如果没有一个健康的身心，一切都将无从谈起。常言道："五福寿为先。"因而健康是人人所追求和向往的，"健康是人生第一财富"。

那么，什么是健康？怎样才是真正的健康？

在传统观念中，一般认为，不生病，身体无虚弱症状就是健康。然而从健康的真正含义来说，上述说法，至多说对了一半或一部分，并没有揭示出健康含义的全部。世界卫生组织在其制定的世界保健大宪章中指出：健康不仅是没有疾病和虚弱症状，而且包括体格、心理和社会适应能力的全面发展。这个定义把人体健康与生物的、心理的和社会的因素联系起来，因而是合乎实际情况的，是科学的。根据这个定义，健康包括以下三个内容：

（1）躯体无疾病或无病痛状态，器官、系统功能良好；

（2）具有稳定的心理状态，胸怀坦荡，心境达观，意志坚强，感情丰富并有良好的个性；

（3）具有自控能力和社会适应能力。用公式表示。

"健康"乃是人在躯体上、心理上和社会功能上的完美状态，不仅是没有疾病或衰弱的状态（世界卫生组织宪章）。世界卫生组织后来为了强调心理卫生的作用，还提出了"心理健康是健康的一半"的口号。据估计，在综合医院就诊的患者中，2/3 属于心身疾病。实际上，躯体健康和心理健康是相互联系的，躯体健康影响心理健康，心理健康也作用于躯体健康。老年期常见的高血压和冠心病都是心身疾病，癌症也是心理因素起重要作用的疾病。一个人心情经常处于压抑、焦虑或悲痛等消极心理状态之中，他就是一个心理不健康的人，也是个整体上不健康的人，这种人比较容易得病，得病后疾病也容易发展。

心理养生与心理治疗

心理养生与心理治疗将成为新世纪的健康主题。研究表明，人的心理活动和人体的生理功能之间存在着内在联系。良好的情绪状态可以使生理功能处于最佳状态，反之则会降低或破坏某种功能，引发各种疾病。俗话说："吃饭欢乐，胜吃良药。"这是说良好的情绪能增进食欲，有利于消化。心不爽，则气不顺；气不顺，则病生。

与人为善有助于健康。美国耶鲁大学病理学家曾对7 000多人进行跟踪调查，结果表明，凡与人为善者其死亡率明显降低。作家巴尔扎克曾说："灵魂要吸收另一颗灵魂的感情来充实自己，然后以更丰富的感情回送给人家。人与人之间要没有这点美妙的关系，心就没有生机，它缺乏空气，它会难受枯萎。"

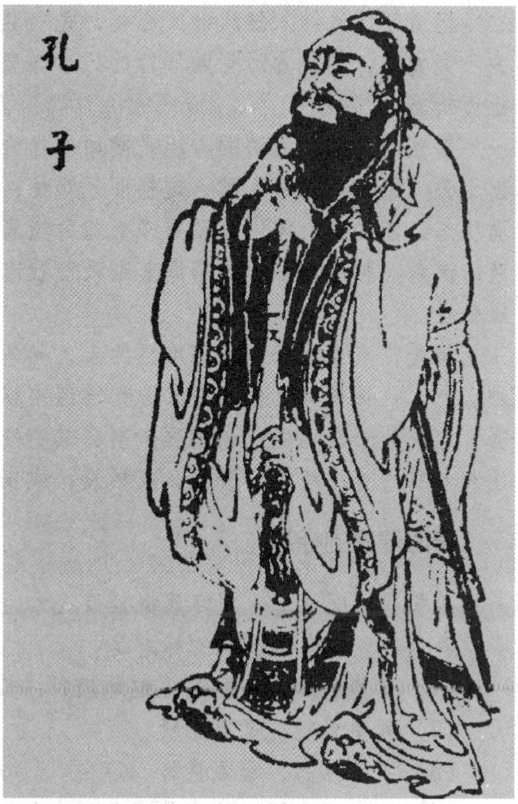

孔子像。孔子曾说自己"五十而知天命，六十而耳顺，七十而从心所欲，不逾矩。"正因为孔子注重心理的养生，所以能够健康长寿。

爱情也有助于健康。心理学家和医学家认为，爱情是双方思想感情上的和谐；是心理活动上的一种相互补充。两情缱绻的幸福欢乐使这种心理转为生理上的反应，从而使双方体内分泌出一些有益于健康的物质。反之，互相嫌弃、讨厌，甚至敌视，则会分泌出有害物质，损害健康。我国医学名著《素女经》说："男女不和则意动，神劳而损寿。"正是这个道理。

还有，唱歌吟诵，心宽大度，淡泊名利，都能使人健康。可见，心理养生和道德品质息息相关，它的内涵十分丰富。心理养生是人类对健康认识的一大飞跃，既是人体自身的，更是社会的。

道德修养与健康

世界卫生组织，关于健康的概念有了新的发展，即把道德修养纳入了健康的范畴。健康不仅涉及人的体能方面，也涉及人的精神方面。将道德修养作为精神健康的内涵，其内容包括：健康者不以损害他人的利益来满足自己的需要，具有辨别真与伪、善与恶、美与丑、荣与辱等是非观念，能按照社会行为的规范准则来约束自己及支配自己的思想和行为。

把道德健康纳入健康的大范畴，是有其道理及科学根据的。医学家们经过多年的研究发现，屡犯贪污受贿罪行的人，易患癌症、脑出血、心脏病、神经过敏等病症而折寿。

善良的品性，淡泊的心境是健康的保证，与人相处善良正直、心地坦荡，遇事出于公心，凡事想着人民，这样便无烦忧，使心理保持平衡，有利健康。良好的心理状态，能促进人体内分泌更多有益的激素、酶类和乙酰胆碱等，这些物质能把血液的流量、神经细胞的兴奋调节到最佳状态，从而增强机体的抗病力，促进人们健康长寿。

但是，有悖于社会道德准则的人，其胡作非为必然导致紧张、恐惧、内疚等种种心态，这种精神负担，必然引起神经中枢、内分泌系统的功能失调，干扰其各种器官组织的正常生理代谢过程，削弱其免疫系统的防御能力，最终在恶劣心境的重压和各种心身疾病的折磨下，或早衰，或丧生。

身心健康的标志

根据我国医学对生理健康概括及人本主义心理学家马斯洛与其他心理学家的观点，我们可以说身心健康的标志是：

(1) 精力充沛，能从容不迫地应付一切。

(2) 处事乐观，态度积极。

(3) 善于休息，睡眠良好。

(4) 应变能力强，适应外界各种变化。

(5) 能够抵抗一般感冒和传染病。

(6) 体重得当，身体均匀，站立时头、肩、臂位置协调。

(7) 眼睛明亮，反应敏锐。

(8) 牙齿清洁无空洞，无痛感，齿龈颜色正常，无出血现象。

(9) 肌肉、皮肤有弹性，走路有轻松感。

以上九条，概括起来就是：头脑清楚，身体硬朗，生活充实，健康向上，宽宏处世，胸怀坦荡，心情舒畅。

生理健康与心理健康密不可分

一方面，二者是有区别的。生理健康是指身体各器官功能及各种生理活动正常，能适应自然环境的变化，并能有效地抵制各种疾病的侵袭。心理健康是指身体发挥生命活力和身心健康潜在能力的一种持续心理状态，在这种状态下，人的思想感情和行为表现正常，既符合社会要求，又能给自身带来欢乐与健康。

另一方面，生理健康和心理健康又是相互联系、相互影响不可分割的。

现代医学理论认为，人作为一个生命的整体，不仅由化学的、生理的、神经的诸因素所构成，而且还由精神和社会因素所决定。人体生化、生理的改变，可以引起精神心理的变化，机体中即使某些微小的障碍，也会直接影响到人的心理情绪。特别是老年人，随着机体衰退所带来的生理功能的变化，都直接或间接地影响着心理健康。如由于循环系统、呼吸系统、消化系统、分泌系统等功能的衰退，可给大脑造成营养物质不足，废物积累增多，从而使大脑功能减弱，导致心理活动衰退，记忆力下降，反应速度减慢或受阻。再如由于感觉器官逐渐衰退的趋势，使大脑从外界获得的信息大量减少，以致降低心理活动水平，如果发生了生理疾病，更会直接影响人的心理和情绪。而健康的身体，则为正常的心理活动提供了稳定而坚实的物质基础，所谓“身强力壮精神足”就是这个道理。

另一方面，人的精神心理的变化，必然也影响到生理的改变。现代医学认为，大脑皮层活动与内脏活动密切相关，正常的心理活动与身体健康是不可分的，正如外国学者尤维纳尔所说：“健全的身体寓于健全的精神。”良好的心理状态对生理病理过程有巨大的调节作用，可促使神经中枢系统、内分泌系统、免疫监护系统的相互协调，对维护机体健康起着重要作用。而不良的心理因素会影响生理过程，使机体的某些器官、组织出现某些障碍，从而导致疾病的发生，甚至致死。

讲求心理卫生的重要性

国外有人将老年期叫做“丧失期”。他们所指的“丧失”有：因年老退休而失去工作；因疾病增多而失去健康；因退休收入减少而失去金钱；因配偶亡故而失去亲人，如此等等。这种观点是片面的，错误的，但这些问题的确是老年人需要面对的问题和挑战，必须正确认识和适当应对。否则将出现心理卫生问题，轻则心情烦恼，抑郁寡欢，生活苦闷；重则消极悲观，疾病缠身，度日如年。大量研究表明，目前我国绝大多数老年人的精神状态是好的或比较好的，说明他们对有的问题已经有所认识，或者已经渡过某些难关。但研究也表明，仍有20%以上的老人不时存在孤独、抑郁、年老无用等不良精神状态。即使精神状态较好的老人中，他们的幸福感和生活质量也有待提高。这都和老年人的心理保健认识和自我调节能力有关。

心理卫生的内容

顾名思义，心理卫生就是心理活动或心理状态的“卫生”，即保持心情平静愉快，心理健康，预防精神疾病、心身疾病或行为障碍的发生。心理卫生一般包括下列主要内容：

○性格开朗健全

有事不往心里去，不胡乱猜疑钻牛角尖。热爱生活，坚定有信心。如实地估价自己和他人。

○情绪稳定乐观

不因小事而情绪波动。经常保持积极向上的情绪状态。很少忧郁、焦虑、孤独、烦躁、苦闷等消极情绪。

○人际关系融洽适应

不对人充满敌意。能够适应复杂的人际关系。能与人友好和谐相处。乐于助人也愿意接受别人的帮助。

○应对紧张压力积极适当

生活中的紧张压力是经常出现的。要能经受得住，应付得了，并适当处理。

〇智能活动正常

记忆力和智力与同龄人相当。有处理日常生活或工作学习的注意、记忆、语言和思维能力，没有精神或行为障碍。

我们说一个心理卫生的人必然是经常保持情绪平静愉快，生活满意，人际关系好，能应对生活中的挑战和紧张压力，包括罹患疾病的压力，并具有应对这些压力的智能储备。他们会生活，爱生活，不容易得病，得了病也会积极地对待。

积极防治多种身体疾病

有不少疾病到了老年期发病率显著升高，如高血压、冠心病、慢性支气管炎、糖尿病等，有的是在更年期或老年前期即已发生，到了老年期明显加重，因此到了老年期或老年前期就应当进行定期的健康查体，不要怕进医院，不能讳疾忌医，更不能因为害怕查出病来而拒绝查体，只有健康查体，有些疾病才能被早发现、早诊断、早治疗，如果不这样，有的疾病症状已充分暴露才去就医，这时往往到了中晚期，严重影响了治疗和预后，甚至无法挽回生命，有的疾病，如果能够早发现，尽早采取有力措施，有可能得到根治，即使不能治愈也可明显好转，或有保持良好的生理机能。身体健康是心理健康的基础，心理健康又能促进身体健康。两者相辅相成，缺一不能谓之健康。例如高血压、冠心病、糖尿病、脑梗死、传染病等均可引起焦虑、抑郁等不良情绪反应，这时的根本问题在于治疗这些原发病，谓之“治本”，而针对不良情绪所采取的措施谓之“治标”，应当标、本兼治，但治本比较起来更显重要。一旦患了躯体疾病，不必过于紧张，惊慌失措，或悲观绝望，否则会使这些疾病加重，或者本来不是什么严重疾病，可能会因这类不良情绪变得严重、难治，预后不良。

中年人内在的心理问题

中年人不仅面临着外在生活中的心理问题，还同时面临着来自内心自我的心理问题，主要是自我形象的日趋衰老；角色和地位的变化；夫妻生活的不幸福。

〇自我形象的日趋衰老

当中年人终有一天发现自己已成为一个满头白发、布满皱纹、皮肤松弛、动作迟缓、体力不支、身材变矮时，会油然产生一种江河日下的感慨。往日充满着青春朝气、洋溢着生命气息的面容与身材，已不复存在。容貌的变化使中年人实实在在地认识到自己走向了衰老，即将步入生命旅程中的最后一站——老年。

〇角色和地位的变化

中年期所经历的角色和地位的变化，无时无刻不在对中年人的心理产生着影响。当中年人的子女相继进入大学、步入社会成家立业后，许多中年人便清醒地觉察出，自己人生的中年期即将结束，自己已基本上完成了“为人之母”“为人之父”的使命和义务，此时此刻他们多半疑惑自己的作用何在？还能干些什么？随之会出现一度的心里空虚；当中年人的父母相继去世后，中年人更加意识到自己长期担任的儿子或女儿的角色已宣告结束，自己成为家庭成员中的最长者了，心中又不免滋生一缕恐慌及沉重的责任感。

〇夫妻生活的不幸福

夫妇分居和离婚率的大大增加，使许多中年人忍受着孤寂的折磨。夫妇中一方的早逝，又使寡妇和鳏夫大量出现。遭遇这些生活重创的中年人，常感到生活无望，极其孤独，有人甚至因此走上了轻生的道路。

中年人应克服力不从心现象

进入中年期以后，人的心身衰老进程就已开始，但由于个体差异，有的不几年工夫，就变得发白皮皱，老态龙钟了；有的却长达十年二十年，也仍然走路如风，精力旺盛不减当年。但是无论如何，类似秋天的中年时期，许多人面临着萧瑟退化的现实，无论工作、学习及生活感到力不从心，心有余而力不足。

在饮食方面进入中年期以后，由于牙龈萎缩而牙齿功能受影响、肠胃道分泌能力减弱、消化酶分泌减少，从而经常出现消化不良和便秘，从而使中年人在饮食方面不能随心如意，享受不到应享的口福。类似上述的能力和欲望的矛盾在饮食上也出现力不从心的现象。

中年人在生理、心理、性、食、运动力等方面出现的力不从心现象，随着年龄的进一步增长还将更加严重。克服力不从心的方法就是积极面对衰老进程的客观现实，设法减缓这个进程，否则就将束手待毙。

减缓衰老的核心是本人要尽早投入抗衰老的奋斗中：

（1）多吃含纤维素的食物以防便秘，实现肠道防老。

（2）“饥饿长寿法”——保持八分饱，少往医院跑。这早已在动物实验中证实了“无限度地吃喝将有损健康长寿”。

（3）降温延寿法——冬季长的地区人寿长，所以尽力设法降低人的体温；多游泳，多在寒冷中锻炼，洗冷水浴等。

（4）性腺与寿命有关——符合中医的清心寡欲的学说。

据研究发现结扎输精管之后，能使人健壮并延寿。中医叫做精保元气。

动静平衡延寿法——虽然生命在于运动早有人提倡，但也有人提倡生命在于静止。冬眠动物、出家信奉宗教的人都是静止延寿例子。所以现有人提倡动静两者平衡延寿的理论。关键在于清心寡欲，提高思想境界。

提前防止慢性病出现，保持心理、生理的年轻化，经常自测血压，自我检查身体，对危险信号保持警惕。

睡眠充足，阳光、空气充足，学会睡眠外的积极性放松训练，解除脑力的疲乏。

如果中年人提前注意上述抗衰老的措施，并能积极实施，就能够大大减少中年人许多方面出现的力不从心现象。但是要记住，进入中老年后，自己的要求目标应相应的作出调整。

老年人应有不服老的精神

种种关于老年人的误解和偏见相当多地来源于对老年人了解以及理解的缺乏，无数研究和生活事例强有力地表明，任何社会中的老年人都具有很高的社会价值，更何况世界上最富创造力的人往往在晚年才完成他们最具天才的作品：歌德在80岁时完成了巨著《浮士德》。而亚历山大·冯·洪堡在76～90岁之间完成了他对科学的最大贡献《宇宙》。米开朗琪罗这位创造性艺术的天才活到89岁，他在晚年更多地从事建筑设计工作，他设计的罗马国会广场纪念碑和圣·彼得大教堂的拱顶等作品，为后人所称道。另一位伟大的意大利画家提香，一直到90岁时还在创作，仍然在发展自己的艺术风格。而在我们这个时代，被誉为20世纪最伟大的画家之一的西班牙画家毕加索晚年也一直在工作，直到1973年91岁时去世。他的生命的最后10年都一直是画坛上的创新者。作曲家吉塞贝·维蒂74岁时写出歌剧《奥赛罗》，80岁时写出了剧情紧张而又充满幽默感的歌剧《福斯塔夫》。

温斯顿·丘吉尔直到60岁以后才成为蜚声世界的人物，他在65岁时才首次被任命为英国首相。同样，肯尼亚的乍莫·肯亚塔70岁时成为总统，担任此职直到1978年85岁时去世。

埃莉诺·罗斯福不仅仅是位美国总统的夫人，还是一个出色的演说家、作家和人权斗士。她写了两本书：《明天就是现在》和《生活就是学习》。她在古稀之年仍参加一个名为“人类的未来”的电视节目。同时还在肯尼迪政府中主持妇女地位委员会的工作。她在75岁时这样写道：当你不再做贡献时，你就开始死亡了。因此，我认为，为了体面地和心满意足地变老，有必要不断地做自己认为对别人有帮助的事。我在任何年纪都不满足于坐在壁炉边做一个旁观者。生活意味着去奔波。要永远有好奇心。拒绝生活是最致命的。一个人，不管什么原因，都不能放弃生活。厄·施特劳斯是美国一位著名的数学家，曾在普林斯顿大学做爱因斯坦的助手。他有一次问爱因斯坦老年化怎样影响他的思维，结果爱因斯坦的回答令他惊讶。“他还像以前一样有许多新的想法，只是他觉得他更难决定哪一些想法需要放弃，哪一些值得研究。简而言之，他只是觉得他的鼻子不如过去灵了。”

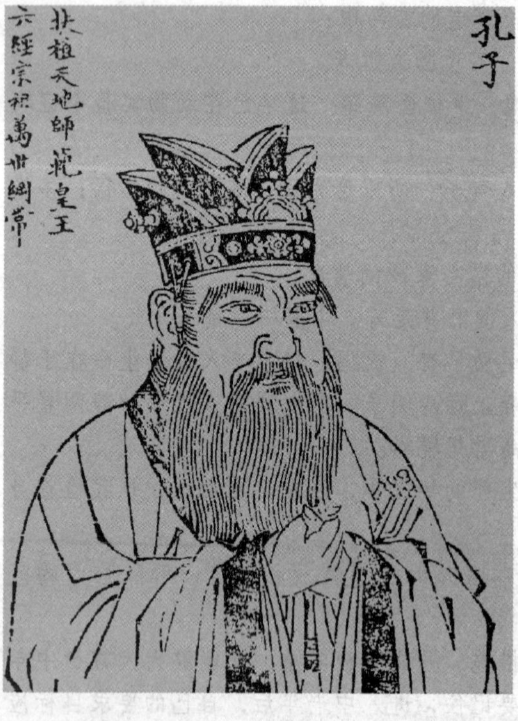

孔子像，出自明·天然撰《历代古人像赞》。

中国的哲学家孔子，是一位对东方的文明具有极为深刻影响的伟大人物，他一直在传道、授业、解惑，直到公元前479年72岁逝世。

所以，我们可以毫不犹豫地说，老年人同样构成了人类王国中有价值的一部分，他们拥有大量的知识和各个领域的经验，这些是儿童、年轻人和成年人取之不尽的宝贵资源和社会生活中组织、教育、咨询、规划等方面的重要财富。正是基于上述想法，在美国人们从事了一些试验，一方面尝试利用老年人这些社会资源，另一方面试图来激发老年人的创造能力，使老年人能够继续过有意义的生活。比如，在美国人们开展了诸如“爷爷奶奶抚养计划”这样一些活动，参加的老年人每个星期花20个小时同智力有缺陷的孩子们待在一起。“绿色拇指”是另一个项目，它把退休的农民组织起来美化城镇和保护环境。那些从商业界退休的老年人可以参加一个叫做“成绩”的组织，它为那些初入商界的人提供咨询以帮助他们开创自己的事业。老年人还可以参加“和平队”，这个组织是美国政府资助的，为发展中国家提供志愿者。其他开发老年资源的组织包括“美国退休者协会”“国际行政服务会”和“国家行政服务会”。其中，“国际行政服务会”把退休的高级行政人员安排在其他国家的小型的商业组织中工作，而“国家行政服务会”则把退休的行政人员安排在国内的公司中发挥他们的余热。

在中国，随着“白发浪潮”的推动，老年人的作用也逐渐开始显现出来，一些城市已经成立了“退休工程师协会”“退休医生协会”，等等，专门组织那些有知识、有文化、有技艺的退休知识分子继续发挥他们的创造力，贡献他们的宝贵经验，而更多的老年人则被安排在平凡的岗位上继续为社会做贡献。从这个过程中，我们不难体会到老年人的社会价值，概括起来就是：教育后代、传承文化、传递知识、传授技艺，从而推动社会进步。

2. 影响心理健康的因素

影响心理健康的心理因素

心理学家认为人体内有一种磁性的液体，并称之为“动物磁性”。如此磁液过多或过少，可致精神失常。同时还认为，这种磁液可与别人互相传递，互补不足。虽然这一理论是错误的，但他导致了催眠术的应用。在催眠的状态下，可再现痛苦的根源，而这些隐蔽的心理冲突或精神创伤，是导致心理异常的重要原因。这种观点为后来的精神动力学学说所采纳，精神动力学学说的创立与系统化，应归功于弗洛伊德。

弗洛伊德认为，人们的行为方式，并不仅仅是人们思维和意志的结果，而且是人们心底深处的情感与愿望的结果。人们在幼年生活体验的情感和愿望，在文明社会中却遭到厌弃和禁止，从而受到压抑。但是，这些情感与愿望继续活跃在潜意识中，而且常常以象征的方式出现在睡梦、自由联想和那些似乎是非理智的举动中。因此，他认为，人的行为问题与心理障碍乃是遭到压抑的心理导致矛盾冲突的症结。只有当患者能发现、分析、理解和对付自己的心理障碍时，问题才能得到有效的解决。

弗洛伊德认为人格由伊特或本我、自我和超我三大系统组成，它们互相协调时使人能够有效而满意地进行与外界环境的交往，以满足人的基本需要和欲望。反之，当人格的这三大系统互相冲突时，人就会处于失调状态。

弗洛伊德所称的伊特是指本能所在，是生理遗传的心理表现；自我指较高级精神活动过程的领域，是和客观现实相互作用的结果；超我可以说是社会化的产物，代表人的良知。如果自我过弱，不能控制和统辖伊特或超我，那么冲突就会发生，人会感到烦恼、焦虑。为了缓和焦虑，人可以用压抑、投射、反向作用、固定作用、倒退等心理防御机制自我调整。

人的心理障碍之所以形成，来源不在精神活动内部，而是对环境刺激形成的条件反射。

影响心理健康的社会因素

形成心理障碍的社会因素包括政治、经济、宗教、文化教育、伦理道德、风俗习惯、生活环境和家庭、人际关系等诸多方面。

社会的迅速发展，物质文明和科学技术的不断进步，人们的欲求也不断增加。人际关系日益广泛和复杂，对现代人类的社会适应也提出了更高的要求，人们心理上产生的问题也越来越多。据世界卫生组织估计，有20%～30%的人有不同程度的心理异常，这是个不容忽视的问题。

科学发达、工业发展、人口密集的都市，各种噪声、空气和水源污染，生活节奏加快，交通拥塞，竞争激烈，住房困难，人际关系矛盾增多，所有这一切均易令人焦虑、紧张，成为心理障碍的重要根源。

孤独，可导致人的抑郁不安，老年人由于子女离家或出国探访、子女上班、外出无人照顾，整日独居，深感寂寞，心理问题接踵而来。某些出国人员因为语言关未通过也会感到孤独。

心理障碍的内容与表现，也与社会文化有关。如穷乡僻壤，不知窃听器、电子计算机为何物，其症状内容亦无此类反映。同样，40年前国人所想的为温饱的满足，今日人们则考虑合理之膳食，避免脂肪过多或过分肥胖，甚至有少女因追求苗条而节食以致发生神经性厌食症。

性别也是心理障碍的因素之一。过去女性在经济、社会地位等方面与男性不同，因此男女之间心态有异。现在妇女参加工作，有独立自主的经济权，其间差异不如过去显著。但还有不同之处，如女性的更年期心理障碍较男性为多，这是既有生理改变又有社会因素影响之故。

影响心理健康的生物因素

影响心理健康的生物因素包括人体疾病、遗传、生化改变和药物影响等。古希腊医生提出“体液学说”，认为人体内体液失调可引起心理异常，如黄胆汁分泌过多，可暴躁；黑胆汁分泌过多，可致忧郁。并在18世纪时，提出脑和头盖说，认为心理障碍定位于大脑某些特殊部位，其学说虽属谬误，但指出了脑病变对异常心理的病因作用。其后，很多临床病理研究证实，脑部疾病如脑炎、脑萎缩、脑肿瘤、脑血管病均可引起精神障碍、变态行为。癫痫病人常伴有发作性精神障碍和行为改变，同时可发现异常脑电活动。经研究发现，轻微电刺激作用于颞叶皮层可引起回忆往事的心理反应。之后关于“裂脑人”的研究又进一步加深了对人脑功能的认识。大量的科学证据表明，脑病变与神经生理过程失调可引起精神障碍，发生变态行为。

感染、中毒、代谢障碍能导致脑代谢障碍，也是心理异常发生的重要原因。例如，高热谵妄、低血糖症引起的意识模糊，甲状腺功能亢进伴随的兴奋、易激惹和恐惧感，甲状腺功能减退和垂体前叶功能减退伴发的抑郁，都已是临床事实。

遗传因素与心理异常的关系在精神医学领域内有过很多的研究。采用家系调查、双生子研究、寄养子研究和染色体研究等方法，揭示了遗传因素在不同精神疾病中的作用。例如，先天愚型为遗传因素所决定。在躁狂抑郁症患者家族中有较多的同类患者，其遗传因素的作用也较为明显。但心理社会应激对发病也有“扳机”作用。甚至在焦虑症与强迫症患者中，其近亲发病率也较一般居民高。通常认为焦虑症、强迫症中心理社会应激有重要作用，可能遗传等因素形成的易患素质和心理社会应激共同导致了发病。这种易患素质常以某种人格特征的形式表现出来。

体内生化改变可以伴发心理和行为变化。对情感性障碍的研究揭示单胺类神经递质有代谢障碍，如5-羟色胺、去甲肾上腺素、多巴胺等可有增加或减少。阻断多巴胺受体的抗精神病药物如氯丙嗪等，用后可使患者镇静，减轻幻觉与妄想症状。反之，苯丙胺等促神经递质释放的药物，恰可引起类似精神病样的反应。

碳酸锂治疗躁狂和三环类抗抑郁药改善抑郁，表明生化变化可导致情绪变化。根据抗抑郁药的生化机制，人们研制出许多新型抗抑郁剂，这有力地说明了人的情绪受到生化过程的影响。

影响中年人心理健康的三大因素

中年，一般指30岁以上60岁以下这一年龄阶段。从个体发展的观点说，是指人的身、心发展已经完全成熟，到尚未明显衰老的时期——年富力强，大有作为的时期。因此，中年人是家庭的中坚，社会的栋梁，他（她）们责任艰巨，负担沉重。

不少有卓越成就的中年人，因不堪重负而倒下去了。英年早逝已成为当今比较突出的社会问题之一。中年早逝虽多由于高血压、冠心病和恶性肿瘤等身体方面的疾病；但这些疾病的产生和发展，都直接、间接与当事人的精神状态或心理健康水平有较密切的关系。影响中年人心理健康的因素是多方面的，现在择其要者分述于下。

〇家庭负担重，问题多

在现实社会中许多的中年人是上有老、下有小，既要赡养年迈的父母，还要抚育幼小的孩子，家庭的经济负担是够重的。在这方面如遇到困难，很自然会导致精神紧张、苦恼等消极情绪的产生。作为一家之主（当然是中年人），除了筹措全家的生活费用外，还会遇到这样或那样不尽人意的麻烦事，如家庭成员之间的关系不和，住房拥挤，等等。俗话说，每家都有一本难念的经。而这个“难”，主要落在中年人肩上。

〇强烈的事业心和使命感

孔子说：“三十而立，四十而不惑，五千而知天命”。30 岁是中年的开始，50 岁已到中年的晚期。从 30 岁到 50 岁经过 20 年的艰苦奋斗和努力拼搏，一个人在事业上有否成就，在学术上有否建树，已到揭晓（“知天命”）的时候了，中年人对此是深有体会和感触的。所以，人到中年，一般都有强烈的事业心和使命感，从而奋力拼搏和超负荷地工作。以期对社会、对国家有所奉献。《光明日报》从 1990 年初至 1992 年 3 月 5 日，报道的 452 位具有副高以上职称的逝世者中，60 岁以下的就有 87 人，约占 1/5。实际上，这种英年早逝的现象也同样存在于英、美和日本等发达国家。它的根源多由于“持续紧张”而引起的各种病症。

〇对于社会变革的不良适应

中年人除了家庭负担重、问题多和具有强烈的事业心、使命感可使其精神持续紧张外，在现代高速度、快节奏的生活中，特别是在大变革的社会中，要求人们不断调整和更新自已观念和行为方式，以适应日新月异的飞速发展和变化，这对于思维活跃、敢想敢干和勇于接受新事物的年轻人尚是一种挑战，何况人生观已比较牢固，思想趋于保守的中年人呢？社会在传统与现代的交锋中嬗变，人们的心灵也必然随之发生冲撞与震撼。心理坚强者对此或能承受，心理脆弱者就难免产生持续紧张，从而引起多种病症。

生活条件突变影响中老年人心理健康

心理学家在研究了日常生活中可能发生的变化与心理压力的关系后，发现有 43 种变化心理压力指数较大。其中配偶死亡的心理压力指数最高的为 100，离婚 73，受伤或患病 53，退休 45，家庭添员 39，中量借贷 31，个人习惯改变 24。并指出一年内心理压力指数累计达 200～300 分，半数以上的人翌年身心健康有问题；300 分以上者，80% 翌年患病。中老年是人生旅途中的“多事之秋”，是生活经历变故最大的时期，面临着子女结婚、离退休，甚至丧偶等多种生活事件的变化。这些生活条件的突变给中老年人身心产生了极大的消极影响。

〇子女结婚

子女结婚是父母生活中的头等大事，标志着辛勤抚育了二十几年的孩子已长大成人、成家立业。因此对父母来说应该是件值得高兴的大喜事。然而事实上，子女结婚给许多中、老年人套上了沉重的枷锁。由于到法定结婚年龄的青年男女大多刚参加工作，薪水较少，一般仅能满足个人的娱乐消费，无力承担结婚所需的高额费用，因此这一重任自然落到了“吃苦耐劳、勇于奉献”的父母身上。为了凑足不断上涨的结婚高费用，一些父母从长计议，甚至在孩子很小时，就始终坚守“勤俭持家、艰苦朴素”的优良传统，对自己百般苛刻，从不“浪费”任何东西。长此以往，父母们不仅营养不良，而且紧张、忧虑，担心积蓄不足耽误儿女婚事。倘若子女婚后幸福，对自己有片孝心，父母还会心满意足，卸下沉重包袱；然而，如果子女婚后不幸或沉迷于小家庭的温馨，对父母冷淡、无理，中老年人就会伤心备至，多年来的美好心愿顷刻之间化为乌有，情绪低落、压抑，对生活失去了信心。

〇离退休

无论是工人还是干部，到了一定年龄就要陆续从工作了几十年的岗位上情愿或不情愿地退下来，回到家中，这是每个中老年人必须正视的无法回避的一个客观事实。由于人们在长期工作实践中已形成了一个固定的生活习惯，如早8点上班，晚5点下班，每天要完成许多工作，接触许多同事。所以，刚从岗位上退下来会极其不适应，并由此产生一些消极想法。

〇丧偶

晚年丧偶是人生的一大悲事。的确，在一起朝夕相处几十年的伴侣，一朝先逝，给予另一方的打击是极其沉重的。失去了往日爱人的关怀、安慰与照顾，便失掉了心理上的平衡，人们会感到格外孤独，这种精神刺激给予机体带来很多危害。它可使肾上腺皮质激素分泌增多，植物神经系统功能紊乱，血压升高，继而下降，血细胞增多，血液趋向黏滞，严重者还可导致心肌梗死。因此，这也就不难理解许多感情笃深的夫妻，一方早逝后，另一方也匆匆而去。如伯尔克斯调查，在4 489位55岁以上的丧妻者中，有5%（213人）在丧妻后半年内相继去世，比未丧妻的同龄者竟高40%。

丧偶对中老年的心理打击固然是沉重的，但切不可沉醉于痛苦的深渊，应该理智地尽快使自己从痛苦中解脱出来，笑对人生。愉快、健康的生活是对死者最好的纪念。

固定观念影响老年人心理健康

固定观念不是指一般的固执，而是指发生在某些中老年人身上的一种病态的顽固执拗。这种观念严重影响老年人的心理健康。表现为过分固执己见，如“坚信”某种经验是“真理”、对某件事作出决定后绝不再根据客观条件的变化而适当修改或采纳他人建议，从不听别人劝告或与之相反的意见。即使有足够的事实证明这种经验是错误的，内心也不得不承认其错，但在口头上决不认错，甚至由于在心理上达不到平衡而不能自控，错误地坚持或一意孤行，我行我素，唯我独尊。对固定观念或病态顽固执拗采用一般的劝导斥责是难以纠正的，应采用心理分析疗法或酌情配合中西医药治疗方能奏效。

心理问题与保健

1. 心理保健与护理

要避免忧郁状态

忧郁状态是人们常见的情绪反应。主要是伴随身体疾病、丧偶等而来的痛苦以及退休、经济收入减少或社会、心理上受到的压抑，使得人情绪低落、沮丧、痛苦。在此基础上可产生悲观、厌世情绪及自责自罪心理，甚至自杀行为。“万事空落，百无聊赖”，食欲、性欲下降，体重减轻；伴有疑病、虚无和妄想；突出的睡眠障碍和躯体症状等都可使抑郁症状加重。国外学者调查，没有工作和退休的人中，有过忧郁体验的占40% ~48%。情绪与健康的关系是十分密切的，美国生理学家坎农于20世纪初做了大量研究表明，焦虑抑郁可抑制肠胃蠕动和消化腺体的分泌，导致食欲减退，心率加快，血压上升，血糖增加。某些严重疾病如心肌梗塞、高血压、癌症的发生也与情绪不良有关。美国在对250名癌症患者调查时发现，其中156人在发病前曾遭受过强烈的精神刺激而发生情绪障碍。还有人发现，丧偶的男子中冠心病的发生率在40%以上。人的情感趋于低沉，抑郁症患病率明显高于一般人群，自杀率也明显要高。中老年期抑郁症患者，当他们陷入孤独、悲观、厌世的阴影之中，自我意识和自我控制水平减低，一旦有了刺激情境，如有人自杀了、患了绝症或重病等都会受到感染，与消极厌世的意志产生共鸣，而走上绝路。

正确对待疾病

患了疾病要及时治疗。在治疗过程中，首先要有一个积极的态度和乐观豁达的胸怀，多向有利于疾病治疗方面去想。如果察觉到自己在心情上过度紧张或压力太大，就要设法转移不良情绪，理智地做到自慰、自宽、自解，尽量使自己处于乐观自信和轻松自若的心理状态中，从而给治愈疾病，从心理上多创造一些有利条件。

不管患了一般疾病还是严重疾病，一方面要“既来之，则安之”，同时还要做到一治二疗三不怕。俗话说，治病靠医生，养病靠自己，三分治，七分养。既要积极配合医生治疗，又要心胸宽阔，遵循生活规律，注意饮食调节，讲究养生之道。

即使自己已经知道患了严重疾病或不治之症，也不要恐惧，害怕，这不仅于病无补，反而会加重病情。医学心理学告诉我们，紧张、沮丧的精神状态，会打乱免疫系统和血液系统的正常功能，有助于癌细胞的发展，是导致癌症发生与发展的最坏的精神因素。相反，具有战胜疾病的意志和信心，使心情保持平静，这种良好的心理状态，会在大脑中产生一种希望和期待的兴奋灶，从而使人体免疫力增强，异常细胞减少，最终可能达到使癌细胞受到抑制和发生退化的结果，有可能战胜疾症。

○面对死神，坦然无惧

人的心理最大的障碍就是怕死，所谓“畏病如虎”“谈癌色变”，就已经是在心理上患了“恐死症”。如何看待生死，实质上，也就是应当有一个什么生死观的问题。生死观是指对生命的存在和归宿，应抱什么态度和采取什么行为的社会评价，是一个人的道德、信念的最高表现，是人的精神面貌、道德情操及气节品质的具体体现。如何看待生死的问题，由于不同心理的、社会的、宗教的种种因素的影响，人们对生死的态度有消极和积极之分。持积极态度者，一旦生病，就惊恐不安，躯体未死，却先在精神上毁灭。在人的生命历程中，老、死如瓜熟蒂落是非常必然的事。死是任何生命在其发展过程中所必然经历的历程和归宿，正如道家所说：“生生死死，死死生生，有死有生。”认为生死是一种自然现象，犹如花草树木，春生秋死，因此不必对生死为之喜忧。历史上有多少帝王将相幻想过长生不老，他们求助于方士术师，希望能炼出一种使人永远不死的灵丹，结果都免不了死去。

消极的生死对人的精神状态和身体健康影响很大。一个人如果经常想到死亡，并对死亡惊恐不安，就会被死亡的阴影笼罩心头，给自己造成极大的心理压力，从而引起精神混乱。这样不仅使自己成为肉体的奴隶，而且也会使情绪抑郁、悲观，失去做人的乐趣；相反，如果克服对生命的贪求，把死亡看做是自然现象，就会从死亡的恐怖中解脱出来，所以，真正的“死人”是那些对生命失去希望和信心、唯恐自己活不长的人。

○对待生死要有正确的态度

对待生死正确的态度应当是：顺其自然。既然死亡是生命历程的自然现象，就应当坦然地把自己的生命历程看做一条流经千里、最终汇入大海的河流。英国哲学家罗素生动地比喻说：“人的生命历程开始是涓涓细流，在狭窄的堤岸间行进，冲过岩石，跳过瀑布；其后，水量变大，堤岸后退，流连湍急；最后，没有明显的停顿，归入大海，毫无痛苦地失去了自我之躯。”这个比喻形象地说明，人们如果把自己的生命看做河流一样，就会一方面以“存亡见惯，哀乐寻常”的自然心境，解除对死亡的恐惧；另一方面又会心情坦然地看待生命的结束。这样，就会像陶渊明所说的“应尽便须尽，无复独多虑”了。

有些人常在对死亡的恐怖中度日，克服这种心理的最好办法，就是使兴趣广泛和博大，让心身投入到你所倾心的事业和生活乐趣中去，让自我之墙，在愉悦的心情中一点一滴地倒塌，直到你的生命溶于无限的宇宙之中。

当你感到病情恶化，并意识到死神即将降临时，也不要怕，要平静地、勇敢地接受死神的挑战，做到坦然无惧，告别人生。当然要战胜对死亡的恐惧感，需要成熟的心理状态、完善的个性修养、理智的头脑和顽强的意志，这些重要的心理素质，对人生，直至最后时刻都是十分重要和难能可贵的。

病态“固恋”要及时纠正

固恋，是指性心理的发展停滞在成熟过程的某一点上，中老年人由于心理能力的继续发展和成熟，在恋爱与异性心理行为上，应该发展到与其生理特点相适应的爱与性的心理。但有些中老年人并未发展到相应的年龄阶段，而是停滞在青年时代的性心理状态。其表现为总是喜欢与异性青年在一起，行为做作、爱打扮，过分讲究穿戴，并对自己或他人年轻时的浪漫史特别感兴趣等。当中老年男子出现病态固恋时，会发生不切实际的追求女青年的行为；当中老年女子出现病态固恋时表现在过分爱打扮，并且力求与青年人看齐，与自己的实际年龄和身份极不相称，以致“妖艳”。此外，男女两性中老年人的病态固恋还可表现为“钟情”和“相思病”，这是一种异常心理现象。连伟大的诗人歌德都存有这样的不正常的心理。他在七十多岁时，恋上了一位17岁的少女。为了纠正这种病态固恋，应该指导中老年人发展符合其生理特点的爱与性的心理；培养他们互助互爱、互相体贴、共同担负家庭和社会重任的夫妻责任感；特别要注意教育他们，在与异性接触时须保持中老年人应有的成熟和庄重。

注意消除“恐病”心理

60岁以上的老人躯体疾病发生率可达60%以上，但是确有一部分老年人本来身体很健康，可一看到同龄好友生病或病逝后，也觉得自己身上这痛那痛，顽固地认为自己也患了某种疾病。虽经检查未发现异常，自己仍不能消除疑虑，由此产生恐惧、悲哀等消极情绪，给工作及家庭生活带来不必要的影响，这就是“恐病症”。中老年人的“恐病症”产生有以下原因：

(1) 面对身体素质的每况愈下，有些中老年人总要求自己的身体状况像年轻时一样旺盛和强壮，对那些生物性衰老、健康状况的“自然滑坡”认识不够，而对一些慢性病未引起足够重视，病情明显了才意识到，并由此产生恐病心理。

(2) 中老年人往往多思善虑，经常把自己身上的不适与医学科普文章上的某种疾病“对号入座”，而表现出高度的敏感、关切、紧张和恐惧。

(3) 中老年人经常去医院探望病人或参加追悼会，对自己往往有消极的影响，当看到别人的疾患与去世，总觉得别人的今天就是自己的明天，常怀疑自己患病，惶惶不可终日。此外，中老年人患慢性病者较多，家庭中的环境、气氛不和谐、劣性刺激及周围人群对自己病情的反应，哪怕一句话、一个表情、一个动作，都会引起病人惶惶不安而产生恐病情绪。从精神分析角度看，中老年恐病症、疑病症倾向是一种自恋活动，从年轻时把爱指向他人到中老年时转而指向自身，转向对自身的过分关切和爱怜。据医学心理学研究，中老年妇女的疑病观念显著多于老年男性。

消除恐病症，要注意以下几点：

(1) 定期做体格检查。身体感觉不适，要及时到医院检查就诊，不要胡思乱想，自作主张随便服药；即使有了病，也要正确对待，对疾病采取“既来之，则安之”的正确态度，积极治疗，积极生活。

(2) 应多参加集体活动，培养多方面兴趣爱好，提高生存能力。

(3) 创造一个欢乐、开阔的环境，学会宣泄恐病的情绪。

(4) 乐观地看待人的生命，接受唯物主义的生死观。

中年人的心理保健秘诀

维护中年人的心身健康有着极为重要的社会意义，因为中年人是国家和民族的栋梁，对于国家的利益来说，应该永远把保护和珍惜中年人的健康作为一项战略任务。要对中年人的心身健康负责任的，首先是社会，然后才是中年人本身。如果离开了社会支持去讲中年人心理保健，就会造成这样的情况：要么放弃社会重任，减轻自己的工作量，以图个人清闲；要么只是在口头上讲重视心理保健，实际上依然超负荷运转。

在现有的条件下，中年人保持心理健康，减少心身疾病，应该从多方面修身养性，使自己能精力充沛，充满活力。

〇量力而为

人贵有自知之明，对自己的智力和体力必须有一个正确地估计和认识。不少中年科技人员为了能在较短时间内作出显著成绩，不怕劳累，废寝忘食，具有拼搏精神。但是缺乏营养和休整，结果心身俱垮，壮志未酬，却在人间留下了永恒的遗憾。英才早逝的报道不时可见之于报端。闻之于巷，可痛可叹。尽管爱才的志士仁人关怀爱护的呼吁此起彼伏，有关部门落实知识分子政策的许诺连声不断，然而绝大多数中年知识分子依然在清苦和艰辛的条件下奋力拼搏，犹如中国象棋中的过河卒子拼命向前，拼到底才了结。这种在和平时期仍像在战时一样，坚决用小我的生命去殉伟大事业的献身精神，实在可歌可泣。但这种透支体力的做法并不可取。

〇修身养性

人到中年以后，应该具有更高尚的道德品质修养，力戒奢欲、克己奉公、遵纪守法、表里如一、光明磊落。良好的品行有助于保持心理平衡。古谚云“君子坦荡荡，小人忧戚戚”。如果心地不正、利欲熏心，则忧患四起，难免陷于忧忧戚戚之中，必然危害心身健康。

〇陶冶性情

养成一些业余爱好，丰富自己的精神生活。业余爱好应该是高尚的、文明的。例如书法、绘画、诗词、种花、养鸟、钓鱼，等等。当然，从事这些活动会占去一定时间，但是“磨刀不误砍柴工”，只有会休息，才能更好地工作。积极的休息有利于大脑消除疲劳，可以提高工作效率。

〇放松情绪

工作中不可避免地要出现紧张情绪。在处理一件棘手的事情，或者持续一天的辛劳后，应及时松弛自己的情绪，不要让紧张情绪影响自己的休息和睡眠。为此可以学习心理治疗中的一些放松训练技巧，每个人可根据自己的特点和喜好，选择一至两种方法即可。可以是气功、太极拳，也可以是瑜伽训练或肌肉放松训练。如应用得当，可以非常有效地消除紧张情绪，保护心身健康。如果能做适量的运动，则更好。

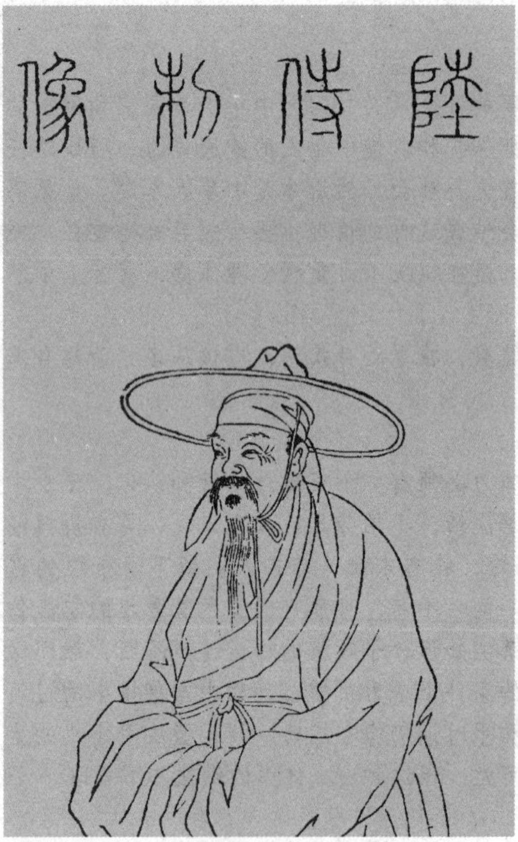

陆游像，选自清·顾沅辑《古圣贤像传略》。陆游生性达观、大度，所以能够长寿。

对名利应大度，达观超脱

民间有句谚语，叫做“人争一口气，佛争一炷香”。意思是说，我本应获得的，却碰上有时得不到；我应该享受，可有时享受不到，觉得心里很不是滋味，认为有的人太势利眼了，往往心里闷气无处出。所以，就要争气。

大度、达观、超脱，是解决这种心情的办法。遇有不顺心、不愉快的事，应采取达观态度，不必耿耿于怀，徒劳自伤，而以健康和大局为重，善于自我解脱。南宋的大诗人陆游就是一个榜样，他的心理真可谓够大度的。他胸襟开阔、豁达、洒脱，一生忧国忧民，但从不忧个人小事，特别是淡泊名利。58岁时，被罢官以后，以“主管成都府玉局观”的名义，只能领取半俸。后来，两年一届的任期满了，他也不去请求延续，自己“缩食节衣而已”。又过了两年，他告老还乡，按当时的朝廷的规矩，仍有一定待遇，他都丢开不提。他自述从小多病，但从不悲观，相反，很注意开阔心胸，用他自己的话来说，就是“使吾胸中浩然廓然，纳烟去云日月之伟观，揽雷霆风雨之奇变”。因此，他能活到85岁的高龄，不能不主要归功于他的大度。

知足常乐，延年益寿

知足与不知足，这是一个相对的概念问题。任何年龄组的人，都有七情六欲，这是天经地义人之常情之事。有情有欲须得释泄，这亦是自然。

不论在任何时代，不论在任何社会，“凡人”总是大多数。“平凡”，相对大富大贵，虽有几分排解不去的无奈，但也有一份淹没不掉的潇洒。天伦之乐，真挚之情，隽永之味，只有过惯了平淡日子的人才能领略。以家常便饭为餐，以平民百姓为伍，平平淡淡，却也从从容容；忙忙碌碌，却也坦坦荡荡。

总的来说，对于知足与不知足，我们已退（离）休的干部、职工（或其他类型的老人），过去为国家和人民（含子孙）做过一些有益的工作，尽了自己的职责，如今已年老了，但仍受到国家和人民的照顾，有退休金，生活基本有保障，可以安度晚年，应该感到满足，不宜有不切实际的奢望。但问题也要一分为二，不可只执一端，失之偏颇，须辩证地看待，关键是掌握好“度”。人固然要知足，若非分索取就会滑向危险的境地，但是，人又要常常不满足于现状，倘若连基本的进取心也没有，人活着就失去了意义。

怎样做到知足常乐呢？

(1) 控制自己的七情六欲。

(2) 做一些有益的事情，增加成功感，满足自己的成功心理。

(3) 不要嫉妒他人的成就。

(4) 正确评估自己的知识、能力、才干，不妄自菲薄，也不骄傲自大。

全国人大副委员长、社会学家费孝通，1985年，他曾提出“六条老人守则”，其中第六条：“为自己从事的事业，培养好接班人。把历史看成是没有止境的接力赛跑的跑道，接受上班，传好下班，乐在其中。”这样看来，基本的“足”必须争取，非正常的“足”必须力戒。这就能达到：知足常乐，益寿延年。

正确对待意外事件与生离死别

人在一生中，遇到重大的挫折有时也是难免的，如意外的事件和生离死别，等等。在这些问题上，要控制住自己的情绪，就必须要有较大的毅力。有的人思绪混乱，精神上陷入痛苦的深渊，不能自拔；个别人甚至绝望厌世，走上轻生的道路……转变这种心理，要在一朝一夕平静下来是困难的，但是生活中的强者，正是在这种人生的严峻考验面前，能将不利因素转为有利因素，去追求献身于国家和人民事业的心灵美。像江西省著名的医学著作翻译家——王贤才，他受冤入狱，但他没有怨天尤人，在坐牢期间，苦苦翻译英文医学巨著《希氏内科学》，实现了他的夙愿，为祖国为人民的医学事业做出了巨大的贡献。现在他被评为国家级有突出贡献的青年科学家，享受政府特殊津贴。如他没有崇高的情操，那是万万做不到的。

至于生离死别等的事情，一旦发生，也不能悲哀过甚，因为你的悲哀对任何事情都没有补益。从某种意义上来说，生离死别是自然中的必然，发泄了一下感情之后，应将悲痛转化为奋进的力量。对于一般性的悲哀，可利用转移或劝导的办法，来改变其情绪，做到“放得下、看得开、想得通”，解除精神上的压抑和不快。在这方面，西方人比东方人好一些。因此西方人理智型的多，东方人感情型的多。

精神乐观是人的机体的一种强大的抗体

如果明知有烦恼却不去想办法消除它，任其发展不理会，其精神创伤的积累效应会严重影响机体的行为，造成心理状态的严重不平衡，从而诱发多种疾病，导致健康严重受损。现代医学的研究成果认为，成年人所患疾病，50%~80%起因于精神创伤。长期情绪忧郁、恐惧悲伤、紧张烦恼，比精神稳定的人更易患不治之症。当今对人的生命威胁最大的“杀手”——冠心病、脑中风、癌症等，都与不良的精神心理因素有直接的关系。《素问·阴阳应象大论》讲：“怒伤肝”“喜伤心”“思

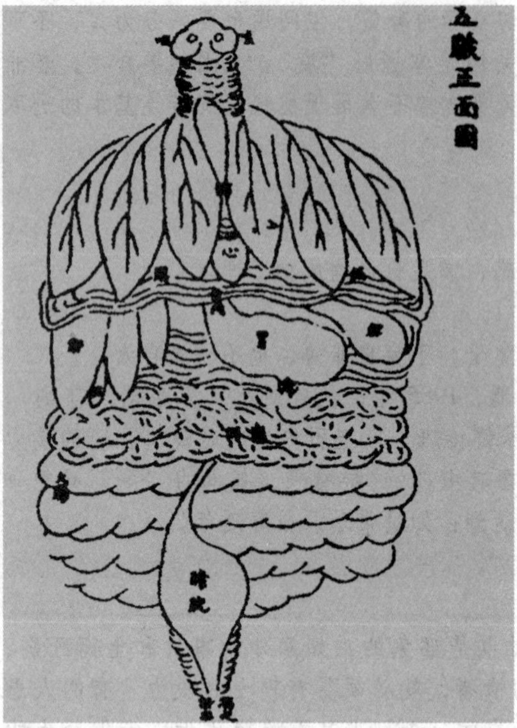

中医认为，只有保持良好的情绪，才能不伤五脏。图为清代严振《循经考穴篇》中的五脏正面图。

伤脾”“忧伤肺”“恐伤肾”，从过激和积累效应来说，乃是千古之铁理。在现实生活中，精神创伤几乎人人有之，甚至常常有之，问题是有了烦恼和其他的精神创伤要想办法去克服它、排除它，换一个角度看问题，抱有积极的心态，力争做到不让烦恼过夜。这样，就不会对健康有害，或许通过调节神经还有益。因此中年人应该努力做到心理情绪稳定，个性行为持重，做到心平气和、沉着冷静、耐心稳重、不骄不躁、不卑不亢。良好的情绪是人体内的一种最有助于健康的因素，它使人保持着旺盛的新陈代谢，使人五脏畅通、头脑敏锐、精力充沛，能极大地增强人体的免疫功能。从这个意义上说，精神乐观就是人的机体的一种强大“抗体”。精神心理因素的正常与不正常，决定了人体整个生命活动的正常与不正常。

保持愉快情绪

情绪是人对客观事物的一种心理反应，可分为正面情绪和负面情绪。所谓正面情绪，即积极的、向上的，如快乐、满意、喜爱；负面情绪指消极的、不愉快的，如悲伤、忧愁、愤怒、烦躁、痛苦、厌恶等。情绪的变化对人体各系统、脏器的功能有很大影响，人处于正面情绪时，呼吸、血压、脉搏平和、协调，胃肠蠕动加快，消化功能增强，新陈代谢率高，而人在消极情绪时，则呼吸急促、脉搏加快、血压升高、胃肠蠕动减弱、消化功能减弱、机体抵抗力下降，易患各种疾病，可见，正面情绪有利于健康，而负面情绪对健康十分有害。现代研究表明，长期处于压抑、悲伤、痛苦、忧愁、愤怒、不满等不良情绪状态者患癌症的机会大大增加。如何才能保持良好的、愉快的情绪呢？树立正确的人生观和世界观，凡事从整体出发，不要计较小事，多看事情的积极方面，不要只看事情的黑暗面，整日为一些琐事耿耿于怀，遇事冷静，考虑问题全面，多与别人商量，保持良好的人际沟通，尽量避免矛盾和冲突，只有这样，才能保持愉快的情绪，才能精力充沛，使免疫力增强，对健康有益。

中年期的心理保健

一般来说，中年人的生理机能和心理状态是比较稳定的，但由于社会和家庭的重负，使他们不得不耗费和付出巨大的生理和心理能量，因而从他们的生理和心理发展过程看，也正处于“多事之秋”。这一时期可能出现的主要生理与心理问题有：大脑功能的某些方面开始衰竭。如内分泌系统的功能全面下降，分泌减少，记忆力减退，感觉、知觉开始迟钝，反应趋慢，性器官与性功能也开始衰退，等等，其次是更年期综合证的出现。男性从50～60岁，女性从45～55岁处于“更年期”，在这一时期，男性表现为对各种细微的疾患、社会和精神的刺激都比较敏感，容易焦虑紧张；女性因更年期的到来，出现丘脑下部、垂体、肾上腺等内分泌器官的平衡稳态失调，月经周期紊乱或出血过多；大脑功能失调，兴奋和抑制过程不平衡；植物神经紊乱，血管收缩和舒张不稳定；阵发性全身发热，面部血管扩张而出现潮红；伴随耳鸣眼花、头痛眩晕、心悸胸闷、手足出汗、关节疼痛等不适。男女更年期的这些生理上的变化和不适可引起情绪不稳、焦虑加重、好借故生气、多疑、抑郁、爱争吵、易冲动、无休止地絮叨和发无名怒火等心理反应。

中年期的心理保健应注意：

（1）自身应注意生理和心理的自我保健。例如，注意脑力和体力劳动的劳逸结合，量力而为；自觉克制嗜烟酒、好赌博等不良生活习性；同时加强自身修养，如通过琴、棋、书、画、适度的体育锻炼来调节和放松身心，陶冶性情。

（2）对个人、家庭及社会，过去、现在和未来，要有正确的认识和合理的对待。比如当孩子大了以后，要相信孩子的独立自主能力；相信组织和集体的力量，不要事必躬亲才放心。中年人作为社会的中坚，只有以高度的责任心对待工作，以博大的胸怀容纳人和事，以谦逊冷静的态度审视自己的过去和现在，以无私的奉献精神服务于社会，才能保持心理健康，真正起到支撑起社会大厦的栋梁作用。

2. 更年期心理卫生保健

更年期

人的一生是一个循序渐进、不断发展变化的过程，不同年龄有不同的生理特点和身心特征。更年期是一个医学名词。从字面上看，“更”就是更改、变动、转换。“年”在人的寿命计算上是年龄单位，一岁为一年，更年期就是指生命从成熟期向衰老期转换的一个特定时期。

女性性腺即卵巢，对妇女来说，卵巢功能是至关重要的。其产生的主要性激素是雌激素，其相应功能的外在表现为月经期周期性来潮。稳定的雌激素的作用持续到40岁左右，有排卵的周期性月经约维持近30年，此后，卵巢功能开始衰退，月经周期逐渐延长，经量逐渐减少，妇女进入更年期。女性更年期起始于停经前几个月，持续到绝经要过两三年甚至更长时间。其间又可分为绝经前期、绝经期和绝经后期。就年龄而言，女性更年期大体在45～55岁阶段。由于个体差异以及遗传、生活条件和健康状况等因素的影响，也有40岁左右即进入更年期者，还有推迟者。随着社会因素的改善，人的寿命的不断延长，有人推测更年期可能有后延的趋势。但学者们的研究却指出，近百年来，人类绝经期的平均年龄并无显著改变。此外，种族、地理环境等差异，也常使更年期的出现和延续的时间差异。人们还发现女儿绝经年龄常与母亲绝经年龄相差无几，这也许是遗传因素的影响。

进入更年期的妇女，生殖能力大为下降并很快停止到绝经，并出现生殖器官以及所有依赖雌激素的组织萎缩。由于性腺内分泌参与体内多种代谢和调整功能，部分妇女可因性激素减少，以至消失，而带来一些暂时不适应症状，构成更年期综合征。症状因人而异，可轻可重，一般都需采取相应治疗措施。

更年期在男子同样存在。男性的更年期比女性晚一些，大体在50～60岁之时。男子的主性腺是睾丸，其分泌雄性激素，主要是睾酮。但由于男子性腺（睾丸）开始衰老的时间较晚，出现症状的人较少，故男子更年期的界限一般不明显。人体的衰老以及中枢神经系统功能的衰退，在男性更年期的起因中可能较女性更为有重要地位。因此，男性究竟从何时起进入更年期确实也不容易决定，缺乏明确特征。但从生理角度而言，自45岁后，男子体力确实已由盛渐衰，睾丸功能日趋下降，部分人也出现了类似女性更年期综合征的种种表现，虽然有些表现不如女性明显、直观，但他们确实已进入了更年期。

影响更年期心理的因素

引起更年期心理变化的因素很多，有自身的疼痛引起的情绪和心理上的改变，也有社会因素引起的改变。

○内在因素

人在步入更年期后，生殖、内分泌和神经系统及机体其他各器官均会发生一系列功能改变（以后章节将逐一分述），而这些改变在一定程度上是产生其心理变化的内在因素。

更年期大脑萎缩，脑血流量减少，记忆力减退，神经传导速度下降，自身各系统机能统一协调能力变差，往往出现一些人说东道西、颠三倒四，同时对外来的反应也不能作出及时相应的保护性措施，这些心理因素是其主要表现。

更年期听力减退，使个别人在与别人交流时弄不清对方在谈论什么，与周围的人不容易进行信息沟通，难以达到双方的互相理解，语言交流发生了障碍。

更年期性腺功能减退，性激素水平降低，从而引起男性性淡漠、性厌烦或性的心理损伤。

○外在因素

生活方式、饮食起居、周围环境、家庭气氛、个人情绪等都是影响更年期心理的重要因素。一些人年届更年期，从第一线上退下来或者退休了，生活、学习、工作、事业的环境都发生了变化，原来的生活程序被打乱，睡眠规律也产生改变，再加上其生理机能的改变，容易使人产生悲观、焦虑及孤独的心理反应。而有的人过于注重自己的身体状况，稍有不适，就前思后虑、心事重重，而又不承认这是一种心理问题，往往会造成疑心病。另外，在事业上受了挫折而产生的苦恼、心情沉闷，以及职业的调动、住房的迁移、婚姻的变化和职务的升降等，也都引起一系列的心理变化及心理特征。

当人的情绪稳定时，测得更年期男女空腹时的血糖、血压都可以和青年人一样保持正常水平。但当情绪激动、忧虑或受到较大的外来刺激时，更年期的人血糖升高的水平比青年人要高得多，同时血压也会上升。而任何类型的生活变化，包括住房迁移、婚姻的变化、职业改变和职务的升降等，引起情绪不稳定可以造成各种生理功能的紊乱。从内在因素来说，由于到了更年期，各种生理功能有所减退，临床上出现了一些症状，会使一部分人产生诸如精神忧郁、多怒善感、疑虑孤独等不良情绪和心理状态，而这些变化反过来又会促使原来的症状加重或促使新的疾病的发生。更年期心理健康与否，内外因素起着十分重要的作用。一切心理反应都可以作用于生理活动，一切生理因素也都可以影响心理活动，两者是互相依存关系。

更年期常见的心理现象

人到了更年期，由于各种内在和外在因素的影响，在心理行为上会出现各种各样的改变，归纳起来有以下几种：

○孤独心理

这种人主要表现为固执、不合群、无话、对生活和工作都感到无聊、并失去兴趣。他们常常感到孤独、寂寞、愿意有人与之交谈、聊天，但若真的有人与其交谈时，却常常表现有“听话听音”的现象，稍不注意即失去兴趣。

○悲观心理

有些人到了更年期往往会产生一种悲观失望情绪。他们或者长期处于领导地位，到了更年期已预感到离休、退休不远了，其社会地位的改变即将发生，从而认为年纪不饶人，夕阳西下，产生一种无用感及自弃感；还有一些人对更年期出现的一些症状，精神思想压力极大，整日愁眉苦脸、颠三倒四、情绪低落而悲观失望；更年期记忆力减退，精力不足，特别是有一些人，对自己所出现的症状估计不足，加之医学知识缺乏，对更年期症状忧心忡忡，就更易产生悲观的心理反应；还有一些人无端怀疑自己，把生活、工作中的一些小毛病和过失说成是严重错误，为此整日悲悲切切，甚至消极厌世。

○焦虑心理

这是更年期常见的心理变化。由于“更年期综合征”的出现，使他们整日顾虑重重，怕衰老、怕患病，无事生非，常常为一些生活小事絮叨个没完没了，大有杞人忧天之势。有些人甚至在整个更年期的时间里都奔波于各医院之间，这种情绪反应和自主神经系统功能紊乱的程度常相一致。

○性心理问题

生理功能与心理因素是互相作用，互相影响的，特别是处于生理功能的转变时期，心理因素对机体的影响更加明显。更年期性心理的变化，首先是由于内分泌功能失调、性激素分泌减少而造成的，表现为男女性淡漠、性厌烦或性的心理性损伤。

普遍的性淡漠：主要表现为对性产生淡漠之感，这与受旧的习惯势力的影响关系很大。他们认为现已儿孙满堂，性关系已不再是夫妇生活中的一个组成部分，认为此时如再有性生活就是“老不正经”“没出息”，在思想上自我抑制了性兴奋，而造成性淡漠，久之可以造成性的心理性损伤及性功能的废用性衰退。这类人年轻时一般也很少有性激情，到更年期性兴趣就更下降。

性厌烦：这部分人往往与身体状况不佳、情绪不愉快或者是在性的实践过程中缺乏创新和探索（如性交时体位的变化）有关，这些人在既往的性生活中往往不能获得更多的性乐趣，到更年期性功能本身已有减退的表现，因之对性生活更失去了兴趣甚至产生反感。更年期的妇女还可因阴道干枯，以致性交不适而引起性厌烦。更年期的男子因生殖器不够坚挺，常常产生自卑感，导致对性的厌烦。

性的心理性损伤：人在更年期丧偶，从而孤独一身，想找个老伴欢度晚年，又唯恐受到社会舆论和子女的反对。于是整日心情沉闷，寡言少语，对周围的一切事物都感到不顺心；尤其见到青年男女相亲相爱的情景，就似有无名火燃在心头。这样做的结果不但使自己没有感情交流的对象，又可带来心理上的损伤，久而久之，性功能也受到了损伤。

此外，文化意识、自身修养和受习惯势力的影响，常常是引起更年期性心理改变的重要因素。一方面，强烈的自尊心，在社会上及家庭中受到的尊重，往往使一些人对性欲问题表现为掩饰与克制的态度。另一方面，由于文化水平低，对性生活不理解，对更年期功能改变缺乏认识，往往把生理上的改变误认为是功能的丧失。

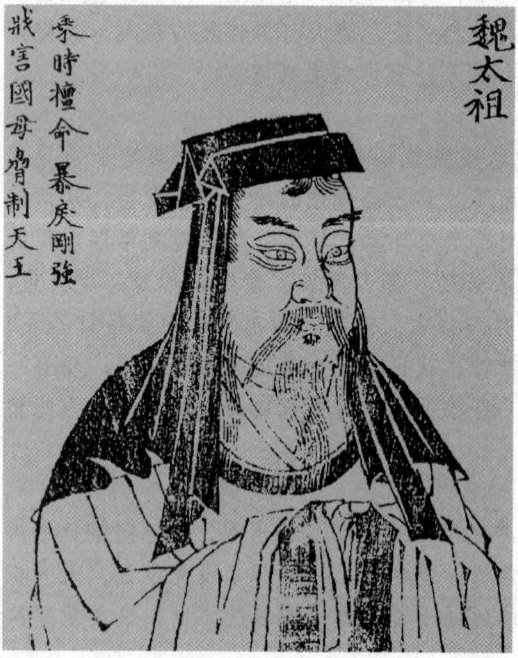

魏太祖曹操像，图出自明·天然撰《历代古人像赞》。曹操年老而乐观，曾写下“老骥伏枥，志在千里”的著名诗句。

正确对待更年期的心理变化

对更年期的男女，在重视生理保健的同时，更要重视心理保健。保持更年期的心理健康及正确对待更年期的心理，对于缓解更年期症状，平安度过更年期是十分重要的。

（1）要保持乐观的情绪。对更年期面临的身体、工作、生活方面的变化，要善于自我调节和适应，特别是对未来的生活要充满信心，要有“老骥伏枥、志在千里”、老当益壮的精神。

(2) 要学会控制自己的感情。进入更年期以后，一些不利于自己身心健康的心理活动在不知不觉中滋生出来，产生许多消极情绪，如抑郁、焦虑、空虑、悲观、苦恼等。科学家已证实：心理活动和情绪均带有主观性质。因此控制消极情绪也应该是能做到的。对任何事都要看得开，放得下。

(3) 要克服消极的自我暗示。消极的自我暗示往往使自己心中忐忑不安，“疑心生暗鬼”。对于更年期出现的一些不适和疾病，一方面要鼓励自己一定要战胜疾病，树立使身体完全恢复健康的信心，另一方面应该到医院去检查，排除不必要的思想顾虑。不要疑神疑鬼，疑神疑鬼实际上诅咒自己。即使有了某种疾病，也应面对现实，泰然处之，配合医生治疗。对生老病死保持一颗平常的心。

(4) 要养成良好的生活习惯。良好的生活习惯也是保持更年期心理健康的一个重要方面，包括睡眠、活动、吃饭、劳动、娱乐等，要合理地安排，使生活既有规律，又有乐趣；既要保证足够的睡眠时间，又不要长时间地卧床休息；既要有活动或劳动，又要有娱乐享受。从事适度的脑力和体力劳动是必要的，同时参加适当的体育活动也是重要的。

(5) 要正确对待性生活。性功能是每个人的生理本能，就是到了更年期也会有一定的性兴趣，对此必须有一个正确的理解和认识，绝对不能把这种性兴趣与性交混为一谈。应当强调，更年期的性生活不一定都以性交来满足，夫妇之间的亲昵感情，相互抚爱和心灵的交流，都可以视为性生活之例。

(6) 家庭关系的和睦以及周围人的关心是平顺度过更年期的重要保证。和睦的家庭气氛不仅可以使每个成员心情愉快，解除烦恼和忧伤，而且也会使年届更年期的人感到生活更充实、更有希望，人们间的相互关怀更给人以温暖，会使他们产生社会并没有忘记他们、事业仍需要他们为之奋斗之感，使他们更能意识到自己存在的价值和社会责任感。

(7) 广泛开展更年期的保健咨询工作，宣传更年期的心理、生理变化以及保健知识，使人们对更年期的自然生理过程有一充分了解。医务人员应该成为更年期患者的朋友。处于更年期的男女，有些人喜欢到处求医问药，医务人员在与他们的接触中，要有耐心，要认真倾听他们的陈述，要对他们的痛苦给予认真的检查和诊治，不能把一切表现统统都概括为更年期综合征，而忽略必要的检查，以免造成误诊、漏诊。

更年期的社会适应力

社会适应是指个体对环境的协调能力。适应，一方面表现在对自然环境的适应能力，另一方面更重要地表现在对社会环境的适应，如生活环境、工作环境、人际关系，家庭因素等方面来适应。改革开放带来很多变革，人们的思想观念发生了很大的变化，社会在巨变。在新世纪的今天，许多中年人面临着重新适应社会和职业的任务，只有重新认识自我，更新观念，顺应改革大潮，才能找到适合自己的位置。

更年期人际关系调适

在社会适应中，人际关系适应最为重要。社会交往是人的实践的特征，通过人际交往人的心理活动得以产生、维持和发展。处在更年期的男女由于生理与心理变化所引起的表现和症状，需要得到周围同事和朋友的理解和关心，而自己也要在人际交往中做到以下几点。

○增加交往的主动性

在不同的人际关系交往中与别人协调一致，不损害别人的利益，又能在社会交往中满足自己的需要，朋友相聚，会带来很多的生活乐趣，心里有什么苦闷也可向朋友倾吐出来，求得理解和帮助。还可以和朋友一起畅谈自己的打算和计划，可激发人的雄心，给人一种奋进的力量，这些是保持心理健康的重要方面。

○增加交往的灵活性

可根据自己的兴趣、爱好、习惯以及健康状况灵活选择。老友之间经常走动，不拘形式，有话则长，无话则短，根据生活环境的方便程度，分别聚会，一次与多位老友见面，是一种既节省时间、精力，又互通情报的交往好形式。

○增加交往的层次性

这里的层次是指年龄而言，除了与同龄人交往外，还应与不同年龄层次的人交往，因为不同的年龄层次，有不同的心理生理特征。青年人朝气蓬勃，中年人成熟有为，老年人练达稳健。如果中老年人经常与年轻人在一起，那么在性格上就会受到影响，童心常在，延缓衰老，使自己愉快地度过更年期。

○增加交往的包容性

中老年人不但在莫逆至交的相好朋友之间能够互相包容，而且在关系一般甚至工作中曾与自己结过疙瘩、有意见的同事战友中，也要宽以待人。

工作环境与更年期心理保健

中年人是社会生产的主要劳动力，他们大都精力充沛，事业心、成就感仍十分强烈，自己往往还意识不到“老之将至”，他们的为人处事行为准则仍一如既往，但事实上却是心有余而力不足了。但很多人为了事业为了家庭仍在拼命去干，对身体可能发生的疾病也满不在乎，以致劳动负荷常常超过身体所能承受的能力。步入更年期的同志要及时认识到更年期所出现的生理和心理上的变化给身体带来的各种症状，随时注意调整自己的心理状态，要心情舒畅，稳定情绪，注意劳逸结合，每天睡眠时间不少于8小时，如不能胜任本职工作时，可适当休息，如症状较重且持续时间较长，应看医生，千万不要把其他疾病误认为更年期症状，采取必要的保健措施和药物治疗，以期更好地适应生活和工作。

家庭环境与更年期心理保健

家庭关系是以婚姻关系为基础，以血缘关系为纽带，是共同生活的社会基本单位。

〇是家庭是社会生活的基本组织单位，经济生活的实体，社会传统、道德、文化的中心，是一个社会的缩影

〇人类的社会生活是以群体为特征，家庭是基本的社会群体

〇家庭生活作为一种社会行为，是社会生活的重要组成部分，家庭制度对社会制度产生着影响，对社会和社会生活有协调和整合作用

〇是家庭中人与人之间的关系，实质上是一种社会关系，而且是一种特殊的社会关系

〇是家庭作为社会历史发展的产物，随着历史的进程而发展变化，故家庭也是历史的能动要素

由于女性更年期比男性早，丈夫要理解和关心妻子，当妻子出现与平时不同的症状和表现，如易激动、性格固执、情绪上易出现焦虑、易怒、神经过敏、猜疑等，丈夫要正确对待妻子，主动陪她去看医生，当妻子月经不规则或长期流血因而妨碍性生活时，不要胡思乱想而怀疑妻子是否有外遇，这是因为更年期妇女由于内分泌紊乱，精神、情绪和心理上会产生障碍，对丈夫的一些言行会引起反感，性欲下降甚至没有，丈夫如勉强进行性生活，更易引起反感甚至争吵。同时作为子女、媳妇的家庭中另一主要成员，更要事事处处关心和照顾母亲。当母亲出现更年期症状时，应多给予安慰、劝说，有病要陪着去看医生，分居子女要经常回家探望，交流谈心，在外地工作的子女要常写信问候，把顺利快乐的事告诉母亲，有时间应回家看望，使母亲多享受一些世间的温情，生活的快乐。婆媳关系难处这是个传统的观念，作为晚辈的媳妇要宽容大度一些，用真情和孝心去打动婆婆，多做家务事，主动关心婆婆的身体，买婆婆喜欢吃的东西，这样婆婆也会改变对儿媳的态度，在生活上关心儿媳并会主动照顾孙子、孙女。总之，幸福和睦的家庭，是妇女顺利健康地度过更年期的关键。

更年期类偏执状态与心理保健

更年期类偏执状态起病比较缓慢，病程也较长，常迁延数年以上，发病时或病程中常伴有更年期综合征的症状。其临床表现以嫉妒、被害、自罪及疑病等妄想为主，常伴有相应的幻觉。其妄想内容比较固定，或有系统性，很少泛化。妄想的对象多是自己的亲友或熟悉者，并与现实环境关系密切。尤其突出的是性嫉妒妄想，老是怀疑其爱人不忠诚、嫌弃自己，另有新欢或外遇，怀疑爱人与某同事或邻居有来往不正当的两性关系，甚至怀疑爱人与别人勾结密谋加害自己等。在猜疑幻觉的同时，往往表现出紧张焦虑、恐惧等一系列激动的情感反应，并且常出现与妄想相一致的幻听。在各种幻听妄想的支配下，病人显得十分紧张，恐慌不安，表现为终日闭门不出或不敢回家，或是怕食物有毒而不吃不喝，或是经常四处跟踪尾随其爱人，或者与怀疑对象经常大吵大闹等。这类病人由于身陷重重怀疑之中，再加上幻觉妄想的支配和影响，所以可发生绝食、自伤、自杀和伤人等行为异常。病重日久者最后可能会有一定程度的衰退与痴呆。预后较更年期忧郁症差，但约有1/3患者可自愈，早期诊断并及时治疗效果较好。

更年期类偏执状态除进行必要的心理治疗外，药物治疗与精神分裂症基本相同，可选用氯丙嗪、奋乃静、氟奋乃静、三氟拉嗪等安定药物。氯丙嗪一般从25毫克每日3次开始，在几天内根据其反应情况增至100毫克，每日3次，治疗较长时间，待症状减轻后改为每日50～100毫克维持；奋乃静镇静作用不及氯丙嗪，对妄想幻觉症状疗效较好，治疗剂量为每日20～60毫克，分次服。必要时也可用5毫克，肌肉注射，每日1～2次，氟奋乃静为强效安定剂，对妄想症状效果较为明显，治疗量每日5～20毫克，分2次服，三氟拉嗪对妄想、幻觉症状有较好疗效，治疗量为每日20～60毫克，分次服。安定药物却有一定的副作用，且治疗更年期类偏执状态剂量较大，因此，一定要在精神病科医师指导下进行。

更年期神经官能症的心理保健

更年期神经官能症好发于更年期的早期，表现为易激动、情绪不稳、爱哭闹、好发脾气以及神游或昏睡等歇斯底里性发作，故又称更年期癔症或更年期紧张症。病因不清楚，可能与体质、神经、行为、外周环境、遗传等因素有关。患者的神经类型常为弱型，较抑郁和焦虑忧愁，在精神上受到刺激或工作较紧张时，往往不能使自己适应于这种环境而易发病或使症状加重。患者的家庭成员中可有神经官能症，也提示本症与同一家族的神经类型和受相同的外周环境影响有关。精神、环境等的刺激可引起各种生理改变，主要表现为交感神经活性增加和肾上腺皮质激素分泌增多。常见的症状有4个方面的表现：第一，是心血管方面的症状，患者有躯体不适感觉，如胸闷、心悸、头晕、呼吸困难、心前区疼痛以及腹胀及关节疼痛等；第二，是自主神经功能紊乱症状，多汗、肢端发冷发麻、两手震颤、血压波动、心动过速、颜面潮红、厌食、便秘或腹痛、尿频等；第三，是性功能减退的表现，如性欲降低、性抑制、遗精、早泄或阳痿等；第四、是神经衰弱的症状，疲倦、失眠、浅睡多梦、睡眠倒错、记忆力减退、注意力不集中等。

治疗措施有：

（1）使患者了解本症的性质以解除其顾虑，使其了解并无器质性的疾病。

（2）鼓励病人多进行户外活动，做一些适合身体状况的运动锻炼，必要时给予一定的药物治疗。

（3）做心理咨询，及时调整心理状态，逐渐恢复正常工作和生活。

更年期忧郁症的治疗与保健

更年期忧郁症是更年期精神障碍中较多见的一种类型，女性比男性多见。早期多有更年期综合征表现。一般起病缓慢，病情发展呈渐进性，病程较长。以焦虑、忧郁、猜疑、疑病等情感障碍为其主要临床表现。

更年期忧郁症的治疗措施有：

○西药治疗

以抗焦虑、抗抑郁药物为主，配以治疗更年期综合征的药物。对焦虑忧郁症状突出者，可给予泰尔登，开始用25毫克，每日3次，以后视情况增加；严重忧郁有自罪消极症状者，可服丙咪嗪，开始每次25毫克，每日3次，一周后逐渐增加剂量；如有猜疑、紧张不安者可酌选氯丙嗪、多虑平等药物，病情轻者可服用利眠宁、眠尔通、安定等药物，自主神经功能紊乱者可服用多维素10～20毫克，每日3次。

〇中医中药治疗

更年期忧郁症伴有阴虚阳亢等症候者，可用中药滋阴降火之法，常用中药有生地、玄参、天麦冬、石斛、石菖蒲、知母、猪苓、山萸肉、怀山药、泽泻、黄连等，也可用针灸疗法。

〇心理治疗

随着医学生物模式向生物—心理—社会医学模式的转变，即过去在医疗过程中，医生面对病人只注意生理活动或病灶，而忽视了其心理活动和社会的一面，即只见病不见人，以致在诊疗过程中只考虑诊疗效果，不考虑病人的痛苦感受。如今心理咨询、心理治疗也广泛应用于临床并占有相当重要的位置，是行之有效的治疗方法，它主要通过医生护士和病人进行交谈，诚恳耐心地引导病人将内心的感受讲出来，帮助病人正确对待自己以及与发病有关的精神因素，树立起治病和养病的信心，及时发现病人可能出现的不利健康的消极因素，并给予及时有效的心理疏导。

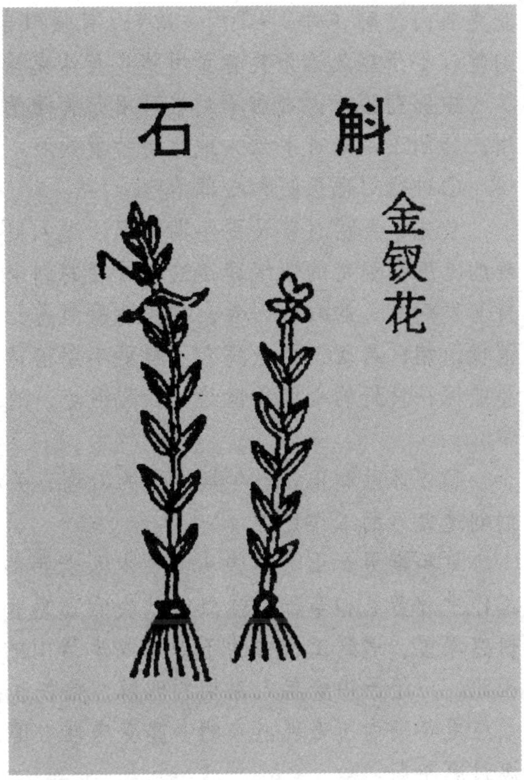

石斛图，选自《本草纲目》。石斛可用于治疗更年期忧郁症。

更年期精神病的治疗与保健

目前，更年期精神病因问题尚未得到彻底解决，一般认为是在更年期机体代谢与内分泌机能减退的基础上，由心理因素诱发的。因此在心理护理与保健、治疗过程中应该注意以下几点：

〇对严重患者运用药物对症治疗

西医药治疗：失眠者可给服利眠宁、安定等；植物性神经功能紊乱者，可给服谷维素；内分泌功能失调者，女性可服乙苯酚0.5～1毫克或乙炔雌二醇0.125～0.5毫克（1日1次，睡前服，连服20～22天，停药后8～10天，周而复始），男性可服甲基睾丸酮5毫克（1日2次，1～2月后减为每日或隔日1次）；焦虑忧郁症状突出者可给服丙咪嗪；猜疑、紧张不安、有妄想并伴有明显的兴奋躁动和幻觉者，可给服氯丙嗪、奋乃静、氟哌啶醇等药，也可选用氟奋乃静癸酸脂或庚酸酯25

毫克肌肉注射（每2~3周一次）；有强烈自杀倾向者可用电针抽搐或电休克治疗；幻觉、妄想症久治无效者可用胰岛素休克治疗。

中医药治疗：心血不足者可用归脾汤酌量饮用；肝胆郁结者可用逍遥散酌量服用；肾阴不足者可用六味地黄汤酌量饮服。

〇进行心理预防和心理治疗

首先，要通过普及更年期知识让进入更年期的男女有充分的心理准备，能以正确的态度和稳定的情绪迎接这一时期的到来；其次，要帮助进入更年期的人正确对待与发病有关的心理因素，自我消除焦虑、惶惑、紧张等易引起更年期精神病症的消极情绪；再次，要让病人了解更年期精神病症的预后并不严重，一般情况下，只要能保持良好的心境和情绪，加强锻炼，随着时间的推移，就会自然而然地恢复正常。

〇要体贴和正视更年期男女的心理，关心他们的健康，尊重他们的工作，为他们创造良好的工作环境

更年期男女正是那些从中年步入老年的人们，他们肩负着社会和家庭的重任，工作十分劳累和辛苦。强烈的社会责任感和家庭责任心，常常会使他们思绪纷繁，情感深重，遇到工作中的不如意或生活中的不顺心，也常会感到心烦意乱和自责。因此，应给予中老年人深切的理解、信任和支持，使他们能心情愉快地工作。对他们在更年期内所表现出来的一些变态性心理，更应给予理解和同情，帮助他们顺利渡过更年期。

〇更年期精神病症虽多见于女性，但男性切不可掉以轻心

除更年期综合征多见于女性外，其他病症同样也见之于男性。同时，还要注意防止更年期病重患者的自伤和自杀行为。

3. 心理养生要诀

养身先养心

药补不如食补，食补不如神补
心旷神怡百病消

人的一切活动均受大脑的支配，其情绪的好坏对身体各内脏器官的影响十分密切。我国历代养生家无不重视精神调养。《内经》指出："恬淡虚无，真气从之，精神内守，病安从来?""百病之生于气也。怒则气上，喜则气缓，悲则气消，恐收气下……惊则气乱……思则气结。"

现代医学也证明，人体最高司令部——大脑的活动，调节控制着机体活动的全过程，而这种调节控制的作用，又受各种情绪的支配。我国将喜、怒、忧、思、悲、恐、惊，总称七情。七情过激会使精神失调，而精神失调会使大脑调控作用失灵或受障碍，因而导致心率、血压、呼吸、体温、内分泌、胃功能、性欲、月经、

排泄、代谢、皮肤、肌肉等一系列的复杂变化。有时感情上一点涟漪，内部却在翻江倒海，张皇失措，在身体上引起很大的变化。这些变化对人体的健康来说，不是增强，就是减弱，不是有益，就是有害，可以产生病患，也可祛病疗疾。因此，保持良好的精神状态，是一种最好的补养。

利以养体，义以养心

养生效寿，义重于利

汉代儒学家董仲舒认为："天之生人也，使之生于义与利，利以养其体，义以养其心。心不得义不能乐，体不得利不能安。义者心之养也，利者体之养也。体莫贵于心，故养莫重于义。义之养生人，大于利。"

人疗不如自疗

心病还将心药医
疗身不若疗心

中医学早就发现，由于七情过激，精神失调而产生的疾病，用药物等手段治疗往往难以奏效或疗效不佳。而用"一把钥匙开一把锁"的精神疗法，用语言或事件对患者制造一种与病因、病情相反的情绪，常常收到意想不到的疗效。即使并非完全由精神因素所造成的疾病，精神治疗也是十分重要的。比如癌症患者，有的心情开朗，思想乐观，在药物、手术、气功等方法治疗下，恢复很好，甚至癌细胞消失，痊愈。而有的患者把癌症诊断书当作"死亡通知书"，背上"不治之症"的思想包袱，思虑过度，加速了病情的恶化，使并非完全不治之症真的变为"不治"了。《内经》早就指出："喜伤心，恐胜喜；怒伤肝，悲胜怒；思伤脾，恐胜思；忧伤肺，喜胜忧；恐伤肾，思胜恐。"以后各代医家在此基础上进一步实验、研究，总结出一套我国特有的"心疗"经验。

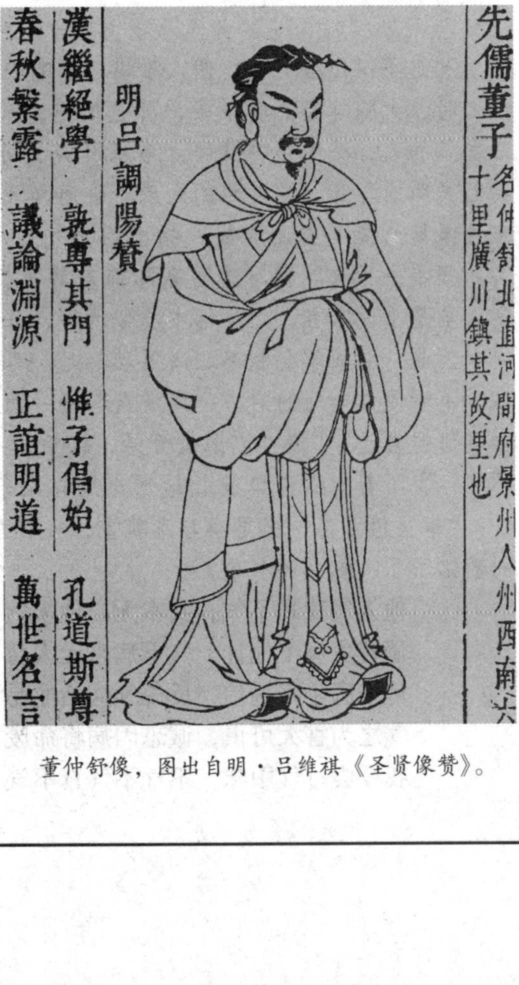

董仲舒像，图出自明·吕维祺《圣贤像赞》。

清初尤乘在《勿药须知》一书提出并论证了"疗身不若疗心"的

命题，他说："古神圣之医，能疗人之心，预使不致有疾。今之医者，唯知疗人之疾，而不知疗人之心，是犹舍本而逐末也。""药之所治，只有一半，其半则全不系药力，唯要在心药也。"什么是心药呢？尤乘引林语堂的诗作为说明："自家心病自家知，起念还当把念医，只是心生心作病，心安哪有病来时。"他认为"灭念""心安"便是心药，心病就得用心药治疗，而且"使人疗，尤不若自先疗也。"

生气如服毒

大怒伤肝
食多伤身，气大伤人
赌气伤财，怄气伤肝
吃饭生气，打嗝岔气
少怕贪色老怕气
烦恼气郁结，暴躁火攻心
气大多生病，喜笑延生命
恼怒催人老，愉快使人少
说说笑笑能长命，气气恼恼会生病
一日三笑，老也不老；一日三恼，不老也老
不气不愁，活到白头
话到嘴边留半句，气到喉上忍三分

发怒不仅伤害别人，使人难堪，影响关系，而且伤害自己，有损健康。人在震怒之时，大脑神经高度紧张，肝气横逆，气促胸闷，即平日所谓"气愤填膺"。经常发怒的人，必然影响肝脾，易患肝炎、肝癌。暴怒还可导致吐血、腹泻、昏厥、突然失明或耳聋。爱发怒的人患心脏病和死亡率，比少发怒的人要高五倍。清化医家林佩琴所撰《类证治裁》指出因怒气伤肝而发生的疾病有三十多种。《三国演义》里有一段文字描写诸葛亮阵前羞辱王郎，气得王郎大吼一声，伏马身亡的文字，虽是小说家言，然生活中类似的事，并不罕见。

因此，必须学会制怒。当要动怒时，可赶快离开现场，到别处走走；或转移视线，不看使你生气的对方；或默默背诵一两句名人制怒格言，如"发怒是用人家的错误惩罚自己""愤怒以愚蠢开始，以后悔告终"等，想想生气于事无补，对身体不利，犯不着；或张口长长地呼出胸口之气，使自己平静下来。清代名士曹庭栋说："事当值可怒，当思事与身孰重，一转意向，可以涣然冰释。"清代著名理财家阎敬铭写了一首《不气歌》：

他人气我我不气，我本无心他来气
倘若生病中他计，气下病来无人替
请来医生将病治，反说气病治非易
气之为害大可惧，诚恐因病将命废
我今尝过气中味，不气不气真不气

经常爱发怒的人，除要加强修养外，还要适当吃点清肝火的药物，多吃点小麦粉、玉米面、豆制品、白萝卜、油菜、芹菜、海带、牛奶等食物，少吃助肝火的食品。

人怕伤心，树怕扒皮

酒多伤身，愁多伤人
人怕哀，米怕筛
吃肉不长肉，只为多忧愁
野花不种年年有，烦恼无根日日生
忧愁烦恼，使人易老
为愁老得快，天阴黑得早
劝君莫烦恼，烦恼催人老
伤心不是病，不治就要命
多愁多病，越病越愁
一愁百病起，一喜百病消
愁一阵，命丢半；笑一声，病丢半
笑一笑，十年少；愁一愁，白了头
愁眉少变老，笑笑老变少
常笑老来少，常愁白了头
不愁不恼，百岁不老

人忧愁时，情绪低沉，大脑皮层处于压抑、郁结的状态，气机不能舒畅，生理机能受到阻碍，故常感到肺气压抑、胸闷气短、精神不振、茶饭不思。长期处于忧愁状态，会造成体力过分消耗、肌肉麻木、手疲足软、四肢无力、身体免疫功能低下、大脑功能紊乱、内脏功能失调；导致头晕、头痛、心悸、失眠、神经衰弱，憔悴、无力、迟钝、心脏病、精神病、溃疡病等疾患，引起早衰，甚至死亡。在人的生活中，因情绪不好而危害健康的事是不乏实例的。伍子胥过昭关，因有重兵把守无法通过而忧虑，一夜便急白了头。《红楼梦》中的林黛玉因为郁闷伤及元气，香销玉殒。

然而，人的一生不可能不发生令人忧愁的事，正如俗语说的："无情岁月时时减，无端烦恼日日生。"要保持心情舒畅，就必须学会摆脱忧愁。当苦闷不堪或烦恼不安时，千万不要一个人闷头发愁，那样会越想越难过，此时最好听听音乐，看看电影、电视，或读一本能吸引自己的书。读好书如与知心友谈话，你会很快进入一种忘我的境界，心中的烦闷便很快地烟消云散。或是出外走走，找朋友谈谈心，把自己的委屈和难处向人倾诉，定能得到对方的安慰和规劝，即使对方说的是一些无济于事的话，你的忧闷得到了宣泄和安慰，也能减轻心头的重压，使心境得到宽解。

平时多喜乐，胜过吃补药

笑门开，幸福来
笑长命，哭多病
笑口常开，青春常在
笑笑笑，开七窍；躁躁躁，有病倒
说说笑笑，能通七窍；不说不笑，不成世道
笑笑乐乐散散心，没灾没病乐长生
三个哈哈增一寿，三条皱纹少斤肉
一日三笑，不用吃药
气血弱，疾病作，疾病作时心要乐，心乐能将病痛祛
笑一笑，少一少；恼一恼，老一老
有说和笑，阎王不要
一天笑三笑，阎王不爱要
阎王不收快活鬼

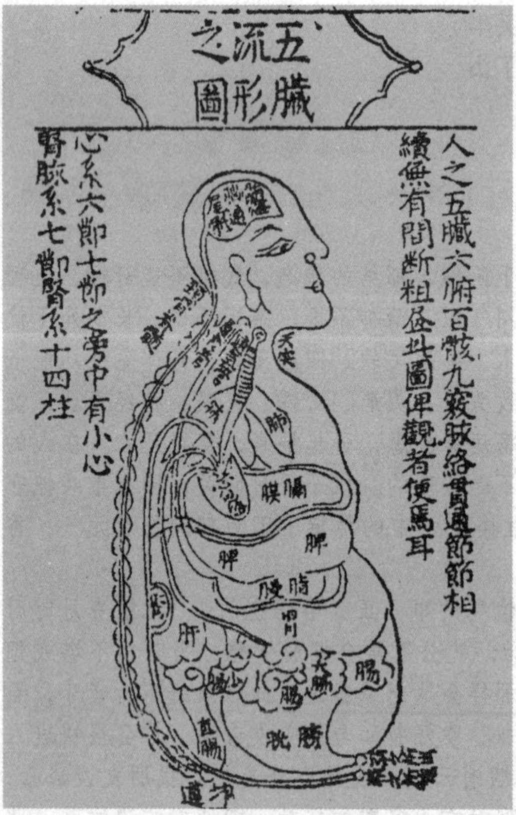

明代吴文炳《针灸大成》中的侧人五脏流形之图

笑是一种对人很有益处的运动，是增进健康的灵丹妙药。笑能使全身轻快，大笑几乎能使全身各个关节、各个器官都活动起来，人体内的膈、胸、腹、心、肺，甚至肝脏，都得到运动。生理学家发现，人大笑之后会牵动 17 条肌肉，43 条神经。笑使肺部张开，增加了肺活量，胸部肌肉也同时加强了运动，促使心脏功能加强，血循环加快，毛细血管开放，增加氧气的摄入。笑使胃的体积缩小，位置上升，胃壁张力加大，消化液的分泌和消化道的活动增加，食欲增进。笑使胸腹部产生的肌肉活动，给心、肺、胃肠等内脏器官以良好的内按摩，又能调节植物神经和内分泌功能，促使新陈代谢。这些作用对身体健康是大有好处的。

我国古代就懂得用笑来治病。传说有位八府巡按，因忧郁成疾，很多医生医治无效。后请了一位医

生，说他患的是月经不调症。巡抚闻言，捧腹大笑，天下哪有男子月经不调之理，每每想起，便要大笑一场，过了一段时间，其病竟不药而愈。

我国科学工作者对一些长寿老人进行调查证实，长寿者均性格直爽、乐观、开朗。

过忧伤身，过喜伤心，暴喜伤心

喜悦本来能使人气血调和，精神振奋，对人有益。但暴喜，即突如其来的惊喜或过分的大喜，也是一种强刺激。大脑受到这种刺激后，交感神经兴奋，释放大量肾上腺素，心率加快，血压升高，呼吸加促，体温上升，如果超过了人的适应能力，就会造成体内紊乱。特别是对有高血压和心脏病的病人，更是一种严重威胁。严重者可能会造成血管破裂甚至心脏骤停而死亡，也可能造成思维紊乱，乃至精神失常。《儒林外史》中之范进，因过喜而精神失常；《说岳》中之牛皋活捉了金兀术，因过喜而丧生；《说唐》中程咬金在90大寿的筵席上，满朝文武，满堂儿孙齐来拜寿，连皇帝也前来祝贺，他想起瓦岗36英雄都已不在人世，唯独他还活着，并享受这种殊荣，过喜大笑，三声殒命。这些虽然都是小说中描写，却是符合科学道理的。所以，在日常生活中要避免过分激动，不但要防“气死人”，还要防“乐死人”。

当大喜临门时，要注意控制自己的感情，不要过分激动，不要放声大笑，还可以从相反的角度想想，“可能搞错了吧”“没有什么了不起”，以此来缓冲自己因惊喜而产生的急剧的情绪变化。

大笑有益，因人而异

笑对人体大有益处，但也有些人有时不宜大笑。

(1) 怀孕妇女不宜大笑，因腹部激烈抽搐，易造成早产或流产；

(2) 孩子进食时不要逗他大笑，以免食物呛入气管，造成气管异物堵塞；

(3) 做了胸腔、腹腔、心管、心脏等大手术不久的人不宜大笑，恐影响受伤组织的愈合甚至造成破裂；

(4) 心肌梗塞患者不宜大笑，恐因强刺激发生意外；

(5) 患脑血栓、脑溢血症及蛛网膜下腔出血病人，不可纵情大笑，大笑会加重病情；

(6) 血压过高的病人，若不加节制地大笑，可诱发中风、晕倒；

(7) 早期疝气患者，经常大笑会加重病情。

寡欲精神爽，思多气血衰

思多伤脾

脑筋和身体一样，要多动，但不能过度，过度便是思多。思多包括两个方面，一是时间过长地无间断地紧张用脑；一是苦恼地强制性地思索问题。长期思劳过度，会引起头痛脑涨、胸腹痞满、食欲不振、失眠倦怠。脑电图检查发现，动脑多的作家，患脑动脉硬化症的年龄并不早，而心胸狭窄、想问题喜欢钻牛角尖或常陷于被动思考的人，动脉硬化的时间比较早。脑动脉硬化的早晚与用脑时间长短，并非成正比，而思维方式才是最关键的。因此要注意不要思虑过度。当某个问题一下不能解决时，应暂时摆脱，搁置一边，出外散散步，听听音乐，或干点别的事情，调剂一下精神状态，让大脑休息一下。这样不仅有利身体，也有利问题解决和提高工作效率。

人急易老，菜淡易馊

天燥有雨，人躁有祸
忙人事多，急人病多
我急不经老，人老不经搞
三天的路一天走，事后至少睡三天
烦能摧人老，躁可促人衰
性情暴躁，死无信报；性情缓柔，寿高一筹

现代科学高度发展，过去许多人们异常恐惧的传染病，如天花、麻疹、鼠疫、霍乱等，都已得到控制，对人们不再构成威胁。取而代之的是各种现代病，如高血压、冠心病、糖尿病、溃疡病和癌症等。这些现代病的病因，不是细菌、病毒，也不是营养不良，而是现代污染与紧张、紊乱的情绪所致。因此，在紧张纷乱的生活节奏中，学会放松情绪，改变性急的毛病，做到生活和工作有张有弛，是防治现代病最重要的良方之一。即使是要赶时间完成的工作，也要学会不慌不忙地去完成，还要忙里偷闲，在工作中偷得片刻的闲适和宁静，以减轻心情的紧张程度。因为紧张、急躁不仅对身体不利，也对工作不利，性急办不好事，“欲速则不达”“忙中易出错”。平心静气不急不慌地工作，常常比心慌意乱、手忙脚乱地工作，效率要高得多。

我国养生之道，历来重视清静。《周书·苏掉传》说：“夫所谓清心者，非不贪货财之谓也。乃欲使心气清和，志意端静。心和志静，则邪僻之虑无因而作。”近年来气功风卷全国并波及欧美，在于气功的特点是松弛、宁静，使机体在宁静中获得深度休息，从而疏通经络，气血畅通，达到健身的目的。我们能在高度紧张的生活中，学会轻松平衡地工作，也就起到了一定的气功作用，对防治现代病自有莫大的好处。

人比人，气死人

比上不足，比下有余
争一口气，少活一岁
休争三寸气，白了少年头
知足者常乐

世间没有绝对的公平合理，人总有受到不公正待遇的时候，在这种时候，必须控制自己的不平之情，如果任其膨胀，越想越不通，越想越生气，对身体便会产生危害。喜欢和人比高低的人，会经常心情郁结，气愤不平，久之便会精力耗损，神气涣散，肾衰阳失，外邪入侵，出现胃部不适，消化减退，精力衰退，头晕头痛，心悸气短等疾病或者早衰。清·石天基《长生秘诀》说："每遇不如意事，即将更盛者比之，心即坦然大乐矣。"如古人云："他骑骏马我骑驴，仔细思量我不如，回头看见推车汉，上虽不足下有余。"

人吓人，吓掉魂

人受到突然惊吓或产生强烈恐惧时，会因心情过分紧张导致呼吸过于急促或暂时停止，血管剧烈收缩，血压增高，心律失常，精神失常，胆汗分泌失常，即俗谓"吓破了胆"。

严重的脸色发白、大小便失禁、瘫痪，甚至僵卧不省人事、痴呆以至猝死。因此，在生活中不要突然去吓人。有一女性平日最怕蛇，谈蛇色变，一男同事和她开玩笑，拿一根草绳去触及她的颈部，一面大喊："蛇来了！"竟将这位女同胞活活吓死，后悔莫及。像这样当场被吓死的事虽不多见，因受吓而生病或致疯的事却到处可闻，不可不慎。

热极生风，闷极生病

闷葸心，古怪精
两手托腮，无病生灾
长吁短叹，忧愁减半
露出来凉快些，哭出来舒服些
闷在心的事是病，说出口的话是药

人在悲伤、忧愁的时候，有时会发出一两声长吁短叹或痛哭流泪。吁叹与哭，从社会意义上讲是消极的、无益的，但从心理学和医学的角度来看，则对健康是有益的。哭与叹气是一种不良情绪的宣泄，人的痛苦得到一定程度的宣泄，心情便会感到轻快些。

郑板桥在《沁园春·根》中写道："难道老天，还箝恨口，不许长吁一两声！"反映出诗人心中之恨得不到渲泄的极度苦闷，使人读后感同身受，胸闷难忍。所以"喜怒不形于色"的自制功夫，从医学角度来说，并不可取。伤心的泪最好让它尽量流出，强忍反而容易诱发心脏、肠胃、神经系统疾患，对身体不利。因为人们可以控制声、泪、表情、动作，却不能控制情绪引起的体内血管、心率、汗腺、内分泌等一系列翻江倒海的生理活动。表面看来，消极情绪得到了控制，实际上它会转入体内，成为"体内的定时炸弹"。因此，强行关闭感情的闸门，不让其发泄，将是灾难。

喜伤心，恐胜喜

《儒林外史》中的范进，从年轻考到老，不知考了多少次，一直不中。生活贫困潦倒，被人瞧不起，尤其是他的岳父对他非常之狠，非打即骂，范进十分惧怕他。范进晚年中了举人，但“大喜伤心”，精神失常，一场欢喜反成悲。后有人告之以恐胜喜法，提出要他平日所怕之人施以恐吓，才能解除。他的岳父狠狠地骂道：“该死的畜生，你中了什么？那报录的话是哄骗你的。”一个耳光打去，才把范进打醒，疯病也就好了。又清代名医徐灵胎治一新中状元因喜伤心的病，也是采取以恐胜喜法。徐对他说：“病不可为也，七日必死。”那状元受了惊吓，冷静下来，过喜之情得到中和与缓解，只七天病就好了。

大怒伤肝，以喜胜怒

《古今图书集成·医部全录》录《武进县志》载明代医家徐迪医案：“一女伤于怒，内向卧不得转，迪视之，因索花作妇人妆，且歌且笑。患者闻之，不觉回顾，大笑而愈。”又《儒门事亲》卷七载：“项关令之妻，病怒，不欲食，常好叫呼怒骂，欲杀左右，恶言不辍。众医皆处药，几半载尚尔。其父命戴人（张子和）视之，载人曰：‘此药难以治。乃使二媪，各涂丹粉，作伶人之状，其妇大笑。次日又作角抵，又大笑。其旁赏以两个能食之妇，夸其食美，此妇亦索其食，而为一尝之。不数日，怒减食增而瘥。”以上两个医案，其病均因怒而起，一个表现为狂躁型，时时要发脾气；一个为抑郁型，把怒气憋闷在心里。两例都是逗笑的方法，使他们发笑欢喜，从而缓解怒气，达到治愈疾病的目的。可见“喜胜怒”的治病方法，有着广泛的实用性。

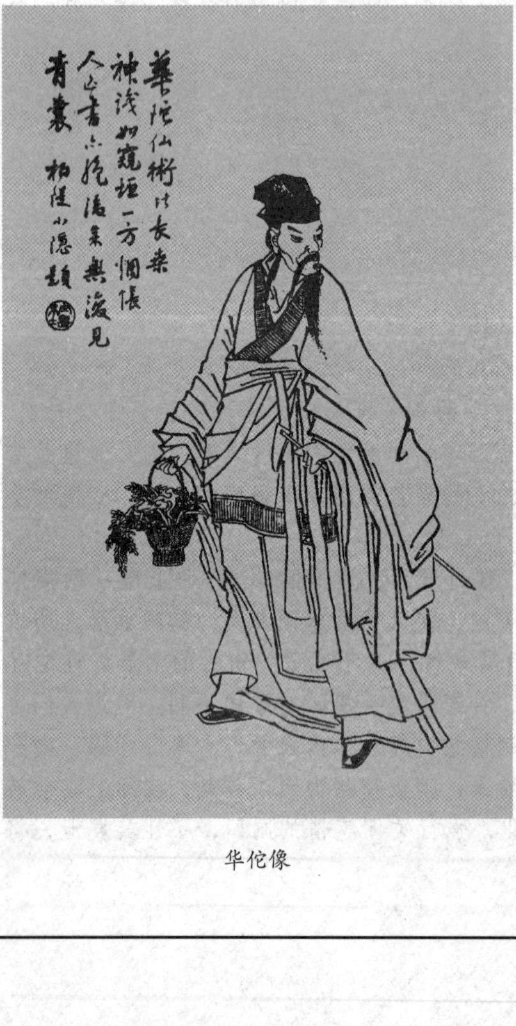

华佗像

思伤脾，怒胜思

《后汉书·华佗传》记载：“又一郡守笃病久，佗以为盛怒则差，乃多受其货而不加功。无何弃去，又留书骂之。太守果大怒，令人追杀佗，不及，因嗔恚，吐黑血数升而愈。”

我国古代的这种“以情胜情

法”，是有其科学根据的，因人长期处于忧思焦虑的情绪中，中枢神经系统持续地抑制不畅，致使功能失调，引发心身疾病。发怒时血管收缩，血液循环加快，神经系统高度紧张，快速地作出反应，使抑郁型心身疾病消失。

忧伤肺，喜胜忧

忧则气结，喜则百脉舒和

张子和《儒门事亲·因忧结块》医案：“息城司侯闻父死于贼，乃大悲哭之。罢，便觉心痛，日增不已，月余成块，状若覆杯，大痛不住。药皆无功，议用燔针炷艾，病人恶之，乃求于戴人。戴人至，适巫者在其傍，乃学巫者，杂以狂言以谑，病者至是大笑不忍，回面向壁。一二日，心下结夫皆散。戴人曰：‘《内经》言忧则气结，喜则百脉舒和’，又云‘喜胜悲’，《内经》自有此法治之。”张子和以逗病人喜笑，治疗因悲伤所生的疾病，收到良好的效果。如果用针灸治疗，是在病人痛苦的心情上又加痛苦，故良医不取。

忙可忘忧

工作是排忧的良药

人们在空闲的时候，往往并不快乐，一些无端的烦恼常常缠绕心头。相反，工作忙碌的人，往往是最快活的人。因此，摆脱忧愁、烦恼的最好方法，是找事情干，让各种工作占满你的时间表，自然没有时间去追忧痛苦和烦恼了。因为人的情绪是互相排斥的，任何人不可能同时为两种情绪所占据，不能一方面紧张地工作，一方面又始终为一件不愉快的事情烦恼，即使有时出现不快，也会为对工作的思考和忙碌所代替，一闪即逝。同时工作能使人获得满足感和自尊感，这也可抵挡忧愁情绪的侵袭。所以说工作是一种医治不良情绪的灵丹妙药。

心开朗，身安康

不要屋宽，只要心宽；不怕屋窄，只怕心窄
路窄难行，心窄伤神
心广体胖，勤劳体壮
忧愁多病，心宽体健
心宽睡好，健康之宝
清心寡欲，老而不衰
宰相肚子好行船
一半替自己想，一半替别人想
得之淡然，失之泰然
得之不喜，失之不忧
神安则寿延

塘宽养大鱼，心宽出少年
家宽心闲出少年
扯皮打吵闹不休，吃鱼吃肉不壮肉
想得宽，路通天；想得全，路无边；想得窄，灾星现
量大福亦大，机深祸亦深
心地光明心常泰，粗茶淡饭福随身

由于生活的复杂性，磕磕碰碰的事是难免的。古谚云：“不如意事常八九，能与人言无二三。”遇到不如意的事时，除了原则问题不能迁就外，一般的事，该忍让的要忍让，该谅解的要谅解。心襟要宽宏、豁达，才能经常保持心境平和、情绪安定、轻松愉快，才有利健康。如果心胸狭窄，凡事斤斤计较，经常使性斗气，甚至费尽心机，钩心斗角，不仅容易影响人际关系，而且常常陷入不愉快的境地，自伤身体。宏大的气量有利养生，能招祥致福；而气量狭窄，爱使心机的人，往往给自己带来多方面的不利。故古人云：“雀啄复四顾，燕寝无二心，量大福亦大，机深祸亦深。”

心理治疗

1. 常用心理疗法

激怒疗法

这种疗法，是世界著名的精神病学专家沃尔泊于1958年提出来的。他的这一治疗与我国古代的“五行疗法”基本上是一致的。五行疗法，就是运用五行相生相克的原理对五脏情志病变进行治疗。而沃尔泊的理论要点是：如在出现激惹焦虑刺激的同时，作出对抗焦虑的反应。这样刺激与焦虑之间的联系就会削弱，因而部分地或全部地抑制了焦虑反应。

我国金元时代，有一个生长在富豪之家的妇女，由于思虑过度，以致长时间难以安眠，服用各种药物都没有效果，她的丈夫便请医术高超的张子和前往诊治。张子和仔细诊断后说：可以用激发她发怒的办法来治疗。于是，张子和天天在他家中喝酒，并且索要大量财钱，最后连药方都没有开一张，便扬长而去，气得这个妇女大发雷霆，出了一身透汗，当晚就安睡了。

中医学认为，肺属金，肝属木，脾属土，肾属水，心属火。金克木，木克土，土克水，水克火，火克金。文挚给齐王看病，通过询问后，了解到齐王因思虑过度，脾受其害而成疾。脾脏属土，受肝脏制约，肝属木，肝志为怒。文挚采用激怒去制约齐王的思虑过度，此为激怒疗法，完全符合五行学说中木克土的理论。

现代医学认为，激怒疗法是心理疗法或精神疗法的一种。在医疗实践中，有人用激怒疗法治疗顽固性呃逆，收效也很好。

转移疗法

即使患者的注意力转移到其他事情上去的方法，故也叫“分心治疗法”。我国中医叫这为“工作疗法”。现代的方法，多是鼓励患者将注意力转移到愉快的事物上去，如听音乐、看喜剧，或看轻松的表演或到野外、海滨去度假，使患者思想愉快，使烦恼淡化或忘却，从而使健康状态好转。

一病人双目通红，眼泪汪汪，神情十分忧虑，找到叶天士医生诊治。叶医生详诊细察，询问了病情经过后说：“依我看你这眼病只需几帖药便能好了，但是你两只脚心 7 日后会长出恶疮，那倒是关乎性命的！”病人大惊，恳求治疮。叶天士告诉病人：“唯有一法，你当按法而行，每天晨起睡前，用手搓足 360 次，一次不能少，如此坚持，方能渡过难关。”病人很相信名医叶天士的话，便诚心诚意地去搓脚心，7 天后脚心不但没有长出恶疮，而且眼病也不知不觉地好了，精神显得十分轻松。病人向医生道谢，叶医生笑着告诉他：“你的眼病是因为忧虑所致，我告诉你脚心要长恶疮并教你搓脚心的方法，不外乎是要你分心，不要老记挂着忧虑之事；况且搓脚心本身也有降火宁神、补肾强身作用，所以你的心病自愈，眼病也就好了。”

气功疗法

气功是具有中国特色的锻炼活动，在中国已有两千多年的历史。自先秦到清代的历代医学典籍中气功疗法的理论和实践皆有诸多论述。目前，随着人们对气功研究的深入，气功疗法在国外也流行起来，从事气功锻炼的人很多。据调查，练功后普遍反映头脑清晰、精力充沛、注意力集中、记忆力改善。这说明气功确实可以改善人的心理功能。

气功疗法是一种运用主观意识对人体进行自我调节的心理治疗方法。它主要是通过求治者的意识控制，以达到使肌肉放松、精神安宁、思想入静、呼吸深匀的目的，从而调节生理机能与心理状态，起到治疗作用。临床实践表明，气功对神经系统的功能性疾病有明显的疗效。

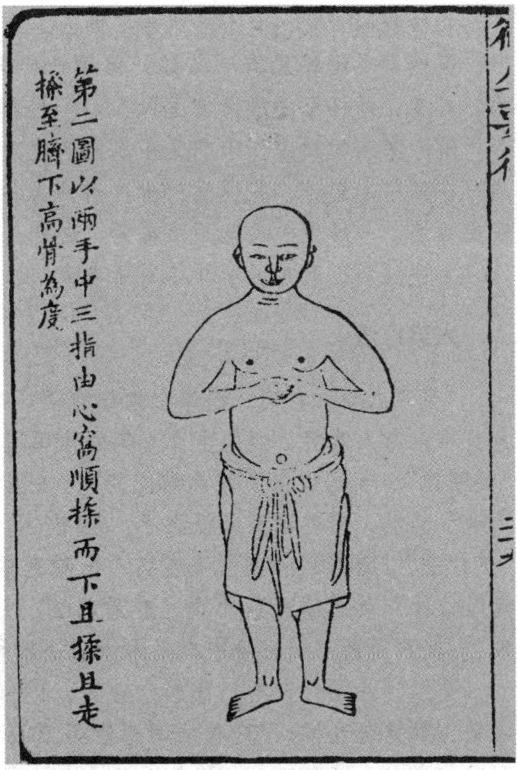

清代潘霨《祛病延年导引图》之第二图

气功对机体的影响是整体的，

它不仅具有祛病强身的作用，还具有神清意静、陶冶性情、促进心理健康的功能。气功不仅能够改善心血管系统、消化系统、呼吸系统和内分泌腺功能，也能够调整大脑的兴奋与抑制过程的平衡。实验研究表明，练气功后大脑各皮质区域的脑电波波幅增大至150~180微伏，是正常人的2倍之多。气功能明显提高人体痛阈，提高顺背和倒背数字的记忆广度，有助于增强学生的注意力和动作协调能力。

气功训练的基点是三调：调意、调身。调息、调意，也称调心，即调理自己的意念，训练涌现在头脑中的思想和念头。通常要求排除杂念，把意念限制在一个词（如“松”）或数字（如“一”）上，并把它固定在意念中身体的某一部位（如“上丹田”或“下丹田”）。这称为“意守”。意守的目的是为了入静。调身，即调整自己身体的姿势，使自己的头颈、躯干、四肢的肌肉和关节都处于相当的松弛状态，同时又能得心应手地活动，并不为自己意识到。调息，即调节自己的呼吸，有意识地进行一呼一吸的训练，正长吸、呼气时间，从而兴奋植物性神经系统的活动，以影响调节内脏的功能。

开导疗法

是用讲道理、摆事实的方法来开导和帮助病人解除一些不必要的心理负担、思想压力引起的疾病。《黄帝内经》中就已有记载，并具体提出：“告之以其败”“导之以其所便”……

相传我国晋朝，有个名叫乐广的人，有一次他的一个亲戚来他家做客，在喝酒时，突然发现酒杯里有一条蛇，但酒已经喝下肚去，心里极为不安，从此得了重病。其实，酒杯里的所谓“蛇”，只不过是挂在墙上的彩色角弓映在酒杯里的影子。为了解除亲戚的疑虑，乐广又在他们前次饮酒的地方放上一杯酒，让这亲戚再看这角弓在酒中的影子，并说明产生这种现象的原因，这位亲戚一下子便明白过来了，疑虑顿消，一场重病也就不治自愈。这就是“杯弓蛇影”一成语的来源。

上述病案，就是说理开导用摆事实、讲道理的方法进行的心理疗法。

大笑疗法

“笑声入心心自俏，遇事心烦烦自消。”笑是一剂“灵丹妙药”。自己欢笑。健身益神；与人欢笑，处处生春。笑的作用引起了全世界科学家的注目，德国成立了“笑联盟”，英国成立了“幽默空间”，法国成立了“幽默协会”，日本成立了“笑天地”机构，有些国家还设立了“笑中心”“笑广场”等。美国一些研究机构推广“笑疗法”，洛杉矶一家医院在病人出院医嘱单中写上每天笑15分钟。有些疗养院定时让休养员阅读幽默小说，观看喜剧、相声，把这些活动称为定时服用的“笑剂”。笑声不断，必将给中老年人带来快乐和幸福，给身体带来健康和长寿。

美国《星期六杂志》编辑卡曾斯，1964年患了“脊髓性感觉缺乏症”（痛觉、温觉、触觉缺乏等），这种病幸存者只有0.2%，尽管他到处求医，仍无结果。正在绝望之际，他找到了一种自我治疗法——大笑疗法。他在一家旅馆里定下一个房间，每天有条不紊地阅读幽默书籍，观看滑稽可笑的电影、电视，并有规律地捧腹大笑，几年后他奇迹般地恢复了健康。

笑是一种特殊的行为，也是一种运动。笑可使腹部、胸部、肩部、面部肌群，甚至全身肌肉、关节都得到有益的活动，对机体各系统起到很好的调节作用；笑使腹肌收缩，横膈下降，双肋上提，胸廓变长，胸腔容积增大。笑声中止，各脏器仍处兴奋状态，从而有效地锻炼了各脏器的功能；笑使肺部扩张，肺活量增加，有利于呼吸道清洁通畅，使心脏功能增强，血液循环加快，心搏稳健有力，血压恢复正常；笑对神经有良好的调节作用，可消除有害健康的紧迫感，使肌肉放松，驱散忧愁，忘却烦恼和不悦；笑可缓解疼痛，当面部、手臂、足部肌肉疼痛时，笑可以缓解。生化研究证明，大笑时大脑内啡呔含量增加，内啡呔是减轻人体疼痛的麻醉剂。

安慰疗法

安慰疗法也是心理疗法的一种，目前已在临床上广泛采用。癌症病人如果经常注射吗啡类止痛，可以成瘾；如果医生巧妙地将吗啡量减少，加用一支普通的安痛定给癌症病人注射，往往也能起到止痛作用，并可减少成瘾机会。神经质、意志薄弱、心理缺陷、易受暗示的病人若应用安慰剂，疗效则会更好。特效药应用时间过长，剂量较大，病人易产生副作用，如果与安慰剂交叉应用，可减轻其副作用。

安慰剂并非是哄骗或缺乏道德，它是一种心理疗法，能给病人以心理上的安慰，促其树立起战胜疾病的信心和勇气，确能治愈某些疾病。尽管安慰剂是一些不痛不痒或无关紧要的药，但其能通过病人的心理因素，使机体免疫作用增强，增强抗病能力。研究发现，人在感受心理暗示之后，大脑能产生一种特殊的麻醉物质，使神经系统减轻对疼痛的感受。所以，安慰疗法无论从心理上还是生理上都能发挥治疗作用。良言得体人心暖，安慰也解人心烦，安慰疗法必将给老年人带来健康和宁静。

情爱疗法

近几年国外有的学者提出夫妻间相互心理治疗问题，其实质就是爱情疗法。如夫妻一方出现抑郁症，另一方务必弄清对方潜在的情绪问题，苦口婆心地用各种事例劝导，对症下药，散步谈心，时刻牢记爱的方法，鼓励其多参加一些文体活动，用爱去消除心理疲劳。

两千年前我国才华出众的恩爱夫妻司马相如和卓文君，相敬如宾，情深似海，许多感人至深的佳话，相传至今。相传司马相如 40 岁时患过一场病，此病蹊跷，饮食不减反而增，伴有多饮、多尿、身体倦怠乏力，日渐消瘦。卓文君给丈夫洗内衣，偶然发现内裤上尿渍处聚集了不少蚂蚁。智慧过人的妻子心中忽然一动，觉得相如的尿中必有缘故。于是，她毅然决定，亲自尝一尝丈夫的尿液。一尝，果然发现相如的尿竟带甜味。博学多才又读过医书的文君，结合丈夫的病状和尿甘不臊的特点，初步判定丈夫得的是消渴症（即现在的糖尿病）。文君亲自按方取药，精心

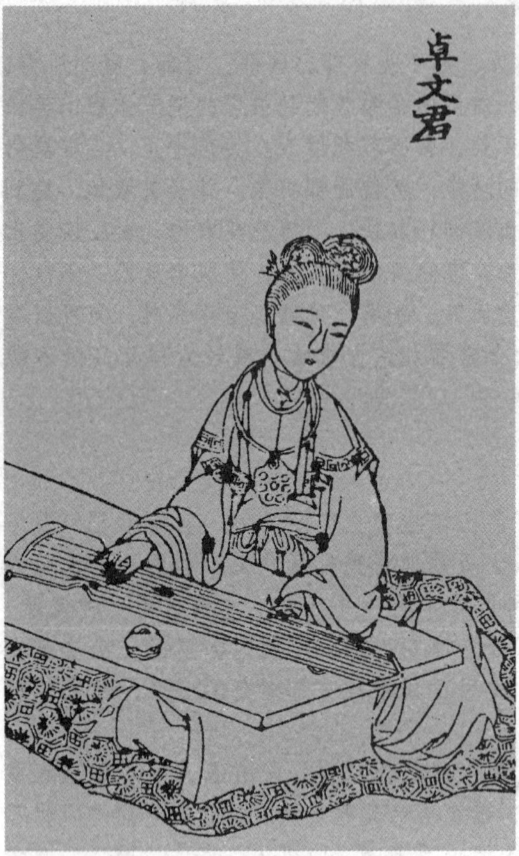

卓文君像，选自《百美新咏》

照料，多方调理，相如的病势日渐减轻，两年后基本治愈。这段动人的故事，对今天的千千万万对夫妻，采取夫妻爱情和科学治疗相结合的方法战胜疾病，促进健康长寿，仍有重要现实意义。

一个人得了重病，往往会产生消沉、焦虑、恐惧、悲观、绝望的心理，这种恶劣的心理状态，是疾病治愈的重大障碍。然而由于爱人的关怀、鼓励与安慰，情况就不一样了。国外报告，癌症病人如能得到亲人的良好关照，治愈率明显高于得不到亲人照顾者，且生存期限相差3.0～3.5年。因此，在战胜疾病方面，爱情的力量是无比的。

家庭疗法

家庭疗法又称家庭治疗，是以家庭为对象而施行的心理治疗方法。家庭疗法与以个人为对象而施行的个体心理疗法有所不同，其特点是不太注重成员个人的内在心理构造与状态，而是把焦点放在家庭各成员之间的人际关系上。家庭疗法的主要理论观点是把家庭看成一个私人性的特殊“群体”，需从组织结构、沟通、扮演角色，联盟与关系等观念和看法出发，以了解此小群体，并且依据“系统论”的观点来分析此家庭系统内所发生的各种现象。即在家庭系统内，任何成员所表现的行为，都会受家庭系统内其他成员的影响；个人的行为影响系统，而系统也影响其成员。这种系统相关的连锁反应，可导致许多所谓病态的家庭现象；而一个人的病态行为，也常因配合其他成员和心理需要而被维持。基于此种观念，家庭疗法主张，要改变病态的现象或行为，不能单从治疗个人成员着手，而应以整个家庭系统为其治疗对象。

针对家庭出现的不同心理问题，可采用不同的家庭治疗模式。主要的家庭治疗模式有以下四种：

〇结构性治疗模式

这一治疗模式的重点放在家庭的组织、关系、角色与权力的执行等结构上，使用各式各样的具体方法来纠正家庭结构上的问题，促进家庭功能的改善。例如，家庭成员间的自我界限划分不清，没有各自的自主独立的角色，犹如粘在一起的“混合体”，可用“家庭形象雕塑技术”帮助家人了解各自的权利、义务、角色，并把治疗重心放在建立家庭成员间应有的界限上。假如家庭成员之间的角色扮演不妥当，甚至颠倒，包括夫妻、父母、妻子或同胞间，则治疗的重心应放在角色扮演的纠正上。特别是父母与子女间所产生的三角性冲突与情结，更要纠正改善。成员间的沟通方式，权力的分配与执行，情感上的亲近与否，都是家庭结构上的问题，也是促进家庭功能改善的要点。

〇行为性治疗模式

行为性家庭治疗的着眼点放在可观察到的家庭成员间的行为表现上，即建立具体的行为改善目标与进度，充分运用学习的原则，给予适当的嘉奖惩罚，促进家庭行为的改善。

〇策略性治疗模式

这一模式的特点在于对家庭问题的本质有动态性的了解，并建立一套有步骤的治疗策略，着手更改认知上的基本问题，以求有层次地改变家庭问题。例如，一个成年的孩子仍依赖母亲，无法独立自主地应付社会刺激，治疗的策略应先把重心放在如何协助母亲去“放走”自己的孩子，不要不放心、舍不得；接着探讨为何父亲没有发挥应有的作用，去协助妻子教育孩子，还可把治疗的重点移到父母所扮演的角色上，或是夫妻之间的情感问题上，以便解决因夫妻关系不协调，使得妻子把情感的重点放在孩子身上，潜意识地希望孩子能永远陪伴自己，弥补心里空虚。策略性家庭治疗就是要了解这一切的来龙去脉，并制定治疗的先后步骤与策略。

〇分析性治疗模式

这一模式以心理分析来了解家庭各成员的深层心理与行为和动机及亲子关系的发展，主要着眼于了解且改善家庭成员情感上的表达、满足与欲望的处理，促进家人的心理成长。

体育运动疗法

〇体育运动是治疗心理病的重要方法

体育运动作为心理纠正内容，不是一般运动训练和娱乐游戏活动，要想达到心理转化目的，必须有一定的强度、质量和时间要求。每次锻炼时间在30分钟左右，运动量从小到大循序渐进，3个月为一个周期，约进行两个周期左右，可达到一定的治疗效果。此外，可注意运动的适应证和禁忌症，防止发生意外事故。

〇腼腆、胆怯的体育运动疗法

如果你觉得自己胆子小，做事怕风险，在人多的场合难为情，容易脸红，那么应多参加游泳、溜水、滑雪、拳击、摔跤、单双杠、跳马、平衡木等项目活动。这些运动要求人们不断地克服害怕、摔倒、跌痛等各种胆怯心理，以勇敢无畏的精神去战胜困难，越过障碍。经过一个时期的锻炼，你的胆子自然会大，处事也就老练了。

〇孤独、怪僻的体育运动疗法

有些人不习惯与同伴、同学、同事交往，甚至不愿与亲朋好友打交道。为了纠正这种不合群的性格特征，可选择足球、篮球、排球，以及接力跑、拔河等集体项

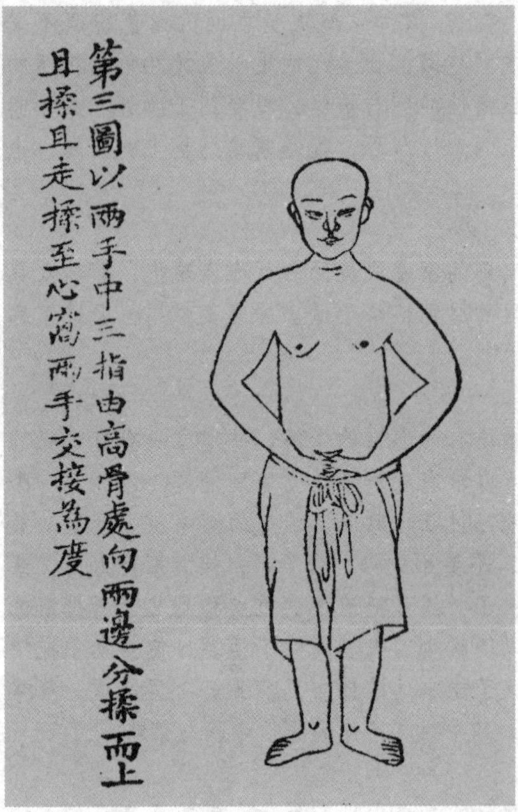

清代潘霨《祛病延年导引图》之第三图

目。坚持参加这些集体项目的锻炼，会帮助你慢慢地改变孤僻的习性，逐步适应与同伴的交往。

〇缺乏信心的体育运动疗法

如果你感到自己做事情老是担心完不成任务，那就得事先选择一些简单、易做的项目，如跳绳、俯卧撑、广播操、跑步等。坚持锻炼一个时期，信心自然能逐步得到增强。

〇遇事紧张的体育运动疗法

如果你遇到考试等重要事情容易紧张、失常，那应多参加公开的激烈的体育比赛，特别是足、篮、排球等项目。因为场上形势多变，比赛紧张激烈，只有冷静沉着地对付，才能取得优势。若能经常在这种激烈的场合中接受考验，“久经沙场”，遇事就不会过分紧张，更不会惊慌失措，从而可给学习、工作带来益处。

〇自负、逞强的体育运动疗法

倘若你发觉自己有好逞强、易自负的短处，可选择一些难度较大、动作较复杂的技巧、跳水、体操、马拉松等体育项目。

〇优柔寡断的体育运动疗法

如果你认为自己处理事情常犯犹豫不决、不够果断的毛病，那就多参加乒乓球、网球、羽毛球、拳击、摩托、跨栏、跳高、跳远、击剑、角力等体育活动。在这些项目面前，任何犹豫、徘徊都将延误良机，遭到失败。坚持下去，可帮助你增强果断的个性。

〇急躁、易怒的体育运动疗法

倘若你发现自己遇事容易急躁，感情容易冲动，那你就应多参加下棋、打太极拳、慢跑、长距离的步行及游泳和骑自行车、射击等项目。这些缓慢、持久的项目能帮助你调节神经活动，增强自我控制的能力，使容易急躁、冲动的弱点得到改善。

音乐疗法

音乐是一种治疗心理疾病和心身疾病的有效辅助手段。其机制是：通过音乐对大脑皮层的刺激作用，使血压正常、肌肉放松、脉搏放慢，从而使人感到心情愉快舒畅，消除不良情绪和心理压力，达到治疗心理疾病和改善情绪，促进心理健康的效果。不同的音乐可以唤起人们不同的情绪，只有柔和、轻松、优美、欢快的音乐，才能使人精神振作，陶冶人的心灵。反之，格调低下的靡靡之音，只能使人意志消沉、精神颓废，对身心有害无益。

音乐可以通过音响的作用来影响人体的生理功能。因为音乐有着它自己的振动频率、节奏和强度。而不同速度、节拍和旋律的音乐，通过听觉神经传到大脑，可使大脑皮层产生不同的新的兴奋区，而使大脑皮层原来的兴奋区得到休息，当然就会感到疲劳消除了。同时，音乐的频率、节奏传入人体以后，正好与身体内相应的振动频率和生理节奏相配合，就会引起共鸣反应。就好像光线能透入人体被吸收一样，音响也能透入人体被吸收，从而激发人体内所贮存的潜能，使人体原有的能量动员起来，由静态变成动态。节奏鲜明强烈的音乐能振奋人心，使心跳加快，肌肉绷紧；而节奏变化少、旋律缓慢、轻悠的音乐，对人起一种松弛和催眠的作用。另外，音乐还可以促使人体分泌一些有益于健康的激素、酶和乙酰胆碱等物质，起调节血液的流量和神经细胞兴奋的作用，使人能保持朝气蓬勃的精神面貌；音乐对呼吸系统也会产生良好的作用，比如引吭高歌时，乐曲的节拍能使肺部扩张、胸部肌肉兴奋、肺活量增加；音乐也能调节植物神经的功能，使胃肠蠕动增强且有规律，促进消化液的分泌，提高食欲；音乐还能使血脉通畅，防止许多老年性疾病的发生。因此，许多音乐家都是长寿的。

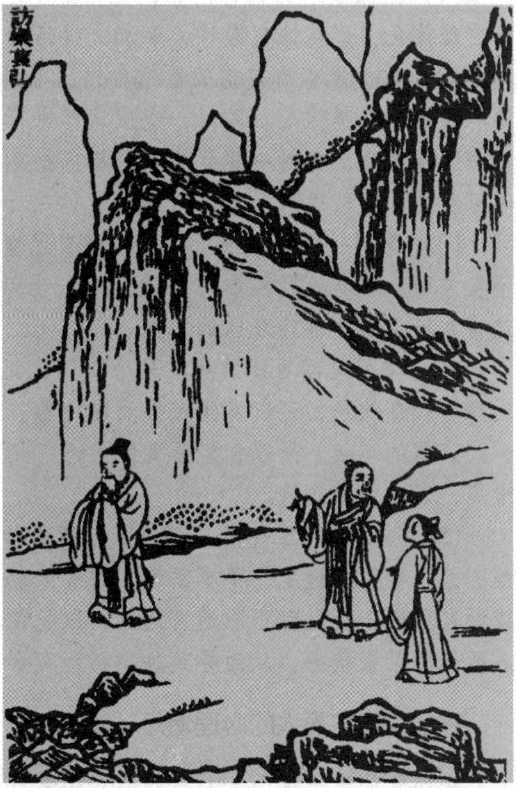

中医认为，音乐可以调节人的情绪，对怡情养性有很大的作用。图为《孔子访乐苌弘图》，描绘了孔子向当时著名的乐师苌弘请教音乐知识的情景。

切忌不要把音乐夸大为是“神丹妙药”。美国纽约州立大学医疗中心的里奥里达斯博士说，音乐是“一种有效的治疗辅助手段”。这种提法是比较恰如其分的。同时，也应注意到，音乐也可起消极的有害作用。“音乐疗法”之所以能够起到较好的疗效作用，简单地说，这是因为它用的是“乐音”，而不是“噪音”。噪音是许许多多种类的频率，以及忽强忽弱经常变化的声波的杂乱混合。其中，多半是高频率的声波，也混杂着低频率的声波，甚至人耳听不见的超声波。很多资料数据表明，中老年人长时间听聒噪、喧嚣的西方现代派音乐以后，神经紧张、头晕目眩，甚至引起呕吐、神经错乱。因此，中老年朋友千万别迷恋这样的音乐，这对您的心理保健是有害无益的。

2. 常见疾病的心理疗法

神经衰弱者的心理治疗

神经衰弱是由于长期的思想矛盾或精神负担过重，脑力劳动者劳逸结合不当，病后体弱等原因引起。神经衰弱属神经机能性疾病，系高级神经活动失调。临床症状多样，几乎涉及所有脏器，由于身体各部位的不适，注意力不能集中，而影响学习和工作。

患神经衰弱者症状表现繁多，几乎涉及所有的器官，患者工作效率降低，注意力不易集中，头昏脑涨，疲乏无力，记忆力减退，食欲不振，情绪不稳，缺乏耐心，易怒，头部有紧箍似的持续性疼痛，可因睡眠、休息、注意力转移而减轻或缓解。患者常为入睡困难，睡眠浅、多噩梦而惊醒。

心理疗法方法如下：

(1) 消除致病的精神因素，在生活上应注意的事项：适当安排工作和学习，生活要规律化，坚持体育锻炼，参加文娱活动，与医生的合作。

(2) 这类患者有较重的思想负担，家属应做深入细致的思想工作，使其树立起战胜疾病的坚强信心。同时，也应认真进行检查，仔细分析病情，向患者交代清楚有关注意事项，并对一些症状采取相应措施。对医生检查无阳性体征的患者，家属不可粗暴地对待患者，草率治疗。

(3) 掌握一些心理卫生知识，使自己懂得怎样安排好工作和生活，改善性格的不良方面，培养战胜困难的坚强意志，生活的乐观情绪，处世达观，办事灵活等，这将有助于预防神经衰弱的发生。

(4) 嗜好烟酒可能使患者视力衰退、记忆力减退、睡眠不好等，还容易产生疲乏感。长期饮酒，可以发生慢性酒精中毒，使人的性格变坏、粗暴、急躁，而出现神经衰弱的症状。所以神经衰弱的患者，切勿抽烟和酗酒，睡前切勿饮用浓茶和咖啡等，以免加重病情。

(5) 脑力劳动工作者，特别是从事教师和科研工作的知识分子一定要注意劳逸结合，不要用脑过度，不要用烟、茶等来刺激大脑；一般劳动者在打麻将、打扑克或做其他娱乐活动时不能通宵达旦，以免使精神疲惫，否则大脑的神经细胞逐渐陷入疲倦与紧张状态，从而导致加重神经衰弱。

神经官能症病人的心理治疗

神经官能症患者由于其自身的心理敏感性，因而表现为特别容易接受外部不良刺激所造成的心理暗示，心理暗示是指人们不加批判地接受或相信某种信念，并使这种观念有意无意地对其行为产生作用。像“杯弓蛇影”“望梅止渴”等成语所讲的便是一种暗示的作用。神经官能症疾病的产生可由不良的心理暗示所导致，而其治疗也可以由良性的心理暗示而获得疗效。科学实验表明，暗示对人的心理和身体健康会产生重要的影响。消极的暗示可能使人的心理及人体的生理机能发生紊乱而造成疾病，积极的暗示可以改善人的心理及人体的生理机能而增进健康。

暗示在医疗中的作用已受到广泛重视。例如，医护人员因出言不慎，从而加重病人的心理负担，使治疗受到影响的病例已不鲜见。作为患者家属如能善于给病人积极的暗示，使病人形成“病很快会好的”这样一种观念，能大大增强病人战胜疾病的信心，提高病人大脑以及整体抵御病症的反应能力。作为病人也要善于给自己以积极的暗示，相信自己一定能战胜疾病，恢复健康。

咽喉部异常的心理治疗

梅核气是以咽喉部异常感觉，如有梅核塞于咽喉，咯之不出、咽之不下为特征的病症。本病属中医郁证，凡各种情绪不良、情志不畅的压抑表现中都可出现上述症状，其中以妇女特别是月经失调、内分泌紊乱的35岁至更年期妇女最为常见。我国古代最早记载此病的医学名著《金匮要略·妇人杂病》上指出：“妇人咽中如有炙腐，半夏厚朴汤主之。”可见该病预后虽无不良，但其病程缠绵，病情反复，而且与情志波动有很大关系，所以给患者在精神上造成了很大的负担。

与梅核气的产生关系最为密切的器质性疾病包括食道癌及由颈椎病引起的咽喉部异物感症候群。常在混合型颈椎病人中发现有咽喉梗塞不适，并伴有头晕胀重、颈项肩胛酸胀。对此种病人采用颈椎正骨手法治疗整复后，异物感都有不同程度的减轻或完全消除。

对于非器质性疾病引起的梅核气，心理治疗是本病治疗效果的关键，治疗重点以减轻患者的精神疑虑和负担，给以精神上的宽慰，开导为主，开怀的大笑与愤怒的发泄以及甜蜜的冥想都可以减轻梅核气的症状，这正是中医心理治疗中所说的“郁症全在病者能够移情易性”的具体内容，在梅核气的治疗中亦具有一定的指导意义。

肠激惹综合征的心理治疗

肠激惹综合征是胃肠道最常见的动力异常疾患之一。它是一种临床综合征，主要症状有腹痛、腹泻、腹胀及便秘等。该病多见于青壮年，临床检查往往不能发现器质性病变，病因多认为与患者心理、社会状况等因素有关。而且患者除主要症状外，几乎必然伴有焦虑、抑郁、紧张、不安等神经精神反应，是一种较为典型的心身疾病。

患者多有神经过敏、疑病倾向、强迫性或癔病性人格特征等，情绪不稳定表现比较明显，对一些日常生活琐事比正常人更易忧虑。心理治疗时家属应配合医生进行解释工作，应反复强调肠激惹综合征是一种功能性疾病，具有时间长、易反复、难根治的特点。要有足够的时间与病人建立和睦的关系，对病人以理解、同情态度，解释本病的性质、病因、发病机理和预后、调养，并明确排除对癌症的忧虑，以提高患者的信心，乐意同医生合作及接受治疗。如对歇斯底里的患者，应该多进行支持性谈话，同情并安抚病人，在顺应患者的自我感觉之中，引导其向平衡的情绪发展，勿须解释过细过多。

也可运生物反馈原理配合治疗，方法如下：

患者取坐位、站位或卧位，平心静气，调匀呼吸，然后进行意念性的三线放松，重点在放松到腹部时，加入意念想象暖洋洋的温水浸浴下腹内，过后有一种污秽尽涤、身心松泰的感觉。收功时正反绕脐按摩腹部 18 次。一般每次练功约 10 多分钟至半小时即可，早中晚各 1 次或随时进行。这种简易功法，一方面也是利用了生物反馈的原理，对局部胃肠功能起到调节作用；另一方面，根据气功调身、调心、调神的要求，使患者进一步能松弛、控制自己的情绪。

胃肠神经官能症的心理治疗

胃肠神经官能症称胃肠道功能紊乱，是一组胃肠综合征的总称。该病是由神经功能紊乱引起的胃肠运动、分泌和吸收功能紊乱，病理解剖并无器质性病变。在各种器官的神经官能症中，该病的发病率最高。精神方面的因素是胃肠神经官能症发病的主要原因。

胃肠神经官能症是以胃部症状为主，患者常反酸、嗳气、厌食、恶心、呕吐、食后饱胀、上腹不适或疼痛等症状。起病多数缓慢，病程多年累月，症状轻重不一，时轻时重或反复发作。常伴有神经衰弱的表现，如失眠、焦虑、头昏、头痛、健忘、心慌、腰酸、胸痛、注意力不集中等。胃肠道症状表现不一，以胃部或肠道为主。

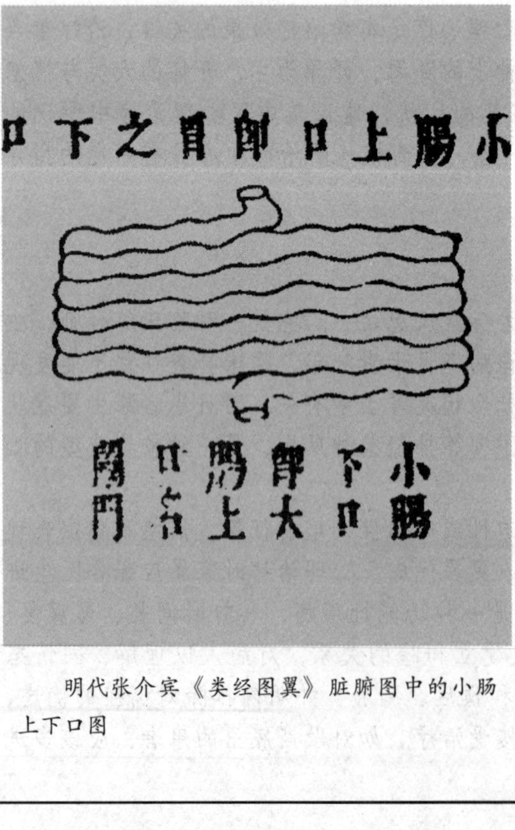

明代张介宾《类经图翼》脏腑图中的小肠上下口图

胃肠神经官能症一般无需卧床休息，可参加轻便劳动和工作，并进行适当的体育锻炼。要做耐心的思想工作，解除病人思想顾虑，树立对待疾病的正确态度。必须建立良好的生活制度，经常参加适当的文娱活动。饮食以少渣易消化的食物为主，避免刺激性食物。

肥胖症心理疗法

肥胖病人常常由于超重而厌恶自己，心理治疗的关键是要把这种厌恶转变为热爱。可以从以下活动做起，如上自我转变的心理辅导课、参加辅导、研讨、咨询活动，甚至参加专业会议。但是，总的原则是将肥胖者的消极精神状态转变为与新的、进取的自我更一致的精神状态以配合治疗。

肥胖者都有可恶而顽固的嗜食性格，几乎对任何喜欢的食物都容易成瘾。为了破除嗜食成瘾的恶习，必须有一个对这种心理无威胁的交换方法。即要找到一种或多至四种新的喜欢的食物来代替旧的喜欢的食物，而这些食物不会增加病人的脂肪堆积。对肥胖病人应奉劝其用餐至少花15~20分钟，吃东西越慢，在感觉饱之前，自己就自然而然地吃得越少。用餐时间越长减肥效果越好。

头痛症的心理疗法

头痛是神经系统最常见的临床症状之一。各种头痛都有一定的心理社会因素，作为身心疾病最具有代表性的是偏头痛和肌紧张性头痛。

在身体各部分的疼痛中，头痛的原因最多，如流感、消化不良、脑肿瘤、眼睛疲劳都可引起头痛。同样道理，过度兴奋、过度疲劳、过度紧张以及任何心理因素也都可以引起头痛。所以头痛病人在去医院做各项详细的检查的同时，应自我检查这种头痛是否与心理的焦灼和紧张有关，以便得出正确的诊断。紧张性头痛的特点是头痛为非发作性，缓慢开始，持续数小时到数日。头痛可为一侧或双侧性，常被描述为有压迫感的锐痛、钝痛，疼痛部位多在枕后，也可向额、颞部伸延。而如果属于心理性的紧张性头痛，就要采取措施改善这种精神情绪的状态。

点压按摩与心理治疗相结合可提高头痛的治疗效果，方法如下：

(1) 头痛位于前额或颞侧（一侧或两侧），多与过度的阅读紧张、长时间注视某一景物等有关。治疗时应多配合闭目养神及有效的睡眠，点压按摩的有效指压点在腕部切脉处近端。以左侧腕部为例，左右手“虎口”相互交叉，右食指端即指压点所在，如整个前额痛，则指压双侧腕部。如一侧颞部痛，可指压对侧腕部，即左侧颞部痛指压右侧腕部。

(2) 头痛位于枕部或项部，多与睡眠不足或睡眠质量下降有关系。心理治疗时应注意充足的休息和松弛，包括听一些舒缓的音乐或进行催眠疗法。点压按摩的有效指压点在小指末端稍下方第五掌骨外，即握拳时手掌尺侧的横健凸起处。压迫该点感到微痛。如头部疼痛偏于左侧，则指压右手该点，反之亦然。

(3) 头痛位于颅顶或整个头部，多见于以上两种心理因素的共同作用。可运用上列两种精神心理疗法及点压方法进行治疗，同时在小腿外侧腓骨下方，踝部以上约五横指处加压。

癌症的心理疗法

“癌症性格”者的心理活动主要是压抑及否认两种：用压抑来封闭自己的情感活动，不对外宣泄；用否认来否定自己痛苦的经历、思想、情感的存在。许多研究结果均表明，以压抑及否认行为为特征的人易患肿瘤。许多后来得癌症的人，大抵都有父母失和、青少年时代曾有感情创伤，因而郁郁寡欢、逃避人际关系等因素。调查发现，心理忧郁的人癌症发生率、死亡率都高，具有“癌症性格”的人，癌症发生率比普通人群要高3.15倍。

据医学专家对抗癌明人的心理状态进行分析的结果发现，抗癌明人在心身症状、躯体化、抑郁、焦虑、恐怖等方面明显好于普通癌症病人，他们比普通癌症患者更能有效地回避不良生活事件，更少采取消极屈服应对方法。抗癌明星更多地表现为外向型人格，能与周围人保持密切的人际关系，能适时表达或宣泄负性情绪，因此他们比普通癌症患者的情绪更加稳定。从此项调查不难看出，对癌症患者进行生物学治疗的同时，还应注意进行心理干预。癌症患者保持良好的人际关系，稳定的情绪，良好地利用自己的内部资源，采取有效的应对策略，培养良好的个性，一方面可以获取社会的支持，另一方面还能使癌症病人生存期明显延长，而且能提高生活质量。

心肌梗塞病的心理疗法

身心医学研究的结果表明，中老年人的心肌梗塞的病因多半与情绪有关。这是因为随着年龄的增长，人体对刺激的适应能力（医学上称为应激能力）逐渐下降的缘故。影响情绪的因素有家庭纠纷、意外事件、过度兴奋、心情压抑、悲伤、人际关系紧张等。据调查，这种类型的心肌梗塞有一半以上发生在老年人情绪波动的七天之内，并以前三天最为多见。因此，作为老年冠心病人，最重要的是要重视调适情志，改变自己急躁的个性，养成心平气和的性格与习惯，尽量避免情绪激动，以减少心肌梗塞的发生诱因。

如果把亲朋好友在感情上的理解和支持比作“心药”，那么，对于患有心肌梗塞的心脏病人来说，这类“心药”能帮助降低血压，缓解心脏负担。

医学家们发现，情感上的支持能够大大提高心肌梗塞病人的存活率。而“心药”的直接作用对象首先是病人的大脑，其次才间接影响到病人的心脏。结果表明和家庭、朋友隔绝的人患心肌梗塞的危险比常人高出两倍，结婚男性因为心脏病而死亡的可能性低于独身男性。在理解和支持的情况下，病人的情绪不会过于紧张，血压不会上升，心跳也不会加快。而缺乏情感往往容易导致高血压、高胆固醇和心肌梗塞。

冠心病的心理疗法

冠心病的产生与某种特殊性格——A型性格有关。具有这种性格的人最容易患冠心病。

由于性格上的特征，A型性格的人长期处于紧张和激动状态，患心脏病的可能性就更大。

心理刺激是诱发冠心病发生、加重和复发的重要根源。要让患者保持安定的生活环境和心理上的平静，减少应激的数量，使A型性格得到显著改变。在受到外界刺激的情况下，亲人和朋友要设法开导、疏导病人。如果病人主动倾吐生活中的不快和挫折、心中的烦恼和焦虑，更要大力鼓励，切忌阻止。倾吐心中的不快，往往能避免或减轻病人的心理冲突。如果病人表现出较严重的焦虑和忧郁情绪时，可考虑给予适当的抗焦虑或抗忧郁病药。

既然性格特征是冠心病的致病因素之一，那么矫正病人的性格则是防治冠心病的心理措施之一。病人要善于倾听别人的意见，不能固执己见和狂妄自大；既能正确估价自己，又能正确评价别人，能聆听他人的建议；既要有奋斗目标，又不要好高骛远。对任何事情都要学会心平气和地去考虑处理，切忌动辄发怒。特别是A型性格患者，处理一些心烦的事情时，一定要冷静地对待，切忌暴跳如雷。

综合性的康复治疗，也是治疗冠心病比较有效的方法。它包括多方面的内容，除了药物治疗，还包括调整生活习惯，从事适当的脑力和体力劳动；调节饮食，少吃高脂肪和高胆固醇的食物；适当活动，保持精神愉快和乐观；最好不抽烟。

高血压病的心理疗法

心理治疗在高血压病治疗中占有十分重要的地位。有人曾用集体讨论形式的心理疗法，使一部分高血压患者的血压恢复正常。治疗时让高血压病患者畅谈自己的思想、工作和人际关系的情况，让患者家属帮助患者认识这些因素与高血压的关系，鼓励他们主动采取措施，克服这些不利因素。

通过放松疗法患者放松自己的身体和精神，以达到降低血压的目的。让患者借助测量血压的工具直观地看到自己放松后的效果，这有助于巩固和提高治疗效果。只要训练得当，常能收到使血压逐步恢复正常之效。

实践证明，气功对于原发性高血压，特别是对于早期高血压有较好的疗效，鹤翔桩、静坐法、内养功等是防治高血压的重要功法。

克服个人性格中易激动、易发怒的特点。这不但有利于降低血压，而且对于防止高血压的发生也有一定的作用。

脑血管病的心理疗法

情绪激动所致的血压升高、头痛、眩晕、呕吐可引起颅内压力增高，导致颅内血管痉挛和小动脉压力增高甚至破裂，出现脑缺血和脑出血病变。在某些威胁性情况下，患者出现脸色苍白、出汗、呼吸及脉率改变、血压下降和脑电活动改变导致脑血管痉挛。

在高血压病的稳定期，病人的心理疗法多由焦虑慢慢发展为抑郁，并产生孤独、被遗弃和无价值感，常伴有人格改变。病人表现为悲观失望、失助、食欲差及睡眠障碍，情感幼稚或自我中心，并有难以控制的抑制性敌意倾向，而在康复期，不少脑血管病人由于对即将面临的长时期治疗难以接受，心理负担沉重，特别是因偏瘫后生活不能自理，成为他人、家庭和社会的负担，因此情绪低落非常明显。这种情绪常常影响到高血压病及急性脑血管病的康复及预后。心理疗法的主要目的就是通过疏导缓解病人的焦虑情绪，鼓励病人以充足的信心坚持并配合药物治疗，达到康复的目的。在这一方面，患者家属可以督促、帮助病人坚持用药以取得疗效。

胃溃疡病的心理治疗

消化系统是情绪反应的敏感器官，工作生活中的挫折，无所依靠而产生的心理上的失落感和愤怒、抑郁、忧虑、沮丧等不良情绪，会在其他一些内外致病因素的综合作用下，促使溃疡的发生。医学家们发现，胃溃疡患者在情绪激动、焦虑、发怒或呈攻击情感，如愤恨、敌意时，胃黏膜充血、胃蠕动增强、血管充盈、胃酸分泌持续升高，可使充血的胃黏膜发生糜烂；而当情绪低落、悲伤忧虑、抑郁或失望、自责、沮丧时，胃黏膜变得苍白、蠕动减少，胃液分泌不足；但在情绪愉快时，血液充盈增加，胃液分泌正常，胃壁运动也有所增强。这充分证明心理和情绪因素是导致胃溃疡的重要发病原因。

胃和十二指肠球部溃疡，其发病因素往往是全身性的。人体胃酸分泌能力和心理矛盾的结合，是诱发消化性溃疡的重要原因。如思虑过度，工作过分紧张，焦虑不宜，生活不检点，等等，均可引起大脑皮层失调。这种长期的心理（精神）应激，便引起致溃疡力的增强或黏膜抗力的减弱，而导致发生溃疡。

心理治疗的目的是防止溃疡病的复发或病情恶化。一般多采用启发式，指导病人调整工作和生活方式，改善人际关系，减少人际冲突，消除不良的心理社会因素。必要时采用精神药物治疗，以消除、抑制溃疡病发病的精神因素。

预防溃疡病的产生和复发须注意避免精神紧张和不良情绪的刺激，注意心理卫生，注意锻炼身体，增强体质，培养良好的生活和饮食习惯，劳逸结合，节制烟酒，慎用对胃黏膜有损害的药物等。

在临床实践中，患者由于应考攻关、旅游、装修等过度紧张，或者因纠纷而心情不畅，引起胃痛甚至胃出血的例子屡见不鲜。可见，对溃疡病患者来说，保持良好情绪，注意劳逸结合是十分重要的。

糖尿病的心理疗法

糖尿病的发病与各种生活挫折有关。事实证明，安定的情绪常常可导致病情缓解，而忧郁紧张和悲愤等常常导致病情加剧或恶化。

糖尿病并发症多，病情易反复。当人感到孤独时可伴发糖尿病，当生活环境稳定、精神冲突消失，使糖尿病人感到安全、满足时，可使糖尿病减轻。这是由于负性生活事件通过大脑皮层、大脑边缘系统以及基底神经节到背部下丘脑产生皮层感觉，引起焦虑、抑郁、愤怒、紧张等，又通过下丘脑引起交感神经兴奋等一系列反应，使血糖升高。因此，心理治疗应贯彻始终。某些病人可能出现心功能不全，神经或肾病变，发生休克与昏迷，还有的人需要截肢。在这些情况下，病人在心理上常常极为痛苦、恐惧，甚至发生严重的精神障碍。应当在这些情况发生前就采取适当的预防措施。病人家属应对病人进行安慰及心理上的支持，力争改变病人对疾病的悲观看法，增强病人战胜疾病的信心。我国有关专家最近通过临床实验研究结果表明，保持一个好的心情有助于糖尿病的康复。

作为糖尿病患者，要摆脱矛盾心理，丢掉敌对情绪，对于焦虑、抑郁、愤怒、紧张等不利于心理健康的各种负性生活事件的影响，增强心理适应能力。社会各界要重视糖尿病患者的心理健康教育，他们的亲人和朋友应当帮助正确评价他们在家庭生活、工作、学习、人际交往中的问题，使他们从痛苦往事中摆脱出来，克服不安、担心、愤怒、绝望、自卑、敌意、嫉妒、焦虑等紧张情绪状态，教给他进行自我调节的方法。这样，对糖尿病患者的治疗和康复十分有益。

神经性皮炎病的心理疗法

神经性皮炎开始为局部瘙痒，以后逐渐出现圆形或多角形扁平丘疹，皮肤粗糙、肥厚、坚韧、硬化、呈苔藓样变。自觉剧烈瘙痒。病情缓慢，常反复发作。本病可局限于某一部位，也可泛发全身，但好发于颈项部、眼睑、肘部、尾骶、四肢、阴囊等处。病人的精神心理状态与疾病的发生与治疗有密切的关系。

神经性皮炎治疗重要的是解除精神负担，避免过度紧张和精神刺激，避免日晒、搔抓、摩擦等物理性和机械性刺激，防止局部出汗。平时忌食辛辣刺激性食物，避免饮酒、喝浓茶、咖啡等。

对于神经性皮炎，采取心理治疗与药物治疗相结合的方法效果明显。其中对皮炎范围局限的可用雄黄8克、硫黄10克、海螵蛸10克，共研末加雪花膏调匀外涂，每日一次；或用皮质激素软膏外搽。泛发性的可服维生素B_1，同时服用镇静安神剂可以减少复发和稳定疗效。

传染病的心理疗法

一般情况下，病人如果被确诊为患传染性疾病后，不仅自己要受疾病折磨之苦，更痛苦的是自己成了周围的人距而远之，以预防传染的对象，这在病人心理上必然引起强烈的反应。他们在心理上和行为上与身边的人划了一条鸿沟，自我价值感突然失落，感到自己成了人们避而远之的人，因而感到自卑。许多传染科病人不敢理直气壮地说出自己所患病症，经常把肺结核故意说是“肺炎”，把“肝炎”说成“胆管感染”，尤其是患非典的病人即使已经痊愈也不敢道出实情，这都是害怕别人鄙视和厌恶自己的表现。与此同时，不少人还产生一种愤懑情绪，怨天尤人，埋怨别人传染给自己。这种情绪常迁怒于人和事，医护人员应了解传染科病人的心理活动特点及其情况变化，并给予理解和同情。应针对不同病人具体情况，讲清道理，讲清隔离的意义，并耐心指导他们如何适应这一暂时被隔离的生活。

因为许多传染性疾病具有病程长、根治难的特点，所以病人在治疗期间又易产生急躁情绪、悲观情绪和敏感猜疑心理。针对病人的这些心理，医护人员应耐心细致地讲述某些传染病的病程规律，使他们能安下心来积极治疗。又因传染病人被隔离，与社会交往减少，因而护理传染科病人时，密切医患关系更为重要。

慢性病的心理疗法

对于缺乏思想准备的病人来说，一旦得知患了慢性疾病，就会联想到久治不愈，需长期治疗从而导致沮丧、不安的情绪。有的病人经受了长期的疾病折磨，对治疗缺乏信心，感到自己成了废物而自卑、精神不振。还有的病人因为反复多次住院，以至于难于坚持工作，家庭关系也变得十分紧张。总之，慢性疾病给工作、经济、家庭、社会活动带来的影响，使病人灰心丧气、孤独、失望。病人到处诉苦，牢骚满腹，万事不如意，动则暴跳如雷，这些都是沮丧情绪的发泄。而久治不愈或反复发作的病人顾虑较多，往往猜测患了不治之病，病情稍微变化，就容易联系到另一种疾病。这种病人接触医生多，对各种化验、检查的结果和药物疗效等比较熟悉，似乎是“久病成医”；一些病人还产生了药物依赖心理和抗药心理，有的病人特别迷信某种药物，也有病人由于长期服用某种药物或某药副反应大，难以忍受，故而对某些药物产生惧怕心理。这些都是慢性病人最易出现的心理反应。

家属应根据慢性病人的心理疗法做到关心体贴病人，经常和病人谈心，了解病人沮丧的原因，帮助他们正确对待疾病，说服病人遵照医嘱坚持治疗。要调动病人的积极性，增强与疾病斗争的勇气，可让相似病例的病友现身说法，启发病人增强信心。为了设法消除病人的顾虑，家属必要时可将一些有关的生化检验结果告诉病人，使他们相信自己的病情确已好转，并增加活动使机体更快地恢复健康。

心理疲劳的治疗

几乎所有病人在患病期间都表现为心理的过度疲劳现象，这种疲劳绝大多数是对疾病产生的心理负担的表现，无怪乎英国心理学家海德费说：“绝大多数疲劳，都是由于心理的影响。”

其实，心理疲劳不仅仅见于生病患者身上，当一个人所经历的紧张和忧虑超过他所能够承担的能力时，就会受到伤害。

如同生理疲劳一样，本身是种阻遏性机制，迫使机体进入休息状态，从而避免受到继续伤害，对机体起着一定的保护作用。但如果此时人们未能正视这点，而任其一再发展下去，过度的心理疲劳便会影响身体健康，甚而成为心脏病、高血压、肠胃病，乃至癌症等疾病的致病因素。

因此，对心理疲劳不可忽视，一旦由于心理压力大而自我感到疲劳不堪时，必须进行积极的心理调适和治疗。

○要找出导致心理压力的原因

在诸如家庭不和、人际关系紧张、工作不顺利、身处逆境等时，针对这些原因探求合理的解决方法，以放下思想包袱，减轻心理压力。如果一时找不到解决办法，也应尽量采取一些回避措施，尽可能先将那些恼人的事丢开，待心理状态平衡之后再考虑对策。

○要避免不必要的精力浪费

避免无休止的让人筋疲力尽的苦思冥想和不合实际的幻想，这是节省心理能量、减少心理疲劳的最佳选择。

当自己意识到已产生心理疲劳时，除应该注意休息、营养和自我调适外，必要时应去求助心理医生，帮你重新获得旺盛的精力，维护自己的身心健康。

○要学会自我调节

无论是谁，生活中总会碰到许多不顺心事，产生一些心理上的压力。每逢此时，重要的是善于自我调节而使心理压力减轻。要做到这点，关键在于平时养成开朗乐观的性格，遇事要有信心、有主见，同时处事待人要随和，这样方能避免钻牛角尖、生闷气、无端发怒而引起的心理疲劳。

3. 心理自我调适

情绪失调生百病

前苏联生理学家巴甫洛夫指出："一切顽固忧悒和焦虑，足以给各种疾病打开方便之门。"医学大量实验证明，只要有心理活动就会有生理反应，不良情绪会直接影响着人的身心健康。当然，正常的情绪不仅不会致病，反而能促进健康，只是那些突然的、剧烈的或持久的不良精神刺激，即情绪失调会破坏大脑的正常功能，导致脑内化学物质变化异常，造成植物神经功能失调、免疫系统减弱、内脏器官功能紊乱，从而引发各种疾病发生。

《黄帝内经》指出："怒伤肝，悲胜怒；喜伤心，恐胜喜；思伤脾，怒胜思；忧伤肺，喜胜忧；恐伤肺，怒胜恐。"意思是人们当喜则喜，当怒则怒，但不可过度，过度则有损健康，如喜，则"气和志达，荣卫通利"，有助于消除因忧思所造成的"气机结滞"；但喜之过度，容易"暴喜伤阳，乐极生悲"，由于大喜若狂，往往冲昏头脑，造成神经紊乱，酿成不良后果，甚至导致猝死。

据医学研究证实，七情失调会使机体生理、生化方面产生一系列导致身心障碍的变化。人是具有七情的感情动物，人的情感活动一般属于正常心理现象。心理学告诉我们，情绪产生时，通过皮层中枢活动引起身体内各方面一系列变化，使主体能够相应的应付面临的外来刺激，更好地适应环境，这便是情绪自身的调节功能。如愤怒时，总是伴随着肾上腺素、肾上腺皮质激素和抗利尿素的分泌增加，从而引起心跳加快、血压升高、呼吸急促、胃肠蠕动减慢、代谢率增高等，这一切反应都在于动员全身的潜在力量来对付面临的外部刺激。人类如果没有这种反应，便无法应付千变万化的外部环境，也就达不到心理和生理的平衡。但是事物都有他自己的限度，一旦情绪反应过于强烈或持久，超过情绪自身所能发挥的调节功能，就会引起神经系统功能紊乱，使心理失衡，并导致脏腑失调而致病。

调节愤怒情绪

愤怒是一种消极的防卫措施，对人体健康的危害最大。控制的方法主要是：

经常提醒自己。经常发怒固然与一个人的禀性有关，但与后天形成的思想品德、文化素质、性格涵养和自制力等更有着直接和决定性的关系。民族英雄林则徐，动辄易怒，为克制自己，特以"制怒"二字为座右铭，以便随时提醒自己。理智告诉他，要制怒，必须具有博大的胸怀、良好的涵养和严于律己、宽以待人的风格和态度。他劝告人们说："怨人者易怒，责己者心宽；诽谤之来，皆磨炼玉成之地，我将欣然受赐，何怒之有。"

要做到一个"忍"字。明代学者陈白尘在其《忍守箴》中说："七情之发，发怒为遽；从怒加之，唯忍为是；当怒火炎，以忍水制；忍之又忍，愈忍愈励。"培根有句名言："无论情绪上表示怎样愤怒，但在行动上却千万不能做出无法挽回的事来。"他提醒易怒者，要理智地克制自己，要"忍"。

英国心理学家为制怒提出了三种方法：

(1) 当你的控制力快要崩溃、怒火一触即发之际，到外面走走，或到洗手间用冷水洗面，觉得情绪差不多恢复后，再与惹怒你的人继续谈话。之后你仍然发怒的话，不妨做一下深呼吸，静思30秒钟。

(2) 想想骂人之后所导致的后果。

(3) 以理解别人的角度去重新判断眼前所发生的事。

要解除忧郁、烦恼

有的医生说："医院的病床，竟有一半是被那些由于过度忧虑、烦恼而使神经上有问题的人占去了。"忧郁、烦恼是人常有的一种消极的心理状态。老年人的不少忧郁、烦恼是来自他们的想象，而不是来自现实。有的老人发现小孙子有些咳嗽，就忧虑，怕得了肺病；有的老人当孩子出差在外，就担心回程时飞机、火车出事；自己一出门又担心房门未锁好，煤气灶没关好；自己不慎跌倒了，就担心会卧床不起；还有些老人被实际存在的烦恼折磨着，昨天能做的事，今天就难以执行，儿女工作忙而不顺心，自己又无能为力，疾病缠身，亲人离世如何生活下去，等等。总之，时时刻刻都有忧郁、烦恼包围着，就像自己的影子一样紧跟着。女性老人表现更为突出，长此下去，则会生病，或加重病情。由此看来，帮助人解除忧郁、烦恼是极其重要的。老年人要健康地长寿就要学会征服忧郁、烦恼。

坦然宣泄

坦然宣泄就是毫无顾虑地谈出自己的烦恼。有许多医学专家和心理学家都认为，减轻忧虑或消除忧郁的有效良药是"跟你信任的人谈谈自己的问题"。有的医生把它称为"净化作用"，尽量无任何顾虑地谈出自己的事，一直到把自己的心事赶出脑子。"把话说出来""尽抒情怀"可以淡化不舒服感觉。如西塞罗说的："友谊可以增进幸福，减低悲伤；因为它增加了你我间的快乐，分担了你我的悲伤。"忧郁分担后，就会降低。找个知心的朋友把心里的烦恼、苦水一股脑儿倒出来。一定要是知心的、可信赖的人，不是随便找一个人，跟他（她）约好时间，说明："自己有心思希望你能听我谈谈，也许能帮我解除烦恼。"把烦恼讲出来，就比较能清晰客观地去分析，能更了解烦恼的原因，你的知心朋友还可以帮助或提供一些你没有注意到的解决方法。听者能关怀、接受、理解，倾诉者就会感到轻松。

哭也是一种宣泄烦恼的有效办法，在过分痛苦的忧郁时不妨大哭一场，这也会减轻烦恼。现代医学研究发现人有三种眼泪：一是保护性的眼泪，这是为了滋润眼睛角膜的；二是反射性眼泪，它是因粉尘、烟雾、小虫子等直接刺激而产生的；三是情绪性的眼泪，是由悲伤、忧郁而引起的。情绪性的眼泪含有一种有毒的生物化学物质，会引起血压升高、心跳加快和消化不良，排除这些眼泪对身体自然有益。《苦海孤舟》中笨伯说："哭可以打开肺腑，洗涤面孔，锻炼眼睛，温抚脾气。"在烦恼不堪时可以放声大哭，以消除烦恼。

许多人往往把自己的忧虑与烦恼隐藏在心中，不肯坦白说出来。这是不聪明的办法。把内心的烦闷讲出来后有助于恢复头脑的冷静，心情才能逐步平静，同时可以找出消除烦恼的办法。

精神紧张，要设法放松

在精神压力下，解除压力的秘诀，就是自我调控。自我调控的方法，除正确饮食、幽默感和创造一个宁静的环境外，还要做到以下几点：

对自己有正确的评估。想一想自己争取的目标是否现实，实现目标的时间和步骤是否从容和宽松。

当事情不顺利时，不要抓住不放、硬拼硬干下去，可暂时搁置一下，置身于一个轻松而欢乐的环境中去。

要善于休息，正确处理劳和逸的关系。不懂得休息的人，也就不懂得工作。

如果自己已经觉察到处于紧张状态时，要设法放松一下，最好不要继续从事工作量大的事情，在一段时间内，只做一件事，不要做一件以上的事情，以减轻自己的精神负担，以免弄得身心交瘁。或者在从事一件精神紧张的活动之后，做一些体育活动，或参加一些文娱活动和散步等。

保持良好的心态，提高心理素质和应变能力，对于困难和压力，要保持乐观的情绪，使心情轻松愉快。同时还要及时调节自己的精神情绪，疏导心理压力。

分散对烦恼的注意力要运用宣泄法，一吐为快，讲出来，会觉得轻松一些，有助于更清楚地知道自己烦恼的原因。

生活中遇到挫折时，可将烦恼丢开，去做你想做的事。

主动改变环境，到风景宜人的地方散步；或到知心朋友家做客；或参加自己喜爱的文娱体育活动。

根据自己的兴趣，选择一种追求的目标，分散对忧虑和烦恼的注意力，使生活有新的意义。

为别人做些事，帮助别人，可使你忘却烦恼。

加强思想修养，遇事把心放宽，眼光看得远一些，只要大前提不受影响，小事不必计较，以减少自己的烦恼。

面对意外事件，要克制自己

天有不测风云，人有旦夕祸福。人们在日常生活中，意料不到的天灾人祸会突然降临。面对意外事件，由于每个人的个性特点、处事能力、自控力水平的不同，应激状态下的行为存在着极大的差异，有的人反应敏捷，冷静沉着，能急中生智，使处境转危为安；有的人手足无措，目瞪口呆，动作紊乱，不知所以，甚至机体机能失调，发生休克。那么，遇到意外事件，如何自我调控呢？

当遇到意外的使你感到极大的悲痛和震惊事件时，要控制自己，不要激动，尽可能克制自己，度过被医学家称为“危险期”的冲动高峰，使心理处于平衡状态。

美国纽约州立大学耶森诺教授说："最关键的时刻是出事后的最初的惊恐，如果在这个过程中，能够保持精神平衡，不屈服于外面的压力，才有可能死里逃生。"

当生活之海在你面前掀起巨浪时，要有转危为安的自信和处乱不惊的涵养，要像有经验的舵手那样，"任凭风浪起，稳坐钓鱼船"，在理智支配下，有条理地去应付面临的一切。

平时就要有时刻迎接不速之客的思想准备，否则一旦遇到突然事件发生，就难免束手无策，陷入慌乱之中。

自我封闭者应开放自我

自我封闭心理是一种病态的心理现象。有这种心理病症的人，不愿与人接触和交谈，把自己与世隔绝，没有任何朋友，在遇到事情不能解决时，内心非常孤独。

自我封闭心理的产生是由于个人在生活中抵抗挫折的能力较差，而以自我封闭的方式回避现实以降低挫折感，特别是由于平日外出活动太少或缺少与人交往的机会，最容易造成自我封闭的心理疾患。

有自我封闭心理的人，由于阻隔了个人与社会的正常交往，会使认识狭隘，情感淡漠，人格扭曲，最终可导致人格异常变态。

自我调适的方法是：

克服自卑感，对自己有一个正确评价，对自己的优点要敢于肯定，不要顾及别人对自己怎么评价，有了缺点、错误，也不要害怕别人指出，这样才能冲破自我封闭的圈子，大胆地与别人交往和沟通。

提高对开放自我的认识。与人交往能使思维能力和机能逐步提高并得到改善，能开阔视野和丰富人的情感。只有开放自我，打开"自我监禁"的锁链，和大家一起进行相互交流，才能使自己成为集体的一员，而不感到孤独和寂寞，生活才会有更多的乐趣。

疏导法排除消极情绪

如果一个人保持孤独，不与他人来往，他便难以排除内心的消极情绪。因此，当你处于逆境时，你必须去找个能助你一臂之力的人。而且要在消极情绪刚萌芽的时候，就主动地、及时地、自愿地去寻求帮助，不要等到你的消极情绪几乎要压倒你的时候再去寻求帮助。

跟你信任的人谈谈自己心中的忧虑，这是医治消极情绪的有效良方。曾有一位女性老人，在她说出她心里的忧虑之后，感到一阵轻松和难得的解脱，心情逐渐平静，而且露出了微笑。她说："世界上有人了解我，能给我忠告与同情。"从心理学的观点来看，人处于忧郁状态时必须想法发泄，把闷在心里的忧虑或者想不通的心思倾诉出来，以得到开导。当你为失落感到孤独所困扰时，你就与人谈谈。找谁谈呢？你信任的人，能体谅你心情的人，有共同经历的人，从他（她）们那里得到启发与安慰。因为一个人自我安慰，自我解脱，有一定的局限性，不好的情绪完全靠自己的力量是难以排除的，必须靠外部力量的支持。即使我们当中的最强者，在他

(她）处于孤独或危急中的时候，也需要他人的协助。或许需要一个明智的朋友提些忠告，或许只要他说句鼓励的话就够了。

暗示，这种社会心理现象在日常生活中是普遍存在的。人在社会中除了自我暗示之外，无时无刻不在接受别人的暗示，也无时无刻不在暗示他人。

"你为什么不照你教导自己的去做呢?"他于是下决心照着自己说的去做。就这样，老人通过语言暗示，通过他对不幸事件的积极态度，逐步克服了失去亲人的悲哀。

发展才能，培养兴趣

"老有所为"才能"老有所乐"。退离休的老年人要根据各人的特点，利用多年积累的工作经验和才能，创造条件，开辟工作的新天地。有一个从事多年教育工作的老人说："刚退休时有较强的失落感，仿佛自己一下就老了，无用了，失去了内心的平衡，经过彷徨、苦闷，终于寻找到了工作路子，搞教育研究，搞教育咨询，又忙起来了，不再有失落感了。"

有一个音乐喜剧中的主人公讲了一句富有哲理的话："能做他们喜欢做的事情的人，就是最幸运的人。"做喜欢做的事情，常常会对那一事物知道得多，对那一方面的技能得到提高，使自己得到胜任愉快的感觉，这就支持了人的自尊心，就能鼓励他前进。相反，如果你无事可做，或者做些无趣的事，你就会感到生活乏味，毫无乐趣。烦恼和不愉快的人，对事物很少有浓厚的兴趣，但是兴趣是可以培养的。有了兴趣，可以振奋你的精神。当你感到筋疲力尽的时候，忽然一个你盼望已久非常想见的亲友来看望你，并且说了你很感兴趣的一些事，你就会感到非常愉快、精神振奋，疲劳也不知到哪里去了。喜爱音乐的人，当收音机一开，他会聚精会神地去欣赏。喜欢钓鱼的老人有时尽管要走好远的路，要冒着严寒和酷热，甚至挨饿，他也不觉得疲倦，因为钓鱼是他的兴趣。

一个人感觉厌烦的时候，他的新陈代谢功能会降低，而一旦他对面临的事情发生了兴趣，新陈代谢的功能会加强。这时候，他感到的是兴奋而不是疲倦。有几个喜好爬山的老教练带着一群年轻力壮的小伙子爬山，经过数小时后，那些健壮的小伙子一个个疲劳得连饭也不想吃，那些上了年纪的教练吃了饭还高兴地谈着，因为他们对登山感兴趣。已经离退休的老人们，当你没有任务，无事可做，感到无聊的时候，你就找你喜欢做、能够做又认为是有意义的事去做吧！如上老年大学，学绘画、学书法，等等，逐步培养起你的兴趣。

中华养生宝典

卷四

竭宝峰 主编

黑龙江科学技术出版社

目 录

第四编 冬季养生知识 …………………………………… (1)
一、冬季养生概述 …………………………………… (1)
冬季养生原则 …………………………………… (4)
入冬话饮食 …………………………………… (8)
冬季防病常识 …………………………………… (13)
冷水浴——健身法宝 …………………………………… (20)
老年人冬季养生 …………………………………… (31)
二、立冬养生 …………………………………… (37)
民间风俗 …………………………………… (37)
生活起居 …………………………………… (38)
运动保健 …………………………………… (40)
饮食养生 …………………………………… (42)
药疗养生 …………………………………… (46)
房事养生 …………………………………… (46)
三、小雪养生 …………………………………… (49)
民间风俗 …………………………………… (49)
生活起居 …………………………………… (50)
运动养生 …………………………………… (52)
饮食养生 …………………………………… (54)
药疗养生 …………………………………… (57)
房事养生 …………………………………… (58)
四、大雪养生 …………………………………… (60)
民间风俗 …………………………………… (60)
生活起居 …………………………………… (60)
运动保健 …………………………………… (62)
饮食养生 …………………………………… (64)
药疗养生 …………………………………… (67)
房事养生 …………………………………… (70)
五、冬至养生 …………………………………… (71)
民间风俗 …………………………………… (71)
生活起居 …………………………………… (75)
运动保健 …………………………………… (78)

饮食养生……………………………………………………………………(83)
药疗养生……………………………………………………………………(86)
房事养生……………………………………………………………………(88)
六、小寒养生……………………………………………………………(89)
民间风俗……………………………………………………………………(89)
生活起居……………………………………………………………………(91)
运动保健……………………………………………………………………(92)
饮食养生……………………………………………………………………(94)
药疗养生……………………………………………………………………(100)
房事养生……………………………………………………………………(103)
七、大寒养生……………………………………………………………(105)
民间风俗……………………………………………………………………(105)
生活起居……………………………………………………………………(108)
运动保健……………………………………………………………………(110)
饮食养生……………………………………………………………………(112)
药疗养生……………………………………………………………………(115)
房事养生……………………………………………………………………(117)
八、养生保健食补………………………………………………………(120)
美容养颜……………………………………………………………………(121)
美发护发……………………………………………………………………(124)
润肤护肤……………………………………………………………………(126)
减肥健美……………………………………………………………………(128)
养肝明目……………………………………………………………………(128)
聪耳健齿……………………………………………………………………(132)
益智健脑……………………………………………………………………(134)
抗衰防老……………………………………………………………………(137)
益肾壮阳……………………………………………………………………(142)
防癌抗癌……………………………………………………………………(149)
妇女、儿童保健……………………………………………………………(151)
中老年人保健………………………………………………………………(154)
九、冬季保健药茶………………………………………………………(159)
五味冰糖茶…………………………………………………………………(159)
益寿红参茶…………………………………………………………………(159)
健胃茶………………………………………………………………………(160)
冬花茶………………………………………………………………………(160)
丹参饮茶……………………………………………………………………(160)
玉竹茶………………………………………………………………………(161)
银耳太子参茶………………………………………………………………(161)

人参固本茶 ………… (161)
玉灵膏茶 ………… (162)
双桂茶 ………… (162)
侧柏大枣茶 ………… (162)
十、冬季养生野菜 ………… (163)
天荞麦，可抗癌 ………… (163)
冬寒菜煮汤，清香滑爽 ………… (164)
观音苋，治溃疡 ………… (165)
香芹碧涧羹 ………… (165)
龙须菜，消肿快 ………… (167)
山蒜煮汤，味美健康 ………… (167)
韭，肾之菜也 ………… (168)
金银花藤，清热有功 ………… (169)
茼蒿白菜，养血滋阴快 ………… (170)
东阳火草，安眠效果好 ………… (170)
素食上品，花选冬笋 ………… (171)
山萝卜煮汤，保您健康 ………… (172)
疏风散寒，野藿香发汗 ………… (173)
乌饭树果，抗老驻颜 ………… (174)
治湿疹，煎松针 ………… (175)
冬吃巢菜，肾虚好得快 ………… (177)
菜之美者，蜀乡之巢 ………… (178)
西洋菜，消肿快 ………… (178)
石枣子做菜，肺痨不在 ………… (179)
风热感冒，天葵做药 ………… (180)
附　运动养生 ………… (181)
运动与养生 ………… (181)
一般性健身运动 ………… (226)

第四编　冬季养生知识

一、冬季养生概述

冬季包括立冬、小雪、大雪、冬至、小寒、大寒六个节气，是一年中气候由较冷至寒冷的季节。冬季之风为北风，其性寒。“寒”是冬季气候变化的主要特点。冬在五脏应肾。“冬不藏精，春必病温”即所谓要补肾藏精，养精蓄锐。寒为六淫邪之一，所以冬天应保暖避寒，起居应当早睡晚起。

《黄帝内经·素问·四气调神大论》中指出：“冬三月，此谓闭藏。水冰地抒，无扰乎阳。早卧晚起，必待阳光。使起若伏若匿，若有私意，若已有待。去寒就温，无泄皮肤，使气亟存。此冬气之应，养藏之道也。逆则肾伤，春为萎厥，奉生者少。”讲的是冬天的养生之道，也就是中医学上所讲的养阴之道。意思是说，冬季十、十一、十二月阴气盛极，万物潜伏，自然界呈现闭藏的气象。水冰地裂，万物的生机没有受到干扰，而都潜藏起来，人们应当早睡晚起，早晨等大阳升起后起身，使自已的志意伏匿，保持安静，好像有私意在胸中，又像所求已得而不外露，使神气内藏；应该避寒就温，不要开泄皮肤出汗，致使阳气频数耗夺，这就是应冬季闭藏之气，调养人体“藏气”的道理。

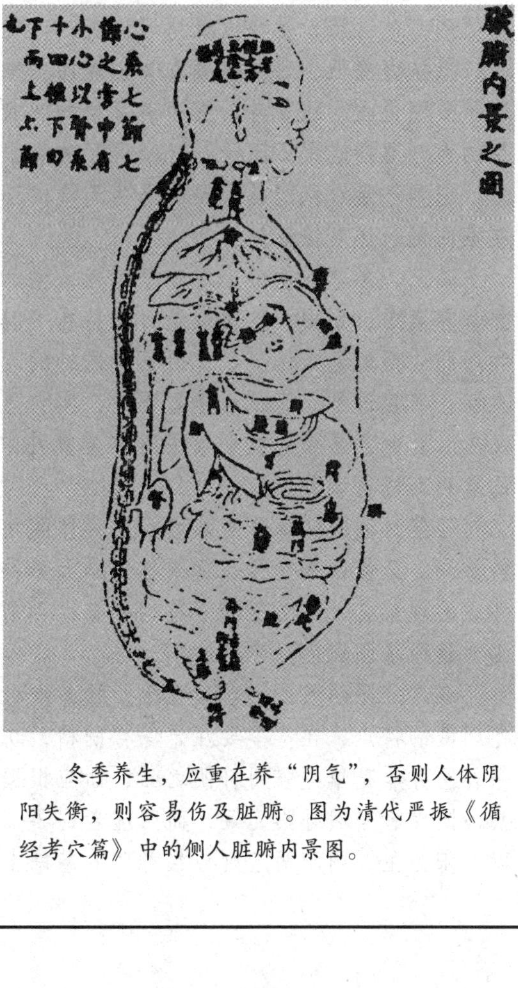

冬季养生，应重在养“阴气”，否则人体阴阳失衡，则容易伤及脏腑。图为清代严振《循经考穴篇》中的侧人脏腑内景图。

但是，值得注意的是“阴”与“阴气”的“阴”不同。前面的“阴”是中医上说的“元气”，本“元”。后面的“阴气”指扰乱人体功能的因素。如果人体违逆了冬季闭藏之气，就会伤害肾气。冬季伤害了肾气，到了春季，就会发生痿厥的病变，这是因为人在冬季“藏气”不足，导致春天“生气”力量不够的缘故。

因此，在万物敛藏的冬季，人们应顺应自然界收藏之势，以收藏阴精，润养五脏，抗病延寿。冬季的起居作息要注意不可扰动阳气，应当早睡晚起。早睡可养人体阳气，保持温热身体，迟起能养人体阴气。

锻炼是必要的，但是冬季活动锻炼，不宜起得过早。最好等待日光出来之后再进行身体锻炼。运动前要做准备活动，运动量逐渐增加，避免在严寒、大雪及朔风中锻炼。中老年人冬季锻炼若安排不当，容易引起感冒。尤其是患有慢性病的老年人，可能会引起严重的并发症，故老年人对感冒切不可掉以轻心。

首先要谨防超负荷锻炼。中老年人冬季锻炼要符合自身的生理特点和健康状况。适宜的活动是增进体质、预防感冒的重要手段。超负荷锻炼，机体过度疲劳，抵抗力下降，细菌和病毒便乘虚而入，容易引起感冒。冬季健身运动中预防感冒必须遵循渐次递增的原则，切忌即兴加量练习或一曝十寒的锻炼方式，负荷量的递增要因人而异，初练慢跑时由3分钟增至5分钟或10分钟。预防感冒还可采用心率测定衡量运动负荷量。即：健康老人慢跑强度的心率数＝180－年龄；孱弱老人心率数＝170－年龄。比如60岁的老人进行慢跑运动时，运动中他的心率不能超过120次/分钟。

再就是，老年人冬练还要注意身体的保暖。冬季室内外温差悬殊，中老年人若贸然到室外锻炼，受冷气或寒风侵袭，这会使上呼吸道黏膜血管收缩，血液循环受阻，抵抗力降低，致使黏膜发炎、流涕、咳嗽等感冒或上呼吸道感染。锻炼时，衣服不要穿得太厚或紧身，宜穿着宽松的绒衣服，以免影响运动时身手灵便，阻碍周身的血管通畅。也不至于让汗浸湿了的衣服裹紧身子，否则被寒风一吹容易着凉感冒。遇到气温过低或有大风的恶劣天气，不长年在冬天参加体育锻炼的人，可暂改在室内进行体育锻炼。

其三，冬季在饮食上要加强营养，增加热量。在蛋白质、高糖和脂肪这三大产热营养素中，蛋白质的摄取量可保持在平时的需求水平，热量增加部分应提高糖类和脂肪的摄取量来保证。此时正是进补的大好时机，但是，由于人们不熟悉进补的真谛，盲目进补，而造成虚者更虚，实者更实，使人体内平衡失调，造成许多不良反应。因此，冬令进补必须按照“春夏补阳、秋冬养阴”的原则进行，视机体阴阳的盛衰而进行调补。

在经过漫长的春夏炎热之后，人体的元盛之阳气消耗了大量的阴气，再加上气候干燥，又使阴气受损。如果在冬季大势补阳，必然会造成阴精的虚损，出现阴理两虚的现象。壮阳必须有阴精的基础，否则便会“油尽灯灭”。中国古代就有许多因大量服壮阳药而毙命的实例。

冬季补阴的另一个含义在于，秋冬大自然以闭藏为特征，人体要顺应大自然秋冬闭藏的特点，在冬季要注意保存阴精，切忌助阳耗精的助阳兴阳之品。当然，冬令补阴并非是单纯服用补阴之品，而应根据中医的辩证原理，以确定体质的阴阳盛衰，阴虚者当然补阴无疑，而阳虚者则要分清单纯阳虚还是阴阳两虚。单纯阳虚是以补阳为主，阴阳两虚则应在补阴的基础上加入补阳之品。

总之，在冬令进补中，要了解两点：一是补阳可奏效，但无阴精基础则会更虚；二是补阴是创根基，不可只求速度。只要根基坚固，则补阳可见成效，并无早晚。这也是冬令补阴的重大意义，使来年有足够的后备源泉，而且对延年益寿也是有益的。

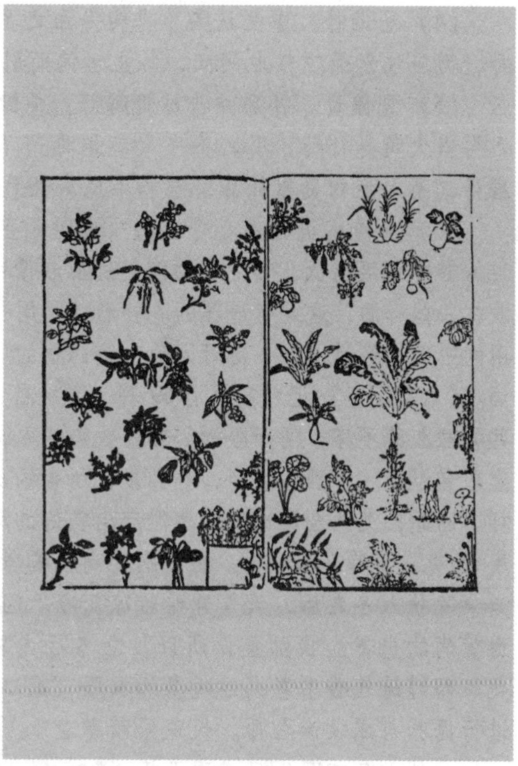

冬季应多吃蔬菜与水果，图为明代邓志谟撰《蔬果争奇》的插图。

冬季人体的消化机能比春夏秋季均为活跃，胃液分泌增加，酸度增强，食量增大。中医认为，冬季是饮食进补的最好季节。民间有“冬天进补，开春打虎”的谚语。尤其是冬至日后进补最好，因为冬至是冬三月气候转变的分界线。冬至后阴气开始消退，阳气逐渐回升，在避藏中还有活泼的生机，此时进补更易于发挥效能，是虚弱体质调养的最好时机。

冬季食补应注意营养素的全面搭配和平衡吸收，以“五畜为益”。偏于阳虚的人以羊肉、鸡肉等温热食物为益，它具有温中、益气、补精、填髓的功能。阴阳俱虚，羸弱之人，当多食滋阴填精的食品，如牛髓、蛤蟆油之类；阴气不足者，则益食鸭肉、鹅肉。鸭肉性甘寒，有益阴养胃、补肾消肿、化痰止咳的作用；鹅肉性味甘平，鲜嫩松软，清香不腻。鳖、龟、藕、黑木耳等也是益阴佳品，同时还应多吃蔬菜和水果。

冬令进补的方法除食补外，还有疗效显著的药补。冬令进补的药物有：人参、阿胶、鹿茸等。人参大补元气，对气虚、体弱、四肢无力、过度疲劳、头晕眼花、耳鸣等虚弱的人最为合适。阿胶是滋阴补血的良药。具有补血止血、滋阴润燥的功能，适用于血虚眩晕、心悸失眠、虚劳咳嗽、尿血便血等患者滋补调养。

冬令进补是人们对健康的一种投资。但是，进补也有一定的学问。要注意禁忌：

（1）忌乱补。一般说来，中年人以补益脾胃为主，老年人以补益肾气为主。但具体到个人，又有气虚、阴虚、阳虚、血虚和气血阴阳共虚等多种情况。

（2）忌过于油腻和厚味。对于脾胃消化不良者来说，关键在于恢复脾胃功能。脾胃消化功能良好，营养吸收的成分才有保证。否则，补了也是白补。因此，冬令进补应以容易消化吸收为准绳。

（3）忌单纯进补。冬令进补只是养生保健的一个重要方面，但是，单纯只靠进补并不能达到理想境界，还应当有适当的体育锻炼和脑力劳动，并注意调理好饮食，方才有益于养生。

(4) 忌偏补。中医认为，“气为血之帅，血为气之母”。冬令进补切忌一味偏补，而应注意兼顾气血阴阳，防止过偏而引发其他疾病。

(5) 忌偏贵。补品并非越贵越好，关键在于对症进补。中医有一句名言：“用之得当大黄是补药，用之不当人参是毒药。”所以冬令进补忌一味追求补品的珍贵难得，不对症的贵重补品，吃多了也未必是好事。

(6) 忌流感进补。冬令流感咳嗽时不宜进补，否则后患无穷。

冬令气温很低，喝少许酒能促进血液循环，疏通经络。因此，许多人一到冬季喜欢饮一些补酒，这是有道理的。补酒就是用白米酒或高粱酒浸泡有补益气血、强身作用的中药，经过浸泡一定时间后，使药物的有效成分溶解于酒中，滤去药渣而制成的酒。《本草纲目》记载药酒有69种，有补益作用的也不少，如人参酒、桑葚酒等。这些补酒久藏不坏，便于服用。对会饮酒的人，服用很方便，尤适合老人、产妇和体质虚弱者服用。补酒品种多，种类多，所含的药物成分不同，因此功用和适应性也不一样。因此，必须合理选用，才能产生较好的疗效。通常来说，补药酒的用量应每次服用25克，早晚各服一次。但肝病、高血压病患者及孕妇、小儿不宜饮用。

晚秋入冬之后，天气开始转凉变冷。因此气喘、鼻过敏、关节炎、脑中风等心血管病的患者症状加重，所以，立冬后尤要注意保暖。老人家时时要注意血压变化，而过敏气喘患者，早晚多加衣服、戴口罩，关节炎患者则可以在家以热敷方式进行保养，或求诊医师。天寒尿频患者千万别憋尿，以防引起泌尿系统疾病。

此外，冬季寒气日盛而至极，阳气微极而复萌。在冬季要顺应自然的变化，精神情志要安静自如，恬淡无求，使神气内收。由于冬季木枯草衰、万物凋零、阴雪纷纷，常会使人触景生情，有抑郁不欢的感觉。改变这种不良情绪的最好方法就是多参加娱乐活动，如跳舞、弈棋、绘画、练书法、欣赏音乐、访亲会友等。这样可以消除冬季低落情绪，振奋精神，激起人们对生活的热情和向往。

冬季养生原则

冬季，是四季中最冷的季节。这时，天寒地冻，草木凋零，昆虫蛰伏，万物生机闭藏潜伏。《素问》水热穴论说：“冬者阳气衰少，阴气坚盛，巨阳伏沉”，说明自然界一派阴盛阳衰气象。此时，人们必须顺应阳气潜藏，要人们在生活上，应当“去寒就温”，勿使阳气外泄；在精神上，要如有所得，含而不放。

早卧晚起，避寒就温

《素问·四气调神大论》上说：“冬三月，此谓闭藏，水冰地坼，无扰乎阳，早卧晚起，必待日光，使志若伏若匿，若有私意，若已有得，去寒就温，无泄皮肤，使气亟夺，此冬气之应，养藏之道也。”冬季气候寒冷，宇宙万物都处于收藏状态。所以，冬季的作息安排，应该早卧晚起。必待日光，也就是要日出而起，日落而睡，以避寒就温。

《寿亲养老新书》上说："唯早眠晚起，以避霜威。"在衣着穿戴方面，强调"冬月温足冻脑"。认为冬月"腰腹下至足胫欲得常温，胸上至头欲得稍凉。凉不至冻，温不至燥"。俗语说："寒从脚下起。"下肢受凉，往往会引起全身性的疾病，尤其是年老、体衰者，元阳不足，阳气难以布达四肢，手尚可活动，双脚着地，不能活动，因此，保持足够的温暖尤为重要。

冬季虽寒，但睡觉时不可蒙头而睡。因为头是诸阳之会，包首而卧，则热壅于上而神懵不清。《千金要方》上说："冬夜勿覆其头，得长寿。"《孙真人卫生歌注释》上说："若于暖处包首而卧，则反上壅热也。"

冬天的衣着也不可太热。《保生要录》中说："冬月棉衣莫令甚厚，寒则频添重数，如此则令人不骤寒骤热也。"冬月睡前洗足，是一项保健的良策。《千金要方》上说："冬月洗足而卧，则无冷病。"实践证明，冬季睡前洗足，能活血通络、布达阳气，并可安神宁志、促进睡眠。特别对下元虚冷、双足不温的老年人，体弱者就更为必要。否则，就可能出现俗语所说的"足不温则彻夜不眠"的情况。

根据养生理论，冬季是阳气收藏的季节，这时不宜过多沐浴。否则，身为汤水所迫，大汗淋漓，易于感寒。同样，在冬季不能劳作出汗，发泄阳气。《养生延命录》上说："冬月天地闭，阳气藏，人不欲劳作出汗，发泄阳气，损人。"《孙真人摄生论》上说："冬月无忧筋骨，勿泄皮肤。"否则，有悖于冬月养藏之道。

情志内藏而不露

寒气主令，正是阳气闭藏之时。要求人们精神神志活动，也要内藏而不表露于外，使志若伏若匿，若有私意，若已有得。

饮食调摄，宜温勿燥

饮食之味，宜减咸增苦。冬季天寒，我国人民习惯于多吃些温热之品以抵御寒邪。《养生四要》说："冬食热以养阴，使阴气不至于偏胜也。"但是，辛燥之物不宜多食，只宜温热而不可燥热。《养生四要》说："冬月宜食热，殊不知太热则伤胃"。又说："冬月伏阳在内，如辛燥炙博之物不可多食。"说明辛燥太热之物，易耗损人体阴液，助长阴火内炽、虚火上攻，引起咳嗽、壅噎，以及眼目之疾。冬季进补，可用羊肉、狗肉一类，鸡肉也是甘温补益之品。

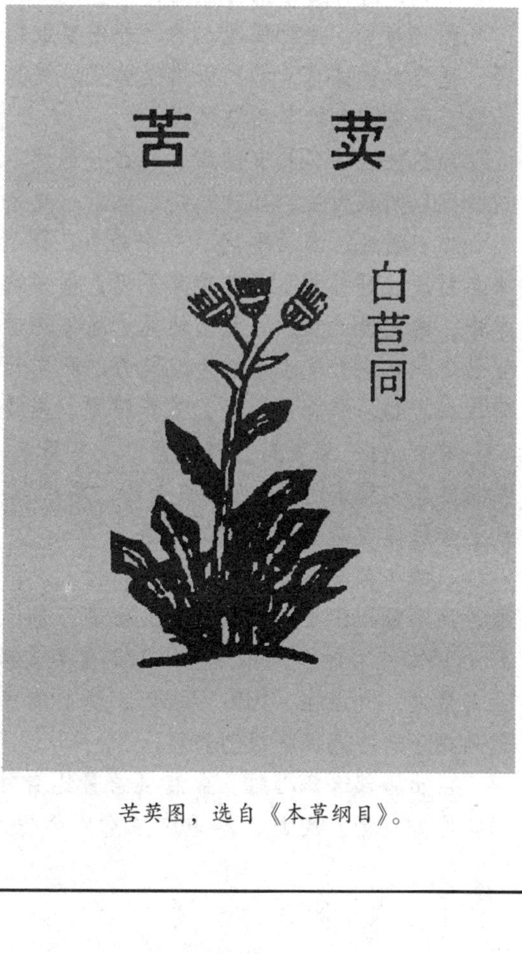

苦荬图，选自《本草纲目》。

对有热有火者，鸭肉能补虚除烦；其他如元鱼、木耳、奶品、豆制品、海参、燕窝等，均有补益作用。冬季饮食之五味，根据《养生延命录》说：“冬宜食咸，此皆助五脏，益血气，辟诸病。”因为冬季肾气旺，咸味入肾之理。但根据五行生克理论，宜减咸增苦。《寿亲养老新书》说：“冬肾气旺，肾属水，味属咸。水克火，火属心，心主苦，当冬之时，其饮食之味，宜减咸而增苦，以养心气。”苦味能降，也符合冬季阳气潜藏之理。

谨防低体温

在严寒的冬季，有些老年人往往会发生意外的死亡。尽管原因很多，但低体温也是原因之一。

低体温是指人体的体温降到35℃以下。人体低温表现常常需要几天的时间，才能形成。在这以前可有如下表现：皮肤苍白，并且有紫癜或大水泡病变；面部肿胀，有的有寒战反应，有的则无；动作及思维发生障碍，呼吸频率及咳嗽反射降低。老年人发生低体温的原因，一是老年人对寒冷反应有缺陷。因为一般人冷了后会出现寒战、皮肤紧缩，以减少体内热量的继续散失。但老年人的这种反应不明显甚至没有。因而体内的热量就不断地散失，体温也越来越低。二是由于某些药物的作用，如冬眠灵等，因这类药物可抑制产热中枢。因此，冬季老年人对低体温不能忽视。

那么，怎样防治低体温呢？

预防为主，注意保暖。冬天外出要戴帽子、口罩或系围巾，鞋袜要干燥舒适保暖。适当参加体育活动，以增强体质，提高抗寒能力。如是药物引起，可停止使用药物，不久即可恢复正常体温。

温热性食物多具有助阳、活血、通络、散寒等作用。冬天人体需要大量热能，饮食宜以闭藏为主，如饮热奶、热茶、热果汁等。凡年老虚弱、腰痛脚冷者可用狗肉加作料清炖、喝汤吃肉，补中益气，温肾壮阳。这是冬令温补佳品。冬季进补，来年打虎。进补并不是非参茸不可，很多食物也具有温补作用。北方人冬季常吃涮羊肉，羊肉性大热，可补虚健体。除体热者不能吃外，凡气血虚、形体虚寒者，皆宜食之。常吃补气生血、生肌健力、暖中开胃。牛肉甘温，富有滋补成分，是温补常用的食物，有补中益气、滋养脾胃、强健筋骨、摄唾止涎作用。

常言道：“穿暖鞋，戴绒帽，一冬不把医生找。”这句话是有一定道理的。因为从科学养生观来看，“热自头上散，寒从脚下起”。注意头部、足部的保暖对老年人的冬季保健有着不可忽视的作用。

人的头部与身体的热平衡关系极大。寒冷的冬天，如果只注意身上多穿几件衣服，而不戴顶帽子，热量就会“源源不断”地从头部“输出”。有资料表明，气温处于15℃左右时，人体热量的1/3自头上散发；气温在4℃左右时，体热的1/2由头部散发，气温在－10℃左右时，竟会有3/4的热能从头部“跑掉”。因此，冬天戴顶帽子对防寒保暖极为重要。

由于脚部远离心脏，血液供给量比身体其他部位少，加之脚部脂肪少，所以，保暖能力较差。因此，冬季应注意脚的保暖。同时，脚部经常受寒冷、潮湿的刺激，还可导致“病从脚底生”。如诱发胃肠不适、腰腿痛以及男子阳痿早泄，女子月经不调、痛经等。冬季，可穿加厚毛巾袜、毛线袜、雪地保暖鞋、中空棉鞋、毛毡皮鞋等。

《保生要录》论衣服时说：“冬月棉衣莫令甚厚，寒则频添重数，如此则令人不骤寒骤热也。”就是说，使人体经常接受稍低于体表温度的冷刺激，以增强人体对外界寒冷气温的适应能力。俗话也说：“要得安，三分寒。”否则，如果穿得太多，捂得太严实，有时反而容易患感冒。因为，穿多、捂严的结果，皮肤、黏膜接触空气的机会少了，对于外界气象变化的适应能力和抵抗力也减弱了，这恰恰是易患感冒的原因。

在冬季穿戴上，还提出“温足冻脑”的经验。认为“冬月腰腹下至足胫欲得常温，胸上至头欲得稍凉，凉不至冻，温不至燥”。特别是老年人，元阳不足，下肢阳气难以布达，如果受凉，容易引起全身性疾病。老人往往有“上实下虚”，头部太热，头为诸阳之会，过热引起神懵不清。

冬天气温低，气候干燥，皮肤此时处于收敛状态，血液大部分集中到皮肤深层，尤其是上年纪的人，由于代谢功能差，皮肤油脂分泌少，贮热量减少，干瘪、缺少弹性，容易受到寒冷刺激而引起感冒。同时，由于老年人关节、韧带柔软度差，逐渐呈僵硬状态，受冷后往往会出现酸痛。手、脚、耳朵等末梢部位容易发生冻伤和皲裂。因而，对素有老年慢性支气管炎和胃溃疡的人，除一般冬装外，最好加穿狗皮背心。狗皮的保暖性能良好，比羊皮的保暖率高20%，有利胸部、上腹部的保暖，保护有病脏器的正常功能。有关节炎的人，在制作寒衣时，最好在患病的关节部位，加厚防寒材料，如棉花、皮毛，或可制作棉垫或皮毛垫，或护膝、护腕等。对年迈老人，由于骨骼老化，肱二头肌的腱与鞘、鞘与沟之间，往往发生粘连，使关节活动度受限。在选用内衣时，不宜选用套式，尽可能选用对襟开扣式，使穿脱方便。喜爱外出活动的人，应戴手套、帽子、耳盖等必要的防寒保暖用品。防寒衣着，原则上要宽松、轻便、保暖性能好，鞋袜不要紧脚。否则，会使足部血液循环不良，容易造成足的冻伤。

被褥，也应力求松软、轻便、暖和。对老年人来讲，有条件的可以加垫一条兽皮褥子，具有防寒性能好，防潮湿的作用。

室内通风换气

通风换气，不仅是夏天的事，冬季也应当对此特别注意。冬季老年人多在室内生活，房间内空气质量好坏直接影响老人的健康。冬天由于气温低，门窗紧闭，室内空气不断受到污染。污浊的空气里不仅氧气少、二氧化碳多，而且还有灰尘、病菌、有害气体，阳离子的浓度比室外多几倍到几十倍。人们在通风不良的房间里生活，会感到头昏脑涨，精神委靡，甚至还可能患感冒等呼吸系统疾病。

居室通风时间与气温、气流和房间大小有关。通常来说，80立方米的空间，在无风的情况下，室内外温差为20℃时，前后门窗对开，约7～10分钟，就能使室内空气得到交换；若温差为15℃时，就需要11分钟。如果门窗全开，5～8分钟就可使室内空气得到净化。冬天，在无风天气，每天早晚各通风 1 次。为了保证合理的自然通风，建筑规范要求住宅的窗口面积应等于整个建筑面积的 1/8，同时，一半的窗口面积能够打开，由于热空气比冷空气轻，可以使进风口位于低处，出风口在高处，使室内空气便于交换。夜间入睡后，温暖季节应开窗睡觉。冬天气温低，夜间可开气窗或侧窗，但通风口不应直对床铺，以免冷空气直接吹到身上。

冬季四不宜

〇不宜冬夜蒙头睡眠

有些人冬夜怕冷，喜欢将头缩进被窝里睡觉。由于被窝里空间小，空气不流通，时间长了，因氧气少了，人会觉得胸闷，清晨起床后感觉头昏脑涨，影响第二天的学习和工作。

〇不宜吃火锅不讲卫生

有许多家庭吃火锅时不注意卫生。大多数火锅是由黄铜或紫铜制成的，如果放置一段时间不用，则会产生绿色铜锈，即碱性碳酸铜，有较强的毒性，如洗刷不净就烧煮食物，食后易产生铜中毒。铜中毒可出现头晕、恶心、呕吐。严重者还会出现血尿、黄疸、贫血等症状，其次，放入火锅内的食品原料要新鲜、洗涤要干净、所涮食物要煮熟煮透。特别是肉类食物，如果半生不熟就进食，则食物中的细菌、病毒、寄生虫及虫卵可随食物而进入人的胃肠道。食后可出现胃肠不适、腹痛、腹泻等症状。甚至可以引起肝炎、伤寒、痢疾等肠道传染病及寄生虫病的发生。

〇不宜饮酒御寒

酒后因周身小血管扩张，加速了血液循环，因此使人感到热乎乎的。有人冬日便饮酒御寒。其实这是不可取的。因为血管扩张，加速了热量的散发，能量消耗更大，随之而来的是使人更加感到寒冷和倦怠。俗话说："以酒御寒反更寒"，道理就在于此。

〇不宜夜间憋尿

天寒地冻夜漫长，有些人冬夜怕冷，不愿起床小便，便长时间憋尿。这是一种很不好的坏习惯。第一，它可以影响下半夜的睡眠，第二天头昏脑涨、没精打采。第二，可以引起泌尿系统的感染，老年人还可以引起前列腺炎。尿液毒素的长时间刺激，甚至可以诱发泌尿系统癌变的发生，因此，千万大意不得。

入冬话饮食

冬属水，其气寒，通于肾，主收藏，寒邪当令。这一季节，北风凛冽，大地冰封，万物收藏，人体阳气偏虚，阴寒偏盛，腠理密闭，阴精内藏。寒为阴邪，易伤阳气，其性收引，凝滞主痛。有寒湿痹症、胃脘痛，特别是咳嗽、哮喘等呼吸道疾病，易被寒邪引发或加重病情。

《饮膳正要》中说："冬气寒，宜食黍以热性治其寒。"根据冬季属肾，主藏精的特点，为四季进补的最佳季节。有虚劳等慢性衰弱病症者，冬季也是一年四季中，最利于通过进补治愈虚弱病症的季节。又由于冬季阳气偏虚，阴寒偏盛，以及脾胃运化功能较为强健，所以，冬季饮食养生宜温补助阳，补肾益精。

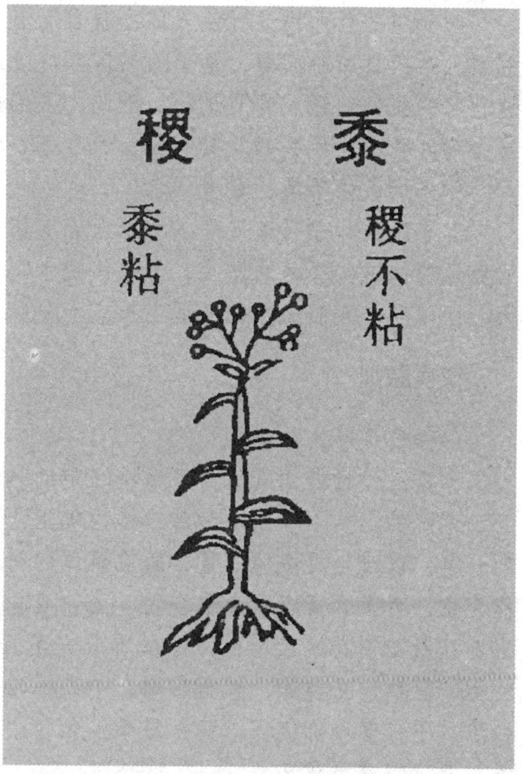

穄黍图，选自《本草纲目》。冬季应多吃黍类食品。

饮食调配原则

冬季气候寒冷，阴盛阳衰，人体受寒冷的刺激，生理功能及代谢水平均会发生变化。因此，合理地利用饮食，保证人体必需营养素的充足，对提高老年人的耐寒能力和免疫功能，抵御恶劣的气候，使老年人安全、顺利地越冬，是十分必要的。冬季膳食要注意这样一些原则：

○吃饱吃好，保证热能供给

人在饥饿时，对寒冷特别敏感。冬天的寒冷气候影响人体的内分泌系统，使人体的甲状腺、肾上腺分泌相应激素增加，促进和加速蛋白质、脂肪、碳水化合物3大热力物质的分解。为提供热能，以补充冬天因人体散热增加而致能量的大量消耗，这就要求摄入的热量也应多些。因此冬天的营养应以增加热能为主，可适当多摄入含糖类及脂肪丰富的食物。对于老年人来说，这类高热能食物还是不能摄入太多，以免诱发老年人的其他疾病。冬天因热能需求量大，使蛋白质也参与分解功能，为防止人体出现负氮平衡（体内蛋白质分解大于蛋白质合成），应摄入充足的蛋白质，其供给量以占总热量的15%～17%为好。所供给的蛋白质应为优质蛋白质。这些蛋白质不仅营养价值要高，而且便于人体消化吸收利用，可增强人体的耐寒和抗病能力。老年人可多吃些瘦肉、鸡蛋、鱼类、乳类、豆类及其制品。

○多食蔬菜和水果

蔬菜和水果是人体摄取维生素的主要来源。冬天蔬菜的种类和数量较少，人们的饮食单一。因此，往往一个冬季过后，人体出现维生素不足的症状，如牙龈出血、口角炎、皮肤干燥，或因纤维素缺乏引起大便秘结症状。防治方法就是扩大食源。可适当吃些薯类如甘薯、马铃薯，均富含维生素C。其次可利用较少的蔬菜品种，如油菜、菠菜、芹菜、白菜、黄豆芽、绿豆芽、柿子椒，经常调换品种，合理搭配，还是能够避免维生素的缺乏。水果也含有丰富的维生素，它不用烹调就可直接食用，维生素被破坏较少。

○喝牛奶，晒太阳，防止骨质疏松

阳光中的紫外线，可使人体皮肤自制有活性的维生素D，它可促进钙的吸收和利用。冬天日照时间短，加上人们因寒冷既不晒太阳，也缺少体育锻炼，这就会加速骨骼的脱钙，形成骨质疏松。因此，人们应多进行适当运动，多晒太阳，多吃些富含钙的食物，如牛奶及其制品、绿叶菜、酥鱼、骨头汤、虾皮等。

○冬天气候干燥，要多饮水

冬季是诸如呼吸道疾病、心脑血管疾病发病率和发生意外比较高的季节。医学研究证明，这些疾病的发生，与人体缺水关系密切。尤其是早晨缺水，对人危害更大，所以冬季人们必须注意适当补充水分。

饮食原则

○保证足够的热能

冬季气温过低，人体为了保持一定的热量，以抗御寒冷和维持生理功能，在内分泌系统的影响下，促进和加速体内碳水化合物、蛋白质和脂肪三大类热源营养素的分解，以产生更多的能量，适应机体的需要。因此，冬季的饮食结构应以增加热能为主，可多吃富含碳水化合物、蛋白质和脂肪的食物。人们要从个人的生理特点出发，脂肪不宜摄入过多，蛋白质应充足且以优质蛋白质为主，多食瘦肉、蛋类、乳类、鱼类、豆类等，甚至牛肉、羊肉、狗肉、甲鱼、龟等。这些食物中所含的蛋白质，不仅营养价值高，而且易于消化吸收，可增强老年人的耐寒力和抗病力，对维护健康有重要意义。

○丰富的维生素

冬季新鲜绿叶蔬菜不多，往往容易造成某些维生素（特别是维生素B族、C等）的不足，导致不少人发生一些维生素缺乏症，如齿龈炎、口腔溃疡、牙龈出血、大便干结等。为此，一是尽可能多吃一些绿色蔬菜如雪里蕻、绿豆芽、萝卜、大白菜、圆白菜等；二是吃一些含维生素丰富的食物如薯类、能有效地增加体内的维生素含量，以满足机体的需要。

○补充无机盐类

冬天的寒冷使各种营养素消耗增多，加之寒冷也影响人的泌尿系统，排尿增加，随尿排出的钾、钠、钙、铁等无机盐也较多。因此，应多吃些含钾、钠、铁、钙等元素的食物，如动物肝、瘦肉、虾米、虾皮、木耳、核桃、桂圆、芝麻酱、香蕉等，以补充人们本来就显得不足的无机盐。

○调味适当辛辣，配菜注重温补

冬季阳衰阴盛，人多不耐严寒，加之天冷使人体代谢升高，散热减少。因此，在饮食调配上，应适当增加羊肉、牛肉、狗肉、火锅、熬鱼、骨头汤等厚味之品，以及辣椒、胡椒、葱、姜、蒜等作料。一则促进食欲，增强消化机能；二则助人阳气，以防御风寒。对老年人来讲，也是有益的。

○饮食宜忌

宜食血肉有情之品，以增强补益强壮的作用。

宜用炖、焖、煨等加工方法，以利脾胃运化吸收。

宜用热性食物，以利温补阳气。

宜适量饮酒，如人参酒、枸杞子酒、三鞭酒等，以温补阳气，补益肾精。

不宜食生冷寒性及滑利食物，以免损伤肾阳。

不宜食温热类食物及辛辣类调味品，以免助热动火，触发肝阳上亢。

进补原则

冬季，朔风凛冽，大地封冻，草木枯衰，自然界一派阴盛阳衰的景象。这个季节也是人体热量和营养消耗较多的时候。人体的阳气，由于闭守于内。所以，冬令进补是由冬季封藏这一特点决定的。由于冬季人体处于休养生息之时，体力消耗少，进补之药，易于蕴蓄而发挥较大的作用。中药补品中，以温性者居多，也宜于在冬季应用。可见，冬季是进补的季节。俗话说："三九补一冬，来年无病痛；今年冬令补，明年三伏虎。"说的就是这个道理。

冬令进补，最好以食补为主，药补为辅。药补分以下几种情况：素体阳虚，每到冬季格外怕冷，面色苍白，四肢欠温，小便清长，大便溏薄。可选用鹿茸、红参、胡桃肉、参茸片、右归丸、全鹿丸、龟龄集等。素体阴虚，发热喜冷，口干唇燥，烦躁易怒，可选用龟板胶、西洋参、生晒参、蜂蜜、银耳、六味地黄丸、左归丸等。气虚，消瘦乏力，气短声低，动则汗出，气喘，可选用人参、党参、黄芪、白术、山药、四君子丸、补中益气丸、人参健脾丸等。血虚，面色萎黄、爪甲色淡、头晕眼花、妇女经血量少或闭经，可选用当归、阿胶、何首乌、龙眼肉、枸杞子、十全大补膏、补气养血膏、健身长寿膏等。

四季不同的进补，是根据中医四季养生的理论。总的来讲，春夏是阳气逐渐走向旺盛的时期，此时，养生与进补要侧重于养阳。阳虚者，必须从春夏起，就注意使用养阳的药物，这样比单靠冬季进补易于奏效。当然，要注意进补的药量，不使太过。对于冬季好发病的阳衰病人，如肾虚引起的哮喘，则更须在春夏养阳。秋冬进补要侧重于养阴。对一般阴虚病人，或体质一般，或稍偏弱的人来讲，秋冬进补宜重视养阴，因为秋冬气候转凉，外界阴会逐渐占主导地位。此时，有利于阴分的吸收，注重养阴，可以收到事半功倍之功效。但在进补滋阴药物时，要注意服用的剂量。否则，由于滋阴药物的滋腻而影响正常消化功能，就得不偿失了。

多吃黑色食品

食品颜色，多种多样，颜色与食品中的营养成分有密切关系。黑色食品主要指黑米、黑豆、黑芝麻、黑枣、黑木耳、黑菇、黑桑葚、海带、紫菜、乌鸡、乌贼鱼、甲鱼、乌龟等。营养学家指出，食品的天然颜色由浅变深，其营养含量就愈为丰富。黑米、黑芝麻中的营养素降低胆固醇，维护血液循环；黑木耳中含有丰富的铁质，可改善贫血和怕冷症状，降低血黏度，预防脑血栓和心肌梗死。据报道，一位脑血栓病人，用黑木耳10克，瘦肉50克，生姜3片，大枣5枚加水6碗，文火煎熬，浓缩为3碗，分3次服下，每日1剂，连服45天，脑部的血栓全部融化。海带、紫菜含有丰富的褐藻胶、碘、钙等成分，有助于软化血管，促

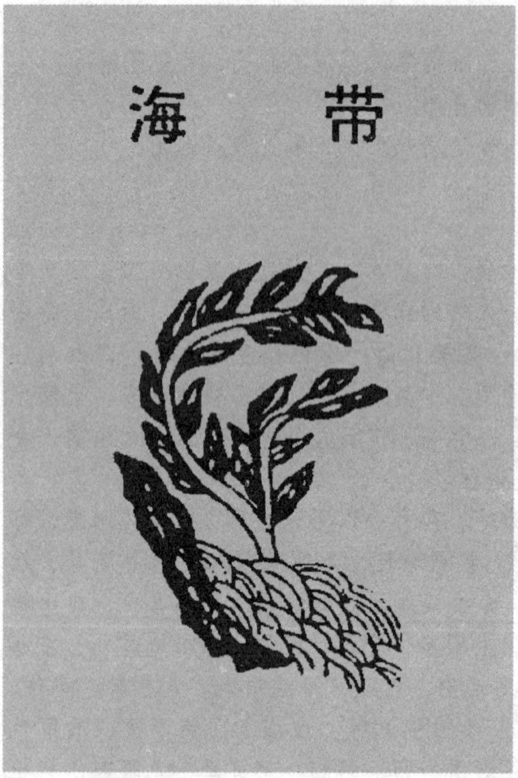

海带，选自《本草纲目》。冬季适宜多吃海带等黑色食品。

进甲状腺素的合成与分泌，提高机体抗寒能力。

所有黑色食品，都具有补肝益肾、促进新陈代谢、抗御寒冷的作用。老年人阳气不足、冬季畏冷者，应多吃黑色食品。

冬不吃“剩”

冬季饮食除应注意不要暴饮暴食，尤其是节日、假日、喜庆宴筵、“改善生活”时容易过食，导致冬膘上身。此外饮水要充分，多吃粗杂粮和蔬果，少饮酒。还要注意不吃“剩”，要彻底改变过去的“做一顿吃几顿”“做一次吃几天”的不良习惯。吃“剩”一来会被污染；二来饭菜本身也会生毒。例如冬季“当家大白菜”中含有大量硝酸盐，炒热后2小时，由于细菌作用及自身的变化，无毒的硝酸盐便转化成剧毒的亚硝酸盐，它可使人体血液里的低铁血红蛋白氧化为不能携氧的高铁血红蛋白，从而引起不同程度的头痛、头晕、心慌、恶心、呕吐等中毒症状。亚硝酸盐还是一种公认的致癌物质。

除大白菜外，菠菜、卷心菜、青菜、萝卜、芹菜、韭菜、花菜和腌菜等也可含较多的亚硝酸盐，这些菜均不宜吃“剩”。有人误认为“天冷不坏菜”，加上有冰箱贮存，可以“保鲜”，殊不知菜在微观上始终都在变“坏”，而且冰箱并不是保险箱，许多病菌正是在冰箱低温下才旺盛繁殖。例如耶尔森菌、李斯特菌等，在4℃~6℃的低温或冷藏柜里照样“生儿育女”。牛奶、乳制品、肉类、禽类及其制品，以及蔬菜、水果、水产品类带此类菌率均较高，所以都不宜久存冰箱。可见还是“吃多少烧多少”“现烧现吃”“一顿吃不完”的“不吃剩的为好”。这在春节等节日尤其重要，“过节要油水足”“买的食品堆积如山”“够吃到正月十五”的旧习俗该改一改了。

冬季食荤以“杂食”为好，不要只吃猪肉，其他的肉类如牛肉、羊肉、狗肉，还有鸭、鸡、鳖、兔、动物肝等，可轮换着吃，除“换换口味”外，也可获得更全面的营养。

冬季防病常识

小儿平安过冬

小儿犹如嫩草之芽，肌肤娇嫩，抗病力弱。肺为娇脏，合皮毛，开窍于鼻。外界的变化，很容易通过皮肤而感受于肺。小儿身体，一般缺乏对传染病的免疫力，对呼吸道传染病尤其如此。所以，在冬季来临之前，要做好小儿呼吸道传染病的预防。

现代医学认为呼吸道疾病，特别是呼吸道传染病的发生，首先与季节、气候的关系密切。天气较冷的冬、春二季，呼吸道感染的疾病，为平常的2～3倍。寒冷季节，室内外温差和湿度相差较大，破坏了呼吸道“内环境”，黏膜遇到冷空气刺激后，容易发生功能上的紊乱和失调，分泌物增加，黏膜抵抗力下降，给细菌、病毒等致病微生物的入侵创造了条件。冬季人们在室内活动的时间长，与污染空气接触的机会多，容易通过飞沫传播疾病；第二，由于小儿的呼吸道娇嫩，呼吸道局部免疫功能尚差，容易受到感染；第三，同儿童的营养状态有关。儿童营养不良，常常是呼吸道传染病的先导。母乳喂养有一定的保护作用，可以减少感染的发生。

目前，常见的呼吸道传染病，主要是病毒感染，如普通感冒、流行性感冒、腺病毒感染、麻疹、流行性腮腺炎、风疹、幼儿急疹、水痘、单纯疱疹、呼吸道合胞体病毒；细菌感染，如流行性脑脊髓膜炎、白喉、猩红热、百日咳等。这些呼吸道传染病的传染性强，通过咳嗽、喷嚏传播。

呼吸道传染病，一般“隐性感染”比较多，所以，不容易诊断和管理。孕妇感染这类病毒后，可以影响胎儿，导致畸胎、早产或死产。病毒感染的呼吸道传染病，至今尚无较好的治疗药物。

鉴于上述呼吸道传染病发生的因素和存在的问题，对呼吸道传染病，主要还是要做好预防工作。预防接种，提高人体抵抗力，是一项重要措施。预防对于麻疹、白喉、百日咳、流行性脑膜炎等，有肯定的预防效果。风疹、腮腺炎、腺病毒某些型的疫苗的效果已得到公认。冬季室内通风，也是重要的预防办法。平时加强身体锻炼，提高御寒和增强抗病能力，注意防寒保暖，预防感冒等疾病的发生。

“老慢支”要注意安全

“老慢支”，是老年慢性支气管炎的简称。它属于中医“咳嗽”的范围。中医认为主要是由于外邪侵袭于肺，或其他脏腑损及于肺所引起。“老慢支”多在冬春季节、气候多变时复发。北方高寒地区发病较多。“老慢支”患者对气候变化的适应性远较正常人差。如持续寒冷，对正常人影响不太大，但对“老慢支”患者会产生很大影响。气温的冷暖骤变则影响更大。据调查，“慢支”患者，在冷空气高峰到达当天，甚至冷空气前峰刚到达时，就会出现病情波动或急性发作。此外，吸烟、大气污染、感染、致敏等，均可引起慢性支气管炎的复发。

慢性支气管炎的病程，可概括为“反复、迁延”4个字。主要表现也可概括为“咳、喘、痰、炎”4个字。可见，慢性支气管炎是一种久治难愈，容易反复发作的疾病，所以，主要还是要做好调养和预防复发。

慢性支气管炎可以通过饮食调养，戒除有害习惯，加强体育锻炼，增强体质，适应气候与环境的变化，达到少发病或不发病的目的。

饮食调养。根据病情的不同要区别对待，如属外感实邪，这时邪气盛，正气实，应忌生冷油腻、辛辣、酒类以及煎烤烹炸之品。痰多应停进肉类、油脂，俗话说：“鸡生火，肉生痰”。体弱久咳，属阴虚者，应禁烟、酒、椒、姜，宜食清淡，营养丰富食品；属阳虚者，宜忌生冷油腻，多吃易消化，营养丰富，高热能食品；久咳体肥痰涎涌盛者，忌食肥肉、大油，减少饮水量，增加运动量；凡咳痰较剧者，饮食均宜清淡，不可过食咸味。慢性支气管炎病人，要增加维生素A丰富的食物。在果蔬类中，要根据不同情况，选用梨、杏仁、橄榄、山楂、柿、核桃、白果、荸荠、芝麻等。

加强锻炼。要注重整个身体素质的锻炼。同时，还要注意呼吸系统的锻炼，主要是做腹式呼吸，可以改善通气功能，使肺功能得到加强。要加强耐寒锻炼。从热天开始，到户外锻炼，呼吸新鲜空气，增强机体的适应能力。抵抗力好的，还可以做冷水擦浴。气功也有一定的疗效，一般可采用卧式或坐式内养功。

在冬季要注意保暖，防止感冒。要严禁吸烟。慢性支气管炎的复发、加重与吸烟的关系密切，一定要下决心戒除吸烟。

治疗方面。可以冬病夏治。冬季可以针对性使用增强免疫功能的药物，以便安全过冬。

重病痼疾注重“冬至关”

冬至，是农历廿四节气之一。时间在公历12月22日前后。北半球冬至日日影已短到终极，这一天昼最短，夜最长。从这天起开始日长，天气开始寒冷。《月令七十二候集解》：“十一月中，终藏之气，至此而极也。”每年12月22日前后，太阳到达黄经270度时开始。此日阳光直射南回归线，北半球白昼最短；其后阳光直射位置向北移动，白昼渐长。由于太阳辐射到地面的热量，仍比地面向空中散发的少，故在短期内气温继续下降。

冬至，是阴阳交替的节气，“冬至一阳生”。这一天，黑夜长到尽头，阴寒最重，即所谓“冬至夜”。从这天以后，阳气开始增长，在这种阴阳交接的时候，对人体的影响也比较大。特别对于重病痼疾，体内阴阳失去平衡，阳气衰微，失去调节能力，不能适应阴阳交替的急剧变化，会加重病情，严重者，难过这一关。如果能过冬至这一关，阳气来复，阳衰得阳气之助，病会逐渐地好起来。所以，“重病难过冬至关”，是有一定道理的。

当我们了解到上述道理后，对一些慢性病、年老体衰、重症痼疾等，要采取积极的预防措施。对于一些慢性病，容易在冬季复发的，可以采取防复发的治疗。如“老慢支”可在夏季进行治疗，即所谓“冬病夏治”；对一些体质虚弱者，可以在

"立冬"以后，采取冬季进补的办法；对阴盛阳虚者，用温补药，如鹿角等；对阴虚者用龟板膏等；对重病者加强保暖措施，保持情绪的平静，做好饮食上的调养，加上及时正确的治疗措施，就可使病者度过"冬至关"。

预防皮肤皲裂和冻疮

冬季天寒地冻，万物生机闭藏潜伏，腠理密闭，以保护体内元阳。由于气候寒冷，使皮肤血管收缩，血液供给皮脂腺的原料不足，皮脂腺制造油脂也就减少。皮肤因此缺乏水分和油润，使皮肤角质层弹性降低、变脆，容易发生裂口。皲裂多发生于手、脚、脸等肢体末梢或暴露部位。患有某些皮肤病者，如手足癣、湿疹、掌蹠角化病、鱼鳞癣等，或由于职业的影响，寒冷露天作业、手长期浸泡水中作业，均容易使皮肤粗糙、发硬、裂口。此外，小孩手、脸不注意卫生，也易患皲裂。

预防皲裂。最重要的方法是注意保护皮肤。要保持皮肤的清洁，工作、劳动之后，立即洗去脸上、手、脚的尘污，擦干，涂点护肤脂，以保持皮肤的滋润；要坚持室外锻炼活动，经常摩擦手、脸，改善这些部位的血液循环；在饮食上，要多吃些含维生素 A 的蔬菜，如胡萝卜、白菜、猪肝等，以增强皮肤抵抗力；从事室外露天作业、水中作业的人，应加强个人防护。如果已经发生皲裂，对范围小、较浅的，可用胶布粘封；或每日用热水浸泡 1~2 次，每次 10~20 分钟，而后再擦硼酸软膏，或 10% 氧化锌软膏、防裂油等。对皮肤角质层太厚的，可用刀削去过厚的角质层，然后涂擦护肤油膏，如水杨酸甘油油膏，每日 1~2 次。

冻疮，是由于在寒冷、潮湿环境下，皮肤受冻以后，小动脉和小静脉痉挛，毛细血管扩张，局部淤血，使组织缺血缺氧，组织细胞受损，出现水泡、坏死甚至溃疡。还有另一种叫冷敏感。在寒冷季节，肢端皮肤温度低于正常，手背、足背出现一块块散在红斑，严重时，变为水泡、紫癜，掌部皮肤也可累及，待来年春暖花开之时，病损才自行消退。这就是寒冷性多形性红斑。

冻疮的预防。主要从以下三个方面加以注意：

(1) 要加强体育锻炼。特别是手脚末梢部位的活动，在室外，要避免长时间的静止不动。用冷水洗脸、擦耳朵、擦手，用力摩擦，以增强末梢血液循环和对寒冷的适应能力。而对冷敏感的人，要尽量避免冷的刺激；

(2) 要防寒。对野外作业或外出者，要保护好冻疮的好发部位，穿暖衣服，每晚睡前用温热水泡脚，改善血液循环；

(3) 要防湿。要保持手脚的干燥，潮湿鞋袜及时更换。已有冻疮而未破溃者，可涂辣椒酊或红灵酒，或冻疮膏。

防治"冬痒症"

在冬天，有些人会出现全身或四肢局部的皮肤发痒，昼轻夜重，有的奇痒难忍，致使皮肤出现潮红、抓痕、血痂、皮屑脱落、苔藓化和色素沉着。

这种冬痒症的原因，与季节、体质和外界刺激有关。冬季有的人皮肤干燥，或老年人皮肤萎缩、退化，容易罹患这种病。还有温度突变，感情冲动，寒冷气流，

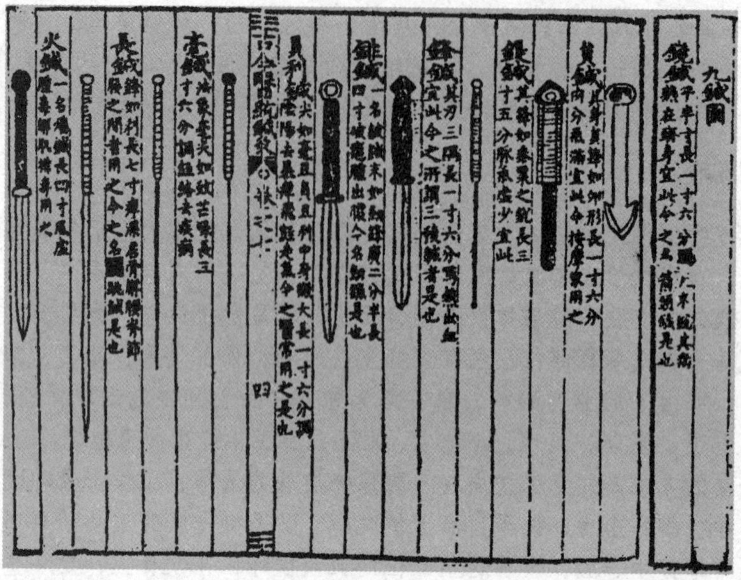

明代徐春甫《古今医统》中的九针图

机械摩擦，或吃刺激性食物等，也可诱发瘙痒的发作。

防治瘙痒，要避免各种刺激。贴身衣衫要穿着宽大的棉织品，尽量不穿紧身的丝、麻、毛及人造纤维制品；沐浴要用温水，忌用肥皂搓洗；禁忌烟、酒、辣椒、浓茶、咖啡等刺激性食品；调节精神生活，对抑制瘙痒发作也十分重要。

在治疗方面。应用各种抗组织胺药、镇静安定药、激素、止痒涂抹药等，均有一定的止痒作用，但疗效短暂，而且不能久用。中药、针灸对治疗瘙痒，往往有很好的疗效。

中药可选用祛风、养血、安神的中成药：当归养血丸、养血安神丸、朱砂安神丸、防风通圣丸等。服用方法，参照说明书。

针刺穴位：大椎、风池、合谷、风市、血海、三阴交等穴位。

针刺手法：一般根据体质，分弱、中、强刺激。疗效比较稳固，副作用少。

外用药中，可用30%的甘油，或10%～20%的甘油薄荷酚液。

需要注意的是，瘙痒症种类繁多，原因各异。糖尿病、肝肾疾患、内分泌失调、神经衰弱等，也会出现瘙痒。因此，非冬痒症或有严重瘙痒者，应当详细检查一下，以便找到病因，对症下药。

防中风

季节气候的变化，常是中风的重要诱发原因。《素问》调经论说：“寒独留，则血凝泣，凝则脉不通”，说明气候的突然转寒，容易诱发中风。据统计，冬、秋季中风的发病率较夏、春季为高。因为天气转寒时，人体交感神经兴奋，血管收缩，小动脉持续痉挛，血压升高。冬天血液的黏度也增高，因此，天气转寒容易发生脑血管破裂或脑血管阻塞。

中风的发生，主要还是由于中老年人本来患有高血压、动脉硬化、心脏病等。

一旦遇到寒冷的刺激，就会促使中风的发生。一般在10月份天气开始由暖转冷，或2月份春节前后，正是三九、四九天气，是最为寒冷的节气，发生中风的人数均比较多。

气候转寒预防中风。对中老年人，特别是患有高血压、动脉硬化等病人，应该事先做好御寒保暖工作。当有冷空气侵袭时，应及时增加衣服和被褥，或提前做好保暖工作。在这个季节，要避免精神的过度紧张和激动，避免过度的劳累。要求精神活动要内藏而不露。对有高血压病的患者，要经常注意测量血压，通常在气候转冷及冬季，降血压药物的剂量及次数都应略为增加，千万不要随便停药。长期服用合适的降压药物，对保持血压稳定和适应外界气候变化的刺激，都有一定的保护作用。通过一定的体育锻炼，增强御寒能力，适应气候的变化，也是非常重要的措施之一。

防心肌梗死

中医认为，冠心病引起的心肌梗死，主要是由于“气滞血淤”所致。气血在血脉中淤滞的原因，有“外邪”“内伤”以及饮食、情绪等因素。

外邪，以寒邪为主。寒为阴邪，主收引、凝滞。寒气为病，其脏腑病位在肾、心。寒邪伤肾，水上凌心，久郁化火，心火郁发。《素问》气交变大论说：“寒气流行，邪害心火……谵妄心痛”。明·龚信在《古今医鉴》中也说到：“心痹痛者，或因身受寒邪，口食冷物，内有郁热，素有顽痰，或脑怒气滞”。以上所述，均说明冠心病患者感受寒邪，易引起气滞血淤，血脉闭塞不通，“不通则痛”，出现心肌梗死发作。

现代医学也认为，寒冬腊月，由于严寒，可使营养心肌的冠状动脉发生痉挛、收缩，在血管痉挛处，容易发生血小板聚集引起血栓，使冠状动脉闭塞不通，导致心肌的缺血与坏死。因此，严寒是对冠心病人的一个严峻考验。根据某地对急性心肌梗死病人与发病时气候资料的对比分析，发现每年严寒季节，是心肌梗死发病最多的季节。尤其是在持续4～5天低温、寒潮以及大风气候时，发病可出现高峰。

冠心病人如何度过严寒？冠心病的发病并非短期。俗话说：“冰冻三尺，非一日之寒”。要使病变完全恢复，也确非易事。所以，冠心病人要预防心肌梗死的发生，也必须从平时做起。

（1）平时饮食的控制。总热量不宜过高，力戒过饱，防止体重过度增加，为避免饥饿，适当增加蔬菜。油脂应尽量改用植物油。蔬菜瓜果因含有钾、镁、维生素C等，均有利于冠心病预防。要禁烟、酒。

（2）平时要坚持适当的体育锻炼。要根据自己身体的条件和平时锻炼的基础，以及病情等情况，确定合理的运动项目和运动量，逐步提高自己对寒冷的耐受力，并要持之以恒地坚持下去。

（3）在好发病的寒冷季节，要注意劳逸结合。要保持精神上的安定和镇静，开朗乐观。因为过度疲劳和情绪波动，会诱发心肌梗死的发生。

（4）在天气骤冷时，要做好防寒保暖工作。室内要保持一定的温度。夜晚可用各种办法适当加温，保持被褥暖和。

(5) 寒天可以选服一些温补和活血的中药，如人参、附子、丹参等，并服用小剂量的阿斯匹林和潘生丁。通过这些综合措施，病人可以避免心肌梗死，安度严冬。

老胃病的保养

胃溃疡，是中医所讲的“胃痛”“胃脘痛”的范围。以胃脘部周期性节律性疼痛、嗳气、反酸为主症。本病多由精神因素、饮食不节以及体质虚弱等原因引起。胃病时愈时犯，往往常因气候寒冷或饮食不节而诱发。根据观察统计，大约有半数以上的老胃病者，病情复发有明显的季节性。从晚秋、冬季到初春这段时期，常感胃部不适，一旦夏季来临，大部分患者的疼痛也随之消失。

胃病的保养非常重要。治愈后的复发率很高，可达40% ~70%。因而，治愈后，必须注意预防复发。由于胃病的发病原因，不是单纯的局部原因，它是一种全身性疾病，所以，在冬季的好发季节，也同样要采取综合的预防措施。

(1) 要在精神上消除紧张，使精神、神志活动保持安静、舒畅、乐观。要做到“息恼平怒”。“怒伤肝”，肝气郁结，克伐中土，气郁胃脘而致胃痛。“思伤脾”“思则气结”，忧思过度，脾胃气机结滞，运化失常可致胃痛。

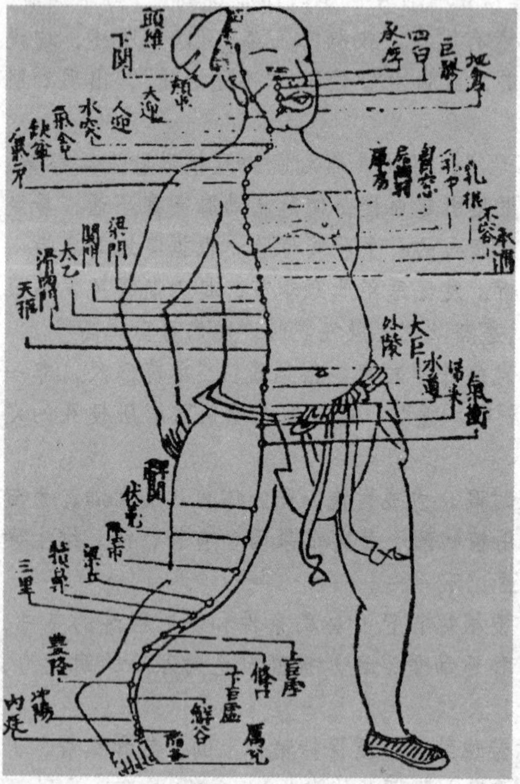

明代高武《针灸聚英》经穴图中的胃经图

(2) 要注意生活起居，保持生活的规律性。对老年人来讲，冬季要早卧晚起，以避寒就温，衣着要暖和，不要受寒。对禀赋不足，阳气衰微者更应注意，稍触寒邪，会使脾不运化，胃失和降，即可发生胃痛。要避免过劳，注意劳逸结合。

(3) 防止冬季胃病复发，注意饮食也是关键的措施。要少食多餐，切忌过饱，以减轻胃的负担。选择食物要易于消化，富于营养。要避免过食生冷。《医方考》说：“客寒犯胃，胃脘当心而痛……盖客寒犯胃，多是饮食生冷。”更要避免辛辣刺激性食物。应忌酒、烟，也不要喝浓茶。不宜食肉汁、鲜汤。

(4) 药物保养在冬季也很重要。医学研究表明，溃疡病多属脾胃阳虚的特点，可用：黄芪健中汤加珍珠母蜜丸，连服半年至一年，可防止其复发。

在冬季，还可选用药粥养胃，如羊肉粥（新鲜瘦羊肉250克，切成小块，先煮烂，再合粳米同煮粥），每日吃2次，可适用于虚寒胃痛者。

姜橘土豆汁（鲜土豆100克，生姜10克。榨汁，加鲜橘汁30毫升，调匀。温服30毫升），适用于气滞胃痛。

山楂粥（山楂30克，粳米100克，砂糖10克。先用山楂煎取浓汁，去渣，再入粳米煮粥，调入砂糖），上、下午服用，适用于气滞胃痛。

最后，要加强体质锻炼，提高抵抗力。老胃病注意以上几点，冬季发作可以防止。

预防流行性出血热

流行性出血热，是一种自然疫源性疾病。主要传染源是鼠类。传播途径根据目前了解，是多方面的。鼠类的排泄物污染皮肤的伤口，或污染病毒的灰尘经呼吸道吸入，或污染了饮食物经消化道而感染，还有由带病毒的媒介昆虫的叮咬而感染。这种病，有明显的季节性。家鼠型多集中在春、夏（3～6月）之间；而野鼠型多集中在秋、冬（10月到次年1月），同时，全年也有零星发病。这种病，主要是农村，或林间湿地、河湖低洼地、水网稻田地区等，都可能成为疫区。发病的人，多是农民和从事野外工作的人。但近年来，城市发病并不少见。这是由于家鼠型出血热多起来。同时，由于城市人到野外旅游，旷野山间狩猎，或湖畔草地垂钓等，均增加传染的机会。

典型的出血热，有三大主征：即发热、出血、肾损害和五期经过，即发热期、低血压期、少尿期、多尿期和恢复期。重症病人，病情重笃，病势凶险。

由于流行性出血热的传播途径多样，至今尚没有有效的预防药物。所以，主要还是要做好预防工作。要做好灭鼠、防鼠工作，除经常做好室内外的灭鼠外，还要预防野鼠进入室内。做好食品卫生，食品存放有防鼠措施，剩饭剩菜要煮沸消毒再吃。农户存放的稻草要与生活居室分开。搞好环境卫生，卫生清扫时要洒水，以免污染的灰尘飞扬被人吸入。到野外旅游、狩猎、垂钓等活动，事先要了解当地情况。要是疫区，必须做好个人防护。疫区野外作业，要做好消毒工作。

当心煤气中毒

一氧化碳中毒，俗称“煤气中毒”。其实，在煤气中，包含有一氧化碳在内的多种混合气体。平时我们在炉子上看到的蓝色火苗，主要就是一氧化碳。它往往是氧气供给不足、煤燃烧不完全时产生。如煤炉、煤球炉或煤饼炉，在冬天使用时，放在室内取暖，又未装通风排烟管，或虽有通风管，但年久失修阻塞，煤气不能排出，均可引起中毒。

一氧化碳为什么会引起中毒？人体血液中，红细胞含有血红蛋白，它能与氧气结合，负责把氧气输送到人体各器官。但当一氧化碳进入人体血液后，它与血红蛋白结合的亲和力比氧气大300倍，这样，氧气再无法同血红蛋白结合输送氧气，形成组织缺氧，如果人体内70%～80%的血红蛋白与一氧化碳结合，人就会很快死亡。

一氧化碳本身无色，无味，无臭，很容易使人麻痹大意。一旦觉察有中毒可能，往往已经来不及了。为了不让生活中的这类悲剧重演，在日常生活中，特别是冬季，一定要注意安全使用煤炉。炉子放在室内取暖、洗澡，一定要有排气管道，而且，必须有通风；煤气淋浴器的安装，一定要符合要求。使用煤气的地方，应按规定安装使用，防止漏气。

在冬季使用煤炉或煤气的人家，要注意煤气中毒的早期症状，如有头晕、头痛、恶心、呕吐、四肢无力等疾状，应立即警觉。如发现有煤气中毒，应立即打开门窗，把患者移至空气流通处，保持呼吸通畅。重者，须急送医院抢救。

冷水浴——健身法宝

世界著名的古希腊医学家希波克拉底说过："人越是远离自然，便越是接近疾病。"水、阳光、空气，是自然界的基本物质。利用自然物质锻炼身体，是最经济、最实惠、效果最佳的方法。这已日益被更多人所认识与接受。南樵老人以"冰河激波三千里，春江水暖我先知"为题，谈冷水锻炼祛病健身的乐趣；龚卓山老人以"现在可以在冰水里游泳了"为题，谈他冷水锻炼祛病的方法；李志和老人以"坚持冬泳二十年"为题，谈他冬泳祛病健身的体会；王兴学老人以"从冠心病到破冰游泳"，谈他冷水锻炼治病的奇效；北京市冬泳俱乐部副主席北沙以"我找到了'死里求生'之术"，谈他冬泳祛病健身之经验；叶进以"马寅初教授坚持热冷浴寿过百岁"为题，介绍马老健康长寿的养生之道……无数事实告诉人们，冷水浴——健身法宝。

冷水锻炼原理及作用

冷水，以其特有的物理性状作用于皮肤时，会迫使体内产生保护性反应。遵照循序渐进的原则，系统地进行锻炼时，这种反应能力就会不断加强，日趋完善，从而达到祛病健身的效果。

大自然的威力是非常强大的，地球上最高气温可达57.7℃，最低气温能到－88.3℃。素有"火洲"之称的吐鲁番盆地，日间最高温度是47.8℃，夜里降到0℃以下。人们之所以能在这种冷热悬殊的环境下健康地生活，除了必要的衣着保护外，更重要的是依赖于自身的调节。身体的调节能力非常强大，但必须系统培养、长期挖掘才能加强，生活在澳大利亚的土著居民，能够在充满风雪的寒冷环境下，几乎是赤身裸体睡觉。经过系统冷水锻炼的人，能够在冰穴里坚持一刻钟。但温带居民，安静前，裸露在15.6℃以上的环境中方能勉强维持正常体温，如温度再低，就会感冒。

冷水锻炼能提高人的耐寒力，能使身体各系统的生理功能进一步加强。

〇对皮肤的作用

皮肤里分布着丰富的血管和冷、热、触、痛的神经感受器。冷水锻炼时冷水首先作用于皮肤，使血管先收缩后扩张，皮肤毛细血管全部扩张以后，约可容纳全身血液的1/3。皮肤血管扩张时，皮温升高；皮肤血管收缩时，皮温降低。平时，由于受外界温度的影响，皮肤血管充盈程度并不均匀，因而皮肤温度也不一致，例如腋下皮温为36.6℃，足趾皮温为29.5℃～30℃。坚持冷水锻炼，可促使皮肤血液循环旺盛，皮色红润，富有弹性，有效地消除体内的淤血状态，对痔疮和静脉曲张有明显的防治作用。

○对心血管系统的作用

实验证明，兔子的心脏放置冰袋1小时，可使其心包温度降低1.6℃，心脏收缩次数减少，搏动有力，促进冠状动脉的血液循环，改善心肌的营养。可见心脏局部冷敷，是治疗某些心脏病的有效手段。进行全身冷水浴时，血液在深部组织大汇合，然后依靠心脏“泵”的作用，把大量血液推向体表，使心肌受到锻炼。人在水里由于受到水的浮力和静水压力作用，静脉血回流比陆地上容易得多，心脏可得到休息。

皮肤受到冷水刺激时，皮肤血管即急剧收缩，大量血液压入内脏或深部组织。此时，内脏血管扩张，这是机体适应寒冷变化的应急措施。经过短暂的内部调整，大量血液又重新向皮肤涨溢，这时皮肤血管缩而复张。这样一张一缩，使全身血管得到锻炼，故人们称冷水浴为“血管体操”。坚持做这种“血管体操”，可增强血管弹性，防止脂类代谢产物在血管壁上沉积，从而有助于预防高血压病、动脉硬化症及冠心病等发生。

人体血液平时在血管里流动的只有55%～75%，其余均贮存在“血库”里备用，其中在脾脏约存有15%，肝脏约存有25%，皮肤约存有10%。冷水锻炼时，“血库”的血液也会被动员出来参加循环，造血机能增强。据测定，坚持冷水锻炼的人，血常规检查中红细胞可增多20%～25%，血红蛋白也较多。

○对呼吸系统的作用

无论是局部或全身突然受到冷的刺激，都会引起呼吸节律变化，即不由自主地急促吸气，然后短时间呼吸停止，随后呼气及一系列深呼吸。如果冷水刺激持续下去，则呼吸会更深长有力，平时处于“半休”或“全休”状态的肺泡也积极活跃起来，吸入更多的氧气。安静时，每昼夜从肺脏约蒸发250大卡热能，呼吸加深加快时，热能消耗也明显增加。

水的密度比空气大约800倍，人在水中将承受一定的静水压力，每平方厘米身体表面受到水的压力有3.9～5.9千帕。人在水中直立时，腹部受到的压力大于胸部，膈肌下降受阻，因而呼气容易，吸气难，吸气时必须克服水的压力，所以可使呼吸肌得到锻炼。因此，医学家称游泳为“肺的体操”或“呼吸体操”，对各种慢性呼吸系统疾病都有良好作用。

○对神经系统的作用

神经系统是人体一切活动的司令部。全身皮肤分布有丰富的感受装置。寒冷刺激借神经通路上达于大脑后大脑即刻兴奋，支配全身各系统发生必要的生理反应。为了保持自身的温血状态（恒温状态），反应的中心都是围绕着热能消耗采取防护措施，如交感神经兴奋，使心跳加快，血管收缩，血压升高；呼吸加深加快，肺通气量增加；消化系统的分泌和运动也开始活跃；合成代谢增加，以利物质的消化和储存，给热能消耗提供必要的物质基础。

在人的下丘脑有一组神经细胞，叫体温调节中枢，对血液温度非常敏感。由于冷水刺激使流经皮肤的血液温度降低，体温调节中枢立即发出命令使血管收缩，皮肤血流量减少，汗腺停止分泌，肌肉收缩，以致寒战，甲状腺素分泌增加，糖和脂肪加快燃烧，产热增加，代谢旺盛，目的是使血液温度迅速回升。

各器官系统能互相配合，协调一致，迅速作出以上反应，全在于神经系统的调节。适量的冷水刺激，可加强反应强度，提高反应速度，但是寒冷刺激过量持久，反而使神经反应降低，以至出现麻痹，从而引起感冒等疾患。

〇对泌尿及生殖系统的作用

泌尿系统是身体的“下水道”，体内代谢过程所产生的废物几乎全由肾脏排出。成年人每天约有20克代谢后的固体物质溶解在尿液被排出体外。溶解这些废物的最少尿量为500毫升，如果尿量再少，有害废物就会在体内堆积，造成严重后果。通常，夜间的尿量约为白天尿量的1/4，故晨尿色深而浓。冬泳或冷水浴时，肾脏血管也和皮肤血管一样经过一次剧烈的张缩运动，肾小管分泌能力增强，吸收水分的能力减低，从血液中带来的废物能及时清除，所以冷水锻炼后尿量增加，尿液清澈。但是，如果刺激强度过大，则会引起溶血，出现血尿。精子不耐热，所以睾丸才独居腹腔以外，冷刺激对精子生成是有利的。

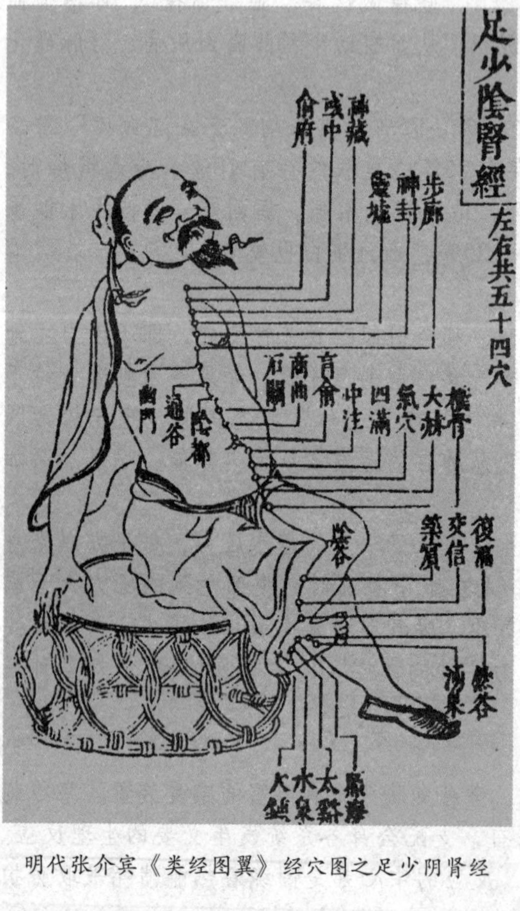

明代张介宾《类经图翼》经穴图之足少阴肾经

〇物质代谢的作用

成年人平均一昼夜体内可产生大量的热，如果所产的热不向外发散，全部保留在体内，不要多久就能使全身血液沸腾起来。为了维持体温恒定，热要通过多种途径向外释放。人体各器官所产生的热，经血液循环带到体表，经皮肤表面以辐射、对流和蒸发的方式向外散热。水的导热性是空气导热性的26～28倍，人在12℃的水里停留4分钟所消耗的热能，相当于在同温度的空气中1小时所消耗的热能，因此，人在冷水中体温将急剧下降。

产生体热的主要物质是糖。糖

的来源约80%是谷类和薯类。500克粮食在体内约可获得400克糖，吸收后大部分进入血流供各组织细胞利用，一小部分贮存在肝脏备用。冷水锻炼初期主要靠糖原分解供给热能，但糖原贮备有限，后来要动用脂肪作为燃料。冷水锻炼时，由于热能的额外消耗，代偿性食欲旺盛，食量增加。肥胖者坚持冷水锻炼，体重会减轻；消瘦者坚持冷水锻炼，食物中应适当补充脂肪。

〇对肌肉系统的作用

短时间的冷水刺激，能提高肌肉的应激能力，使其反应敏捷，收缩有力。如果冷水作用时间过长，则会引起肌肉内温度降低，导致肌纤维僵直，运动发生困难。肢体末端小群肌肉，也会因血液输送困难，温度下降明显，产生肢端麻木，动作不灵活。

冷水浴引起的反应

水温在20℃以下称冷水。进行冷水浴时，水温越低，皮肤接触冷水的面积越大，越突然，则反应也就越强烈。反应程度与刺激的持续时间不一定成正比。短时间的冷水刺激能引起兴奋，长时间可致麻痹。在每次冷水浴锻炼过程中，一般会出现以下3个阶段的生理反应。

〇寒冷期

皮肤骤然接触冷水，皮肤血管收缩，体表血液被压入内脏或深部组织，皮色苍白，触之冰冷，自觉寒气逼人。此时，全身各系统的生理功能在神经、体液的调节下积极活动起来，使人心旷神怡，精神抖擞。

寒冷期，实际上就是人体的动员阶段。寒冷期的长短，同锻炼者的功夫有关，锻炼经历越长，则寒冷期越短；反之，锻炼经历越短，则寒冷期越长。水温越低，寒冷期也越明显。

〇温暖期

上述反应大约持续1~2分钟，即开始进入反应的第二期温暖期。为了适应寒冷刺激，体内产热过程加强，血液温度升高，此时体表血管扩张，内部血液潮水般地向皮肤涨溢，皮肤颜色由白转为绯红色。皮肤温度回升，血压略有下降，心脏负荷减轻，寒意解除，出水后温暖舒适，热气自皮肤蒸发。

温暖期是机体对寒冷的适应阶段，整个温暖期内，体内热量可提高3~4倍。

温暖期的长短，也同锻炼者的功夫有关。锻炼时间长的人，产热过程快而持久，因而温暖期也长。反之，锻炼时间短，产热过程慢而短暂，温暖期就短，甚至温暖期不明显。

〇寒战期

寒战是体温消耗过度的信号，如不采取保暖措施，勉强坚持锻炼，将会发生不良反应。所以，冷水浴应在寒战期出现以前结束。

为什么会出现寒战？因为，温暖期皮肤血管持续扩张，单位时间内有大量温暖的血液从皮肤经过，因而热量消散较快。当体内热量消散到一定程度，机体为了维护自身的温血状态，将采取一系列防护措施，使皮肤血管再度收缩，重复寒冷期的生理反应。但这时血管张力因神经调节疲劳而降低了，由主动充血遂转为被动松弛，心脏功能不好的人因血压降低，脑部暂时缺血，可能出现面色苍白，头昏，严重时会昏倒。这时皮肤血流缓慢，局部呈淤血状态，皮色变为紫红，全身寒战，皮肤紧缩，汗毛竖直，有鸡皮疙瘩出现，动作不灵活。剧烈抖动，可使体内热能增加4倍多。

运动时，肌肉产的热量占总产热量的90%。只有产热超过散热，体温才能逐渐升高。所以，冷水浴锻炼最好在寒战期出现之前结束。如果出现不同程度寒战现象，应立刻擦干身体，穿好衣服，多做些肌肉活动，以加强产热，使血液循环重新旺盛起来，这样就会很快恢复温暖。

冷水浴方法

冷水锻炼的方法很多，可根据个人具体情况，灵活运用。但不管用哪种方法，都要求锻炼前既不感到特别勉强，锻炼后又觉得温暖舒适。下面介绍的几种方法可单项进行，又可混合运用，也可按照顺序分为几个阶段逐渐由局部过渡到全身冷水锻炼。

据实验，双手浸泡在冰水中，血压可暂时升高2.66～3.99千帕（20～30毫米汞柱），可见局部冷刺激能引起全身反应。因此，坚持局部冷水浴，在一定程度上也能锻炼全身的耐寒能力。

〇头脸浴

身体有衣服保护，头和脸终年露在外面，人的体温约有60%～80%是从头部发散的，因而，头和脸对外界气温变化的适应能力较强，初锻炼的人可先从冷水洗脸开始。

冷水洗脸最好从夏季开始。早晨起床后，稍事活动即开始冷水洗脸。洗前，先用手掌在脸部、两耳、头部、颈部用力摩擦产热，然后双手浸在冷水盆内数秒钟，再用湿毛巾在额部左右横擦，再向两腮、鼻部、两耳、颈部来回摩擦。然后，深吸气，将脸部浸没在冷水盆内呼气。让气泡在鼻周围翻腾。呼气终了，脸离水吸气。这样，重复多次，有人称为"水中气功"，既可练习游泳时的换气，同时翻腾的气泡对脸部能起按摩作用。最后，用湿毛巾擦拭上述部位。贫血或血管反应不良者，为加强刺激也可在水里加些醋或食盐，以刺激血管扩张，改善皮肤代谢。

头脸浴可促进头部的血液循环，特别是对鼻部血管影响更大，能提高鼻腔黏膜对寒冷的抵抗力，可以预防感冒，对年老体弱者是一种良好的锻炼方法，对神经性头痛、神经衰弱、失眠等病症有一定的治疗作用。

〇足浴

冷水浴足，不仅足部血管急剧收缩，由于反射作用，远离足部的血管也能诱导出来。有人观察，缺乏锻炼的人足部受冷水刺激时，起初血管反应性地收缩，鼻黏膜温度也明显下降，稍停足部血管开始扩张，鼻黏膜温度也随之回升，几分钟后呈现更加剧烈的升高，还伴有鼻涕和喷嚏出现。如果先用温水浴足，逐步降低水温，则不会出现上述剧烈反应。冷水洗脚，也可能引起皮肤、内脏和肌肉的温度有一定升高，影响遍及全身。

因此，冷水浴足应从温水开始，逐步降低水温，如反应良好，可一直降至冰水足浴。水温越低，浴足时间也应相应缩短。水温不低于10℃时，可浴2～5分钟，低于10℃时，可浴0.5～2分钟。

浴前，先用手掌摩擦足部，然后浸入水中。浴中，双足可相互摩擦。浴后，要擦干保暖，浴后足部血管扩张充血，腹腔、骨盆及颅腔内血管收缩，对充血性头痛、失眠、鼻塞及偏头痛均能收到相当明显的疗效。

冬季冷水足浴后，足部不一定很快潮红温暖。这时，可用温水浸泡或适当做些体力活动，就可慢慢温暖起来，并感到双腿轻快，全身舒适。如果冷水足浴后，足部温度迟迟不能回升，甚至全身发冷，说明刺激量过大，应适当缩短浸泡时间或提高水温。

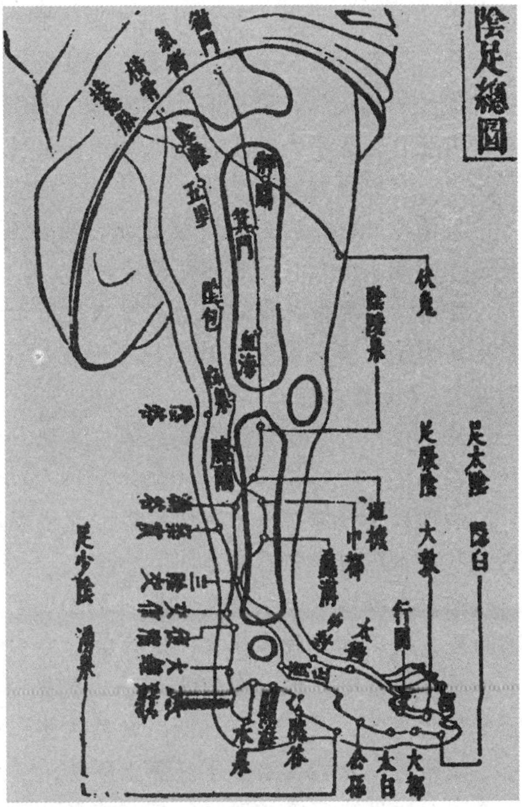

明代张介宾《类经图翼》经穴图之足少阴肾经

○擦浴

分全身擦浴和局部擦浴两种，是一种操作简单、作用温和的锻炼方法，它具有一定爽神健身的作用，也是全身冷水浴的过渡形式。

局部擦浴——冷水擦浴，实际上就是湿按摩。开始时，先擦上半身，水温由微温水逐渐降至冷水。擦浴时，毛巾先浸入水中，然后拧去多余水分，由手、臂、脸、颈、肩到胸、腹、腰、背依次摩擦至皮肤发红并伴有热感为止，最后用干毛巾擦干，立即穿衣。

全身擦浴——局部擦浴可为全身擦浴打基础。经过上半身擦浴，如感觉良好，即可开始全身擦浴。

方法是先擦四肢，后擦躯干。操作须迅速，约二三分钟即可结束。擦洗完后，用干毛巾摩擦至有良好反应出现为止。擦时不可用力过大，以免损伤表皮。特别是儿童，因皮肤娇嫩，擦浴时最好用松软的毛巾、泡沫塑料或毛织品。

擦浴的水温可不断降低。行浴前，先用湿毛巾将额、颈、胸部湿润，稍微适应再开始擦浴。

○淋浴和冲洗

此法简单易行，效果亦佳，可提高神经系统的张力。

无论喷淋或水浇，开始时的水温不宜过低。自头顶20余厘米高处，以不大的水流先向头部后流向全身，直至皮肤呈现良好反应为止。

经过一段适应，可提高水的压力，降低水温，开大淋浴水量。淋浴水流的压力，最高可达3个大气压，水温可降低至接近10℃。寒冷刺激和机械压力联合作用于全身，有较强的健身作用。但患有严重心肺疾病和有出血倾向者应谨慎使用。

低温冲淋时，应先从四肢开始，再淋躯干，最后冲淋头部。没有喷头可用水桶、水盆或木勺代替，也可用喷壶冲淋。

冲淋前，要做好准备活动，脱衣后用干毛巾摩擦全身，使皮肤产热。冲淋时间依水温而定。当水温降至10℃以下时，冲淋时间不宜超过5分钟。冬季在室外应控制在1～2分钟以内。

冲淋后，可伴以各种形式的体力活动，如按摩、原地跑步等。

○浸浴

胸部以下浸泡在冷水中叫浸浴。此浴适用于年老体弱的人，主要利用水的温度刺激和静水压力来强壮身体。

微温水浸浴——水温在34℃～35℃，可降低神经兴奋性和心血管的紧张度，对高血压、失眠和皮肤瘙痒有一定疗效。

冷水浸浴——水温在20℃以下，能提高神经、心血管功能，加强物质代谢。脑血管硬化病人，水温不宜过低，以免诱发脑血管意外。

浸浴时，身体在水里不宜静止不动，可不断地进行按摩，帮助产热，可根据个人的耐受程度决定浸浴时间，应当在不出现寒战前结束。出水后，立即擦干着衣，适当做暖身运动。

○天然水浴

天然水浴就是指在江、河、湖、海、山溪、水渠或水库中进行锻炼，其主要形式是在自然水域中洗浴。

祖国江河纵横，天然水域丰富，随着农田建设的迅速发展，水库星罗棋布，渠道密如蛛网，给天然水浴提供了有利条件。

在天然水域中锻炼，同时接受日光照射和气象因素的刺激，是综合利用日光、空气、水三种自然因素进行锻炼的最好形式。天然水浴要选择洁净的水。凡水色发黑、有腥味以及有血吸虫、钩端螺旋体病流行的自然水域，都不宜进行，水流不可有激流漩涡，水底也不可有树枝柴草等杂物。

有癫痫病史或有严重的高血压、心脏病者，行浴时最好有人伴同。

温暖季节，行浴前最好先做几分钟日光浴，然后在阴凉处稍事活动和休息再入水。日光浴后游泳，心脏负担较重，一般不宜反复进行。寒冷季节，入水前，要充分做好准备活动，脱衣后，先做短暂的空气浴，使皮肤温度接近水温，再慢慢入水。

在静水中锻炼时，为了利用水的压力，应不断改变体位，从不同角度接受静水压力的机械刺激。如在水中垂直站立时，足部承受的压力就比胸腹部承受的压力大得多，因此淋巴液和血液便从下部被压到上部，改善血液的环流，有助于消除或减轻下肢和盆腔的淤血状态，对防治痔疮和下肢静脉曲张有良好作用。

根据阿基米得原理，每种物质在水中将失去一定重量，比重量等于其体积所排出水的重量。人体在水中失去的重量，约等于体重的9/10。如果肺中充满空气，身体的密度与水大致相等，所以，人可以在水中浮起来。因此，人在水中易于进行运动，对运动功能失调的患者有一定医疗作用。

○冬泳

冬泳是冷水锻炼的最高阶段。普通游泳每小时可消耗1.255 2～3.347 2千焦热能，冬泳时能量消耗更加剧烈，没有经过系统锻炼，不宜进行。

水的热容量比空气大4倍，冰下的水温始终在0℃以上（一般为3℃左右），但在冬春之交冰雪融化时要吸收热。这时虽然气温回升，但水温却不会升高，待冰雪全部融化后，水温才逐渐升高，所以在早春季节不要以为气温升高而盲目延长游泳时间。

冬泳时，准备活动要做得充分，要做到身体发热，然后下水。开始时，下水冒几次就出来，以后每次可游十几米、二十几米、三十几米，逐步增加，每次的游距和时间可根据个人体质、地理位置、气温而定。

冬泳时下水要慢。据实验观察，加于机体的冷刺激越突然，则刺激越强。因此，下水时不要一跃入水，可先向身上撩点水，适应一下再入水，以免刺激过猛引起头晕或抽筋。在水里，动作要快，以促进产热，补偿体温消散。出水后，穿衣要快，特别是在低温有风的天气。如果动作迟缓，手指足尖容易麻木僵痛，甚至在极短时间内穿不好衣服，可能引起感冒。

冬泳，与其说是锻炼身体，不如说是磨炼意志。在滴水成冰的隆冬季节，锻炼者稍有踌躇，就可能向严寒低头。冬季每一次下水，意志就得到一次磨砺，哪怕是在水里泡一下，也需要有很大的决心和勇气。

冷水锻炼反应

○良好反应

自觉——锻炼后精神愉快，食欲旺盛，睡眠良好。

他觉——皮肤呈现绯红色，触之有热感，可见有热气自皮肤溢出。

○不良反应

自觉——锻炼后恶寒怕冷，精神抑郁，烦躁易怒，头晕头痛，食欲不振，睡眠不稳。

他觉——皮肤呈现紫蓝色，触之有凉感，伴有寒战。

如果出现良好反应，刺激强度可逐渐加大。机体对刺激的反应会随着强度的增加而变化。所以在锻炼过程中要循序渐进，不断增加锻炼时间或降低水温。如果发生不良反应，说明刺激量过大，应适当缩短锻炼时间或升高水温。

冷水锻炼经常遇到的问题

○入水前皮肤应是温暖的

人体内含碳化学物质的分解，就像炭在炉子里燃烧一样，产生热量。这些热量除维持自己的温血状态外，多余的热量经皮肤表面散发出去。肌肉是产热的重要器官，剧烈活动时，体温可暂时升高，体表温度可升高1℃～2℃。如皮肤温度下降，说明体内热能贮备不足。这时，进行冷水锻炼就容易引起不良反应。因此，下水前，应该做充分的准备活动，加强产热过程，使体内热能贮备达到一定程度，有了温暖感再下水。

○不适合冬泳的人

美国纽约有一个冰上运动俱乐部，申请加入者要在俱乐部负责人选定的日子，在冰凉的大西洋里游220码（约200米），上岸后如果皮肤发红才被接纳，如果皮色发紫，表明不适宜冬泳不予接纳。

“红”和“紫”一字之差，却反映了一个人心血管的反应能力。心血管功能强，冷水刺激后血液循环就旺盛，流经皮肤的血液饱含氧气，因此皮肤呈现鲜红色。如果心血管功能低下，冷水刺激后，心血管反应无力，血流缓慢，流经皮肤的血液饱含二氧化碳，因此皮肤呈现青紫色。当然，不适合冬泳的人，经过冷水洗脸和擦身，配合其他形式的体育锻炼，心血管功能提高以后，皮肤反应也会相应改变。

○加强活动，避免寒战

冷水锻炼如果刺激量过大，体内热能消耗过多，体温就会下降。据实验，在水温10℃游5分50秒上岸，皮肤温度将由30℃下降至14.5℃。因此容易出现寒战，即肌肉自发地、不协调地抖动，越冷抖得越厉害。这是体温下降的重要标志。发抖时皮肤紧缩，散热放慢，新陈代谢加快，产热增加。这种“增产节约”的措施，对恢复体内的热量是十分有利的，但寒战对情绪的影响却十分不利，会使人不愉快，使人斗志低落，注意力不集中，反应迟钝，动作不协调，身体各系统的生理功能下降。因此，靠寒战来恢复失去的体热是不足取的，必须加强活动，才能加速产热过程。

○冬泳后手和脚总是最后才暖起来的原因

冬泳时紧贴冷水的皮肤温度急剧下降，受凉的血液流经肌肉和内脏时加温。温暖的血液先流向内脏和脑部，给重要的器官加热，以免受冻，然后才流向四肢，最后达到末端。因此，手和脚在身体各部分中总是最后才暖和起来。

○经常感冒的人也可进行冷水锻炼

判断一个人的耐寒能力如何，主要观察他的皮肤受到冷水刺激后的血管反应。冬泳时，虽然水温和时间相同，但出水后每个人的皮肤颜色却大不相同，有的鲜红，有的紫红，有的苍白。鲜红者不易感冒，紫红者次之，苍白者说明缺乏锻炼，耐寒力最低。因此，每个人应根据个人的皮肤反应来调整水温和锻炼时间。一般来说，水温越低，皮肤血管收缩得越厉害，扩张得也越充分。但也存在着个体差异，刚开始锻炼时的水温不应强求一致。经常感冒的人最好从局部冷水浴开始，浴后按摩，促使皮肤血管反应，逐步向全身冷水锻炼过渡。

○高血压病人进行冷水锻炼要慎重

据实验，冬泳后，即刻血压普遍上升，30分钟后，收缩压恢复正常，紧张压仍持续较高的水平。因此，高血压病人冬泳时要严格控制刺激量。高血压分以下几种情况，锻炼时应区别对待。

情绪性高血压——平时血压不高，只因长期精神紧张，造成血压偏高，久之血压就固定在较高的水平上。这种人只要精神放松，坚持冷水锻炼，血压就会逐渐恢复正常。

血管硬化性高血压——特点是收缩压高，脉压差大。锻炼时，应严格掌握循序渐进的原则，不要过于激烈，以免引起意外。因为皮肤接触冷水时，体表血管收缩，血压会暂时升高，水温越低，作用越突然，收缩压暂时升高也越明显。

肾病性高血压——伴有肾功能不全者，禁忌冷水锻炼。肾病好转后，可用最小的刺激量进行局部冷水浴。

〇每天选择适宜的锻炼时间

一天中，早晨冷水锻炼最好。因为经过一夜休息，疲劳消除，生理功能潜力较大，对寒冷刺激可以做出应激性反应。此外，锻炼后一般都情绪高涨，精力充沛，可为一天的工作、学习打好基础。

饭后一小时以内，不可进行锻炼，否则大量血液引向体表，分散消化器官的血液供应，势必影响消化吸收。过度疲劳时，生理反应降低，冷水锻炼后容易引起感冒。

情绪也能影响锻炼效果。人在愤怒时，血压会急剧升高，脉搏和呼吸加快。忧郁的人，消化液分泌减少，因而不想吃东西。人们承受这种消极情绪的折磨，神经系统功能紊乱，这时进行冷水刺激，就可能引起不良后果。

〇一次冷水浴额外消耗的热能

一个体重为60千克的人，平均一昼夜可产生10.041 6千焦热量，同时，也向周围空间放出同等热量，以维持体温平衡。这就是说，人在安静时每分钟要向空间发散4.184~7.112 3焦热。据研究，水的导热性比空气大28倍，这就是说人在水中比在同温度的空气中要多消耗热能28倍，即每分钟要消耗117.152~199.158 4焦之多。如果把每分钟在水里消耗的热能乘上锻炼时间，就能算出每次冷水浴总能量的消耗。人在冬泳时，往往是用“秒”或“分”来计算的。这样一次锻炼所付出的总热能，一般不超过418.4千焦，相当于以每分钟60米的速度步行1小时所消耗的热能。

〇烟酒能断送冷水锻炼的效果

据研究，抽1支烟后，周围血管收缩，末梢体温可降低0.5度，血流阻力加大，血压略有升高，心跳加快，这种状态可持续20分钟左右。锻炼前后抽烟，将会直接影响弥散性血管反应。

酒能扩张血管，加速血液循环。所以，饮酒后皮肤潮红，浑身发热，因而有人认为酒能“御寒”，喜欢在寒冷的环境下饮酒御寒。实际上，一克酒精在体内氧化时放热29.7焦，这么一点热能还不够它本身挥霍浪费。因为随着皮肤血管扩张，温暖血液涌向体表，热能大量丢失，入水后皮肤血管在酒精的作用下，不能正常收缩，热能消耗加剧，不但锻炼效果锐减，而且还容易引起感冒。因此，下水前后不宜饮酒。

〇大汗后不宜骤然下水

剧烈运动时，心、肺以及全身各器官都进入激烈的运动状态。热，是运动的副产品。多余的热能积存在体内，使体温暂时升高。为了加快散热，皮肤舒展，汗腺开放，热气从汗腺口向外溢出。这时，如果突然接受冷水刺激，皮肤血管来不及马上收缩，奔腾而温暖的血液流经皮肤时，热能急剧丢失，因而容易引起感冒类疾病。例如，肌肉风湿病就是局部突然受凉引起的。这种病发病突然，发病后肌肉酸痛僵硬，活动后局部血液循环改善，症状可缓解。所以，初期冷水锻炼前绝不要汗流浃背，疲惫不堪。在冬季，大汗后最好不下水。

○防治“冷水过敏”的方法

有的人一遇冷水刺激，全身皮肤即出现大小不等的风疹块、刺痒、甚至眼睛也发红、流泪。这是一种对寒冷刺激的变态反应，一般不需治疗，着衣保暖后，疹块会自行消失。重者可内服抗过敏药，适当休息即可好转。

有这种体质的人，不要因噎废食，应当多次短时间接触冷水，用微温水擦身，逐渐降低水温，逐步提高对冷的适应能力。

○人在冷水里浸泡的时限

人的适应能力很强，即使没有经过冷水锻炼，也能在水中逗留很长时间。据说英国曾举行过一次科学会议，讨论由于舰船失事落水的人最多可在水中待多长时间。研究表明，0℃时，人可以忍受15分钟，2.5℃时30分钟，5℃时1小时，10℃时3小时，25℃时可达一昼夜。系统坚持冷水锻炼的人，在水中逗留时间还会延长许多。有人实验，让兔子先在－30℃的环境中生活7周，然后移到－45℃的环境中经历8小时，仍能保持健康。而事先未在低温中生活过的兔子，则全部发生冻伤，体温也明显下降，甚至死亡。人也是这样，终年生活在寒带的土著居民，能量代谢就比温带居民约高20%～30%。

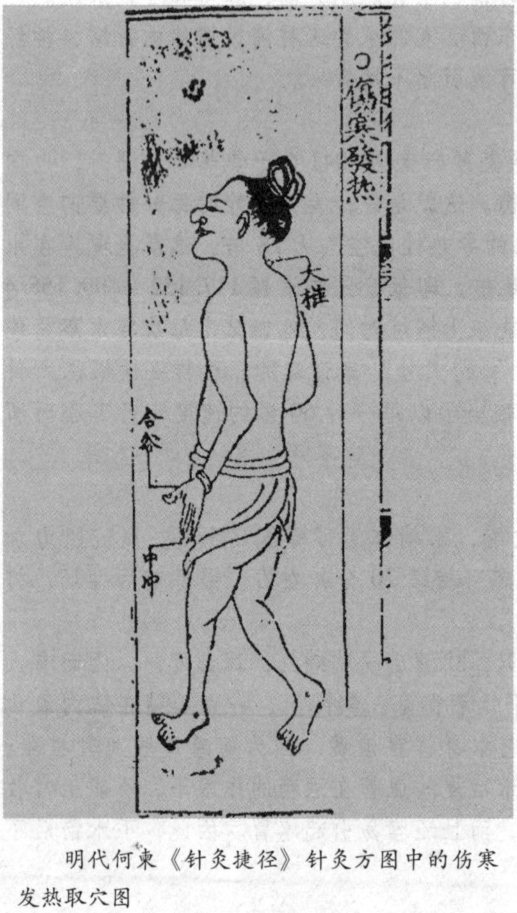

明代何柬《针灸捷径》针灸方图中的伤寒发热取穴图

○发热病人不可进行冷水锻炼

医生对高热病人往往使用冷水擦身来帮助降温，但发热病人却为什么禁忌冷水锻炼呢？这是因为发热时，体内的物质代谢和各系统功能都发生了病理改变，如神经系统兴奋性增高，出现头痛和不安，精神不振，心跳加快（体温每升高

1℃，心跳每分钟增加10次左右），呼吸加深，消化功能紊乱，尿少等。这时接受冷水刺激，不但正常的血管反应不能出现，而且还可能促使各系统病理变化进一步发展。所以，各种原因引起的发热，都应暂停冷水锻炼。

〇防止水中痉挛的办法

痉挛，就是肌肉持续不断地收缩。冷水锻炼时，如果准备活动不够，突然接触冷水，某一群肌肉痉挛，引起相应肢体强直抽搐，俗称“抽筋”。有慢性呼吸系统炎症的病人，突然接受冷水刺激，可能引起支气管痉挛，因支气管口径变细，分泌物阻塞，造成呼吸困难、喘息。心血管功能不全的人，突然接受冷水刺激，可能引起微血管痉挛，出现皮肤紫绀、头晕、四肢冰冷等。遇到以上情况，应立即停止锻炼。抽筋时做局部按摩，即可很快缓解。支气管痉挛时，上岸后穿衣保暖，端坐呼吸或口服氨茶碱0.2克。血管痉挛时，应立即平卧，保暖。

〇冬泳锻炼应当补充的营养

冬泳时水温越低，消耗的热能越大，所以冬泳锻炼除适当增加主食外，还可适当增加些脂肪类食物，冬泳后喝一杯热糖水更好。平时还要多吃新鲜水果和蔬菜，补充维生素的消耗。

〇冬泳前应做平衡运动

人在陆地上活动，自由度为二，即前后左右，在水中自由度是三，即前后左右和上下。为了适应水中运动的需要，入水前可做平衡运动。方法如下：

侧跑——左跑20步，右跑20步。

倒跑——在平坦宽敞的场地，向后倒跑20步，脸向后看，以免绊倒。

旋转——先顺时针旋转10圈，再逆时针旋转10圈，旋转速度由慢而快，结束时不要突然停止，可放慢速度继续左右旋转数圈，以免晕倒。

倒立——贴墙倒立30秒，以后可逐渐延长至2分钟左右。

老年人冬季养生

冬季保健

寒冷可以引起许多疾病或使旧病复发加重，它对呼吸系统影响最为明显，可使呼吸道黏膜的通透性和纤毛活动能力降低，抵抗能力下降而发生呼吸系统疾病，如老年性哮喘、慢性支气管炎、肺气肿、支气管扩张，肺源性心脏病的发病也有显著增多。高龄老人由于不能适应寒冷的刺激，每遇降温就易引起感冒，而且容易并发肺炎，对老年人的健康构成极大威胁。寒冷还可以改变周围血管阻力和弹性，增加血液黏稠度和微细血管的脆性，使心脏病复发。据统计，入冬后冠心病病人的发作比五六月份要高2倍，死亡人数也以寒潮时为最多。统计数字还表明，一年中死亡率最高时间为寒潮时期，这与民间所说的“冬至是老人的关口”相吻合。

人到老年，自主神经功能下降，体温调节功能降低，对寒冷刺激比较敏感，在寒冷条件下体温往往下降到36℃或更低。再加上手足末梢血液循环不良，手足发冷，怕冷尤为明显。70岁以上的老人或宿有痼疾者，对寒冷的适应能力更差。因此，隆冬时节老年人的保暖、防寒尤为重要。

老年人的冬季保健应是综合性的。从衣着到饮食，从居住环境到户外活动以及生活起居、家庭气氛等诸方面都应考虑周全。

气温低于10℃以下时，老年人就应避免冷空气直接刺激呼吸道。在户外活动时，要注意头部保暖，戴好帽子和围好围巾，以保证头部的良好血液循环，这对预防呼吸道感染很重要。入冬后，老人应注意足部保暖。俗话说“寒从脚生”。这是因为双足距离心脏最远，血液输送困难，老年人功能低下，血管反应迟缓，脚底皮肤对寒冷刺激特别敏感。当地面温度与离地面1米高处的气温温差大于4℃时，脚底皮肤温度可下降7℃～10℃，使人有不适感。所以，冬天老年人容易感到脚冷。脚部受冻，不仅会造成皲裂和冻伤，而且还影响到全身。有人实验把双足浸泡在4℃的冷水中，鼻黏膜温度明显降低，过一定时间，温度又逐渐升高，并伴有鼻涕或喷嚏出现。所以足部长时间受冻，容易引起感冒，甚至使慢性病加重。因此，老年人入冬以后要特别注意下肢保暖，经常做些暖足运动，如慢跑、快走、踮脚，足部做水平方向左右旋转，足部按摩，热水泡脚等。尤其是踮脚时，小腿肌肉挤压出的血量相当于心脏的每搏排出量，双足并拢用力踮脚跟，然后放松，重复30次，足部就会温暖。棉靴、毛袜能保暖，但爱出脚汗的人，走长路时最好换成单鞋，以免鞋、袜被汗液浸湿，影响保暖性能。每晚用温热水泡脚，外擦油脂性护肤剂，一旦脚后跟皲裂，及时用胶布贴住，以防感染和走路时继续撑大。

要克服消极心理

有人把冬季比做人的暮年，在这个季节老年人最容易产生一些消极心理，对养生极为不利。一个人年轻时，思维敏捷，精明强悍，但随着岁月的流逝，人的生理、心理都会逐渐老化。生理老化，多有明显外部特征，自己和别人都容易察觉。即使高明的化妆师也掩饰不住自己的年龄。但心理老化却因人而异，而且表现也有很大差异，不仅自己难以察觉，别人也不易发现。所以一个人的心理衰老具有很大的差异性和隐蔽性。心理活动总要通过社会活动表现出来，一个人的社会活动偏离正常人的行为规范，叫“心理活动异常”。心理老化也是一种心理异常，突出表现在以下几方面。

○依赖心理

少数人进入老年后，再度出现依赖心理。美国哈佛大学老年研究专家调查发现，依赖心理出现越早，衰老越快，寿命越短。依赖心理的主要特征是默认自己年老体弱，对未来失去信心，把生活和健康的希望寄托予家人、社会和医药。虽然有生活愿望，但缺乏安全感，处处想依靠别人照顾，自己能干的事情也要他人代替，全身功能活动处于抑制状态，一旦失去依赖，精神很容易崩溃，健康状况便急转直下。

人到老年要相信和依靠自己的潜能，生活上学会自己照顾自己，工作上还要力争有所作为，通过各种活动不仅能挖掘自身的潜力，延缓衰老的进程，而且能体现自我价值。

○吝啬心理

有的人年轻时慷慨大方，到老年却吝啬自私，一毛不拔，非常计较个人得失。这种人多数是身体不好，收入不高，非常关注既得利益，对周围人漠不关心，加上现代居民居住的多是单元房，邻里之间缺乏交流与沟通，更助长了这种吝啬自私心理。

○封闭心理

有些老人离、退休后，整天待在家里，深居简出，与外界环境接触减少。这种人可能在生活中受挫折较多，或精神上受过打击，因而想逃避现实，不愿与人交往；有的是年老多病，有一种被抛弃感、自卑感，因而想远离人群，清静无为地度过自己的晚年。自我封闭，使得信息不通，情感淡漠，心、身老化进一步加快。

○空虚心理

精神空虚是一种社会病。没有信仰，没有寄托，百无聊赖，活着觉得没有意思。但死又死不了，得过且过，混一天是一天。老年人一旦产生这种空虚心理是非常可怕的，耐挫力极弱，一有困难或挫折，就容易丧失生活的勇气。

以上这几种消极心理对老年人是非常有害的，它不仅会降低晚年生活质量，而且还可能加快老化的进程。预防和调适消极心理的根本办法是晚年生活要有追求。“工作是老年人的救生圈”，一个人一旦失去生活的目标，一切就会黯然失色。

预防常见病

天气的周期性变化对人是一个非特异性刺激，特别是一些慢性病，对天气变化非常敏感，这类疾病统称为“气象病”。

○关节痛

关节痛对气象变化最为敏感。人们常形象地称为“活气象台”。医学研究证明，关节痛与风向通过时的关系最密切，冷风、暖风、静止风对其都有影响。天气变化时，两个气团相遇，气团的摩擦产生大量的正电离子，而正离子的大量出现是在气温、气压、气湿改变以前，这可能就是“预感天气变化”的道理。空气中的正离子和低气压通过，气团交替等综合变化，会使关节痛加剧；气压和气湿恢复正常，症状也减轻。当关节出现疼痛时，关节周围毛细血管血流不均匀，有淤血存在，关节滑液黏度增加，这些都是促使疼痛的机制。所以在天气改变时，关节痛病人要注意关节保暖，局部按摩或热敷可以使疼痛得到缓解。

○感冒

如果最低气温从0℃降到零下，1～2天内就会有许多人感冒。冷空气通过后，假如出现冷高压天气，人们也容易发生感冒。冬季，气候比较干燥，鼻黏膜容易发生细小裂口，病毒乘虚而入，鼻黏膜温度降至32℃以下时，病毒开始繁殖，上呼吸道黏膜发炎，出现鼻塞，咳嗽，嗓子痛，严重时还会发热，周身不适。感冒能降低

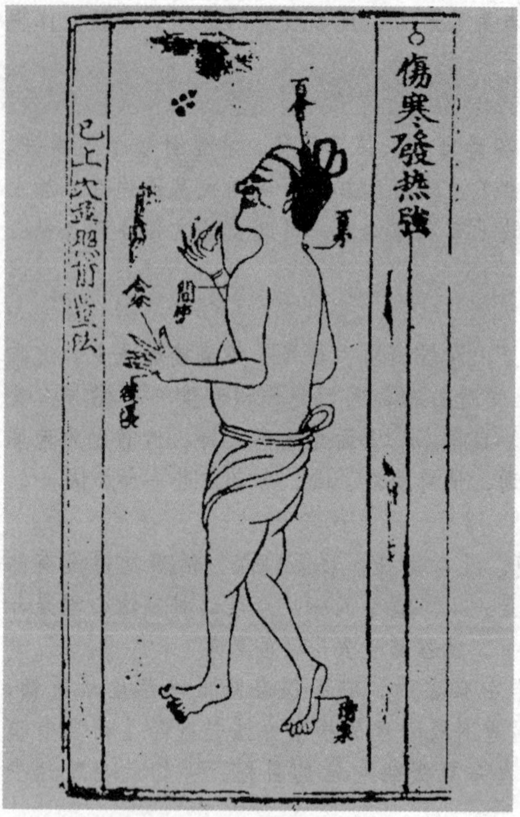

伤寒为感冒的一种，图为明代何柬《针灸捷径》针灸方图中的伤寒发热强取穴图。

机体抵抗力，引起很多疾病，特别是老年人还可能引起肺炎等严重的并发症。所以，老年人入冬后要经常收听、收看天气预报，在冷空气到来前几天，就要注意增添衣服，平时要注意锻炼，增强耐寒能力。

○慢性气管炎及哮喘

这两种疾病均与寒冷有关，日夜温差大，气温低，发病人数就增多。气温、气压突然下降，可诱发哮喘。在冬季天气突然改变时，慢性呼吸系统疾病的患者尽量少出门。外出时应戴口罩，围上围巾，戴上帽子。天气好转时要加强锻炼，尽量避免感冒。

○心肌梗死

冷、暖气流活动，气压骤降时，心肌梗死病人增多。这是因为天气变化，自主神经功能紊乱，引起血管运动反应改变，增加了毛细血管和周围小动脉的阻力，血液黏稠度增加，导致冠状动脉循环发生障碍。心血管病人冬季要注意保暖，多补充液体，避免情绪激动。

锻炼耐寒力

寒冷是一种自然现象，该冷不冷，自然界的规律就会打乱。人体在寒冷环境中，并不是无所作为的，在北极，尽管煤油冻得难以燃烧，钢筋摔在地下就断裂，但常年居住在那里的爱斯基摩人照常愉快地生活和劳动，甚至还用冰雪洗浴。这就说明寒冷并不可怕，只要通过系统地耐寒锻炼，人体抵御寒冷的潜力就能够充分调动起来。而这种潜力是身体通过产热和散热的调节来实现的。引起人体寒冷反应的临界温度为28℃左右，裸体的人只有在这种温度下才感到冷。这时体内的产热过程就开始加强，促进物质燃烧的激素大量分泌，糖类、脂肪、蛋白质分解代谢加速。肝脏是产热的重要器官，默默无闻地加倍工作，肌肉是最爱表现自己的产热器官，天冷时全身抖动，就是肌肉收缩在努力产热，同时表皮出现鸡皮疙瘩，这是肌肉为减少热能发散所做出的表现。总之，当人体受到寒冷刺激以后，通过体温调节中枢立即采取“增产”“节约”措施，维护机体的恒温状态。这种调节机制不是一下形成的，需要多次不断刺激和强化，才能够加强与完善。近年来在世界各地兴起的冬泳运动，就是提高机体耐寒力的有效措施，不少冬泳运动员，能够在－20℃～

-10℃的气温下，破冰游泳几十米以至几百米。长期忍受寒冷的人，新陈代谢会明显增高。如生活在北极的爱斯基摩人的能量代谢要比温带人高20%~30%。当然，人的耐寒力毕竟是有限度的，不可能无限制地抵御低温。运动实验表明，当气温降至-27℃以下时，生理活动就会发生紊乱。所以，寒冷对人，特别是年老体弱者是有害的，如不采取防寒措施，将会引起感冒或冻伤。有些老年人，由于代谢功能低下，一到冬季，就不能保持正常体温，医学上称“老年低温病”。有这种病的人入冬以后，特别怕冷，尤其在隆冬季节，寒流来临时，日子更不好过。人体的体温调节机制也是遵循“用进废退”的法则。所以，寒冷对人既是一种灾难，也是一种挑战。没有寒冷刺激，体内就不会有耐寒力。因此，对待寒冷要主动去接近它、适应它，耐寒力才能够被调动起来。那么怎样去适应寒冷呢？

（1）冷水锻炼。在冬季先用温水洗脸，逐渐降低水温，最后可以用冰水洗脸，再逐步扩大洗浴面积，最后能在室内冷水擦身。擦后全身皮肤潮红，温暖舒适。当然体质好的人也可以试着冬泳。冬泳并不可怕，只要严格掌握时间，每次锻炼以不寒战为度。

（2）接触大自然。冬季不要老是待在室内，可以多在户外活动，接触大气和阳光。每天在低温环境下活动1小时，做几次深呼吸，增强呼吸道黏膜的耐寒力，可以有效地预防感冒。

慎洗热水浴

水的温度，对人体具有不同的生理效应。17℃以下称“冷水”，对人体起兴奋作用，由于皮肤血管收缩，外周阻力加大，血压明显升高，对血压偏高的老人是不适宜的；水温在18℃~38℃称“温水”，对人体具有镇静作用，心血管反应不明显，对老年人是适宜的；水温在39℃以上为“热水”，热水作用于皮肤后，由于交感神经兴奋，血压会升高，然后周身皮肤血管扩张，血压开始下降。老人血压调节机制减弱，所以血压下降过低会引起脑梗死。在高温浴池时间过长，窗户紧闭，空气稀薄，出汗多，血液黏稠，心脏负担加重，从而引起心律失常，甚至导致更严重后果。近年来，日本因入浴引起的心肌梗死、脑出血致死人数呈上升趋势。据日本原弼德博士调查，导致入浴死亡的主要原因是洗澡的水温偏高，他解剖了303例因入浴在浴室和换衣时死亡者的尸体发现，死亡率最高的浴池温度是43℃，浴池温度在42℃以上浴死的共96例，占总数126例的76%。

为安全起见，高龄者入浴，水温不要过高，以不超过40℃为佳；池水不宜太满，半身浴为宜，水深没胸部以上时，会加重心肺负担；入浴时间不宜过长，不超过半小时；洗浴频度以每周一次为好；浴后擦干后着衣，应静卧休息，补充水分，以防着凉。

应防跌跤

老人骨折后愈合慢，长期卧床休息会出现许多并发症，甚至危及生命。因此，老年人骨折绝不可轻视。特别是冬季，雪雨天路滑，穿衣多行动不便，更容易跌倒。

人到老年，骨骼中的有机物减少，弹性降低，脆而易断，经不住触碰跌撞。加之老年人神经系统调节功能下降，反应迟钝，平衡能力减弱，稍有不慎，就容易跌倒造成骨折。股骨颈是老年人最易发生骨折的部位，一旦这个部位骨折很难愈合，病程长，还容易发生并发症。

预防老年跌跤骨折的根本措施是多活动。平时走比站好、站比坐好、坐比躺好，这样能给骨骼以一定的压力强度，避免骨质疏松。

老年人外出时，最好不要骑自行车。雨雪天气避免外出，乘汽车应有扶持。平时上街应拄手杖。室内地面不要太滑，常用的生活用品放置高度要适当，不要过高或过低，坐板凳最好是手扶椅。厕所应采用坐便器。总之，老年人行动时，要先想好、看好，动作应沉稳，减少随意性动作。

老年人为什么会步态不稳呢？我们知道，在运动器官中，腿的负担最大，它是人体的支柱，不仅支撑全身的重量，还需要完成走、跑、跳的功能。因此，当腿部出现肌肉松弛，收缩无力以及神经功能调节下降时，就会给它的繁重工作带来一定的困难。首先是下肢沉重，走路不灵活，关节僵硬，不听使唤，难以长时间站立，常常需要借助拐杖的帮助。由于腿脚不灵活，活动量就减少，进一步加速了腿的老化。因此，老年人要积极进行腿脚锻炼。

〇坚持走路

现在交通方便了，出门有汽车，上楼有电梯，走路的机会大大减少，体质也慢慢衰退。所以，老年人要利用一切机会多走。走路是一项最全面、最柔和的体育锻炼，真是一动而百动。走路时双腿有节律地一收一缩，静脉血液也有规律地向心脏输送。这样心脏好像有人推动一样，毫不费力地跳动。所以，有人把双腿比做“第二心脏”就是这个道理。心脏是人体的“发动机”，只要心脏健康，走起路来才矫健有力。

〇单腿直立

立正叉腰，双目直视，一脚徐徐抬起，坚持一分钟，然后双目微闭，这个动作难度较大，刚开始坚持三五秒就不错了。随着平衡器官的不断完善，闭目单腿站立的时间也会延长。

〇足部运动

坐位，一足抬起，以踝关节为轴，脚尖顺时针画圆30次，再逆时针30次，再换另一脚做相同次数。最后两足同时抬起，两足尖同时向相反的方向画圆，即一只脚顺时针画，另一只脚逆时针画，各转30次。这种锻炼不仅能锻炼足部的柔韧性，还能增强下肢的稳定性。关键是持之以恒，必有奇效。

〇反序运动

所谓反序，顾名思义，就是与正常活动的顺序相反，如走路时总是往前走，反序则是往后退。一般人走路时总是脚掌着地，反序则是脚尖着地，或脚跟着地。尽管反序是暂时的动作，但它能使神经系统重新调整，使平时运动不到的肌肉、关节、韧带都能得到锻炼。所以，在日常生活中，利用空余时间，在平坦道路上倒走几步，脚尖点地走几步，脚跟着地走几步，这对下肢和平衡运动都是很有帮助的。

二、立冬养生

民间风俗

立冬时斗指西北，太阳黄经为225度，时值公历的11月7日前后。立冬单从字面上可解释为：“立，建始也，冬，终也，万物收藏也。”习惯上，我国民间把这一天当作冬季的开始。冬，作为终了之意，是指一年的田间操作结束了，作物收割之后要收藏起来的意思。立冬一过，我国黄河中、下游地区即将结冰，我国各地农民都将陆续地转入农田水利基本建设和其他农事活动中。这是一个十分重要的节气，又是人们进补的时期。由于我国南北纬度之差，所以，真正意义上的冬季，并非都以“立冬”为准，而是以连续几天气温低于10℃为冬季。谚语说“立冬晴，一冬凌（严寒意）；立冬阴（阴雨），一冬温（暖冬）”。古人有在立冬看气象，可卜得一冬的冷暖。

立冬三候为：“一候水始冰；二候地始冻；三候雉入大水为蜃。”这是说这一节气中水已经能结成冰，土地也开始冻结。三候“雉入大水为蜃”中的雉即指野鸡一类的大鸟，蜃为大蛤，立冬后，野鸡一类的大鸟便不多见了，而海边却可以看到外壳与野鸡的线条及颜色相似的大蛤。所以古人认为雉到立冬后便变成大蛤了。

同立春、立夏、立秋一样，立冬日天子也要举行迎冬的仪式。立冬前三日太史公告诉天子立冬的日期，天子便开始沐浴斋戒。立冬日天子率三公九卿大夫到北郊六里处迎冬。回来后，天子要赏死事以安社稷，并且要抚恤孤寡。

象征冬日盛德的是玄武，玄为黑色，玄武为黑龟。唐代长安城的北门便称做玄武门，当时著名的“玄武门之变”便是发生在这里，玄武门内还有玄武殿。

十月立冬，又叫“交冬”，时序进入冬令，民间有“入冬日补冬”的食俗。古人认为天转寒冷，要补充身体营养。食人参、鹿茸、狗肉、羊肉及鸡鸭炖八珍等，是较流行的补冬方式。也有的中药店推出十全大补汤，即用十种滋补的中药炖鸡或其他肉类做成的补品。

我国河东水西“老天津卫”聚居地，立冬有吃倭瓜饺子的风俗。倭瓜又称窝瓜、番瓜、饭瓜和北瓜，是北方一种常见的蔬菜。一般倭瓜是在夏天买的，存放在小屋里或窗台上，经过长时间糖化，在冬至这天做成饺子馅，味道既同大白菜有异，也与夏天的倭瓜馅不同，还要蘸醋加蒜吃，别有一番滋味。

生活起居

在传统观念中“冬”即“终也”，结束之意。中医学认为，这一节气的到来是阳气潜藏，阴气盛极，草木凋零，蛰虫伏藏，万物活动趋向休止，以冬眠状态，养精蓄锐，为来春生机勃发做准备。不要因扰动阳气而破坏人体阴阳转换的生理机能。正如“冬时天地气闭，血气伏藏，人不可劳作汗出，发泄阳气”。因此，早睡晚起，日出而作，保证充足的睡眠，有利于阳气潜藏，阴精蓄积。而衣着的过少过薄、室温过低既易感冒又耗阳气。反之，衣着过多过厚，室温过高则腠理开泄，阳气不得潜藏，寒邪易于侵入。中医认为：“寒为阴邪，常伤阳气。”人体阳气好比天上的太阳，赐予自然界光明与温暖，失去她万物无法生存。同样，人体如果没有阳气，将失去新陈代谢的活力。所以，立冬后的起居调养切记“养藏”。

立冬后，我国北方室内开始安置炉火或供应暖气了。漫长的冬季，长时间生活在使用取暖器的环境中，往往会出现干燥上火和易患呼吸系统疾病的现象。科学研究证明，人生活在相对湿度40%～60%、湿度指数为50～60的环境中最感舒适。冬天，气候本来就十分干燥，使用取暖器使环境中相对湿度大大下降，空气更为干燥，会使鼻咽、气管、支气管黏膜脱水，使其弹性降低，黏液分泌减少，纤毛运动减弱，当吸入空气中的尘埃和细菌时不能像正常时那样很快清除出去，容易诱发和加重呼吸系统疾病。此外，干燥的空气使表皮细胞脱水、皮脂腺分泌减少，导致皮肤粗糙起皱甚至开裂。因此，使用取暖器的家庭应注意居室的湿度。最好有一只湿度计，如相对湿度低了，可向地上洒些水，或用湿拖把拖地板，或者在取暖器周围放盆水，以增加湿度。如在居室内养上两盆水仙，不但能调节室内相对湿度，还会使居室显得生机勃勃和春意融融。此外，居室中要勤开窗通风。通风可使室外的新鲜空气更换室内污浊空气，减少病菌的滋生。不通风的

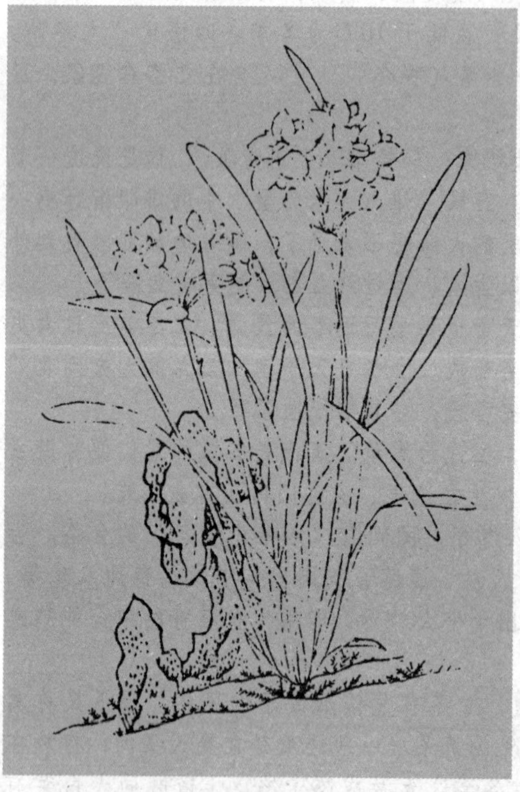

水仙图，选自《三才图会》。冬季室内空气干燥，如果在室内养上几盆水仙，就可以调节室内湿度。

情况下，室内二氧化碳含量超过人的正常需要量，引起人的头痛，脉搏缓慢，血压增高，还有可能出现意识丧失。因而，勤开窗很重要。不过应当只开朝南面的窗子，不能使居室中有穿堂风。

冬日睡觉前，先用温水泡洗双脚，然后用力揉擦足心，除了能袪污垢、御寒保暖外，还有补肾强身、解除疲劳、促进睡眠、延缓衰老，以及防治感冒、冠心病、高血压等多种病症的作用。如果所泡脚的水改用中草药甘草、元葫煎剂，可以防治冻疮；用茄秆连根煎洗，可控制冻疮发展；用煅牡蛎、大黄、地肤子、蛇床子煎洗，可治疗足癣；用鸡毛煎洗，可治顽固性膝踝关节麻木痉挛；用白果树叶煎洗，还可治小儿腹泻等。

在我国古代的学术著作《列子》的“杨朱”篇中，有这样一个“野老献曝”的故事。说的是：从前，宋国有个田野老人，穷得只能靠粗麻之衣过冬。太阳出来了，他就跑到屋外去晒太阳以御寒冷。这使他感到十分暖和、舒服，竟不知道天底下还有大厦、暖衣、绵衣、肥鲜之类的好东西。于是，他就对老伴说。“负日之暄，人莫知者，以献吾君，将有重赏。”这野老想把晒太阳的暖和、舒服奉献给君王，虽似嫌孤陋寡闻、不识时务，可是细想来，他欲献于君王的“负日之暄”，还真包含有值得人们探究、借鉴的科学道理。这一故事中所说的“负日之暄”，用今天的话来说也就是“日光浴”。

我国唐代大诗人白居易十分推崇“负日之暄”这一养生之道，常勤操练，并深得其惠。他在《负冬日》一诗中，以欣喜的心情描绘了在冬天晒背全过程中的身心体验，诗云：“负暄闭目坐，和气生肌肤。初似饮醇醪，又如蛰者苏。外融百骸畅，中适一念无。旷然忘所在，心与虚俱空。”可以说，他能活到74岁，与冬日之“负暄”也有一定关系。

我国传统的医学理论十分重视阳光对人体健康的作用，认为常晒太阳能助发人体的阳气。特别是在冬季，由于大自然处于“阴盛阳衰”状态，而人应乎自然，也不例外，所以，冬天常晒太阳，更能起到壮人阳气、温通经脉的作用。

曹慈山《老老恒言》也说：“背日光而坐，列子谓‘负日之暄’也，脊梁得有微暖，能使遍体和畅。日为太阳之精，其光壮人阳气。”则更明确地提出了“负日之暄”的健身养生作用及其科学原理。这里强调要背对太阳晒，大概是因为“头为诸阳之会”，不宜直对着太阳曝晒，以免阳气过旺，有违阴阳调和的缘故。

小儿也同样需要常晒太阳。唐代孙思邈《千金要方》中说：“凡天和暖无风之时，令母将儿于日中嬉戏，数见几日，则令血凝气刚，肌肉牢密，堪耐风寒，不致疾病。”这就明确地阐述了日光浴对于小儿防治疾病，促进生长发育的重要作用。

现代科学研究表明，日光中主要有紫外线、红外线和可见光三种光线。其中以紫外线对人体的影响最大，这种光线尽管肉眼不能看到，却能杀死皮肤上的细菌，增加皮肤弹力、光泽和柔软性，增强皮肤的抵抗力，并能刺激机体的造血机能，提高机体免疫能力，改善体内糖代谢，促进钙、磷代谢和体内维生素D的合成，有效地预防软骨病或佝偻病。还能促进血液循环，增进食欲，增强体质。红外线也是一种不可见光线，它占日光的60%～70%，可透过皮肤到皮下组织，对人体起热刺激

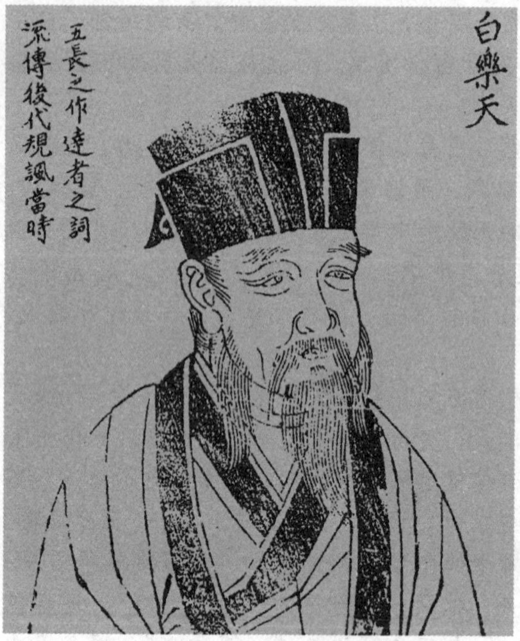

白居易像，图出自明·天然撰《历代古人像赞》。冬季应该多晒太阳，唐代诗人白居易就十分推崇“负日之暄”。

作用，从而使血管扩张，加快血液流通，促进体内新陈代谢，并可起到消炎镇痛作用。可见光则是肉眼可以看到的太阳光，它由红、橙、黄、绿、青、蓝、紫七色组成，能调节人的情绪，振奋精神，提高人的生活乐趣和工作效率，并改善人体的各种生理机能。

进行日光浴，应特别注意不可过度曝晒，以免紫外线辐射过度引起人体皮肤衰老，甚至患有皮肤癌。进行日光浴还须注意保护头和眼睛，以免由于过度曝晒引起头晕目眩，倦怠乏力。也不宜在空腹、饱腹和疲劳时进行日光浴，以免引起头晕等不良反应。另外，较严重的心脏病、高血压和神经兴奋症患者，对阳光有过敏反应者，有出血倾向者，以及月经期、分娩后一个月内的妇女，进行日光浴时也须注意不可过度曝晒，以免发生意外。

运动保健

1. 立冬十月节坐功

《遵生八笺》中原文如下：“运主阳明五气。时配足厥阴肝风木。坐功：每日丑、寅时，正坐，一手按膝，一手挽肘，左右顾，两手左右托三五度，吐纳，叩齿，咽液。治病：胸胁积滞，虚劳邪毒，腰痛不可俯仰，嗌干，面色灰暗没有光彩，胸满，呕逆，食滞，头痛，耳聋，面颊肿，肝逆面青，目赤肿痛，两胁下痛引小腹，四肢满闷，眩晕，目瞳痛。”

立冬是冬季的开始。《月令集解说》：“冬，终也，万物收藏也。”阴寒盛极，万物闭藏，乃是冬令的特点。本法以“立冬”命名，正是顺应了这一时令特点而制定的锻炼方法，适宜于立冬时节锻炼，可于立冬时开始，练至小雪为止。在时为冬，在脏为肾。足少阴经起于足小趾下，斜行于足心，至内踝后，下入足跟，上沿小腿内侧后缘，至内侧，上股内侧后缘入脊内，贯脊至腰，属肾，络膀胱。其分支从脊内分出，由会阴上经腹走胸。其直行者从肾上贯肝膈，入肺，沿喉咙，挟舌根部。其主要病症有气短喘促，咳嗽咯血，头昏目眩，心如悬若饥，惊恐，口干舌燥，咽干肿痛，心胸烦闷，疼痛，腹泻，下肢无力等。文中所说的病症大都属于此类，采用本法锻炼有较好的防治作用。

具体方法：每日凌晨3~7点时，正坐，左手按住膝盖，右手搭在左肘上，上身左右扭转回顾，接着双手交换方位，各做3~5次，然后牙齿叩动36次，调息吐纳，津液咽入丹田9次。可治：胸胁积滞，虚劳邪毒，腰痛不可俯仰，嗌干，面尘脱色，胸满，呕逆，食滞，头痛，耳聋，面颊肿，肝逆面青，目赤肿痛，两胁下痛引小腹，四肢满闷，眩晕，目瞳痛等疾。

2. 吹字补肾功

适应病症：可治腰膝酸软，盗汗遗精、阳痿、早泄、子宫虚寒等肾经疾患。

具体方法：吹，读 chuī。口形为撮口，唇出音。呼气读吹字，足五趾抓地，足心空起，两臂自体侧提起，绕长强、肾腧向前划弧并经体前抬至与锁骨水平，两臂撑圆如抱球，两手指尖相对。身体下蹲，两臂随之下落，呼气尽时两手落于膝盖上部。下蹲时要做到身体正直。呼气尽，随吸气之势慢慢站起，两臂自然下落垂于身体两侧，共做6次，然后调息收功。

3. 搓肾提水功

适应病症：肾虚肾寒。

具体方法：双腿并拢站立，双臂自然垂下，两掌心贴近股骨外侧，中指指尖紧贴风市穴；拔顶，舌抵上腭，净除心中杂念。两手掌相搓64次。手热后两手绕胯贴于后背，两手内劳宫对肾腧穴，两手同时上下摩擦64次（一上一下为一次）。然后身体往前俯，两臂伸直向下，两手好像在井台上往上提水，左手上提时，左腰和左胯随着上提，右手上提时，右腰右胯也随着上提。左右手各上提64次，每天早晚各做一遍。

4. 命门观想功

适应病症：可调整肾上腺功能，使体温升高。

具体方法：自然站立，双脚分开与肩同宽，双臂自然下垂，掌心朝内侧，中指指尖紧贴风市穴，拔顶，舌抵上腭，提肛，净除心中杂念。全身放松，意念观想第二腰椎棘突下凹陷中，命门穴相当肾上腺的部位，守此穴可以使体温上升，静中生动。每次观想20分钟，每日观想2次。

5. 补肾固虚功

适应病症：强肾，补虚。

具体方法：自然站立，双脚分开与肩同宽，双臂自然下垂，掌心朝内侧，中指指尖紧贴风市穴，拔顶，舌抵上腭，提肛，净除心中杂念。全身自然放松，两手心向下侧平至肩平，掌心转向前，两手由侧平向前合至身前向下45度，两掌相合摩擦36次。然后两手转向背后，两内劳宫贴肾命穴上，两手同时上下摩擦36次（一上一下为一次）。掌心翻转向外，半握拳，指尖不接触掌心，外劳宫贴肾命穴，站20分钟。

6. 仰卧龟息功

适应病症：便秘、数日不大便。

具体方法：仰卧床上，全身放松，将被子盖到脖子处，用两手抓住被子头，意念想肚脐下小腹处有气，做顺时针转36圈，逆时针转36圈，然后深吸一口气送至腹部，闭气，将头往被子里缩，缩到最大限度时，轻轻将头伸出被子外，慢慢呼气，一吸一呼为一次，共做24次。

7. 下肢导引功

适应病症：下肢浮肿、癫痫。

具体方法：坐在沙发或椅子上，用手大拇指按内踝二寸五跟腱前缘处，点按时稍用力至有酸胀停止，然后在该处用手掌上下搓，一上一下为一次，搓108次，每天早晚各做一次。

饮食养生

春生，夏长，秋收，冬藏。冬季是匿藏精气的时节，此时由于气候寒冷，人体对能量与营养的要求较高，而且人体的消化吸收功能相对较强，适当进补不但能提高机体的抗病能力，还可把滋补品中的有效成分储存在体内，为明年开春乃至全年的健康打下基础。所以，民间流传有“今年进补，明年打虎”“三九补一冬，来年无病痛”的俗语。

冬令进补，在时间上主要指立冬后至立春前这段期间。而习惯认为冬至前后最为适宜。

进补的方法主要有两种，一是食补，二是药补。俗语说：“药补不如食补”，食补在冬季调养中尤为重要。冬季气温过低，人体为了保持一定的热量，就必须增加体内糖、脂肪和蛋白质的分解，以产生更多的能量，适应机体的需要，所以，必须多吃富含糖、脂肪、蛋白质和维生素的食物。

同时，寒冷也影响人体的泌尿系统，排尿增加，随尿排出的钠、钾、钙等无机盐也较多，因此，应多吃含钾、钠、钙等无机盐的食物。可多吃蔬菜，适当增加动物内脏、瘦肉类、鱼类、蛋类等食品，有条件的还可多吃鸡、甲鱼、龟、羊肉、桂圆、荔枝、胡桃肉、木耳等食品。这些食品不但味道鲜美，而且富含蛋白质、脂肪、碳水化合物及钙、磷、铁等多种营养成分。不仅能补充因冬季寒冷而消耗的热量，还能益气养血补虚，对身体虚弱的人尤为适宜。其他还有药酒、药粥等，均可根据各自的体质情况选用。

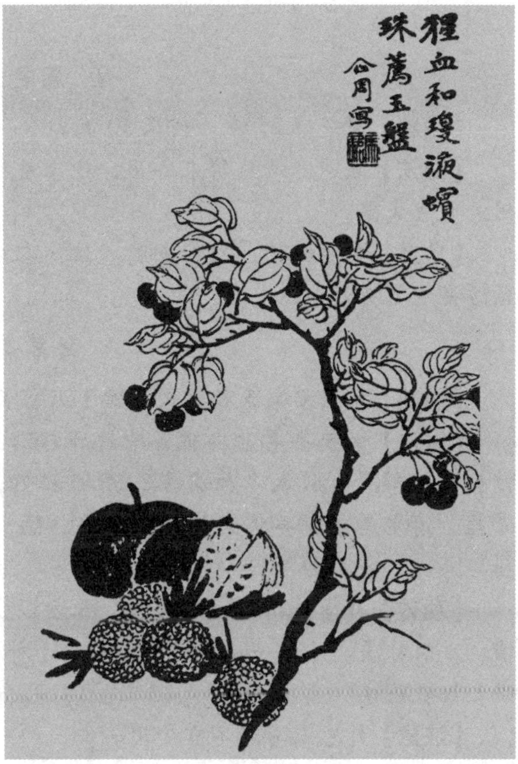

荔枝图，选自《马骀画宝》。冬季如果有条件应常吃荔枝，有助于益气、养血补虚。

至于药补，常用的补益中药有：

属补气类的，如人参、黄芪、党参、白术等，适用于气虚不足，面色苍白，气短乏力，脾虚泄泻之人；属养阴补血类的，如生地、阿胶、当归、枸杞等，适用于面白无华，头晕心悸，口唇苍白，血红蛋白偏低，妇女月经量少等症状的人。鹿茸也是冬令的常用补品，适用于平素阳虚怕冷，四肢不温，腰酸多尿，或男子阳痿等患者服用。

值得指出的是，补药也不是随便可用的，应当根据气虚、血虚、阳虚、阴虚等不同症状，分别选用有针对性的补益药，才能收到良好的效果。如人参具有大补元气、强心、生津止渴、安神等功效，气虚病人表现为体力衰弱，四肢无力，精神疲乏，心慌气短，或年老体弱，或工作过度劳累后周身无力，或慢性病引起的头晕无力等症，均可服用。能够补益元气，增加食欲，促使体力恢复。

又如阿胶具有滋阴养血的作用，对血虚的人尤为适宜。虚啥补啥，个人都应根据自己的体质情况选用，也可去医院请中医师确诊属于哪一类虚症，再选择相应的补药，使补得其所，补而受益。

随着中药制剂的不断改进，各种服用方便的滋补药品纷纷面市，如人参蜂王浆、双宝素、青春宝、中国花粉等，数不胜数。现在成药补品已成为人们普遍喜爱的进补方法。

需注意的是，有些体质虚弱的人，在感冒或其他急性病期间，应停服补品，待急性病治愈后再继续进补，否则会使病症迁延难愈。

食疗方

△ 黑芝麻粥

【用料】黑芝麻25克，粳米50克。

【做法】黑芝麻炒熟研末备用，粳米洗净与黑芝麻入锅同煮，旺火煮沸后，改用文火煮成粥。

【功效】补益肝肾，滋养五脏。注：本方更适于中老年体质虚弱者选用，并有预防早衰之功效。

△ 虫草蒸老鸭

【用料】冬虫夏草5枚，老雄鸭1只，黄酒、生姜、葱白、食盐各适量。

【做法】老鸭去毛、内脏，冲洗干净，放入水锅中煮开至水中起沫捞出，将鸭头顺颈劈开，放入冬虫夏草，用线扎好，放入大钵中，加黄酒、生姜、葱白、食盐、清水适量，再将大钵放入锅中，隔水蒸约2小时鸭熟即可。（也可用气锅蒸）

【功效】补虚益精，滋阴助阳。本方以虫草为主，助肾阳，益精血；以老鸭为辅，滋阴补虚。方中一偏于补阳，一偏于补阴，两者合用，共成补虚益精，滋阴助阳之权威药膳。

【注意】外感未清者不宜食用。

△ 西红柿砂糖藕

【用料】西红柿2个，藕1节，砂糖适量。

【做法】西红柿去皮，开水煮藕（3～5分钟），两者一并放入盘中，撒上砂糖即可。

【功效】健脾开胃，生精止渴。

△ 苁蓉羊肉粥

【用料】肉苁蓉30克，羊肉150～200克，大米适量，食盐、味精各少许。

【做法】羊肉洗净切片，放锅中加水煮熟，加大米、苁蓉共同煮粥，以食盐、味精调味服食。

【功效】温里壮阳，补肾益精。适用于腰膝冷痛、阳痿遗精、肾虚面色灰暗等。

△ 龙马童子鸡

【用料】虾仁15克，海马10克，子公鸡1只，料酒、味精、食盐、生姜、葱、水豆粉、清汤各适量。

【做法】将童子鸡宰杀后，去毛杂、洗净、装入大盆内备用。将海马、虾仁用温水洗净，泡10分钟，分放在鸡肉上，加葱段、姜块、清汤适量，上笼蒸至烂熟。出笼后，拣去葱段和姜块，加入味精、食盐，另用豆粉勾芡收汁后，浇在鸡的面上即成。服用时，食海马、虾仁和鸡肉。

【功效】温肾壮阳，益气补精。适用于阳痿早泄，小便频数、崩漏带下等。

△ **糖醋带鱼**

【用料】带鱼500克，姜2片，葱1根切段，蒜茸1勺，糖及醋各4勺，水3/4杯，生粉1勺，酒1勺。

【做法】①将带鱼冲洗干净，抹干水分，切块，用少许盐、酒稍腌，扑上生粉；②烧锅下油，将带鱼放入油锅内炸约10分钟，至金黄色，达到外焦内软时捞出，沥干油分，装盘；③下油爆香蒜茸、姜片及葱段，再倒入糖醋料煮开，趁热将糖醋汁淋在鱼身上。

【功效】增强体质，提高机体免疫力。

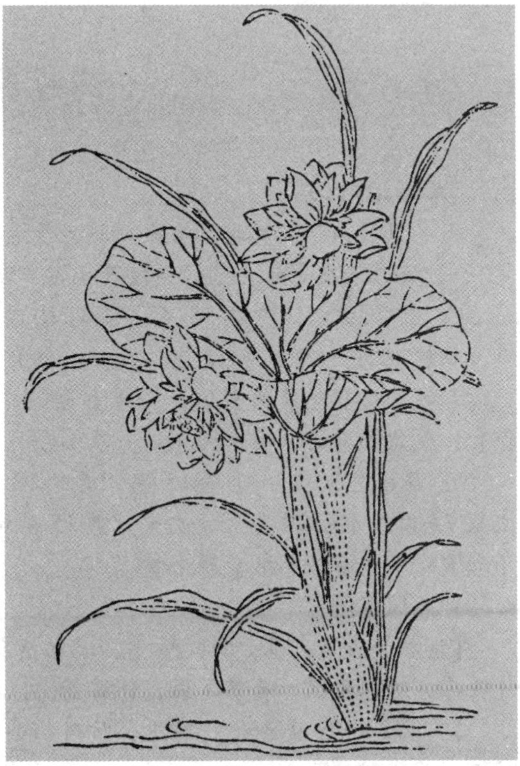

荷花图，选自《三才图会》。

△ **荷叶盐烤鸭**

【用料】老鸭1 000克，鲜荷叶1大片，花椒1/3勺，八角2粒，粗盐1 000克，精盐及油适量。

【做法】①宰鸭剥肚，去内脏，洗净，用花椒、八角及调味料将鸭煮1小时，再吊干30分钟；②用荷叶将鸭包扎好，大瓦堡内放入滚热粗盐，将鸭烘烤约30分钟，再加滚热粗盐烘烤30分钟，烘烤时要不停转动鸭身至鸭熟，再将鸭取出，解开荷叶，将鸭切块上盘。

【功效】增强体质，提高机体免疫力。

△ **鲜茄烩猪扒**

【用料】瘦肉500克，番茄300克，洋葱1个，鸡蛋1个，姜汁1勺，葱段少许，酱油1勺，糖2/3勺，酒、盐各1/2勺。

【做法】①将猪肉去筋洗净，吸干水分，切长方形厚块，用刀背将肉两面捶松，用腌料腌约30分钟；②将鸡蛋去壳搅匀，将腌透的肉块投入蛋浆后取出，扑上生粉；③洋葱、番茄洗净后切碎；④烧锅下油，将肉块煎至硬身，再加入一些油，将猪扒浸炸至熟，倒出，沥干油分；⑤烧锅下油，加入洋葱粒及番茄，将猪扒回锅烩煮至各料皆熟，加入少许糖及盐调味即可上盘。

【功效】增强体质，提高机体免疫力。

药疗养生

流感治疗方

入冬以后，气候反常，应寒反暖，伏温内发，风寒外搏，而成内热（以肺系为主），外塞束表之寒包火症。治宜辛温复辛凉之剂，外散内清，表里同治。

△荆芥10克，防风10克，前胡10克，牛蒡子12克，柴胡12克，黄芩10克，桔梗10克，草河车12克，枳壳（炒）12克，甘草6克。

加减法：症见肢体酸困，头重如裹，脘痞呕逆挟湿者，加藿香、苏叶、杏仁、苡仁；热象不甚者，去草河车。

△鲜葱白30克，生姜15克，桑叶10克，绿豆衣15克（无绿豆衣以芦根代之），先以清水浸20分钟，文火轻煎15分钟，分二次或三次温服，服后微微汗出，不宜大汗，儿童按年龄减轻用量。

外感风寒型

【症状】鼻塞声重，鼻痒喷嚏，流涕清稀，咳嗽痰多清稀，甚则发热恶寒，无汗头疼，肢体酸痛，舌苔薄白，脉浮紧。

【方药】荆防败毒散。荆芥、防风、柴胡、川芎、枳壳、羌活、独活、茯苓、桔梗、前胡、甘草。

【加减】风寒郁闭较甚，加麻黄、桂枝；咳痰较甚者，加杏仁、浙贝母。

【主治】辛温解表，宣肺散寒。

风寒夹湿型

【症状】恶寒少汗，头重如裹，肢体关节酸楚疼痛，咳嗽声重，鼻塞流涕，舌苔白腻，脉濡。

【方药】羌活胜湿汤。羌活、独活、藁本、防风、甘草、川芎、蔓荆子。

【加减】无汗可加豆卷、苍术；痰多加半夏、陈皮。

【主治】疏风祛湿，散寒解表。

姜糖苏叶饮

【用料】紫苏叶3~6克，生姜3克，红砂糖15克。

【食法】将生姜洗净切丝，苏叶洗去尘垢后一同装入茶杯内冲沸水200~300毫升，加盖泡5~10分钟，再加入红糖趁热饮用。

【按注】一方去生姜加粳米煮粥食用，一方再加青果葱头其效更佳。

【主治】风寒感冒，恶寒发热，头痛，咳嗽，无汗，胃脘痛。

房事养生

古人经过仔细的观察，认为依据男子性兴奋的外在象征，能够恰当地把握交合的时机。简而言之是“男候四至，女候五征，征备乃上”。

长沙马王堆汉墓出土竹简《天下至道谈》大意是说，阴茎勃起不大，是因为肌气不至；虽已勃起，而不坚硬的，是因为筋气不至；阴茎坚挺而不温热的，是因为神气不至。肌气不至而交会，就会发生阳痿；神气不至而交合，就会发生阴茎痿软的情况。只有三气一齐来至，这就叫三至，才是真正适合交接的时机。足见古人对此是颇为重视的。《医心方·卷二十八·四至》引《玉房秘诀》中说，阴茎不充血、发红是气血、阴阳之和气尚未到来；虽已充血发红，但阴茎勃起不大者，是肌之精气未到；阴茎虽能勃起但不坚硬的，是因为骨之精气未至；阴茎虽大且坚挺，但却不够温热的，是神气尚未到来的缘故。所以说，阴茎充血发红，是精气已蓄积的原因；阴茎怒而大，是能射精的关键；阴茎大而挺，是能射精的征兆；阴茎大而温热，则可提供射精的通道门户。这个时候交合，且适当地节制，不仅可保生机，且能延年益寿。事实上，男子的性欲唤起，也是女子所需要的，并通过视觉的传递，达于意识，也是良好的性刺激，有益于性欲与性兴奋的进一步积累。

《广嗣纪要·协期》中则将阴茎的勃起过程与脏气相联系。说男子的性兴奋是人体精、气、神的综合反应。现已证实，性的兴奋并不只限于性器官的兴奋，多种系统的组织、器官都参与作用，所以说，阴茎充血、竖起，这是肝脏之精气已至的表现；阴茎粗大发热，这是肾脏之精气已至的征兆；阴茎坚硬持久，这是肾脏之精气已至的反映。三脏气至，阴茎勃起、壮大、发热且持久，这可促进女方的性欲和喜悦。毋庸置疑，当男子的性兴奋达到了这样一种程度，显然是最适宜的交合时机，有利于性高潮的出现。

或许有人会问，如果三气未至，而强行交合，会出现什么样的问题呢？《广嗣纪要·协期》做了很好的回答，书中写道：“若痿而不举，肝气未至也；肝气未至而强合，则伤其筋，其精流滴而不射矣。壮而不热者，心气未至也；心气未至而强合，则伤其血，其精清冷而不暖也；坚而不久者，肾气未至也；肾气未至而强合，则其骨、其精不出，虽出亦少矣。”清楚地说明，男子三气未至，不仅不能获得和谐满意的性生活，而且还影响到生育问题，尤其不能达到优生的目的。

关于女子，《广嗣纪要·协期篇》意思是说，女子性兴奋有五种表现，面部充血发红，眉间唇颊红晕出现，是心之精气而至的反映，因心之华在面；眼内湿润，含情脉脉，频送秋波，是肝之精气来至的表现，因目为肝之窍；低头不语，鼻出清涕，是肺之精气来至的反映，因鼻为肺窍；偎依男体，身体不自主地动作，是脾之精气来至的征兆；阴户张开，玉液淫淫，是肾之精气来至的时候，因肾开窍于二阴。五脏的精气均已来至，性的兴奋已达到较强的程度，此时夫妇才可交合，性生活就会无限美满。《玉房秘诀》对女子性兴奋的外在表现，描述更为具体，大意是说，女子的九气（即九种性兴奋表现），怎样才能了解呢？玄女说，观察九气来至的外在反映就可知道。女子呼吸加深且时咽唾液者，因其肺气已至；发出呻鸣，且亲吻对方肌肤的，是心气来至；拥抱对方而更亲昵者，是脾气来至；阴户津淡润滑者，是肾气来至；频献殷勤，且以唇吮人者，是骨气来至；抚弄男子阴茎者，是血气来至；手摸男子乳头者，是肉气来至，然后进行交合，就能达到满意的程度。

《洞玄子》中说："于是男感阴气，则玉茎振动，其状也峭然上耸，若孤峰之临河汉。女感阳气则丹穴津流，其状也涓然下返，苦幽泉之吐深谷。此乃阴阳感激使然，非人力之所敌也。（势）至于此，乃可交接"。意思是说，男子感受到女方的爱意，阴茎激动，其形状挺直坚硬，好像一座孤立的山峰屹立于大河之旁，雄势伟壮。女子感受到男方的情爱，阴户津脂淫流，其状似涓涓细水下流，就好像泉水在深谷流淌。这是阴阳相互感应的象征，是外来的力量无法办到的。情势发展到这个地步，就可交合了。很显然，这个对候，男女双方已雀跃欲势，欲止不行，欲罢不能，这时才是最理想的交合时机。

三、小雪养生

民间风俗

小雪时斗指巳，太阳黄经为240度，时值公历的11月22日前后。此时，因气温急剧下降而开始降雪，但还不到大雪纷飞的时节，所以叫“小雪”。小雪前后，黄河流域开始降雪（南方降雪还要晚两个节气）；而北方，已进入封冻季节。“荷尽已无擎雨盖，菊残犹有傲霜枝”，这时已呈初冬景象。农谚曰：“小雪不见雪，便把来年长工歇。”意思是，到了小雪节气，还未下雪，在中国北方则冬麦无法过冬，而明年将缺水并有虫害，农事不佳，可以不请长工。因此可见冬天的降雪量直接影响农作物的收成。

小雪三候为：“一候虹藏不见；二候天气上升地气下降；三候闭塞而成冬。”这是说此时由于不再有雨，彩虹便不会出现了。由于天空中的阳气上升，大地的阴气下降，导致天地不通，阴阳不交，所以万物失去生机，天地闭塞变成了严寒的冬天。

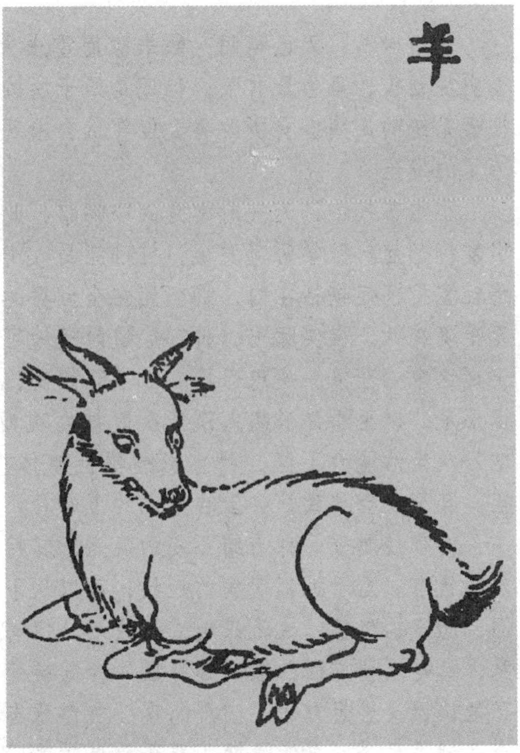

羊图。小雪时节，牛羊已肥，是牧民屠宰牲畜的时节。

小雪节是牧民宰杀牲畜的季节。农历五月以后，水草繁盛，牛羊已肥，开始宰杀，但不是大量的，随吃随时杀，保证日常肉食即可，一般不杀牛。冬季，小雪前后，天气寒冷，易于贮存，牛羊尚未减膘，集中屠宰一次，既杀羊也杀牛，备足冬春需要，牧民杀羊不是割头，而是从腹部割开一道小口，把手探入腹腔，捏断脊部大动脉。这样能保证皮张整洁、躯体完整。

小雪过后也是加工腊肉的最佳时期。陕南秦巴山区人，加工制作腊肉的传统习惯不仅久远，而且普遍。每逢冬腊月，即“小雪”至“立春”前，家家户户杀猪宰羊，除留下足够过年用的鲜肉外，其余的肉趁鲜用食盐配一定比例的花椒、大茴、八角、桂皮、丁香等香料，腌入缸中。15天后，用棕叶绳索串挂起来，滴干水，进行加工制作。选用柏树枝、甘蔗皮、椿树皮或柴草火慢慢熏烤，然后挂起来用烟火慢慢熏干而成。或挂于烧柴火的灶头顶上，或吊于烧柴火的烤火炉上空，利用烟火慢慢熏干。秦巴山区林茂草丰，几乎家家都烧柴草做饭或取暖，是熏制腊肉的有利条件。即使城里人，虽不杀猪宰羊，但每到冬腊月，也要在市场上挑选上好的白条肉，或肥或瘦，买上一些，回家如法炮制，熏上几块腊肉，品品腊味。如自家不烧柴火，便托乡下亲友熏上几块。

熏好的腊肉，表里一致，煮熟切成片，透明发亮，色泽鲜艳，黄里透红，吃起来味道醇香，肥不腻口，瘦不塞牙，不仅风味独特，营养丰富，而且具有开胃、去寒、消食等功能。腊肉从鲜肉加工、制作到存放，肉质不变，长期保持香味，还有久放不坏的特点。此肉因柏枝熏制，所以，夏季蚊蝇不爬，经三伏而不变质，成为别具一格的地方风味食品。

生活起居

小雪时节，天已积阴，寒未深而雪未大，故名“小雪”。这时的黄河以北地区会出现初雪，虽雪量有限，但还是给干燥的冬季增添了一些湿润。空气的湿润对于呼吸系统的疾病会有所改善。但雪后会出现降温天气，所以要做好御寒保暖，防止感冒的发生。

小雪节气中，天气时常是阴冷晦暗，此时人们的心情也会受其影响，特别容易引发抑郁症。医学研究发现，抑郁症是人类最常见的心理疾患。权威人士估计，若将轻型抑郁症包括在内，抑郁症在全世界的患病率约为11%。在我国，对抑郁症尚无精确统计，但实际上，抑郁症随时随地可以在人们的身边出现，只是人们还没有正视这个心理第一疾患而已。专家介绍说，很多医生或病人家属对抑郁症的表现认识不足，以至于许多病人没能及时被发现而得到正确的治疗。抑郁症会造成工作、学习及生活能力下降，严重影响慢性躯体疾病康复，加重了社会和家庭的经济负担，甚至还会导致社会上自杀率的上升。

抑郁症属于一种情绪不安的疾病，其特点是患者长期的情绪低落，处于忧郁不乐的状态。至于抑郁疾病的症状，可以从下列四个层面来表述：一是情绪方面：郁闷、悲哀、愁苦，缺乏兴趣或不快活，但有些人会出现烦躁不安、易怒，甚至有敌意；二是生理方面：性兴趣降低、食欲转变、睡眠障碍（特别是早醒）、体力降低；三是认识及思想方面：出现悲观、灰色意志、无能、无望与无助感、自责、死亡意念、自杀意念、思考缓慢、罪恶及自我惩罚之感觉，更严重时会有妄想幻觉；四是行为方面：说话少且音调低，速度慢，动作少而慢。严重时僵呆，但有时出现激燥行为，酗酒，甚至有自杀行为。

由于现代医学对此病的认识不够，抑郁症的一些轻微病症，如疲劳、失眠、肠胃不适、持续的头痛及背痛等经常被误解为其他疾病，从而无法得到正确的治疗。

用中医病因学的观点，致疾病发生的原因不外乎三种：即内因（喜怒忧思悲恐惊七情过激所伤）、外因（风寒暑湿燥热六淫侵袭所伤）、非内外因（房事、瘟疫、跌扑损伤、中毒等）。抑郁症的发生多由内因，即七情过激所致。七情包括了喜、怒、忧、思、悲、恐、惊七种情志的变化。人们在日常生活中，时常会出现七情变化，这种变化是对客观外界事物的不同反映，属正常的精神活动，也是人体正常的生理现象，一般情况下并不会致病。只有在突然、强烈或长期持久的情志刺激下，才会影响到人体的正常生理，使脏腑气血功能发生紊乱，导致疾病的发生。正如："怒伤肝、喜伤心、思伤脾、忧伤肺、恐伤肾。"说明人的精神状态反映和体现了人的精神心理活动，而精神心理活动的健康与否直接影响着精神疾病的发生发展，也可以说是产生精神疾病的关键。因此，中医认为精神活动与抑郁症的关系十分密切，把抑郁症的病因归结为七情所致不无道理。那么，调神养生对患有抑郁症的朋友就显得格外重要。

《素问·上古天真论》上说："虚邪贼风，避之有时；恬淡虚无，真气从之，精神内守，病安从来?"又《素问·生气通天论》云："清静则肉腠闭拒，虽有大风苛毒，弗之能害。"古人从内外两个方面说明，对外，要顺应自然界变化和避免邪气的侵袭；对内，要谨守虚无，心神宁静。即思想清净，畅达情志，使精气神内守而不失散，保持人体形神合一的生理状态，也是"静者寿，躁者夭"的最好说明。

另外，现代医学研究发现，季节变化对抑郁症患者有直接影响。因为与抑郁症相关的神经递质中，脑内5－羟色胺系统与季节变化密切相关。春夏季，5－羟色胺系统功能最强，秋冬季节最弱，当日照时间减少，引起了抑郁症患者脑内5－羟色胺的缺少，随之出现失眠、烦躁、悲观、厌世等一系列症状。

综观中西医学的观点，为避免冬季给抑郁症朋友带来的不利因素，所以在此节气中，要注意精神的调养。《管子》上说："凡人之生也，必以其欢，忧则失纪，怒则失端，忧悲喜怒，道乃无处。"所以，抑郁症患者要积极地调节自己的心态，保持乐观，节喜制怒，经常参加一些户外活动以增强体质，多晒太阳以保持脑内5－羟色胺的稳定，多听音乐让美妙的旋律为生活增添乐趣。清代医学家吴尚说过："七情之病，看花解闷，听曲消愁，有胜于服药者也。"

另外，抑郁症患者还应加强饮食治疗。饮食方面要多吃热量高、有健脑活血功效的食物，如羊肉、牛肉、乳类、鱼类，并适当饮用一些茶水、咖啡等饮料。通过调整饮食仍不能改善症状的患者，可选用尼莫地平、都可喜、甲状腺素片等药物进行治疗。

运动养生

1. 小雪十月中坐功

《遵生八笺》中原文如下："运主太阳终气。时配足厥阴肝风木。坐功：每日丑、寅时，正坐，一手按膝，一手挽肘，左右争力，各三五度，吐纳，叩齿，咽液。治病：脱肘，风湿热毒，妇人小腹肿，丈夫狐疝，遗溺，闭隆，血，睾肿，睾疝，足逆，寒，善瘛，节时肿，转筋，阴缩，两痉挛，洞泄，血在胁下喘，善恐，胸中喘急闷。"

时至小雪，气温进一步下降，黄河流域开始下雪，鱼虫蛰伏，人体新陈代谢处于相对缓慢的水平。本法以"小雪"命名，正是顺应了这一时令特点而制定的锻炼方法，适宜于小雪时节开始锻炼，练至大雪为止。小雪时节人体疾病在经络方面的表现多为足厥阴肝经的病变。肝之经脉起于足大趾，沿足背内踝前缘上行，在内踝上八寸处与足太阴脾经相交后，过膝，绕阴器，至小腹，入腹，挟胃，属肝，络胆，上膈，过胁肋，沿喉咙，进入鼻内窍，上行连目系，出于额，上行与督脉交会。其支脉从目系分出，下行于颊里，环绕口唇；另有支脉从肝分出，上贯膈，注肺中，交于手太阴肺经。主要病症有"丈夫疝，妇人腹肿，甚则嗌干，面尘，脱色……胸满，呕逆，狐疝，遗溺，闭癃"。文中所述本法主治病症即属此类，坚持采用本功法锻炼，有较好的防治作用。

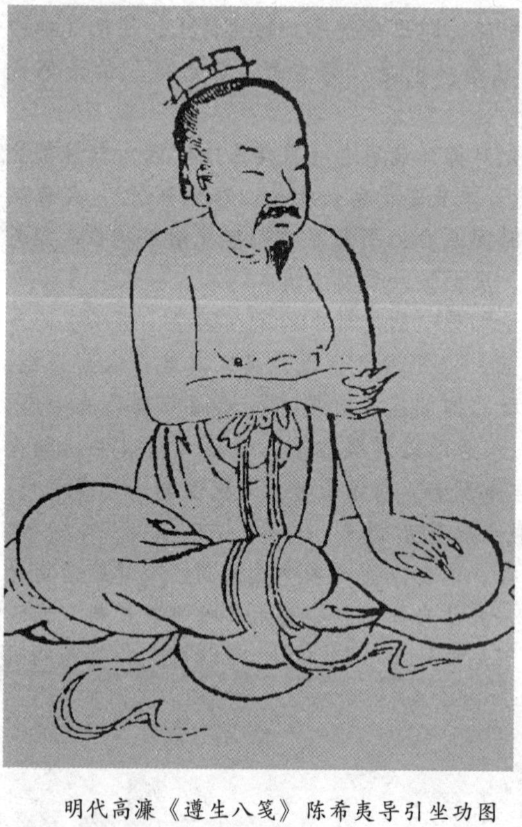

明代高濂《遵生八笺》陈希夷导引坐功图中的小雪十月中坐功图

具体方法：每日凌晨3～7点时，左手用力按住膝盖，右手挽住左肘向右方用力拉动，接着换右手按膝，左手挽肘向左方用力拉动。反复各做3～5次。然后牙齿叩动36次，调息吐纳，津液咽入丹田9次。可治：肘脱白，风湿热毒，妇科腹肿、男人疝气、遗尿、尿不出、血尿、睾丸肿大、睾疝、足内翻、抽搐、关节肿痛、转筋、阳痿、痉挛等症。

2. 干浴按摩功

适应病症：预防流感。

具体方法：站、坐练功均可，全身放松，两手掌相互摩擦至热，先在面部按摩64次，用手指自前头顶至后头部，侧头部做梳头动作64次，使头皮发热，然后用手掌搓两脚心，各搓64下，最后搓到前胸，腹背部，做干洗澡，搓热为止。

3. 抱膝导引功

适应病症：膝以下的下肢痛及下肢麻木症。

具体方法：端坐于椅子上，两脚分开与肩同宽，大腿与小腿呈90度角，躯干伸直，全身放松，下颌向内微收。全身放松，呼吸均匀，右脚踏在地面上不动，抬起左膝，两手抱在左小腿下部，用力向腹部靠拢，搬36次，然后再左脚踏在地面上不动，抬起右膝，两手抱在右小腿下部，用力向腹部靠拢，搬36次，可使下肢气血流畅，经络疏通。

4. 旋臂调息功

适应病症：上臂痛，上臂麻木。

具体方法：双腿并拢站立，双臂自然垂下，两掌心贴近股骨外侧，中指指尖紧贴风市穴；拔顶，舌抵上腭，净除心中杂念。面向南方站，全身放松，排除杂念，用鼻缓缓吸气，意念想吸气到命门，然后慢慢呼气，呼气时意念想气由命门送到肚脐，如此一吸一呼为一息，然后两眼平远视，两臂向前向上举过头顶两手心相对，两臂向上伸直，指尖向上，两手掌向前向外旋转3次，再向后向外旋转3次。两臂放松自然垂于身体两侧，此为一次，共做7次。两臂松垂于身体两侧，手心转向后，两臂向后推7次，推时要慢，意想病气由劳宫穴排出。

5. 仰卧导引功

适应病症：九窍疾病及下肢虚冷。

具体方法：仰卧在硬板床上，两足伸直并拢，屈膝，后足跟靠近臀部，两臂伸直向后，捉住两脚，向上拉，同时挺胸仰头共拉36次。

6. 脚部按摩功

适应病症：治下肢无力。

具体方法：坐在床上或沙发上，左脚曲回，左手抓握左脚趾，右手稍用力搓左脚心108次，然后按同样方法再搓右脚心108次。然后弹脚趾，将大脚趾压在二脚趾上，两脚趾相弹，开始先弹36下，脚趾相弹习惯后，每次弹108下。以上两项早晚各做1次。因脚上有足太阴脾经、足太膀胱经、足少阴肾经、足少阳胆经、足厥阴肝经、足阳明胃经、阴跻脉、阳跻脉、阴维脉、阳维脉等，它集中了全身的经络，因此脚的活动是全身的关键。

7. 腰部导引功

适应病症：治腰无力。

具体方法：开脚站立，两脚距离与肩同宽，两臂松垂，掌心贴近股骨外侧，手中指尖紧贴风市穴；头顶正直，舌顶上腭，体重平均在两脚，摒除杂念，使身心达到虚静和松空。①两手心向下，侧平上举至肩平，手心转向前，两掌合向身前45度处，上身微前倾，目视两掌，脚趾抓地，两手相搓36下。两手向后绕胯至背后，两手心贴肾命穴，两手在肾命穴上下摩擦。一上一下为一次。摩擦36次或64次。②站式同上，两臂自然松垂，头向左后转，以腰转到极度为限两臂自然松垂。然后再向右转到极限，左转右转为1次，转动108次。早晚各做1次。

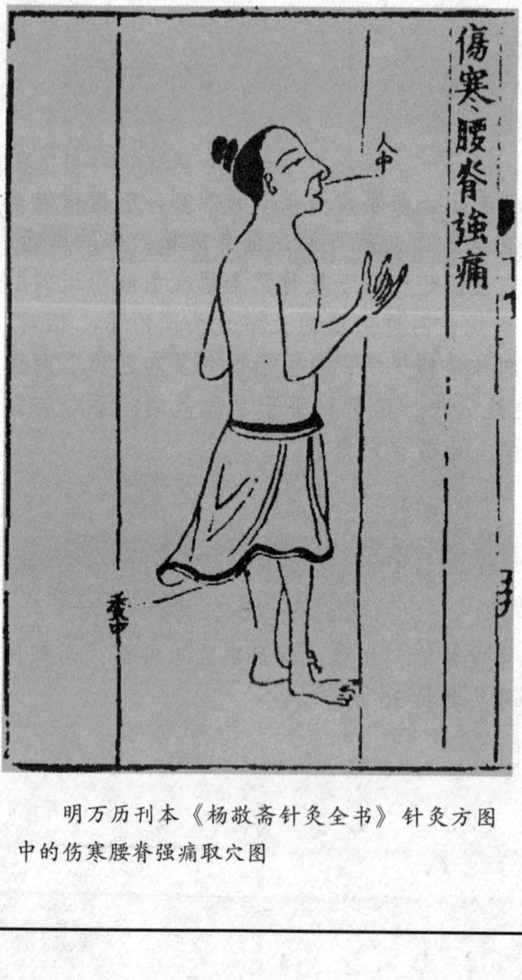

明万历刊本《杨敬斋针灸全书》针灸方图中的伤寒腰脊强痛取穴图

饮食养生

在众多的食物中，此季节最适宜的饮食有：

1. 水果

首选香蕉（香蕉含有能帮助人脑产生5－羟色胺的物质）。

2. 饮品

荸荠豆浆饮（荸荠5个绞汁，兑入250克豆浆煮熟，加入白糖适量）。

3. 菜肴

芹菜炒香菇（芹菜400克，水发香菇50克，二者加调味品同炒）。

食疗方

△ 玫瑰烤羊心

【用料】羊心1个，藏红花6克，鲜玫瑰花50克或无糖玫瑰酱15克，食盐适量。

【做法】羊心切片备用。鲜玫瑰花捣烂取汁，放入小沙锅内，加清水适量、藏红花同煮，煮沸后，改文火继续煮15分钟浓缩取汁备用。羊心串成串，蘸上玫瑰、红花汁，在火上反复翻烤至羊心熟透即可食用。

【功效】本品对心血不足、惊悸不宁、郁闷不舒者有补心解郁之功效。

【注意】这款菜适宜孕妇补宜食用。

△ 芝麻兔

【用料】整只兔子、黑芝麻、姜、葱、花椒、盐、味精、香油适量。

【做法】兔子洗净开水煮沸5分钟捞出，黑芝麻炒香待用，锅内放入清水烧开后，把姜、葱、花椒、盐投入，再将兔子放入同煮至六成熟捞出，汁不用，锅内重新倒入卤汁烧沸，下入兔子卤熟捞出切块放入盘中，加上味精、香油，撒上黑芝麻即可食用。

【功效】适宜抑郁症，并对病后体弱、阴虚便秘、肺热咳嗽有食疗作用。

△ 灵芝炖猪蹄

【用料】灵芝15克，猪蹄1只。料酒、精盐、味精、葱段、姜片、猪油。

【食法】将猪蹄去净毛后洗净，灵芝洗净切片。锅放猪油，烧热加葱姜煸香，放入猪蹄、水、料酒、味精、精盐、灵芝，武火烧沸，改用文火炖至猪蹄熟烂，即可食之。

【主治】早衰，肤皱。

△ 柠檬汁煨鸡

【用料】童子鸡1只，柠檬2只，白糖、麻油、盐、味精适量。

【食法】童子鸡宰杀去毛及内脏，洗净切块，锅放油，烧滚后煎鸡块至金黄色，加入清水半碗；再将柠檬取汁同白糖、麻油、盐各适量放入锅内，盖好盖用文火煨半小时。吃时蘸柠檬汁。

【主治】容颜早衰。

△ 沙棘汁

【用料】沙棘果适量。

【食法】常饮沙棘汁或常吃沙棘果，或用沙棘汁常擦颜面。

【注意】沙棘在冬季已完全成熟，正是采摘的好季节。

【主治】皮肤易老。

△ 颜容粥

【用料】香蕉2个，蛋黄1个，胡萝卜150克，牛奶10克，苹果150克，蜂蜜适量，粳米100克。

【食法】粳米煮粥，香蕉、胡萝卜去皮，苹果去皮核，均剁成细泥，将牛奶、蛋黄、蜂蜜在一起搅匀，同入煮熟的粥内，再稍煮，即可服食，每日1次。

【主治】颜容憔悴，无颜。

△ 银杞明目粥

【用料】银耳15克，枸杞10克，鸡肝100克，茉莉花10克，调料适量，粳米50~100克。

【食法】银耳水发后撕成小片，鸡肝切薄片，粳米煮粥，待粥六分熟放入银耳、鸡肝、枸杞，继续煮至将熟，再下调料，如姜、盐、味精和茉莉花。每日1次服食。

【主治】容颜无色。

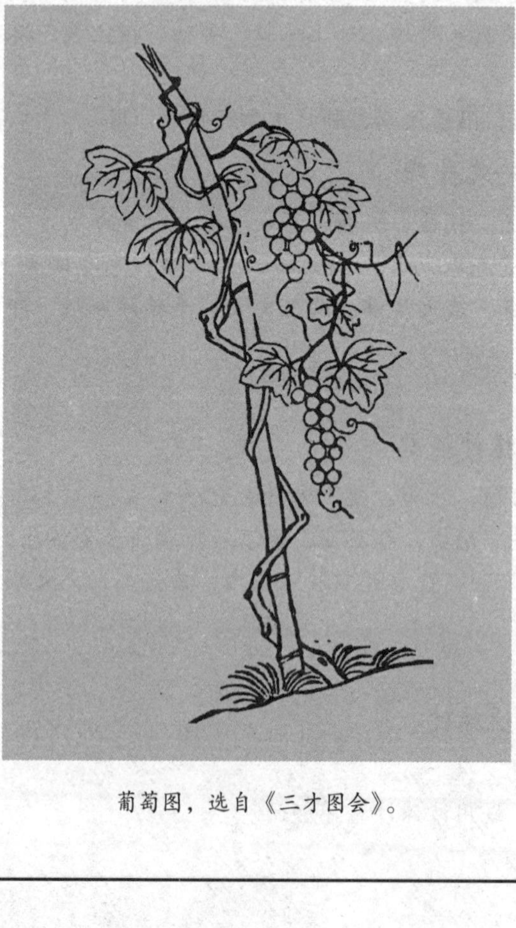

葡萄图，选自《三才图会》。

△ 水果粥

【用料】橘子100克，苹果100克，胡萝卜100克，黄瓜100克，蜂蜜30克，粳米100克。

【食法】橘子、苹果、胡萝卜均去皮，切碎，剁成细泥，加水，用纱布滤去粗糙，留汁。粳米淘净，煮粥，待熟时，调入蜂蜜、果汁。1日1次食之。

【主治】体虚颜失其容。

△ 葡萄苹果粥

【用料】葡萄100克，胡萝卜100克，包心菜150克，苹果150克，蜂蜜适量，粳米100克。

【食法】葡萄、胡萝卜、苹果、包心菜剁成泥糊加水，用纱布滤过后，留汁。粳米煮粥，调入蜂蜜、果汁。

【主治】体弱容黯。

△ 桂沙美人蕉

【用料】枸杞子10克，珍珠粉0.3克，糖桂花3克，赤豆细沙100克，山药粉15克，香蕉8个。

【食法】将豆沙倒入油锅中，用微火煸炒。大约1分钟后，放入50克白砂糖，拌匀。再加糖桂花，拌匀后出锅。撒上珍珠粉，放入枸杞子，充分拌匀备用。把剥去皮的香蕉剖开两片，中间开一道槽。将加过珍珠粉的豆沙，填到槽里，然后把两片香蕉合起来。用旺火蒸2～3分钟，出笼备用。在炒锅放50克水，加15克白糖、15克山药粉、少许水淀粉和桂花，炒匀，烧开后，浇在已经蒸好的香蕉上。

【主治】皮肤衰老，肥胖。

△ 猪脊肉粥

【用料】猪脊肉60克，大米90克。

【食法】先取猪肉洗净，切丝，用香油略炒后，加入清水，大米煮粥，待熟时调入食盐、花椒，再煮一、二沸即可服食。

【主治】肌肤干燥、毛发不荣等。

△红枣茶

【用料】红枣适量。

【食法】将红枣水煎代茶经常饮之。

【主治】人体衰老，肤易起皱。

药疗养生

△五加皮酒（1）

【用料】五加皮15克，川牛膝6克，黄芪12克，玉竹6克，防风6克，佛手6克，桑枝15克，当归12克，陈皮12克，木瓜9克，苏木6克，松节15克，川芎9克，桂枝6克，杜仲12克，秦艽6克，白酒2 500毫升。

【做法】将上述药共研成粗末，入酒内浸泡、密封，7天后即可饮用。每次15～30毫升，每日早、晚各一次。

【功效】适用于风湿引起的足膝酸痛、骨节疼痛以及跌打损伤、淤肿疼痛等症。

△五加皮酒（2）

【用料】五加皮（适量），米酒适量。

【做法】以纱布2层包五加皮，放入阔口瓶，用米酒浸泡，密封，15～30天后去渣即可饮用。每次15～30毫升，每日饮1～2次。

【功效】适用于风湿引起的关节疼痛、四肢麻木或下肢痿软等症。祛风湿，强筋骨。

△ 胡蜂酒

【用料】鲜胡蜂100克，白酒1 000毫升。

【做法】将鲜胡蜂、白酒共浸15天后饮用。

【功效】用于急性风湿病及风湿性关节炎。

△ 活络酒

【用料】当归9克，天麻9克，何首乌9克，防风9克，独活9克，牛膝9克，牡蛎9克，石斛9克，银花9克，川芎9克，秦艽15克，续断12克，千年健15克，杜仲12克，泽泻12克，桑寄生12克，松节12节，狗脊6克，川朴6克，桂枝6克，钻地风6克，甘草6克，白酒1 500毫升。

【做法】将以上药共研成粗末，入酒内浸泡，15天后即可饮用。

【功效】适用风湿关节痛、坐骨神经痛及陈旧性损伤。

房事养生

关于性生活的时间概念包括每天的不同时刻，每月的不同时间，与每年不同季节。我国传统的《房事养生学》关于性生活健康的理论依据是“天人相应”的思想，认为不同的季节，日期和时辰的性生活对夫妻健康的影响很大。金元名医朱丹溪就曾经提出过如下有关时令、日辰的交合禁忌，认为一年之中，四、五、六、十、十一共五个月，宜“出居于外”，避免性交。因为四、五两个月为火旺之时，火旺则能克肺金，金为水之母，因此，肺金被克能影响肾水：六月为土旺之时，土能克水，肾水直接受到时令伤害，十月和十一月，火气潜伏，闭藏休养，为第二年的升发萌动储积动力，此时，人体的真阳之火也藏于肾中，接受肾精的滋养，此时不可恣欲以耗精，以致真阳无根。

这些有关性交的禁忌对后来的中医影响较大，包括生活中方方面面。古人说：“房中之事，能杀人，能生人”，就像水能载舟，水也能覆舟一样。从而说明男女交接之道，顺之者益寿延年，逆者早衰早夭。因此，必须在房事生活中知道哪些适宜，哪些应忌讳，才会对身体的健康有利。

元代医学家李鹏飞说：“欲不可绝，欲不可早，欲不可纵，欲不可强。”可以作为房事养生的准则。欲不可绝说明了房事的必要性；欲不可早论述了早婚的弊端；欲不可纵旨在反对放纵情欲；欲不可强专指不可强力入房，以防耗精伤肾。这个准则至今仍有实用价值。

古人对房事必备的环境有三忌：“当避大寒大热，大风大雨，此天忌也；醉饱，喜怒，忧愁，恐惧，此人忌也；山川，神祇，社稷，井灶之处，此地忌也。房事当避此三忌，做到天时地利人和而行之。”《妇人规》说：“寝室交合之所，亦最当知宜忌”，指出卧室要安静，睡床要舒适，被褥床单枕巾要整洁，室内空气要流通新鲜，是房事的必备条件。

古人对性交前的准备工作也很重视。《素女经》说："欲合之道，在于定气，安心、和志，三气皆致至，神明统归。"所谓定气、安心，即在房事前宁心安神，泰然稳持，避免烦躁慌张、忧愤妒忌、愤怒郁闷等情绪。所谓和志，即男女感召，配合默契，性感集中，情意合同，互相激发。《玉房指要》说："凡御女之道，务欲先徐徐嬉戏使神和意感，良久乃可交接。"这即是现代性医学所谓的"性准备""性爱抚"阶段。

古人甚至对做爱时的方向也有讲究。如《洞玄子》中说："夫妇行房，春季头宜朝东，夏朝南，秋朝西，冬朝北"，并且认为"单日有益，双日有损"。

古代对房事的频度也很重视。《医心方》说："年二十，常二日一施；三十，三日一施；四十，四日一施；五十，五日一施；所过六十以去，勿复施泻。"《千金方》说："人年二十者，四日一泄；年三十者，八日一泄；年四十者，十六日一泄；年五十者，二十日一泄；年六十者，即毕闭精，勿复再施也。若体力犹壮者，一月一泄。"

此外还有饮食等一些忌宜，也有一定的参考价值。对于古人的这些经验，我们应当辩证地运用，不能全部照搬，因为古代房事养生中也有很多互相矛盾的理论。对此，我们要择其善者而从之，才会有益于健康美满的性生活。

四、大雪养生

民间风俗

大雪时斗指甲，太阳黄经为255度，时值公历的12月7日前后。“大雪”从字面上理解，就是表示降雪开始大起来。古人的解释说：“大者，盛也。至此而雪盛矣。”当地面有积雪，就是雪大的一种象征。北方有“千里冰封，万里雪飘”的自然景观，南方也有“雪花飞舞，漫天银色”的迷人图画。我国北方常有昼夜大雪，压断树枝、封锁道路的情况出现。在农业上，有“瑞雪兆丰年”的说法。这主要是说雪铺盖在地上，因温度低，能杀死越冬的虫子，给农业带来好处。

大雪三候为：“一候不鸣；二候虎始交；三候荔挺出。”这是说此时因天气寒冷，寒号鸟也不再鸣叫了。由于此时是阴气最盛时期，正所谓盛极而衰，阳气已有所萌动，所以老虎开始有求偶行为。三候的“荔挺出”的“荔挺”为兰草的一种，也可简称为“荔”，也是由于感到阳气的萌动而抽出新芽。

大雪时的民俗，基本与小雪相同。只是更注重食补，在我国北方，一般都以大热的滋补品进补。

生活起居

大雪节气后，天气越来越凉，寒风萧萧，雪花飘飘。我国北方开始出现大幅度降温降雪天气，辽宁、新疆等地还会有暴风雪。俗话说“冬天麦盖三层被，来年枕着馒头睡”“瑞雪兆丰年”。雪景是美丽的，山舞银蛇，原驰蜡象，雪可以使城市空气清新湿润，还可以保护农作物。可是大雪带给人们的不全是浪漫的诗情画意，雪既令人欣喜满怀，又让人手忙脚乱，让人喜忧参半，有时候还真挺恼人的，尤其是给市民出行、生活带来了不少麻烦。

俗话说“风后暖，雪后寒”。伴随着大雪而来的是温度下降。由于雪滑，摔伤、冻伤、感冒、交通事故等，成了雪天影响健康的主要因素。雪天气温变化较大，较易诱发呼吸系统、心脑血管疾病。雪天，老年人摔伤以手腕、股骨等处骨折的居多，年轻人则多是软组织挫伤。从预防的角度看，老年人应减少户外活动，出行最好由其他人搀扶护送。行人出行时则尽量放慢骑车或步行的速度，避免滑倒。

雪后的大风使气温骤降，咳嗽、感冒的人比平时多了好几倍。医学专家研究发现，有些疾病的发生与不注意保暖有很大关系。中医认为，人体的头、胸、脚这三个部位最容易受寒邪侵袭。在中医理论中，头被称之为“诸阳之会”。医学研究发现，静止状态不戴帽的人，在环境气温为15℃时，从头部散失的热量占人体总热量的30%，4℃时散失总热量占60%。此外，天气寒冷使血管收缩，人们就会出现头痛头晕的症状，对于脑血管病人来说，很容易诱发脑血管病。由此可见，头部保暖非常重要。冬天风寒侵入人体，往往首当其冲的就是胸腹。胸腹部受寒之后，易折伤体内阳气，从而引发心脏病的发作。此外，还可以诱发胃肠病的发生，所以，胸腹部保暖也是不容忽视的环节。俗话说“寒从脚下起”，脚离心脏最远，血液供应慢而少，皮下脂肪层较薄，保暖性较差，一旦受寒，会反射性地引起呼吸道黏膜毛细血管收缩，使抗病能力下降，导致上呼吸道感染。因此，数九严寒脚部的保暖尤应加强。

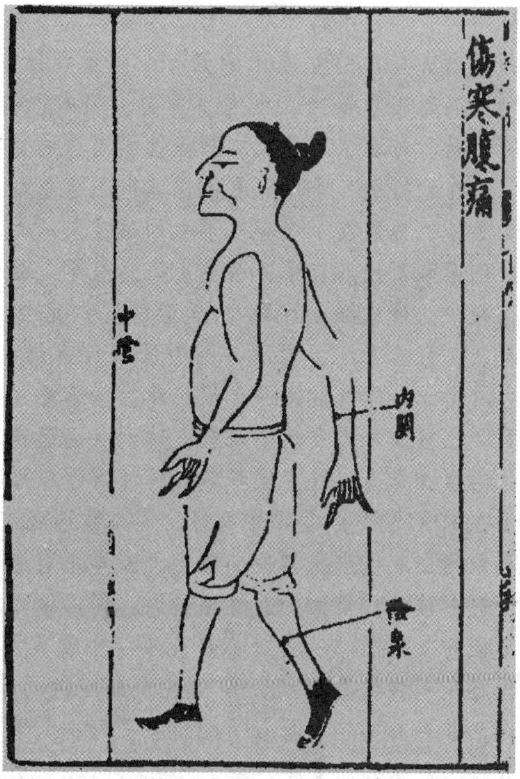

大雪天气寒冷，易患伤寒，尤其要注意胸腹的保暖。图为明万历刊本《杨敬斋针灸全书》针灸方图中的伤寒腹痛取穴图。

因此，在天气日渐寒冷的季节里，首先要根据气候的变化适当增减衣服；其次，患有心脑血管病、关节炎、消化系统疾病的病人更要注意防寒保暖，身体不舒服，应该主动到医院检查，通过中医的调理达到预防疾病的目的。最后，戴顶帽子，配条围脖，穿双保暖鞋，也不失为防寒的最佳选择。

老年人因天冷怕寒，冬天睡觉时，总爱多穿些衣服。其实这样做很不利于健康。因为，人在睡眠时中枢神经系统活动减慢，大脑、肌肉进入休息状态，心脏跳动次数减少，肌肉的反射运动和紧张度减弱，此时脱衣而眠，可很快消除疲劳，使身体的各器官都得到很好的休息。由于人体皮肤能分泌和散发出一些化学物质，此时若和衣而眠，无疑会妨碍皮肤的正常“呼吸”和汗液的蒸发，衣服对肌肉的压迫和摩擦还会影响血液循环，造成体表热量减少，即使盖上较厚的被子，也会感到寒冷。因此，在寒冷的冬天不宜穿厚衣服睡觉。

大雪节气后，由于天气变冷，有些女子容易患有冷感症。现代医学研究认为，女子由于经期、孕期和产褥期或患有贫血、胃肠症及久病体虚等，机体的抵抗力降低，抗寒能力差，故在冬季就特别怕冷。另一方面，妇女如果营养缺乏、低血压或甲状腺功能减退，会引起局部或全身的血液循环不良，特别是肢体末梢血管血液循环障碍，导致手脚冰冷。为了预防和减轻冷感，应积极参加适宜的体育锻炼，尤其是从事久坐或久立工作的妇女，应重视休息时间多活动，多做手、脚和腰部的运动。同时多吃羊肉、牛肉、狗肉、鸡肉、鹌鹑、大蒜、辣椒、生姜、香菜、洋葱、花山药、桂圆、栗子及杏脯等性属温热的食物，也有助于御寒。

在寒冷的冬季对五官的保养也不容忽视。冬季空气干燥，嘴唇发干，如果用舌头去舔，唾液在干燥空气下立刻蒸发，从而越舔越干，致嘴唇、口角干裂，口腔中的细菌乘机侵入口角，引发炎症，医学上称为“口角炎”；另外，冬季进食新鲜蔬菜减少，造成维生素 B_2 缺乏而诱发口角炎。因此，冬季应多喝水，多吃水果和蔬菜，并且应多练习唱歌，因唱歌不但可增强肺活量，而且可提高唇部肌肉的扩张力。由于冬季气候寒冷干燥，鼻黏膜容易结痂，人们常用手挖鼻孔导致出血；冬季又是感冒和鼻炎发病高峰期，这两种疾病都容易引起鼻出血。因此，冬季应注意预防感冒和鼻炎，并克服挖鼻孔的坏习惯。耳冻疮的主要原因是耳部肌肤对寒冷（气温在10℃以下）的异常反应，还与肢端血液循环障碍、气血运行不畅等因素有关。耳朵的血液供应比其他部位少，除耳垂有脂肪组织可保温外，其余部分只有较薄皮肤包着软骨，里面的血管很细微，保温能力较差，因而很容易冻伤。耳冻疮的复发率很高，往往“一年生冻疮，年年都复发”。所以，冬季一定要注意耳部保暖。青光眼是一种致盲眼病，多在冬季最冷的月份发作。其症状是眼痛、眼胀、视力减退，并伴有头痛、恶心等症状。平时一定要保持稳定的情绪，避免精神紧张和过度兴奋；注意起居要有规律，不在黑暗处久留，防止瞳孔扩大，引起眼压增高；在晴朗的天气下适度参加户外活动。因为这样可增加眼底血管氧气的供应，减少血液中二氧化碳的聚积，避免眼压升高；在气候寒冷的恶劣天气里尽量减少外出，以减少对眼部的影响。人们在雪中待久了，极容易患上“雪盲症”，即“雪光性眼炎”。该病形成的主要原因是太阳光中的紫外线由雪地反射到人眼角膜上，引起角膜损伤。症状为畏光、流泪、异物感、奇痒、刺痛、水肿。因此，在雪地玩耍的时间不宜太久，如在雪地工作或旅游观光时应戴上具有防紫外线功能的墨镜。

运动保健

1. 大雪十一月节坐功

《遵生八笺》中原文如下：“运主太阳终气。时配足少阴肾君火。坐功：每日子、丑时，起身仰膝，两手左右托，两足左右踏，各五七次，叩齿，咽液，吐纳。治病：脚膝风湿毒气，口热，舌干，咽肿，上气，嗌干及肿，烦心，心痛，黄疸、肠，阴下湿，饥不欲食，面如漆，咳唾有血，渴，喘，目无见，心悬如饥，多恐，常若人捕等症。”

大雪时节，积雪冰封，万物生机闭藏，阳气潜伏。本法以“大雪”命名，正是顺应这一时令特点而制定的气功锻炼方法，可于大雪时开始，练至冬至为止。大雪时节人体疾病多表现为足少阴肾经的病症。其脉症是动则病饥不欲食，面如漆柴，咳唾则有血，喝喝而喘，从而欲起，目如无所见，心如悬若饥状，气不足则善恐，心惕惕如人将捕之，是为骨厥，是主肾所生病者，口热，舌干，咽肿，上气，嗌干及痛，烦心，心痛，黄疸，肠，脊股内后廉痛，痿厥，嗜卧，足下热而痛等，采用本功法锻炼，有较好的防治作用。

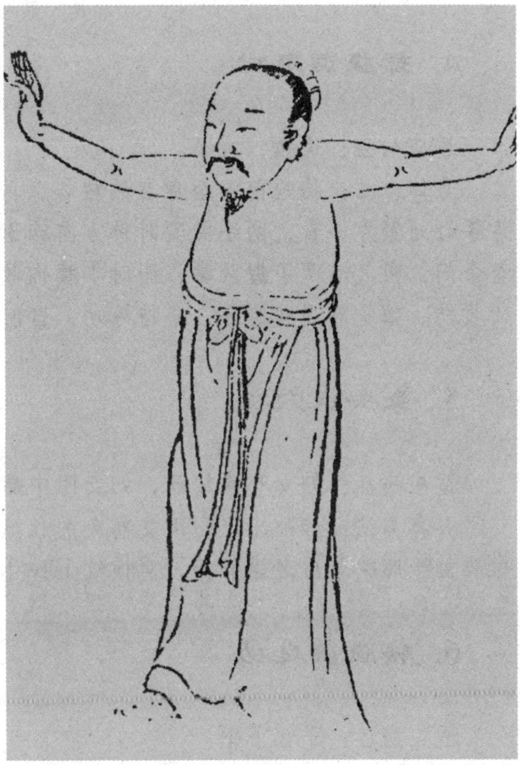

明代高濂《遵生八笺》陈希夷导引坐功图中的大雪十一月节坐功图

具体方法：每日夜里 11～早 3 点时，仰面躺在床上，上身用力前倾，双手于身体两侧掌心向上如托重物，双膝向上抬，使身体尽量蜷缩，双脚做蹬踏动作，各做 5～7 次，然后牙齿叩动 36 次，调息吐纳，津液咽入丹田 9 次。可治：腰膝风湿毒气，口热，舌干，咽肿，上气，嗌干及肿，烦心，心痛，黄疸，肠，阴下湿，饥不欲食，面如漆，咳唾有血，渴，喘，目无见，心悬如饥，多恐，常若人捕等症。

2. 蹲身导引功

适应病症：淋病，遗尿病。

具体方法：两腿下蹲，身体微向前倾，两手经大腿外侧伸向后膝后窝下，经小腿内侧伸向同侧足背，用手尽力抓握住脚趾，使脚向上弯曲，如抓不着脚趾，可用手抓住足背向内用力拉，拉到身上微出汗为止。

3. 跷腿导引功

适应病症：小便不畅，小便频数。

具体方法：端坐，全身放松。意守会阴穴，做自然深呼吸 24 次，然后抬起左腿，将左脚放在右大腿上膝盖附近，做深长匀细呼吸 36 次，做完将左腿放回原地，将右腿搬起，右脚放在左大腿上，再做深呼吸 36 次。此法可使足跟外侧的足太阳膀胱经的昆仑穴与足跟腱内侧的足少阴肾经的太溪穴得到调节。

4. 揉腹调息功

适应病症：遗精，滑精。

具体方法：临睡前，全身自然放松，两手重叠，左手在内，左手心贴紧小腹，右手心对紧左手背，两手做顺时针方向转36圈，再反时针方向转36圈，慢慢吸气至命门，吸气时两手握紧拳，同时小腹内收提肛，然后徐徐呼出，如此反复吸气7次收功。睡觉时屈膝侧卧，坚持练功，自能固精。

5. 灸关仪穴功

适应病症：妇女小腹绞痛，妇女阴中痛。

具体方法：仰卧床上，用艾卷灸关仪穴10分钟，每天早晚各灸1次。关仪穴位置位于膝关节后之腓骨侧，窝横纹上一寸凹陷中，左右腿各1穴。

6. 转腹调息功

适应病症：子宫下垂。

具体方法：自然站立，双脚分开与肩同宽，双臂自然下垂，掌心朝内侧，中指指尖紧贴风市穴，拔顶，舌抵上腭，提肛，净除心中杂念。两臂松垂，右手心贴小腹，左手心对正右手背，意念想小腹内有一圆球随手掌做顺时针旋转36圈，稍停，再随手掌做逆时针旋转36圈。深呼吸运动，吸气想肚脐向后贴命门，呼气自然，此为一息，共做36息。坐式练法与站式练法相同，每天早晚各练1次。

饮食养生

此节气中，人们的饮食习惯普遍以进补为主，不过由于天气干燥，再加上饮食不当很容易使人上火，并患口疮，因此在这一节，我们再向大家介绍一些食补方的同时，也向大家介绍一些可治疗口疮的食疗方。

食疗方

△ 枸杞肉丝

【用料】枸杞20克，瘦猪肉100克，青笋20克，油、盐、砂糖、味精、绍酒、麻油、干淀粉、酱油适量。

【做法】枸杞子洗净待用。瘦肉、青笋洗净切丝，拌入少量淀粉。炒锅烧热用油滑锅，再加入适量的油，将肉丝、笋丝同时下锅翻炒，烹入绍酒，加入砂糖、酱油、食盐、味精搅匀，放入枸杞子翻炒致熟，淋上麻油即可起锅。

【功效】滋阴补血，滋肝补肾。这是药食合用，阴血双补，明目健身的药膳方。对于体虚乏力、贫血、神衰、性功能低下、糖尿病患者均有强身益寿之效。

△ 火腿烧海参

【用料】水发海参200克，火腿50克，素油、黄酒、湿淀粉、白糖、生姜、葱白、酱油、食盐各适量。

【做法】海参洗净，切成条块，放入滚水中略烫后捞出备用。火腿切片备用。炒锅烧热放油之后，入葱姜略炒，再放入海参、火腿翻炒至六七成熟，倒入黄酒、酱油、白糖、清水，小火煨烤，烧至汤汁浓稠时，湿淀粉勾芡即完成。

【功效】补血益精，养血充髓。最适宜精血亏虚、产后虚羸、阳痿遗精、虚弱劳怯、久病体虚、衰老瘦弱者。

△ 蒜泥茼蒿

【用料】大蒜3瓣，茼蒿250克，味精、食盐、香油适量。

【做法】茼蒿洗净，切一寸长段，大蒜捣烂为泥备用，锅内放入清水煮开，茼蒿下锅开水焯3分钟捞出，将蒜泥、味精、食盐、香油同时放入，搅拌均匀盛盘即可。

【功效】开胃健脾，降压补脑。茼蒿与肉、蛋等荤菜共炒，可提高其所含维生素A的利用率。大蒜含有一种“配糖体”分，可预防动脉硬化，降低血压，减少血栓形成的几率。食用大蒜最好生吃，因为大蒜中的有效成分加热会失去作用。

△ 木耳冬瓜三鲜汤

【用料】冬瓜150克，水发木耳150克，海米15克，鸡蛋1个，食盐、水淀粉、味精、麻油适量。

【做法】冬瓜去皮洗净切片。木耳、海米洗净备用。鸡蛋打匀摊成蛋皮切宽片备用。锅内加鲜汤上火烧开，下海米、木耳煮沸5分钟，再将冬瓜放入，开锅后撒入食盐、淀粉，起锅前倒入蛋皮，淋上麻油即成。

【功效】生津除烦，清胃涤肠，滋补强身。

△ 冬虫夏草鸭

【用料】冬虫夏草5钱，鸭1只，葱、姜、盐少量，米酒。

【做法】小火炖熟食用。

【功效】补虚益气，滋阴壮阳。

△ 番茄汁

【用料】番茄汁1杯。

【食法】番茄汁含口中，每次数分钟，一日多次。

【主治】口疮。

△ 萝卜鲜藕粥

【用料】生萝卜50克，鲜藕50克，大米100克。

【食法】萝卜洗净，切小块，与藕、大米加水同煮为粥即可。

【主治】口疮。

△ 萝卜藕汁饮

【用料】生萝卜数个，鲜藕500克。

【食法】两种均洗净捣烂绞汁。含漱后缓缓咽下，每日4~5次，每次100毫升，连用3~4日。

【主治】口疮。

△ 山药莲子粥

【用料】山药50克，莲子肉50克。

【食法】将上述二味同煮熬成粥，加糖食之。

【主治】鹅口疮。

△ 冰糖炖莲子

【用料】党参3克，莲子去芯10克，冰糖30克。

【食法】将莲子放在小碗内泡发，加党参、冰糖，放蒸锅内隔水炖1小时，喝汤吃莲肉，每天1剂，连服3~5剂。

【主治】鹅口疮。

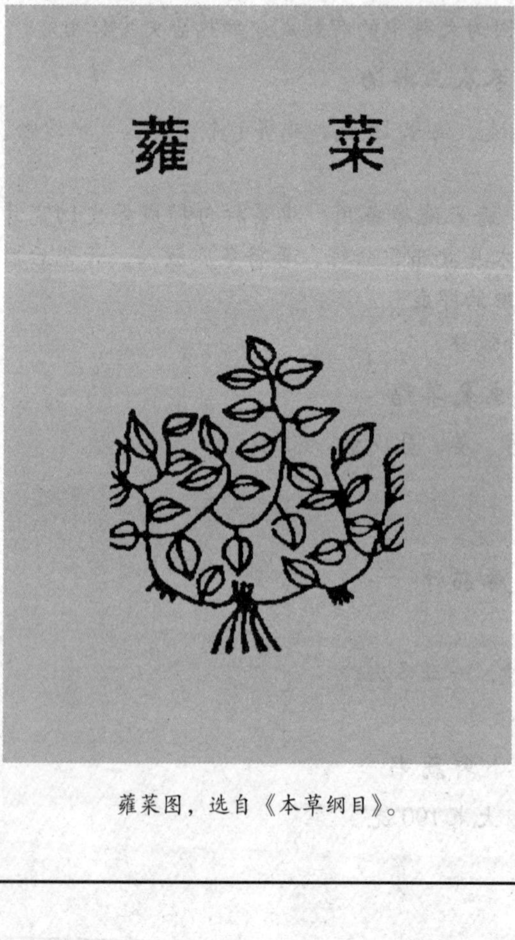

蕹菜图，选自《本草纲目》。

△ 冰山煎

【用料】怀山药20克，冰糖30克。

【食法】上料适量加水，武火煮沸，再用文火煎半小时，煎好倒出药液后，照上法重煎1次。两次药液混合后，分早晚2次服用。每日1剂，连服2~3天。

【主治】口舌生疮。

△ 蕹菜葱白汤

【用料】蕹菜100克，葱白50克。

【食法】将蕹菜洗净与葱白一起煮汤，食盐调味，经常食用。

【主治】口角炎、舌炎、唇炎等维生素B_2缺乏症。

△ 炒栗子

【用料】栗子5~7个。

【食法】每次5~7个栗子，炒熟

食之，1日2次。

【主治】口角炎，舌炎，唇炎，阴囊炎。

△ 鲜梨果

【用料】鲜梨适量。

【食法】经常食用鲜梨。

【主治】口舌生疮，咽喉肿痛。

△ 可可蜂蜜糊

【用料】可可粉适量，蜂蜜适量。

【食法】可可粉以蜂蜜调成糊状，频频含咽。

【主治】口腔溃疡。

△ 羊肉绿豆姜枣汤

【用料】羊肉120克，绿豆30克，生姜5片，大枣10枚。

【食法】加水适量炖烂服用，每日1剂，病愈停服。

【主治】多发性口疮。

△ 石榴糖

【用料】石榴适量，冰糖少许。

【食法】将石榴子肉榨汁，加冰糖制成糖浆，用以含漱或内服。

【主治】口腔炎、扁桃体炎、咽喉炎。

△ 茶水含漱液

【用料】茶水适量。

【食法】经常用茶水含漱或咽下去。

【主治】口腔炎。

△ 冰糖末

【用料】冰糖适量。

【食法】细嚼冰糖，一日多次。

【主治】口疳。

药疗养生

风寒感冒

多见于冬季，发热轻，怕冷明显，伴有头痛，全身关节酸痛，鼻塞，流清水鼻涕，不出汗，咳嗽，舌质淡红，舌苔薄白。治疗时，应选用以下具有辛温解表、宣肺散寒的验方。

△ 紫苏叶12克，鲜姜9克。水煎，去渣，加红糖30克，趁热顿服，盖被发汗。

△ 干辣椒少许，红糖30克。水煎后去渣，趁热服，盖被发汗。

△ 葱白3根，淡豆豉9克。水煎饮服。

△ 绿豆一大把，白菜头4个，红糖30克。先将绿豆、白菜头加水煎成浓汁，去渣后加红糖，趁热服，盖被发汗。

关节炎

木耳舒筋散

【用料】黑木耳120克（放置沙锅内，慢火焙干，切勿焙焦），川续断10克，炒杜仲10克，川牛膝10克，木瓜10克，桂枝9克，羌活9克，制乳香6克，附子6克，透骨草6克，苍术6克，公丁香6克，母丁香6克，党参6克。

【食法】上药共焙干后，与黑木耳研极细末。（注意：木耳冷却两小时就得辗轧，时间稍长，即回潮不易轧细。每服6克，一日2～3次，酒少许为引，白水送下。不会饮酒者，也可不用酒。）

【主治】由肝血不足、筋失所养，或产后血虚、营卫失和、风寒湿邪侵袭、痹阻脉络所致的肢体麻木、四肢抽搐、手足挛缩抽风、筋骨疼痛等症。

【功效】补肝肾强筋骨，通血脉和营卫，除风寒湿痹，解挛缩抽搐。

热痹汤Ⅱ号

【用料】当归12～15克，黄芪9克，连翘12克，生甘草12～15克，生苡仁24克，防风12克，忍冬藤15克，海桐皮12～15克。

【加减】寒邪偏盛加用川乌、草乌等大辛大热之品以祛内在之风寒病冷；热邪偏盛者加石膏、知母、虎杖等寒凉之味以清络中之热；风胜游走合用白芷、羌活；湿盛漫肿加苡仁、大腹皮；肢体肿而且胀者加入积壳、川朴等理气宣痹；久痹正虚者加入归蔑或地黄之类以补气血、养肝肾。此外，还应根据病变部位配合引经药，如上肢重用桂枝，加片姜黄；下肢加木瓜、川牛膝、钻地风；周身关节疼痛加入千年健、伸筋草、络石藤等。

【食法】水煎，每日1剂，每剂煎服2次，首剂煎煮时间不少于45分钟。

【主治】类风湿性关节炎。症见手指、足趾关节肿胀疼痛，甚则强硬变形，张口不利，或伴四肢关节肿痛，舌苔淡薄微腻，脉象弦细涩。

【功效】祛风宣湿，化痰消淤。

痹痛宁

【用料】鹿角霜12克，制附子10克，桂枝10克，细辛5克，羌活10克，独活10克，防风15克，生黄芪30克，当归15克，赤芍10克，白芍10克，生地30克，生效仁30克，广地龙10克，蜈蚣3条，乌蛇肉10克，生甘草12克。

【食法】水煎服，每半月为1个疗程。可根据具体病情，服2～6个疗程。

【主治】肢体肌肉关节冷痛，关节肿胀或变形，屈伸不利，腰膝酸痛。适用于风湿性关节炎、类风湿性关节炎、坐骨神经痛、肩周炎、老年人腰腿疼。

【功效】祛风胜湿，温经散寒，舒筋活络，通痹止痛，补益气血，强筋壮骨。

鸡血藤汤

【用料】鸡血藤30克，秦艽30克，炒桑枝30克，海风藤30克，络石藤30克，伸筋草30克，丝瓜络15克，忍冬胶30克，甘草5克。

【食法】水煎服，每日1剂。

【主治】血虚风湿，肢节疼痛，游走不定，筋脉挛急，屈伸不利，四肢麻木痹痛，亦可用于各种原因所致的筋脉损伤之拘急疼痛。

【功效】养血祛风，除湿宣痹，通络止痛。

中虚痹证汤

【用料】黄芪、威灵仙、寻骨风各30克，桂枝3~9克，白芍、防风、山药各15克，元胡20克，伸筋草12克，细辛6~9克，大枣7枚，生姜、炙甘草各6克。

【加减】血虚，加当归10克；寒痛，加制川、草乌各6克，熟附片10克，麻黄8克；热痛，加秦艽15克，忍冬藤、地龙、石膏各30克；湿重，加苡仁15克，苍白术各10克；关节变形，肌肉萎缩，加千年健、老鹳草、豨莶草各30克；顽痹加全蝎、僵蚕10克，蜈蚣3条。

【食法】水煎服，每日1剂。分2次服。3个月1疗程。

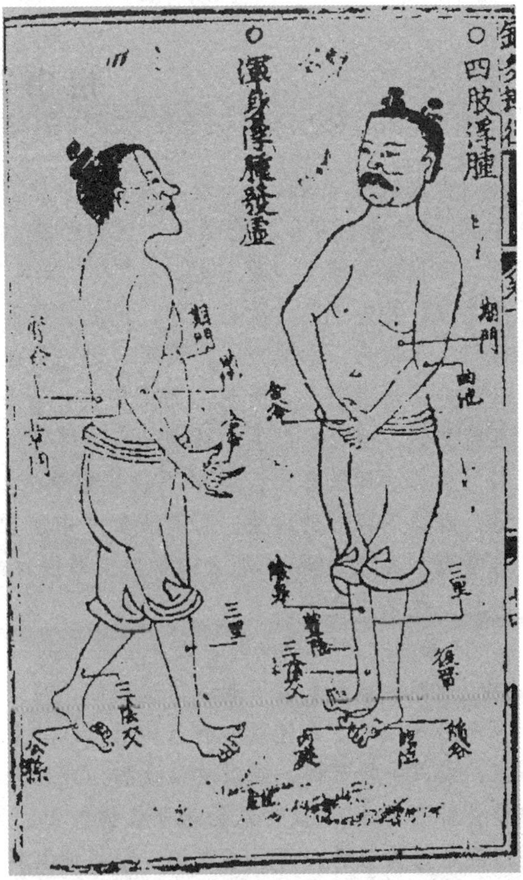

明代何東《针灸捷径》针灸方图中的四肢浮肿及浑身浮肿发虚取穴图

【主治】风湿性或类风湿性关节炎，长期应用西药致胃气明显受损，或宿有胃疾不能受纳诸种西药而痹痛依然如故者。

【功效】补虚温中，祛风通络，除湿止痛。

治坐骨神经痛方

坐骨神经痛表现为臀部疼痛，并沿大腿内侧、经窝放射性疼痛。直腿抬高试验表现为患侧下肢抬离床面不足70度，病人即感窝和下腰部疼痛，并向足跟部放射。

鸡血止疼汤

【用料】鸡血藤30克，丹参18克，当归、续断、桑寄生、狗脊各12克，川芎、秦艽、羌活、土鳖、杜仲、制乳香、制没药各10克，黄芪25克。

【食法】水煎服，每日一剂，一周为一疗程，一个疗程，一般症状都能缓解。

房事养生

古人认为应当闭精不泄才符合养生原则，并对此有着很多论述。《养性延命录》中说："人生孰不欲倚翠偎红、沉酣曲蘖、明眸皓齿，滋快衾绸？何知快乐之悦吾心，而祸害接踵矣。故庄生曰：'人之大可畏者，衽席之间，不知戒者过也。'故养生之方，首先节欲，欲且当节，况欲其欲而不知所以壮吾欲也，宁无损害？夫肾为命门，为坎水，水热火寒，则灵台之焰借此以灭也。使水先枯竭，则木无以主，而肝病矣；水病则火无所制，而心困矣；火焰则土燥，而脾败矣；脾败则肺金无资。五行受伤，而大本以去，欲求长生，其可得乎？"

从文中可以看出，房事不慎是影响人长寿的致命因素。这是因为人"元气有限，人欲无穷"的缘故。可是正如文中所言"人生孰不欲倚翠偎红、沉酣曲蘖、明眸皓齿，滋快衾绸"，那么该如何倚翠偎红呢？于是古人有一种"采阴补阳，还精补脑"的房中之术。

"采阴补阳"是中国古代房中术中的一个重要行为观念。认为男性若想获得补益、长寿，甚至长生不老、得道成仙，可通过有意识地与女性行房来达到目的。该观念起源很早，晋代葛洪的《抱朴子·内篇》中即有明确的记载："房中之法十余家，或以补救劳损，或以攻治众病，或以采阴补阳，或以增年延寿，其大要在于还精补脑一事耳。"文中认为采阴能够补阳，男性泄出的精液为人身中最宝贵的物质，应经常保持盈满，而房事中的泄精将使其耗竭，但女性在房事中分泌的阴精却不会耗竭。男性精液的补充可通过服食滋补品获取，也可通过房事从女性的阴精中获取。

对古代房事中的"采阴补阳"术，我们千万不要盲目相信，和谐性生活有利于男女双方身心健康，但是必须做到适度、科学。

五、冬至养生

民间风俗

冬至时斗指子，太阳黄经为270度，时值公历的12月21日前后。冬至这一天，阳光几乎直射南回归线，北半球白昼最短，黑夜最长，开始进入数九寒天。天文上规定这一天是北半球冬季的开始。而冬至以后，阳光直射位置逐渐向北移动，北半球的白天就逐渐长了。

冬至三候为："一候蚯蚓结；二候麋角解；三候水泉动。"传说蚯蚓是阴曲阳伸的生物，此时阳气虽已生长，但阴气仍然十分强盛，所以土中的蚯蚓仍然蜷缩着身体。麋与鹿同科，却阴阳不同，古人认为麋的角朝后生，所以为阴，由于冬至一阳生，所以麋感阴气渐退而解角。由于阳气初生，因而此时山中的泉水可以流动并且温热。

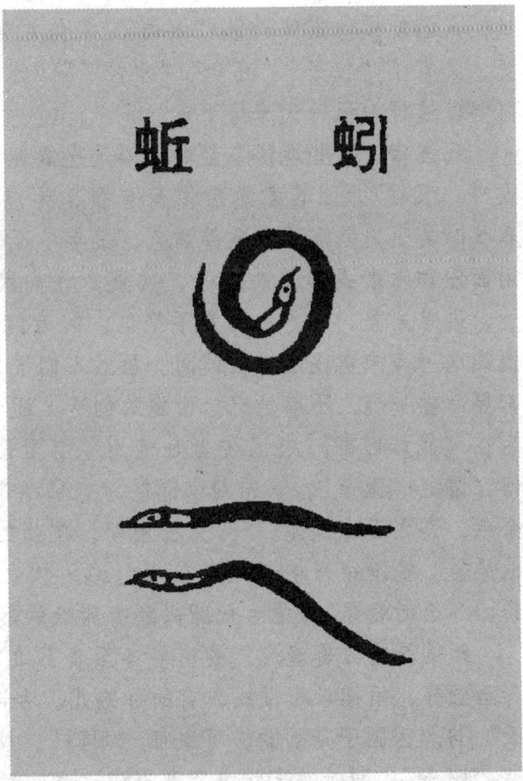

蚯蚓图，选自《本草纲目》。冬至三候之一为"一候蚯蚓结"，是指此时土中的蚯蚓仍然蜷缩着身子。

冬至是二十四节气中最重要的一个节气，也是古人认为一年中最重要的一天。古人用日圭测日影，很早便发现这一天日影最长。所以以这一天为始最容易校正时日，因而古人将冬至日立为一年的开始。我国周朝开始以冬至所在月为一月，正月初一，指的便是当月新月初生的这天，为一年的开始。周朝当时已采用地支记月，冬至所在的月份为子月，即现今农历的十一月。

冬至在古时是一岁之首，因此，现在民间仍有冬至大如年的说法。古代天子在冬至这天，要举行祭天的仪式，以祈祷风调雨顺。北京的天坛自明成祖迁都后建成，一直是皇帝祭天的地方。中国古时的地图南方在上而北方在下，因此天坛建于京城的南郊，其正南位为昊天上帝。虽然在五行方位上南方属火是夏季，但因夏至一阴生，阴气属地，所以古时天子在夏至日祭地，地坛建于京城的北郊；而冬至一阳生，阳气属天，所以古时天子在冬至日祭天，天坛建于京城的南郊。清朝的旗人在冬至日不但祭天，同时也祭祖。在祭奠之后用祭祠用的猪肉煮成白肉，与同来祭天者分享神馀，“吃白肉”于是便成为旗人在冬至日的特殊食俗。

俗话说“冬至饺子夏至面”。在冬至这天，我国最普遍的食俗便是吃饺子。吃水饺的历史要追溯到汉末。传说当时河南南阳出了个“医神”张仲景。他原来在长沙居官，告老还乡时，正逢腊月。张仲景见到整天为生活奔波而衣不遮体的穷人，面对寒风刺骨的冰天雪地，好多人的耳朵都冻烂了，心里十分难受。冬至那天，他在南阳东关搭起医棚，盘起火灶，专门熬一种“去寒娇耳汤”，舍给穷人们喝，治疗耳朵的冻伤。这种药汤是用羊肉、辣椒和一些祛寒温热的药材合煮而成的。人们喝了汤，他又把剩下的羊肉和药材捞出来切碎，用面皮包成耳朵的样子，称做“娇耳”（有的写作“矫耳”“胶耳”），下锅煮熟，分给人们每人两只。喝汤吃“娇耳”后，人们浑身发暖，两耳起热，治好并保住了冻坏的耳朵。后来，每到冬至日，人们就模仿张仲景做“娇耳”煮食并喝热汤，日久成俗，“娇耳”也传久生变，又有了“饺子”“扁食”“水饺子”“水点心”等地方性名称。冬至日吃饺子的习俗就这样一代一代流传下来。

我国南方有些地区冬至的食俗是吃馄饨和汤圆。馄饨四川人叫“抄手”，广东人叫“云吞”，因其煮熟后像荷包蛋，为混沌初开，故名“馄饨”。据民间传说，春秋时吴王夫差沉湎于歌舞酒色，某年冬至歌宴，嫌肉食腻肥，很不高兴。西施乃用面粉和水擀成薄薄的皮子，内裹少许肉糜，滚水一氽之后，随即捞起，加入汤汁，进献夫差。夫差食之赞不绝口，问为何物。西施信口以“混沌”作答。此后，馄饨这一美味就逐渐传至民间。虽然人们平日也偶尔吃吃馄饨，但冬至那天却人人都要品尝一碗，不单是纪念西施的创造，还为了庆贺冬至的“一阳出生”。宋人周密在《武林旧事》中记述当时杭州冬至习俗：“三日之内，店肆皆罢市，垂帘饮博，谓之‘做节’。享先则以馄饨，有‘冬馄饨年挨’之谚。贵家求奇，一器凡十余色，谓之百味馄饨。”可见在宋朝，杭州的人们已经有冬至吃馄饨和以馄饨祭祖的风俗。晚清绍兴学者范寅在《越谚·饮食》中说馄饨“或芝麻糖或醢肉裹以面粉，冬至时食”。可见古代绍兴还有甜味的馄饨。

汤圆是南方普遍流传的重要冬至食品之一，又称团子、团圆子、丸子、圆子、冬至圆等，用糯米粉做成，有的加馅儿。古诗有“家家捣米做团圆，如是明朝冬至天”句。因圆子是圆的，可象征“阳圆”，所以，冬至吃圆子的主要用意是为了庆贺“阳生”，同时寄予祈求团圆喜庆之意。关于吃圆子的由来，在浙江南部有这样一个传说：相传很早以前有一位樵夫上山砍樵，不慎跌入深涧，不能脱险，就采摘状如汤圆的野生之物“黄精姜”来充饥，这才免于饿死。十几年后，樵夫遍体长了毛，身轻若燕，竟然飞回家里，但已经不会说话了，给他米饭也不吃。家里人就为他做了糯米汤圆，他一见汤圆，以为是黄精姜，就吃起来。后来慢慢恢复了本性，在冬至日竟开口与家人说话了。从此，便有了冬至吃汤圆的习俗。我国台湾冬至也吃汤圆，并且要做成红、白两种颜色。按老辈人的说法：不吃金丸（红汤圆）、银丸（白汤圆），不长一岁。

我国潮汕地区民间冬至这天称为“小过年”。有祭祖先、吃甜丸、上坟扫墓等习俗。在这一天要备足猪肉、鸡、鱼等三牲和果品，上祠堂祭拜祖先，然后家人围桌共餐，一般都在中午前祭拜完毕，午餐家人团聚。潮汕人吃甜丸的食俗与台湾人吃汤圆很相似，并且还包含着一个有趣的陋俗：人们在这一天把甜丸祭拜祖先之后，要拿出一些贴在自家的门顶、屋梁、米缸等处。这一天家人如不慎碰上它，便是好兆头。如果这一天碰巧有外人上门拜访，让外人碰上它，这些外人也会交上好运。所以，这一天人们不希望有外人上门拜访。还有一种说法是专放给老鼠吃的。相传五谷的种子，是老鼠从很远的地方咬来给农民种的，农民为报答老鼠的功劳，约定每年收割时，应留一小部分不收割，留给老鼠吃。后来，因为人们贪心，把田里的五谷全收割了，老鼠一气之下便向观音娘娘投诉，观音娘娘听后也觉得可怜，便赐给它一副坚硬的牙齿，叫它以后搬进人家屋内居住，以便寻食，自此，老鼠便到处为害了。按潮汕习俗，每年上坟扫墓一般在清明和冬至，谓之“过春纸”和“过冬纸”。一般情况，人死后前3年都应行“过春纸”俗例，3年后才可以行“过冬纸”。但人们大多喜欢行“过冬纸”，原因是清明时节，经常下雨，道路难走；冬至时则气候好，便于上山野餐。

我国陕西及河北地区在冬至日还有吃“红豆粥”的习俗。这原本是我国远古时的一种习俗。在《荆楚岁时记》中也有记载。两汉六朝时，人们相信传说中工共的儿子是在冬至日死的，死后变成疫鬼，但疫鬼怕红豆，所以大家便在冬至日煮红豆粥以避疫。在我国民俗传说中，红豆与桃木都是具有驱灾避邪的神力，这种民俗对日本也有影响，所以日本也有在新年将豆子撒出去禳灾的习俗。

在食品加工方面，人们在冬至日也有不少创造和经验积累。如浙江人多在冬至日舂米，称作“冬舂米”，说是这天舂米可避免易碎和多糠，减少损耗，并且这天舂出的米久放不变质。绍兴人在冬至日酿造的“冬酿酒”，如“红酿酒”成乳白色，则香气扑鼻，特别诱人；更有用特种技法做成的“酒窝酒”“蜜殷勤”是赠老人、送亲友的佳品。湖南宁远人在冬至日“多割鸡宰猪，将肉阴干”，做成“冬至肉”，味道非常香美。这些，在现在仍有研究和开发价值。

我国大部分地区习惯自冬至起“数九”，每九天为一个小节，共分为九九八十一天。民间流传着一首歌谣：“一九、二九不出手，三九、四九冰上走，五九、六九沿河看柳，七九河开，八九燕来，九九加一九耕牛遍地走。”这首歌谣生动形象地反映出不同时间的季节变化，也表现了我国劳动人民的智慧。

与“九九消寒歌”相对应的消寒习俗是“九九消寒图”。比起“九九消寒歌”，“消寒图”出现较晚。“消寒图”的形式很多。简单的是画纵横九栏格子，每格中间再画钱形，共得八十一钱，每天涂一钱，涂法是“上阴下晴、左风右雨雪当中”。民间歌谣谓：“上阴下晴雪当中，左风右雨要分清，九九八十一全点尽，春回大地草青青。”或者选择九个九画的字联成一句，放在格中，也是日涂一笔。一般选用的九画字联句为“庭（亭）前垂柳珍重待春风”。徐珂《清稗类钞·时令类》载：“宣宗御制词，有‘亭前垂柳珍重待春风’一句，各句九言，言各九画，其后双钩之，装潢成幅，曰‘九九消寒图’……自冬至始，日填一划，凡八十一日而毕事。”除以上的两种以外，更有一种“雅图”，是画素梅一枝，梅花瓣共计八十一，每天染一瓣，都染完以后，则九九尽，春天临。《帝京景物略》云：“日冬至，画素梅一枝，为瓣八十有一，日染一瓣，瓣尽而九九出，则春深矣，曰‘九九消寒图’。”更有韵致的是，妇女晓妆染梅。明人杨允浮《滦京杂咏一百首》咏及此俗，其自注云：“冬至后，贴梅花一枝于窗间，佳人晓妆，日以胭脂日图一圈，八十一圈既足，变作杏花，即暖回矣。”这种设计，可谓独出机杼，由梅而杏、由冬而春，季节的变换又与佳人晓妆的胭脂联系，真让人叫绝。无怪乎杨氏诗以咏之：“试数窗间九九图，余寒消尽暖初回。梅花点遍无余白，看到今朝是杏株。”

有的消寒图还有其他“附件”，一是联语，即在图旁标出有关的联句；诸如“试看图中梅黑黑，自然门外草青青”；有的是在图上印出“九九消寒歌”以附之；此外还有绘图、印俏皮话的，比如画“老虎拉碾子”，印歇后语“老虎拉碾子——不听那一套”。

我国古时冬至日还有祭孔和拜师的习俗。《新河县志》载：“冬至日拜圣寿，外乡塾弟子各拜业师，谓‘拜冬余’。”“拜圣寿”，“圣”指圣人孔子，就是给孔圣人拜寿。因为“冬至”曾是“年”，过了冬至日就长一岁，为之“增寿”，所以需要拜贺，举行祭孔典礼。祭孔子拜圣时，有的悬挂孔子像，像下边写一行字是：“大成至圣先师孔子像”。有的是设木主牌位，木牌上的字是“大成至圣文宣王之位”。据说这“大成至圣文宣王”的称号是后世的皇帝册封的。据《清河县志》记载，在冬至祭孔时还要“拜烧字纸”。爱惜字纸，不许乱用有字的纸擦东西，在民间，尤其在士子文人阶层非常看重，认为爱惜字纸是对圣人尊重的表现，如乱用字纸揩抹脏东西就是对先师的亵渎不恭。所以把带字的废纸收集起来，在祭孔时一齐烧掉，烧字纸时也要师生一齐跪拜。

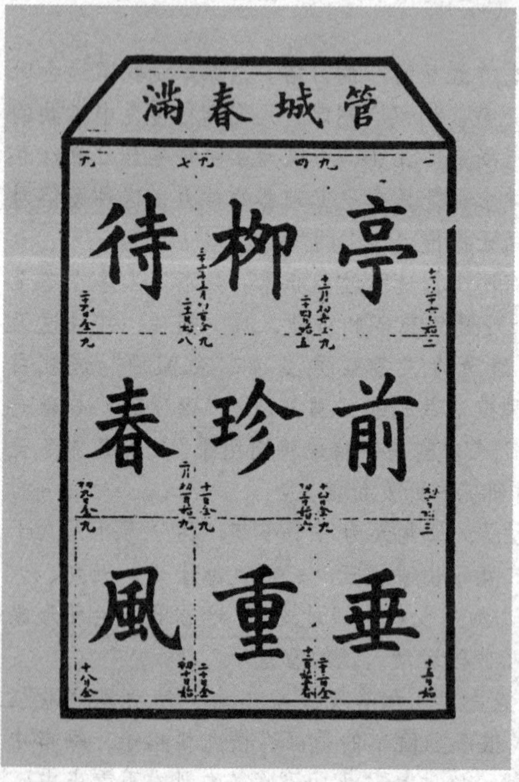

清·道光皇帝书写的文字消寒图

我国古代在冬至日还有给老人

送鞋袜的习俗。叶涛等编著的《山东民俗》一书载：“曲阜的妇女于节前做好布鞋，冬至日赠送舅姑（即公公婆婆）。”冬至日向老人“荐袜履”在历代都是普遍流行的，很多古籍、方志有记载。据《中华古今注》载：“汉有绣鸳鸯履，昭帝令冬至日上舅姑”。这就是说在汉昭帝时就有“荐履于舅姑”的事。三国魏之陈思王曹植曾在冬至日向曹操献鞋袜并作《冬至献鞋袜表》，其文曰：“伏见旧仪，国家冬至，献履贡袜，所以迎福践长，先臣或为之颂。臣既玩其藻，愿述朝庆，千载昌期，一阳嘉节，四方交泰，万汇朝苏。亚岁迎祥，履长纳庆，不胜感节，情系帷幄。拜表奉贺，并献纹履七量、袜若千副。毛茨之陋，不足以如金门、登玉台也。”此表文说明了冬至“献履贡袜”的用意是为贺“一阳嘉节”“迎福践长”。

冬至日的习俗真是不胜枚举，从上面所列举的一些风俗中，人们可以看出历代对冬至日是极其重视的，其程度真是不亚于春节。由此人们不难看出，古人对“冬至一阳生”的喜爱。一阳初生的时刻，也是养生修炼的重要时机。所以，此节气中正确进行养生修炼及合理起居饮食，对身体的健康可起到至关重要的作用。

生活起居

冬至在养生学上是一个最重要的节气，主要是因为“冬至一阳生”。按八卦学说，此时为地雷复卦。卦象中上面五个阴爻，下面一个阳爻，象征阳气的初生。我国古时曾以冬至定为子月，即一年的开始。在一天十二时辰中，子时也是人体一阳初生的时间。古代养生修炼非常重视阳气初生这一时期。认为阳气初生时，要像农民育苗、妇人怀孕一样，需小心保护，精心调养，使其逐渐壮大。因为，只有人体内的阳气充足，才会达到祛病延年的目的。因此，子时、子月便在养生学中有着重要的地位。

一般来说，中年以后，人们就应当加强对身体的保健。由于中年人如日中天，尽管身体处于最强盛时期，但却也是人体由盛转衰的转折点。因此，中年以后的人们，理应注重这一节气，积极地对身体加强保健。《灵枢·天年》中说：“人生……三十岁，五脏大定，肌肉坚固，血脉盛满，故好步；四十岁，五脏六腑十二经脉，皆大盛以平定，腠理始疏，荣华颓落，发颇斑白，平盛不摇，故好坐；五十岁，肝气始衰，肝叶始薄，胆汁始减，目始不明；六十岁，心气始衰苦忧悲，血气懈惰，故好卧；七十岁，脾气虚，皮肤枯；八十岁，肺气衰，魄离，故言善误。”寥寥数语概括了人到中年后，人体健康将逐步走向衰弱的过程。《景岳全书·中兴论》上说：“人于中年左右，当大为修理一番，则再振根基，尚余强半”，告诫我们，人到中年若能科学地运用养生之道，调理得当，是可以保持旺盛的精力而防止早衰，达到延年益寿的目的。

中年养生第一步应做好精神调养。《列子》上说：“少不勤行，壮不竞时，长而安贫，老而寡欲，闲心劳形，养生之方也。”由此可见古人认为“清心寡欲”便是养生的最好方法。因为当人不被世俗所累时，由于精神负担小，人体的脏腑机能

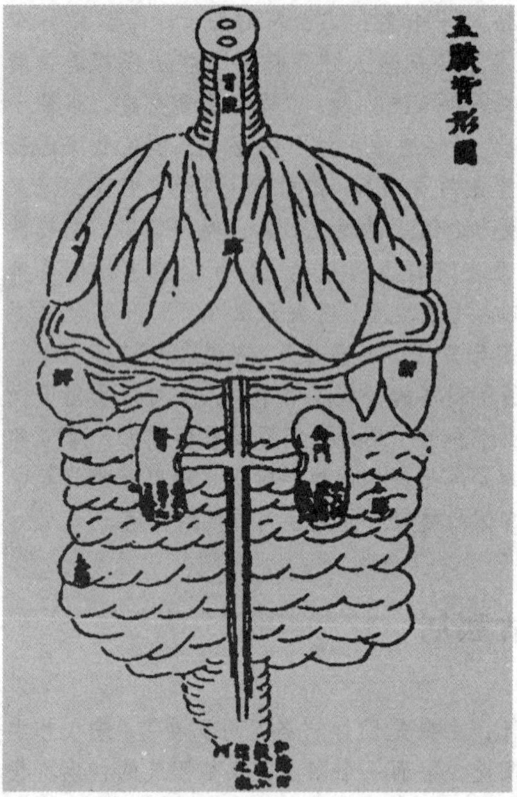

清代严振《循经考穴篇》中的五脏背面图

便不受七情所伤而能各守其职，自然身体会健康长寿。可是要做到这些，实在不是一件容易的事情。因此，人到中年后，要逐渐提高自己的修养，保持精神畅达乐观，不为琐事劳神，不要强求名利、患得患失。要学会欣赏别人的优点，工作、学习之余多听音乐，多做一些休闲娱乐活动，使心态年轻化，以振奋精神，增添生活乐趣。宋代医家陈直在《寿亲养老新书》中载诗一首："自身有病自身知，身病还将心自医，心境静时身亦静，心生还是病生时。"诗中告诫我们，只有进行自身心理保健，保持"心静"才能保证身体健康而没有疾病。

第二步是要节欲保精。《泰定养生主论》上说："三十者，八日一施泄；四十者，十六日一施泄，其人弱者，更宜慎之，人年五十者，二十日一施泄。……能保持始终者，祛疾延年，老当益壮"，这说明有规律地节制性生活，是健康长寿的必要保证。因而，要根据自身实际情况节制房事，不可因房事不节，劳倦内伤，损伤肾气。肾为先天之本，肾精充足，五脏六腑皆旺，抗病能力强，身体健壮则人能长寿。反之，肾精匮乏，则五脏虚衰，多病早夭。唐代医学家孙思邈以"男子贵在清心寡欲以养其精，女子应平心定志以养其血"也就是男子以精为主，女子以血为用，来说明节欲保精的重要性；而东汉医家张仲景则以"凡寡欲而得之男女，贵而寿，多欲而得之男女，浊而夭"阐述了节欲保精不但有利健康，而且是优生优育的首要保证。

第三步是要加强身体锻炼。应利用各种机会进行适当运动，有句谚语"冬天动一动，少闹一场病；冬天懒一懒，多喝药一碗"。说明冬季锻炼的重要性。体育运动还要做到劳而勿过。《备急千金要方·道林养性》中说："养性之道，常欲小劳，但莫大疲及强所不能堪耳"，便是告诉我们身体不要"超负荷运转"，防止过度劳累，积劳成疾。

第四步便是要顺应四时，做好饮食调养。就是说饮食调养要符合"春夏养阳，秋冬养阴"的原则，根据自己身体的情况适当进补。

冬至到小寒、大寒，是最冷的季节，患心脏和高血压病的人往往会病情加重、患"中风"者增多，天冷也易冻伤。心脑血管病是严重威胁中老年生命的疾病，其中冠心病连同中风、肿瘤，成为当今世界上的三大死因。中医学认为，人体内的血液，得温则易于流动，得寒就容易停滞，所谓“血遇寒则凝”，说的就是这个道理。当寒冷的气温作用于机体时，会使人体血管中的血液流动不畅，甚至引起淤血阻滞，从而为心脑血管病的发作和加剧提供了条件。

现代医学也认为，寒冷能刺激交感神经兴奋，导致交感和副交感神经的失调，使细小动脉收缩，外周血管阻力增大，同时血液黏稠度增高，血凝时间缩短，血流速度缓慢，容易引起血液淤滞或血管梗塞，因而诱发中风、心绞痛、心肌梗死等危重病症。冬季心脑血管病的死亡率较其他季节为高，原因就在于此。所以，在寒冬季节，对高血压、动脉硬化、冠心病患者来说，要特别提高警惕，谨防发作，应采取以下预防措施：第一，注意防寒保暖。在气温降到0℃以下时，要及时增添衣服、衣裤。衣服、衣裤既要保暖性能好，又要柔软宽松，不宜穿得过紧，以利血液流畅；第二，合理调节饮食起居，不酗酒、吸烟，不过度劳累；第三，保持良好的心境，情绪要稳定、愉快，切忌发怒、急躁和精神抑郁；第四，进行适当的御寒锻炼，如平时坚持用冷水洗脸等，提高机体对寒冷的适应性和耐寒能力；第五，随时观察和注意病情变化，定期去医院检查，服用必要的药物，控制病情的发展，防患于未然。

严冬时节还要注意老人的低体温。低体温是以35℃为界限，低于35℃者为体温过低。由于老人出现低体温后，可能无任何不适与痛苦，因而，往往容易被忽视。体温过低的老年患者，发病多缓慢，甚至危及生命时也无明显症状。这类病人一般不出现寒战，但得不到及时治疗就会出现意识模糊，语言不清，继而昏迷，体温随即降至30℃以下。此时，患者脉搏及呼吸甚微、血压骤降、面部肿胀、肌肉发硬、皮肤出现凉感。

因此，在寒冷的冬季，老人的居室应采取防寒保暖措施，应及时给老人添加柔软暖和的衣服和被褥，外出时应特别注意保护头和脚；同时多吃些羊肉、鸡肉、猪肝、猪肚、带鱼等御寒食品；鼓励和帮助老人在室内进行适宜的运动，使体内多产生一些热量，老人体温过低时，可用温热水给病人洗抹四肢，以促进血液循环，提高体温。情况严重时应立即送医院治疗。

此节气中，老年人怕冷，需避寒就温，宜毛衣贴身，棉软着体；手脚易冻，尤宜保暖；宜练按摩功以取暖，练易筋经以助热。饮食上可吃当归炖羊肉或狗肉汤等药膳，增强御寒防病能力。

从中医养生学的角度看，冬至为“冬令进补”的大好时节。说到进补，很多人只是狭义地去理解，认为所谓的“补”就是吃点营养价值高的食品，用点壮阳的补药，其实，这只是进补的一个方面。具体的进补应该是通过养精神、调饮食、练形体、慎房事、适温寒等综合调养达到强身益寿的目的。在运用过程中，人们应当注意两点：首先，养宜适度：所谓适度，就是要恰到好处。不可太过，不可不及。若过分谨慎，则会导致调养失度，不知所措。稍有劳作则怕耗气伤神，稍有寒暑之异便闭门不出，食之唯恐肥甘厚腻而节食少餐，如此状态，都因养之太过而受到约束，不但有损健康，更无法“尽终天年”。其次，养勿过偏：综合调养要适中。有人把“补”当作养，于是饮食强调营养，食必进补；起居强调安逸，静养唯一；此外，还以补益药物为辅助。虽说食补、药补、静养都在养生范畴之中，但用之太过反而会影响健康。

运动保健

1. 冬至十一月中坐功

《遵生八笺》中原文如下："运主太阳终气。时配足少阴肾君火。坐功：每日子丑时，平坐，伸两足，拳两手，按两膝，左右极力二五度，吐纳，叩齿，咽液。治病：手足经络寒湿，脊股内后廉痛，足痿，厥，嗜卧，足下热，脐痛，左胁下背肩髀间痛，胸中满，大小腹痛，大便难，腹大，颈肿，咳嗽，腰冷如冰，反肿，脐下气逆，小腹急痛，泄下肿，足寒而逆，冻疮，下痢，善思，四肢不收。"

冬至日阳光几乎直射南回归线，北半球白昼最短，其后阳光直射位置向北移动，白昼渐长。但由于太阳辐射到地面的热量，仍比地面向空中散发的少，故在短期内气温继续降低，草木凋零，昆虫蛰伏。而另一方面，冬至阳生，阳气萌发，万物滋生。本法以"冬至"命名，正是顺应这一时令特点而制定的气功锻炼方法，适宜于冬至时节锻炼，可于冬至时开始，练至小寒为止。寒为冬令之气，寒属收引，皆属于肾，本法所述主治病症大都属于此类，采用本功法锻炼有较好的防治作用。

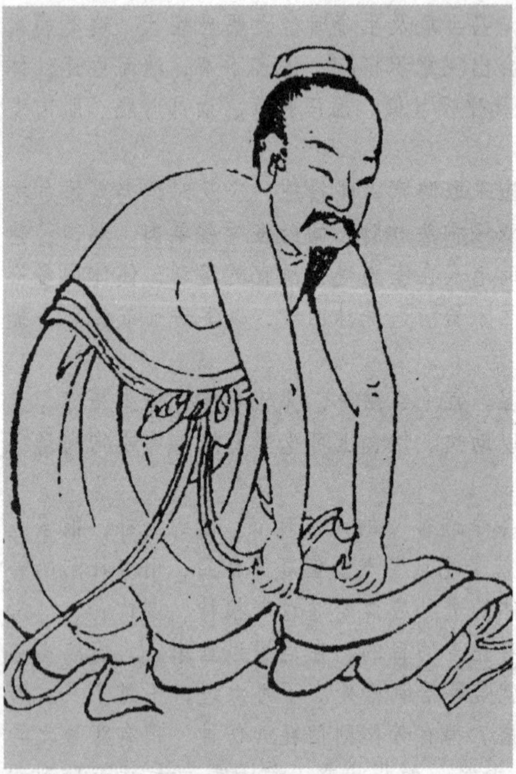

明代高濂《遵生八笺》陈希夷导引坐功图中的冬至十一月中坐功图

具体方法：每夜11点至早3点时，平坐，伸开两脚，双手握拳，按在双膝之上，向左右方向用力扭动身体，直到扭不动为止，反复做2～5次，然后牙齿叩动36次，调息吐纳，津液咽入丹田9次。可治：手足经络寒湿，脊股内后廉痛，足痿，厥，嗜卧，足下热，脐痛，左胁下背肩髀间痛，胸中满，大小腹痛，大便难，腹大，颈肿，咳嗽，腰冷如冰，反肿，脐下气逆，小腹急痛，泄下肿，足寒而逆，冻疮，下痢，善思，四肢不收。

2. 会阴观想功

适应病症：男女生殖器病，可滋阴壮阳、增强性生殖功能。

具体方法：自然站立，双脚分开与肩同宽，双臂自然下垂，掌心朝内侧，中指指尖紧贴风市穴，拔顶，舌抵上腭，提肛，净除心中杂念。全身放松，意念观想会阴穴，每次观想20分钟，早晚各做一次。

3. 点按阴池功

适应病症：嘶哑，喉头炎。

具体方法：端坐于椅子上，两脚分开与肩同宽，大腿与小腿呈90度角，躯干伸直，全身放松，下颌向内微收。全身放松，用左手大拇指点按右臂阴池穴108次，再用右手大拇指点按左臂阴池穴108次，每天早晚各点按一次。阴池穴位置在前臂腕横纹上一寸，挠侧屈腕肌腱之挠侧缘处，左右臂各一穴。

4. 搓耳回春功

适应病症：肾气虚，耳鸣，耳痛。

具体方法：自然站立，双脚分开与肩同宽，双臂自然下垂，掌心朝内侧，中指指尖紧贴风市穴，拔顶，舌抵上腭，提肛，净除心中杂念。全身放松，两手掌相互摩擦至热，用手掌握揉耳朵及耳朵四周之皮肤，促使耳朵四周气血充分流动，搓揉耳朵发热为止。然后两手食指伸直，插入两耳孔，将外耳道完全堵塞，突然往外拔出为1次，共插拔6次。

5. 周天功

周天功是道教的主要练功方法。周天功分为小周天、大周天两种。小周天是指内气贯通任、督二脉，透达三关；大周天是指内气贯通奇经八脉，周流全身。这两种功法总称为“内丹术”。

周天，是道家练功时借用的古代天文学的术语而来。古代天文学家认为宇宙天体像一个球形物体笼罩大地，而人们所在的大地位于这个球的中心，由大气托举，在大地的周围布列着日月星辰。在笼罩大地的球面上将日运行的轨迹定为黄道，在它的两侧约8度的范围内所形成的带称为“黄道带”。日月星辰就分布在这个黄道带内。其中东、南、西、北四个方位上分别布列着二十八个恒星系，称为“二十八星宿”。每方各布列七个星宿。各方布列的七个星宿之间的距离和位置各不相同。古人用假设的直线将星宿相互联结，结果四个方位上所形成的图像犹如四种不同的

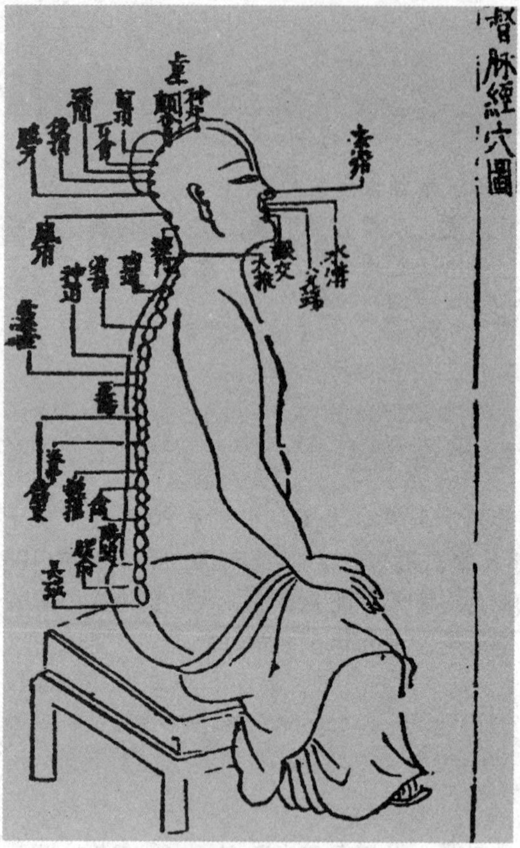

明代高武《针灸聚英》经穴图中的督脉经穴图

动物，于是就出现了东方青龙、南方朱雀、西方白虎、北方玄武等名称。

由于地球的公转和自转的关系，人们从地球上的某一点观察宇宙星际太空时，就会发现日月星辰在一定的轨道上运转，经过一定的时间后，这些日月星辰又回到了原来位置，犹如循环一周一样。这样的循环，古代天文学家称之为一个周天。另外对太阳的升起、降落的循环也称之为周天。所以《天仙正理》中说："小周天云者，言取向于子、丑、寅、卯等十二时，如周一日之天地也。"

练功时出现真气自督脉上升之巅顶，然后，再由巅顶进入任脉，返回丹田，犹如日出，日落一般地完成了一个循环。而这个循环是沿人身前后的正中线完成的，其范围局限在任、督二脉，故为"小周天"。当真气沿奇经八脉，十二正经，在人体的上下、前后、左右流通循环时，其范围广泛，故称为"大周天"。

周天功的锻炼需要经过3个阶段，即"炼精化气""炼气化神""炼神还虚"。小周天是"炼精化气"阶段，它分为炼已、调药、产药、采药、封炉、炼药6个步骤。大周天是在小周天基础上的高级功法。

周天功法三要素，《规中指南》指出"内丹之要有三，曰玄牝、药物、火候"。

玄牝是指鼎炉，仿炼外丹术而得名。玄牝蕴藏真气的部位，即丹田。《金丹大要》中说："内鼎者，即下丹田。在脐之下，脐后肾前""是神气归藏之府，方圆四寸，一名中太极"，这就是说玄牝所在的部位是脐之后，肾之前，并在脐水平线之下的方圆四寸左右处。是体内腹腔中的一空间，既不是点，也不是面。在这么大的范围内都可以设鼎，至于设在何处可由练功者自己体会。

药物，在《规中指南》中说："采药者，采身中之药物也。身中之药者，神、气、精也。"这个神、气、精指的是先天就有的元神、元气、元精，不是后天形成的，称之为"内药"。所以《金丹四百字》中指出："练精者，练元精，非淫佚所惑之精；练气者，练元气，非口鼻呼吸之气；练神者，练元神，非心意思虑之神。"但是先天之精、气、神虽然得之于父母，但在其生长的过程中必须随时依赖天之精、气、神的不断补充和滋养，才会生生不息，否则早已消耗殆尽，所以所谓的练先天之精、气、神者，无不从后天之精、气、神入手。

火候指的是意念对呼吸控制的程度。《规中指南》指出：“神是火，气是药”，“火候口诀之要，尤当于真息中求之”，《真诠》指出：“火候全在念头上着力”，指的就是意念与呼吸的关系。

火候分为武火、文火两种。《修道全指》中说：“盖武火者，即呼吸之气急、重、吹、逼，采取烹炼也；而文火者，即呼吸之气轻、微、导、引，淋浴温养也。”丹书中还把武火称为阳息，文火称为阴消。这是说除了急、重、吹、逼的强烈呼吸犹如油锅烹炼为武火，轻、微、导、引的柔和呼吸好似在温水中洗浴为文火外，在子、丑、寅、卯、辰、巳六时练功亦称武火，在午、未、申、酉、戌、亥六阴时练功也叫文火。前者是依呼吸的急缓，后者是按时间的早晚划分的文火与武火的不同。武火多用在练功过程中的前半段，文火多用在练功的后半段。但是应具情而定，取文武兼用为好。

小周天功法简介如下：

(1) 姿势：练周天功可取坐、立式，古代练功多取盘坐式。

(2) 步骤：

炼己：即对练功者意念、姿势的锻炼。它要求练功者摆好姿势，排除杂念，形神安静，注意力集中，舌抵上腭，轻闭口唇。这个步骤要求练一定的时间再转入第二步。

调药：在练功者对上述步骤适应后，开始调动体内的“内药”。调药时先调元神，即在排除杂念、形神安静的基础上，将元神纳入玄牝之中，使一念归丹田，凝神入气穴。再调元气，即调整呼吸，使自然呼吸逐渐转入深、长、沉、细、匀的地步，使呼吸短促的调整为深长，然后，将这种深、长、沉、细、匀的后天之气逐渐纳入丹田，与先天之气相接。先天之气是先天之精在命门火的煎炼下形成的。总之，调药就是将神（意念）、气（后天呼吸之气）均纳入丹田（玄牝、鼎炉）之内的过程。

产药：即是丹田气形成。由于神返丹田，身中内气纳归丹田，整体的气都趋于向里之势，所以散溢于外的气，亦随之趋于内而返归丹田。当练功达到静极之时，在恍惚杳冥之中，出现丹田有气将动的感觉。这种感觉犹如练外丹时，各种药物经过烹炼之后融化成新的药物一样，所以称此时的感觉为“产药”，即产生了与呼吸之气、先天之气不同的“气”的意思。这种有气将动的感觉并非是在意念支配下的“动”，而是“非觉而动，是动而觉”。

采药：是指在“药”产生之后，继续添加新药，以促成“药”炼得精、纯之意。在丹田有气将动之时，运用撮提谷道、舌抵上腭、目闭上视、鼻息莫呼四字诀法（撮、抵、闭、吸）以武火的强烈意念和控制呼吸的方法，全力锻炼，加强火势。

封炉：即继续使用撮、抵、闭、吸四字诀使谷道封固不泄（提肛），舌抵上腭、鼻息莫呼，使气不上泄，犹如焖火封炉一般专致力于炼已动之气。即进一步“产药”。

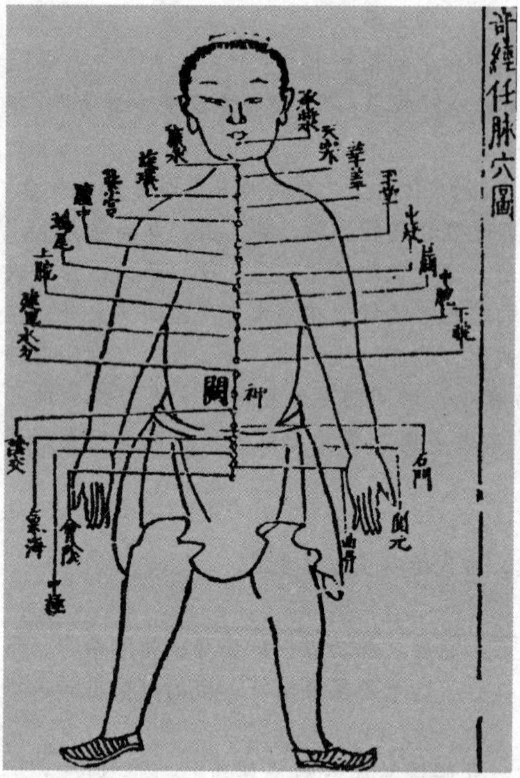

明代高武《针灸聚英》经穴图中的奇经任脉穴图

炼药：经过以上几个步骤炼出的“药”必须有一定的功能和特性，这个功能与特性的产生还必须经过一番锻炼，这就是第六步的目的。这一步对“药”的锻炼方法是用意念引动已成之丹田气下入会阴，并由会阴过尾闾，至命门穴，夹脊上行直达泥丸，再由泥丸前经绛宫，复归气海穴（丹田），使任、督二脉相通。

为什么要使任、督相通？古人认为人在胚胎期是通过脐与母体相系，并摄取营养。摄取的营养通过任、督二脉及奇经八脉周流全身。出生之后，任、督二脉不再接通，生命活动不像胚胎期那样。为达益寿延年的目的，必须接通督、任二脉，因此周天功法致力于此。督、任二脉一通则小周天功即成。

呼吸：小周天功的呼吸分为以下几个阶段：炼己、调药、产药的前期，呼吸轻微细匀长，称之为起火；产药的后期，采药、封炉，呼吸急重，加强吸气，为进阳火；炼药达到气升督脉时，也用强吸的武火；气过泥丸下降任脉时，用轻微的呼吸，改用文火。强吸为阳息，轻呼吸为阴符。气过督脉三关，任脉三田（尾闾关、夹脊关、玉枕关；上丹田、中丹田、下丹田）后，改为吸、停、呼、吸、停、呼的方式进行，即可出现时气升至头顶，呼时气自头顶下降至小腹。

通督任二脉分为意通和气通两种。所为意通就是用意念诱导气血运行而使督任相通。所谓气通督任，不是有意识或用意念诱导气血运行，而是练功精勤，无欲无念，静候阳生不息，精气自然日积月累。待丹田之气充足后，一股暖流勃然而动，由会阴转尾闾，过夹脊，不用意念便冲开督脉，直上玉枕至昆仑，转而下通任脉，缓缓下降丹田。

意通督任所需时间不长，约 3 个月左右即可，而气通督任没有三年五载的苦练，没有强壮的体魄，没有坚忍不拔的毅力，是不易达到的。

(3) 饮食调膳：周天功的锻炼，必须注意饮食的调膳，加强营养的调摄。所以有“练功不调膳，等于瞎胡练”的说法。

(4) 注意事项：周天功的适应症很广泛，但有癔病、精神分裂症和较重的神经官能症患者慎练此功，可改为其他功法。

饮食养生

每年农历的立冬至立春，是人们进补的最佳时期。可是进补并非只是吃大量的滋补品就可以了，进补一定要有的放矢。按照传统的中医理论，滋补通常可分为4类，即补气、补血、补阴、补阳。

补气主要是针对气虚体质：如行动后直冒虚汗、精神疲乏、说话无力、妇女子宫脱垂等，一般采用红参、红枣、白术、黄芪和五味子、山药等。

补血主要是针对血虚体质：如头昏眼花、心悸失眠、面色萎黄、嘴唇苍白、月经量少且色淡等体征，应采用当归、熟地、白芍、阿胶、首乌和十全大补膏等。

补阴针对阴虚体质：如夜间盗汗、午后低热、两颊潮红、手足心热、妇女白带增多等体征，采用白参、沙参、天冬、鳖甲、龟板、冬虫夏草、白木耳等。

补阳针对阳虚体质：如手足冰凉、怕冷、腰酸，性机能低下等体征，可选用鹿茸、杜仲、韭菜籽、蛤蚧和十全大补酒等调补。

如果不根据自己的实际情况盲目将黄芪、党参、当归、田七等与鸡、鸭或狗肉同煮食，或是长时期过量服用人参、鹿茸、阿胶、白木耳等药物，反而对身体有害。据药理学研究和临床发现，在无疾病且身体强壮的状态下超量服用补药，会产生“口干舌燥，鼻孔出血”等滋补综合征。因此，冬令进补应注意“有的放矢”，切莫多多益善。

食疗方

△羊肉炖白萝卜

【用料】白萝卜500克，羊肉250克，姜、料酒、食盐适量。

【做法】白萝卜、羊肉洗净切块备用，锅内放入适量清水将羊肉入锅，开锅五六分钟后捞出羊肉，水倒掉，重新换水烧开后放入羊肉、姜、料酒、盐，炖至六成熟，将白萝卜入锅至熟。

【功效】益气补虚，温中暖下。对腰膝酸软，困倦乏力，肾虚阳痿，脾胃虚寒者更为适宜。此为皇家御膳“冬至”日的首选菜肴。

△ 炒双菇

【用料】水发香菇、鲜蘑菇等量，植物油、酱油、白糖、水淀粉、味精、盐、黄酒、姜末、鲜汤、麻油适量。

【做法】香菇、鲜蘑洗净切片，炒锅烧热入油，下双菇煸炒后，放姜、酱油、糖、黄酒继续煸炒，使之入味，加入鲜汤烧滚后，放味精、盐，用水淀粉勾芡，淋上麻油，装盘即可。

【功效】补益肠胃，化痰散寒。并可增强机体免疫功能，对高血脂患者更为适宜。

△ 麻油拌菠菜

【用料】菠菜1斤，食盐、麻油适量。

【做法】菠菜洗净，开水焯熟，捞出入盘，加入适量食盐，淋上麻油即可。

【功效】通脉开胸，下气调中，止渴润燥。

另外，建议大家多吃山药（蒸、煮均可），它有健脾、补肺、固肾益精的作用。

△ 银耳罗汉果煲鸡汤

【用料】银耳40克，鸡1只，罗汉果4个，南杏少许，红萝卜200克，姜2片，盐适量。

【做法】①将银耳洗净，用清水浸透；②鸡剥好，去内脏，焯水后用清水冲洗干净；③红萝卜去皮，切厚块；④加适量清水入煲煲开后，放入鸡、罗汉果、南杏、银耳、红萝卜及姜，煲开后，改用慢火继续煲约3小时左右，加入调味料调味即可饮用。

【功效】增强体质，延年益寿。

△ 粟米羹

【用料】粟米茸1罐，番茄200克，冬菇25克，青豆50克，姜1片，鸡汤6杯，麻油、胡椒粉、糖、粟粉、水、盐适量。

【做法】①冬菇用清水浸软，去蒂切碎；②青豆放入开水中煮5分钟，捞出，沥去水分；③番茄用开水稍浸，去皮及核，切碎；④烧锅下油，爆香姜片，倒入鸡汤、青豆、冬菇、番茄及粟米茸煮开，改用慢火继续煮5分钟，加入调味料拌匀煮开即可盛起食用。

【功效】增强体质，延年益寿。

△ 玉米须炖蚌肉

【用料】玉米须50克，蚌肉200克，料酒、精盐、葱、姜、花椒各适量。

【做法】①将玉米须洗净，葱、姜拍破，蚌肉去杂洗净；②将玉米须、蚌肉、葱、姜、花椒、料酒、盐同放入锅内，大火烧开后改用小火炖至蚌肉熟烂，拣去玉米须、葱、姜，调好味即成。

【功效】降压固精，增强体质。

△ 天麻鱼头

【用料】天麻50克，川芎、茯苓各10克，鲜鲤鱼1条（1 500克），清汤、调料各适量。

【做法】①将鲜鲤鱼去鳞、鳃和内脏，洗净；②将川芎、茯苓切成大片，用第二次米泔水泡，再将天麻放入泡过川芎、茯苓等的米泔水中浸泡4～6小时，捞出天麻置米饭上蒸透，切成片待用；③将天麻片放入鱼头和鱼腹部内，置盘中，然后放入葱、生姜，加入适量清水后，上笼蒸约30分钟。将鱼蒸好后，拣去葱和生姜，另用水淀粉、清汤、白糖、食盐、味精、胡椒粉、香油烧开，勾芡，浇在天麻鱼上即成。

【功效】降压去湿，祛风强肾。适用于高血压患者。

△ 芹菜炒香菇

【用料】芹菜400克，水发香菇50克，精盐6克，味精、水淀粉各适量，植物油50克。

【做法】①芹菜摘去叶、根洗净，剖开切成约2厘米的长节，用盐拌匀腌约10分钟后，再用清水漂洗沥干。香菇切片，与醋、味精、淀粉混合装在碗里，加入水约50毫升，兑成芡汁；②锅置旺火上烧热后，倒入油50克，待油冒清烟时，即可下入芹菜，煸炒2~3分钟后，投入香菇片迅速炒匀，淋入芡汁速炒起锅即成。

【功效】降低血压。

△ 香桃鸭

【用料】填鸭1只约1 500克，虾仁150克，核桃仁100克，鸡蛋清60克，调料适量。

【做法】①将活鸭宰杀后开膛，去掉五脏，洗净后加入五香调料，蒸熟后去鸭油和骨头，撕成劈柴状；②将核桃仁炸熟，虾仁砸成泥，蛋清抽打成雪状，铺在盘底，放上鸭肉，鸭肉上涂一层虾泥，虾泥上放核桃仁，再抹上一层高丽粉；③用以上主、配料搭配成型后，放入油锅中浸炸，临出锅时再用旺火炸一下即成。

【功效】滋补肾阴，预防性功能衰退。

△ 冬虫夏草炖黄雀

【用料】冬虫夏草10克，黄雀15只，姜片适量。

【做法】将黄雀去毛及内脏，洗净，切块，与冬虫夏草、姜片和黄雀肉一起炖熟后服食。

【功效】滋阴壮阳，预防性功能衰退。

△ 山药鱼片

【用料】鱼肉片400~600克，山药20~30克，青萝卜200克，葱丝、姜丝、胡椒粉、精盐、味精各适量。

【做法】①山药去皮洗净压成细末。鱼肉片放入碗中加适量淀粉、精盐，打入1~2个鸡蛋，拌匀后腌约20分钟，投入热油中炸熟；②锅中留少许油，烧热后加入葱丝、姜丝，拌炒片刻，加适量水，烧开后加入山药末、炸熟的鱼片、青萝卜丝、精盐，用小火炖约20分钟，加胡椒粉和味精调味即成。

【功效】防治性功能衰退。

△ 地肤子蒸鱼

【用料】海鱼500克，地肤子10克，橘子2个，海带丝、精盐、酱油、味精、水淀粉各适量。

【做法】①将海鱼洗净后，斜划数刀，用少许精盐涂抹好；②地肤子加适量水

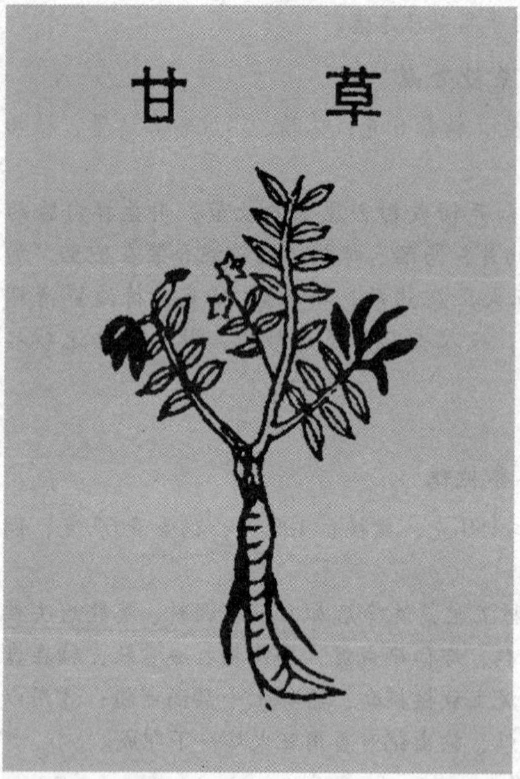

甘草图，选自《本草纲目》。甘草是冬补“四味”之一。

小火煎煮30分钟，用纱布滤取药液，再加水煎煮20分钟，滤取药液，然后将两次滤取的药液一起倒入锅内，加入海带丝、精盐、酱油、橘子皮丝，再用少许水淀粉勾芡，煮至汤黏稠；③将腌好的鱼放入蒸碗中，加上葱、浓汤、姜丝蒸熟即成。

【功效】增强性功能，防治早衰。

饮食禁忌

吃萝卜时不能和人参、西洋参、首乌同服。羊肉禁与番瓜同食。

“补冬”中的八珍与四味

八珍：当归、地黄、枸杞、芍药、白术、茯苓、大枣、甘草。

四味：当归、芍药、川芎、地黄或莲子、芡实、山药、茯苓。

单方：人参，当归，田七，杜仲。

【食法】将备好的中药装入纱布袋，（根据自身情况取八味、四味、单味均可）放进大沙锅内，倒入清水浸泡30分钟，把清洗干净的家禽、猪脚、猪腰、鳗鱼、甲鱼等经过处理后，放入沙锅与药同煮，开锅后文火慢炖至有效成分完全渗入汤中，肉中的软骨松软宜嚼，此时药膳煲汤之味的醇香定会令你垂涎三尺。

药疗养生

冻　疮

△ 把白萝卜切成薄片，放置炉火上加温后趁热擦抹患处，一日多次，可治疗冻疮。

△ 麻雀脑涂抹患处，可治疗冻疮。

高血压

△ 草决明30克，煎水代茶。或草决明15克，卷柏15克，煎水代茶。草决明15克，菊花15克，煎水代茶。

△ 山楂12个洗净，放入锅中蒸20分钟，熟后晾凉，将山楂籽挤出留山楂肉，分别在早、午、晚饭中，每次吃4个；

△ 顶花带刺的嫩黄瓜3根，用少许盐水洗，再用清水冲洗后，也在早、午、晚饭后1~2小时内各吃一根。天天吃山楂、黄瓜，血压一定会降下来。

△ 地龙10克，夏枯草13克，水煎服。或用酸枣根32克，加水煎服。

△ 用清水将黑木耳浸泡一夜后，上屉蒸1~2小时，再加入适量冰糖，每天服一碗，可治高血压、血管硬化等。

△ 取荸荠、海蜇头（洗去盐分）各30~60克，煮汤，每日分2~3次服用，可治疗高血压。

△ 因高血压引起头痛、头胀的病人，常吃鲜芹菜可缓解症状。

△ 将鲜葫芦捣烂取汁，以蜂蜜调服，每日两次，每次半杯至一杯，有降血压的作用。

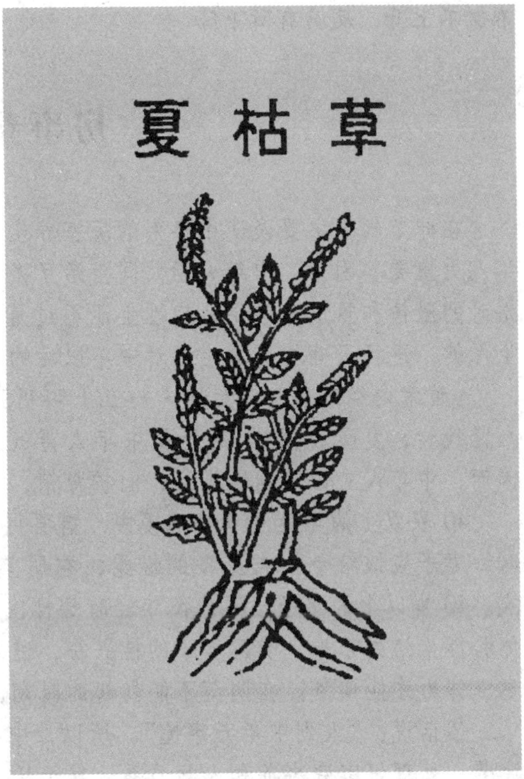

夏枯草图，选自《本草纲目》。

△ 绿豆对高血压患者有很好的食疗作用，不仅有助于降压，减轻症状，而且常吃绿豆还有防止血脂升高的功效。

△ 鲜蚕豆花60克或干花15克加水煎服，可治疗高血压、鼻出血。

△ 取西瓜翠衣、草决明各9克，水煎服，可治高血压。

△ 莲子心有降压、强心作用，适用于高血压、心悸、失眠等症，用法是取莲子心1~2克，开水冲泡代茶饮。

△ 治高血压四肢麻木方。豨莶草、槐花各32克，水煎服，一日一剂。

△ 治高血压左瘫右痪方。木瓜、怀牛膝6克，蝉蜕1.5克，黄酒煎服，服后发汗。

△ 治高血压中风不语。乌头64克（去皮），绿豆128克，同锅煮熟，去豆，将乌干头切片晒干，研末，每服6克，黄酒送下。每日两次，5天服完。

△ 治中风，痰攻喉，不知人事。白矾9克，姜汁一盅。调匀灌服。

△ 治疗中风后遗症中药胶囊。生黄芪100克，桂枝40克，桃仁50克，红花50克，水蛭50克，地龙50克，川续断50克，牛膝50克，归尾50克，川芎50克，蜈蚣50克，乌蛇40克，全虫40克。

△ 治半身不遂、高血压方。丹参32克，黄酒128克煎服，轻者数日即愈，此方特效。

睡前一杯水可防脑血栓。深夜让老年人喝200毫升市售矿泉水，则早晨血黏度不仅不上升，反而有所下降。

房事养生

在此节气中主要谈谈中年人的房室养生知识。中年人的房室养生比青年人和老年人更重要。因为，中年夫妻共同生活了多年，已经有了丰富的性经验，但缺乏新婚时的激情和热情，错误认为性生活不过是“例行公事”。其实人到中年，注意养生保健，进行正确的房事生活对中年以后的健康很有帮助。

《黄帝内经》说：“女子……五七阳明脉衰，面始焦。发始坠……丈夫……五八肾气衰，发坠齿槁。”意思是中年人肾气开始衰弱，容易发生各种性功能障碍。因而，中年人应该节制性生活，固护肾精，提高每次性生活质量。

40岁以上的男性阴茎勃起缓慢，需要更多直接的肉体刺激，阴茎才能勃起。这时，妻子应该给予丈夫更多的温柔，在阴茎尚未勃起时应开始亲吻、抚摸等性前戏。40岁以上的男子已不能像年轻时那样快速射精，能用更长的时间从容不迫地去体验性生活的乐趣，唤醒妻子的性兴奋，进入性高潮。做爱以后则需更长的时间休息，体力才能恢复。在阴茎不能勃起的时期，千万不要勉强，否则有损性功能。

俗话说：“人到中年万事忧”。所以，中年人平时应该注意劳逸结合，避免过度疲劳，处理好家庭事务和人际关系，善于从“万事忧”中解脱出来，使自己保持心情舒畅，精神饱满，维持阴阳平衡，气血流畅。在情绪波动，情志异常，体力疲劳时避免房事，要增强肾气。平时可根据自己身体的情况，服一些生精补肾的药膳，并进行补肾固精的气功锻炼。

六、小寒养生

民间风俗

小寒时斗指戊，太阳黄经为285度，时值公历的1月5日前后。小寒以后，开始进入寒冷季节。冷气积久而寒，此时天气寒冷但还没有到达极点，因而，称为“小寒”。隆冬“三九”基本上处在本节气内，在气象记录中，是一年中最冷的天气，有小寒胜大寒之说。因温度低，往往小麦、果树、窖藏瓜菜及畜禽会遭受冻害。“小寒、大寒冻作一团”，“街上走走，金钱丢手”。以上两句都是形容这一季节寒冷的古代民间谚语。在农业社会里，此时农事已了，收成已毕，家家户户都开始置办年货，准备过新年了。

为什么叫小寒而不叫大寒呢？这是节气起源于黄河流域的缘故，《月令七十二候集解》说：“月初寒尚小……月半则大矣”，也就是说在黄河流域，当时大寒是比小寒冷的。又由于小寒交节时还处于“二九”的最后几天里，小寒过几天后，才进入“三九”，并且冬天的小寒正好与夏天的小暑相对应，所以称为小寒；大寒尽管没有小寒冷，交节时处于“四九夜眠如露宿”的“四九”也是很冷的，而且冬天的大寒正好与夏天的大暑相对应，所以称为大寒。

小寒三候为：“一候雁北乡；二候鹊始巢；三候雉始鸲。”古人认为候鸟中雁总是顺阴阳而迁移，此时阳气已动，所以大雁开始向北迁移。当然，此时大雁还不会迁移至我国的最北方，只是已离开了南方最热的地方。此时北方到处可见到喜鹊，并且感觉到阳气而开始筑巢。喜鹊是我国人民喜爱的吉祥鸟，常群居在人们居家附近的乔木上筑巢。据说喜鹊在谁家的树上鸣叫，谁家便会有喜事临门。第三候“雉鸲”的“鸲”为鸣叫的意思。也就是说，雉在接近“四九”时会感阳气的生长而鸣叫。

我国江南一带有二十四番花息风的习俗。“花息”是指开花的消息也就是花期，所谓“风应花期，其来有息”。所以称为“花息风”。花息风在宋朝的程大昌所著的《演繁露》中已有记载。花息风从小寒开始，经大寒、立春、雨水、惊蛰、春分、清明、谷雨八个节气，五日为一番风候，梅花最先楝花最后，共二十四番花息风。分别为：“小寒三候梅山仙（一候梅花、二候山茶、三候水仙）；大寒三候瑞兰矾（一候瑞香、二候兰花、三候山矾）；立春三候春桃望（一候迎春、二候樱桃、三候望春）；雨水三候菜杏李（一候菜花、二候杏花、三候李花）；惊蛰三候桃棣蔷（一候桃花、二候棣棠、三候蔷薇）；春分三候海梨兰（一候海棠、二候梨

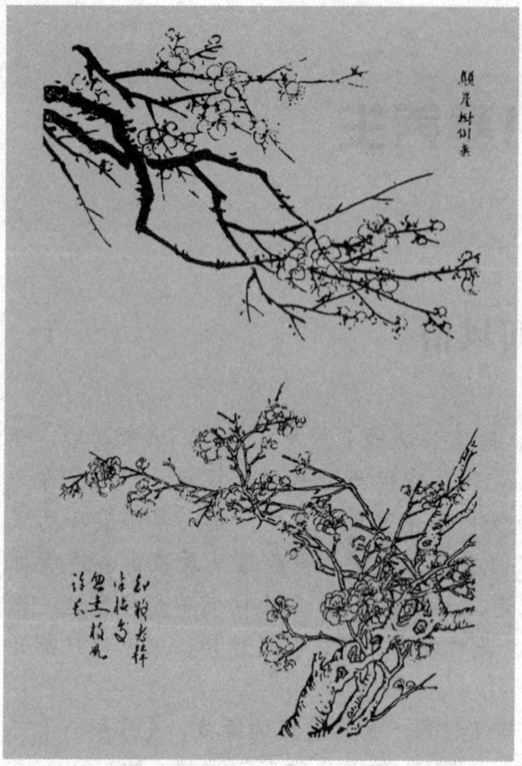

小寒是梅花开放的时节，此为梅花图，选自《芥子园画谱》。

花、三候木兰）；清明三候桐麦柳（一候桐花、二候麦花、三候柳花）；谷雨三候丹蘼楝（一候牡丹花、二候酴蘼花、三候楝花）。”这二十四番花息风只是代表性的花，因为开的时间并不止这八个节气，也不仅只有这些花。但知道了这二十四番花息风，才会明白唐诗中“开到荼蘼花事了”的意境。

小寒节气中的“腊祭”在古代是很重要的祭祀活动，“腊”有“合”的意思。腊祭便是合祭百神。这一习俗在周朝分为“腊”与“大腊”两个祭祀，腊祭先祖，大腊祭百神。民间一般定为立冬后第二个戌日为“正腊”，即冬至后的13～35天之间，最晚也不会超过除夕。由于大多数情况下，处于小寒节气中，所以农历的十二月，也称作腊月。

农历十二月初八为腊八节。这天早上家家吃腊八粥，这一食俗起源于佛教。据说，佛教创始人释迦牟尼，得道成佛前，曾游历印度名川大山，为探究人生的究竟，寻奇人、访长者、刻苦修行。这一天，他来到摩揭陀国，因又饥又饿，加上酷热难熬，便昏倒在地。这时一位好心的牧女用自己的午饭救了他，这午饭是用黏米糯米混合在一起煮成的粥，里面还加了一些野果。就是在这一天，他得道成佛。这一天是十二月初八日，十二月为腊月，俗称“腊八”。后来每到这一天，僧众诵经演法，取香谷及果实等造粥供佛，用此来纪念，旧时这一供佛的粥，称“腊八粥”，久而成俗，渐渐流入民间。

据《东京梦华录》记载：“是日诸大寺做浴佛会，并送七宝五味粥与门徒，谓之腊八粥。都人是日各家亦以果子杂料煮粥而食也。”里面所记载的“七宝五味”具体是什么已无从考证。民间一般认为是八种不同的谷物和果子共煮而成的粥。《燕京岁时记·腊八粥》中记载较为详细：“腊八粥者，用黄米、白米、红米、小米、菱角米、栗子、红仁豆、去皮枣泥等，合水煮熟，外用染红桃仁、杏仁、瓜子、花生、榛穰、松子及白糖、红糖、琐琐葡萄，以作点染。”这是见于典记的有关腊八粥的记载。从中人们会发现，粥中没有莲子与桂圆。因为，这是我国北方的腊八粥，由于北方天气寒冷，认为食莲子与桂圆会损伤脾胃。而南方所做的腊八粥则有莲子与桂圆。如我国台湾地区的腊八粥为蓬莱米、莲子心、桂圆、花生仁、藕、葡萄干、糖木瓜丝、桂花酱及砂糖等熬成。

我国北方在腊八这天，将蒜浸入醋中，制成腊八醋及腊八蒜。不但味道鲜美，而且经夏不坏。我国有些地区，除农历十二月初八外，在十八及二十八日也一样过腊八。

生活起居

小寒节气正处于“三九”天，是一年天气最冷的时候。俗话说“冬练三九”，此时正是人们加强身体锻炼、提高身体素质的大好时节。但此时的身体锻炼也要讲究一下方式和方法。

冬日锻炼前，一定要做好充分的准备活动。由于这时气温低，体表的血管遇冷收缩，血流缓慢，肌肉的黏滞性增高，韧带的弹性和关节的灵活性降低，极易发生运动损伤。准备活动可采用慢跑、擦面、浴鼻及拍打全身肌肉等方法。

冬季运动换气，宜采取鼻吸口呼，因为鼻腔黏膜有血管和分泌液，能对吸进来的空气起加温作用，并抵挡住空气里的灰尘和细菌，对呼吸道起保护作用。随着运动量的增大，只靠鼻吸气感到憋闷时，可用口帮助吸气，口宜半张，舌头卷起抵住上腭，让空气从牙缝中出入。对于坚持冬跑的人，要特别防止滑跌。遇冰封雪飘天气，可在室内、阳台或屋檐下原地踏步跑，既能收到锻炼效果，又能避免意外。在大风、大雾、大寒等冷高压影响下的早晨，由于气压低，低层空气受污染严重，因而，不适宜进行露天锻炼。冬季宜早睡晚起，“必待阳光”，所以锻炼时间最好在日出后。冬泳宜选择在午饭后1小时进行，此时气温略高、湿度低，冬泳中的体温散失会慢一些，能坚持较长的锻炼时间。冬日运动锻炼时的衣着，既要保暖防冻，又要考虑到舒服，有利于锻炼活动。晨起室外气温低，宜多穿衣，待做些准备活动，身体温和后，再脱掉厚重的衣裤进行锻炼。锻炼后要及时加穿衣服，注意保温，尤其在冬泳后，宜用柔软、干燥的浴巾迅速擦干全身，擦红皮肤，穿衣保暖，避免寒邪入侵。

在此节气中，还要防止冷辐射对身体的伤害。环境医学研究表明，在我国北方严寒季节，室内气温和墙壁温度有较大的差别，墙壁温度比室内气温低3℃～8℃。当墙壁温度比室内气温低5℃时，人在距离墙壁30厘米处就会产生寒冷的感觉。如果墙壁温度再下降1℃，即墙壁温度比室温低6℃，人在距离墙壁50厘米处就会产生寒冷的感觉，这是因为冷辐射或称为负辐射所导致的。人体组织受到负辐射的作用之后，局部组织会出现血液循环障碍，神经肌肉活动缓慢且不灵活。全身反应可表现为血压升高，心跳加快，尿量增加，感觉寒冷。如果原先患有心脑血管疾病、胃肠道疾病、关节炎等病变，可能诱发心肌梗死、脑出血、胃出血、关节肿痛等负辐射综合征。在严寒的季节，人们要特别注意预防负辐射综合征。具体措施是远离过冷的墙壁和其他物体，睡觉时至少要离开墙壁50厘米以上。如果墙壁与室内温度相差超过5℃，墙壁常出现潮湿甚至有小水珠形成，此时可在墙壁前置放木板或泡沫塑料，以阻断和减轻负辐射，从而保护身体免受负辐射的损害。

在严冬时节，人们往往喜欢戴口罩预防感冒，其实这种习惯不好。因为人体鼻腔中有许多黏膜，黏膜中的血管呈海绵状，血液循环十分旺盛，冷空气经鼻腔吸入肺部时，一般已接近体温。人的耐寒能力可通过锻炼来增强，如果经常戴口罩防冷，反而会使人体变得娇气，稍一遇寒就会患感冒。

寒冷时节衣服不宜穿得太厚。有的人穿得鼓鼓囊囊，以为穿得越多越暖和。其实，这种观点是片面的。因为衣服的保暖程度与衣服内空气层的厚度有关系。当一件一件衣服穿上后，空气层厚度随之增加，保暖性也就随之增大。但当空气层总厚度超过15毫米时，衣服内空气对流明显加大，保暖性反而下降。

在严冬手脚冻伤后，进屋后不要立即将冻僵的手脚放到取暖器旁边烤，或插入热水里烫。这样对手脚皮肤保健非常不利，日后很容易生冻疮。应在距取暖器不远的地方，将裸露的手脚互相搓擦，使手脚的温度自然回升，待皮肤表面变红时，再移到取暖器旁或放入热水中取暖。

严冬时节养成搓手的习惯对身体很有好处。搓手的做法很容易，那就是双手抱拳，双手从虎口接合，双手捏紧，再移动双手转动，使双手在转动过程中手的各部分互相摩擦。搓手的时间可长可短，只要两只手闲下来的时候就可以这样做。搓手的时间稍长，两只手都会感到暖烘烘的。经常将双手在一起摩擦搓手，主要有以下三个方面的好处：一是常在户外工作的人，这么做可以预防冻疮的发生；二是常搓双手，能使手指更加灵活自如，同时对大脑也有一定的保健作用；三是生活和工作于室内的人，经常这样搓手，能促进血液循环和新陈代谢，预防感冒。

运动保健

1. 小寒十二月节坐功

《遵生八笺》中原文如下："运主太阳终气。时配足太阴脾湿土。坐功：每日子丑时，正坐，一手按足，一手上托，挽首互换极力三五度，吐纳，叩齿，嗽咽。治病：荣卫气蕴，食即呕，胃脘痛，腹胀，哕，疟钦发中满，食减，善噫，善嚏，身体皆重，食不下，烦心，心下急痛，溏瘕泄，水闭，黄疸，五泄，注下五色，大小便不通，面黄，口干，怠惰，嗜卧，抢心，心下痞，苦善饥，善味不嗜食。"

小寒时节，自然生物处于冬眠状态，养精蓄锐，以适应来年春天的生机。本法以"小寒"命名，正是根据这一时令特点而制定的锻炼方法，适宜于小寒时节锻炼。可于小寒时开始，练至大寒为止。小寒时节人体疾病多表现在太阴脾经的病变。《灵枢经》说："脾足太阴之脉，起于大趾之端，循趾内侧白肉际，过骨后，上内踝前廉，上踹内，循胫骨后，交出厥阴之前，上膝股内前廉，入腹，属脾，络胃，上膈，挟咽，连舌本，散舌下。其支者复从胃别上隔，注心中。是动则病舌本强，食则呕，胃脘痛，腹胀，善噫，得后与气快然如衰，身体皆重，是主脾所生病者，知本痛，体不能动摇，食不下，烦心，心下急痛，溏瘕泄，水闭，黄疸，不能卧，强立，股膝内肿厥，足大趾不用。”文中所述各种脾经病症即本法所列主治病症。采用本功法锻炼，有较好的防治作用。

具体方法：每夜11～早3点时，正坐，一只手抱住脚，另一只手抱腿朝头上方用力抬，直到抬不上去为止，左右方向各做3～5次，然后牙齿叩动36次，调息吐纳，津液咽入丹田9次。可治：荣卫气蕴，食即呕，胃脘痛，腹胀，哕，疟钦发中满，食减，善噫，善嚏，身体皆重，食不下，烦心，心下急痛，溏瘕泄，水闭，黄疸，五泄，注下五色，大小便不通，面黄，口干，怠惰，嗜卧，心下痞，苦善饥，善味不嗜食诸症。

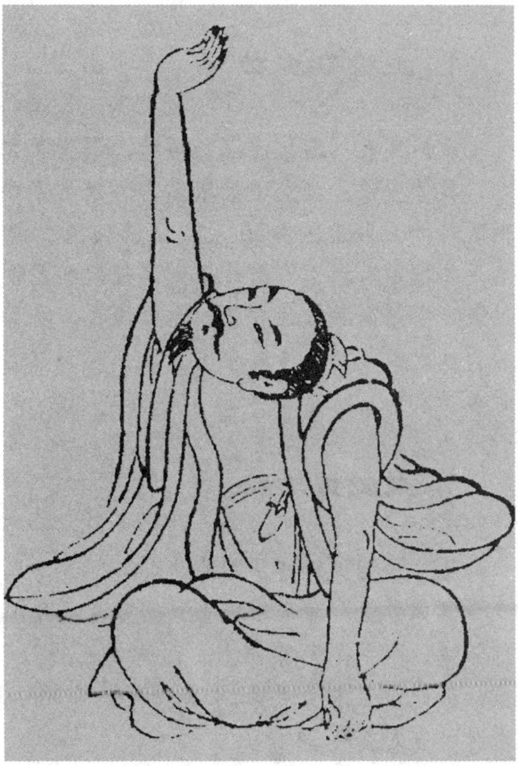

明代高濂《遵生八笺》陈希夷导引坐功图中的小寒十二月节坐功图

2. 耳内意守功

适应病症：慢性中耳炎。

具体方法：自然站立，双脚分开与肩同宽，双臂自然下垂，掌心朝内侧，中指指尖紧贴风市穴，拔顶，舌抵上腭，提肛，净除心中杂念。全身放松，自然呼吸，两眼轻轻闭起来，意念想患有炎症的耳内有一只红蜡烛，正在燃烧，意守20分钟后，将两掌相互摩擦至热，用两掌搓耳朵36下，然后沿外耳轮用食指按摩，再将耳孔堵住、拔开为1次，共做6次。

3. 牙齿按摩功

适应病症：牙周炎，老年人健齿。

具体方法：两手用肥皂及流动水洗净，用左手食指伸入口腔内按摩左侧上下牙，各按摩36次，然后再用右手食指伸入口腔内，按摩右侧上下牙龈36次，每天早晚各按摩一次，开始按摩时可用食指肚蘸少量精盐在牙龈上轻轻按摩，按摩后用清水漱口、按摩后牙龈不出血，即可不用精盐。经常按摩可使牙龈丰满，牙齿坚固。

4. 抱膝导引功

适应病症：迎风流泪，耳聋，下肢麻木。

具体方法：坐在硬板床上，两腿八字式分开，两膝微外撇，两手放在两膝上，两眼轻闭，自然呼吸36次，左膝回曲，两手抱住左膝盖，右腿伸直、右脚外展、右足外侧贴着床面，用鼻子做深长匀细之吸气，吸到最大限度再慢慢吐出。做7次深吸。再用两手抱住右膝，左腿伸直、左脚外展、左足外侧贴住床面。用鼻子做深长匀细之吸气，再慢慢吐出，做7次，然后两腿恢复原来坐式、自然呼吸3～5分钟收功。

5. 盘腿握脚功

适应病症：痔疮，膝冷痛。

具体方法：端坐于床上，两膝弯曲外展，两脚足心相对，两手握住两脚，向臂部靠拢，两手搬两膝向上，两脚掌不得离开，然后放松使两膝自然下落，回复原位，如此向上搬动两膝24次。两手抓住两脚，上身做顺时针方向旋转24圈，再做逆时针方向旋转24圈。

饮食养生

如今各种药膳火锅成了平民百姓消寒壮热的美味佳肴。正因如此，很多人忽略了合理进补的问题，特别是青年人，自恃体强而暴饮暴食，饥饱寒热无度，最终引来无穷后患。

唐代名医孙思邈指出："安生之本，必资于食……不知食宜者，不足以生存也……故食能排邪而安脏腑"，说明饮食对人体的作用。一般说来，青年人机体代谢旺盛，所需蛋白质和热量较老年人多，而热量主要来源于碳水化合物、脂肪。碳水化合物主要来源于粮食之中，所以，青年人应保证足够的饭量，注意粗细粮的比例搭配，并摄入适量的脂肪。在选用药膳进补时应考虑这一因素。但年轻人有年轻人的特点，往往有些人因过食肥甘厚味、辛辣之品而招来不速之客——"青春痘"，学名痤疮，它给年轻人带来无尽的烦恼。

食疗方

△ 山药羊肉汤

【用料】羊肉500克，淮山药150克，姜、葱、胡椒、绍酒、食盐适量。

【做法】羊肉洗净切块，入沸水锅内，焯去血水；姜葱洗净用刀拍破备用；淮山药片清水浸透与羊肉一起置于锅中，放入适量清水，将其他配料一同投入锅中，大火煮沸后改用文火炖至熟烂即可食之。

【功效】补脾胃，益肺肾。

△ 强肾狗肉汤

【用料】狗肉500克，菟丝子7克，附子3克，葱、姜、盐、味精适量。

【做法】狗肉洗净切块，置入锅内焯透，捞出待用，姜切片、葱切段备用。锅置火上，狗肉、姜入内煸炒，烹入绍酒炝锅，然后一起倒入沙锅内，同时菟丝子、附子用纱布包好放入沙锅内，加清汤、盐、味精、葱大火煮沸，改用文火炖2小时左右，待狗肉熟烂，挑出纱布包，即可食用。

【功效】暖脾胃，温肾阳。

△ 素炒三丝

【用料】干冬菇1.5两，青椒2个，胡萝卜1根，植物油、白糖、黄酒、味精、盐、水淀粉、鲜汤麻油适量。

【做法】冬菇水发洗净，挤干水分，切成细条，胡萝卜、青椒洗净切丝。锅内放油烧热，将三丝入锅煸炒后，放黄酒、糖，再煸炒，然后加鲜汤、盐，待汤烧开后加味精，用淀粉勾芡，淋上麻油，盛入盘内即可。

【功效】健脾化滞，润燥。

△ 丝瓜西红柿粥

【用料】丝瓜500克，西红柿3个，粳米100克，葱姜末、盐、味精适量。

【做法】丝瓜洗净去皮，切小片，西红柿洗净切小块备用。粳米洗净放入锅内，倒入适量清水置火上煮沸，改文火煮至八成熟，放入丝瓜、葱姜末、盐煮至粥熟，放西红柿、味精稍炖即成。

【功效】清热，化痰止咳，生津除烦。（患有痤疮的人可长期食用）

△ 豆腐鲫鱼

【用料】鲫鱼700克，豆腐1大块，熟鸡片25克，火腿片25克，酒适量，鸡汤1/2杯，盐1/2勺，酱油1勺，糖1勺，胡椒粉少许。

【做法】①将鲫鱼去鳞、腮及肠脏，洗干净，沥干水分；②将豆腐冲净，切小块，放入冰箱冷冻成冻

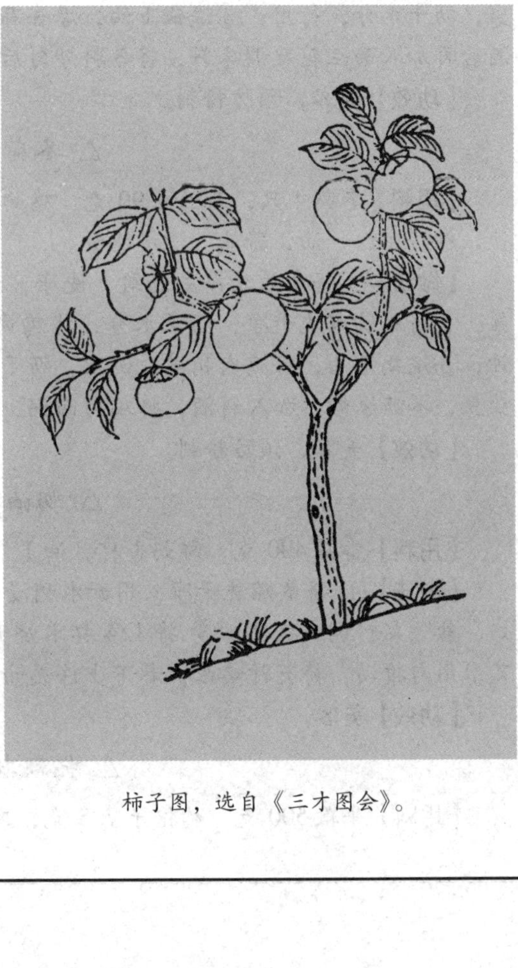

柿子图，选自《三才图会》。

豆腐；③烧锅下油，将鲫鱼煎至两面金黄色，调入鸡汤，放入冻豆腐及调味料，用中火煮至汁稍干时，加入熟鸡片、火腿片略烧一下，再用少许生粉水勾芡即可上盘。

【功效】美容，预防粉刺。

△ 椰菜肉松

【用料】椰菜250克，瘦肉150克，蒜茸1勺，酱油、糖、生粉、盐、味精各少许。

【做法】①将椰菜洗干净，沥干水分后，切条；②将猪肉洗干净，沥干水分，切片后剁茸，加入腌料将猪肉腌透；③烧锅下油，加入椰菜炒匀，加少许水，将椰菜煮至八成熟，盛起；④再用油锅爆香蒜茸，下瘦肉茸烧熟，将椰菜回锅，下调味料稍炒，即可上盘。

【功效】美容，预防粉刺。

△ 西兰花炒牛肉

【用料】西兰花350克，牛肉150克，红萝卜数片，酒1/2勺，蒜茸1勺，姜花少许，酱油、生粉、糖、盐、油、水各少许。

【做法】①将牛肉洗干净，抹干水分，横纹切薄片，加入腌料腌约10分钟；②西兰花用盐水洗干净，将花切小，茎部撕去表面硬皮，切薄片，用盐水焯热后，盛出，沥干水分，待用；③烧锅下油，爆香蒜茸、姜花及红萝卜，将牛肉回锅，加料酒后再加入西兰花及调味料，将各料炒匀后即可上盘进食。

【功效】美容，预防粉刺。

△ 冬荷鸡柳

【用料】冬菇4只，荷兰豆90克，鸡胸肉250克，酒少许，蒜茸1勺，姜2片，盐、糖、生粉、油、酱油、清水适量。

【做法】①将荷兰豆撕去筋络，洗净，滴干水分。冬菇用清水浸软后，去蒂切丝；②将鸡胸肉洗干净，沥干水分，将鸡肉起骨，切段，用腌料将鸡肉腌约30分钟；③烧锅下油，将鸡肉稍爆，倒出，沥干油分；④用油锅爆香蒜茸、姜片，下荷兰豆、冬菇爆炒，加入料酒，将鸡肉回锅，加入芡汁料，拌匀上盘即可食用。

【功效】美容，预防粉刺。

△ 奶油番茄

【用料】番茄400克，鲜奶1杯，油1勺，盐、粟粉各少许。

【做法】① 将番茄洗干净，用开水稍浸一下，取出，去皮及籽，切块；② 将鲜奶、盐、粟粉调成稠汁；③ 将1/4杯水烧开，放入番茄煮滚，即加入鲜奶稠汁勾芡，用勺推动，待芡汁略浓，淋下少许熟油，取出即可食用。

【功效】美容。

△ 杞鞭壮阳汤

【用料】牛鞭500克，枸杞子7.5克，肉苁蓉25克，肥母鸡250克，花椒、黄酒、味精、盐、猪油各适量。

【做法】①将牛鞭涨发后，顺尿道剖成两半，刮臊膜。枸杞洗净。洗净肉苁蓉，用适量酒泡软，放锅内蒸2小时取出切片。②牛鞭放沙锅内，加水适量，烧开后加姜、花椒、鸡肉、黄酒，再烧开后，小火炖至牛鞭六成熟（注意翻动，不要粘锅），用纱布滤去姜和花椒。③将枸杞子、肉苁蓉装纱布袋放锅内，小火炖至牛鞭八成熟时，取出切成寸段，再炖烂为止。加味精、盐、猪油调匀可食。

【功效】滋补肝肾，益精润燥。

△ 双鞭壮阳汤

【用料】枸杞子10克，菟丝子10克，肉苁蓉6克，牛鞭100克，狗鞭10克，羊肉100克，母鸡肉50克，花椒、老生姜、料酒、味精、猪油、食盐各适量。

【做法】①将牛鞭加水发胀，去净表皮，顺尿道对剖成两块，用清水洗净，再用冷水漂30分钟；将狗鞭用油砂炒酥，用温水浸泡约30分钟，刷洗洁净；将羊肉洗净后，再放入沸水锅内焯去血水，捞入凉水漂洗待用。②将牛鞭、狗鞭和羊肉放入铝锅内，加清水烧开，打去浮沫；放入花椒、老生姜、料酒和母鸡肉，再烧沸后，改用文火煨炖，至六成熟时，用洁净白布滤去汤中的花椒和老生姜，再置火上；将菟丝子、肉苁蓉、枸杞子用纱布袋装好，放入汤内，继续煨炖，至牛鞭、狗鞭酥烂时，即将牛鞭、狗鞭、羊肉捞出，切成3厘米长的条，狗鞭切成1厘米长的节，羊肉切片，鸡肉切块，药包不用。把这些肉装在碗内，加味精、食盐和猪油调味即成。③服用时，吃肉喝汤，既可佐餐，又可单食。

【功效】暖肾壮阳，益精补髓。适用于虚损劳伤，肾气虚衰，阳痿不举，滑精，早泄。

△ 壮阳狗肉汤

【用料】附子3克，菟丝子5克，狗肉250克，盐、味精、姜、葱各适量。

【做法】洗净狗肉，整块放入开水内汆透，去净血沫，切成块，将狗肉放入锅内同姜煸炒，加入料酒，然后将狗肉、姜一起倒入沙锅内，再将菟丝子、附子用布袋装好扎紧，与盐、葱放入沙锅加清汤适量，用大火烧沸，小火烧至肉烂即成。

【功效】适用于阳衰精神不振、腰膝酸软等症。

△ 人参全鹿汤

【用料】鹿肉7 500克，党参30克，黄芪30克，白术15克，杜仲6克，芡实10克，枸杞子15克，茯苓12克，熟地12克，肉苁蓉10克，肉桂3克，白芍15克，益智仁10克，仙茅6克，补骨脂6克，泽泻6克，枣仁10克，山药15克，远志6克。当归12克，菟丝子15克，怀牛膝9克，淫羊霍6克，生姜100克，葱白250克，胡椒6克，食盐100克。

【做法】①将鹿肉用清水洗净，剔下骨头，除去筋膜，入沸水锅内焯一下捞出切成约2厘米见方的块，骨头打碎。②将以上药物按方配齐之后，用洁净的纱布袋装好扎口，用清水浸泡后同鹿肉、鹿骨一起置入锅中，注入适量清水、姜、葱洗净

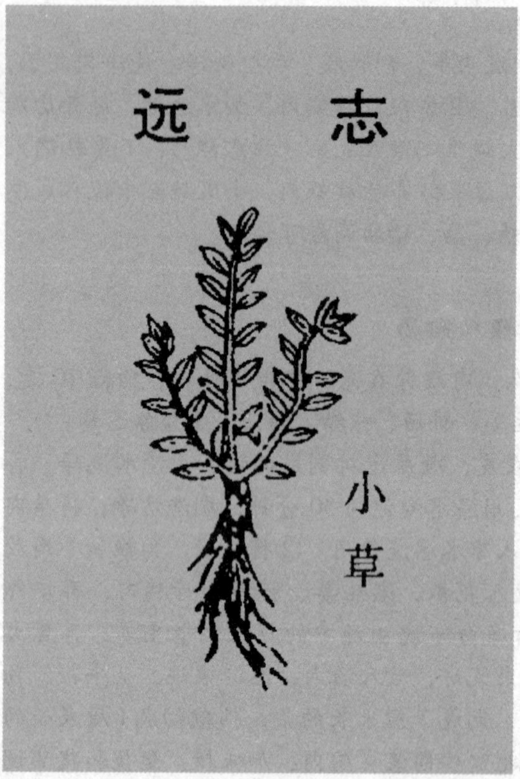

远志图，选自《本草纲目》。

拍破下锅，胡椒研粉与食盐调匀装在小碗内待用。③先用武火将汤烧沸，撇净浮沫，改用文火煨炖约2～3小时，待鹿肉熟烂即可分装碗内，略用胡椒、食盐调味即成。

【功效】此汤是由《全鹿大补丸》减味而成，包括补益气血、温补肾阳及健脾宁心等多种药物，但主要作用是补肾助阳。适用于肾阳不足，腰膝酸软、怕冷、阳痿、遗精等症，对心脾两虚，气血不足的神疲体倦、面色萎黄、心悸失眠、崩漏、白带等亦有治疗作用。

△ 党参莲花鸡汤

【用料】党参15克，峨参1.5克，雪莲花3克，薏米100克，母鸡1 000克，生姜、葱白各适量。

【做法】①洗净党参、雪莲花、峨参。将峨参切片，党参、雪莲花切段，装纱布袋内，洗净薏米另装袋。②鸡去毛和内脏，放锅内，加适量水，再放药袋、生姜、葱白。大火烧开后，改小火炖熟。捞出鸡切成块，将煮熟的薏米撇在碗中，加入药汤，用盐调即可食。

【功效】补肾壮阳，健脾利湿，适用于脾肾虚寒的腰膝无力，阳痿，女子月经不调等症。

△ 鹅肉补阴汤

【用料】鹅肉250克，猪瘦肉250克，淮山药30克，北沙参15克，玉竹15克，精盐、味精、料酒、胡椒粉、葱段、姜片、鸡清汤、鸡油各适量。

【做法】①洗净鹅肉、猪肉放入沸水锅中煮透，捞出切丝。②将淮山药、北沙参、玉竹分别去杂洗净，装入纱布袋中扎口。③锅中注入鸡汤，放入鹅肉丝、猪肉丝、药袋、盐、料酒、胡椒粉、葱姜，共煮至肉熟烂；拣去葱、姜，淋上鸡油，以味精调味即成。

【功效】具有益气补虚，养阴润肺，生津止渴之功效。适用于肺阴虚损，胃阴不足而口干思饮，乏力，气短咳嗽之人，糖尿病人食之也有良好治疗效果。此汤对皮肤病患者、虚寒咳嗽及素有湿痰之人忌食。

△ 羊肉羹

【用料】羊肉250克，萝卜1个，草果3克，陈皮3克，良姜3克，荜茇3克，胡椒3克，葱白3根，姜少许。

【做法】①羊肉剔去筋膜，洗净后入沸水锅内焯去血水，捞去后再用凉水漂洗干净，切成约1厘米左右的块。②萝卜洗净泥沙，切成0.3厘米厚的片，草果、陈皮、良姜、荜茇用洁净的纱布袋装好扎口，胡椒拍破，葱白切成节，姜洗净拍破。③将羊肉丁和以上药物同置沙锅中，注入清水，放入姜葱，先用火烧沸后，撇去浮沫，移小火上煨2~3小时，至肉熟烂，捞去药包，除去姜葱，略调味即成。

【功效】温中补虚，散寒止痛。对平素脾胃虚寒，患有脘腹冷痛、呕吐、腹泻等症的患者，食用甚宜。

△ 麻雀菟丝枸杞汤

【用料】麻雀10只，菟丝子15克，枸杞15克，精盐、料酒、花椒水、姜末、葱末、鸡清汤各适量。

【做法】①将麻雀去毛、内脏、脚爪、嘴巴，在沸水锅中焯一下，捞出洗净。②将菟丝子洗净，去杂，装入纱布袋扎口，枸杞子去杂洗净。③将麻雀、菟丝子、枸杞子、盐、料酒、花椒水、姜葱同入锅中，注入鸡汤，煮至麻雀肉熟烂，拣出菟丝子后装入汤碗即成。

【功效】适用于阳痿早泄，腰膝酸软，脾胃虚寒；妇女带下等症。对于性神经官症病人，尤宜食之。此汤菜性燥热，故阴虚火旺及内热者勿用。

△ 当归山鸡汤

【用料】山鸡肉250克，当归15克，熟地15克，女贞子12克，料酒、精盐、味精、姜片、胡椒粉、鸡清汤各适量。

【做法】①将山鸡肉洗净，放入沸水中焯一下，捞出洗净血水，斩块。②当归、熟地、女贞子分别去杂洗净，装入纱布袋扎口。③锅中注入鸡汤，加入山鸡肉、药袋、料酒、盐、味精、姜片、胡椒粉，武火烧沸，文火炖到肉熟，拣去药袋，姜片，盛入汤盆中即成。

【功效】可滋血气，强筋健骨，调经活血。适用于妇女肾阴虚引起的崩漏带下之症。对于跌打损伤等外科疾患，食此汤菜有辅助治疗作用。

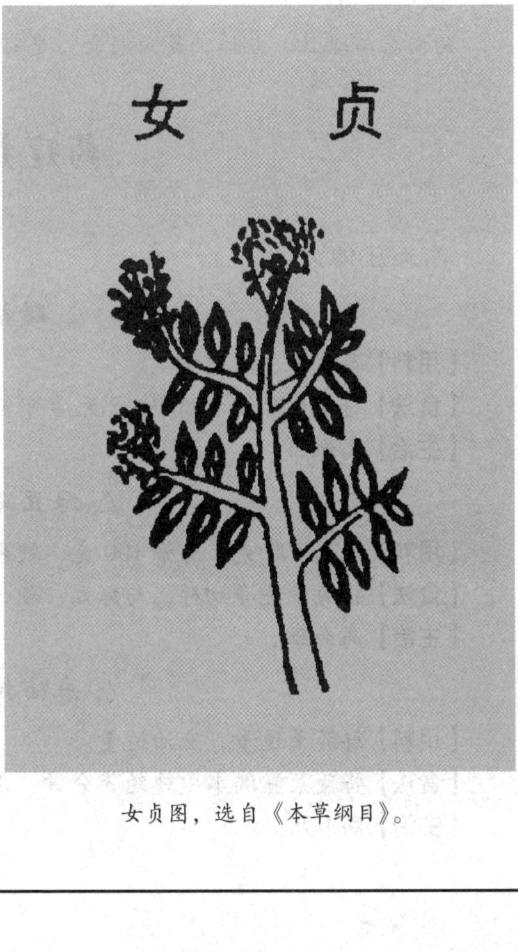

女贞图，选自《本草纲目》。

△ **白鸽杞精汤**

【用料】白鸽1只，枸杞24克，黄精30克，料酒、精盐、胡椒粉、姜末、葱末、鸡清汤、鸡油各适量。

【做法】①将枸杞洗净，黄精洗净。②将鸽子宰杀、去毛、内脏、脚爪，洗净放入沸水锅中汆一下，捞出斩块。③锅中放入鸽块、枸杞、黄精、料酒、盐、胡椒粉、姜、葱、鸡清汤，武火烧沸，撇去浮沫，改文火炖至肉熟烂；淋上鸡油盛入汤盆即成。

【功效】有显著的补肾虚、润肺阴之功效，是肾虚及老年体虚之人食用之佳品。

△ **益寿鸽蛋汤**

【用料】枸杞、桂圆肉、黄精各10克，鸽蛋4个，冰糖适量。

【做法】①将枸杞、桂圆肉、黄精洗净切碎，待用。②锅中注入适量清水，加入以上味药同煮至沸后约15分钟，把鸽蛋打破后逐个下锅内，同时将冰糖入锅同煮至熟即成。

【功效】具有补肝肾、益气血、润肺滋阴之功效，对肺燥咳嗽、气血虚弱、智力衰退等症有较好疗效。可作为肾虚腰痛，年老体衰者之膳食。外感实邪、内有痰火、湿滞者忌用。

饮食禁忌

狗肉忌与绿豆、杏仁、菱角同食。患有顽固性皮肤瘙痒症者忌食香菇。

药疗养生

高血压偏方

△ **醋花生**

【用料】花生米、醋适量。

【食法】将花生米浸于醋中，7天后可食用，每日早晚各吃10粒。

【主治】高血压。

△ **绿豆海带粥**

【用料】绿豆100克，海带100克，粳米200克。

【食法】将海带洗净切碎，与绿豆、粳米常法煮粥服食。

【主治】高血压。

△ **麻油拌菠菜**

【用料】鲜菠菜适量，麻油适量。

【食法】将菠菜置沸水中烫约3分钟，用麻油拌食，日2次。

【主治】高血压。

△ 翠衣决明茶

【用料】西瓜皮9克，草决明9克。

【食法】将上两味水煎代茶饮。

【主治】高血压。

△ 蒸木耳

【用料】黑木耳5克，冰糖适量。

【食法】将木耳用清水浸泡1夜，洗净，在饭锅上蒸1~2小时，加冰糖，临睡前服。

【按注】一方黑白木耳一起用。

【主治】高血压。

△ 白菜豆腐汤

【用料】小白菜100克，嫩豆腐250克。

【食法】将小白菜与嫩豆腐炖汤，细盐、味精、小麻油适量调味，经常食之。

【主治】高血压，高血脂。

△ 苹果汁

【用料】成熟苹果适量。

【食法】将成熟苹果洗干净去掉外皮，绞汁，每次100克，每天3次。

【主治】高血压。

△ 降压胡萝卜汁

【用料】胡萝卜汁适量。

【食法】将胡萝卜汁生饮，每次90克左右，每日2~3次。

【主治】高血压。

△ 瓜仁汤

【用料】西瓜子仁15克。

【食法】西瓜子仁煎汤内服。

【主治】高血压。

△ 茭白粥

【用料】茭白100克，香菇15克，猪肉末50克，粳米100克，调料少许。

【食法】茭白去皮切细丝，香菇水发切条。与粳米一起煮粥，半熟时加入肉末，粥熟后加入味精、盐少许，即可服食。

【主治】高血压。

△ 荠菜地栗汤

【用料】荠菜100克，地栗（荸荠）100克，水发香菇50克，花生油、水淀粉、香油、精盐、味精各适量。

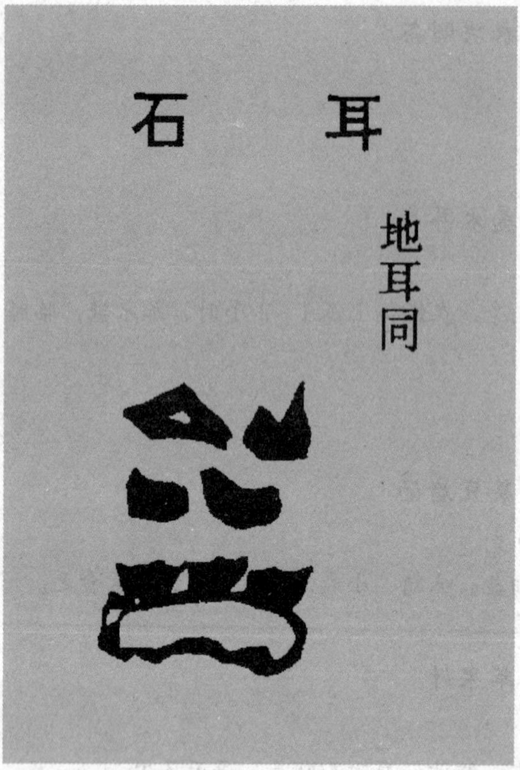

石耳图，选自《本草纲目》。

【食法】家常烹调成菜肴食用。

【主治】高血压。

△ **石耳豆腐汤**

【用料】水发石耳50克，豆腐750克，笋片20片，蘑菇20克，火腿肉片10克。

【食法】烹调成菜肴食用。

【主治】高血压、冠心病、高血脂、动脉硬化、癌症等。

△ **菊花鸡丝**

【用料】菊花瓣60克，鸡肉750克，鸡蛋3个，玉米粉、湿淀粉等调料各适量。

【食法】菊花用冷水洗净，鸡肉洗净，去皮、筋、切薄片，用蛋清、盐、料酒、胡椒面、玉米粉调匀拌好，麻油与白糖、盐、胡椒面、味精兑成汁，锅内倒入植物油1 000克，烧至五成热，倒入鸡肉滑散滑透，捞出，沥去油，锅内留油30克，投入葱、姜稍煸炒，倒入鸡片，烹入料酒炝锅，把兑好的麻油倾入锅内翻炒几下，淋入湿淀粉勾芡，随即投入菊花快速翻炒均匀出锅。每日午餐服食，10日为1个疗程。

【主治】高血压。

△ **荠菜豆腐羹**

【用料】鲜嫩豆腐200克，荠菜100克，胡萝卜25克，水发香菇25克，熟竹笋25克，水面筋50克，精盐、味精、姜末、湿淀粉、鲜汤、麻油、花生油各适量。

【食法】烹调成羹后食用。

【主治】高血压。

△ **山楂梨丝**

【用料】梨500克，山楂200克。白糖。

【食法】将山楂洗净去核。把梨皮削去，去核，切成长的细丝放在盘子中心。锅中放糖，加少量水熬至糖起黏丝时，放入山楂炒至糖汁透入起锅，把山楂一个个围在梨丝四周即成。

【主治】高血压，食积不化。

△ **银耳莲子汤**

【用料】银耳20克，新鲜莲子300克，冰糖200克，冷水适量。

【食法】银耳洗净，在冷水中浸泡1夜，放入锅中，加清水适量。用武火将银耳煮沸，加入除心莲子，用文火煮至银耳熟透，加入冰糖即可食用。可用做饭后甜汤。夏季可冰镇后食用。

【主治】高血压。

△ 黑木耳红枣粥

【用料】黑木耳30克，红枣20克，粳米100克，冰糖150克。

【食法】黑木耳水发后撕成小块，红枣沸水泡洗后去核切丁，加糖浸20分钟，木耳与大米同煮成粥，调入枣丁、红糖，再煮20分钟。做早、晚餐或点心服食。

【按注】一方单用黑木耳也可。

【主治】高血压。

△ 菊花蛋汤

【用料】菊花脑（甘菊的新鲜嫩芽）50克，鸭蛋1个，冰糖适量。

【食法】将菊花脑洗净，与打碎的鸭蛋拌匀，加冰糖煮汤。常食用。

【主治】高血压。

房事养生

此节气是一年中心血管病人发病率最多的时期，所以，在此要讲一讲心血管病人的房事养生常识。

常见的心血管疾病有高血压、冠心病、动脉粥样硬化、动脉狭窄等。患心血管疾病的人常因畏惧心理，导致性功能障碍。配偶中如有一方患有心血管疾病，无病的一方同样会出现相似的畏惧、压抑和焦虑，性功能必然受到影响。患心血管疾病的人由于血管张力和血管本身的变化，对阴茎组织的供血不足，导致勃起障碍。此外，治疗心血管疾病的甲基多巴、噻嗪类利尿剂，β－阴滞剂等药物也可导致性功能障碍。

《金瓶梅》中西门庆在性交时突然死亡，这就是所谓“马上风”。实际是性交诱发心脏病猝死。心血管病患者对性生活很害怕，唯恐会死于“马上风”。据实验证实，男性在性高潮时，收缩压可增加40～100毫米汞柱，舒张压增高20～50毫米汞柱，呼吸超过40次/分，心率在平时基础上增加50～100次/分，性活动时消耗能量的差异很大。据报道，因性交猝死的人们绝大多数是非夫妻间性交所致。因为，非夫妻间性交的过度兴奋和剧烈运动，往往比性交本身的危害更大。

其实患心血管疾病后，没有必要过分谨慎地回避性生活，冠心病也不是性生活的禁区。只要合理安排性生活，注意休息。在治疗心血管疾病时，尽量选择对性功能影响较小的药物，如遇到性功能抑制现象，应及时告诉医生，以便及早处理。在合理用药、适当休息、病情稳定的基础上，可适当安排性生活。行房时应采取省力的体位，动作和缓轻巧，避免剧烈运动。

对心肌梗死病人，应该在急性心肌梗死完全康复后6个月，才能考虑恢复性生活。如性交后心慌心跳剧烈，心律显著加快，呼吸急促，甚至心力衰竭，应该在症状完全消失一段时间后再考虑恢复性生活。性交时出现胸痛应立即停止，并及时服硝酸甘油等。

伴有其他传染病和发热时应暂缓恢复性交。恢复正常性生活后，如遇到气温变化较大应暂时回避。饮酒2～3小时内，剧烈运动后，工作疲劳，精神紧张，情绪不佳时也应暂时休息。

冠心病患者性交不要过分频繁，时间不宜过长，不要过分用力，最好选择省力的体位。如半坐位或坐位，可减少左心室扩张，防止心绞痛。侧位双方都不费力。冠心病患者应在床边备好硝酸甘油等急救药品，以防万一。

高血压病人应在血压稳定的基础上，合理安排性生活，以免发生意外，特别要注意性交时的节律、强度和体位。

七、大寒养生

民间风俗

大寒时斗指癸，太阳黄经为300度，时值公历的1月20日前后。此日往往是一年中最寒冷的一天，所以称为“大寒”。大寒是一年中最后一个节气，正处于“四九”和“五九”中，气温往往比上一个节气有所回升，我国长江流域一带平均气温零下2℃～4℃，最低气温一般零下14℃～17℃，极端最低气温可降至零下20℃。最大冻土深度30～40厘米，为全年冻土最深的节气。在东北的黑龙江流域，气温可降至零下40℃。有些年份，全年最低气温会出现在本节气中。

此节气降水稀少，常有寒潮、大风天气，气候比较干燥。尤其以中原一带为甚，最好在这前后下个三场大雪，农谚说：“大寒三白定丰年”“大寒早三白，农人衣食足”“一腊见三白，田公笑呵呵”。实际上这些是有科学上的原理，因为在暮冬季节下了大雪之后，伏在泥地下的冬眠虫类以及它们所产的卵都会被冻死，次年就不会有虫害了，庄稼必定丰收。还有谚语说“大寒不寒，人马不安”。由此可见，大寒节气中天气转暖是反常现象，会使人和牲畜患有各种疾病。近年来，世界气候变暖，常出现“暖冬”的现象。对此，我们要引起足够的重视，应加强身体锻炼，做好养生保健，从而减少疾病的发生。

大寒三候为：“一候鸡乳；二候征鸟厉疾；三候水泽腹坚。”这是说一到大寒节气便可以孵小鸡了。而鹰隼之类的鸟，却正处于捕食能力极强的状态中，盘旋于空中到处寻找食物，以补充身体的能量抵御严寒。在一年的最后5天内，水域中的冰一直冻到水中央，并且此时冰冻得最结实，冰冻的尺寸也最厚。我国古代一般是在小寒与大寒时取冰收藏以备夏天之需。从此物候中我们可以看出，尽管大寒一般情况下不如小寒气温低，但此时却是冰层最厚、冻土最深的一个节气，所以名之曰大寒也不无道理。

按我国的风俗，特别是在农村，每到大寒时节，人们便开始忙着除旧布新，腌制年肴，准备年货。在大寒至立春这段时间，有很多重要的民俗和节庆。如尾牙祭、祭灶和除夕等，有时甚至连我国最大的节庆——春节也处于这一节气中。大寒节气中充满了喜悦与欢乐的气氛，是一个欢快轻松的节气。

尾牙源自于拜土地公做“牙”的习俗。所谓二月二为头牙，以后每逢初二和十六都要做“牙”，到了农历十二月十六日正好是尾牙。尾牙同二月二一样有春饼（南方叫润饼）吃，这一天买卖人要设宴，白斩鸡为宴席上不可缺的一道菜，

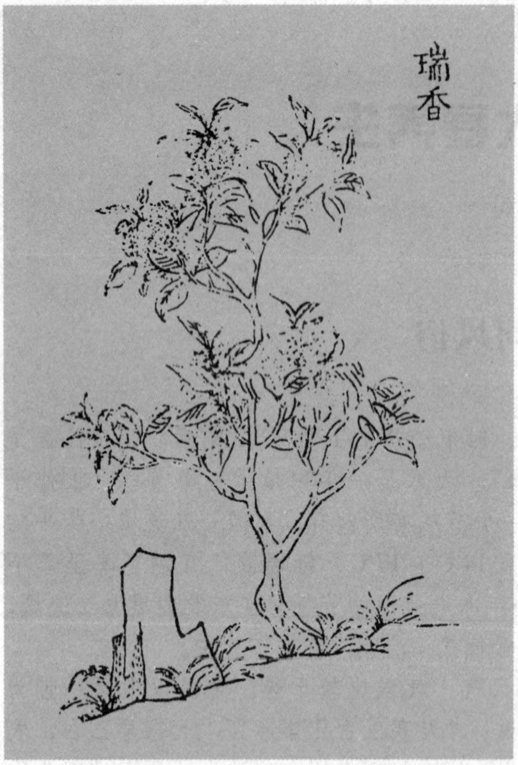

我国素有“大寒三候瑞兰矾”之说，即大寒一候为瑞香，二候为兰花，三候为山矾。图为瑞香，选自《三才图会》。

据说鸡头朝谁，就表示老板明年要解雇谁。因此现在有些老板一般将鸡头朝向自己，以使员工们能放心地享用佳肴，回家后也能过个安稳年。

腊月二十三日为祭灶节。传说灶神是玉皇大帝派到每个家中监察人们平时善恶的神，每年岁末回到天宫中向玉皇大帝奏报民情，让玉皇大帝赏罚。因此送灶时，人们在灶王像前的桌案上供放糖果、清水、料豆、秣草；其中，后三样是为灶王升天的坐骑备料。祭灶时，还要把关东糖用火融化，涂在灶王爷的嘴上。这样，他就不能在玉帝那里讲坏话了。常用的灶神联上也往往写着“上天言好事，回宫降吉祥”及“上天言好事，下界保平安”之类的字句。另外，大年三十的晚上，灶王还要与诸神来人间过年，那天还得有“接灶”“接神”的仪式。所以俗语有“二十三日去，初一五更来”之说。在岁末卖年画的小摊上，也卖灶王爷的图像，以便在“接灶”仪式中张贴。图像中的灶神是一位眉清目秀的美少年，因此我国北方有“男不拜月，女不祭灶”的说法，以示男女授受不亲。也有的地方对灶王爷与灶王奶奶合祭的，便不存在这一说法了。

上古时代人们在夏天祭灶，后来发展成为火神祭。东汉后，祭灶仪式便转为在腊月举行。不过我国北方一般在腊月二十三日祭灶，而南方却在腊月二十四日祭灶，并且在“送神”仪式中要将家中大大小小的神全送到天上去，据说这些神与灶神不同，要等到正月初四才回到人间。由于二十三后诸神上了天，所以便百无禁忌。此时娶媳妇、聘闺女不用择日子，称为“赶乱婚”。直至年底，举行结婚典礼的特别多。正如诗中所说“岁晏乡村嫁娶忙，宜春帖子逗春光。灯前姊妹私相语，守岁今年是洞房”。

过去在腊月二十四日，也是朝廷封印的日子。清朝时则在十九至二十二这四天中，由钦天监择吉日封印，一直到正月十九至二十二日四天中，再由钦天监择吉日开印。封印期间，一般停止一切公务，相当于现在的政府部门放假。梨园弟子在封印的这天，也要唱封箱戏。重要角色一般由不出名的演员担任，而名角演员则饰演配角，所得的收入一般分给跑龙套的做红利。过去学塾也在此日开始放假。

过了二十三，离春节只剩下六七天了，过年的准备工作显得更加热闹了。要彻底打扫室内，俗称“扫尘”，扫尘为的是除旧迎新，拔除不祥。各家各户都要认真彻底地进行清扫，做到窗明几净。粉刷墙壁，擦洗玻璃，糊窗花，写春联，贴年画，等等。剪贴窗花是最盛行的民俗活动。内容有各种动、植物等掌故，如喜鹊登梅，燕穿桃柳，孔雀戏牡丹，狮子滚绣球，三羊（阳）开泰，二龙戏珠，鹿鹤桐椿（六合同春），五蝠（福）捧寿，犀牛望月，莲（连）年有鱼（余），鸳鸯戏水，刘海戏金蝉，和合二仙，等等。民间讲究写春联时要有神必贴，每门必贴，每物必贴，所以春节的对联数量最多，内容最全。神灵前的对联特别讲究，多为敬仰和祈福之言。常见的有天地神联：“天恩深似海，地德重如山”；土地神联：“土中生白玉，地内出黄金”；财神联：“天上财源主，人间福禄神”；井神联：“井能通四海，家可达三江”。而粮仓、畜圈等处的春联，则都是表示热烈的庆贺与希望。如“五谷丰登，六畜兴旺”“米面如山厚，油盐似海深”“牛似南山虎、马如北海龙”“大羊年年盛，小羔月月增”，等等。另外还有一些单联，如每个室内都贴“抬头见喜”，门子对面贴“出门见喜”，旺火上贴“旺气冲天”，院内贴“满院生金”，树上贴“根深叶茂”，石磨上贴“白虎大吉”等等。大门上的对联，是一家的门面，特别重视，或抒情，或写景，内容丰富，妙语联珠。在这段时间，大人、小孩都要洗浴、理发。所以民间有“有钱没钱，剃头过年”的说法。

腊月三十为除夕。元旦是一年之始，而除夕是一年之终。我国人民历来重视“有始有终”，所以除夕与第二天的元旦这两天，便成为我国最重要的节庆。尽管过去从封印日至开印日都是过年活动期间，但从古至今最隆重的便是除夕与元旦这两天。我国各地在腊月三十这天的下午，都有祭祖的风俗。称为“辞年”。除夕祭祖是民间大祭，有宗祠的人家都要开祠，并且门联、门神、桃符均已焕然一新，还要点上大红色的蜡烛，然后全家人按长幼顺序拈香向祖宗祭拜。

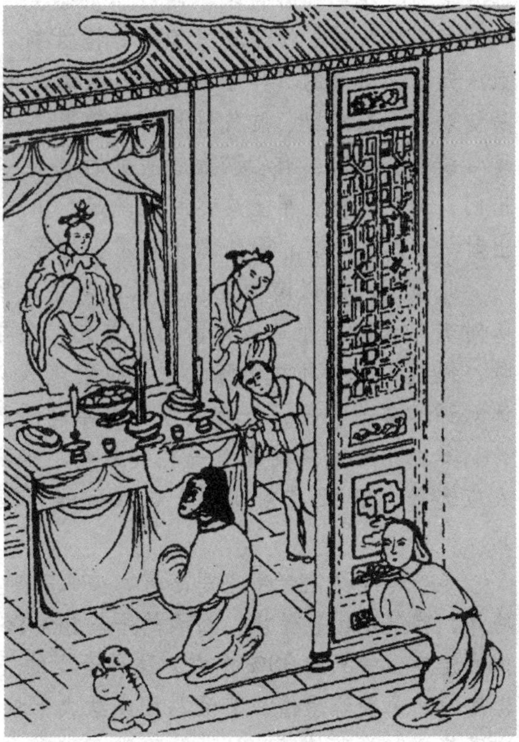
古人年节跪拜图，选自清《点石斋画报》。

除夕之夜，人们要鸣放烟花爆竹，焚香燃纸，敬迎谒灶神，叫做“除夕安神”。入夜，堂屋、住室、灶下，灯烛通明，全家欢聚，围炉熬年、守岁。新中国建立后，安神烧香活动渐废，其他欢庆活动依然。近年来，除夕夜晚又增加了看电视、参加娱乐活动等新内容。除夕的晚餐又称“年夜饭”，是中国人最重要的一顿饭。这顿饭主食为饺子，还有很多象征吉祥如意的菜肴。如“鱼”与“余”同音，一般只看不吃或不能吃完，取“年年有余”之意；韭菜取其“长久”之意；鱼丸与肉丸取其“团圆”之意等，这些都是不能少的菜肴。吃过年夜饭便开始守岁，一到子时，便开始燃放烟花爆竹，庆贺新年。过年的压岁钱一般是用红纸包好，有的放在祭祖的供桌上，也有的压在岁烛下，也有大人偷偷压在小孩枕下，其意义均相同，是为勉励晚辈来年更聪明而有更大的收获。

生活起居

《灵枢·本神》上说：“智者之养神也，必顺四时而适寒暑，和喜怒而安居处，节阴阳而调刚柔，如是僻邪不至，长生久视。”《吕氏春秋·尽数》提到：“天生阴阳寒暑燥湿，四时之化，万物之变，莫不为利，莫不为害。圣人察阴阳之宜，辨万物之利，以便生，故精神安乎形，而寿长焉。”就是说顺应自然规律并非被动的适应，而是采取积极主动的态度，首先要掌握自然界变化的规律，以其防御外邪的侵袭。

大寒节气天气寒冷，由于北方冷空气势力强大，空气干燥，雨雪较少，我国大部分地区呈现出一种持续“晴冷”的态势。对老年人来说，本月最需预防的是心脑血管病、肺气肿、慢性支气管炎等慢性病。由于持续的低温，使得皮肤血管收缩，血压升高，心脏的工作量增大，容易诱发高血压和心脏病。干燥寒冷的气候，还容易使老年人患感冒、肺气肿和支气管炎。这些病症都会加重冠心病的症状，并可诱发心绞痛。所以，有心脑血管病史的老年人在此节气中尤其要注意保暖，早晚要少出门，避免感冒。早上应尽可能晚起，中午或下午可到户外活动一个小时左右，外出时一定加穿外套，最好戴上口罩、帽子、围巾。

此节气一般以晴为主。所以，老年人要注意利用阳光来保养身体。冬季晒太阳对老年人的好处是多方面的。首先，冬季老年人体温较低，晒太阳，能给人温暖，促进血液循环和新陈代谢，也使老人心里感觉愉快；第二，晒太阳能增强人体对钙和磷的吸收，能有效预防老年骨质疏松症；第三，晒太阳对类风湿性关节炎、贫血患者恢复健康有一定的益处。当然，冬季晒太阳也不是越多越好，老年人应选择上午10点前或下午3点后的“黄金时段”，每天坚持晒30～60分钟为宜。

冬季寒冷易使老年人患感冒、咳嗽等呼吸道疾病。而此节气的天气特点除了寒冷外，空气也比较干燥，白天的平均相对湿度一般低于50%，加之室内采暖，居室内的湿度常常只有30%左右，这种干燥的气候会加重呼吸道疾病的症状。因为空气湿度过小，就容易造成痰液黏稠或结成干痂不易排出。这样，不仅使得贮留的痰液成了病毒和细菌的孳生地，从而进一步加重感染，而且结成干痂的痰液会固定于气管黏膜上皮，使得黏膜顶端的纤毛不能依靠正常运动来帮助排痰，从而进一步地破坏了黏膜纤毛毯的生理功能。一些在冬季感染上了咳嗽的老年人，则总有一种“咳痰不尽”的感觉。所以，老年人在注意保暖的同时，也要关注身边的湿度，早晚要多开窗通气（因早晚室外湿度相对较高），室内取暖时也要注意在地板上洒点水，或是晾一些湿毛巾之类的东西，以增加空气湿度。

老年人冬季运动有更多的讲究。首先，运动的准备时间要相对长一些，以便让身体充分地热起来，使全身关节、肌肉进入运动状态。其次，运动的强度要相对小一些，减少疲劳的发生，以便运动后机体能较快地恢复到正常的状态。建议的运动方法是：在室内做全身关节操，活动全身关节，随后做原地跑步锻炼，直到全身发热，手脚温暖，持续15~20分钟。

老年人在居室中应坚持用冷水浴和按摩的方法增强体质。冷水浴指脸部、手部、足部的冷水浴。冷水不必太冷，也可逐渐从温水开始。用毛巾打湿洗脸、手或足，然后将毛巾拧干一些再洗脸、手或足，如此反复，直到局部发热。此法可增强机体的抗寒能力。按摩法也称“干洗法”，即用双手做洗脸状，搓脸、梳头、摩颈、擦耳，反复几十次到上百次，直到头面发热为止。此法一方面可以通过调节头颈部经络穴位状态，增强全身的整体功能；另一方面也可以增强机体免疫力，防止风寒感冒。

老年人的饮食调理，除坚持饮食的一般原则外，冬季饮食强调热量充足，以温热性的食物为主。常用的食补佳品有羊肉、鸡肉、狗肉等。对阳虚的老人尤为适用。补益食品举例：补气的有莲子、大枣、糯米、鸡肉等；补血的有猪肝、龙眼等；补阴的有木耳、芝麻、兔肉、鸭肉、龟肉等；补阳的有羊肉、狗肉、鹿肉等。

老年人还要加强足部的保健。脚除了支持人体的重量外，还像水泵一样，把远端的血液推向心脏，使全身血液流畅，促进机体健康，所以脚又被称做是“第二心脏”。加强脚部的保健，是拥有良好体魄的重要一环，尤其是在冬季，对脚部的呵护就更加重要。首先，要加强脚部的运动。据测算，人一天必须走一万步以上才有利于脚部功能的发挥，如果一天到晚很少动脚，不仅对脚部组织有影响，对机体健康也不利。所以，平时除了要加强锻炼外，上下楼尽量不要乘电梯，外出尽可能步行。

其次，进行足浴。民间有“睡前洗脚，赛吃补药”的说法。睡前用温热水洗脚，不但可洗去脚上的汗臭和污垢，还可消除一天的疲劳，更主要的是还能祛病强体。足浴过程中，最好进行揉搓，通过不断地搓揉，刺激足部的穴位，可滋补元气，壮腰强筋，延缓衰老。若加入适量的生姜或辣椒水，更能扩张血管，促进血液循环。

再次，可进行足底按摩以活血舒筋。按摩脚底，刺激脚底穴位，可促进血液循环，有益于健康。

运动保健

1. 大寒十二月中坐功

《遵生八笺》中原文如下："运主厥阴初气。时配足太阴脾湿土。坐功：每日子丑时，两手向后，据床跪坐，一足直伸，一足用力，左右各三五度，叩齿，嗽咽，吐纳。治病：经络蓄积诸气，舌根强痛，体不能动摇，或不能卧，强立，股膝内肿，尻阴足背痛，肠鸣，食泄不化，足不收行，九窍不通，足肿，若水胀满。"

本法以"大寒"命名，正是根据这一时令特点而制定的气功锻炼方法，适宜于大寒时节锻炼。可于大寒时节开始，练至立春为止。《素问·气交变大论》："岁水太过，寒气流行，邪害心火。民病身热，烦心燥悸，阴厥上下中寒，谵妄心痛，寒气早至，上应辰星，甚则腹大胫肿，喘咳，寝汗出憎风……病反腹满肠鸣，溏泄不化，渴而妄冒"。其论虽是针对水运太过之年立论，但就一年四季而言，冬乃寒气偏盛，寒邪伤人可表现为肾的病变及水气太过而乘土的脾的病变，水气太过而侮火的心的病变，本功法所列病症即属此类，采用本法锻炼，有较好的防治作用。具体方法：每夜11～早3点时，双手从后面支撑身体靠床跪坐，然后将一条腿向前伸直，另一条腿向上用力支撑身体，左右腿轮换各做3～5次，然后牙齿叩动36次，调息吐纳，津液咽入丹田9次。可治：经络蓄积诸气、舌根强痛、体不能动摇、针刺痛感难以卧睡、膝内积水、足背疼痛、肠鸣、食泄不化、头重脚轻、九窍不通、脚面浮肿、若水胀满等病症。

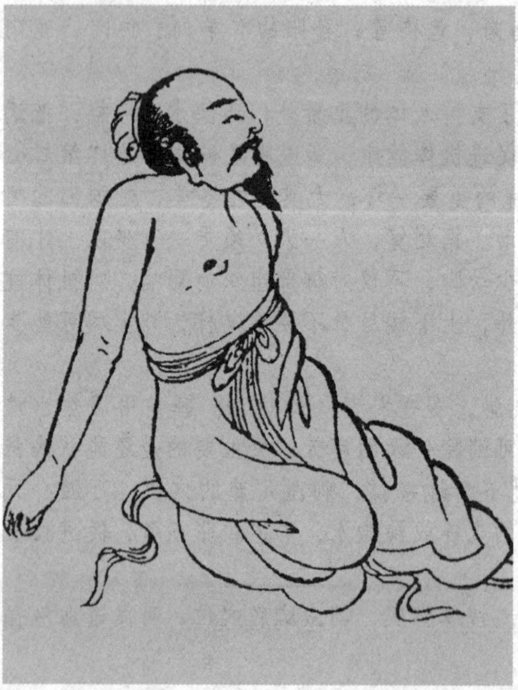

明代高濂《遵生八笺》陈希夷导引坐功图中的大寒十二月中坐功图

2. 按揉新设功

适应病症：颈肌痉挛，上肢运动障碍。

具体方法：端坐于椅子上，两脚分开与肩同宽，大腿与小腿呈90度角，躯干伸直，全身放松，下颌向内微收。端坐头微低，颈部放松，用手指按揉颈部两侧之新设穴，按揉108下，每天早晚各按揉1次。新设穴位于颈部，第四颈椎横突尖端斜方肌外缘，后发迹下一寸五分处。

3. 曲池观想功

适应病症：半身不遂、瘫痪、上肢麻痹、手臂肿痛等症。

具体方法：自然站立，双脚分开与肩同宽，双臂自然下垂，掌心朝内侧，中指指尖紧贴风市穴，拔顶，舌抵上腭，提肛，净除心中杂念。全身放松，意念观想两肘横纹外端凹陷处之曲池穴，可疏通手阳明大肠经，每次练功观想20分钟以上，每日早晚各练功1次。

4. 照气中穴功

适应病症：妇女血亏、气喘。

具体方法：自然站立，双脚分开与肩同宽，双臂自然下垂，掌心朝内侧，中指指尖紧贴风市穴，拔顶，舌抵上腭，提肛，净除心中杂念。全身放松，两掌侧平上举，划弧至胸前，合掌当胸。两腿微屈，两腿注视两掌中指，站10分钟后，两掌分开，两劳宫对正小腹部气中穴，距离腹部约10厘米，每次站10~20分钟，每天早晚各1次。气中穴位置位于腹中部正中线，肚脐下一寸五分，再左右旁开各一寸五分，左右两穴。

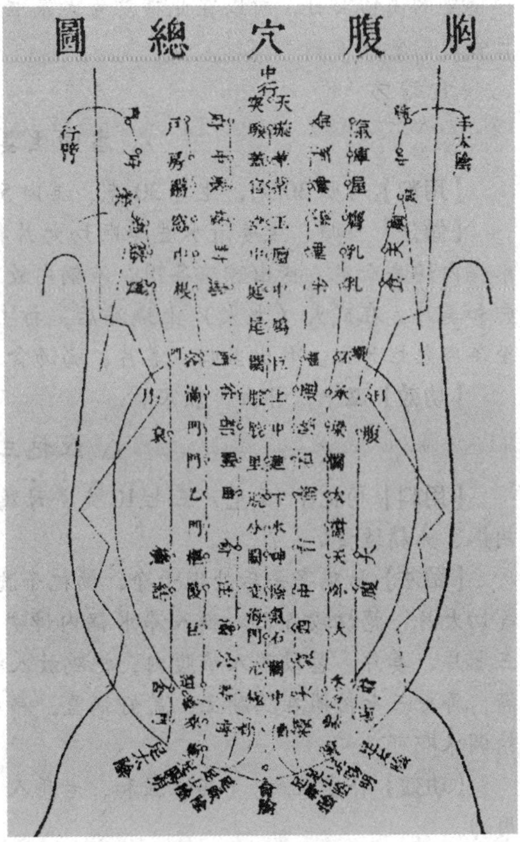

清代吴谦等人所撰《医宗会鉴》中的胸腹总穴图

5. 一秤金诀

歌诀：一吸便提，气气归脐，一提便咽，水火相见。

不拘行住坐卧，舌搅华池抵上腭，候津生时，漱而咽下，有声。随于鼻中吸清气一口，以意目力，同津送至脐下丹田，略存一存，谓之一吸。随将下部轻轻如忍便状，以意目力，从尾闾提起，上夹脊双关，透玉枕，入泥丸，谓之一呼。周而复始，久行精神强旺，百病不生。

这是一套最简单同时也是最有效的功法。其特点是任何时间、任何地点都可以修炼，并且收效极快。具体方法是：一吸气便提肛，每次呼气都使意念归丹田，一提肛便咽唾液，永远用心神去意守丹田以保肾气充足。不管行住坐卧，舌头在口中搅动然后抵住上腭，当口中唾液盈满时，便用唾液漱口之后咽下，咽下时要有声响。然后用鼻子吸清新的空气一口，用意念及眼睛一同将唾液送到脐下的丹田穴中，稍微闭一会儿气，这叫一吸。然后提肛如忍大便的样子，用意念及眼睛从尾间穴运气，上夹脊穴，再冲过玉枕穴进入泥丸穴，这叫一呼。周而复始不断地锻炼，可以使人精神旺盛，百病不生。

饮食养生

此节气中，人们在饮食上应当注意营养的全面，不能补食太过。过多的食用肉类，往往会造成体内维生素缺乏，所以也应该多吃些蔬菜。不过由于此节气中有不少重要的民俗节日，所以在此特意为大家准备了一些即可达到食疗目的，又适宜节日食用的食疗方。

食疗方

△ 当归生姜羊肉汤

【用料】当归30克，生姜30克，羊肉500克。

【做法】当归、生姜清水洗净顺切大片备用，羊肉剔去筋膜，洗净切块，入沸水锅内焯去血水，捞出晾凉备用。沙锅内放入适量清水，将羊肉下入锅内，再下当归和姜片，在武火（大火）上烧沸后，打去浮沫，改用文火（小火）炖1.5小时至羊肉熟烂为止。取出当归、姜片，喝汤食肉。

【功效】温中，补血，散寒。

△ 红杞三七鸡

【用料】枸杞子15克，三七10克，母鸡1只，姜20克，葱30克，绍酒30克，胡椒、味精适量。

【做法】活鸡宰杀后处理干净，枸杞子洗净，三七4克研末，6克润软切片，生姜切大片，葱切段备用。鸡入沸水锅内焯去血水，捞出沥干水分，然后把枸杞子、三七片、姜片、葱段塞入鸡腹内，把鸡放入气锅内，注入少量清汤，下胡椒粉、绍酒；再把三七粉撒在鸡脯上，盖好锅盖，沸水旺火上笼蒸2小时左右，出锅时加味精调味即可。

【功效】补虚益血。（其性温和，老年人及久病体虚，月经、产后血虚者均可食用。）

△ 糖醋胡萝卜丝

【用料】胡萝卜半斤，姜、糖、醋、盐、味精、植物油适量。

【做法】胡萝卜洗净切丝，生姜切丝备用。炒锅烧热放油（热锅凉油）随即下姜丝，煸炒出香味倒入胡萝卜丝，煸炒2分钟后放醋、糖，继续煸炒至八成熟，加入盐至菜熟后入味精调味，盛盘即可。

【功效】下气补中，利胸膈，调肠胃，安五脏。（现代医学研究发现，胡萝卜中含有“琥珀酸钾盐”，是降低血压的有效成分，高血压患者也可榨汁饮之。）

△ 牛奶粥

【用料】牛奶半斤，粳米100克。

【做法】粳米淘洗干净，放入锅内倒入清水，大火煮沸后，改用文火煮至六成熟，加入牛奶，继续煮至成粥。

【功效】润肺通肠，补虚养血。

△ 清蒸武昌鱼

【用料】鲜团头鳊鱼1条（约重1 000克），熟火腿25克，水发香菇50克，净冬笋50克，鸡油10克，猪油75克，鸡汤150克，味精、绍酒、精盐、胡椒粉、葱段、姜块各适量。

【做法】①将鱼去腮、鳞，剖腹去内脏，洗净，在鱼身两面切刀花，撒上精盐，盛入盘中。香菇和熟火腿切成薄片，互相间隔着摆在鱼上面。冬笋切成薄片，镶在鱼的两边，加葱、姜和绍酒；②铁锅置旺火上，下清水烧沸，将整条鱼连盘上笼蒸，蒸至鱼眼突出，肉已松软，约15分钟左右出笼，拣去姜块、葱结；③炒锅置旺火上，下猪油烧热，加入蒸鱼的汤汁，下鸡汤烧沸，加入味精、鸡油后起锅，浇在鱼上面，撒上胡椒粉即成。

【功效】此方滋阴强体，是适宜春节食用的节日菜肴。

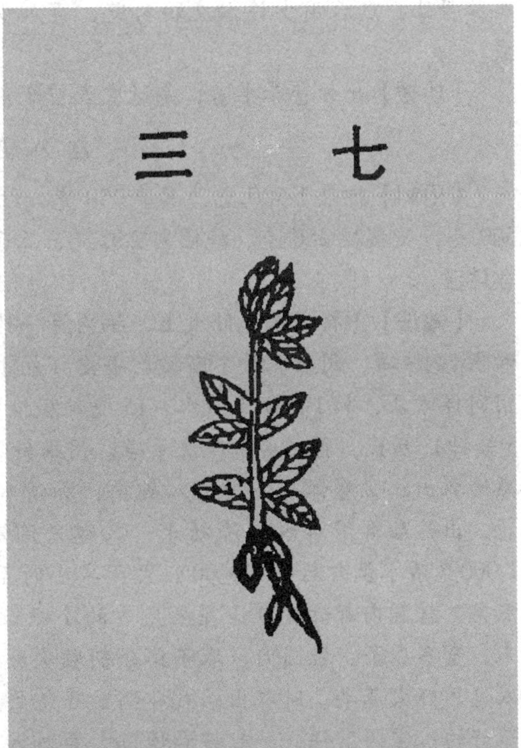

三七图，选自《本草纲目》。

△ 清炖鮰鱼

【用料】净鮰鱼肉500克，熟瘦火腿25克，水发香菇50克，净冬笋50克，鸡油25克，猪油50克，鸡汤、味精、绍酒、精盐、白胡椒粉、葱段、姜片各适量。

【做法】①将鮰鱼肉切成3厘米见方的块，洗净滤干，熟火腿切成4厘米长的薄片，冬笋切成3厘米长、0.2厘米厚的片；②炒锅置旺火上，放入500克清水烧沸，下鱼块煮1分钟，去掉血腥气，捞出晾干；③将炖钵置小火上，下鸡汤、鱼块、火腿片、香菇、精盐、葱段、姜片、绍酒，盖上钵盖，炖2小时，端钵离火；④炒锅置旺火上，下猪油、冬笋、味精、鸡汤150克烧沸起锅，浇入炖钵中，淋上熟鸡油，白胡椒粉即成。

【功效】此方滋阴强体，是适宜春节食用的节日菜肴。

△ 全家福

【用料】水发海参100克，水发鱼肚75克，鲍鱼50克，鱼皮100克，对虾100克，鸭腰3对，干贝25克，鱼圆50克，鸡元50克，水发香菇20克，冬笋40克，水发羊肚50克，油菜芯4棵，火腿25克，猪大油75克，鸡油25克，绍酒15克，酱油15克，白糖10克，味精5克，淀粉10克，葱花、姜末少许，鸡汤500克。

【做法】①将海参、鱼肚、鲍鱼、鱼皮洗净，全切成羽毛状的片，香菇洗净去梗，一片两瓣，羊肚漂洗干净后不要改刀，和香菇放在一起，上笼蒸酥烂后取出，鸭腰洗净煮熟后剥去皮，一片两瓣，火腿切一字片；②油菜芯洗净，切6厘米长条，再改切成两瓣。猪油放入勺中烧开，将油菜芯放入浸熟。冬笋切一字片，对虾去壳后切成厚片，用少许蛋清和淀粉浆拌好，用温油滑熟。鸡元和鱼圆提前备好。干贝要剥去老牙子，肉上笼蒸烂；③炒勺放在火上，加一两猪油，放入葱花、姜末略炸一下，再加入鸡汤，随即把全部料下勺，顺序加入绍酒、盐、糖，烧入味后，再加酱油，然后用少许水淀粉勾芡，再加少许猪油，随即淋入鸡油，出勺装盘即成。

【功效】此方营养丰富，是适宜春节食用的节日菜肴。

△ 八宝饭

【用料】糯米1 500克，莲子750克，红枣1 250克，薏仁米500克，蜜冬瓜条500克，蜜樱桃250克，桂圆肉250克，瓜子仁50克，白糖、猪油、湿淀粉、纯碱各适量。

【做法】①将炒锅置旺火上，锅内置一竹宵箕，加1 500克清水烧沸，加入莲子和35克纯碱，用竹刷帚不断搅打去皮（约15分钟）后捞出，倒净锅水。第二次仍用同样方法，加1 500克清水、15克纯碱继续在锅内搅打，直至去净莲皮为止（约5分钟）捞出，再用温水冲洗干净，用细竹签捅去莲芯，入笼在旺火上蒸半小时至熟透取出；②薏仁米洗净盛入碗内，加清水100克浸没，用旺火蒸约半小时至开花，出笼后再用清水淘洗沥干；③糯米淘洗干净，盛入瓷碗中，加500克白糖、1 000克清水调匀后，入笼用旺火蒸半小时至熟透取出；④红枣洗净去核后与蜜冬瓜条、桂圆肉都切成0.3厘米见方的小颗粒；⑤取碗10个，将莲子、红枣、薏仁米、蜜冬瓜条、桂圆肉、瓜子仁分别顺次放入碗底，然后把熟糯米分别盛在上面，入笼用旺火蒸半小时取出；⑥炒锅置旺火上，放入2 000克清水、1 000克白糖，将蒸好的八宝饭下锅，一起拌和烩沸，再加入猪油75克，用湿淀粉调稀勾芡，起锅分盛10碗，分别撒上蜜樱桃即成。

【功效】此方滋阴强体，是我国腊月的民俗食品。

△ 排骨汤

【用料】 猪排骨250克，熟猪油50克，味精、绍酒、精盐、葱白、姜片各少许。

【做法】 ①猪排骨用清水洗净，剁成长4.5厘米、宽3厘米的块；②炒锅置旺火上，下猪油烧热，将排骨下锅干炸10分钟，待排骨水分炸干呈灰白色时，加入精盐、姜片略烧，起锅盛入砂钵中，一次放足清水约450克，置旺火上煨2小时，再加入味精、绍酒、葱白，移砂钵在中火上，继续煨半小时，盛入碗内即成。

【功效】 此方滋阴强体，是适宜春节食用的节日菜肴。

△ 菜苔炒腊肉

【用料】 红菜苔1 000克，熟腊肉100克，芝麻油75克，精盐、姜末各少许。

【做法】 ①将红菜苔用手折断成4.5厘米长的段，取其嫩的部分，用清水洗净沥干。腊肉切成3厘米长、0.3厘米厚的片；②炒锅置旺火上，放入芝麻油烧热，下姜末稍煸后，放入腊肉煸炒1分钟，用漏勺捞出；③将原炒锅连同余油置旺火上烧热，放入菜苔，加精盐煸炒2分钟，再加入腊肉合炒1分钟，用手勺推匀，将锅颠动几下，起锅盛盘即成。

【功效】 此方营养丰富，是适宜春节食用的节日菜肴。

△ 涮羊肉

【用料】 羊肉片750克（涮肉用的羊宜选用内蒙古集宁产的小尾巴绵羊，而且要羯羊，即阉割过的公羊，这种羊没有膻味）。芝麻酱、绍酒、酱豆腐、腌韭菜花、酱油、辣椒油、卤虾油、米醋、香菜末（洗净消毒）、葱花各适量。

【做法】 火锅里的汤烧开后，先将少量的肉片夹入汤内抖散，当肉片变成灰白色时，即可夹出蘸着配好的调料，就着芝麻烧饼和糖蒜吃。肉片要随涮随吃，一次不宜放入火锅内过多。在肉片涮完后，再放入白菜头、细粉丝（或者冻豆腐、白豆腐、酸菜等），当汤菜食用。还可用涮肉的汤煮面条和饺子，使风味益臻佳美。

【功效】 滋补助阳，驱寒健胃，是北方冬季节庆经典菜肴。

药疗养生

感冒方

△ 红糖姜枣汤

【主治】 感冒风寒。

【用料】 红糖30克，红枣30克，生姜15克，水3碗。

【食法】 共煎服，服后汗出为度。

△ 芫荽黄豆

【主治】 感冒风寒，流行性感冒，发热头痛。

【用料】芫荽3克，黄豆100~150克。

【食法】加水1 000毫升，文火煎至600~700毫升时，用食盐少量调味服食。

△ 辣椒汤

【主治】风寒感冒。

【用料】辣椒3个，花椒10粒，生姜3片，食盐适量。

【食法】上述三味加水煎服。

急性气管炎、支气管炎

西药疗法

△ 止咳祛痰：如干咳剧烈，可用咳必清25毫克或可待因15~30毫克口服，每日3次；痰黏稠者可用氯化铵0.3克或必嗽平8~16毫克，每日3次；气管痉挛者可用氨茶碱0.1~0.2克，每日3次。

△ 凡发热并咳脓性痰或原有肺部疾患者，应及时给予抗生素治疗，多用青霉素肌注，或红霉素0.3克，4次/日，麦迪0.2克，4次/日，或复方新诺明1克，2次/日，必要时静脉输液治疗。

中药疗法

△ 止嗽散加减：桔梗、荆芥、紫菀、白前、杏仁各10克，防风、桑叶各12克，法夏、陈皮、甘草各6克，鱼腥草24克。水煎服，每日1剂。用于恶寒发热者。

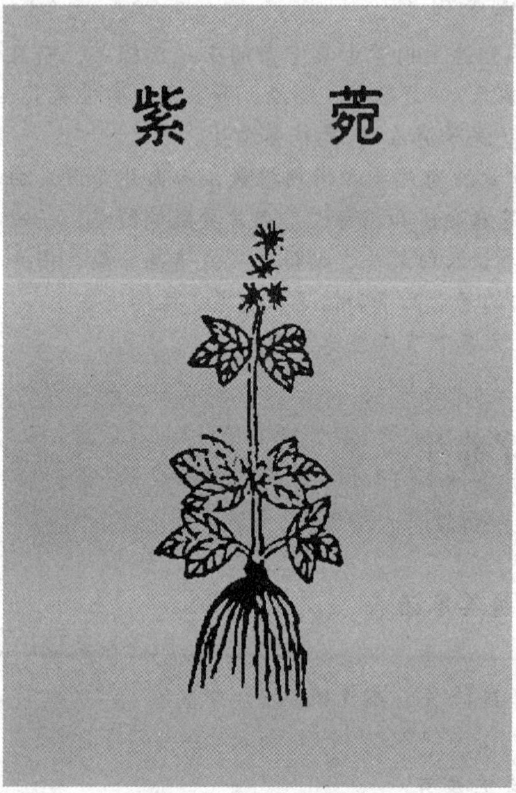

紫菀图，选自《本草纲目》。

△ 桑杏汤加减：桑叶、杏仁、桔梗、黄芩各10克，贝母、瓜蒌、栀子、连翘各12克，银花20克，鱼腥草30克，甘草6克。若干咳少痰者，去瓜蒌，加麦冬、沙参各15克。水煎服，每日1剂。适用于恶风发热。

△ 麻杏前胡汤：炙麻黄、杏仁、前胡、葶苈子、地龙、黄芩、苏子各10克，瓜蒌10~15克，鱼腥草30克。恶寒加荆芥、防风；恶风加银花、桑叶；热甚加紫花地丁、蒲公英。水煎服，每日1剂。

△ 通宣理肺丸：每次1丸，每日2次。

△ 燕窝汤：燕窝、银耳各6克，清水泡发，洗净，隔水炖熟，加冰糖适量服食。每日1次。适用于平素

体质较差者。

慢性支气管炎

西药疗法：

△ 复方新诺明每次2片，每日2次，口服；红霉素0.3克，每日4次，口服；必要时静脉输液治疗。

△ 止咳祛痰：吐根糖浆每次2~3毫升，每日3次；必嗽平8~16毫克口服，每日3~4次；其他如痰咳净、消咳喘、联邦止咳露等。

△ 喘息患者应用氨茶碱0.1~0.2克，每日3次口服。

中药疗法：

△ 清金止咳汤：麻黄、杏仁、前札、地龙各10克，蒲公英、鱼腥草各30克，桔梗，麦冬各12克，银花、连翘各15克，甘草6克。水煎服，每日1剂。

△ 补肾纳气汤：炙麻黄、杏仁、苏子、莱菔子、白芥子各12克，巴戟天、淫羊藿、补骨脂各15克，附片6克，熟地18克，鱼腥草、蒲公英、黄芩各30克。水煎服，每日1剂。适用于喘息型。

房事养生

在此季节重点谈谈老年人的房事养生。老年人生殖器官和性机能逐渐退化，更要注意房事养生。老年男性，阴茎海绵体内纤维组织增加，勃起缓慢，性唤起所需时间延长，勃起硬度也稍降低。老年女性，生殖器官萎缩，阴道分泌物减少，需较长时间才能唤起性兴奋。这是由于随着年龄增加，脏腑功能明显减退，肾精渐亏，肾气衰微所致。

《黄帝内经》说："男不过尽八八，女不过尽七七，而天地之精气竭矣。"八八即64岁，七七即49岁。虽然年龄对老年人性生活有所影响，但仍具有一定的性能力。男性60岁左右时分泌的睾丸酮足以维持性行为到70~80岁。女性60岁以后分泌的雌激素有所回升，而性行为也可维持到70岁以后。老年人的性欲是广泛存在的，仍保持着相当的性兴趣和性能力。有人对老年人的性问题进行调查，69岁以上的男性80%以上有性交能力，79岁以上有70%以上有性交能力，个别人90岁时仍有精子生成；61~71岁的老人每周仍有1次性生活的人，男子占75%，女子占73%。

我国多数老年人，实际上不能过正常的性生活。究其原因是多方面的。一是心理衰老。由于老年人全身各脏器不同程度的衰退，增加了他们心理上的衰老，错误地认为性功能已经丧失，性能力的减退又使性兴趣降低，女性在这方面表现尤为突出，甚至拒绝过性生活。二是羞涩心理。由于社会世俗的偏见和性禁锢的束缚，认为性生活是年轻人的事，老年人过性生活是件不光彩的事，是"老不正经"。有些老人为了在子女面前显示自己"圣洁"，而压抑自己的性欲，这就进一步加快了性功能的减退。三是恐惧心理。老年人慢性病较多，怕性生活会加重疾病，对性生活产生恐惧。四是禁欲心理。过分相信“性欲伤身，无欲长寿”的理论。由于老年人退休后，社会角色的改变，认为自己成了无用之人，削弱了自发的性兴奋。

我国道家认为精液是使人充满精力的宝贝，精液的充盈可使人阳气充足，阳气充足可以使人心神安宁，心神的安宁可以使人达到不杂纯一的境界。所以道家的修炼宗旨为炼精化气，炼气化神，炼神还虚。于是精液便成为养生修炼的基础而备受珍惜。《养性延命录》中说：“道以精为宝，施之则生人，留之则生身，生身则求度在仙位，生人则功遂而身退，则陷欲以为剧。何况妄施而废弃，损不觉多，帮疲劳而命堕。天地有阴阳，阴阳人所贵，贵之合于道，但当慎无费。”这可以说很全面地说明了精液的作用。文中说精液是人体最宝贵的，与女子交合中施泄，可以繁衍后代，保留它不泄则会生助身体，祛病延年。当为了大畅自己的欲望而过度施泄时，却只能使自己早亡。可见精液可以生子、可以强身，还可以大畅所欲，确实是人身体中的宝物。文中所说的“阴阳人所贵”，即是说“男女之间的性生活是值得人们珍视或重视的”，至于所贵在何处，我想不用太多解释人们也会明白，因为“食色人之大欲焉”，再说得明白一点就是每个男人都明白结婚不仅仅是为了生孩子，还应有男女的性爱。文中接着说“贵之合于道，但当无费”，便是告诉人们说，男女交接是对的，可是关键在于要符合养生规律，也就是人们应当谨慎，不要过分地耗费精气（液）。文中说精液是宝，性交为贵，如此宝贵的东西，当然应当珍惜了。所以节制性生活也就成为必然。尤其是老年人，因年老体衰，精液亏损，则更应该珍惜自己的精液不轻易施泄。所以古人云“上士别床，中士异被”。

可是老年人断绝房事，远离女人是不对的。《养性延命录》中有一段文字说得很实在：“采女问彭祖曰：人年六十，当闭精守一，为可尔否？彭祖曰：不然。男不欲无女，无女则意动，意动则神劳，神劳则损寿。若念真正无可思而大佳，然而万无一焉。有强郁闭之，难持易失，使人漏精尿浊，以致鬼交之病。又欲令气未感动。阳道垂弱。”通过采女与彭祖的对话我们可以发现，男人离开了女人，会产生对女人的思念和性幻想，会加重思虑而有损寿命，并且还会患有梦遗、滑精、尿浊及阳痿的疾病。

综上所述，老年人的生活可以绝房，可以分床，可以异被，却绝对不可以没有老伴，所以在此奉劝单身的老年朋友，为了身体的健康，应该尽快找个好老伴以欢度晚年。因为没有老伴，老年人的感情生活便会不正常。

由于老年人体力减退，常伴随有慢性疾病，性生活时应采取适当体位，改进行房技巧，性交不必强求每次都要达到性高潮和射精。老年人在日常生活中保持清心寡欲，情绪舒畅，心情开朗，适当参加文体活动。如气功、书画、养鸟、种花等，保持良好心态，保持夫妻间的恩爱，有利于房事养生，延缓衰老。

老年人常出现许多肾虚症状，如腰酸背痛，头昏目眩，健忘失眠，疲倦乏力，性功能减退等，可以常服补肾虚气，如清蒸鲫鱼、红烧鳝鱼、炒虾仁等可以补益肾精。黄芪炖牛鞭、黄芪炖狗肉、黄芪腰花汤等可补肾壮阳。抗衰老的中药有：黄芪、黄精、熟地、人参、党参、枸杞、首乌、白术、山药、大枣、桑葚子、冬虫夏草等。补肾益精的中药有：肉苁蓉、紫河车、枸杞子、黄精、龟板、鳖甲、菟丝子、沙苑蒺藜、海龙、海马等。补肾壮阳的中药有：巴戟天、淫羊藿、锁阳、杜仲、仙茅、韭菜子、补骨脂、金樱子、阳起石、麻雀肉、刺五加等。这些药物应该在医生的指导下服用，不要自己盲目使用。

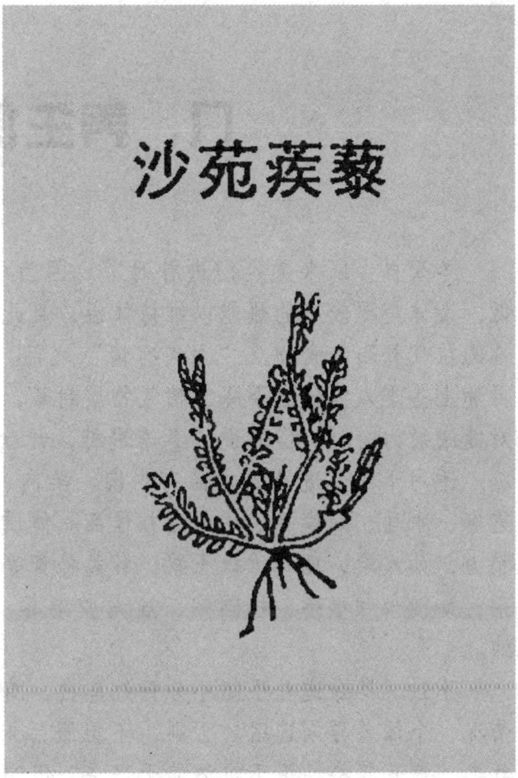

沙苑蒺藜图，选自《本草纲目》。沙苑蒺藜是中草药，具有补肾益精的功效。

《养性延命录》中有色欲十戒，录之于此，希望对老年朋友的养生能有帮助："色欲知戒者，延年之效有十：阴阳好合，接御有度，可以延年。入房有术，对景能忘，可以延年。毋溺少艾，毋困青童，可以延年。妖艳莫贪，市妆莫近，可以延年。惜精如金，惜身如宝，可以延年。勤服药物，补益下元，可以延年。外色莫贪，自心莫乱，可以延年。勿作妄想，勿败梦交，可以延年。少不贪欢，老能知戒，可以延年。避色如仇，对欲知禁，可以延年。"

八、养生保健食补

冬天自古以来是人们进补时节。因为冬季天寒地冻，万物伏藏，外界气温较低，人体需要较多的热能以维持体温，且此时最易感受寒邪，所以冬季应选择温热性的益气补阳之食物及“血肉有情”之品，才能增强机体抗御风寒和外邪的能力。再加上冬季人体代谢下降，精气物质封藏，营养物质最易吸收贮存，所以冬季进补对健康最为有利。俗话说“冬季进补，开春打虎”就是此意。

适用于冬令进补的食品有牛肉、羊肉、鸡肉、狗肉、枣、莲子、核桃、龙眼、芝麻、木耳、蜂蜜等，均为滋补佳品。体质虚弱者，要加服一些补药以补虚损，壮精力，如人参，鹿茸、蜂王浆，各类补膏等。另外，在寒冷的冬季最宜常服温性热粥，如糯米红枣粥、桂圆粥、鹿角胶粥等，以暖中御寒，温补元阳，使人精力充沛。

不过，冬令进补不能不分青红皂白，随意将补品、补药胡乱服用，而应按机体情况、个体差异来选用。否则，不但服后对身体无益，反而有害。例如，将狗肉、红参、鹿茸等补品用于机体偏于兴奋、代谢旺盛之人，不但对身体无益，反而会引起身体虚性兴奋，造成不良效果。而将这些补品用于身体机能不足的阳虚之人则最合适不过。因而，挑选食品时，必须因人而异。

冬令进补首先要从“底补”做起，所谓“底”就是打基础，即调整脾胃功能。基础打好了，就可提高人体对补品的吸收能力，而不致发生“虚不受补”的情况。尤其是对于需“药补”的人则“底补”更为重要。芡实是底补的最佳食选，可先用芡实、红枣或花生仁加红糖炖汤服，或用芡实炖牛肉、羊肉等食用，就可起到底补的作用。

对一般体质不虚、仅想增强体力的人应以食补为主，如用生姜大枣炖羊肉、山芋炖狗肉、红烧牛肉，米酒炒海虾、银芽炒猪肝、桃仁芝麻糊（用桃仁、芝麻炒熟研碎加水煮开后，再加白糖、淀粉调和即成）、银耳炖冰糖、桂圆莲子汤等。

另外，在进补期间还应注意：不要食生冷、油腻之物，以免妨碍脾胃消化功能，影响补品、补药的吸收。若腹胀不消化时，可喝一些红茶以健胃除胀。进补期间如遇感冒、发热、腹泻，应暂时停服各类补品，以防补物恶邪，待病好后再服。在服人参时应忌服萝卜，因为前者补气，后者耗气，两者同服会影响人参的补气效果。

总之，冬季进补要根据个体差异来选择补品。体质不虚者最好以饮食调补，而不必服用补药。

美容养颜

△草鱼猪血粥

【用料】草鱼肉200克，熟猪血250克，干贝15克，粳米100克，酱油、生姜、胡椒粉、麻油、精盐、味精、植物油各适量。

【做法】将熟猪血洗净，切成小方块。草鱼肉先用盐水浸泡15分钟，洗净，切成薄片。生姜洗净，去皮，切成丝，与草鱼肉片一同放入碗内，加酱油拌匀。粳米淘洗干净，用精盐、植物油拌腌。干贝放入盐水中浸泡半小时，洗净，撕碎。粳米放入开水锅内，旺火煮沸，小火熬成粥，加入熟猪血块、麻油，烧沸，放入草鱼肉片、干贝末、生姜丝再烧沸，粥仍留在火上保温。食前加入味精、胡椒粉拌匀即成。

【特点】草鱼鲜，猪血嫩，粳米香。

【功效】养血健胃，润燥养颜。

△核桃仁粥

【用料】核桃仁100克，粳米100克，白糖适量。

【做法】上料加水煮成粥。

【食法】早晨或晚上食用。常食。

【功效】养颜美肤。

△菜豆猪皮汤

【用料】菜豆（干品）100克，猪皮200克，调料适量。

【做法】菜豆洗净后用清水浸泡约1小时。猪皮洗净后用开水焯一下，再切成短条。将浸泡好的菜豆放入锅中，加水炖熟软，而后加入猪皮，再炖30分钟左右至烂熟，加精盐、麻油等。

【食法】佐餐。常食。

【功效】养颜美肤。

【说明】古代名医张仲景在《伤寒论》中有一药方叫“猪肤汤”，认为此方有“和血脉、润肌肤”的功效。猪肤就是猪皮。现在发现，常吃融化了的猪皮的人，可以延缓和减少皱纹的产生。清宫后妃皮肤姣好，就是因为她们爱吃猪皮的缘故。

△胡萝卜红枣鸡汤

【用料】胡萝卜200克，红枣12枚，母鸡1 000克，金针菜60克，调料适量。

【做法】上料洗净后加水炖煮至鸡肉烂熟。

【食法】吃菜喝汤。常食。

【功效】润肌肤，美容颜，益气血。

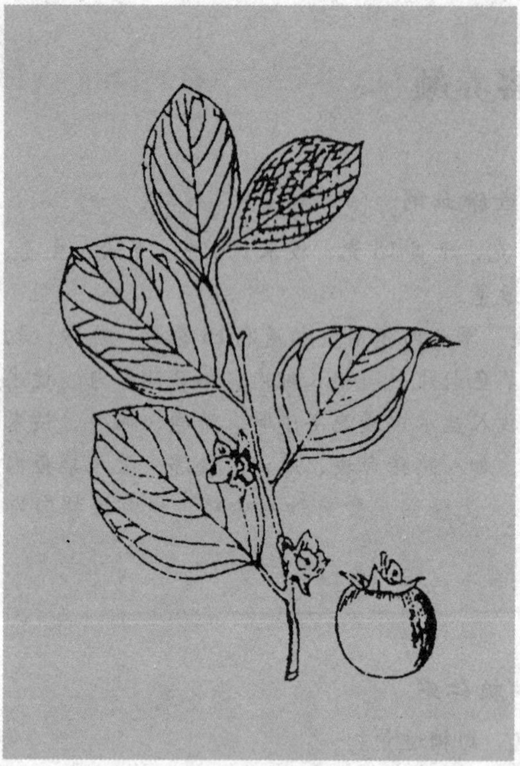

柿图

△柿饼瘦肉胡萝卜粥

【用料】柿饼3个，胡萝卜30克，瘦猪肉200克，陈皮2片，粳米100克，调料适量。

【做法】上料洗净，切块，加水同煮，肉熟粥成即可。

【食法】常食。

【功效】养颜润肺，可除黑斑。

【说明】《本草拾遗》认为，多食柿饼可以改善面部黧黑枯槁状况和去除黑斑。

△灵芝枸杞酒

【用料】灵芝30克，枸杞子60克，白酒500毫升。

【做法】将灵芝切碎，与枸杞子同浸于白酒中，密封10天后可服，密封期间每天将酒瓶摇动数次。

【食法】日饮1次，每饮10毫升。长期饮用。

【功效】补精气，悦颜色。

△猪油蒸红枣

【用料】熟猪油2克，红枣8枚，蜂蜜4克。

【做法】上料同置一碗，隔水蒸约20分钟。

【食法】红枣蘸汁食。常食。

【功效】润肤，除皱，美颜。

【说明】民谚曰：天天吃红枣，年年不见老。《北梦琐言》记载，某女长期以枣为食，“年五十嫁，颜如处子”。这些话尽管有些夸张，但红枣营养丰富，确有美颜功能。

△鸡骨鱼翅汤

【用料】鸡骨适量，鱼翅适量，鸡皮适量，调料适量。

【做法】上料加水共熬汤。

【食法】随意饮用。常食。

【功效】细腻肌肤，消除皱纹。

△西瓜籽桂橘散

【用料】西瓜籽仁250克，桂花200克，橘皮100克。

【做法】上料共碾成粉末，混合拌匀。

【食法】每日 3 次，每次 1 匙，饭后用米汤调服。

【功效】益肤养颜，面色美白。

△银耳参羹

【用料】银耳 40 克，西洋参 5 克，冰糖适量。

【做法】将银耳泡开、洗净，与西洋参、冰糖一起煲 30 分钟即可。

【食法】常食。

【功效】滋润肌肤，养颜美容。

△五元鸡肉粥

【用料】鸡肉 50 克，桂圆肉 20 克，荔枝肉 20 克，黑枣 20 克，莲子 20 克，粳米 150 克，红糖适量

【做法】鸡肉洗净切丝，与桂圆、荔枝、黑枣、莲子加清水浸泡 20 分钟后加粳米煮成粥，最后加红糖。

【食法】每晚 1 次，连食 30 天。

【功效】补血养颜。

△醋黄豆

【用料】新鲜黄豆 250 克，食醋适量。

【做法】黄豆洗净沥干，放入容器中，加入食醋，以刚刚淹没黄豆为度，浸泡 15 天即成。

【食法】每天食用醋黄豆 10 粒。

【功效】润肤，增白，祛斑。

△鲜奶鲤鱼

【用料】鲜牛奶 400 毫升，鲜鲤鱼肉 300 克，姜、酒、盐适量。

【做法】先将洗净的鲤鱼用生姜片、黄酒、盐少许腌入味，再倒入牛奶，隔水蒸 2 小时即可。

【食法】食时可再稍加点盐。

【功效】养颜，润肤，补血。

△玉米须炖乌龟

【用料】玉米须（干品）30 克，乌龟 1 只（约 500 克），调料适量。

【做法】将乌龟置于温水中，让其排尽尿液，再放入沸水中烫死，除去头、爪、内脏，放进沙锅里。玉米须洗过，用纱布袋装好，加水与调料、乌龟一起炖至烂熟。

【食法】吃肉喝汤。

【功效】养阴补血，美颜润肤。

【说明】《四川中药志》云，玉米须可“清血热，利小便”；乌龟也是滋阴养血

之品。血养、血和，故有益美颜。

△泥鳅豆腐煲

【用料】泥鳅150克，豆腐1盒，蚝油25克，酱油25克，糖6克，胡椒粉2克，葱、姜少许，香菜25克，黄酒20克，精制油300克，水淀粉10克，白汤250克。

【做法】①豆腐切成方丁，放入沸水锅中，熄火浸3分钟备用。泥鳅宰杀后剪去头、尾，剖腹去肠，用沸水冲一下，再用丝瓜筋或布抹去鱼身黏液，洗净，放入碗中，加黄酒、酱油；拌一拌待用。②起油锅烧至七成热，将泥鳅投入油锅，炸成金黄色，倒入漏勺沥油。原锅留少许油，下葱花、姜末煸香，放入豆腐、泥鳅、喷酒，加白汤，滚烧至豆腐起孔，放入蚝油、糖、酱油、味精、烧滚，淋水淀粉勾薄芡，盛入放好香菜的热煲中，撒胡椒粉，盖上煲盖上席。

【功效】滋补养颜。

美发护发

△黑豆柠檬片

【用料】黑豆50克，柠檬5片。

【做法】黑豆煮熟软，加入柠檬片，再稍煮，即食。

【食法】每日或隔日食用1次。

【功效】养发，护发，美容。

【说明】豆类有使人“容颜红白，永不憔悴”的功能。柠檬是最早防治坏血病的功臣，它所含成分可使皮肤润滑，人们称之为“神秘的药果”。而今美容店就有柠檬保健法。

△核桃芝麻糊

【用料】核桃仁500克，黑芝麻500克。

【做法】炒熟后捣成细末，混合均匀。

【食法】每天早、晚各取2匙，用温开水加糖或蜂蜜冲食。

【功效】养发，乌发。

【说明】核桃是常用滋补品，但一般医书很少谈及它有乌发功能。似乎只有《医学衷中参西录》明确指出：“为其能补肾，故能固齿牙，乌须发”。我国民间认为，吃鲜核桃仁能乌发美容。一位中医曾请多人试验，让他们每天3次都吃一点鲜核桃仁，发现有些人的确生出了黑发，且光滑油润。

△山萸肉乌发粥

【用料】山萸肉15克，糯米50克，红糖适量。

【做法】上料加水用文火煮至表面有粥油为度。

【食法】常食。

【功效】乌发，养颜。

△首乌核桃猪脑饮

【用料】制首乌20克，核桃仁20克，猪脑100克，调料适量。

【做法】首乌加水煎20分钟后去渣取汁，用汁炖核桃仁与猪脑，并加调料。猪脑熟后即可。

【食法】隔日食用1次。

【功效】护发美发，防治脱发。

【说明】宋代的《图经本草》记载，有人因为常服何首乌，年130岁仍头发乌黑。后来，有人以何首乌为主药研制了“七宝美髯丹”，该丹药几百年来仍驰誉大江南北。

△杜仲羊肉生发汤

【用料】杜仲15克，核桃仁15克，何首乌30克，玉米粒90克，羊肉250克，生姜3片，红枣5枚，盐少许。

【做法】上料洗净后加水炖煮约二三小时即可。

【食法】常食。

【功效】生发，乌发，防脱发。

△核桃仁爆鸡丁

【用料】鸡脯肉300克，核桃仁100克，精盐3克，黄酒8毫升，胡椒粉2克，味精2克，植物油500毫升（实耗约75毫升），湿淀粉、葱花、生姜末各适量。

【做法】将鸡脯肉切成丁。核桃仁用温油氽熟捞出。鸡肉丁加精盐、黄酒、湿淀粉浆匀。用黄酒、精盐、胡椒粉、味精、湿淀粉兑成芡汁。炒锅上火烧热，用凉油滑锅，放油烧至六成热，下入浆好的鸡肉丁滑熟，倒出沥油。炒锅上火，留底油烧热，下葱花、生姜末炒香，倒入鸡肉丁、核桃仁及兑好的芡汁，颠炒均匀，淋上明油，起锅装盘即成。

【特点】鸡丁滑嫩，桃仁香脆。

【功效】补肾固精，温肺定喘，益智健脑，乌发润肠。

△人参核桃膏

【用料】人参5克，核桃仁50克，蜂蜜300克。

【做法】①将人参浸润切碎；核桃炒香，剁碎；放入沙锅内，加水适量。②将沙锅置武火上烧沸，改用文火熬煮至稠，加入蜂蜜，继续煎熬至膏状即成。

【食法】早、晚空腹时食用，每次8～10克，温开水送下。

【功效】补元阳，乌须发。适用于须发早白、面黄、形体瘦弱、少气、口干口渴、乏力等症。

△木耳芝麻蜜膏

【用料】黑木耳30克，芝麻50克，蜂蜜300克。

【做法】①将芝麻炒香，木耳除去杂质，放入锅内，加水适量。②将锅放在武火上烧沸，转用文火煎熬至木耳糜烂，放入蜂蜜，继续煎熬至稠，停火即成。

【功效】补肺肾，乌须发。适用于咳嗽、面黄体弱、须发早白等症。

润肤护肤

△豆浆蜂蜜饮

【用料】豆浆300克，蜂蜜25克。

【做法】将豆浆与蜂蜜混合搅匀。

【食法】每天早晨空腹饮之。

【功效】可使皮肤滋润健美，适用于干性皮肤、油性皮肤或混合性皮肤。

【说明】新华社发过一则消息，说是日本掀起了"豆浆热"，因为日本人把豆浆视作是健美饮料。医学家已证实，豆浆可以润泽肌肤。传说中的美丽的"豆腐西施"，就与她常食豆腐、豆浆有关。

△稠粥油

【用料】粳米250克，精盐少许。

【做法】粳米加水煮成稠粥后，撇出浮面的稠厚粥油（亦名米油）。

【食法】稠粥油加精盐调味内服。每日1次。

【功效】可使皮肤黑糙者美白。

【说明】《本草纲目拾遗》记述："黑瘦者食之，百日即肥白。"

△花生山药粥

【用料】花生30克，山药30克，粳米50克，冰糖10克。

【做法】花生连衣捣碎，山药切成小块，加水与粳米、冰糖在沙锅内炖熟。

【食法】当早餐用。常食。

【功效】可使皮肤细腻。

△黑木耳红枣瘦肉汤

【用料】瘦猪肉50克，红枣20克，黑木耳1克，调料适量。

【做法】黑木耳泡发洗净，加水与红枣烧开，再加入瘦肉片及调料，烧滚至熟。

【食法】常食。

【功效】润肤且能健脾。

△益母草茶

【用料】益母草10克，山楂片20克，冰糖20克。

【做法】上料一同用沸水冲泡。

【食法】代茶饮。

【功效】活血护肤,减缓皮肤老化。

【说明】益母草可在中药店购买。

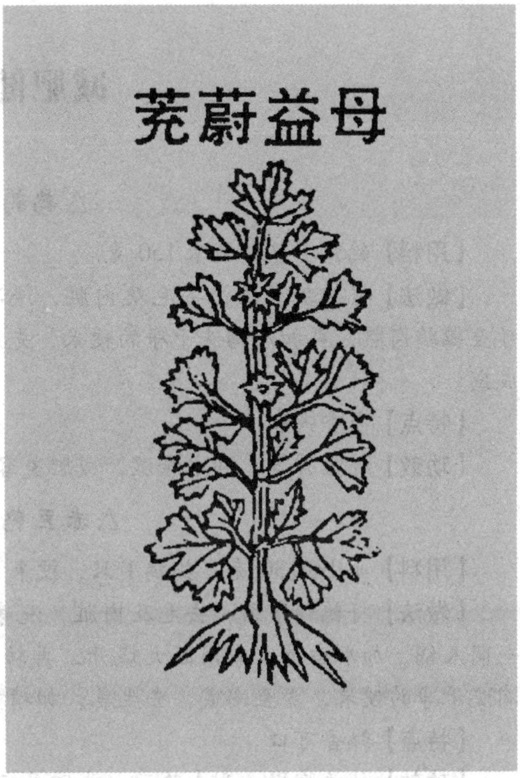

茺蔚益母图，选自《本草纲目》。

△杏仁牛奶芝麻糊

【用料】杏仁50克，核桃仁50克，白芝麻50克，黑芝麻50克，牛奶200克，冰糖50克。

【做法】芝麻炒香，加熟碎的杏仁、核桃仁、牛奶捣成糊状，再加冰糖与水煮沸即可。

【食法】每晚食1次。

【功效】润肤，养颜，抗老。

△泥鳅炖豆腐

【用料】泥鳅250克，豆腐150克，调料适量。

【做法】泥鳅去头和内脏，洗净，置沙锅中，加清水、调料炖煮至半熟时，再加进豆腐炖至泥鳅熟透。

【食法】佐餐。可常食。

【功效】养阴，润肤，利尿。

【说明】《滇南本草》认为，泥鳅煮食可益肤除疮癣。豆腐也可润燥养肤。另据报道，泥鳅炖豆腐还可用来治疗黄疸湿热、小便不利。

△冬菇面筋煲

【用料】油面筋14只，水发冬菇50克，笋50克，小菜心10棵，精制油300克，鸡油6克，盐2克，酱油20克，味精2克，白糖2克，水淀粉10克，鸡汤200克。

【做法】①冬菇剪去菇蒂洗净沙后，一切为二。面筋放容器中用冷水浸没，浸至变软备用。②炒锅置火上，烧热后加入油，烧至六成热时，推入冬笋、冬菇，煸炒片刻后，加鸡汤、面筋、盐、酱油，用旺火烧沸后，改用小火焖烧至入味，加味精，淋入水淀粉勾薄芡。③煲上火，加底油烧热，把烧好的冬菇、面筋倒入。另起油锅，烧至四成热，放入菜心烧酥后，倒入漏勺沥油。原锅上火，留少许油，放入烧酥的菜心，加盐、味精、少许汤，烧沸下水淀粉勾芡，淋入鸡油，盛在煲中的冬菇面筋上，加盖即可供食。

【功效】滋润皮肤。

减肥健美

△鹌鹑粥

【用料】鹌鹑1只，粳米150克。

【做法】将鹌鹑宰杀，去毛及内脏，洗净，切成小块，放入锅中，加水适量，煮至鹌鹑肉熟，再加入淘洗干净的粳米，先用旺火烧开，再转用小火煮至肉熟米烂成粥。

【特点】肉香粥稠。

【功效】补益脾胃，利水除湿，减肥美容。

△赤豆鹌鹑粥

【用料】赤小豆30克，鹌鹑1只，粳米50克，生姜3片，精盐适量。

【做法】将鹌鹑宰杀，去毛及内脏，洗净，切成小块，与洗净的赤小豆、生姜一同入锅，加水适量，先用旺火烧开，再转用小火炖煮90分钟，待鹌鹑肉熟加入淘洗干净的粳米，煮至粥成，去生姜，加精盐调味即成。

【特点】鲜香可口。

【功效】补益脾胃，利水除湿，减肥美容。

△冬笋粥

【用料】冬笋50克，粳米50克。

【做法】将冬笋洗净，切片，与淘洗干净的粳米一同入锅，加水500毫升，先用旺火烧开，再转用小火熬煮成粥。

【特点】粥稠清爽。

【功效】宣散透疹，减肥美容。

养肝明目

△豌豆乌梅菠菜茶

【用料】豌豆50克，乌梅3个，菠菜根15克。

【做法】上料洗净，共入锅中，加水适量煮至豆烂，去渣取汁。

【食法】以汁代茶随意饮，每日1次。

【功效】改善视力，预防白内障。

△芝麻苍术羊肝汤

【用料】黑芝麻50克，苍术25克，羊肝200克，红枣2枚，姜、盐适量。

【做法】黑芝麻炒香，苍术洗净，羊肝洗净切片，与红枣、姜、盐等物一并装进瓦罐内加水煲1~2小时即可。

【食法】佐餐。常食。

【功效】养肝明目，增进食欲。

【说明】古代名医刘完素说苍术可以“明目”。《普济方》也有以苍术为主药的补虚明目方。苍术可在中药店购买。

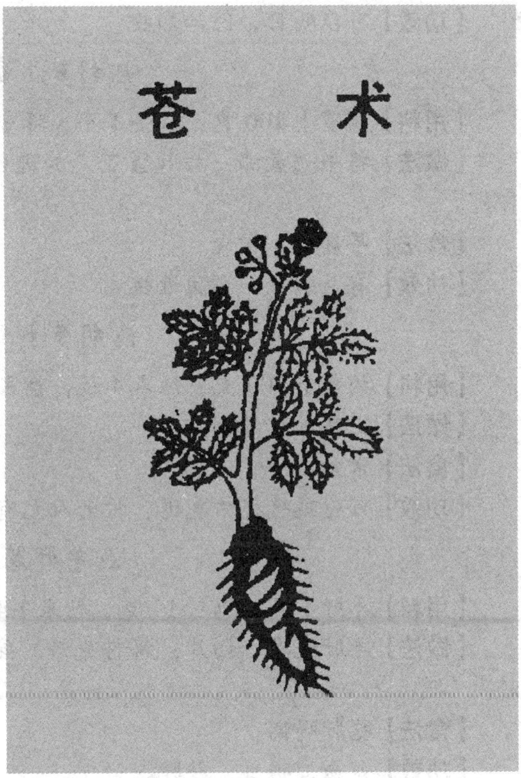

苍术图，选自《本草纲目》。

△黄精枸杞猪肝汤

【用料】黄精10克，枸杞子15克，猪肝100克，瘦猪肉100克，调料适量。

【做法】上料洗净后加水煮汤。

【食法】佐餐。常食。

【功效】养血明目，预防视力减退。

△枸杞子粥

【用料】枸杞子20克，红枣7枚，粳米50克，白糖适量。

【做法】上料加水煮粥。

【食法】早晨食用。常食。

【功效】能使眼睛轻松，可防视力模糊。

【说明】在中医书里，枸杞子的功能被概括为“明目，滋肾，益肝”。枸杞子别名“明眼草子”，它的明目功能是被肯定的。中成药杞菊地黄丸，可治两眼昏花、迎风流泪等症。

△决明子蜂蜜饮

【用料】决明子10克，蜂蜜30克。

【做法】上料加少许水，隔水蒸透即可。

【食法】常食。

【功效】保健眼睛，预防视力衰退。

△黑豆核桃奶

【用料】熟黑豆粉1匙，熟核桃粉1匙，牛奶300毫升。

【做法】煮沸的牛奶冲入有黑豆粉和核桃粉的杯中，调匀即可。

【食法】早餐后食用，常食。

【功效】可以明目，防治弱视。

△胡萝卜蛋蜜奶

【用料】胡萝卜100克，鸡蛋1个，蜂蜜1匙，牛奶300毫升。

【做法】将牛奶煮沸，打入蛋花，加进已煮熟切碎的胡萝卜，再沸，调以蜂蜜即可。

【食法】早晨食，常食。

【功效】有益明目，预防近视。

△胡萝卜红枣粥

【用料】胡萝卜100克，红枣4枚，粳米100克。

【做法】上料加水煮粥。

【食法】常食。

【功效】可以延缓视力减退，对老人尤有益。

△羊肝葱籽粥

【用料】羊肝1具，葱籽15克，粳米100克，调料适量。

【做法】羊肝洗净、切片，葱籽先炒，然后加水与粳米同煮，至米烂肝熟加调料。

【食法】吃肝喝粥。

【功效】益血，明目，补肝。

【说明】此为《多能鄙事》书中记载的补方。羊肝与葱籽都有明目功能，合而用之更好。

△羊肝粥

【用料】羊肝50克，粳米50克，精盐适量。

【做法】将羊肝洗净，切片，放入锅中，加水适量煮熟，与淘洗干净的粳米一同煮粥，加入精盐调味即成。

【特点】粥鲜味美。

【功效】养肝明目，补血美容。

△枸杞红枣羊肝汤

【用料】羊肝100克，枸杞子30克，红枣10枚，桂圆肉15克，生姜片、精盐各适量。

【做法】将枸杞子、红枣、桂圆肉去杂，洗净。羊肝洗净，切成片。瓦煲内加水适量，用旺火煲至水沸后放入枸杞子、红枣、桂圆肉和生姜片，转用中火继续煲30分钟，再加入羊肝片继续煲至熟透，加入精盐调味即成。

【特点】咸甜适中。

【功效】补肝明目，养颜强身。

△枸杞百花鱼糕

【用料】青鱼肉300克，枸杞子50克，香菜12根，青菜心6棵，精盐3克，黄酒5毫升，味精2克，葱姜汁10毫升，奶汤200毫升，麻油50毫升，湿淀粉10克。

【做法】将青鱼肉剁成茸。枸杞子用温水泡透，剁碎。青菜心焯熟。将青鱼茸放入锅中，加精盐、黄酒、味精、葱姜汁、奶汤、麻油，搅成胶状，取出，抹成12个菱形块，用香菜和枸杞子末点缀成百花形，上笼蒸约5分钟，取出装盘，摆上青菜心。炒锅上火，下入奶汤、精盐、味精，烧开，用湿淀粉勾芡，淋上麻油，起锅分别浇在鱼糕上即成。

【特点】色彩鲜艳，形似百花，滑嫩鲜美。

【功效】滋肝明目，益肾补虚，健脾和胃，利水消肿。

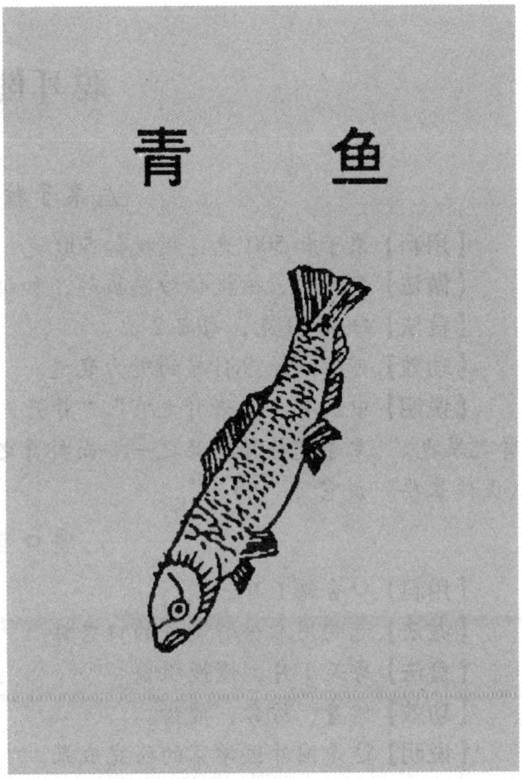

青鱼图，选自《本草纲目》。

△苹果枸杞叶蜜汁

【用料】苹果200克，鲜枸杞叶50克，胡萝卜150克，蜂蜜30克。

【做法】将鲜枸杞叶、苹果、胡萝卜洗净，苹果去皮、核，均切成小片或丝，一同放入果汁机中，加少量冷开水搅拌，用过滤器取汁，放入玻璃杯中，加蜂蜜调匀即成。

【特点】汁浓味美。

【功效】清热明目，强精健体。

△苹果红萝卜芹菜汁

【用料】苹果1个，红萝卜1个，芹菜50克，柠檬1个。

【做法】将红萝卜洗净，去皮，苹果、柠檬洗净，去皮、核，均切成片，与洗净的芹菜一同放入果汁机中搅碎取汁，搅匀即成。

【特点】汁香味佳。

【功效】明目美容，平肝和胃。

聪耳健齿

△栗子核桃散

【用料】栗子仁500克，核桃仁500克，白糖500克。

【做法】栗子仁、核桃仁炒熟捣碎，加糖拌匀。

【食法】每次10克，每日2次。

【功效】可防治肾虚引起的听力衰退。

【说明】中医有“耳者肾之官”“肾开窍于耳”的学说。古代医家认为：“栗，肾之果也。”栗子是补肾要品之一。而补肾之品，自然有益耳聪。核桃仁也可补肾，《医林纂要》说它可“润耳”。

△嚼口香糖

【用料】口香糖1片。

【做法】选购用木糖醇制作的口香糖。

【食法】每天1片，慢慢咀嚼。

【功效】健身，防聋，健齿。

【说明】这是国外医学家的研究成果。

△黄豆海带汤

【用料】黄豆50克，海带50克，调料适量。

【做法】黄豆、海带浸泡洗净，海带切碎，加水与调料煮汤。

【食法】常食。

【功效】防治听力衰退。

△猪膀胱汤

【用料】猪膀胱1只，调料适量。

【做法】猪膀胱洗净后再浸泡一会儿，以去除尿骚味，用水煮熟，加调料即可。

【食法】1次连汤全部食完。

【功效】预防听力衰退，可治突发性耳聋。

△泥鳅蒸鸡蛋

【用料】泥鳅60~100克，鸡蛋1个，调料适量。

【做法】泥鳅洗净后，打入鸡蛋，加进调料，隔水蒸熟。

【食法】饭后食之。每天1次，连用20天。

【功效】防治听力衰退。

【说明】食用本方时，忌食酒及辛辣物。

△酒煮黑鸡

【用料】黑雄鸡1只（约1 000克重），黄酒1 000毫升。

【做法】鸡去毛及内脏，洗净后，用黄酒炖煮至鸡肉熟烂。

【食法】趁热食之，随意食用，当日吃完。

【功效】可防治因年老体弱引致的听力衰退。

【说明】此方源自《本草纲目》，其云“三五只（黑鸡）效”。

△猪肾煲黑豆

【用料】猪肾2枚，黑豆60克，调料适量。

【做法】猪肾洗净，加水与洗净的黑豆共煲，炖至猪肾烂熟，调味即可。

【食法】佐膳。

【功效】可补肾、改善听力，对老年性耳聋亦有防治作用。

【说明】《日华子本草》云，猪肾有“补水脏、治耳聋”功能；《四川中药志》也有用猪肾、党参、葱白等煮粥治耳聋的记载。黑豆活血、健体。两相结合，有利聪耳。

△乌龙绿茶

【用料】乌龙茶3克，绿茶3克。

【做法】上料一起泡饮。

【食法】常饮。

【功效】健齿防龋。

【说明】据研究，乌龙茶的防龋效果较其他茶好，但乌龙茶与绿茶共同泡饮，则有更佳的防龋效果。早、中、晚饭后，用茶水漱口，健齿防龋效果更佳。

△大蒜瓣

【用料】大蒜头1瓣。

【做法】将1瓣大蒜头切成3片。

【食法】每晚睡时口含1片。

【功效】杀菌，健齿，防治牙龈炎。

△奶酪

【用料】奶酪适量。

【做法】由鲜牛奶发酵凝块而成。

【食法】奶酪可切成小块，配上红酒直接食用，也可夹在馒头、面包和汉堡包里或拌着面条吃，有时可煮熟吃。

【功效】保护牙齿，增强牙齿硬变，防止得牙病。

△苹果

【用料】苹果1个。

【做法】清洗后，去皮。

【食法】细嚼。1个苹果要求花15分钟吃完。

【功效】洁齿健齿。

【说明】将苹果多咀嚼一会儿，则苹果中的有机酸和果酸质就可以把口腔里的细菌杀死90%；可以擦去粘着在牙齿缝隙和牙表面的细菌。美国牙医联合会主张，睡前吃1个苹果，可以不用刷牙。

△鸡蛋蜜

【用料】鸡蛋1只，蜂蜜50克。

【做法】鸡蛋打碎，加入蜂蜜，用开水冲好。

【食法】每日1次，空腹冷食。

【功效】保健牙齿，预防齿浮牙痛。

益智健脑

△桂圆小米粥

【用料】桂圆肉30克，小米60克。

【做法】共煮成粥。

【食法】每日服用1次。

【功效】有增强记忆、预防健忘之功能。

△芡实核桃粥

【用料】芡实30克，核桃仁30克，粳米50克。

【做法】加水同煮成粥。

【食法】每晚温热食用。

【功效】补虚，防止智力减退。

【说明】芡实，有鸡头米、水鸡头、鸡嘴莲、刺莲蓬实等别称。中药店有售。《本经》云，它有“补中除暴疾，益精气，强志，令耳目聪明”等功能。

△苹果粥

【用料】苹果250克，红枣15枚，糯米100克，红糖20克。

【做法】将苹果洗净，去皮、核，切碎捣烂，与洗净的红枣一同放入沙锅中，加水适量，煎取汁液2次，合并后用洁净纱布过滤取汁。糯米淘洗干净后放入沙锅中，加水适量，先用旺火烧开，再转用小火煮粥至稠，调入苹果汁、红枣汁，加入红糖调味，再次煮沸即成。

【特点】粥稠味甘。

【功效】健脑益智，养心益脾。

△鳊鱼鲜汤

【用料】鳊鱼1条（重约350克），熟笋片50克，熟火腿肉片25克，水发香菇25克，精盐、黄酒、味精、葱段、生姜片、鸡油、植物油各适量。

【做法】将鳊鱼去鳞、鳃、内脏，洗净。油锅烧至六成热时将鳊鱼放入，两面煎黄后加入黄酒、生姜片、葱段和水烧沸，移至小火上烧至汤色乳白，再移至旺火上，加入精盐、味精、熟火腿肉片、水发香菇、熟笋片烧沸，拣去葱、生姜，盛入汤碗中，将火腿肉片、香菇、笋片放在鳊鱼身上，淋上鸡油即成。

【特点】咸鲜适口。

【功效】益气补血，健脑益智。

△花生红枣鱼头汤

【用料】花生100克，红枣10枚，大鲢鱼头1个，调料适量。

【做法】上料洗净后加水煮约1小时左右熟透即可。

【食法】吃菜喝汤。常食。

【功效】补脑益智。

△菊参补脑茶

【用料】白菊花10克，白人参6克。

【做法】上料用沸水冲泡。

【食法】当茶饮。

【功效】醒脑，除乏，益智。

【说明】上料都可在中药店购买。

△黄芪红枣猪脑饮

【用料】黄芪6克，红枣6枚，猪脑1副，姜、盐适量。

【做法】上料清洗干净后，加少许水隔水蒸约2小时左右即可。

【食法】佐膳，常食。

【功效】健脑益智、补气。

△人参菠饺

【用料】人参粉5克，瘦猪肉500克，菠菜750克，面粉2 000克，葱、姜、酱油、食盐、香油、胡椒粉、味精等各适量。

【做法】将新鲜猪肉剁细，加调料及人参粉拌成馅。菠菜洗净后挤出汁液，面粉用菠菜汁液和匀擀成饺皮，以人参猪肉馅做成饺子。

【食法】可当饭吃，分次食用，每次以半饱为度。

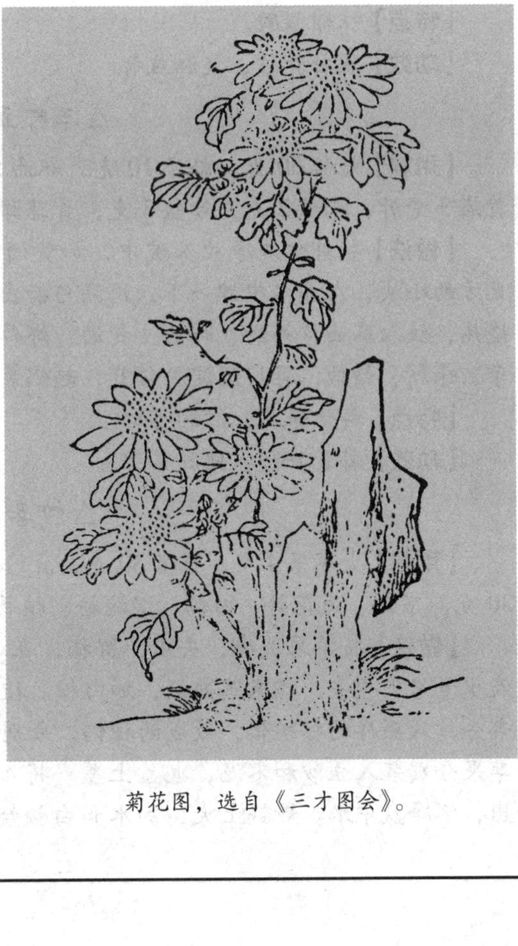

菊花图，选自《三才图会》。

【功效】补气，养神，健脑。

【注意】感冒者不宜食。

△双虾豆腐羹

【用料】豆腐150克，虾仁25克，虾子3克，鸡蛋1个，植物油50毫升（实耗约5毫升），精盐、味精、白糖、葱花、淀粉各适量。

【做法】将虾仁洗净，沥干水。取小碗放入虾仁、鸡蛋清、精盐、味精、白糖拌匀入味，加入干淀粉上浆。豆腐切成小块，放入沸水锅中焯出水，去掉豆腥味，再用冷水浸泡。炒锅上旺火，放油烧至四成热，投入虾仁划散至熟，倒入漏勺中沥油。原锅放入豆腐块、葱花、精盐、味精，烧沸后用湿淀粉勾芡成羹。将2/3的豆腐羹盛入汤盆。锅内留1/3，再下虾仁、虾子、葱花，用勺推匀，盛在豆腐羹上即成。

【特点】嫩滑鲜美，口味清淡。

【功效】补气壮阳，健脑益智。

△苹果玉米羹

【用料】苹果2个，玉米粉50克，红糖20克，红葡萄酒适量。

【做法】将苹果洗净，去皮，切碎。锅置火上，放入苹果碎粒、玉米粉、红糖，加水适量，用旺火烧开，再用小火煮5分钟，离火后加入红葡萄酒，搅匀即成。

【特点】味甜微酸。

【功效】滋补养神，健脑益智。

△三虾豆腐羹

【用料】虾仁50克，虾子10克，虾油50毫升，嫩豆腐500克，麻油20毫升，黄酒3毫升，味精2克，精盐3克，青蒜茸、鲜汤、湿淀粉各适量。

【做法】将虾仁洗净放入碗中，加黄酒、味精、精盐调匀。嫩豆腐切成2厘米见方的小块，在沸水中焯一下，用漏勺捞出，再用冷水漂一下，沥水。炒锅上旺火烧热，放入麻油、鲜汤、虾油、黄酒、虾仁和豆腐块，盖上盖，烧沸3分钟后放虾子、味精、精盐，再用湿淀粉勾芡，起锅装入汤碗，撒上青蒜茸即成。

【特点】鲜嫩味美，滑润可口。

【功效】补肾壮阳，健脑益智。

△四喜苹果

【用料】大苹果4个，糯米30克，豆沙50克，枣泥50克，果脯30克，核桃仁30克，京糕、菊花瓣、白糖、湿淀粉、植物油各适量。

【做法】将苹果洗净，去皮，留柄，在近梗处横切一刀，作为苹果盖，将果核及少量果肉挖去。糯米蒸熟烂，加白糖、植物油拌匀，一部分放入切碎的果脯，一部分放入碾碎的核桃仁，做成两种馅，分别装入2个苹果中，盖上盖。将另外2个苹果分别装入豆沙和枣泥，也盖上盖。将4个苹果装盘，入蒸锅蒸10分钟左右取出，倒净盘中水。炒锅上火，加水和白糖烧沸，用湿淀粉勾芡，倒在盘内苹果上，撒上京糕丁、菊花瓣即成。

【特点】美观别致，酸甜适度，软烂可口。

【功效】润肤美容，健脑益智。

△牛奶苹果汁

【功效】苹果1个，牛奶180毫升，鸡蛋1个，胡萝卜1根，橘子1个。

【做法】将鸡蛋黄打散，搅和在牛奶中。将苹果、胡萝卜、橘子分别榨成汁。加入牛奶中，搅和均匀即成。

【特点】营养丰富，汁浓味佳。

【功效】补脑益智，健脾和胃，生津止渴。

抗衰防老

△猪血豆腐汤

【用料】猪血300克，豆腐300克，调料适量。

【做法】在市上买回加工过的新鲜凝块猪血，洗净后用油煸炒一下，加适量水，调料与豆腐炖至熟即可。

【食法】常食。

【功效】补血，抗衰，排毒。

【说明】这是南方人常用的食补方。孙中山先生曾这样评价："猪血煮豆腐顶养人。"

△桂圆红枣血糯粥

【用料】桂圆肉12克，红枣15枚，血糯米60克，红糖适量。

【做法】血糯米用水煮开后，加入桂圆肉、红枣，小火熬成粥，再加红糖调味。

【食法】常食。

【功效】抗衰强身，养心安神。

【说明】中医学认为，桂圆可益心脾、补气血，治虚劳羸弱。桂圆因含有多量葡萄糖，营养丰富，国内外都视它为珍贵补品。

△酸枣栗子鸭

【用料】雄鸭1只（约1 000克），酸枣60克，栗子仁60克，调料适量。

【做法】将鸭宰杀、去毛，从腋下开一小口，取出内脏，洗净，再放入沸水中焯出血污。然后放入洗净的酸枣、栗子仁及葱、姜、盐、料酒、花椒等，上笼蒸至鸭肉烂熟，在汤中加胡椒粉、味精、麻油即成。

【食法】隔些时日食用1次。

【功效】防老抗衰。

△酸奶蜂蜜

【用料】酸奶200克，蜂蜜10克。

【做法】此为1次量，饮酸奶时加进蜂蜜，拌匀。

【食法】早晚各1次。

【功效】防老抗衰，增强免疫力，并可减轻生物毒素的危害。

【说明】此方为保加利亚毒素医疗学家亚·莫诺夫教授所发现和拟制的。

△芝麻茯苓散

【用料】黑芝麻500克，白茯苓500克，白糖800克。

【做法】将黑芝麻、茯苓分别炒熟焙干研成末，加白糖拌匀。

【食法】每次30克，晚上食用。

【功效】抗老，益智，利水。

△杂豆粥

【用料】黄豆、黑豆、红豆、绿豆、扁豆、豇豆等各种豆类，各取少许，合为100克，粳米100克，陈皮2克

【做法】上料清洗后加水煮至豆烂粥成即可。

【食法】常食。

【功效】健脾和胃，滋补抗老。

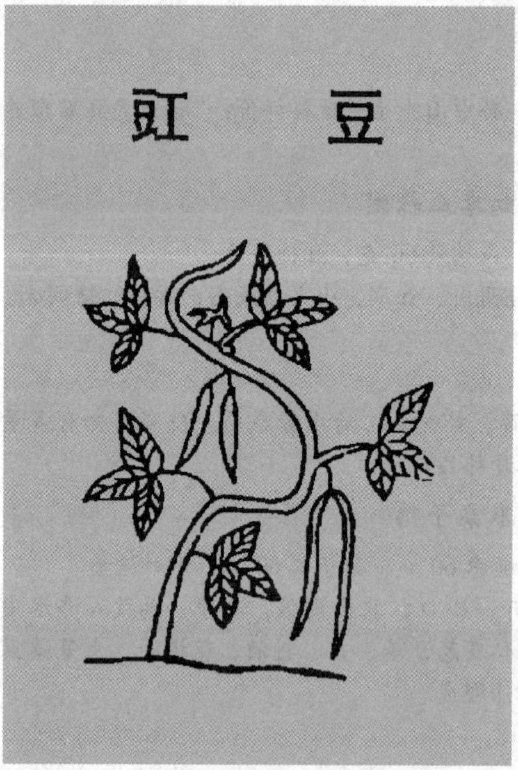

豇豆图，选自《本草纲目》。

△淮杞兔肉

【用料】兔肉250克，淮山药10克，枸杞子10克，桂圆肉3克，生姜、黄酒、精盐各适量。

【做法】兔肉洗净切块，加黄酒、生姜、精盐腌20分钟，再与淮山药、枸杞子、桂圆肉隔水蒸2小时即可。

【食法】吃肉喝汤。

【功效】补中，益气，抗衰。

【说明】此为港澳地区人的冬季食补方。淮山药可在中药店购买。

△人参莲子羹

【用料】人参（切片）10克，莲子（去芯）60克，冰糖适量。

【做法】上料一起放入炖盅内，隔水蒸约100分钟即可食用。

【食法】常食。

【功效】补气，安神，益寿。

【说明】人参古称“神草”，因为它“形状如人，功参天地”，故认为它具有种种神奇功能，是历来最受重视的一种补品。在拉丁语里，人参含有“万能药”或“包治百病”之意。研究证明，它有提高机体免疫力、强心、防癌等种种抗衰老作用。

△黄精焖鱼饭

【用料】黄精5克，海带15克，鱼块100克，芹菜20克，粳米100克，调料适量。

【做法】上料洗净后加水焖煮成饭即可。

【食法】常食。

【功效】抗老美颜。

【说明】黄精能补气、润肺、强筋。可增强机体免疫力。《奇效良方》载，黄精与枸杞子做饼，有补精气功能。

△益寿八宝粥

【用料】黄豆100克，粟米粒100克，银耳2朵，冬菇10只，莲子50克，枸杞30克，红枣12枚，粳米100克，蜂蜜适量。

【做法】上料洗净后加水煮成粥，再调入蜂蜜食用。

【食法】常食。

【功效】益气抗老，防癌抗癌。

△何首乌煮蛋

【用料】何首乌60克，鸡蛋2只，调料适量。

【做法】将何首乌洗净切成小块，鸡蛋洗净，加水与葱、姜、食盐、料酒、味精、猪油等一起入锅煮至蛋熟。取出鸡蛋，剥去蛋壳，再将蛋放在锅内煮几分钟即可。

【食法】吃蛋喝汤。常食。

【功效】补血健身，可防须发早白，未老先衰。

【说明】何首乌在中药店购买。

△人参粥

【用料】人参3克，粳米50克，冰糖适量。

【做法】将人参研成细末，与粳米、冰糖一起加水用文火煮成稠粥即可。

【食法】常食。

【功效】振奋精神，延缓衰老。

【说明】人参亦可泡水、泡酒、含化。清宫医案载：“皇太后每日噙化人参1钱，按日包好。”可见，慈禧是把慢慢含化人参作为一种日常养生之道的。

△朵朵祥云益寿汤

【用料】鸡肉片200克，银耳40克，调料适量。

【做法】银耳水发后去根蒂，撕成碎片，洗净，与洗净的鸡肉片、调料煲至鸡片熟透即可。

【食法】常食。

【功效】强身、抗老。

△银耳鹌鹑蛋

【用料】水发银耳50克，熟鹌鹑蛋3只，黄酒、味精、盐各少许。

【做法】鹌鹑蛋去壳，与银耳等加水炖煮，熟烂即可。

【食法】常食。

【功效】抗老，防治寿斑。

【说明】银耳又称白木耳、雪耳。医家认为它有润肺、养胃、补脑、强心、益气、和血的功能。美国科学家的实验表明，银耳中的“银耳多糖”还能提高机体的抗癌本领。

△山药粥

【用料】山药200克，芡实100克，粳米100克。

【做法】山药去皮蒸熟，芡实（鸡头米）煮熟去壳后，加水与粳米同煮成粥。

【食法】空腹食用。常食。

【功效】滋养强身，补虚防衰。

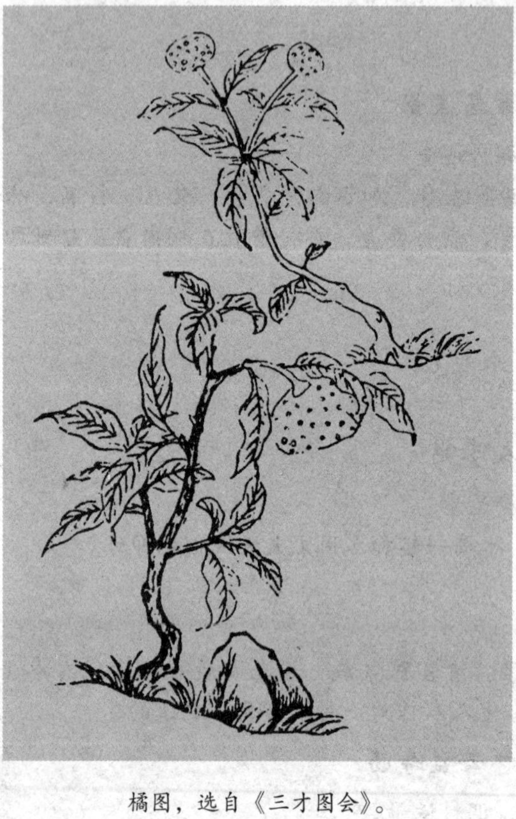

橘图，选自《三才图会》。

△党参红枣茶

【用料】党参30克，红枣10枚。

【做法】上料加水煎汤。

【食法】当茶饮用。

【功效】益脾开胃，强身抗老。

△烤橘子

【用料】橘子3只。

【做法】将橘子洗净后放在40℃～50℃的热水中浸泡1分钟，取出用布擦干，放在铁网上，用中火烧烤至微焦为止。

【食法】早、中、晚连同橘皮各食用1只。常食。

【功效】健身防老，可防冠心病、高血压、咳喘、便秘等病。

△枸杞羊脊肉汤

【用料】枸杞子30克，羊脊肉100克，调料适量。

【做法】上料加水，煮至肉烂熟即可。

【食法】早晚空腹分食，吃肉喝汤。

【功效】对病后体衰者有强身作用。

【注意】感冒发热者忌服。

△姜枣桂圆

【用料】红枣100克，桂圆肉（龙眼肉）100克，鲜姜汁、蜂蜜适量。

【做法】红枣洗净后，用温水浸泡15分钟，与桂圆肉同煮至七八成熟时，加入姜汁及蜂蜜，再煮一下即成。

【食法】可佐餐，亦可当零食。常食。

【功效】滋补抗衰。

【说明】红枣益气生津、补脾和胃；桂圆肉益心脾，补气血；蜂蜜亦为补益之品。加之姜汁温中开痰，故有抗衰老功能。另据《泉州本草》：桂圆肉、红枣、生姜煎汤服，可防治妇人产后浮肿。

△骨头汤

【用料】猪骨头500克，调料适量。

【做法】猪骨头洗净后敲碎，约加2 500毫升的水，用文火煮约2小时，加调料再煮一会儿。

【食法】常食。如在汤中加进蔬菜，则可用来佐餐。

【功效】强身壮骨抗衰老。

【说明】中医学认为，骨髓足则身轻健。现代医学认为，人若缺乏类黏朊、骨胶原，骨髓功能就会衰退。而骨髓功能是导致这样那样慢性疾病的原因之一。经常感冒的人，也可能与缺少类黏朊有关。获取类黏朊等物质的最简便的方法就是多喝、常喝骨头汤，尤其是猪骨汤。但要注意，烧汤时不可中途加冷水，以免影响骨头中的类黏朊溶出。

△虾仁炒面

【用料】虾仁15克，细面条200克，青菜心15克，水发玉兰片10克。鸡蛋1个，植物油100毫升，黄酒10毫升，味精6克，精盐2克，酱油10毫升，鲜汤、湿淀粉各适量。

【做法】将湿淀粉、鸡蛋清和成糊，虾仁用和好的糊拌和上浆，下入热油锅内滑熟。青菜心切成薄片。水发玉兰片切成薄片。把细面条上笼蒸熟，用开水焯一下，再用油煎。炒锅上火，放油烧热，先煸炒玉兰片、青菜心片，再加黄酒、酱油、鲜汤、味精、精盐，烧开后把菜盛出，汤中下入细面条，焖透，装盘。把菜和虾仁放到面条上即成。

【特点】绿白相间，味道鲜美。

【功效】补肾壮阳，抗衰补钙。

△肝丝虾卷

【用料】大虾10只，水发香菇50克，葱白25克，鸡肝25克，火腿肉25克，鸡蛋3个，干淀粉25克，鲜汤100毫升，精盐4克，味精2克，湿粉淀10克，麻油5毫升，黄酒5毫升。

【做法】将大虾去头、壳，留尾。从脊背处顺长切开，去掉沙线，翻成连接的两扇，用刀拍平，在虾肉里面剞十字花刀，用黄酒、精盐拌匀。鸡肝、葱白、水发香菇、火腿肉切细丝，分别整齐地放盘中。用鸡蛋清、干淀粉、精盐调成鸡蛋糊。虾肉蘸上一层鸡蛋糊，平铺于抹油的盘中，将鸡肝丝、葱丝、香菇丝、火腿肉丝分别横放于虾肉片靠近头部的一端，再卷成圆筒状。逐一卷完后整齐地摆入盘中，上笼蒸5分钟至熟，取出后浇上用鲜汤、精盐、味精、湿淀粉、麻油制成的白汁，中间点缀用心里美萝卜雕刻的月季花即成。

【特点】鲜香滑嫩。

【功效】补肝明目，抗衰防老。

△一品山药

【用料】山药500克，豆沙50克，核仁125克，山楂糕50克，青菜叶250克，白糖50克，冰糖50克，糖桂花5克，湿淀粉5克，植物油适量。

【做法】将山药洗净，上笼蒸熟后晾凉，去皮，用刀压成泥，放入碗中，加白糖搅匀。核仁用油炸熟。青菜叶洗净，在沸水中略烫捞出。山楂糕切成碎末。将山药泥捏成桃状，拍扁约1.5厘米厚。将烫过的青菜叶在盘内摆成核桃叶状，炸好的核桃仁摆成核桃枝状，然后将桃状山药泥放在盘子中央，桃尖上撒上山楂糕末，用豆沙在桃上挤出“寿”字，用刀轻压，将“寿”字嵌在桃身上。炒锅上旺火，加水50毫升，下入冰糖、白糖烧沸，撇去浮沫，用湿淀粉勾芡，然后移至微火上，待水沸3分钟后，下入糖桂花，汤汁明亮后起锅均匀地浇在桃身、桃叶和桃枝上即成。

【特点】造型逼真，甜香滑软。

【功效】益气健脾，防老抗衰。

益肾壮阳

△海米豆芽汤

【用料】黄豆芽250克，海米50克，味精、精盐、葱花、生姜末、麻油各适量。

【做法】将黄豆芽去掉根须，洗净。海米用开水泡约20分钟，去沉沙和杂质，放入沙锅内，放入黄豆芽、葱花、生姜末、精盐烧沸，见汤呈白色再加味精，出锅装碗，淋上麻油即成。

【特点】汤鲜诱人。

【功效】补肾壮阳，利湿清热。

△泥鳅汤

【用料】活泥鳅250克。

【做法】买回后先养在盆中，滴入几滴植物油，令其吐出泥沙，至水清，捞出沥干水分待用。沙锅中放入适量植物油，待油冒烟，倒入泥鳅迅速盖上锅盖，泥鳅死后再加适量米酒、盐，文火熬成色如牛奶状，趁热连泥鳅带汤一起吃下。

【食法】每晚1次，7天1个疗程。

【功效】有防治肾亏、改善和增强男性性能力之效。

【说明】《濒湖集简方》谓：“治阳事不起，泥鳅煮食之。”有报道称，日本每年要从我国大量进口泥鳅，因为日本人认为泥鳅是良好的补品——其中当然含有性保健的需要。

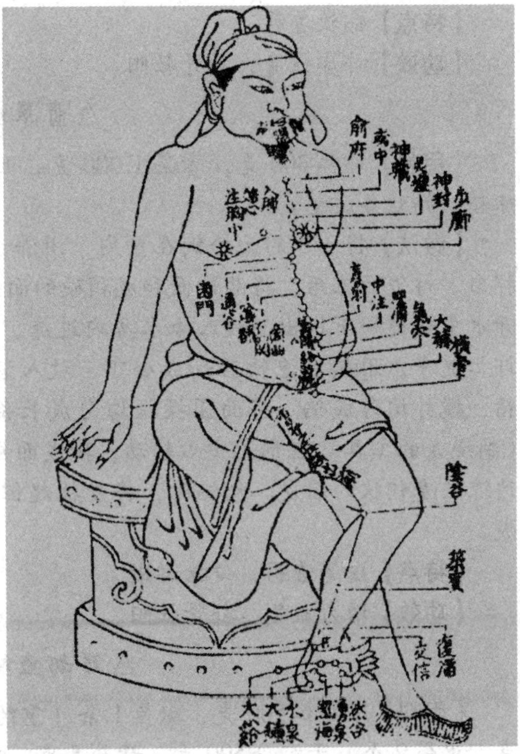

《十四经发挥》图中的足少阴肾经之图

△冬虫夏草肉丝粥

【用料】冬虫夏草10克，瘦猪肉丝50克，小米100克，调料适量。
【做法】上料加水煮成粥。
【食法】空腹喝粥吃肉，每日1次。
【功效】有防治肾亏，改善和增强男性性能力之效。

△麻雀枸杞核桃汤

【用料】麻雀3只，枸杞子20克，核桃仁20克，调料适量。
【做法】麻雀洗净切块，与枸杞子、核桃仁、调料入锅，加水煮熟即可。
【食法】1日分两次食完，连食5日。
【功效】防治肾亏，改善和增强男性性能力。

△虾仁韭菜包子

【用料】虾仁250克，韭菜500克，面粉500克，酱油50毫升，麻油25毫升，精盐、味精、发酵剂、食碱各适量。

【做法】将面粉加水、发酵剂和好，加入适量的食碱，揉匀揉透。韭菜洗净，切成细末。将虾仁挑除沙线，切成小丁，放入碗内，加酱油、麻油、味精、精盐拌匀，再加韭菜末调制成馅。将发酵面搓成长圆条，揪成小剂子，擀成圆皮，捏成包子，摆入笼内，用旺火蒸约15分钟即成。

【特点】馅软香鲜。

【功效】补虚强身，补肾壮阳。

△翡翠烧麦

【用料】虾仁300克，青菜1 000克，面粉500克，麻油25毫升，淀粉50克，味精、精盐各适量。

【做法】将2/3的面粉倒在盆内，用沸水边浇边拌匀。另外1/3的面粉用凉水拌匀。待烫面凉后，将两份面和成稍硬的面团，盖上湿布备用。将青菜洗净，放在开水中略烫一下捞出，放入冷水盆内过凉，挤干水后放在案板上剁碎，装入盆内。虾仁洗净，用热水泡软后切成小丁，放入装青菜的盆内，再加入麻油、精盐、味精，搅拌均匀成馅。将面团揉搓均匀成长条，揪成剂子，以淀粉为补面，用走锤（制烧麦的工具）在剂子中心转动，擀成面皮，然后再使走锤在皮边缘转动，砸成边缘呈麦穗状的圆皮。包馅时，将皮拢起但不捏死，放入笼内，上锅蒸15分钟即成。

【特点】皮薄透明，口味鲜嫩。

【功效】增力益气，补肾壮阳。

△鲜奶鱼虾馄饨

【用料】净虾仁500克，鳜鱼1条（重约750克），牛奶150毫升，火腿肉末25克，鸡蛋2个，干淀粉500克，精盐5克，味精2.5克，鲜汤、黄酒、葱姜汁、麻油各适量。

【做法】将净虾仁剁成茸，加精盐、味精、黄酒、葱姜汁、鸡蛋清制成馅。鳜鱼去骨、皮，切成小方丁，放在干淀粉中敲擀成馄饨皮，用剪刀修齐边，放入馅，包成馄饨生坯。炒锅上火。加水烧开，放入馄饨煮熟，捞出，在冷水中过一下。锅中放入鲜汤烧开，放入馄饨再烧开，然后倒入牛奶，淋上麻油，装碗，撒上火腿肉末即成。

【特点】咸鲜甜香，奶味浓厚，润滑可口。

【功效】滋补强身，益肾壮阳。

△什锦汤面

【用料】鲜虾肉50克，海米30克，白煮鸡肉50克，竹笋30克，口蘑20克，面条750克，酱油35毫升，麻油10毫升，葱花、生姜末、精盐、鲜汤各适量。

【做法】将鲜虾肉洗净。海米、口蘑分别用开水泡发后洗净。将泡发好的口蘑、白煮鸡肉、竹笋切成丝。将鲜汤倒入锅内，烧开后加入麻油、酱油、精盐、鸡肉丝、鲱虾肉、海米、口蘑丝、竹笋丝、葱花和生姜末，煮5分钟。将面条下入另一锅中煮熟，捞出控净水，分盛入5个大碗内，每碗浇上配好的汤料即成。

【特点】汤鲜味美。

【功效】补虚损，壮肾阳。

△三鲜虾面

【用料】虾仁50克，水发海参50克，面粉500克，鸡蛋250克，熟鸡肉25克，玉兰片20克，青菜50克，鲜汤、酱油、麻油、味精、精盐、淀粉各适量。

【做法】将水发海参、虾仁、熟鸡肉、玉兰片、青菜切成小薄片。把面粉倒在案板上。鸡蛋打入碗内，用筷子搅匀，倒在面粉上，揉成面团，擀成大薄片，撒少许淀粉，前后折叠多层，切成面条。锅内加水烧沸，投入面条煮熟，捞出控净水，分别装入碗内。另起锅并加鲜汤烧开，加入海参片、虾仁片、鸡肉片、青菜片、玉兰片、精盐和酱油，汤再沸时撇去浮沫，加味精、麻油调味，浇入面条碗内即成。

【特点】滋味鲜美。

【功效】滋阴补虚，壮阳补肾。

△鳜鱼馄饨

【用料】鳜鱼肉200克，虾仁100克，鸡蛋1个，熟火腿肉50克，蘑菇50克，干淀粉50克，味精1克，精盐1克，黄酒5毫升，鲜汤1 000毫升。

【做法】将鳜鱼肉按直丝切成12个鱼丁，逐个蘸满干淀粉。在砧板上撒干淀粉少许，再加上鳜鱼肉丁，用擀面杖轻轻擀成圆形鱼片。虾仁剁成茸，熟火腿肉切成末，同放碗内，加鸡蛋清、黄酒调拌均匀，分成12份，逐份包在鳜鱼肉片内，使成饺子形，两头对搭成馄饨。汤锅上火，加入鲜汤烧沸，加精盐、味精，放入鳜鱼馄饨及蘑菇，烧至馄饨漂起，起锅装入汤碗即成。

【特点】汤汁清醇，皮嫩馅鲜。

【功效】补益气血，补肾壮阳。

△虾仁粥

【用料】鲜虾250克，粳米100克，干贝15克，精盐3克，淀粉5克，白糖5克，香菜末、葱花各适量。

【做法】将鲜虾去头、壳，挑去脊背黑线，然后加入白糖、精盐腌20分钟，再洗净，沥干水，加淀粉、精盐拌匀。粳米淘洗干净，放入锅中，置于火上，加水烧开后加入泡发、洗净的干贝，煮熟后放入虾肉，再煮开即成。吃时撒入香菜末和葱花。

【特点】鲜香适口。

【功效】补肾壮阳，增加乳汁。

△虾皮菠菜粥

【用料】虾皮25克，粳米100克，菠菜50克，麻油、精盐、味精各适量。

【做法】将虾皮洗净。菠菜择洗干净，入沸水锅内烫一下捞出，过凉水洗净，切成段。将粳米淘洗干净，放入锅中，置于旺火上，加水煮沸，放入虾皮、麻油煮至粥熟，放入菠菜段、精盐、味精调味，拌匀即成。

【特点】虾皮清香，菠菜碧绿，米粥稠黏。

【功效】滋补精血，补肾壮阳，补充钙质。

△羊脊骨羊肾粥

【用料】羊脊骨500克，羊肾1个，粳米100克，葱花、生姜末、精盐各适量。

【做法】将羊脊骨剁碎，加水适量，炖煮4小时，去骨取汤汁，羊肾切开，剔去脂膜、臊腺，洗净切片，与羊脊骨汤及淘洗干净的粳米一同熬煮稀粥，粥熟时加葱花、生姜末、精盐调味即成。

【特点】鲜香可口。

【功效】补肾壮阳，强筋健骨。

△鹿鞭粥

【用料】鹿鞭2根，肉苁蓉100克，粳米100克，白酒、葱白、精盐、花椒各适量。

【做法】将鹿鞭去膜，切细。肉苁蓉用白酒浸一夜，刮去皱皮，切细。将淘洗干净的粳米入锅，加水煮粥，待粥将熟时下鹿鞭片、肉苁蓉片及葱白、精盐、花椒，再稍煮即成。

【特点】粥软肉香。

【功效】补肾壮阳。

△羊奶粥

【用料】羊奶250毫升，粳米100克，白糖适量。

【做法】将粳米淘洗干净，放在锅内，加水适量，用旺火烧外，再用小火煎熬15分钟，待粳米半熟时加入羊奶，继续煮至粥熟，酌加白糖，调匀即成。

【特点】奶粥甘鲜。

【功效】补肾益精，健脾养胃。

△羊骨韭菜粥

【用料】羊骨600克，韭菜50克，生姜15克，葱2根，醋1毫升，精盐4克，粳米100克。

【做法】将韭菜洗净，切碎。羊骨洗净，用刀背劈碎，加水煎汤，烧开后加入葱、生姜、醋，继续煮至汤浓。取汤汁与淘洗干净的粳米煮粥，先用旺火烧开，再转用小火熬至将熟时，加入韭菜末稍煮，再加精盐调味即成。

【特点】清香扑鼻。

【功效】补肾壮阳，强筋健骨。

△肉苁蓉羊肉粥

【用料】肉苁蓉15克，精羊肉100克，粳米50克，精盐、味精各适量。

【做法】将肉苁蓉加水100毫升，煮烂去渣。精羊肉切片放入沙锅内，加水200毫升，煮数沸，待羊肉熟烂后再加水300毫升，加入淘洗干净的粳米，煮至粳米汤稠时加入肉苁蓉汁，再煮数沸，加入精盐、味精调味，停火后盖紧盖闷5分钟即成。

【特点】肉嫩粥稠。

【功效】补肾壮阳，润肠通便。

△枸杞叶羊肉粥

【用料】鲜枸杞叶250克，羊肉100克，羊肾1个，粳米250克，葱白5克，精盐2克。

【做法】将羊肾去筋膜、臊腺，洗净，切碎。羊肉洗净，切碎。鲜枸杞叶洗净，煎汁去渣，再与淘洗干净的粳米、羊肾末、羊肉末、葱白一同入锅，加水适量，先用旺火烧开，再转用小火熬煮成稀粥，加精盐调味即成。

【特点】粥色青，口味鲜。

【功效】滋肾阴，补肾气，壮元阳。

△猪腰人参粥

【用料】猪腰1对，白参1克，防风6克，葱白2根，粳米100克。

【做法】将猪腰剖开去筋膜、臊腺，切碎。白参、防风加水煎汁，取汁与淘洗干净的粳米、猪腰、葱白一同煮粥，先用旺火烧开，再转用小火熬煮成稀粥，分数次食用。

【特点】米粥香，猪腰嫩。

【功效】益气养血，补肾通阳，预防感冒。

△葱爆羊肉丁

【用料】羊肉250克，鸡蛋1个，植物油250毫升（实耗约30毫升），葱25克，湿淀粉、精盐、酱油、黄酒、味精、麻油各适量。

【做法】将羊肉洗净，切成约1厘米的方丁，放入碗中，加入鸡蛋清、湿淀粉、精盐拌匀。葱洗净，切成1厘米长的段。炒锅上火，放入油烧至六成热，将羊肉丁放入，划散，再放入葱段搅散，迅速倒入漏勺。锅内留余油适量，将羊肉丁、葱段、精盐、酱油、黄酒、味精入锅，在旺火上翻炒，用湿淀粉勾芡，淋上麻油，出锅装盘即成。

【特点】香浓味鲜。

【功效】益气补虚，温中暖下，补肾壮阳。

△虾肉烧麦

【用料】猪五花肉500克，虾仁100克，肉皮冻250克，面粉250克，白芝麻20克，酱油40毫升，精盐3克，白糖3克，味精3克，生姜汁50毫升，鸡蛋1个，干淀粉5克。

【做法】将白芝麻洗净，下锅用小火炒熟后取出，研成碎末。虾仁洗净后沥干水，放在碗内，加入精盐、鸡蛋清拌匀，再加入干淀粉拌和均匀。肉皮冻剁成米粒状。猪五花肉剁成肉末放在钵中，加入白糖、酱油、味精、生姜汁拌匀，朝一个方向搅拌上劲后再徐徐加水50毫升，继续顺原方向搅拌，至猪肉起黏性，加入白芝麻末、肉皮冻粒拌和成馅料。将面粉加水揉好，搓成长条，切成小剂子，擀成荷叶状的皮。将肉馅放在皮中，让馅微露在外呈石榴花状，肉馅上竖放几粒虾仁，上笼蒸5分钟左右，揭盖洒些水，再蒸2分钟，见皮透明，馅变硬时即成。

【特点】肉嫩鲜香，味美可口。

【功效】补肾壮阳，通乳补钙。

△桂花虾饼

【用料】虾仁150克，猪肥膘肉50克，鸡蛋6个，火腿肉末20克，味精1克，黄酒2毫升，精盐5克，干淀粉10克，湿淀粉、鲜汤、麻油各适量。

【做法】将虾仁洗净，与猪肥膘肉分别剁成茸，放碗内加鸡蛋清、精盐、味精、黄酒、干淀粉，搅成虾仁茸。取鸡蛋黄放碗中搅匀，倒在涂油的盘内，上笼蒸熟，切成桂花形状。将虾仁茸分为20份，挤成球状，蘸上一层鸡蛋黄末，用手揿扁成虾仁饼，将火腿肉末点在虾仁饼中间，放在盘内，上笼蒸约2分钟取出。将炒锅上火，放入鲜汤，加精盐、味精烧沸，用湿淀粉勾稀芡，加麻油起锅，浇在虾仁饼上即成。

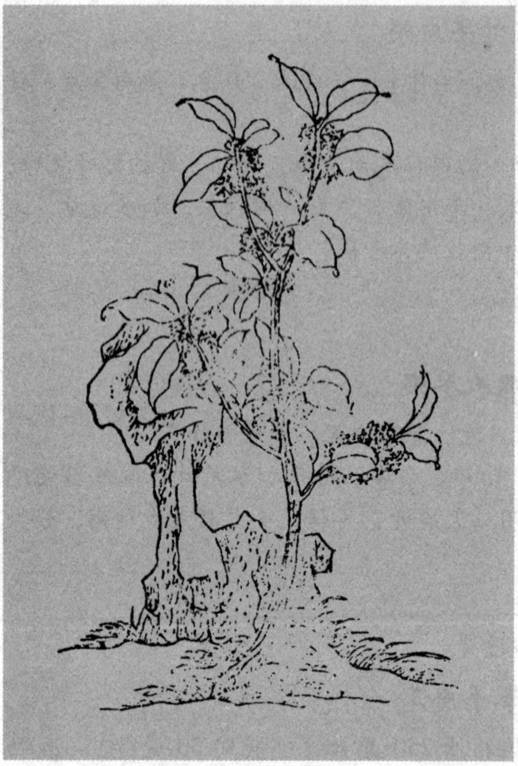

桂花图，选自《三才图会》。

【特点】鲜咸适口，软嫩味美。

【功效】补肾壮阳，益气开胃。

△虾仁汤年糕

【用料】虾仁100克，年糕500克，熟冬笋50克，青豆10克，鲜汤250毫升，精盐4克，味精2克，黄酒5毫升，湿淀粉15克，鸡油15毫升，麻油200毫升（实耗约100毫升）。

【做法】将年糕切成6厘米长的斜刀片。熟冬笋切成丁。虾仁用黄酒、精盐、湿淀粉腌渍。炒锅上旺火烧热，放入鲜汤，烧沸后加年糕片、精盐，烧至年糕软滑时加入味精，淋上鸡油即可出锅。炒锅烧热，放入麻油烧至四成热，加入虾仁，快速用手勺推散，出锅沥油。将虾仁、青豆、冬笋丁一同投入锅内翻炒几下，加黄酒、精盐和少量鲜汤烧沸，放入味精；用湿淀粉勾芡，出锅后浇在年糕上即成。

【特点】年糕软滑，虾仁鲜嫩，汤浓味美。

【功效】补脾生津，益肾壮阳。

△虾肉汤团

【用料】虾仁100克，糯米1 000克，粳米250克，猪五花肉500克，酱油50毫升，精盐10克，生姜末5克，味精3克，黄酒25毫升，白芝麻末3克，麻油30

毫升。

【做法】将猪五花肉剁成茸，放入盆中，加精盐、酱油、黄酒、生姜末搅拌上劲，边搅边加水约180毫升，然后放入虾仁、麻油15毫升、白芝麻末、味精拌匀，制成虾肉馅。将糯米、粳米淘洗干净，倒入缸中用水浸泡、当用手指轻捻米粒即碎时捞出沥干，用石磨磨成粉浆（水和米的比例基本相等），装入布袋，扎紧袋口挤出水即成挂粉。取挂粉350克加入少量冷水，先揉成团，再分做数块，压扁成饼状，放入沸水锅中煮熟，然后放入剩余挂粉中，用劲揉成表面光滑的粉团。取粉团约15克，手上蘸麻油，将其搓圆，捏成酒盅形面皮，包入馅心，收口捏拢成汤团生坯，锅中放入水，用中火烧沸，将汤团轻轻投入锅内，熟后捞出装碗即成。

【特点】洁白细腻，柔软滑润，馅心鲜嫩。

【功效】益气健脾，补肾壮阳。

防癌抗癌

△银耳百合羹

【用料】水发银耳50克，百合50克，白糖、湿淀粉、糖桂花各适量。

【做法】将百合去杂，用温水浸泡，洗净。水发银耳去蒂，洗净，撕成小片。锅内放入银耳片、百合，加水适量，一同煮至百合熟透时放入白糖烧沸，再用湿淀粉勾芡，加入糖桂花推匀，出锅即成。

【特点】银耳软烂，香甜可口。

【功效】滋阴润肺，防癌抗癌。

△鸡血豆腐汤

【用料】豆腐30克，熟鸡血50克，猪熟瘦肉10克，熟胡萝卜10克，水发黑木耳5克，鸡蛋1个，鲜汤200毫升，麻油2毫升，酱油1毫升，精盐2克，黄酒2毫升，葱花2克，湿淀粉5克。

【做法】将豆腐、熟鸡血切成略粗的丝。水发黑木耳、猪熟瘦肉、熟胡萝卜均切成粗细相等的丝。炒锅上火，放入鲜汤、豆腐丝、熟鸡血丝、黑木耳丝、猪熟瘦肉丝、熟胡萝卜丝，烧开撇去浮沫，加入酱油、精盐、黄酒，烧沸后用湿淀粉勾薄芡，淋入鸡蛋液，加入麻油、葱花，盛入碗内即成。

【特点】红白相间，味道鲜咸。

【功效】活血祛风，防癌抗癌，补血健脑。

△香菇面

【用料】鲜香菇50克，面条150克，生姜丝、葱花、黄酒、精盐、酱油、味精、麻油各适量。

【做法】将鲜香菇去蒂，洗净，切成小片，放入沸水中煮数分钟，然后倒入放好生姜丝、葱花、精盐、黄酒、酱油、味精、麻油的碗中。再按常法煮熟面条，捞入碗内即成。

【特点】鲜香适口。

【功效】滋补健身，防癌抗癌。

△香菇猪肉馄饨

【用料】水发香菇，猪肉虾仁、面粉各适量。配料有猪骨、虾米、榨菜、葱花、酱油、糊椒粉、精盐等。

【做法】将猪腿肉剔去筋膜，洗净，剁成肉茸。虾仁洗净，沥水。水发香菇洗净，去蒂，沥水，切成米粒小丁。虾米洗净，用温水泡透，捞出，切成末。榨菜洗净，切成碎末。猪肉茸放入盆内，加入虾仁、香菇丁拌匀，加入精盐、黄酒、葱花，顺着一个方向搅动至有黏性即成馅料。面粉加入食碱、水拌匀，和成面团，揉匀揉透，盖上湿布饧面15分钟，在案板上稍揉几下，用淀粉为补面，将面团揉成长条，揪成小面剂，擀压成面皮，包入馅料，捏成蝙蝠状即成饺子生坯。锅置旺火上，放入猪骨，加水炖煨2小时，至汤色乳白即可，取大碗10个，分别放入虾米末、榨菜末、葱花、酱油、味精、胡椒粉、精盐，再舀入猪骨汤。净锅上旺火，水沸后下入饺子生坯，熟后捞入有猪骨汤碗中即成。

【特点】馅心鲜嫩，汤味鲜美。

【功效】滋阴壮阳，抗癌美容。

△香菇素包

【用料】水发香菇150克，水发黑木耳100克，油面筋50克，青菜300克，面粉500克，白糖、味精、麻油、精盐、发酵剂各适量。

【做法】将水发香菇、水发黑木耳、油面筋洗净后切成细粒。青菜洗净，在沸水锅里焯熟，捞出用冷水漂凉，切成细粒，挤干水。炒锅烧热，放麻油烧至六成热，下香菇粒、油面筋粒、黑木耳粒、精盐、白糖煸炒至熟，起锅时加入青菜粒、味精拌和，淋上麻油即成馅心。将面粉加发酵剂，用温水调成糊，拌匀揉透，揉至面团光滑不粘手，盖上布，面团胀发膨松时做成圆皮包子坯，放上馅心，捏拢收口，入蒸笼放置15分钟左右，再放到旺火沸水锅上蒸10分钟即成。

【特点】软嫩鲜香。

【功效】滋阴补益，抗癌美容。

△香菇虾肉饺

【用料】面粉500克，虾仁200克，水发香菇75克，猪腿肉350克，猪骨500克，虾米25克，榨菜40克，淀粉50克，精盐20克，葱花25克，酱油75毫升，黄酒、食碱、味精、胡椒粉适量，蘑菇30克，胡萝卜30克，熟青豆60克，素鲜汤100毫升，白糖50克，植物油1 000毫升（实耗约140毫升），精盐、酱油、味精、生姜末、湿淀粉各适量。

【做法】将蘑菇、水发香菇、胡萝卜各切成小丁或剁成茸。豆腐洗后放入大碗中，加面粉、精盐、味精、白糖拌成豆腐馅。炒锅上火，放油烧热，下香菇丁、熟笋丁煸炒，再加入豆腐馅、熟青豆、酱油、味精、白糖、生姜末炒拌为馅。豆腐皮切成9厘米直径的圆片，加馅后对折成半月形饺子，上笼蒸10分钟取出。炒锅放油，烧至七成热，将饺子逐个放入炸至鼓起，皮色金黄时捞出沥油。锅内留适量余油，烧至七成热，投入蘑菇丁、香菇丁、熟笋丁、胡萝卜丁和熟青豆煸炒，加素鲜汤、酱油、白糖、味精烧开，用湿淀粉勾芡，淋上熟油，起锅后均匀地浇在饺子上即成。

【特点】精巧鲜艳，入口肥嫩。

【功效】健脾开胃，防癌抗癌。

△烩白菜三丁

【用料】嫩白菜250克，猪肉50克，水发香菇100克，鸡蛋1个，味精2克，植物油75毫升，酱油10毫升，黄酒8毫升，湿淀粉40克，鲜汤400毫升，麻油5毫升，葱花10克，生姜片5克，精盐2克。

【做法】将洗净的白菜、猪肉、水发香菇均切成小方丁。将猪肉丁用精盐、鸡蛋清、湿淀粉浆好，用温油滑透，捞出。香菇丁在开水锅内焯一下。炒锅上旺火，放油烧热，下葱花、生姜片炝锅，然后再下入白菜丁爆炒至七成熟倒出。锅内加鲜汤烧开，下入香菇丁、白菜丁、猪肉丁，再加入精盐、酱油、黄酒、味精，开锅后稍烩片刻，然后用湿淀粉勾芡，淋上麻油即成。

【特点】鲜香适口。

【功效】清热止渴，补中益气，防癌抗癌。

妇女、儿童保健

△鲫鱼笋片汤

【用料】鲫鱼2条（重约400克），熟笋片50克，熟火腿肉片25克，水发香菇25克，精盐、黄酒、味精、鸡油、葱段、生姜片、植物油各适量。

【做法】将鲫鱼去鳞、鳃及内脏，洗净。炒锅上火，加油烧热，将鲫鱼放入，两面略煎，加黄酒、葱段、生姜片和水烧沸，撇去浮沫，改用小火煮至汤色乳白，再转用旺火，加精盐、味精、熟火腿肉片、熟笋片、香菇片烧沸，拣去葱、生姜，盛入碗中，将火腿肉片、香菇片放在鲫鱼身上，淋上鸡油即成。

【特点】鱼肉软嫩，香鲜味美。

【功效】补益脾胃，利水消肿。通脉下乳。

△香菇猪蹄汤

【用料】丝瓜250克，香菇30克，猪蹄1只，生姜丝、精盐、味精、麻油各适量。

【做法】将香菇用水泡后洗净。丝瓜洗净后切成片。猪蹄洗净后剁开。将猪蹄放入锅中，加水适量，用旺火煮约10分钟，再加入香菇、生姜丝、精盐，转用小火炖20分钟，再下丝瓜片，炖至猪蹄熟烂，加入味精，淋上麻油即成。

【特点】汤鲜味美，油而不腻。

【功效】壮骨养血，通络下乳。

△竹荪猪肝汤

【用料】鲜竹荪250克，猪肝250克，豌豆苗50克，熟火腿肉30克，鲜汤750毫升，鸡蛋2个，精盐、味精、胡椒粉、葱、生姜、黄酒、植物油各适量。

【做法】将鲜竹荪去根，洗净，入沸水锅焯透，捞出，挤干水，切成马眼片。熟火腿肉切成马眼片。猪肝去筋，洗净，剁成茸，盛入碗内，加葱、生姜、精盐、味精、胡椒粉、黄酒、鸡蛋清调匀，倒入抹了油的汤盘内，上笼用中火蒸约10分钟，使肝汁凝结成膏，取出。炒锅上旺火，放入鲜汤、鲜竹荪片、熟火腿肉片、精盐、胡椒粉、黄酒烧沸，撇去浮沫，下豌豆苗拌匀，倒入大汤碗内，再将蒸好的猪肝膏放入，使其漂在汤面上，加入味精即成。

【特点】鲜香可口。

【功效】补血养阴，健脾养胃。

△冬笋鲫鱼汤

【用料】冬笋100克，鲫鱼1条（重约250克），黄酒、生姜片、精盐、味精、植物油各适量。

【做法】将冬笋去皮，切成长丝，洗净，用沸水煮一下，除去涩味。鲫鱼去鳞、内脏，洗净。锅中加油烧热，放入鲫鱼煎至两面皮微黄，烹入黄酒，加水、冬笋丝、生姜片烧开后略焖煮一会儿，加入精盐、味精即成。

【特点】汤鲜醇浓，肉嫩笋脆。

【功效】利水下乳，健脾益气。

△羊肉虾仁羹

【用料】羊肉150克，虾肉120克，蒜20克，葱2根，生姜3片，湿淀粉5克，精盐、味精、麻油各适量。

【做法】将蒜洗净，切细粒。葱去须洗净，切成葱花。把羊肉放入温水里烫一下，洗净，切成薄片。将虾肉放入精盐水里浸泡10分钟，洗净，切成粒。起油锅，用生姜片爆炒羊肉片，加入水适量，煮沸后再放入蒜粒、虾肉粒，煮20分钟，加入葱花、精盐、味精调味，用湿淀粉勾稀芡即成。

【特点】羹稠鲜香。

【功效】补肾助阳，温经御寒。

△牛蹄筋花生羹

【用料】牛蹄筋100克，花生米150克，精盐、味精各适量。

【做法】将牛蹄筋洗净，切片。花生米洗净，与牛蹄筋片一同放入沙锅中，加水适量，用旺火煮沸15分钟，再用小火煎熬约1小时，加精盐、味精调味即成。

【特点】花生香，蹄筋烂。

【功效】补肝养血，益气健脾。

△猪皮大枣烩蹄筋

【用料】油发猪皮（皮肚）200克，大枣100克，水发蹄筋50克，调料适量。

【做法】油发猪皮与水发蹄筋切成小块，加调料炖煮约20分钟；大枣另用小锅煮20分钟后去核，合在一起再炖煮约20分钟即成。

【食法】常食。

【功效】强筋壮骨，有利于儿童的生长发育。

△蚬肉山药姜枣汤

【用料】新鲜蚬肉200克，山药60克，生姜4片，红枣8枚，调料适量。

【做法】上料洗净后加水煮约2小时。

【食法】吃菜喝汤。常食。

【功效】健脾益胃，增进食欲。

【说明】儿童脾胃虚弱时，民间用此方调理有效。

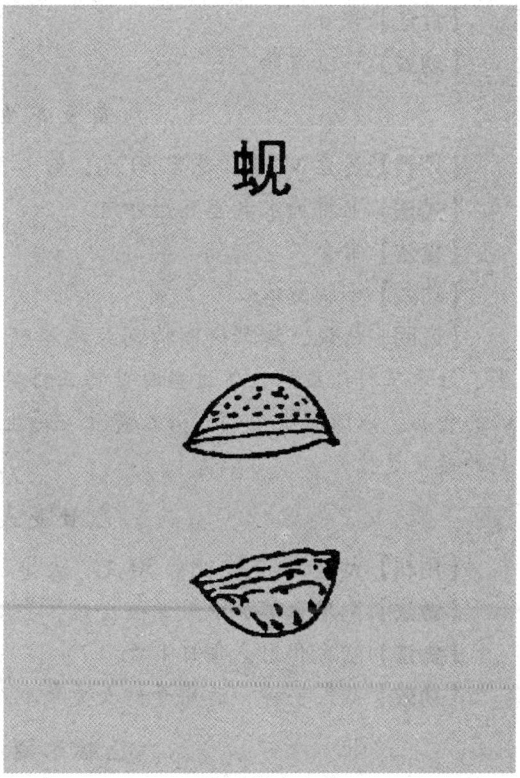

蚬图，选自《本草纲目》。

△枸杞桂圆汤

【用料】枸杞子49粒，桂圆7颗。

【做法】将7粒枸杞子塞进1颗桂圆肉内，49粒枸杞子刚好塞进7颗桂圆肉里，然后加适量蒸熟服用。

【食法】此为1日量，可分次食用。依上法连食7日。

【功效】补肾益精，养肝明目，可防治小儿近视。

△牛奶蜂蜜饮

【用料】牛奶50克，蜂蜜50克。

【做法】用牛奶稀释蜂蜜，此为1次量。

【食法】早、晚各1次。连食20天以上。

【功效】增强体质，防治贫血。

△阿胶粥

【用料】阿胶10克，糯米100克。

【做法】糯米加水煮成粥时，放入阿胶末，再煮一下即可。

【食法】常食。

【功效】可以安胎。

△黄豆花生红枣汤

【用料】黄豆30克，花生30克，红枣30克。

【做法】上料加水煮至豆烂即可。

【食法】常食。

【功效】丰胸健体。

【说明】传说，清朝御医特别为慈禧研制的“玉女补奶酥”，就是由黄豆、花生、红枣三料组成的，不过当时是将三料烘干、磨成粉拌匀以后，再烘制成小圆球状的食品，以随时服用的。若在黄豆、花生、红枣汤里加黄芪5克同煎服，丰胸补奶的效果更佳。

△甘麦大枣粥

【用料】大麦50克，粳米50克，大枣30枚，甘草10克。

【做法】先用甘草加水煎煮一会儿，去渣；后入粳米、大麦、大枣同煮为粥。

【食法】空腹食用，每日1次。

【功效】益气安神。适用于妇女更年期精神恍惚、失眠盗汗者。

△糯米酒蒸鸡蛋

【用料】糯米酒150毫升，鸡蛋1只。

【做法】将鸡蛋打入糯米酒中，隔水蒸熟。

【食法】常食。

【功效】补养气血，可防产后体虚。

△桂圆鸡露

【用料】光鸡500克，桂圆肉30克，糯米酒50毫升，调料适量。

【做法】鸡洗净切成大块，与其他各料装入碗内，密封碗口，蒸2~3小时。

【食法】撇去表面浮油食之。

【功效】益气补血，适用于产妇、体虚者进补。

中老年人保健

△枸杞子粥

【用料】枸杞子20克，粳米100克。

【做法】加水用文火煮成粥。

【食法】每日1次。

【功效】健身、益寿。

【说明】《神农本草经》谈及枸杞时写道："久服强筋骨，轻身不老。"如服粥不便，亦可经常嚼服枸杞子。

△首乌益寿粥

【用料】首乌粉50克，核桃肉30克，粳米100克，红枣10枚，红糖适量。

【做法】米、枣加水煮至粥将稠时，加入首乌粉、核桃肉及红糖，再煮沸几次即可。

【食法】常食。

【功效】健身、益寿，防治须发早白。

【说明】《开宝本草》说首乌可以"益血气，黑髭鬓，悦颜色"。

△山芋炖狗肉

【用料】山芋500克，狗肉500克，生姜10克，调料适量。

【做法】山芋去皮切块，狗肉洗净切块，生姜切粒，加水炖烂后加调料即成。

【食法】常食。

【功效】补肾。可防肢冷、夜尿多。

△栗子鸡

【用料】鸡块200克，栗子肉150克，调料适量。

【做法】鸡块炸一下，装入大碗内，与栗子肉、调料一起上笼蒸至烂熟。

【食法】常食。

【功效】强身保健。

△松芝枸菊饮

【用料】松仁10克，黑芝麻10克，枸杞子10克，菊花5克。

【做法】上料用水煎。

【食法】每日1次。

【功效】益气补虚。可防老年人头晕眼花。

△羊肉炖豌豆

【用料】羊肉400克，豌豆60克，调料适量。

【做法】上料加水炖至豆熟肉烂。

【食法】常食。

【功效】补中，益气，抗衰。

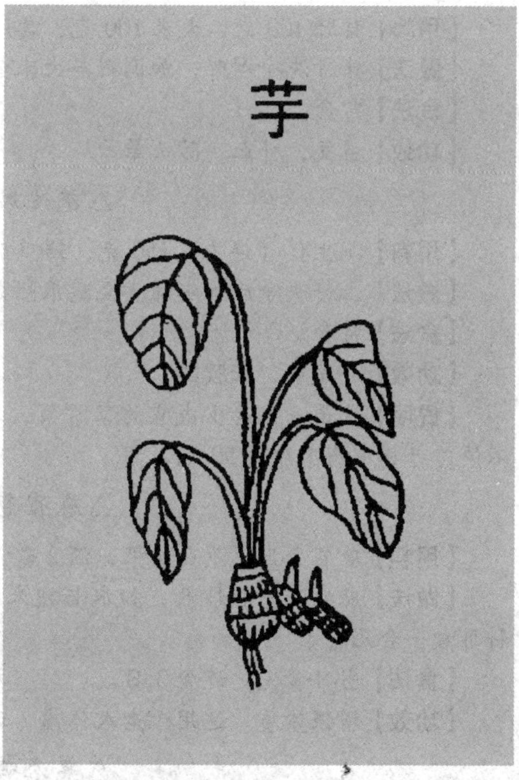

芋图，选自《本草纲目》。

【说明】在《绍兴校订证类本草》一书中，说豌豆“主调顺营卫，补中平气”。现在发现，豌豆有诸多药用功能，如：可预防高血压、心脏病。适当多食豌豆、豌豆苗，有益老人保健。

△玉米炖鹅蛋

【用料】玉米30克，鹅蛋1只。

【做法】上料加水同炖至熟。

【食法】早晨空腹食之。

【功效】益气补虚防头晕。

【说明】玉米又称棒子、苞谷、珍珠米。明代医学家李时珍认为，玉米有“调中开胃，益肺宁心”之功。近代研究证明，食用玉米有补益身体，防治心血管疾病和延迟细胞老化的作用。欧美国家则把它列为抗癌保健食品。

△红枣炖羊心

【用料】羊心1个，红枣10枚，调料适量。

【做法】羊心洗净切块后加水与红枣、调料共炖煮至熟烂。

【食法】常食。

【功效】补心安神，有益于防治心脏疾病。

△猪肝饭

【用料】猪肝100克，大米100克，姜汁、油、盐适量。

【做法】猪肝洗净剁碎，加调料与大米煮成饭即可。

【食法】常食。

【功效】益气，补血，防头晕。

△花生凤爪汤

【用料】花生仁（连衣）150克，鲜鸡爪5对，红枣10枚，调料适量。

【做法】上料洗净后加水炖煮至鸡爪烂熟。

【食法】常食。

【功效】补气血，壮腰膝。

【说明】这是一味老少咸宜的家常菜，对老人尤其有益。若老人有风湿而腿脚不便，可加中药千斤拔50克同煮。

△麻雀葱白粥

【用料】麻雀2只，葱白4根，酒2匙，粳米60克，调料适量。

【做法】麻雀洗净后炒熟，加水与粳米煮粥，粥将成，放入葱白、酒及其他调料再煮一会儿。

【食法】当日食完，连食3日。

【功效】增强体质。适用于老人体虚、乏力、怕冷。

△粟米鹌鹑汤

【用料】粟米粒200克，荸荠6个，鹌鹑4只，调料适量。

【做法】鹌鹑洗净，荸荠（又名马蹄）去皮，上料同煮至鹌鹑烂熟即可。

【食法】常食。

【功效】补虚益精，为老人保健佳品。

【说明】《医学入门》谓："粟，即今之小米。"其俗称谷子，古代称之为禾。"锄禾日当午，汗滴禾下土"的"禾"，就是指粟米。《日用本草》说它能"和中益气"。《本草纲目》认为粟米"煮粥食益丹田，补虚损，开肠胃"。

△山药荔枝干粥

【用料】山药100克，荔枝干10枚，粳米80克。

【做法】上料洗净后加水煮成粥即可。

【食法】本方四季可用，常食。

【功效】生津、益血、开胃，是老年人的保健食品。

△麻油生姜

【用料】生姜300克，麻油200毫升。

【做法】生姜切片，浸没于麻油中。

【食法】早晚各食用1片麻油生姜，常食。

【功效】可防治老年斑。

△牛奶红茶

【用料】牛奶100克，红茶3克，食盐适量。

【做法】先将红茶熬成浓汁，再把牛奶煮沸，盛在碗内，随即加入食盐与红茶汁，搅匀即成。

【食法】空腹食用，每日1次。

【功效】益气，壮骨，润肤，健体。

△蜂蜜葵花籽饮

【用料】蜂蜜50克，葵花籽仁10克。

【做法】将葵花籽仁加少许水烧开后，调入蜂蜜即可。

【食法】吃葵花籽仁，饮汤，

【功效】安神，助睡，防老。

△鱼鳔虾米羊肉汤

【用料】鱼鳔30克，虾米30克，羊肉150克，调料适量。

【做法】羊肉洗净切成薄片，先将鱼鳔、虾米用调料煮熟，再入羊肉片煮熟即可。

【食法】连汤一起吃。常食。

【功效】补肾益气，对老人腰冷、尿频者有防治作用。

【说明】《本草新编》云：鱼鳔"补精益血"。

△红枣炖鸡蛋

【用料】红枣8枚，鸡蛋1个，蜂蜜适量。

【做法】上料加水炖熟即可。

【食法】每晨食用。

【功效】补虚抗老，增强体质。

△萝卜山楂粥

【用料】萝卜200克，山楂50克，粳米100克。

【做法】萝卜切碎后，加水与山楂、粳米同煮成粥即可。

【食法】常食。

【功效】补脾健胃防痴呆。

△天麻煨猪蹄

【用料】天麻20克，猪蹄1只，调料适量。

【做法】天麻装入稍大些的纱布袋内，与洗净的猪蹄、调料炖煨至肉熟烂即可。

【食法】吃肉饮汤。

【功效】增强体质，防治头晕。

△清蒸鲤蒜

【用料】鲤鱼1条（500克），大蒜头15克，调料适量。

【做法】鲤鱼洗净，蒜头去皮打碎，置于鲤鱼肚中，加调料，隔水蒸熟即可。

【食法】分多次食用。

【功效】温肾补脾，可防老人体虚怕冷。

△莲子银耳汤

【用料】莲子50克，水发银耳20克，白糖适量。

【做法】莲子先煮，待烂后，加水发银耳再煮一会儿，加白糖。

【食法】常食。

【功效】强心补虚，并可防治老年抑郁症。

【说明】“君爱莲有花，我爱莲有实。”莲实就是莲子，又叫莲米。爱花还是爱实？各有所好，不必强求。但莲子是滋补良品，特别是莲子芯，所含生物碱有显著的强心作用。

△花生红枣鸡蛋粥

【用料】花生米100克，红枣30克，糯米100克，鸡蛋2个，蜂蜜50克。

【做法】将花生洗过，加水浸泡30分钟后与红枣、糯米一同入锅加清水煮粥，待粥浓稠时加入蜂蜜、鸡蛋液拌匀，再煮数分钟即可。

【食法】常食。

【功效】可增强抵抗力和预防老年病。

【说明】花生有“长生果”“万寿果”之美誉。歌云：“花生本是素中荤，佛门弟子作家珍。和胃化痰兼补气，延年最宜老年人。”可见它的益寿功能已为大众所承认。红枣、鸡蛋、蜂蜜、糯米亦都有补益作用，常服效果更佳。

九、冬季保健药茶

五味冰糖茶

【用料】

五味子30克，冰糖适量。

【做法】五味子洗净，用开水略烫，立刻捞出，放在茶杯内，加入冰糖，用开水冲泡30分钟即可。

【食法】每日2次，当茶饮用。

【功效】养心安神，补肾涩精。适用于失眠、盗汗等症。五味子中含有挥发油、有机酸等化学成分，挥发油中的主要成分为五味子素，对大脑皮层的兴奋和抑制过程有影响，使之趋于平衡。因此，有安神作用。

【小验方】补气益肾方：母鸡1只，去毛，洗净内脏，将五味子、补骨脂各10克，白术20克，甘草5克，黄芪30克，放入鸡腹中，加适量调味品，蒸2小时，吃肉喝汤。

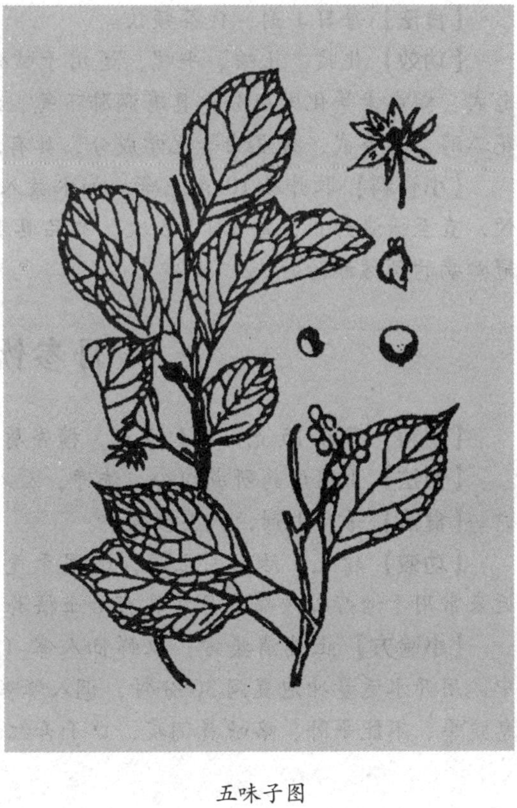

五味子图

益寿红参茶

【用料】红参5克，冰糖适量。

【制法】将红参洗净，用水使之变软，切成碎块，沸水冲泡30分钟。

【食法】每日1剂，代茶饮用。

【功效】大补元气，生津安神，延年益寿。红参是经人参蒸制而成，故使其药性更趋于平缓。

【注意事项】

内热较盛、口舌生疮者不宜服用，改用西洋参。泡后的参片可于当天嚼服。

【小常识】红参是将人参剪去须根和支根，洗刷干净，煮2~3小时，取出烘干或晒干而制成的。主根长约 5～20 厘米，直径约 0.7～2 厘米。表面棕红色，半透明，有大纵皱，环纹不明显。气香，味微苦。

健胃茶

【用料】徐长卿 5 克，北沙参 3 克，橘红 3 克，生甘草 2 克，红茶 2 克。

【做法】上述诸药研为粗末，洗净，放入沙锅，煎煮 15 分钟即可。

【食法】每日 1 剂，代茶频饮，连饮 3 个月为一疗程。

【功效】理气调中，和胃止痛。适用于胃痛日久或久食生冷寒凉而致脾胃损伤，中阳不运而致胃脘隐痛等症。徐长卿中含有牡丹酚等化学成分，具有镇痛、止咳、利水消肿等作用。

【小资料】橘红是芸香科植物橘或朱橘等多种橘类的果皮的外层红色部分。其具有消痰补气、宽中散结的作用。适用于治疗寒痰咳嗽、恶心、腹痛胀闷等症。

冬花茶

【用料】款冬花 3 克，紫菀 3 克，茶叶 6 克，冰糖适量。

【做法】上述各药洗净，放入茶壶内，加入开水，盖闷 15 分钟即可。

【食法】每日 1 剂，代茶频饮。

【功效】化痰、止咳、平喘，适用于咳嗽多痰、喘息气急等症。紫菀含有紫菀皂甙、槲皮素等化学成分，具有润肺下气、消痰、止咳的作用。款冬花中含有款冬花二醇、芸香甙、挥发油等化学成分，具有温肺、下气、化痰止咳的功效。

【小资料】取丹参 10 克洗净，加水放入沙锅中煮沸 30 分钟，放到茶缸中代茶饮，直至味淡为止，每日 1～2 次。本品具有活血祛淤、安神除烦之功效。适用于冠心病的预防和治疗。

丹参饮茶

【用料】丹参 15 克，砂仁 3 克，檀香屑 2 克，冰糖适量。

【做法】上述诸药研成粗粉，洗净，放入茶壶中，盖紧闷 15～20 分钟即可。

【食法】每日 1 剂，代茶频饮。

【功效】理气、活血、止痛，适用于气滞血淤所引起的心、胸、胃脘痛等症，近来常用于治疗心绞痛。丹参具有活血祛淤、安神宁心、排脓、止痛的作用。

【小验方】止喘消痰方：取鲜仙人掌（去皮刺）60 克，洗净切细，置保温杯中，用开水适量冲泡置闷 30 分钟，调入蜂蜜 20 克，顿饮或分 2 次服用，适用于喘息痰鸣、不能平卧、咯吐黄稠痰、口干舌红的支气管哮喘症，症状消失后即停用。

玉竹茶

【用料】玉竹9克，秦艽9克，当归9克，甘草3克，冰糖适量。

【做法】上述诸药，研成粗末，洗净，放入热水瓶中，加入半瓶热水，盖紧，闷10~20分钟后即可。

【食法】每日1剂，代茶频饮。

【功效】养阴润肺、祛风除湿、和血。适用于风湿性心脏病。玉竹中含有铃兰苦甙、铃兰甙等化学成分，具有养阴、润燥、除烦、止渴的作用。秦艽中含有秦艽碱、龙胆苦甙等化学成分，具有祛风除湿、和血舒筋的功能。

【小资料】取玉竹20克，麦门冬20克，沙参15克，生甘草10克，加水5杯煎煮，煮剩两杯水左右，分两次服用。适用于秋燥伤胃阴者。

银耳太子参茶

【用料】银耳15克，太子参25克，冰糖适量。

【做法】将银耳用温水发开，太子参洗净与银耳同煎至银耳熟烂，再加入冰糖熬成稠饮，即可。

【食法】1日1剂，每日分两次饮用。

【功效】益气养阴、安神。适用于病后体虚，时有气少、气短、心悸、心慌不安及神经衰弱等症。银耳可用于滋阴、润肺、养胃、生津。太子参具有补肺、健脾的作用。

【小验方】银耳人参汤：银耳50克，生晒参10克。将银耳洗净、泡发，与生晒参片加水炖汤，可治疗眩晕、食少、口渴、少气乏力等症。

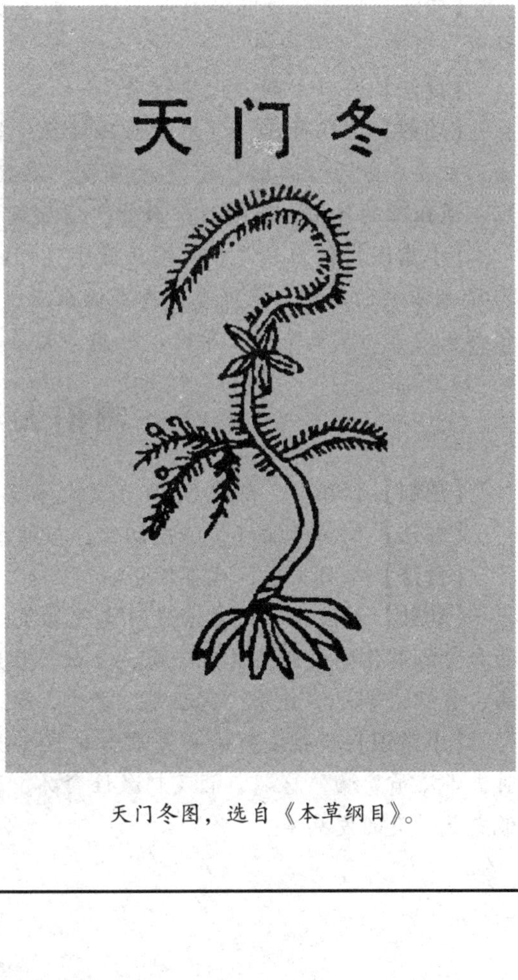

天门冬图，选自《本草纲目》。

人参固本茶

【用料】人参6克，天门冬12克，麦门冬12克，生地黄12克，熟地黄12克。

【做法】将人参打碎用保温杯加热水盖闷30分钟，其余四味药打碎，也放入保温瓶中，加入开水冲泡30分钟即可。

【食法】每日1剂，分两次代茶

饮，饮时将两个不同的药汁混匀服用，人参渣亦需频频嚼用。

【功效】益气养阴，扶正固本。适用于中老年人气阴两亏、津血不足引起的体瘦乏力或伴肺气肿而见咳喘；或者老年慢性支气管炎久咳不愈，动则气喘，精神不振，时有咽燥等症。

玉灵膏茶

【用料】龙眼肉30克，西洋参3克，冰糖适量。

【做法】上述诸药洗净，将西洋参打碎放入保温瓶中，用开水浸泡30分钟即可。

【食法】每日1剂，频频饮用，并不时食用龙眼肉和西洋参。

【功效】补血、益气、安神。适用于年老体弱、神疲乏力、心悸怔忡、食欲不振及病后体虚气弱、四肢乏力、头昏、面色萎黄等症。龙眼肉含有多种维生素，多种糖类等化学成分，具有益心脾、补气血、安神的功效。西洋参含有西洋参皂甙等化学成分。具有益肺阴、清虚火、生津止渴的作用。

双桂茶

【用料】桂枝、肉桂、炙甘草各15克。

【做法】将上述3味药放入沙锅，加适量水煎煮10分钟；或将各药洗净，放入杯中，用沸水冲泡饮用。

【食法】每日1剂，代茶饮用。

【功效】温阳升压，适用于血压偏低、畏寒肢冷、头晕乏力者。桂枝含有挥发油，主要成分为桂皮醛，有发汗解表、温经通脉作用。肉桂可用于暖脾胃、散风寒、通血脉的作用，能够扩张血管，增加冠状动脉及脑血流量，使血管阻力下降。

【小常识】低血压是指收缩压低于（12kPa）90毫米汞柱，舒张压低于（8kPa）60毫米汞柱的疾病。有许多人患有低血压，这些人平时应多食用有补气养血作用的食物或中草药，如牛肉、羊肉、桂圆、大枣、人参以及富含维生素的蔬菜和水果。

侧柏大枣茶

【用料】侧柏叶、陈皮各10克，大枣3枚，冰糖适量。

【做法】侧柏叶揉碎，陈皮切丝，与红枣一起入茶碗中，沸水冲泡10分钟。

【食法】每日1剂，代茶饮用。

【功效】祛痰镇咳，主治慢性支气管炎。侧柏叶中含有侧柏烯、侧柏酮等挥发油和黄酮类化学成分，具有凉血、止血、祛风湿、散肿毒的作用。陈皮中含有挥发油、黄酮甙等化学成分，有理气、调中、燥湿、化痰的功效。

【小常识】慢性支气管炎是北方地区常见病、多发病，患者应多饮水，发病重时进半流质食物，忌烟、酒及刺激性食品，适当增加营养，积极锻炼身体，可以降低支气管炎的发病率。

十、冬季养生野菜

“北国风光，千里冰封，万里雪飘。望长城内外，惟余莽莽。大河上下，顿失滔滔。”这是一代伟人毛泽东对冬天雪景的描绘。在如此的冰天雪地里是难以采到绿色野菜的。但请看，那苍松翠柏仍在雪中挺立；朵朵梅花斗雪而开。何况在南国热土仍是绿色的海洋，西南地区依然是翠绿之乡。不信，请读苏东坡《冬景》诗章：“荷尽已无擎雨盖，菊残犹有傲霜枝。一年好景君须记，最是橙黄橘绿时。”

所以，在寒冷的冬天仍然可以采到野菜，特别是在南方。这里选介几种。

天荞麦，可抗癌

天荞麦为蓼科植物天荞麦的根。又名金荞麦、野南荞、野荞麦、花麦、铁花麦、金锁银开、野荞子、蓝荞头、开金锁、苦荞麦根。

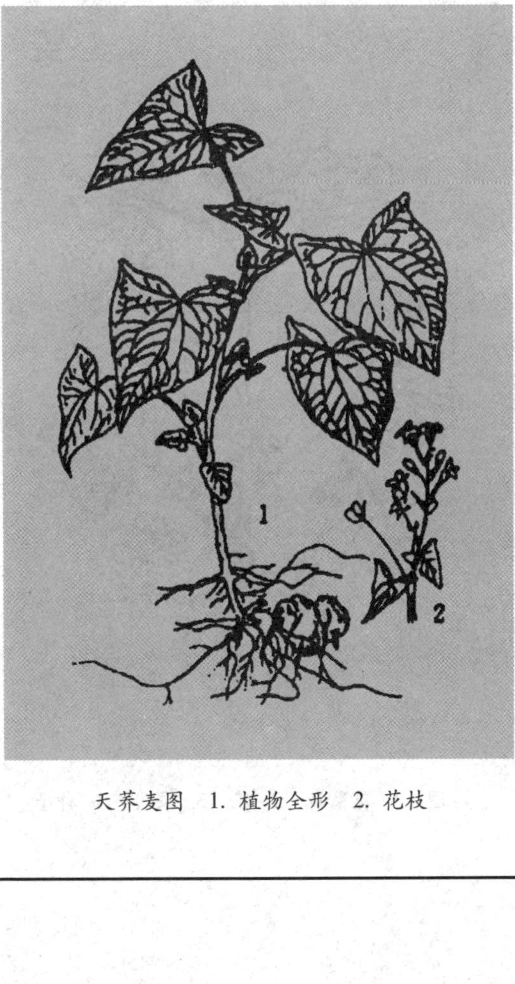

天荞麦图　1. 植物全形　2. 花枝

多年生草本，高 50～150 厘米，全株微被白色柔毛。主根粗大，呈节状，红褐色。茎多分枝，淡绿略带红色。单叶互生，叶片三角形。托鞘抱茎。聚伞花序，顶生或腋生，花梗长 4～8 厘米，具白色短柔毛。瘦果呈卵状三角形。果期 10～11 月。

生于山区草坡、林边、土质疏松的阴湿处，分布在我国东部、中部和西南。

冬采挖根，根含蛋白质、糖、纤维素和多种微量元素。将鲜根洗净切片煮食当菜，有一定营养作用。更多的是用根炖肉，对冬天易长疮毒或咽喉易发炎的人，吃了有防治效果。

性味酸苦寒，有清热解毒的功效。民间主要用来治咽喉肿痛、关节肿胀疼痛、小儿流口水、颈淋巴结核。新近发现有抗癌作用。

治咽喉肿痛（扁桃体炎、急性咽喉炎）：用根磨醋，含漱。

治关节红肿胀痛：用全草（含根）60～90克，水煎服。

治小儿流涎（口水）：鲜根30克，煎水服。此乃脾胃虚火所致，天荞麦可清此火。

治颈淋巴结核（瘰疬）：鲜根（或干品）100克（干者30克），炖杀口肉，常服。

治鼻咽癌：鲜天荞麦全株50克，水煎服。近来一些医生广泛用以治疗各种癌症，均可收到一定疗效。

成都市有一著名癌症专家，对凡来治疗癌症者，无论患的什么癌，处方上都要写“金锁银开”。患者跑遍全城药店，不知为何物？只有在他所在的医院药房才能购到。其他医生多方打听，向他当面求教，始终秘而不宣。处方上其他药均为常用药，唯“金锁银开”鲜为人知。就临床疗效而言，这位专家的药方的确胜一般医生一筹。可见“金锁银开”在抗癌方面起了重要作用。

冬寒菜煮汤，清香滑爽

为锦葵科植物冬葵的嫩茎、叶。又名冬葵、葵、葵菜、冬葵菜、滑菜、滑滑菜、冬寒菜、冬苋菜。

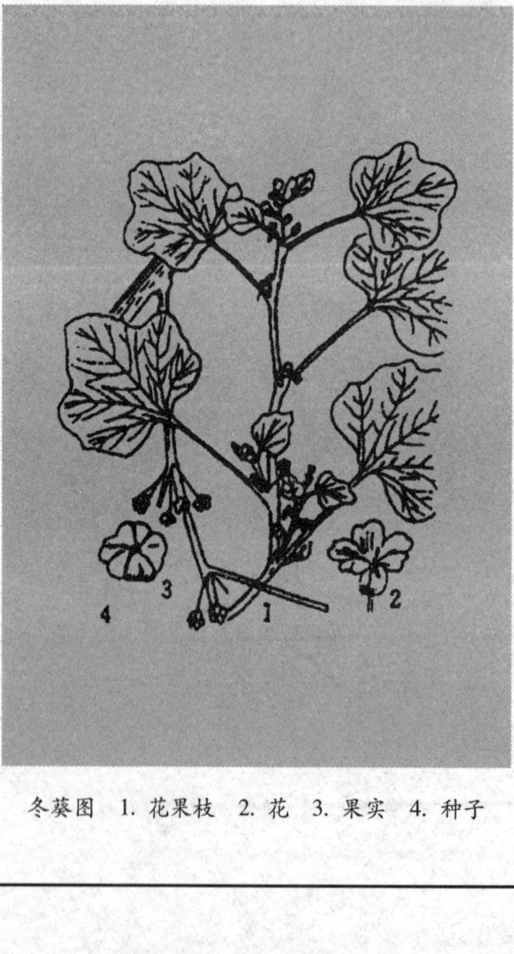

冬葵图　1. 花果枝　2. 花　3. 果实　4. 种子

一年生草本，高30～90厘米。茎直立，叶互生，掌状叶，浅裂，近圆形。边缘钝锯齿，有长柄。花小，丛生于叶腋，淡红色。

生于地边、溪旁、村舍房前屋后，亦有家种。分布全国各地。

冬采嫩茎叶做菜，每百克含蛋白质3.9克、脂肪0.4克、纤维素2.2克、糖2.7克、胡萝卜素6.95毫克、维生素B_1 0.15毫克、维生素B_2 0.05毫克、尼克酸0.6毫克、维生素C 20毫克、钾280毫克、钙82毫克、镁30毫克、铁2.4毫克、锰2.5毫克、锌1.37毫克、铜0.13毫克、磷56毫克、硒2.41微克。

冬寒菜煮汤吃，四川爱煮稀饭（粥）吃，清香滑爽，补充人体所需的上述各种营养成分。

性味甘、寒，食之清内热，利肝胆，明目；还可做肺火咳嗽、肺结核咳嗽的辅助食疗。

老人便秘：冬寒菜叶与猪血同煮食，排便爽快。

观音苋，治溃疡

观音苋为菊科植物观音苋的嫩茎叶。又名木耳菜、血皮菜、红番苋、红苋菜、当归菜、红玉菜。

多年生直立草本。全株光滑。叶互生，椭圆状披针形，长6~9厘米，宽1.5~3厘米，厚而柔软，边缘锯齿。叶面绿色，叶背紫色，叶柄短，紫红色。头状花序，顶生或腋生，花柄细长，分枝。花管状，黄色。花期夏季。

生于旷野湿地。分布在四川、云南、台湾、福建、江西、广东等地。

冬春采嫩茎叶做菜，含蛋白质2.8克、脂肪0.4克、糖4.1克、纤维素1.8克、胡萝卜素1.49毫克、维生素B_1 0.03毫克、维生素B_2 1.0毫克、尼克酸0.6毫克、维生素C 30毫克、维生素E 1.54毫克、钾340毫克、钙42.3毫克、镁38毫克、铁2.9毫克、锰0.35毫克、锌0.70毫克、铜0.07毫克、磷63毫克、硒0.09微克。

煮食或素炒吃。

性味甘辛、平。有活血止血、解毒消肿的功效。主要用于治痛经、血崩、咳血、溃疡久不收口。

治痛经和淤血引起的血崩（子宫出血）：鲜观音苋100~200克，用酒炒3~7遍后，泡开水，饭前服。

治咳血：鲜观音苋100~200克，水煎服。

治溃疡久不收口：干观音苋叶研细末，撒在溃疡面上。

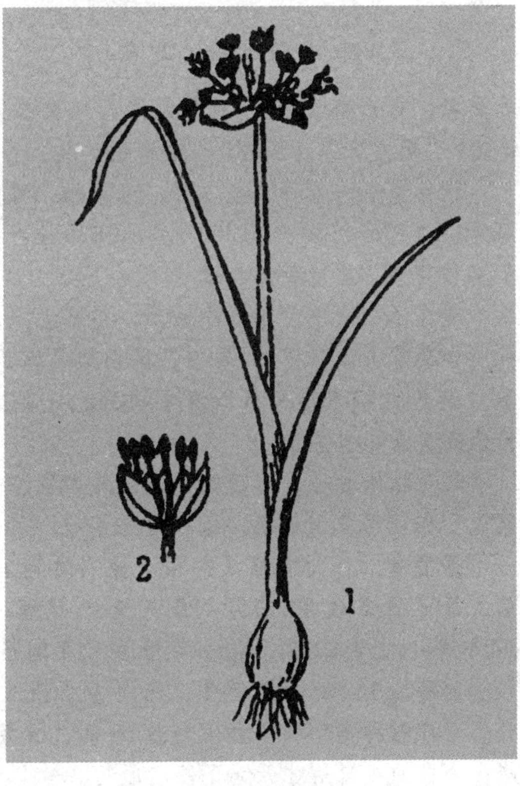

观音苋图　1. 花枝　2. 花

香芹碧涧羹

旱芹为伞形科植物旱芹的嫩茎叶。又名香芹、药芹、蓝鸭儿芹、野芹。

一年或两年生草本。有香气。茎圆柱形，高达70~100厘米。上部分枝有纵棱及节。单数羽状复叶，

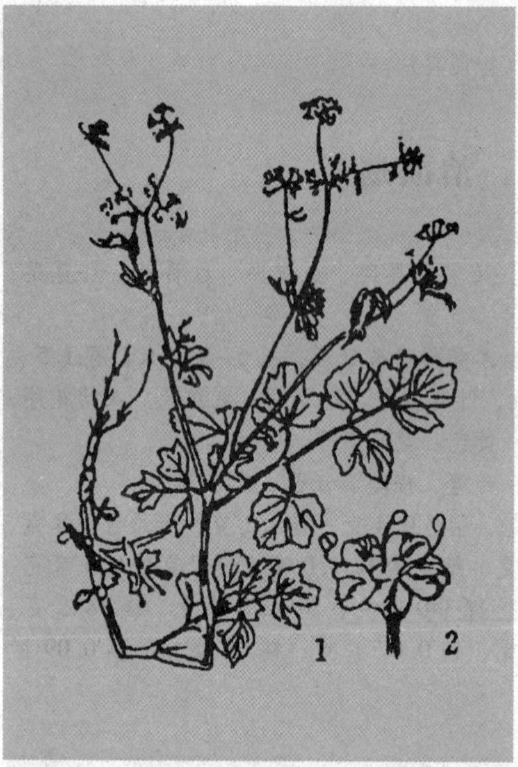

旱芹图 1. 植物全形 2. 花

边缘有粗齿。复伞形花序，侧生或顶生，花小，白色。花期4月。

生长在旱地，全国都有分布，也有栽培。

冬春采嫩茎叶做菜，每百克含蛋白质0.8克、脂肪1.4克、糖2.5克、纤维素1.4克、胡萝卜素0.06毫克、维生素B_1 0.01毫克、维生素B_2 0.08毫克、尼克酸0.4毫克、维生素C 12毫克、维生素E 2.22毫克、钾154毫克、钙48毫克、镁10毫克、铁0.8毫克、锰0.17毫克、锌0.46毫克、铜0.09毫克、磷103毫克。

早在周代（约公元前11世纪—公元前771年）人们就采芹做菜。有诗为证。《诗》云："觱（bi）沸槛泉，言采其芹。"意思是吹奏的音乐声沸沸扬扬，是想打动在槛泉采芹的姑娘。《吕氏春秋》也说："菜之美者，有云梦之芹。"唐朝大诗人杜甫很爱吃芹菜，或煮饭吃，或做羹饮，曾写诗道："饭煮青泥坊底芹""鲜鲫银丝脍，香芹碧涧羹"。

旱芹吃法与家种芹菜一样，可素炒，可炒牛肉、猪肉，可凉拌吃，或做芹菜豆腐汤，亦可用之做包子、饺子。也可学杜甫的吃法煮粥或与鱼肉做羹。旱芹香味浓于家种芹菜，更能刺激食欲。

现在不少人吃芹菜只吃嫩茎，将叶去掉，十分可惜。叶的营养成分超过茎，如叶所含葫萝卜素是茎的88倍，蛋白质是茎的11倍，维生素B_1是茎的17倍，维生素C是茎的13倍。叶所含芳香成分也比茎高。所以，芹菜宜茎叶都吃，不但营养价值高，香味也更浓。

旱芹性味甘凉，有清热平肝，降血压、降血脂的功效。还能清热利湿，可治乳糜尿。作药用多用鲜根，也可用鲜茎叶。

据报道，有人用鲜旱芹根（家种亦可）10个，洗净捣烂，加大枣10枚，水煎，每日分2次服，15~20天为一疗程。治疗高血压、冠心病、胆固醇超过200mg%以上者21例，治一疗程后，14例胆固醇降8~75mg%。

治高血压：鲜旱芹茎叶，洗净后绞汁，加入等量蜂蜜，日服3次，每次40毫升。治疗各种类型的高血压患者16例，有效14例。一般服一日后，血压即开始下降；个别服4日后才开始下降。服后头晕等自觉症状减轻，睡眠良好，尿量增多。

治乳糜尿（尿呈乳白色，多因丝虫病引起胸导管乳糜池及其所联系的淋巴系统发生病变）：取青茎旱芹（较白茎短小，近根茎部呈青绿色）下半部之茎10厘米及全根，每次10根，加水500毫升，文火煎，浓缩至200毫升，每天2次，早晚空腹服。治疗6例，服药3~7天乳糜尿完全消失或显著好转。

治小儿百日咳：鲜旱芹根30克、甘草15克，煎水，冲鸡蛋服；或鲜茎叶绞汁调蜂蜜服，并治反胃呕吐。

龙须菜，消肿快

鲇鱼须为百合科植物华东菝葜的嫩叶和块根。又名龙须菜、金刚刺、倒钓刺、鲢鱼须、金刚藤。

多年生攀援状藤本，长达2米余，根茎粗短，根细长，略微弯曲，外皮灰褐色，坚韧，疏生少数细刺。茎略呈方形，具条纹，绿色，刺平展，刺尖略弯曲故称“倒钩刺”。叶互生，托叶及叶柄基部合生，上端分离成卷须，故名“龙须菜”。叶长3~8厘米，宽2~6厘米，椭圆形至三角卵圆形，先端渐尖，叶缘略成波状。伞形花序，腋生，花黄绿色。浆果圆球形。花期6~8月。

生于山地杂木林中。分布在辽宁、河北、河南、山东、山西、陕西、甘肃等北方各地。

山蒜煮汤，味美健康

山蒜为百合科植物山蒜的茎叶和鳞茎。又名泽蒜、小蒜、小根蒜、野蒜。

多年生草本。鳞茎广卵形，白色，如枣大。叶根生，细长，管状，色绿，长30厘米左右。花茎于叶间抽出，长30~60厘米。茎顶有多数紫黑色珠芽，伞形花序，顶生，花小白色。

生于山野、山泽石间。全国各地均有分布。

冬春采茎叶做菜，亦可采全株。每百克茎叶（含鳞茎）含蛋白质3.4克、脂肪0.4克、碳水化合物26克、纤维素0.9克、钙100毫克、磷53毫克、铁4.5毫克、胡萝卜素0.09

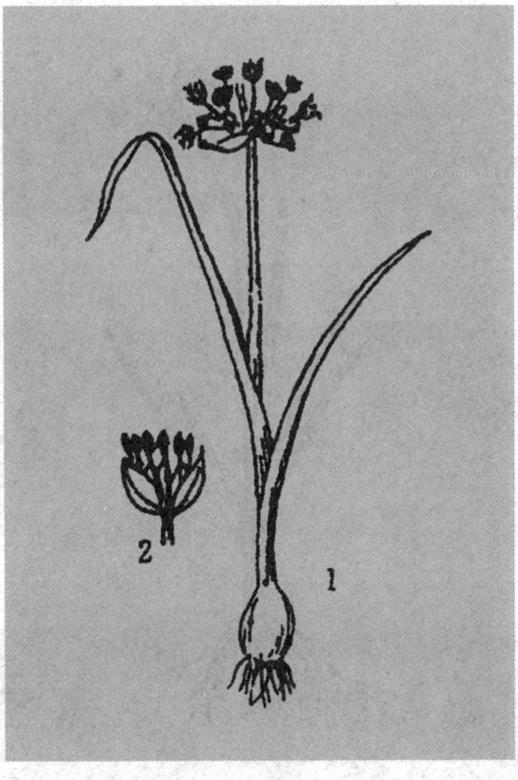

山蒜图　1. 植物全形　2. 花

毫克、维生素 B_1 0.08 毫克、维生素 B_2 0.14 毫克、尼克酸 1.0 毫克、维生素 C 36 毫克。

可做成凉拌菜、煮汤、炒肉、煮鱼吃，更可生吃蘸酱，其味清香鲜美。

性味辛温，有健胃助消化、增进食欲的功效。

李时珍在《本草纲目》中指出，山蒜辛温无毒，治积块及妇人血瘕，指妇女子宫和盆腔的肿瘤。据说家蒜有治胃癌的作用。野蒜亦应有此功效。

韭，肾之菜也

山韭为百合科植物山韭的茎叶或全草。又名藿。

多年生草本。鳞茎，叶数片丛生，形似家种韭菜。花轴高 30 厘米左右。伞形花序，顶生。花期秋季。

生高山地。

云南山地长有一种山韭菜与山韭相似，但长于散淤止痛。

秋冬采全株做菜或嫩叶（夏初春末采）做菜。每百克嫩叶含蛋白质 3.7 克、脂肪 0.9 克、糖 3.0 克、纤维素 4.1 克、钙 129 毫克、磷 47 毫克、铁 5.4 毫克、胡萝卜素 1.41 毫克、维生素 B_1 0.03 毫克、维生素 B_2 0.11 毫克、尼克酸 0.7 毫克、维生素 C 21 毫克。

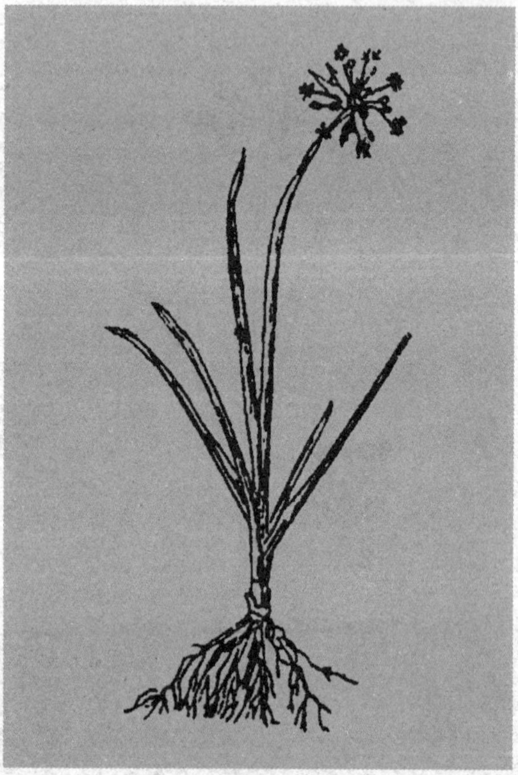
山韭菜

可煮汤、当家种韭菜做饺子馅、炒蛋、炒肉、素炒均宜。

山韭做菜吃，具有悠久的历史。西汉韩婴《韩诗外传》引《诗经》云："六月食郁及藿"。藿，即山韭。李时珍说："藿，肾之菜也。肾病宜食之。"

元代养生家邹铉在《寿亲养老新书》上介绍了专治老人脾胃气弱，饮食不下，羸瘦乏力的藿菜羹：山韭 200 克、鲫鱼肉 250 克，煮做羹，调少量面粉，下调味品即可食用。空心吃之，常三五日吃一次，极补益老人。

唐代著名百岁中医孙思邈用山韭治老人尿多，有补肾的功效。老人尿多特别是夜尿多是肾虚的表现。

肾虚宜山韭全株煮猪肾吃，其

效显著。

还有一种山韭名曰“诸葛韭”，其叶更长，为孔明所爱吃，并将山韭引种菜地，故称“诸葛韭”。

金银花藤，清热有功

忍冬藤为忍冬科植物忍冬的嫩茎叶。又名银花秧、金银花藤、千金藤、忍寒草、左旋藤。

多年生常绿缠绕灌木。茎中空，幼枝密生短柔毛。叶对生，叶片卵圆形或长卵形，全缘，两面被柔毛。终年常绿。花成对腋生，合瓣花冠，左右对称，长达5厘米，唇形。花初开时白色如银，故名“银花”，2~3日后变成金黄色，所以又称“金银花”。花期5~7月。生于山野中，亦有栽培。分布四川等全国各地。

冬春采嫩茎叶做菜，每百克含胡萝卜素4.10毫克、维生素C 73毫克。

素炒、炒肉、煮肉汤、凉拌均宜。根据需要与爱好选择吃法。若需维生素C，则不宜久炒、久煮，因为维生素C属于热敏性维生素，过热就会被损耗。

若老年人胡萝卜素缺乏，欲补充胡萝卜素，就宜忍冬叶煮肉汤。

如果喜爱烹调，或友朋自远方来，可做成忍冬翡翠羹：

采鲜嫩忍冬叶（其他绿叶野菜亦可）250克，洗净，捣成菜泥。与猪油30克、料酒2克、白糖2克及适量味精与盐调匀下锅略炒；加鸡汤50克边烧边搅；再下少许淀粉，使之成为稠羹，倒入盘的一边。

另做鸡粥：两个蛋的蛋清磕入碗中，加鸡茸50克、料酒2克、白糖2克、猪油60克、淀粉少许，用筷子搅打，下锅后续加鸡汤50毫升来回划开，使之成鸡粥。待浓凝后倒入盘的另一侧。

这样绿白对映，形似翡翠，富含胡萝卜素、蛋白质的忍冬翡翠羹，就可上桌待客了。

忍冬叶性味甘寒，可作药用，有疏风清热、解毒的功效。

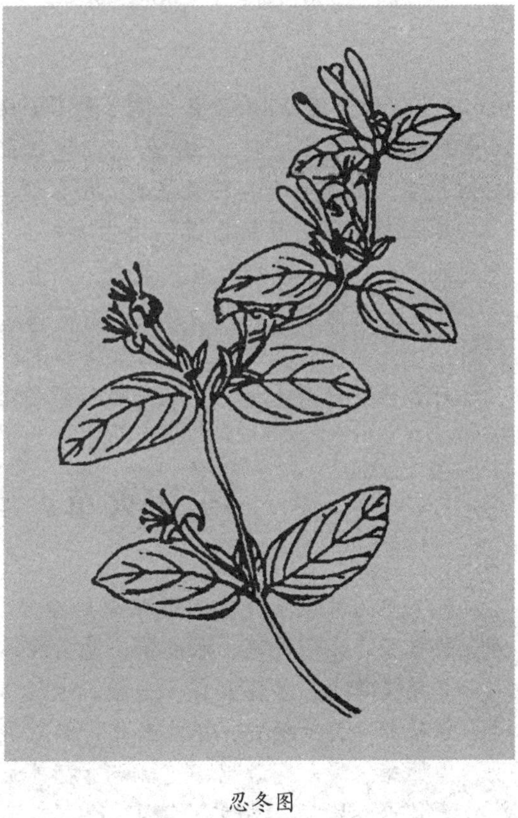

忍冬图

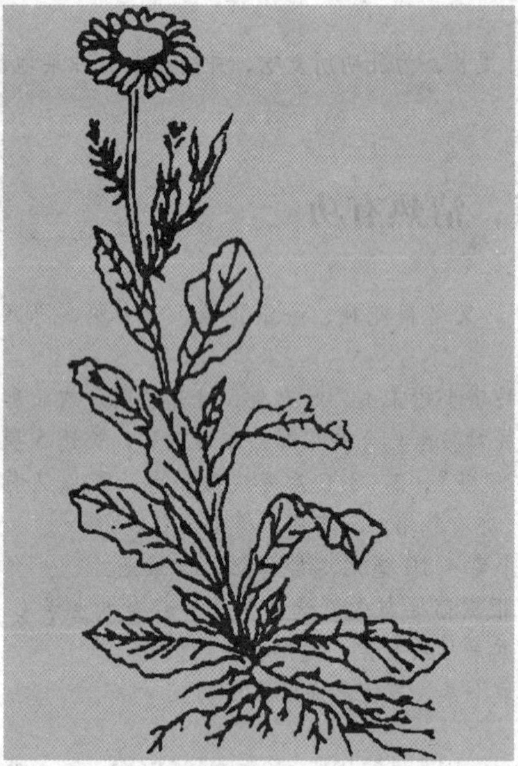

茼蒿图

茼蒿白菜，养血滋阴快

茼蒿为菊科植物茼蒿的嫩茎叶。又名同蒿、蓬蒿、同蒿菜、菊花菜、蒿菜、蓬蒿菜。

一年生草本，高可达1米。茎直立，光滑，柔润软，富肉质。叶互生，椭圆形，倒卵状披针形或倒卵状椭圆形，边缘不规则齿裂。头状花序，单生于枝端，花黄色或黄白色。花期春季。

生于田边、路旁，大部分地区有栽培。

冬、春、夏都可采嫩茎叶做菜。每百克鲜叶含蛋白质1.9克、脂肪0.3克、糖2.7克、纤维素1.2克、胡萝卜素1.51毫克、维生素B_1 0.04毫克、维生素B_2 0.09毫克、尼克酸0.6毫克、维生素C 18毫克、维生素E 1.92毫克、钾220毫克、钙73毫克、镁29毫克、铁2.5毫克、锰0.28毫克、锌0.35毫克、铜0.06毫克、磷36毫克、硒0.60微克。尤其富含各种氨基酸，所以做菜吃，味特鲜美。

日本老人喜吃茼蒿白菜：用白菜叶一匹、茼蒿10支、油菜3颗、菠菜3颗，分别入沸水烫一下后捞之盛入盘中，加上酱油、醋、调味油等调料拌和即可食用。

此菜有养血滋阴泻火的功效，对高血压、慢性肝炎、慢性胃炎，有促进康复的作用。

对火体人（易上火、口咽干燥、易长疖疮）常吃此菜可防止上火。

东阳火草，安眠效果好

酢浆草为酢浆草科植物酢浆草的全草。又名酸酸草，醋母草、酸斑苋、酸得溜、酸批子、东阳火草、水晶花、蒲瓜酸、酸溜溜。

多年生草本，茎匍匐，多分枝，长达50厘米，茎被疏长毛，节节生根。叶互生，掌状复叶，叶柄长，小叶三片，倒心脏形，叶片正中叶脉明显，似将小叶分成两瓣，四季常绿。花腋生，花柄与叶柄等长，花瓣5，黄色。花期较长，从夏到秋。

生荒地、路旁、沟边、庭园。全国各地均有分布。

四季均可采，以秋冬季茎叶最营养，每百克含蛋白质 3.1 克、脂肪 0.5 克、糖 5 克、钙 7 毫克、磷 125 毫克、铁 5.6 毫克、胡萝卜素 5.24 毫克、维生素 B_1 0.25 毫克、维生素 B_2 0.31 毫克、维生素 C 127 毫克。

在食用茎叶的菜中，磷和维生素 C 的含量是最高水平中的佼佼者。所以，凉拌吃、煮汤吃有很好的补脑作用。学龄儿童常吃酢浆草茎叶煮鱼，因其补脑益智，定会提高学习成绩。

性味酸寒无毒，有清热凉血，消肿解毒的功效。可以治疗各种出血、水泻、痢疾、疮肿等病，可内服，可外用。据报道，疗效突出的是治失眠和肝炎。

治失眠：取酢浆草 5 000 克、松针（云南松之嫩叶最好）1 000 克，加水 8 000 毫升，煎 1 小时，取滤液；另大枣 500 克捣碎，加水 200 毫升，煎 1 小时，过滤，取滤液。将两液混合，加适量糖及防腐剂（有冰箱者，置冰箱中可不加防腐剂），每次服 15 ~20 毫升，每日 3 次，治疗神经衰弱者 5 000 余例，据称有一定的镇静、安眠效果。

酢浆草叶昼开夜合，古人用“取类比象”的研究方法，观察到他的安眠作用。若与睡菜、五味子酒合用，疗效可能会更佳。

治肝炎：酢浆草 50 克，瘦猪肉 50 克，炖服。每日 1 剂，连服一周。有人用此法治疗 20 例传染性肝炎，均收到一定疗效。

因酢浆草营养丰富，各种慢性病的调养都可用酢浆草煮肉、煮汤、炒菜吃，可促进慢性病患者康复。

素食上品，花选冬笋

冬笋为禾本科植物毛竹幼苗，又名茅竹笋、楠竹笋。

多年生常绿乔木或灌木。秆高大，圆筒状。秆上部每节二分枝。叶披针形，叶鞘上部略有细毛。笋被壳包，有毛。

生长在四川、浙江、湖南等南方，以四川合江、长宁所产的楠竹、楠竹笋最有名。现在以长宁为中心形成了万顷竹海，成为旅游胜地。

竹的品种极多，有楠竹、慈竹、淡竹、荆竹、石竹、斑竹，等等，其破土而出的苗都称之为竹笋。宋代高僧赞宁写了一本竹笋专著《竹谱》就达 84 种之多。

凡竹笋都能吃，有冬笋、春笋和夏笋，其中以楠竹即冬笋最有名，称为“素食第一品”。

冬笋是毛竹幼苗在冬天破土而出，所谓“穿破头上千斤石，扬眉吐气直指天”，可见冬笋一出世就气概不凡。难怪历代喜食竹笋、画竹笋的文人雅士极多。清代著名画家吴昌硕就画了一幅《竹笋图》，并在上面题诗道：“客中虽有八珍尝，哪及山家野笋香。”

冬笋营养丰富，每百克鲜笋含蛋白质 2.2 克、脂肪 0.2 克、糖 2.5 克、纤维素 1.3 克、维生素 B_1 0.04 毫克、维生素 B_2 0.05 毫克、尼克酸 0.3 毫克、维生素 C

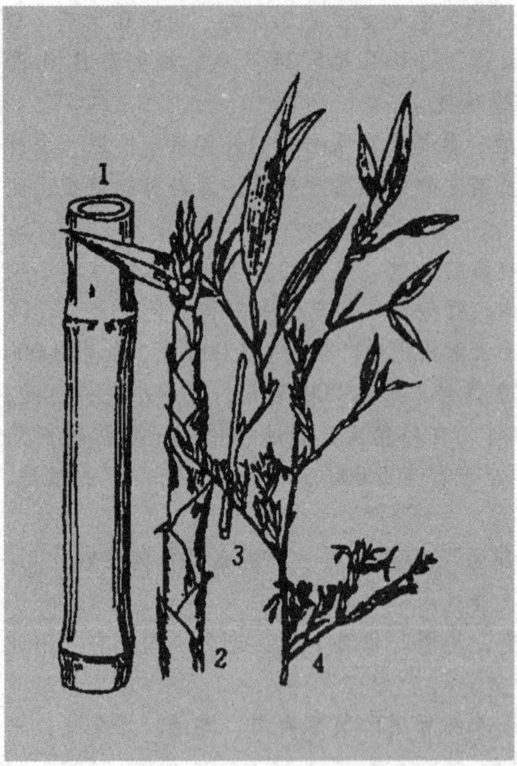

淡竹图 1. 秆的一段 2. 笋 3. 叶枝 4. 花枝

9.0毫克、维生素E 0.15毫克、钾318毫克、钙16毫克、镁8毫克、铁0.9毫克、锰0.35毫克、锌0.47毫克、铜0.07毫克、硒0.38微克。

冬笋肉质鲜嫩，洁白如玉，清香纯正，味美爽口。若冬笋切片与肉同煮，人们常舍肉吃笋。唐代诗人白居易，吃了笋就不想吃肉。如他在《食笋》诗中云："置之炊甑中，与饭同时熟。紫择坼故锦，素肌擘新玉。每日遂加餐，经过不思肉。久为京洛客，此味常不足。且食勿踟蹰，南风吹作竹。"宋代诗人杨万里更愿顿顿吃笋不吃肉。他在《煮笋》诗中写道："岭南市里笋如酥，笋味清绝酥不如。带雨斫来和箨煮，中含蔗浆新甘露。可斫可脍最可羹，绕齿簌簌冰雪声，不需咒笋莫成竹，顿顿食笋莫食肉。"苏东坡更爱吃竹笋，见到笋就馋，眼睛都亮了。他的老友知道他爱吃笋，特地从南方给他寄来，他即欣然赋诗道："故人知我意，千里寄竹萠（笋），骈头玉婴儿，一一脱锦绷（笋壳）。庖人应未识，族人眼先明。"

冬笋可做成各种各样的菜肴，如凉拌冬笋、油闷冬笋、兰花冬笋、冬笋肉丝、冬笋鲤鱼、雪菜冬笋，等等。

冬笋性味甘寒，有利九窍，通血脉，化痰利水，清热解酒等功效。

治久痢久泻（慢性痢疾、慢性肠炎）：冬笋煮粥常吃。

治发热头痛，小儿痰热惊痫：鲜冬笋切丝，清油爆炒，加盐少许，当菜吃之。

治热痰咳喘：鲜冬笋煮熟切片，用麻油、姜、醋、酱油拌食。

治肾炎水肿、蛋白尿：冬笋50克加三白草水煎服。

治肥胖大便难：冬笋煮食可去脂肪，通大便，从而起到减肥作用。

治醉酒：冬笋煮汤饮之即可醒酒。

但竹笋（含冬笋）含难溶性草酸钙较多，因此，尿路结石患者不宜多吃。

山萝卜煮汤，保您健康

山萝卜为伞形科植物明党参的嫩叶。又名明沙参、明参、金鸡爪、山花、土人参、红党乡、粉沙参。

多年生草本，高50~100厘米。根粗壮似人参或小红萝卜。茎直立，中空。根生叶，长柄，叶片广卵形，长6~15厘米，呈三出式二至三回羽状分裂。花序顶生，成熟阔圆锥状复伞形花序，花茎从根的一侧抽出，离叶丛较远。花白色。花期4~5月。

生于山野稀疏灌木林下土壤肥厚的地方。分布在四川、重庆、江苏、浙江、安徽、湖北、江西等地。

冬春采嫩叶做菜，每百克含蛋白质0.8克、脂肪1.6克、糖16克、纤维素5.4克、钙585毫克、磷180毫克、胡萝卜素5.87毫克、尼克酸2.7毫克、维生素C 104毫克。

可做凉拌菜、素炒、与肉煮汤等各种家常菜肴。

春可采挖根，晒干，炖肉吃，有润肺化痰的功效。无病者食之，有养阴补肺的作用。

还有一种沙参为桔梗科植物沙参，又名“白参”。其嫩叶的营养成分与山萝卜嫩叶相同；其根的滋补和药用也相同。

这两种沙参虽然根与人参相似，但由于不同科，人参属五加科植物，因而作用也不同。两种沙参都无人参的补气作用。

疏风散寒，野藿香发汗

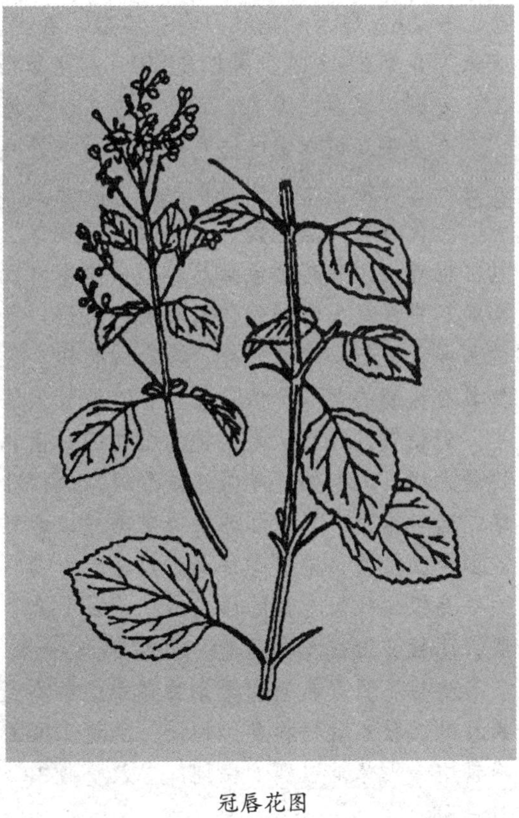

冠唇花图

冠唇花为唇形科植物冠唇花的嫩叶。又名野藿香、牙皮弯（傣名）。

草本，高1~1.5米。全株有香气。茎四方形，被短柔毛。叶对生，阔卵形，边缘有粗锯齿，两面被柔毛。聚伞花序，腋生或顶生。花二唇形，上唇紫色，下唇黄色。花期10~12月。

生于林荫处。分布广东、云南、贵州等地。

夏秋冬均可采嫩叶做菜，每百克含蛋白质8.6克、脂肪1.7克、糖10克、纤维素3.8克、钙580毫克、磷104毫克、铁28.5毫克、胡萝卜素6.38毫克、维生素B_1 0.10毫克、维生素B_2 0.38毫克、尼克酸1.2毫克、维生素C 23毫克。

可素炒、凉拌、煮汤，其味清香，食之爽口。亦可将鲜叶切细，在肉汤煮起锅后下于碗中，专取其芳香味。

野藿香黄鳝：将鲜叶切细，放入煮好起锅的黄鳝菜肴中，以减少腥气，增加香气。

野藿香炒嫩胡豆：鲜野藿香叶切碎，待嫩胡豆炒好后放入拌匀，增加香味，且防止吃豆腹胀。

野藿香性味辛温，有疏风散寒，治风寒感冒的功效。野藿香煎水，趁热饮，汗出即愈。

野藿香姜糖水：野藿香鲜叶15克、生姜5克、红糖适量，水煎后取汁加红糖调服，治冬天感冒。

乌饭树果，抗老驻颜

乌饭树为杜鹃花科植物乌饭树。又名牛筋、黑饭草、乌饭草、南烛子、乌米饭树。

常绿灌木，高1~3米。多分枝，枝条细，灰褐色带红色。叶互生，卵状椭圆形，长3~6厘米，宽1~3厘米，叶绿稀疏锯齿，革质，有光泽。总状花序，腋生，长2~5厘米。花冠白色，壶状。浆果球形，红色，成熟时紫黑色，直径约5毫米。花期6~7月，果期8~9月。生于山坡、路旁或灌木丛中。分布在江苏、浙江、安徽、江西、湖北、湖南、广东、台湾等地。

春夏采乌饭树嫩叶与稻米同煮，煮出的饭色黑亮而清香，称为“乌饭”。古时江淮一带习俗，于清明节前一日（一说前二日）过“寒食节”。

古代著名的黑色食品，当数“青精饭”。早在唐代就已盛行，而上世纪90年代初，世界上才兴起黑色食品热。中医有“黑色入肾”的理论，即黑色食物有补肾的功效。中医认为肾是人体最重要的脏器，是先天之本，性命之根。肾决定人体体质的强弱，生长发育的好坏，寿命的长短。现代科学证明，黑色食品中的黑色素，不仅具有极高的营养价值，而且具有调节人体功能的作用。

青精饭，过去认为是神仙服食的。南北朝著名道家医家陶弘景（456~536年）说是太极真人吃的。其做法是取鲜乌饭树叶捣碎，榨取汁，放入粳米，九浸九蒸九晒，米粒紧小，黑亮如珠。再重蒸过，即可食。李时珍说此饭乃仙家服食之法，有益颜色，补髓，坚筋骨祛老之效。

乌饭树叶含丰富的氨基酸、胡萝卜素和维生素C，古人认为它有益精气，强筋骨，明目，治白发抗衰老的功效。

治目不明（夜盲、早期白内障、视神经萎缩引起的视物不清）：春夏取乌饭树嫩枝叶，秋冬取根和皮，细挫，用量2 500克，水5斗，慢火煎取2斗，去渣。在净锅中慢火熬至浓稠如糨糊，盛入瓷瓶中。每服以温酒调下一茶匙（约10毫升），日三服。

治白发、早衰（头发早白，面色早衰）：春采乌饭树嫩叶10千克，用蒸笼在饭锅蒸之，蒸熟后晒干为细末，以蜂蜜为丸，有使白发转黑，面色变红润的“美容”作用。但需长期服用，浅尝辄止，就无效可言。

初冬摘取乌饭树果，晒干。干燥果实含糖20%，维生素C 7.02%。其性味甘酸、平，无毒。强精补肾，抗老驻颜，明目乌发之功胜过根、叶。

《本草新编》介绍了以乌饭树果为主药的抗老驻颜方：乌饭树果1 000克、白果200克、山药500克、茯苓200克、芡实250克，同捣为饼，火焙干为末。再加入枸杞子500克、熟地500克、山茱萸500克、桑叶（嫩叶炒）500克、黑芝麻500克，共为末，蜜丸，每丸重10克。每日早起，老酒送服一丸。长期服用，就能起到强精补肾、壮筋骨、明目乌发、抗老驻颜的作用。

治湿疹，煎松针

松针是松科植物油松（又名短叶松、红皮松）或马尾松（又名青松、铁甲松）或云南松（又名飞松）的嫩叶。

均为常绿乔木。油松生长于山坡，分布在北方；马尾松长于山地，分布在东南方及四川、云南、贵州、陕西等地；云南松长于山地，分布在云南、四川、贵州、重庆、广西等地。

孔子曰：“岁寒然后知松柏”，松树不怕严寒风霜，不怕雪压冰冻，它始终是枝繁叶茂，翠绿长青。寒冬腊月（农历十二月）可采松针为菜。松针含挥发油，其气芳香。还含糖类、胡萝卜素和维生素C、氨基酸。

日本老人最爱吃松针，采鲜松针口中嚼服，或用松针泡开水当茶饮，或将松针阴干，研粉加入食品中，或鲜松针制成饮料，或制成松针酒。他们还成立了吃松针的协会，经常在会上交流吃松针的经验和体会。

松子仁（松树果实的种子）也可吃，含蛋白质15.3%、脂肪63%、糖类13%。其脂肪是不饱和脂肪酸，有防止动脉硬化、软化血管的作用。

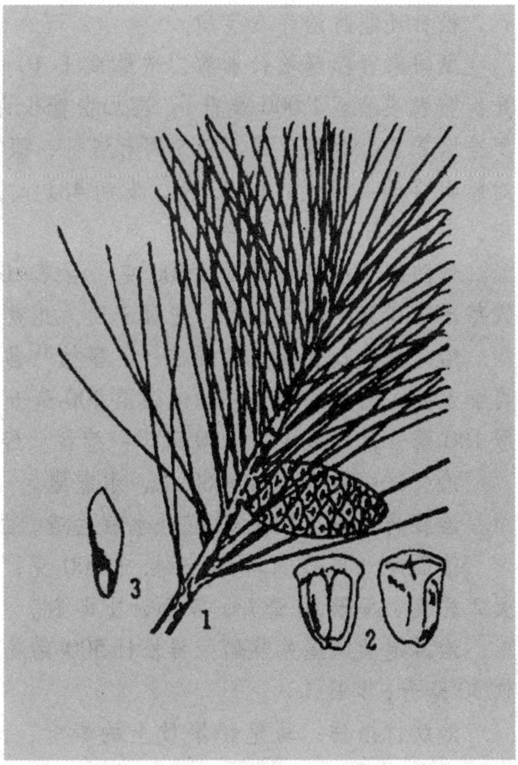

马尾松图　1. 球果枝　2. 鱼鳞　3. 种子

我国古代吃松针、松子仁获享遐龄被称为神仙的人甚多，最著名的是赤松子。赤松子出生在云阳（今湖南茶陵县西）山下，曾为炎帝神农氏（约5000年前）时掌握气象的官员——雨师。他看上了炎帝的小女儿，便携其私奔到四川的松藩。这里的松树蔽日遮天，是一片绿色的松海。赤松子便成年采嫩松叶和松子为食，活了几百岁，其“颜如朝霞”像40来岁的人。所以西汉学者刘向为他立传，载入《列仙传》中。战国时屈原就有“闻赤松子之清尘矣，愿承风乎遗则”的诗句。西汉辅佐刘邦得天下的著名政治家、军事家张良，功成名就后，急流勇退，不愿做官而“从赤松子游”。

尧帝时代有一位采药人名叫偓佺，他也是以松针、松子仁为食。走起路来能追得上奔驰的骏马，眼睛视力极好，能看到很远很远的地方。他曾将松子送给尧帝，希望这位英明的领袖寿比南山。可是尧帝忙于工作，无暇食用。而尧帝身边的一些人吃了，不少人活到二三百岁。

这些虽然是传说，但确有科学根据。现在研究，松针中不但富含有抗衰老的胡萝卜素、维生素C，更含有维生素E。这几种营养物质又被称为抗氧化剂。人体衰老是组织器官被氧化的结果。抗氧化，就能防止组织器官氧化，就像铁不被氧化就不会生锈，人如果能抗氧化，就能健康无病，从而使寿命得以延长。

松子仁还富含微量元素锰，锰被称为“长寿金丹”，所以吃松子仁能使人长寿。

日本人热衷于吃松针，不能不说是受我们祖先的启发。

松针还能防治许多疾病。

预防感冒：鲜松针水煎，浓缩成1∶10的饮液（即100克鲜松针加水2 000毫升，煎煮浓缩至1 000毫升），再加白糖少许调味，每次服30毫升，每日1次。每周连服2日，共服5周。经5周后统计，服药组1 857例，感冒者223人，占12%；对照组（同一村人）1 543例，发病481人，占31.1%，可见服松针组比不服松针组，感冒几乎减少了3倍。

预防流脑：取鲜松针2 500克、甘草100克，加水50千克，煎至40千克，成人每次250克，每日2次，连服3天，儿童酌减。服药人群，几乎未有患流脑者。

治疗慢性气管炎：取鲜松针、扁柏叶各250克，加水煮沸1小时，过滤；滤渣再加水煮；两次滤液合并，浓缩至200毫升，加蜂蜜100克，共成300毫升，每次服100毫升，日服3次。10天为一疗程。经治80例，有效率达91.25%。

治失眠：鲜松针30～60克，水煎服。

治腰痛：马尾松叶30克，水煎去渣，加冰糖50克调服。

治面瘫（口眼㖞斜）：青松叶500克，捣取汁，与白酒1 500克混合，摇匀，置2昼夜。每服30毫升，头面汗出即愈。

治游走性风湿关节痛：鲜松针500克浸入白酒1 500克中，浸泡21天后，每次饮30毫升，1日3次。

治跌打损伤：马尾松嫩枝上的嫩叶，焙干，研极细末，每天服2次，每次3克，甜酒送下。

治湿疹、皮肤瘙痒：鲜松针500克煎汤熏洗。

治阴囊湿疹：鲜松针煎汤频洗。

冬吃巢菜，肾虚好得快

大巢菜为豆科植物大巢菜的嫩茎、叶。又名巢菜、薇菜、野豌豆、苕子、肥田草、野麻豌。

一年生草本，高25～50厘米，被稀疏黄色短柔毛。双数羽状复叶，叶轴末端有卷须。总状花序，腋生，花1～2朵，蝶形，短花梗，花朵紫色或玫红色。荚果略扁，成熟时裂为两片卷曲的果瓣。花期3～4月。

生于山坡、路边及草地。我国南方各地，尤以四川盆地分布最多，喜生麦田中。

四川盆地特别是川西平原，在寒冬腊月即可采巢菜嫩茎、叶做菜。每百克含蛋白质3.8克、脂肪0.5克、碳水化合物9克、纤维素5.5克、钙270毫克、磷70毫克。

可素炒、炒肉、煮汤吃。

巢菜做菜吃，早在周朝就有记载，如《诗经》："采薇采薇，薇亦作止……采薇采薇，薇亦柔止……采薇采薇，薇亦刚止。"从巢菜发出的幼芽（作止），到巢菜的嫩叶（柔止），直至巢菜开出茂盛的花，都可采食。《三秦记》载："夷、齐食之三年，颜色不异。武王诫之，不食而死。"相传商朝孤竹君有两个儿子，长子名伯夷，次子为叔齐。孤竹君偏爱小儿子叔齐便传位于小儿子。孤竹君死后，叔齐立即让位于伯夷。伯夷坚持不受，叔齐也不愿登国君的宝座。于是兄弟俩先后来到周国。周武王伐纣时，两人拦马谏阻。武王灭商后，他俩便隐居首阳山，誓死不吃周武王的粮，天天采薇为食。连食3年，面无菜色，同3年前一样红润。周武王派人劝诫他们，请他们出山做官，他俩便绝食而死。这个故事说明巢菜不但可做菜吃，还能充饥代粮食。

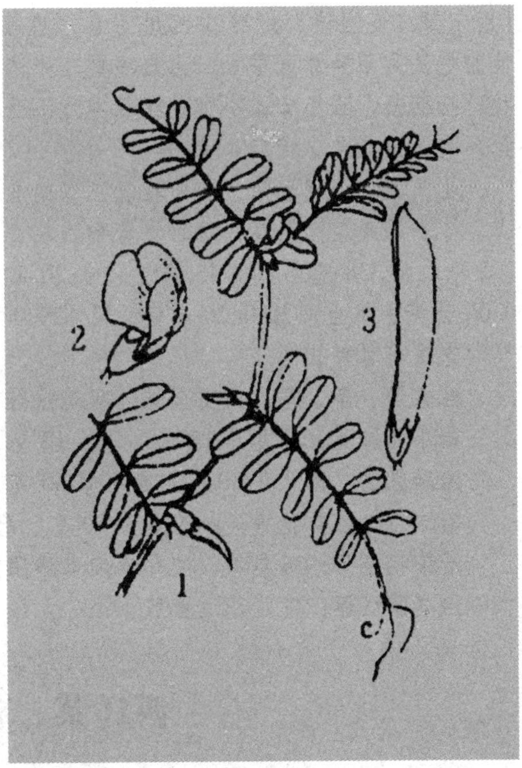

大巢菜图 1. 果枝 2. 花 3. 果实

四川民间用巢菜炖肉吃，治肾

虚腰痛、遗精。

巢菜炖猪蹄治心跳、心慌的心血不足之症。

野巢菜种子有一定毒性，能麻痹动物的中枢神经，不吃为妙。

吃巢菜不能同时饮酒，甚至第二天也不能饮酒。吃巢菜或吃后饮酒，会出现面红耳赤，胸闷气紧。特别是胸闷气紧令人难受。我第一次吃巢菜时不信此说，边吃边饮酒，果然立竿见影，一杯酒未喝完就气紧胸闷难受。此副反应未见于任何书，乃民间的经验之谈。

菜之美者，蜀乡之巢

小巢菜为豆科植物硬毛果野豌豆的嫩茎叶。又名元修菜、白花苕子、小野麻豌、麻豌豆。一年或二年生草本。茎细蔓生，高10~30厘米。羽状复叶，小叶长5~15毫米，宽1~4毫米。叶轴末端有卷须。花腋生，白紫色。荚果矩形，被棕色长硬毛，种子1~2粒，似豌豆而小。

多野生于冬小麦田或山坡。分布在四川、江苏、浙江、台湾等地。

冬春采嫩茎叶做菜，其营养成分与大巢菜相近。吃法亦同大巢菜。

苏东坡说：菜之美者，蜀乡之巢。故人巢元修嗜之。因谓之“元修菜”。陆游（南宋著名爱国诗人）曾在四川为官，也喜吃小巢菜。并称其种子名“野蚕豆”。他的吃法是用油炸野蚕豆，再点缀些玉米渣儿，放在盘中形如一朵金黄色的叉式分枝。叶柄长，三小叶，小叶菱状倒卵形，边缘锯齿。复伞形花序，呈圆锥状。花白色，有时淡紫色。花期4~5月。

生长在林下阴湿处，分布在长江以南各地。

冬春采嫩茎叶做菜，每百克含蛋白质2.7克、脂肪0.5克、糖9.0克、纤维素2.2克、钙338毫克、磷46毫克、铁20.1毫克、胡萝卜素7.85毫克、维生素B_1 0.06毫克、维生素B_2 0.26毫克、尼克酸0.7毫克、维生素C 18毫克。

吃法与旱芹相同。

性味苦、辛、寒，药用全株，有清热解毒、活血化淤、止痛止痒的功效。

治小儿肺炎：鸭儿芹15克、马兰12克，水煎服。

治肺脓肿：鸭儿芹30克、鱼腥草60克，水煎服。

治流行性脑脊髓膜炎：鸭儿芹50克、忍冬藤60克，水煎服。

治带状疱疹：鸭儿芹、桉叶为细末醋调敷。

治皮肤瘙痒：鸭儿芹适量煎水洗。

西洋菜，消肿快

西洋菜为十字花科植物豆瓣菜。又名水田芥、水介菜、水蔊菜。

多年生水生草本。高20～40厘米。茎匍匐水面，节节生根，多分枝。单数羽状复叶，小叶1～4对，顶端小叶较大，波状浅裂。花小，白色。花瓣4，呈十字形排列。花期4～5月。

生于水田或终年有水的浅沟、泽地。分布在江南泽国，四川也有。广东、上海有栽培。

冬春采嫩茎叶做菜，每百克含蛋白质2.9克、脂肪0.5克、糖0.3克、纤维素1.2克、胡萝卜素9.55毫克、维生素B_1 0.01毫克、维生素B_2 0.11毫克、尼克酸0.3毫克、维生素C 52毫克、维生素E 0.59毫克、钾179毫克、钙30毫克。

冬春采嫩叶，春、秋挖根茎，冬亦可挖。嫩叶每百克含蛋白质4.5克、胡萝卜素7.35毫克、维生素B_2 0.24毫克、尼克酸1.2毫克、维生素C 64毫克。

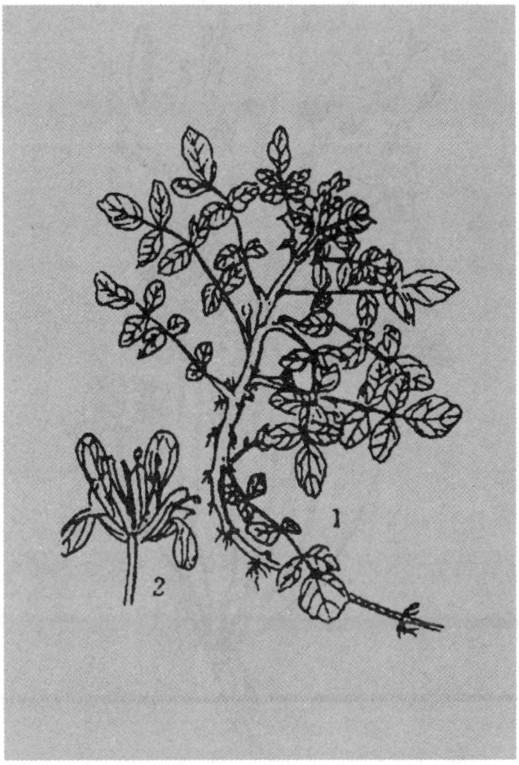

豆瓣菜图 1. 植物全形 2. 花

嫩叶做蔬菜，可煮汤、素炒、炒肉、凉拌、炖肉吃，能摄取上述营养成分。

块茎（根），主要含淀粉，每百克干品含淀粉44克。可以磨粉代面粉充饥。灾荒年代替粮食，可拯救大批饥民，所以被《救荒本草》收载。

块茎性味甘平，有祛风、活血、消肿止痛的功效，主要用于治疗风湿筋骨痛。每15克煎水服，或配入丸散剂中。

石枣子做菜，肺痨不在

石枣子为兰科植物石枣子的茎叶。

石枣子为多年生附生草本。高约10厘米。全体光滑无毛。根茎横走，节间短而密，节上着生假鳞茎。每个假鳞茎顶部生叶1片，狭椭圆形，三条平行脉明显。春日从新芽顶端抽花茎，花淡黄色。

附生在岩石上或大树上。分布在四川、浙江、福建、云南等地。

四季可采茎叶做菜，含有蛋白质、糖分、维生素B_2、维生素C等营养成分。可煮汤、炖肉吃。

还有一种石豆兰，与石枣子同科同属，外形也极相似。所含营养成分及药用价值也基本相同。

石枣子和石豆兰（又名石豆、岩豆、独叶岩珠、金枣、鸭舌兰）性味甘凉，有滋阴泻火的功用。主要用于治疗肺燥（口干、鼻干、干咳）咳嗽，或肺痨（肺结核）咳嗽咯血，并治咽喉干痛、小儿惊风。

治肺燥、肺痨咳嗽、咯血：鲜石枣子或石豆兰50克，煎水，蜂蜜调服。

治咽喉干痛：鲜石枣子或石豆兰50克，煎水代茶饮。

治小儿惊风（高烧引起的抽搐）：鲜石豆兰50克，水煎服。

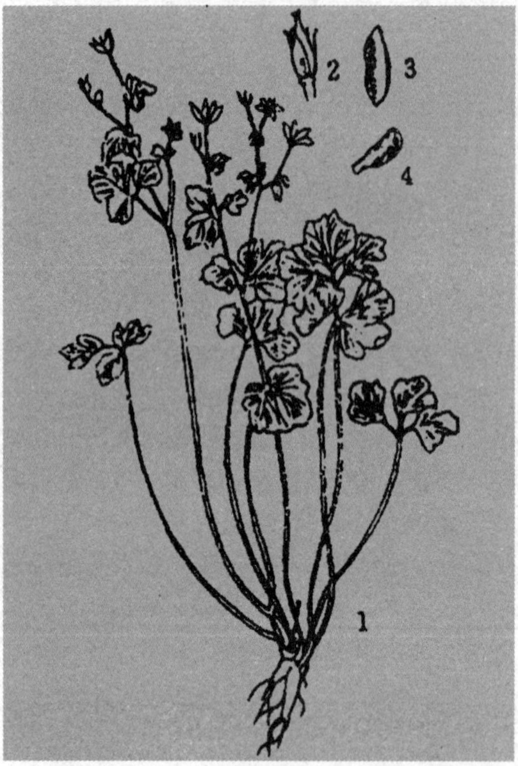

天葵图 1. 植物全形 2. 雄蕊和雌蕊 3. 果实 4. 种子

风热感冒，天葵做药

天葵为毛茛科植物天葵的嫩茎叶。又名紫背天葵、夏无踪、老鼠屎草、千年老鼠屎、旱铜钱草。

多年生草本，高15～40厘米。块根灰黑色，略呈纺锤形，形如鼠屎，故称“老鼠屎”“千年老鼠屎”。茎丛生，纤细，直立，被白色细柔毛。一回三出复叶，小叶再3裂。叶面绿色，背面紫色，故名“紫背天葵”。花单生叶腋，花小，白色。花期3～4月。蓇葖果，种子倒卵形。

生于林下、石隙、草丛等阴湿处。分布在四川、云南、贵州及华东地区。

冬春采嫩茎叶做菜，富含维生素C，宜炒食或凉拌吃。

附　　运动养生

运动与养生

1. 生命在于运动

运动对人是至关重要的

大自然赋予人以运动的本能。人类健康长寿的秘诀之一，就是坚持体育锻炼。

体育运动的目的，就是要提高人的生存质量，不仅使人身体无病，且要精力旺盛，反应灵敏，耳聪目明，健康长寿。人在种族发育及个体成长过程中，都在不断地适应外界各种刺激。时间长了，许多外界刺激，最后都变成人体维持正常生命活动不可缺少的一种生理刺激。正如人对睡眠、食物一样，缺少了就会患病。尤其是社会高度发展的今天，许多人由于缺乏运动，引起肩周炎、骨质疏松症、肌肉萎缩，而且心脏输出量减少、肺活量减少、代谢过程降低等病症。运动对人的作用，不仅可以强身，更能健脑。经常参加体育运动，可提高人中枢神经系统的兴奋或抑制能力，也会加强神经系统对各个系统和器官的协调。运动还可改善人的情绪，使人保持积极向上的精神状态。愉悦的心境，能使机体的代谢过程处于最佳状态，增强大脑细胞的活力，使大脑功能得以充分发挥，延缓大脑的衰老。

运动对于任何年龄的人，都是至关重要的。中老年人更应该重视体育锻炼。中老年人只要明确运动与健康的关系，就会找到适合自己的最佳运动方式。

亚健康状态

一个人的健康，不仅指没有疾病，还要求具备良好的心理素质和身体素质。许多人都不十分明确这一点，认为没病就是健康。实际不然。据最新的医学研究资料显示，世界上70%的人都处于亚健康状态，30%的人是健康或患有疾病。我们所说的亚健康状态是指人处于这种状态时，不能充分利用全部精力和体力，人体免疫功能下降，容易导致各种疾病的形成。其常见的症状有，神经衰弱、体力不支、容易疲劳、食欲不振以及情绪不安等，这些严重地影响了人们日常的工作和生活。

那么，导致亚健康状态的原因是什么？专家认为，饮食结构不合理，生活方式不规律，不注意体育锻炼，没有合理的作息安排，面对竞争激烈的社会心理承受能力欠缺，都是形成这种状态的重要因素。亚健康状态发出了一个信号，它告诉人们应该注意自我保健，加强身体锻炼。

处于亚健康状态的人们，如果不注意，就会走向疾病的人群。

运动和医学专家告诉我们，体育锻炼能通过神经反射和神经体液调节，来改善全身血液循环和呼吸功能，改善新陈代谢和组织器官的营养过程，使整个功能活动水平提高，从而有利于人们摆脱体力不支、容易疲劳、精力不集中的亚健康状态。专家强调，这种体育锻炼要以科学的指导原则和持之以恒的毅力为基础。在进行锻炼前，最好做一次身体检查，以免因从事不适宜做的运动而出现危险情况。体育锻炼要因人而异，灵活掌握。有病的人运动量要偏小，老年人宜从事散步、打太极拳、练气功等养生为主的运动，中年人则可以进行慢跑、跳健身操等积极的锻炼。

体育运动益处多

1998年10月底，世界卫生组织和国际体育医学联合会体育运动健康委员会共同发表了一份题为《为健康而运动》的声明，呼吁各国政府将体育运动和促进健康作为公共政策的一个重要方面加以考虑。

今天，由于缺乏运动，人类潜能出现了巨大的浪费。另外，运动不足的男人患冠状动脉心脏病的危险性，是积极运动者的两倍。众所周知，许多老年人的行动不便和残疾，是由于习惯性地缺乏运动而非衰老本身造成的。因此，我们说久坐不动的生活方式，是造成疾病和死亡发生的一个因素。

在当今这个时代，机械化和自动化已经极大程度地减少了人类的体力劳动和活动。这一现象在高度发达国家表现得更为明显，重体力劳动已经完全消失，广泛应用的家用电器大大减少了家务劳动的强度，私人汽车使用的增加减少步行，以及人们更多地采用看电视等坐着进行的消遣来打发业余时间，在很大程度上推动了少动的生活方式之流行。这种生活方式首先是在工业化国家中得到普及，同时在发展中国家也在日益蔓延，缺乏体育运动正在成为一个全球问题。社会的文明进步，一方面带来了经济繁荣，财富增长，另一方面导致人的活动与运动的减少，如此下去，会出现人类的退化。

大量的研究表明，体育运动能够延长人的寿命，而且在很大程度上，能够预防冠状动脉心脏病、高血压、中风、非胰岛素依赖性糖尿病、骨质疏松症以及结肠癌等一些主要非传染病和慢性病。有些研究认为缺乏运动，也会导致前列腺癌、胸部肿瘤和抑郁症等疾病危险性的增加。另外，适当的体育运动有助于心血管等其他慢性病患者的康复。

适当的运动对于所有年龄的人们保持生理健康，都是必不可少的。比如，它会使人在日常生活中干体力活和运动时，不至于感到过分地疲劳和不舒服；它能控制体重，避免超重和肥胖，保证身体各种生理过程的正常进行。人们过着一种积极、运动的生活时，他们无论从外表上、感觉上还是身体机能上，都处于良好的状态，同时也会减轻压力和不安。

所以说，许多人由于体育运动的不足，使得自己的身体机能低下，经常是大大低于自己生理上的健康潜能，相比较体育运动对于健康的诸多益处而言，适当的体育运动之危险性，几乎是不存在的。

改善生命质量

生命质量，简单地说，就是病人的期望值与实际达到的结果之间的差距，差距越小，生命质量越高；反之则越低。体育锻炼的效果就体现在能够缩小这种差距，使患者达到较高的期望值。关于生命质量研究的内容，主要有生理功能、心理状态、社会交往和躯体感觉四个方面。

对长期体育锻炼能否持续改善患者的生命质量，专家们进行了两年的前瞻性追踪研究。他们将观察对象——慢阻肺患者分为锻炼组（进行气功、太极拳和跑步等锻炼）和对照组（未进行体育锻炼），应用自行设计并经检验的中国人慢阻肺患者生命质量测评表，在观察开始和结束时分别进行生命质量测评。随访两年的结果表明：锻炼组患者生命质量评分均优于对照组，大部分指标评分持续得到改善，而对照组大部分指标评分减退；两年中锻炼组患者因慢阻肺就诊次数和因呼吸衰竭死亡人数，均显著少于对照组。另外，上海中山医院最近研究发现，慢阻肺患者气功锻炼后，做运动试验时在相同运动负荷下，呼吸频率和心率减慢、氧饱和度增高、呼吸困难评分降低；做负荷呼吸试验时，胸腹矛盾呼吸减轻。这可能是体育锻炼导致生命质量改善的生理学基础。

慢阻肺患者因长期咳嗽、气急，疾病反复发作，生活能力逐渐减退，使其对预后的担心以及家庭、环境和周围人群中可能存在的冷漠和缺乏同情等因素，导致心理应激增强。当其心理应激超过机体的适应限度，就可能引起矛盾冲突，从而产生焦虑、抑郁、悲观、沮丧、自卑等不良心理状态。慢阻肺患者通过参加体育锻炼，能够减轻呼吸困难症状，从而改善他们的日常生活能力、社会活动能力和焦虑症状，使之从中挖掘出自身潜力，增强战胜自我和疾病的信心，生命质量得到改善。

最后需要强调，慢阻肺患者参加体育锻炼时，应该坚持适量、循序渐进、持之以恒、个体化和不同时期采用不同锻炼方法的原则。

运动有防病治病的功效

大量事实证明，体育运动对于防治疾病有明显作用。

〇对血液循环系统的影响

人在体育运动时，心跳加快，血压升高，呼吸急促，心脏血搏出量增多，血管扩张，血流加快。长期坚持锻炼的人，心肌纤维增粗，心脏收缩有力，心脏的血输出量增多。安静和运动的时候，心率都比一般人慢，供应重要脏器的血管口径变粗，弹性变好，侧支循环血管丰富，从而改善了心脏、肾脏的血液供应，延缓动脉硬化和心血管疾病的发生。心脏功能的增强，还能增加机体对缺氧、寒冷等不良环境因素的抵抗能力，而平时缺乏锻炼的人，稍加活动就会感到心慌气短、头晕、无力等。

〇对呼吸系统的影响

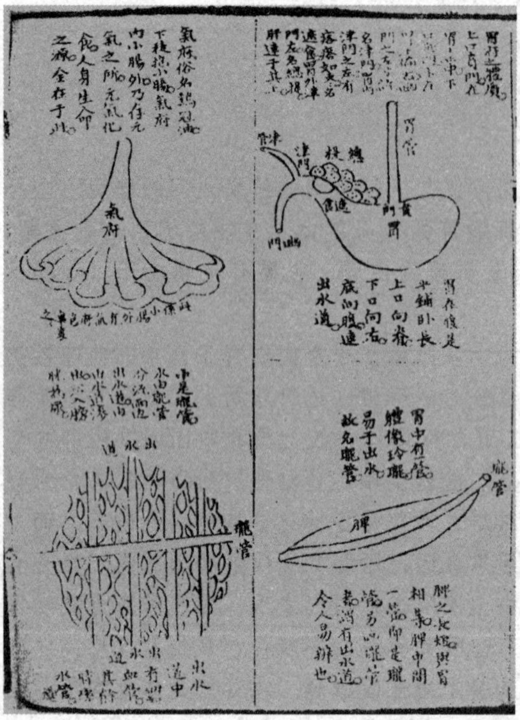

清代王清任《医林改错》中的人体脏器图

体育运动能改善呼吸系统的功能。运动的时候，人体的新陈代谢速度加快，这就需要吸进更多的氧气以满足人体的需要，同时呼出相应的二氧化碳，这样就增加了肺活量，锻炼了胸廓肋间肌、膈肌等呼吸肌群，加快了肺部血液供应。长期锻炼，包括全身锻炼和局部呼吸锻炼，可以使呼吸肌强壮有力、肺活量增加、残气量减少、对冷空气耐受能力增强。运动还可以使呼吸深沉有力、呼吸次数减少而均匀，这对于防治老年性肺气肿、气管炎、延缓呼吸系统的衰老都有重要作用。

有氧代谢运动

大力提倡有氧代谢运动，因为这一运动适合于许多人。有氧代谢运动是人们通向身心健康之路。

有氧代谢运动是指在运动的过程中，人体的代谢水平增高，对血和氧的需要相应增高，而经过加快跳动的心脏和加快呼吸的肺脏，可供应人体对血与氧增加的需求，实现运动中血与氧供需的平衡。快步行走、慢跑、骑自行车、游泳、扭秧歌、滑旱冰、跳健身舞，都属于有氧代谢运动。有氧代谢运动是由低至中等强度以锻炼耐力为目的的运动方式。

无论选择以上何种有氧代谢运动类型，都应了解如何评估运动量大小，以判断是否为有氧代谢运动。评估运动量的最简便最实用的指标是运动时的心率。

您可根据自己的喜好与条件，选择有氧代谢运动的方式，将之结合在自己日常工作与生活节奏之中，成为日常生活的一个不可缺少的组成部分，持之以恒，老年人最安全适宜的运动是快步行走，既有利于健康，也很少扭伤肌肉韧带或关节。

从事有氧代谢运动应循序渐进，由慢到快，由短到长，不必一开始就达到有氧代谢运动的心率范围，可用6~8周甚至更长时间，逐步增大运动量。注意以不引起过度疲乏，运动中出微汗而非大汗淋漓为度。

进行有氧代谢运动前应做准备活动，运动后应做10~15分钟放松活动，不要突然停止。

每周应做有氧代谢运动3~5次，每次40~50分钟，最好每次坚持一次完成。不坐电梯而步行爬楼等持续时间短的运动也有益，但效果不如坚持连续运动40~50分钟，不做有氧代谢运动的2~4天可去散步、钓鱼、打太极拳或做健身气功，这些方式的活动与有氧代谢运动互相补充，并不矛盾。

大家都习惯晨间锻炼。但一觉醒来后的早晨，是血压最高，心肌缺血、心绞痛、心肌梗死和心脏性猝死的最危险时刻。许多高血压和冠心病病人习惯运动后和饭后服药。如果使用心痛定等短效药物，前夜用的药物，在血中浓度已极低，在无药物保护时晨练是危险的。因此，有高血压与冠心病的病人可在晚饭前运动，这样既安全，也有利于减少晚饭食欲，有利于血脂和体重的控制，并提高晚上脑力劳动的效率。如喜爱晨练，这些病人应选用长效或缓解剂型的抗高血压或抗心绞痛药物。如用短效药物，应醒后先服药后活动。

高血压和冠心病的病人，一定要在疾病控制稳定后，在有经验医生指导下从事有氧代谢运动，作为自己康复的一个部分。

有氧代谢运动有益于血压下降，减少骨质疏松的危险，它与饮食控制结合是减肥的最可靠方法；它有益于控制紧张、焦虑、改善睡眠，提高人们对应付紧急情况的能力，保持心理稳定；它有益于提高预防冠心病的血中高密度脂蛋白胆固醇水平。有氧代谢运动是促进身心健康的最佳运动方式。

强调运动式休闲

对忙碌的现代人来说，休闲本来是调剂健康的良方，但是加拿大一项全国调查发现，不运动的休闲方式可能导致心脏病或抑郁症等毛病。

加拿大国家统计局发现，95%的12岁以上的加拿大人，日常休闲只做“轻度的体能活动”，如果这种“懒虫”习惯延续到周末或假日，就会产生健康问题。调查指出，大多数加拿大人就是这样。

这项名为“1996～1997年全国人口健康调查综合报告”的统计资料说，休闲时间不主动从事体能活动，通常与被诊断出有心脏病有关。

调查人员于1994～1995年间访问了2.6万人，1996～1997年再度访问同样的人。研究人员打算今后继续追踪调查。

2/3被调查的加拿大人说，他们的日常休闲只是“坐着”。坐的时间超过一定程度就算“不主动”型。结果，这种“不主动”型的人，头两年没什么问题，在后两年当中，比从事“温和活动”的人罹患心脏病的概率多了5倍。

同样，本来没有抑郁症的“懒虫”比“肯动”的人，产生精神抑郁现象的可能性多了1.7倍。此外，习惯于不动的人以及本来就有抑郁症的人，比平常人更可能去看医生。

压力似乎是造成精神抑郁的主要原因，98%以上从来没有这种毛病的人，经过丧偶、离婚或分居后，开始有精神抑郁现象。另外，经历失业痛苦的人，患这种病的比例也比较高。

善用脑者更应注重运动

长期埋头伏案，颈部经常向前弯曲，颈部血管处于轻度受压状态，影响血液循环的流畅，使脑组织的氧气和营养物质供应不足。而脑力活动又需要消耗大量的氧气和营养物，所以时间久了就会感到头昏脑涨。

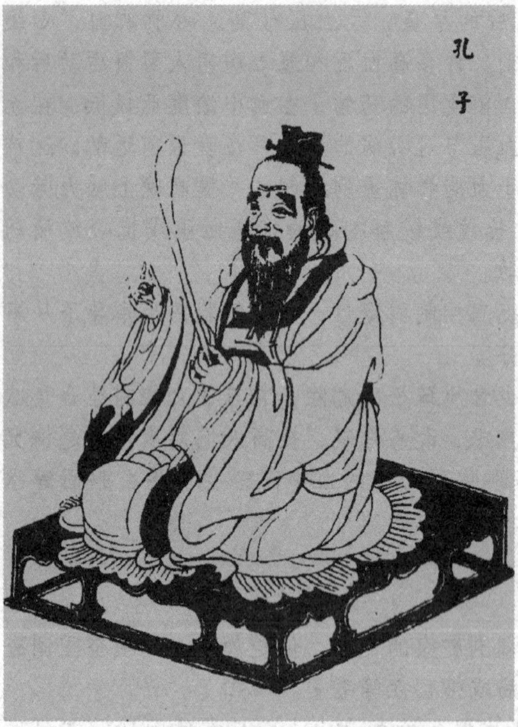

孔子像

在持续紧张的用脑之后，没有适当的体力活动来调节，大脑疲劳就难以消除。久而久之，就会引起大脑的功能紊乱，最常见的就是神经衰弱：经常头昏头痛、失眠多梦、记忆力下降、注意力不集中、食欲不振，甚至情绪低落、心烦意乱、疲惫不堪，难以坚持正常的学习和工作。

长期过度紧张的脑力劳动，又缺乏必要的体力活动，也是高血压病、冠心病、胃及十二指肠溃疡病的重要发病原因，所以有人将这类疾病称为“运动缺乏病”。因此，“劳心”的知识分子，应特别注意“劳力”。

古往今来，善于用脑者，无不注重体力劳动与体育运动。孔子教授弟子，不仅授以诗、书、礼、乐，而且传授射箭和驾车的技术，还带领学生到大自然中去，进行郊游和登山活动。在那“人生七十古来稀”的时代，孔子却能年逾古稀，显然与他在“劳心”之后，又善于“劳力”密切相关。

有一位教师一生既勤于用脑，又勤于运动，所以退休之后直到90高龄仍然可以生活自理和看书写字。他介绍自己的体会：“几十年来，一直合理安排时间，让脑力劳动与体力劳动交替进行。一方面消除紧张的脑力劳动所造成的高度紧张状态，使中枢神经系统充分地休息；另一方面又回到大自然的怀抱，既呼吸到新鲜空气，又摇曳筋骨，促进了新陈代谢，加强机体各个方面的功能。这无疑是我轻身耐老，没有高血压等疾病，因而得以颐养天年的原因之一。”

事实证明，“劳力”是“劳心者”健康长寿的诀窍。所以，我们在紧张用脑的间隙，应穿插体力活动，养成每天到户外锻炼的习惯，无论做操、打拳、跑步，都行。利用节假日开展球类活动，放风筝，或外出郊游，或到湖面钓鱼，也能放松身心，增强体质。

运动能充实你的晚年生活

老年人退休以后，有相当长的一段时间会因脱离工作岗位而产生烦恼、寂寞、孤独不安的情绪。长期闲居在家，更易使老年人变得懒散，对生活的兴趣逐渐淡漠。由此而引起的不良情绪和恶劣心境，对身心健康损害颇大。老年人若能选择自己所适合的体育活动，在运动过程中不断学习实践，对于充实精神生活和健康长寿会有积极的作用。

其实，许多老年人在退休前并不会气功、太极拳、健身操等运动，退休后却在健身养生上颇有研究。从不会到会，就是一个求知的锻炼过程。要锻炼，就要动脑子，拳、操的一招一式，一举一动，都需要耳闻目睹、练习模仿、记忆掌握。从一无所知，到略知一二，进而运动自如，在锻炼身体的过程中，首先锻炼了大脑，增强了大脑中枢神经控制指挥整个躯体的生理机能。

老年人从初次参加体育活动到养成运动习惯，大都承受过肌肉酸痛、肢体不适的生理痛楚，同时也经历过踌躇犹豫、迎难而上的心理磨炼。当坚强的意志终于战胜了柔弱的心理，并且在生理上出现体质由弱变强的良好转机时，你就会因此而感到精神振奋、信心百倍，自感到身体状况和精神状态与从前大不一样。

体育活动场所能像一块大磁铁一样把愈来愈多的退休老人聚集在一起。不少老年人在自己学会太极拳、气功或养成跑步等运动习惯之后，走门串户、邀朋集友，热情地宣讲健身之道，毫无保留地传授健身之法。他们或三五成群互教互学，或相邀成队结伴锻炼。这常常使老人们变得性情乐观开朗，心胸豁达大度，而且还能跨出家门，走向社会，使晚年生活更加充实愉快。

运动能改善你的体形

人之所以会发胖，是因为通常年纪大了，运动量自然减少，体内的新陈代谢就越慢，越来越多的热能以脂肪形式积存在体内。

大多数人都以为这是命中注定的，无法改变。美国两位研究人员最近发现，新陈代谢的速率主要由人体内脂肪和肌肉的比率决定，而每个人肯定都能改变这个比率。

这项研究得出两个结论，第一是能消耗更多热能的新陈代谢，要做到这一点，最好的方法就是活动身体；第二，持续不断地活动身体。

运动有效。运动确能使肌肉增加、脂肪减少，从而促进新陈代谢。肌肉细胞所消耗的热能远比脂肪细胞消耗得多。因此，如果你的肌肉越多而脂肪就越少，所消耗的热能就越多，积聚的脂肪就越少。如果说减肥真有秘诀，这就是运动。

但运动须有恒心。运动减肥是持久战，而不是速决战。研究人员还发现，运动的时候虽会消耗大量的热能，但运动之后，新陈代谢会渐渐减慢，在24小时内就降到运动前的水平。所以，只运动一个短时期是无法减肥或预防发胖的，只有坚持长期运动才会有效。

因此，对大多数人来说，导致他们体重增加的并不是他们的遗传因子，而是他们自己，是他们长久以来缺乏运动的生活习惯。

一个人之所以会腰围增粗，主要的原因是越来越懒于活动，不妨来算一算这样的数字：如果你的饮食和其他健康因素都没有改变的话，那么只要每天所消耗的热量比以前所消耗的少，比如少大约步行5分钟所消耗的热量，一年之内你便会增重0.9公斤，就算一直十分注意饮食，10年之后，你的体重也会增加9公斤。

美国的一位营养研究中心主任医生曾经公开了自己控制体重的诀窍：我们每一

个人都必须变得更加好动。

他说，光是每星期到健身中心去运动20分钟可能是不够的。他不喜欢只进行短时间的剧烈运动，宁愿持续地活动。因此，每天都设法站立或活动6小时。

总体来说，在这场对抗脂肪的持久战中，注意饮食可能比不上重视运动来得重要。只要有决心，而且持之以恒，假以时日，你的体形就会出现令你开心的改变。

运动能保持生理年龄的年轻

我国古代就用“流水不腐，户枢不蠹”来比喻运动对防病抗老的作用。实践证明，运动是延缓衰老、防病抗老、延年益寿的重要手段。寿命的长短受很多因素的影响，但大量调查研究资料证明，体力活动与长寿关系密切。据国外对18位百岁以上长寿者的调查，其中16人为体力劳动者。我国各地对长寿老人的调查材料表明：一、绝大多数为体力劳动者；二、从小就从事体力劳动，直到老年还坚持力所能及的体力劳动。体力劳动可以减少动脉硬化的发生。有位病理学家通过对数千具尸体解剖的研究，发现脑力劳动者的各种动脉硬化发生率是14.5%，而体力劳动者只有1.3%。调查材料表明，经常打太极拳的老人的高血压发病率不到同年龄不打拳的老人的一半。体育运动有助于提高人体免疫能力，经常进行室外体育运动的人不容易得感冒就是证明。

人的年龄大了，动作步履缓慢不灵活。这个变化对老年人会有一种心理上的影响，感到自己“老”了，因而适应外界环境的信心也会削弱。而这种状态反过来又会促使身体衰老，形成一种身体衰老的恶性循环。坚持进行体育锻炼，可以使老年人保持手脚灵活、动作准确，感到生命力旺盛，觉得人还不“老”，这种精神状态又有益于增进身体的健康。

其实，衰老变化是一种随着时间和年龄发展而渐变的一个必然过程。人们一般把人的年龄分为年代年龄和生理年龄。年代年龄即按人的岁数计算，生理年龄是指一个人的生理状态而言。有的人虽然年代年龄已花甲，但生理年龄还很轻，原因是坚持进行经常的体育活动。多锻炼、多活动，就能使肌肉保持弹性，血液畅通无阻，各种细胞能得到微血管提供的营养，细胞也就衰老得慢，动作就灵活；经常用脑，使脑神经细胞处于活跃的状态，也可以推迟神经细胞的衰老，保持生理年龄的年轻。

运动能推迟老化与衰退

老年人通过运动锻炼，可推迟人体各器官的老化与衰退，更好地保持它们的功能，保持身体健康。“生命在于运动。”

现代医学研究证明：运动是在大脑指挥下进行的肌体活动，同时大脑又接受来自肌肉、关节的神经末梢的刺激，所以运动可以调整神经系统活动，增强大脑皮层的兴奋和抑制过程。运动不仅使心肌纤维粗壮有力，加强心肌收缩，改善心肌供氧，还能防止胆固醇在血管中沉淀，可以有效地预防血管硬化、高血压和冠心病的发生。

通过运动锻炼，可以使呼吸差加大，肺活量增加，使得气体充分交换，血中含氧量增加，加快新陈代谢过程。运动也可以加强消化道的蠕动和消化腺的分泌，并改善胃肠道的血液循环，有利于食物的消化和营养物质充分地吸收。经常运动还可以使老人骨质坚硬，能承担更大压力、拉力，并可加固关节，加强肌纤维，增进弹性、耐性和灵活性。

由此可见，老年脑力劳动者特别需要加强体育活动，以加强器官功能，推迟自身老化进程。

运动能提高人体的抗病力

有的老年人认为，“年纪大了锻炼身体不会有什么效果”。

这种看法是没有根据的。联邦德国著名运动医学家霍尔曼教授曾对20～30年不参加任何体育运动，也不从事体力劳动的60～70岁的健康男子，进行了为期8周的体育锻炼试验。结果发现，他们的心肺功能显著改善，工作能力增强，肌肉细胞内各种酶的活性也提高了。

我国也有不少例子，证明老年人通过锻炼，完全可以提高身体素质。体育锻炼对防病抗老、延年益寿有不少好处。自然事情是一分为二的，过分的、剧烈的运动，如快速的、负荷重的力量性活动，对老年人健康是有害的，所以，老年人锻炼身体要收到预期效果，事先应做全面的体格检查，并有医生指导。而且锻炼身体要遵循量力而行、循序渐进的原则，不能操之过急。只有根据自己的身体情况和具体条件，持之以恒地进行锻炼，才能收到效果。

运动能提高人体的抗衰力

“运动是健康之本”，为了维护老年人的健康，结合日常生活开展体育活动，是合理的，也是可行的。国外一位运动生理专家主张老年应寓运动于日常生活，每天的运动要达到下列要求：最大限度地活动身体各关节；每天站立两小时，锻炼静立的能力，使骨骼承受纵的压力，从而积贮以钙为主要成分的矿物质，以防止骨质疏松；提几下重物，提起即放下；开展活动使心跳增至每分钟120次，保持3分钟；每天通过运动消耗300千卡热量（步行5千米可消耗热量300千卡左右）。为了达到上述要求，在家里也好，在办公室也好，要找机会活动，能坐着时不要躺着，能站着时不要坐着，能活动时不要停着。可根据自己的实际情况选择或创造活动方式。

运动能延缓大脑衰老

一些老年人离退休前精神饱满，离退休一两年后，便变得老态龙钟，判若两人。原因是离退休后无所事事，意志松弛，导致中枢神经系统传导受阻，各种生理功能失调。

美国一位研究衰老问题的专家认为，大多数上了年纪的人都可通过积极生活的方式，保持旺盛的精力。

延缓衰老关键是延缓大脑功能的衰老。大脑是人体的中枢神经系统。大脑功能不衰退，也就是保持了生命活力。过去一些科学家认为，人从30岁以后，每天有一万个脑细胞死去；70岁以后，脑细胞只剩1/3。一位美国心理学家最近发现大脑里的神经细胞不仅不会死得那么快和多，而且旧的神经枢还能在新环境的刺激下长出新的神经来。一位日本科学家用现代科学方法测量不同生活方式的人的大脑，发现勤于思考的人脑血管经常处于舒展的状态，脑神经细胞得到良好保护，从而使大脑不会过早衰老。现实生活中不难发现，顽强奋斗的人，即使历尽千辛万苦，年老后仍保持着不可战胜的活力。

体力劳动者也要进行体育锻炼

有些人认为，从事体力劳动就不用进行体育锻炼了。这里提出的问题，实质上是体力劳动能不能代替体育锻炼。其实，体力劳动和体育锻炼是不一样的。从事体力劳动，对内脏、神经等肌体确实有好处，体力劳动者的体质一般比不从事体力劳动者要好。但是，体力劳动往往局限于人体的某些组织和器官参加活动，比如农民，弯腰的动作多，呼吸系统得到的锻炼就少；纺织工人多数站着劳动，所以患腰腿痛、下肢静脉曲张等疾病的比较多；有的工人着重于两手活动，其他部位得不到锻炼。可见，体力劳动是不能代替体育活动的。体育锻炼要求全身关节、肌肉都活动，使全身各机能组织、各器官、各系统都得到锻炼。因此，从事不同工种工作的人都有必要进行有针对性的体育锻炼。如农民要多做呼吸扩胸运动，劳动时上半身动作多的人应当多做下半身的运动。离退休的老年人已离开劳动岗位更应该加强体育锻炼，以增强体质，延年益寿。

2. 中老年健身运动的作用

中老年人健身运动的特点

中老年人健身运动不同于一般的竞技体育运动和医院治疗方法，它有独特的健身和治疗价值，是手术、药物等治疗方法所不能代替的。中老年人健身运动主要有以下几个特点：

（1）中老年人健身运动简便易行，不用花钱，不受时间、场地及设备条件的限制，随时随地都可以进行，而且收效快，效果好。如健身走和健身慢跑是最简便的锻炼方法，一学就会，只要掌握一定的运动量就会收到效果。气功、太极拳、自我保健按摩等不需要任何设备，特别是气功和自我保健按摩，只要有一席之地就可以进行，随时可练，十分方便。

（2）中老年人健身运动强调防治结合，以防为主，防患于未然。没有病的老年人长期锻炼可以预防疾病；患有不同疾病的中老年人长期锻炼可以促进疾病早日痊愈，早日康复。

（3）中老年人健身运动的应用手段独特，副作用少，不是依靠手术或药物，而是利用人类固有的自然功能（本能）——肌肉及关节的运动。肌肉活动是锻炼最基本的活动形式，任何一种锻炼方法都离不开肌肉的活动。这种健身手段只要方法适当，不会产生什么不良作用。

(4) 中老年人健身运动以主动锻炼、自我保健治疗为主，用自己的意识和身体活动来保健和治疗自己。锻炼后身体及心理上的任何良好变化，又可以进一步调动锻炼的积极性，克服单纯依赖保健品与药物的思想，改变无可奈何的消极态度。因此，具有生理和心理双重作用。

(5) 中老年人健身运动应将局部运动和整体治疗相结合。患各种慢性病的老年人在参与锻炼时，不采取头痛医头、脚痛医脚的方法，而应强调整体治疗。通过局部肢体或器官的运动，增强神经系统的功能，改善血液循环，促进新陈代谢，以提高药物治疗的效果，增强体质，提高抗病能力。

(6) 中老年人健身运动强调功能恢复，发展代偿功能。锻炼不仅可以使衰弱的身体器官功能得到增强，也可以使有缺陷的器官功能在一定程度上得到恢复和提高。这一点是药物及手术治疗所不能代替的。

运动与长寿的关系

人的寿命长短受很多因素影响，如社会制度、经济状况、医疗卫生条件、营养、体力活动、遗传、环境、气候等。但从国内外大量调查研究资料表明，运动与长寿的关系尤为密切。

动物学家发现，大象在野外可活到200岁，而一旦被捕获，关进动物园后，尽管吃住有人照顾，生活条件比在野外好得多，但它的寿命却活不到80岁。田野里乱跑乱跳的野兔平均可活15岁，而自幼养在笼内过着“优裕”生活的家兔，平均寿命不过4~5岁。凶猛的野猪的寿命也比家猪寿命长一倍。为什么这些野生动物的寿命比家养动物寿命长呢？原因可能是多方面的，但野生动物为了生存，不得不为寻找食物、自卫、逃避天敌、适应外界恶劣环境的变化而经常东奔西跑，也是原因之一。正因为野生动物长期过着这种积极活动的生活，它们的机体得到了良好的锻炼，这样一代一代地传下来，所以，它们的寿命才比过着安逸生活、缺乏运动的家养动物寿命长。其关键在于运动。

动物如此，人也一样。国外有人调查分析了23名113~194岁长寿老年人的职业，其中5人职业不详，不做统计，余下18人中，16人为体力劳动者，占88%。

日本对百岁以上老年人的1份调查材料指出，有半数人在75岁时、有1/3的人在80~84岁时都还坚持参加体力劳动。

对我国各地长寿老年人大量的调查分析，也发现有同样的特点，长寿者绝大多数为体力劳动者，从小就从事体力劳动，直到老年还坚持力所能及的体力劳动。

我国古代著名医学家孙思邈活了101岁，被人誉为“药王”。他近百岁时身强体健，有人问他长寿的奥秘，他回答说：“四体勤奋，细嚼慢咽，食不过饱，酒不过量，这就是我的养生之道。”他的养生之道中，头一句就是体力活动。可见，生命需要运动，长寿在于运动，只有运动才能使人健康长寿。

运动可改善身体功能

中老年人参加健身运动，有助于提高和改善身体各器官的功能。

〇提高运动系统的功能

人体的运动系统是由肌肉、骨骼、关节和韧带组成的。经常参加运动，可提高肌肉组织的贮氧能力，改善肌肉组织的热能供应，增强肌肉组织的耐久力，从而使肌纤维增粗，肌肉的体积和力量增大、弹性提高，肌肉变得发达、结实而有力。

健身运动还能改善骨骼的血液循环，增强物质代谢，使骨骼有机成分增加，还可改善骨骼肌与关节韧带的弹性和韧性等，从而提高骨骼抗弯、抗拉、抗折、抗压和抗扭转的能力。同时，健身运动还能提高关节和韧带运动的幅度、灵活性和准确性。

〇提高呼吸系统的功能

运动可以使呼吸频率加快，呼吸加深，使氧气的吸入量增加。老年人由于平时缺少运动或因肺气肿而导致肺活量减少，往往走路、上楼都感到气喘，手脚酸软无力。健身运动能够改善以上情况。据统计，在44～59岁的一组经常运动的人中，最大呼吸量只比44岁前的减少7毫升，而同年龄少运动的对照组中，最大呼吸量比44岁前的减少14毫升。由此可以看出，经常运动的人，其呼吸系统的老化速度要比不运动人的慢1倍。

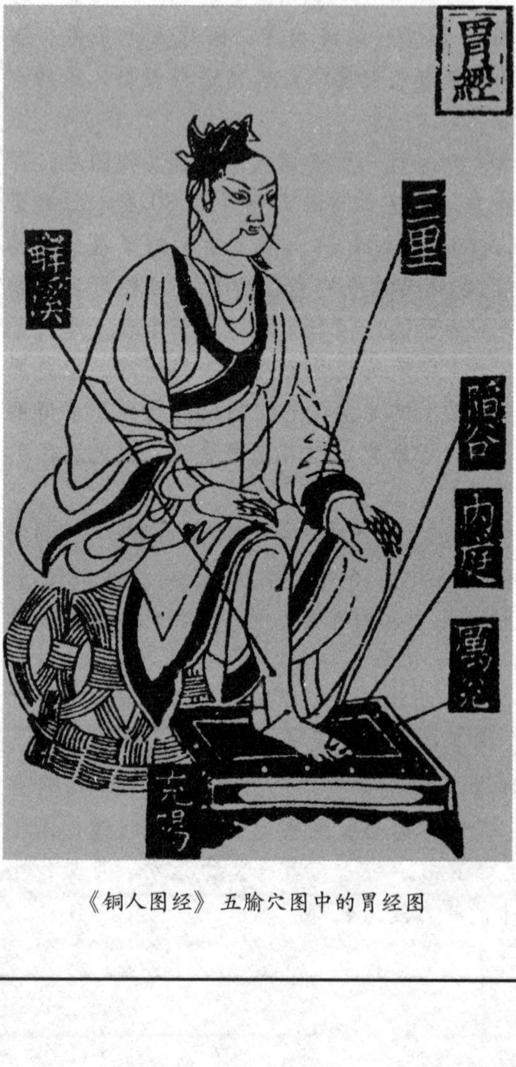

《铜人图经》五腧穴图中的胃经图

〇促进消化系统的功能

健身运动能使腹肌和膈肌的运动幅度加大，对消化道产生按摩作用，使腹腔血液循环旺盛，胃肠消化、吸收、蠕动功能增强，消化液分泌增多，增进食欲，特别是对有轻微的消化不良的患者，可取得良好的疗效。而缺乏运动的人，其消化道功能因年老而减弱，容易引起消化不良、习惯性便秘、胃下垂等疾病。

〇改善中枢神经系统的功能

人体的一切活动都是在中枢神经系统的支配下进行的。运动是身体各部分有规律而协调的活动，这对中枢神经系统是一种锻炼。运动可提高中枢神经系统的功能水平，提高机体的强度、均衡性和灵活性，提高大脑皮质兴奋与抑制的转换能力。生理学家认为，老年人经常运动能使过度疲劳的大脑得到良好的休息，能保持精力充沛，精明善断，反应敏捷；能使机体保持柔韧、灵活，各种防御功能良好，祛病延年。

〇提高和改善循环系统的功能

经常参加健身运动，不仅可以加强新陈代谢，而且还能改善血管的弹性，提高血流量，促进血液循环，提高机体的摄氧能力。

〇全面提高身体素质

健身运动既能全面锻炼身体，也能全面提高身体素质。长期进行健身运动，可以提高肌肉的力量和耐久力，增强肌肉的弹性，使老年人的肌肉组织结构和功能发生积极变化，从而可以大大延缓肌肉的老化过程，预防肌肉的衰退，增加关节与韧带活动的幅度和柔韧性。参加各种健身健美操和老年迪斯科的运动，能提高身体的协调性和节奏感。长时间的健身健美操锻炼，不但对内脏各器官系统有良好的影响，而且还能提高耐力素质。另外，长期参加健身运动，还可增强人体对疾病的抵抗能力，从而提高老年人的身体素质和生活质量。

健身运动对人体的上述作用，只能在经常运动中才能保持。一旦终止运动，或长期停止运动，这些良好的作用将会逐渐降低或消失。

改善心血管功能

健身运动可以明显促进心血管功能的改善，使微循环系统得到改善。中老年人不经常参加运动者，上楼梯就会感到气喘、心悸。当你参加一段时间的运动后就会明显感到上楼梯相当轻松，心率不快。随着参加运动的时间延长，心率还会进一步变缓，这就表明你的心脏耐力变好，心泵血效率提高了。如著名网球明星比约恩·博格安静时心率每分钟仅40次左右。中老年人经常参加运动，安静心率平均在65次/分左右，不经常运动者达73次/分左右。单纯从心跳次数这个角度去讲，经常运动者与不经常运动者相比，假如不经常运动者的心脏可以跳60年的话，那么，经常运动者的心脏可多跳5~10年，甚至多跳30年左右。这就是运动可延长寿命的一个简单原因。

健身运动可使人的血压趋于稳定，使高血压趋于正常。众所周知，在脑出血病人中，87%是高血压病人；在脑血栓形成病人中，73.4%是高血压病人。高血压病人发生脑血管病的是正常血压者的8.7倍，是临界高血压的4.7倍。可见脑血管病的死亡率随着血压的升高而逐渐增加。所以，对高血压的药物治疗研究越来越多，有些降压药物对降压确实有一定的近期效果，但是，大多数降压药物均存在不同程度的副作用，如腹泻、疲劳、忧郁、噩梦、头痛、阳痿等。因此，对于临界高血压，即舒张压相当于12~12.5kPa（90~94mmHg）的病人，主张用运动疗法或放松治疗（相当于气功治疗）。因为运动可改善大脑皮层兴奋与抑制过程的协调功能，调节大脑皮层与血管的协调性，提高副交感神经的兴奋性，从而达到降低血管张力，使血压下降，缓解或消除头痛、头昏及精神紧张等症状。同时运动降低血压是在改善心肺功能，促进心脏后备毛细血管开放和新的毛细血管形成，建立侧支循环的基础上使血压降低的。

健身运动可使血液成分发生改变。动脉粥样硬化是老年人的常见病症，而动脉粥样硬化的形成原因之一是由于血液中胆固醇过高和高密度胆固醇减少。中老年人经常参加运动可以使胆固醇下降和高密度胆固醇增加。在一般情况下，中老年人每天坚持中等运动量运动30分钟，如慢跑、练太极拳等运动2个月后，高密度胆固醇可增高19.9%，低密度胆固醇下降5.9%，血清胆固醇下降7.59%，抗动脉粥样硬化指数（即高密度胆固醇/血清胆固醇）由运动前的0.35增至0.41，增高17.1%，而致动脉粥样硬化的指数［（血清胆固醇－高密度胆固醇）/高密度胆固醇］由运动锻炼前的1.92，降为1.48，下降22.9%。可见经常参加运动对预防冠心病具有十分重要的价值，是任何一种药物都不可代替的。

使全身反应灵敏

全身反应灵敏度、反应速度可反映全身和大脑的灵活性。随着年龄的增长，中老年人一般反应灵活性降低，兴奋过程和抑制过程的转换速度减慢。运动可以锻炼手、眼、足等器官的协调性、灵活性。人的灵敏度、反应速度实际上是人的神经传导速度在起作用。人的神经传导速度同其他生理功能一样随年龄的增加而逐渐变缓，但较其他生理功能衰退慢，而手足末梢神经的感觉最大传导速度减慢较为明显。所以，有的中老年人常常笨手笨脚，而经常运动的中老年人，如常参加网球、乒乓球、门球、羽毛球等运动，手脚灵活度明显增强。

延缓骨质老化

运动可使骨骼变得更为坚硬，使发生骨质疏松症（是指骨皮质变薄、骨小梁减少并变细，即在单位容积中骨的密度减少）的危险因素减少或下降。经常运动者，骨无机物（钙、磷、镁）含量平均达0.857g/cm^2，而不经常运动者仅为0.745g/cm^2。所以经常运动可使骨骼坚韧，减少老年人骨折的发病率。骨质疏松症是老年人的一种自然衰退性病症，在一般情况下，40岁以后，年龄每增加10岁，骨皮质厚度减少5%~7%，骨萎缩率上升9%。在60岁之后约有70%以上的老年人发生骨质疏松症。这就是为什么老年人在轻度摔伤后容易发生骨折的主要原因。骨质疏松症也是引起老年人颈肩腰痛的主要原因之一，不经常进行运动的老年人患颈肩腰痛的比例明显高于经常运动的老年人，这是因为经常进行运动可以调节骨矿物质的代谢，提高骨密度。

改变精神面貌

健身运动可使一个人精神面貌有较大地改观，使人的精力旺盛，身体、精神的自我控制能力加强。老年人脑组织的水分、蛋白质、脂肪等的含量及其转换率逐渐降低，神经细胞数目减少，脑萎缩等，这些都可引起大脑机能的改变，精神活动亦随之发生变化。这些变化主要表现在情绪改变，60岁以后易出现忧虑情绪，对外界刺激易发生过强的情感反应。老年人的情绪倾向于焦虑、抑郁、自卑、无用感。从性格方面许多中老年人兴趣狭窄、爱好减少、生活单调、刻板、枯燥。为了预防和治疗中老年人精神疾病，除保持一般精神卫生外，积极参加运动是不可缺少的。运动可以提高血液中的儿茶酚胺，调节情绪。老年忧郁病就是因血液中的儿茶酚胺明显下降。所以，用运动治疗忧郁病可取得较好的效果。另外，合适的运动，能使身体产生适当的疲劳和气顺心畅的良性反应，会使人忘却忧愁和烦恼。

从推迟衰老角度讲，运动不但使人外表上年轻，而且最重要的是使人对生活充满了信心。经常参加运动的人，你不管是从那个方面去看，均显示出要比不运动的同龄人年轻了许多。一般讲坚持有规律运动的老年人从外表观察可年轻 5 ~ 10 岁，器官功能方面可年轻 3 ~ 10 年，甚至 10 ~ 20 年。运动可使人的生活充满生机。

延缓心理衰老

老年人生理活动随着年龄的增长而衰退，心理活动也会受到明显的影响。要延缓老年人心理的衰老，加强体育锻炼是一条主要的途径。毛泽东同志早年在《体育之研究》一文中就指出，体育具有调剂情绪的作用。长期以来，很多人认识到锻炼身体能够起到增强体质的作用，人的身体健康是心理健康的基础。但是不少人对身体锻炼能够调剂情绪、振奋精神和达到积极性休息的作用却认识不够，尤其是缺乏锻炼习惯的人，就更缺乏这种体会，因此也就不大可能从中获益了。无数事实证明，经常地、科学地进行体育运动，不仅使老年人体质健壮、精力充沛，而且使老年人变得积极乐观。

良好的情绪是一种治疗疾病的“药物”，这种“药物”的医疗价值是无法估量的，通常发生两种作用，其一是取代引起神经紧张的坏情绪，其二可以促进脑下垂体的作用，以保持内分泌的适度平衡。这种平衡产生愉快的心境，使人们觉得舒畅。

从事身体锻炼，可以转移注意力，调剂情绪，并在中枢神经系统支配下，对有机体内部的各个方面的关系，进行相应的调整和平衡，这对情绪和精神有良好的作用，而情绪、精神对防病、治病、人体健康有着重要的作用。

有益大脑思维

科学研究证明，运动不仅使人四肢发达，而且可使智力增强，头脑灵活。

众所周知，大脑的重量只有体重的 1/40 左右，但供应脑部的血液却是心脏排出量的 1/4，耗氧量占全身的 1/5。大脑比心脏所处的水平位置高，因而大脑所需要的血液完全靠心脏“泵”上去是不可能的，心脏的血压功能只能满足供应全部血量的 1/40，其余部分全靠血管的弹性和骨骼肌收缩的唧筒作用来完成。运动从而，使血管的弹性增强，骨骼肌的收缩有力，使大脑有充足的血液供应，促进智力水平的发展。

运动能使大脑获得充足的能量物质和氧气的供应。在繁重的脑力劳动时，大脑还要消耗大量的血糖等营养物质。大脑活动所需的能量主要来源于糖，而大脑储备糖却极少，当人体中每 100 毫升血液中血糖达 120 毫克时，脑功能活动才会正常，记忆力也佳。如果血糖降至50毫克左右时，人就会疲乏，思维迟钝。食物是血糖的供给者，运动能使人消化功能增强，促进食物中淀粉转化为葡萄糖，再吸收到血液中变成血糖，以源源不断供给大脑所需的能量。大脑是人体耗氧量最大的器官，各种营养的吸收和利用都需要氧的参与。脑供氧不足会使记忆力下降，注意力涣散。大脑需要的氧气和其他营养物质，需要血红蛋白及血液循环来输送。经常运动的人，每立方毫米血液中的红血球比一般人多100万～150万个，血液循环量也比一般人高出2倍，新增的红血球和血液循环量能够向大脑提供充足的氧气和营养。

大脑皮层共有数千个不同的功能区域（或称中枢），这些不同中枢，有的专管思维记忆，有的专管运动。一般来说，大脑思维活动造成的疲劳比体力活动要深，更难以消除。即使停下工作，恢复过程也长得多。身体锻炼时，运动中枢的兴奋能较深地抑制其他中枢的活动，使其得到较好的休息。体育运动是一种积极的休息方式。体育运动所造成的适度疲劳可改善大脑思维活动后的睡眠。

运动还会促进大脑本身释放脑啡肽等有益的生化物质，通过运动后，脑内的核糖核酸会增加10%～12%，核糖核酸能促进脑垂体分泌神经激素——多肽组成的新的蛋白质分子，这对促进记忆具有良好的作用。

人到老年后，一些人各种退化性变化和老年病相继出现，限制了智力活动的持续时间，智力活动的强度也减弱，进行身体锻炼，便会缩小中老年人这种体力和智力的不平衡状态，减少疾病，延长寿命。无数政治家、科学家、艺术家、文学家的经历表明，凡晚年能从事大强度脑力劳动，参与国事活动，保持创作热情和艺术青春，不断创造科研成果的人，无一不是坚持适度身体锻炼的结果。

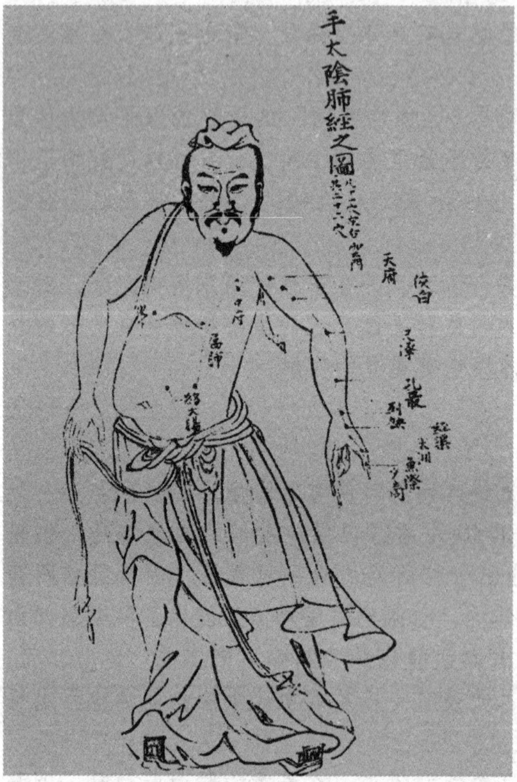

清·乾隆年间佚名氏所绘《凌门传授铜人指穴》中的手太阴肺经之图

增强肺功能

适当的运动可以使肺功能增强，吸收大量氧气，排出大量二氧化碳，以供机体的需要。

运动能保持肺组织的弹性，使呼吸肌有力，推迟肋软骨的钙化，从而加强胸廓的活动度，起着预防肺气肿，改善肺脏的通气和换气机能的良好作用，使肺功能更加健全。坚持体育锻炼的人肺活量比一般人大，因此有利于保持身体工作能力。在完成定量负荷后，经常锻炼的人恢复也较快。

运动可使呼吸加深，提高呼吸频率。一般人往往呼吸浅而快，每分钟约为12～16次/分。经常锻炼的人，呼吸深而缓，每分钟可减为8～12次/分，这就使呼吸肌有较多的休息时间。

缺乏运动或有肺部疾患的人，肺功能往往进行性减退，可使肺的最大通气量平均每年减少5升/分左右，于是稍一活动就要气喘。而运动恰恰可以防止肺活量的逐渐减退。对患有慢性支气管炎、肺气肿或肺部感染的患者，则可锻炼其代偿机能。

改善神经系统功能

神经系统是人体的“司令部”。尤其是大脑的功能，关系到人体各系统的功能，对人的体质强弱起着决定性的作用。人们通过体育锻炼，可以提高大脑皮质神经活动过程的强度、均衡性、灵活性和神经细胞工作的耐久力；能使神经系统获得充足的能量物质和氧气的供应，延缓人脑动脉硬化过程，减轻脑萎缩，维持大脑正常功能。

体育锻炼能使人大脑的兴奋与抑制过程合理地交替，避免神经系统过度紧张，可以消除疲劳和解除精神紧张，有利于睡眠，使头脑清醒，思维敏捷。使人保持精力充沛，处事果断，动作迅速，准确有力，有较高的工作效率。坚持体育锻炼的人大多精神饱满，耳聪目明，对事物的反应较快。

体育锻炼能够提高神经系统对身体各系统和器官的神经支配作用，从而可使整个机体的功能处于良好状态。

增强感觉机能

人的正常生活能力，首先需要通过外感受器官（眼、耳、鼻、舌、皮肤）有效地感知光、声、景物、图像、温度等外界信息，才可能形成条件反射的生理过程。倘若一个人眼花耳聋，感觉迟钝，将难以学习、工作和生活。

经常参加体育活动的人，可以增强人体的感觉机能。

运动可以扩大视野，提高眼肌的平衡能力，巩固和提高立体感觉。

运动可以锻炼听觉，增强耳朵的辨声能力。随着运动量的增大，还能降低血管中的胆固醇的含量，防止血管硬化，并保证听觉系统获取足够的血液供应。

运动可以健肤，保持皮肤感觉机能的灵敏度。

运动生理学的研究表明，进行体育锻炼时，人的视觉、听觉、皮肤感觉等许多感受器官，同时进入工作状态。训练水平越高，对机体内外环境的变化敏感度越高，大脑皮质对各种感觉分析的综合能力就越强。

由此可见，有效的运动能增强人的生理感觉机能，使人耳聪目明，反应敏捷，既有助于增强和提高学习和工作效率，又能健身益智，防病抗老。

改善内分泌功能

人的内分泌能力的强弱，与身体运动的状况有直接关系。运动能保持内分泌的能力，保持血液输送内分泌液质的能力。运动对调节新陈代谢起重要作用的垂体——肾上腺系统以及胰腺等消化腺的功能，影响更大，往往获得显著的改善。例如，人体的甲状腺，分泌出一种液质，注入血液中，输送到人体各部位，能产生多种机能，最主要是控制身体新陈代谢作用。若内分泌减退或内分泌液质输送不出去，身体便会失去正常机能，人难免迅速衰老了。

坚持长期锻炼所出现的身体结构和功能的良好变化，如肌肉的丰硕，骨骼的健壮，韧带的柔韧，血管的弹性，心肌的肥厚，毛细血管网的增多等，无一不是在内分泌系统的调节下形成的。

运动能改善糖代谢，防治糖尿病；运动能降低胆固醇，防止动脉硬化；运动能促进多余脂肪的利用，防止发胖；运动能改善性机能，和谐性生活，等等。这些都与内分泌调节功能的改善有关。

提高消化功能

经常运动的人，由于肌肉活动的需要，势必加强消化系统的功能，从而促使胃肠道蠕动，血运改善，消化液分泌增加，营养物质转化与吸收加速；另一方面，由于运动时呼吸加深，膈肌大幅度上下移动和腹肌的剧烈运动，对胃肠道发生按摩作用，因而对胃肠道功能产生了良好的影响。

人体多种生化反应，营养、能量的转换和贮备，多种酶与辅酶的制造，代谢物质的处理等都离不开肝脏。人体是一个统一的整体，通过运动，使机体的代谢增强，消耗增加，血运加速，从而促进肝脏功能的改善。

据报道，练太极拳一年以上的老人的唾液淀粉酶与对照组有明显差异，坚持练拳者无论刺激前后，每毫升唾液淀粉酶活性显著高于未练拳者。这与经常练拳的老人主诉胃口好、消化功能强是一致的。

此外，由于锻炼能使胃肠肥厚，弹性增强，蠕动加快，血运改善，肝脏和胰腺等功能得到改善，因此，对推迟消化系统老化有良好作用。

改善泌尿生殖系统的功能

人体要不断进行新陈代谢，代谢产生的废物大部分是通过泌尿系统排出体外的。适度的体育运动，对泌尿系统的影响是良好的。一方面，肾脏排泄能力加强。运动时，肾脏排泄代谢废物增多，如尿素、尿肌酐等。为了保持身体内环境的恒定，肾脏能加紧排泄乳酸、酮体（脂肪代谢产物）等这些影响体内环境恒定的物质，从而保证运动能力。另一方面，增加肾脏重吸收的能力。运动时排汗增加，身体内水分就会减少。为了保持体内水分，肾脏就增加对水分的重吸收，排尿减少。排汗时也大量丢失盐分，肾脏也增加对盐分的重吸收，以减轻体内缺盐。总之，肾脏功能的加强，保证人体水盐代谢的平衡和酸碱度的平衡。

运动对生殖系统的影响，主要是由于对内分泌系统的刺激，特别是性腺系统，使人保持正常的青春的活力，而健康的身心，也是和谐的性生活的保证。此外，经常站着和坐着工作的妇女，如果不通过运动来改善下肢和盆腔的血循环，以减轻腹盆腔的压力，往往造成子宫变位，盆腔和生殖器官淤血，影响卵巢和子宫的功能，以致月经不调、经量过多或痛经，等等。倘若经常做些仰卧起坐、胸膝式运动等以增强腹肌和骨盆底肌的力量，则可避免或治疗上述月经病和子宫变位等。加强提肛肌收缩的提肛运动，不但能加强男女的性功能，而且可以防治痔疮和前列腺炎等。

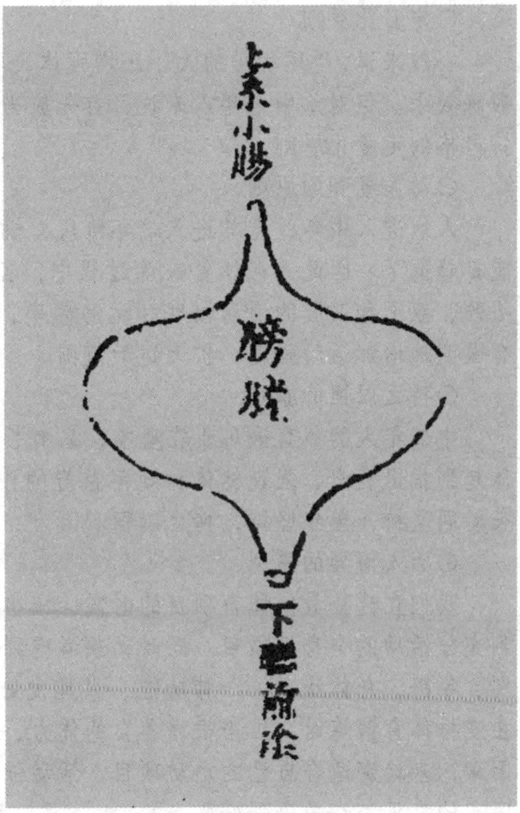

明代高武《针灸聚英》脏腑图之膀胱图

3. 中老年健身运动的原则与方法

锻炼的原则

人到中年以后，全身的组织器官和生理功能会出现一系列退行性改变，到了老年，退行性改变会进一步加快。其中呼吸机能下降得最快，神经传导速度下降得最慢，基础代谢和循环系统等机能降低状况介于它们之间。

运动器官（骨骼、关节和肌肉等）也会发生一系列相应变化，像骨质疏松、骨质增生、肌肉萎缩、肌腱和韧带弹性降低等，同时感觉器官（像视、听、平衡等感觉器官）的机能也会随着降低。因此，在安排体育锻炼时，必须考虑到中老年人的这些特点。

中老年人运动应遵循的主要原则有：

○循序渐进原则

对一般中老年人，尤其是对于平时缺乏体力活动的中老年人，在安排运动、确定体育项目和活动强度的时候，动作应当由简到繁，运动时间由短到长，运动强度由弱到强，千万不要操之过急和突然加大运动量，以避免发生副作用或意外伤害。

〇定量化原则

一般来说，“运动量的大小跟增强体质成正比”。运动量过小，不能达到应有的锻炼效果。但对于中老年人来说，首先应当考虑的是尽量避免过大的运动量，应坚持严格的定量化原则。

〇动作缓和的原则

人们进入中年，尤其进入老年阶段，机体组织结构日渐脆弱，各种生理生化功能日趋低下。因此，在体育锻炼过程中，各项运动的动作应当平缓、协调、柔和，头颈、躯干和四肢的活动幅度和运动频率，都应保持在正常功能范围之内，舒缓、有限度地增加活动强度，扩大运动范围。

〇持之以恒的原则

中老年人的体育锻炼贵在坚持，只有长期坚持才能见效，才能使体育运动对人体起到推迟衰老、强身健体和延年益寿的作用。这就要求人们应当不分春夏秋冬，长时间坚持，年年坚持，持之以恒。

〇因人而异的原则

我们在选择具体体育项目的时候，应当尽量选择那些各关节、各肌肉群都能得到充分活动的全身性项目。同时必须考虑到参加运动的中老年人的具体特征，像性别、年龄、身体状况、心肺功能、兴趣爱好等的不同。不是每种运动都适合自己，在安排体育锻炼时，应当根据各自的体力、耐力、原有的运动基础和个人的意向等因素，来选定适合自己的运动项目、活动强度和锻炼时间。如有可能，最好能征求医生的意见，切忌争强好胜。

〇讲求实效的原则

运动项目的选择和运动强度的确定，并不是一成不变的。如果增进健康的效果明显，可以维持体育运动的原项目和原强度；如果健身效果不显著，也可以选择其他更好的运动项目，重新确定运动强度，运动的目的是强身健体，不是摆花架子，也不能完全从兴趣出发，要以获得实际锻炼效果为最高原则。

〇适宜运动时间的原则

进行体育运动，必须选择适当的时间。由于从事体育活动时呼吸加速，肺活量大大增加，氧耗量可以增加8～10倍，所以新鲜的空气是必不可少的基本条件，早上在户外空气清新的环境里进行锻炼，更为理想，但不要在雾天锻炼。冬季的早上可以延后，太阳出来后再进行。饭后，消化系统需大量的血液对食物进行消化吸收；而人在进行体育运动的时候，也需要大量的血液流入身体的肌肉、关节等运动系统；同时，肌肉活动引起的交感神经兴奋又能抑制消化器官的活动，减弱消化功能。因此，每当饭后，不要马上运动，饭后1～2小时再进行体育锻炼比较好。

〇安全原则

中老年人进行体育锻炼的目的，是为增进健康、延年益寿，不是为了争夺金牌，因此，安全运动是最重要的原则。为了确保安全，中老年人在从事体育锻炼的时候，最好先制订一个适合自己身体实际状况的锻炼计划，先试行1～2周，如果完全适应，感觉良好，再按计划正式锻炼；如不适应，就应当对原计划进行修订、调整。要有一些保护性措施，如戴手套、戴护膝等。另外，运动以前要做好准备活动，进行热身，运动后要做好整理运动，这对保证安全运动也很重要，应当给予应有的重视。

坚持科学锻炼

中老年人健身必须注重三个问题：一是有兴趣；二是效果好；三是安全性。也就是说，要把三者统一起来进行科学锻炼。

那么什么是科学锻炼呢？就是从实际出发，所选择的运动项目，是本人爱好而又易于坚持做到的，运动量适合本人身体条件，运动强度达到有效心率限度，花费较少时间获得最佳效果。近年来国内外运动医学专家倡导推行运动处方，按照运动处方的方法、原则进行锻炼，可使运动安排得当，锻炼得法，提高运动兴趣，易于坚持经常，从而达到科学性、有效性和安全性的目的。

运动处方主要由四项基本要素组成，即运动种类、运动强度、运动时间和运动频度，老年运动处方指南如下。

○运动种类

应包括中度有氧运动、伸展运动及增强肌力练习三类。适合老年人的运动项目，有步行、走跑交替、慢跑、太极拳、五禽戏、体操、老年健身操（迪斯科）、气功、登楼梯、游泳以及室内步行车、阴力功率车、健身器等。

○运动强度

运动强度是运动处方定量化、科学性与安全性的核心问题，应切实安排好。

○运动频率和持续运动时间

每周3~5次、每次持续运动20~60分钟即可。例如，一个有效、安全的运动处方，其锻炼程序应安排如下：首先做伸展运动和快步行走相结合的准备活动10分钟，然后再进行慢跑有氧运动20分钟（心率达到110~130次/分），接着做柔软体操5分钟，进而做提高腹肌力的仰卧起坐5分钟，最后10分钟做放松体操及走步等整理活动。

坚持经常锻炼

体育健身运动，贵在持之以恒。如果坚持经常的身体锻炼，那么，每一次锻炼对有机体的良好影响，就为后一次锻炼提供了基础，而后一次锻炼在前一次锻炼的基础上再一次给身体以良好的影响，这样日益积累就必然能达到理想的锻炼效果。

贯彻坚持经常的原则，应注意以下几点：

○每周锻炼一定次数

有关研究表明，如果想要达到健身的目的，每周至少应进行2~3次练习，如果每月进行2~3次练习，其练习效果与不进行练习没有什么区别。同时如果练习停止时间过长，以前锻炼的收获也会很快消老。因此每周的身体锻炼应尽量不少于2~3次，争取一两天1次为最好。当然每一次身体锻炼的运动负荷也不能过大，不然，在一次锻炼后，造成三五天后仍感肌肉酸痛不适，那样的运动负荷就太大。对于经常从事锻炼的人，最好是上次锻炼的疲劳与肌肉酸痛，在下一次锻炼前基本已消除，感觉身体比较舒适，而不要让疲劳积累和肌肉的酸痛感持续不能消除。为此，即使每天锻炼，每次身体锻炼的运动负荷也应根据实际情况，适当加以调整。

〇成为每日生活内容

从事锻炼的人，一般在起床后做早操，这一方面是由于早晨的室外空气较好，另一方面是通过做早操，使人的有机体从晚上睡眠后的中枢神经系统基本处于抑制、全身处于基础代谢的状态，过渡到整个身体机能活动得到提高的状态。

三餐饭后应稍事活动，“饭后百步走，活到九十九”是有一定道理的，即使洗洗碗筷也比饭后就坐着要好些。

每天睡眠前，有几分钟的放松练习或轻微活动，对消除全天的疲劳和健身很有意义。

〇在日常生活中进行体力活动

重要的原则是不要放弃自己能够活动身体的一切机会，把各种极平常的日常生活的琐事作为自己有意识锻炼身体的内容，如走路注意不要驼背，稍收点腹；上楼速度稍快些，下楼动作灵敏些；能自己干的活就不请求别人帮助；可站就不坐，可坐就不躺，等等，出门尽量安步当车。总之，一切在于自己的想法和做法，在于只要稍微改变一下日常生活习惯，使自己成为一个比较活跃的人。这样便不难保持正常的体态，使身体各系统的功能正常发挥，而且可以防止和推迟身体的衰退。

进行全面锻炼

人的身体是一个不可分割的整体，运动健身应使身体各个部位、各个系统器官的功能都得到均衡、协调地发展。全面锻炼就是指身体锻炼时应使身体得到全面地发展，包括身体的各个部位、各个系统器官的机能、各方面的身体素质和基本活动能力。

人体是大脑皮层调节、支配的有机统一整体，体质的好坏反映在多方面，而各个方面是相互联系、互为影响的。某一方面的锻炼与发展，对其他方面会有影响，但又不能完全代替其他方面的锻炼，如用长跑增强心肺功能和发展全身耐力效果明显，但对全身尤其是上肢与躯干力量的锻炼和促进全身肌肉的协调发展，光靠长跑是不够的，需要采用力量性项目的锻炼，如举重、器械或体操、俯卧撑等项目。因此，应坚持贯彻全面锻炼的原则。

贯彻全面锻炼的原则，应注意以下几点：

〇全面但有重点

中老年人身体锻炼时，要力求全面影响人体，而在各个阶段应突出重点，适当照顾其他方面的发展。

锻炼的内容和方法是多种多样的，而每一个人锻炼的时间和体力有限，对身体锻炼的具体内容每个人的爱好和身体条件有所不同，为此要全面发展身体，对于一个人来说，应有针对性地选择最有效的内容与方法，而在各个锻炼阶段，又应突出重点兼顾其他。

〇适应外界环境

中老年人锻炼身体，居住地的公园情况、运动设施情况等，都是应考虑的因素。要充分利用外界环境，不断提高适应外界环境的能力。

巴甫洛夫说过："健康就是人体跟自然界的平衡。"因此，在锻炼中，要特别注意有机体要适应外界环境，同时把提高人体对外界环境的适应能力，作为身体锻炼的重要任务之一。

在季节气候变化前，应提前一段时间进行锻炼，以提高适应能力。如最好在夏秋季节开始身体锻炼，准备过冬。

为了提高适应外界环境的能力，不少人常年采用冷水洗脸，甚至用冷水擦身，在进行身体锻炼前进行按摩脸、头和其他部位的方法，其效果也是很显著的。

从实际出发

由于每个人的身体素质不一样，运动健身必须根据参加者的具体情况，来确定练习的内容、方法、运动的量与强度。锻炼应从实际出发，确定锻炼的目的、内容、方法和运动负荷。

进行身体锻炼，对身体的影响过小，那么锻炼的价值也不大，效果也就不明显。因此，从实际出发既有符合实际情况，又有积极进行身体锻炼、促使达到更好的效果这样两个意思。

贯彻从实际出发原则，应注意把握以下几点要求：

〇要了解与掌握自身的实际情况

在运动健身活动中，要了解自己身体是否健康，有无疾病，应掌握安静时每分钟心率，如果还能测定承受一定运动负荷之后的反应和恢复情况（如定时慢跑一段距离或定距离跑测定时间后，立即测量每分钟心率及其恢复情况），在经过一段时间身体锻炼之后，再做同一要求的重复测定，以进行对比，这对于了解锻炼的效果和掌握实际情况比较清楚。根据自己的体质状态和健康状况，在如每周身体锻炼的次数、每次锻炼的强度和时间等方面，既要参照一般人运动负荷、运动频度的要求，也应根据实际情况进行调整。

〇制定合理的身体锻炼的方案

（1）根据生命活动发展规律，在中老年时期，目前国内外流行的是进行全身耐力锻炼，用跑、走等作为身体锻炼的基本内容，或用我国的太极拳、气功促进人体的新陈代谢，保持与提高身体的活动能力。

（2）根据健康水平进行安排。国外有的学者根据不同健康水平，提出三种方案：第一种属于不能再低的水准，如果低于这个水准，则身体机能与形态结构就会衰退，这种方案要求在日常生活中养成几种简单易行的习惯动作即可；第二种为一般健身水平，能应付日常工作、学习和劳动，而不至于过度疲劳，因此需要每周坚持锻炼，并承担一定的运动负荷；第三种为准备参加相当吃力的娱乐性或职业性的体力活动，因而需要专门性锻炼。老年朋友的健身运动，可参照第二种方案确定。

〇根据外界环境确定锻炼的内容

身体锻炼的一个重要目的是使人的有机体适应外界环境，人们常常利用气候的变化来锻炼适应能力和意志品质，提出“冬练三九、夏练三伏”。但也应认识到大自然气候的恶劣变化对人体健康的不良影响。实践已经证明，在气候条件很差的情况下锻炼身体，由于人体不适应而对健康产生不良影响，甚至引起疾病。因此从事身体锻炼必须注意外界气候的变化。再就是进行身体锻炼还应从场地器材和环境绿化等实际条件出发，充分利用现有的条件来进行。

循序渐进

循序渐进是指体育锻炼的要求、内容、方法和运动负荷等都要根据每个人的实际情况，由易到难，由简到繁，运动负荷由小到大，运动频率由少到多，逐步提高。

科学研究表明，人体各器官系统的机能，不是一下子可以提高的，它是一个逐步发展、逐步提高的过程。在体育锻炼中，如果违反循序渐进的原则，不仅不能有效地增强体质，而且容易造成体内生理过程的失衡，损害健康。例如，没有经过系统锻炼的人，如果一开始就参加几百米的快速跑，就会出现喘不过气、反胃以致呕吐、腿软、眼睛发黑等现象。这就证明，身体各器官系统还不适应上述的运动负荷。

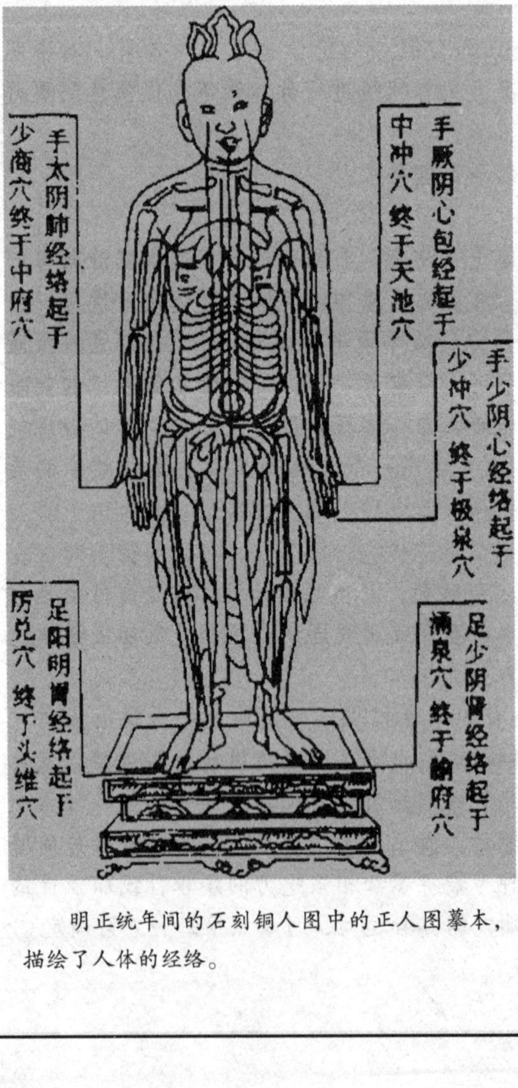

明正统年间的石刻铜人图中的正人图摹本，描绘了人体的经络。

老年人新陈代谢功能减弱，各器官系统机能的适应能力差，更要注意根据自己的身体实际进行锻炼。

贯彻循序渐进原则的要求，主要有以下几个方面：

〇运动负荷的安排应注意由小到大，逐步提高

〇在学习和掌握体育锻炼的方法上要由简到繁，由易到难

身体锻炼不同于运动训练，其内容与方法的选择和运动负荷的安排，灵活性和可选择性比较大，在系统性的要求上也不必追求达到或接近极限运动负荷。而且现代体育科学研究证明，采用有氧代谢进行身体锻炼，其健身作用比较大。因此，在提高的幅度上不要操之过急。

〇逐步适应外界环境条件上应循序渐进

例如，利用自然力（日光、空气、水）锻炼身体时，要逐步适应，逐步提高要求。

舒适自然

“运动应当在顺乎自然的方式下进行。”这是美国生理学家莫尔豪斯的结论。我国的气功原则也是“以舒适为方，以自然为法”。健身运动不是竞技体育，不应追求外在的成绩，如距离、速度、高度等，而应注重内在的效果，这就是以脉搏数为尺度的心肺功能的提高，呼吸的深缓。

健身运动太激烈，就容易使人受到伤害，达不到健身的目的。为健康而进行的锻炼，应当是轻松愉快的，容易做到的，充满乐趣的和丰富多彩的。在身体锻炼中，人们的需要是多种多样的。归纳起来，主要是两点，一是促进身体正常地生长发育和发展，增进健康，增强体质，以及预防疾病与进行体育医疗；二是丰富生活、调剂情绪，进行积极性休息和增强意志，以及健美的需要。这样在锻炼中就消除了竞争心理，没有精神压力，不会要求过高而有运动过度的危险，就能做到舒适自然。

锻炼环境要适宜

身体锻炼的一个重要目的是使人的有机体适应外界环境，人们常常利用气候的变化来锻炼适应能力和意志品质。但也应认识到大自然气候的恶劣变化对人体健康也有不良影响，如北京和日本东京两地的调查表明，心肌梗死多发生在11月至1月和3月至4月。又如由于太阳的异常变化，也会对患病者的病情产生不良影响。

实践已经证明，在气候条件很差的情况下锻炼身体，对于一般人而言，由于人体不适应会对健康产生不良影响，甚至引起疾病。因此，从事身体锻炼必须注意外界气候的变化。选择好的天气，恶劣的天气可以休息。夏季则不宜在室外日光暴晒下进行。冬天过于严寒的风雪天，也不亦进行。

老年人健身锻炼最好是在空气新鲜、安静而宽敞平坦之处，在绿化较好、环境整洁的地方锻炼可以使人心情愉悦，不宜在嘈杂的公共场所及车来人往频繁的街道旁，同时要注意避免工业污染区和建筑工地等危险处。

选择适当的运动项目

每个参加体育锻炼的人，应该根据自己的实际情况，主要是身体素质，还要考虑以前的运动史，来选定锻炼的内容和方法，安排运动负荷。

参加体育锻炼者的情况和特点是多种多样的，如性别、年龄、健康状况、锻炼基础、营养条件、生活作息制度等，要使体育锻炼收到实效，就必须依据每个锻炼者的情况而定。因此，锻炼的任务、内容和方法以及锻炼的量和强度，必须因人制宜，依人而定。

中老年人一般以锻炼耐力性的有氧运动项目为主，健康操为辅。

（1）为了健身，防治疾病，可选择以锻炼耐力为主的项目，如步行、健身慢跑、走跑交替、骑自行车、爬楼梯、爬山和游泳等项目。

（2）根据自己的兴趣、爱好和习惯，为了放松精神，消除疲劳，可选择动作柔和、有节奏的放松锻炼，如太极拳、散步、气功、迪斯科舞等。

（3）为了治疗某些疾病，可进行有针对性地锻炼，内容少而精，求实效。例如治疗胃下垂的腹肌锻炼，肢体骨折后恢复功能的体操，等等。

健身运动应与防病、治病紧密结合

防病、治病是中老年人参加身体锻炼活动的主要动机，因此中老年期健身运动的内容与方法紧紧围绕着防病和治病，才会吸引更多的中老人积极参加体育活动。医疗体育、保健体育、武术、气功、走步健身等都是适合中老年人身体锻炼的内容和方法，并可以收到良好的防病、治病的效果。中老年人参加健身运动要加强医务监督。

锻炼的时间要长，强度要小

根据老年人一般身体特点和空闲时间较多的情况，每天用于健身运动的时间可长些，一次2~3个小时也不为过，但是健身活动的强度不宜大，以中小强度为宜，可以每分钟心率作为控制指标。每次锻炼的运动负荷过大或过小都不合适。适宜的运动负荷具有因人因时而异的特点，适宜运动负荷的要求是既不因量太小而无锻炼效果，也不能因为量太大而造成身体过度疲劳。老年人健身运动的运动负荷一般应以自己身体无异常不适感为依据，遵循从身体实际出发，试探性地加大，注意灵活掌握的原则。

简便宜行，贵在养成习惯

中老年人的健身运动，不在于追求运动技术水平，也绝非出于猎奇参加体育活动，因此体育内容与方法不一定要多，参加身体锻炼活动要求条件不高，在庭院、公园、楼前屋后都可以进行。限于身体条件，老年人一般不宜选择技术复杂、激烈的运动项目。健身运动的效果并非一劳永逸，贵在养成习惯、持之以恒，切忌一曝十寒。

最好有一定的组织形式

从社会学、心理学角度看，中老年人的健身活动有一定组织形式的活动要比单独进行的效果更好，也可以比较有效地防止半途而废。老年人多是不甘孤独和寂寞的，健身运动活动应与中老年人的这一心理特点结合起来。因此很必要有组织地开展中老年人的各种健身运动，组织各种体育单项协会，或提倡自发地组织身体锻炼活动的团体。更多的人在一起活动锻炼，既能够相互监督鼓励，又可以去掉孤独感和单调感，也便于交流健身运动的做法、经验，容易形成身体锻炼习惯，收到最佳的健身效果。

运动的饮食和营养

人在进行运动锻炼时，体内会发生一系列的生理生化变化：中枢神经系统活动紧张，内分泌机能提高，酶系统活跃，新陈代谢旺盛，单位时间内的能量消耗数倍、十数倍于安静状态，体内的糖、脂肪被大量分解供应，蛋白质代谢更新加快，大量的维生素、无机盐参与分解代谢而加大了损耗丢失过程。这些变化，使机体对各种营养物质的需求量大为增多。

营养与体育关系密切，对锻炼效果有着很大的影响，体育锻炼造成的能量消耗，要在运动结束后通过合理的营养膳食得到补充，如果缺乏合理的营养保证，消耗得不到补充，机体处于一种“亏损”状态，久而久之，于机体健康不利，会使锻炼者生理机能及运动能力下降，出现乏力疲劳甚至疾病状态。

中老年人在参加体育锻炼中加强膳食营养的基本原则，就是要做到平衡膳食，即丰富的蛋白质、维生素、矿物质、低热量、低脂肪（不是无脂肪）。同时，中老年人饮食还要有规律，切勿暴饮暴食或过饥。要少食多餐，定时定量，一日四餐为宜。其热量分配为：早餐20%，中餐35%，晚餐30%，间餐15%。

锻炼前做全面的身体检查

中老年人在健身锻炼前要进行身体检查，以了解目前的身体健康状况，尤其是心血管和呼吸系统的机能状况，并对病患组织和器官的情况要特别注意。中老年人在平时如不经常锻炼，也不了解科学锻炼的知识与方法，急于求成地去进行练习，不但无益于健康，反而很容易造成运动损伤，甚至会引起运动性猝死。因此，正式锻炼前必须进行身体检查，为锻炼的方式与运动负荷的选用提供客观性依据。

4. 中老年健身运动应注意的问题

中老年人锻炼要科学合理

○应避免局部负担过重

中老年人锻炼时应避免某一肢体或器官负荷过重。练习时最好有多个部位参加运动，或每次运动采用多种形式，以使身体各部位均得到活动的机会。活动时呼吸要自然，注意发展腹式呼吸，尽量避免屏气或过分用力。尤其有动脉硬化的老年人，应避免造成血压骤然升高的动作，如头朝下、骤然前倾、低头弯腰动作过猛等。

○注意劳逸结合

锻炼和休息要安排适当，两者不可偏废，要做到动态平衡，即经常要调节好锻炼和休息的合理安排，要根据身体反应、外界环境和条件的变化不断进行调整。这样可以避免因两者安排不当而造成意外。

○注意饮食的调理

中老年人在锻炼过程中，要注意合理的饮食搭配，多吃一些营养丰富易消化的食物，以保证锻炼时体力消耗的补充，减少由于食量增加而给消化系统带来的负荷。锻炼时体内水分消耗过多，运动后要适当地补充水分。

○经常了解锻炼后的脉搏、血压等反应

中老年人尤其有某些疾病或症状的，锻炼时应每天或隔天记录自我感觉、锻炼前后的脉搏、血压数值、晨起的脉搏、食欲和睡眠情况等。有了这些记录，便于进行自我监督。

充分做好准备活动

进行身体锻炼，人体从安静状态进入到运动状态应有一个过渡阶段，在这个阶段一般要进行准备活动，其目的是使心血管系统和呼吸系统能适应运动的要求，使身体各个部位，其中包括参加身体锻炼的各有关肌肉群及关节要活动开，使机体发热，肌肉具有弹性，关节具有灵活性，这样不仅使机体能适应难度和运动强度较大的身体练习，而且也可以避免由于准备活动做得不够而造成的伤害事故。中老年人由于身体各部分机能反应迟缓，所以在运动过程中进入状态的时间较长，为此在运动前更应注意进行必要的准备提高身体各器官系统的活性，使身体逐步适应运动时所要达到的强度要求。

准备活动一般有两种：一般准备活动和专门准备活动。

一般准备活动，即采用日常生活中的实用技能，如：走、跑、徒手体操等身体练习，运动负荷从小到大，动作的速率也应从慢到快，其总的要求是使整个身体能暖和、发热。练习的内容顺序，通常从全身活动如走、跑开始，接着再从事身体各个部位的活动。一般准备活动的时间应在3~5分钟以上，冬季要适当加长些。

专门准备活动，是在一般准备活动基础上，针对身体锻炼的主要内容，选择一些动作结构相类似和相应的身体部位做一些准备活动，使人体能适应锻炼内容的要求。如从事哑铃的举重锻炼，在进行一般准备活动之后，可做徒手模仿动作，或举重量较轻的哑铃，也可以再补充做些四肢和腰的关节活动，此后，再进行动作练习，逐步增加哑铃重量。

以慢跑、散步和打太极拳之类运动负荷强度较小的身体练习为主要内容的身体锻炼，也应该做准备活动，但可以少做些。在锻炼前，稍稍活动一下身体的各个部位，尤其是和身体锻炼的主要内容有关的部位，如：长跑先活动膝、踝关节和脚掌；游泳先在陆上做准备活动，在下水前用水拍打四肢、胸部以适应水温；打太极拳虽不易受伤，但打拳前摩擦手掌，稍稍活动一下身体与四肢的关节，也是需要的。

锻炼结束时应做好整理活动

做整理活动，有助于使人体恢复平静，消除疲劳，使紧张的机体转为放松。具体做法是：

○整理活动的顺序

美国福斯克提出一条原则，就是整理活动内容的安排顺序和准备活动完全相反。根据这一原则，整理活动可先慢跑或步行一些时间，然后做和训练内容有关的专门性整理活动（如伸展四肢、抖动肌肉、局部按摩等放松动作）。

〇应注意环境卫生

冬天不要受凉，因此在感觉冷之前应披好衣服或进入室内暖和一些的地方。夏天不要曝晒在日光下，应到较凉爽的树荫下，使身体慢慢凉快下来。

〇做些放松练习

如散步、四肢放松摆动、调节与加深呼吸，以及同伴间进行相互按摩或自我按摩，用半握拳或手掌敲打身体的各个部位。

〇按摩

对进行身体锻炼承担运动负荷较大的部位，应多做些整理活动，使其得到充分的放松，或专门做些按摩。

〇整理活动的时间

以基本上使有机体恢复平静为准，一般 3～5 分钟或更长一些。

中老年锻炼时要注意身体状况

〇运动情绪

即运动的欲望，主观上参加运动的愿望程度。大体可分成非常强烈、积极主动、能够参加、勉强参加、不参加 5 个等级。正常的运动情绪应该是精神饱满、精力充沛、自信心强。而情绪低落、心情不佳时，则厌恶运动，把参加运动作为一种负担，乃至害怕运动。如出现运动情绪低落的情况，应适时调整运动强度或运动项目、运动方法，以恢复和维持良好的运动情绪。

〇自我感觉

正常时应是自我感觉良好，身体无不适感觉。如运动中或运动后有异常疲劳、头晕恶心、全身无力等不良反应，应分析原因，及时纠正。不良反映强烈的，要暂停练习。

〇排汗量

如出现轻微活动即大量出汗，或出虚汗、夜间盗汗等现象，表明身体疲劳或有其他疾病。

〇心率

清晨起床前测定脉搏。正常情况下脉搏应平稳、有力，每分钟次数也基本稳定，经过一段时间的锻炼后应有下降的趋势。如出现晨脉增快，或有心律不齐症状，可能会与疲劳及运动过度有关，要注意观察分析，及时调整。

〇体重

在进行耐力运动时，体重应该是稳定的，或短期内稍有下降。如果体重持续下降，提示疲劳严重或患有消耗性疾病。

〇血压

血压状况对于老年人的健康和运动方式方法、运动量的制定非常重要，如果运动当中对血压状况缺乏及时掌握，很可能造成意外。有条件时可在运动前做一次原始的检查，然后再定期地进行检查，并将测定的结果进行对比，以检查运动健身的效果和防止出现意外。

○身体状况不佳不可进行大强度运动

在当日运动前，若出现如下症状时，应该中止或改换轻度运动，不再进行激烈运动或强度过大的运动：

○醉酒后

○受强烈的精神刺激后

○感冒、痢疾或其他身体不适

○使用药物后

○睡眠不足

○有过度疲劳感

运动量要合理

○怎样判定运动量是不是合理

简单有效地判断标准是自我感觉。适宜运动量的具体表现应该是：在运动时不感到心慌、气短，稍微出点汗；锻炼后感觉轻度疲劳，而全身舒适，心情愉快，食欲增加，睡眠改善，精神饱满。反之，如果在锻炼过程中感到心慌、气急、头晕、恶心、视力模糊，运动后全身疲乏、不愿意吃饭、睡眠很差，这说明运动量已经过量，对健康不利，要减小运动量。

○中年人合理运动量

对于中年人来讲，一个比较客观判定合理运动量的标准是：如果运动时，每分钟的心率不超过190减去实际年龄数，就可以认为从事这项运动是安全的。用这种方法进行自我监测和监护这种方法简单实用，人人都可掌握。

○老年人合理运动量

老年人合理运动量判定标准也可以这样：就是运动时每分钟的心率不超过170减去实际年龄数，就可以认为从事这项运动是安全的。

还有一种判断合理运动量的方法是：若运动后心率恢复到运动前的水平所需要的时间较短，中等运动量的恢复时间少于15分钟，小运动量的恢复时间是3～5分钟，说明这个运动量是合适的；若运动后心率恢复到运动以前水平需要的时间过长，或很难恢复，则说明这种运动量过大，应当调整。

灵活运用原则

“生命在于运动”是句广为认可的名言。生命与运动有着不可分割的联系，但是否运动得越多、锻炼得越强烈就越好，身体就越健康呢？运动医学专家认为：锻炼并非多多益善，适度的锻炼才能带来健康，运动也要因人而异。

我们知道，人体的免疫系统由淋巴及血液中的许多成分协调工作，以使人体不受细菌、病毒的侵害。运动就是通过改变淋巴细胞、免疫球蛋白与血液白血球的数量、浓度与活力来增加人体的免疫力。研究发现，血液中白血球的数量在运动一开始就会迅速上升，而且随运动越激烈上升越快。如果运动时间超过30分钟，这种白血球数量增加的状况要在24小时以后才能恢复原状。淋巴细胞的数量在运动时也会上升，但运动结束后会很快回到正常水平。

任何事情都有一个“度”，物极必反，运动锻炼也如此。运动能增强人体免疫力，但是超负荷的锻炼反而会降低人的抗病能力，特别是会降低对上呼吸道感染的抵抗力，搞不好，还会损害健康。有关专家曾对参加1990年洛杉矶马拉松比赛的2300多名运动员进行统计调查，发现赛前每周跑60英里以上的运动员比每周跑20英里的运动员，患感冒的人次多一倍。赛后一星期再次统计的结果是，在1828个跑完全程的运动员中，有239人感冒，占12.9%。而在134位虽然进行了训练，但没有参加比赛的人中，只有3人患了感冒，占2.2%。所以说运动超过了限度，对人的健康会产生副作用。

运动的目的无非是加强体能和增进健康。不同年龄、体质，也要有不同的运动量，专家们设计了这样一种计算方法：220－年龄＝每分钟心跳率。一般来说，如果以健身为目的，适量的运动是每周三次，每次20～30分钟。运动到适当流些汗，有点气喘即可。定期运动最好是选择对心脏有益的有氧运动，如跑步、散步、游泳、骑车、郊游，而切忌选择要突然使用大力气的运动，如短跑、举重。因此，运动还要因人而异。

走出运动锻炼的误区

现代人注重身体锻炼，是值得大力提倡的，但对健身锻炼存在一些认识误区，也必须指出，尽快纠正。

〇闻鸡起舞

“闻鸡起舞”，往往是中老年人的锻炼习惯，但从医学的角度看并不一定可取。因为中老年人群的心肌梗死和缺血，以及心律紊乱等病变，在一日24小时内，以早晨至中午期间呈高峰发作。若在此期间特别是清晨体育锻炼，会诱发急性晕厥、持续和严重心律紊乱、心肌缺血等意外，甚至引发突然死亡的灾难性恶果。而在下午至傍晚期间，则很少发生类似突发性心脏意外。

〇晨练恋树林

众所周知，绿色植物的叶绿素在白天日光的作用下，吸收环境中的二氧化碳进行光合作用，同时放出氧气到环境中，使树林中的空气净化，这样的环境有益于人体健康。

绿色植物在无法光合作用的夜晚，它的吸收作用与光合作用相反，它要吸收空气中的氧，放出二氧化碳。一片树林一夜之间排出的二氧化碳数量是相当多的，加之树丛茂密，二氧化碳不易散发，而且它的比重较大，沉积在树林底部。因此，清晨时期的树林中含有大量的二氧化碳，这个时候的空气是一天当中最不清洁的。如果人们在这种环境里活动，对于身体健康无疑是有害的。长此以往，老年人会感到胸闷气急、心律失常，容易诱发各种疾病。年轻人也会头晕眼花、记忆力减弱。

因此，最好在日出以后，让树林的二氧化碳释放后，或早起到没有树林的地方锻炼均可。

○雾中锻炼

秋冬日的许多清晨，往往是雾的世界。由于雾气紧贴地面，极易吸附地表的一些可溶性有害物质，如各种酸、碱、胺、苯、酚等。而且细小水珠升浮到低空时，也会吸附尘埃、病原微生物等有害固体微粒。早晨7~9时，雾气中的有害物质浓度最高，对人的危害最重。因此，冬日有雾的清晨，锻炼不宜在室外，最好改为室内锻炼。

○空腹运动

运动需要能量，人体平时的能量来源主要依靠饮食中摄入的碳水化合物，但是空腹运动，例如晨起慢跑时，主要的能量来源就靠脂肪的分解。这时，人体血液中的游离脂肪酸浓度显著增高。在运动中，游离脂肪酸蓄积过多又可成为心肌的毒物。尤其是老年人，由于心肌活动能力降低，过剩脂肪酸所带来的毒性，往往会使老年人产生各种心律失常，甚至招致休克而死亡。此外，血中游离脂肪酸增高，使肝脏合成的甘油三酯增高，还会引起和加剧老年人的冠心病及动脉硬化症。因此，奉劝晨起锻炼者还是吃些食物和喝杯开水再去晨间运动为好。

○运动后“急刹车”

剧烈运动后应继续做些缓慢的整理和放松活动。而有一些经验较少的锻炼者，往往在剧烈运动后“急刹车”，引起头晕、恶心、呕吐，甚至休克。这是因为运动时，人体下肢肌肉血液供应需要量急剧增加，同时需要将大量的血液自下肢静脉回流至心脏。如果剧烈运动后突然静止不动，就会使下肢的血液淤积不能及时回流，心脏进血量不足，排出也就会减少，于是就产生上述一系列症状。

健身运动后“六不宜”

○不宜立即停下休息

在运动时，由于肌肉活动的需要，心跳加快，流入四肢等肌肉的血液量增多；又由于活动时肌肉交替地收缩与放松，挤压了肌肉里的小静脉，使血液也能很快地返回心脏。此时马上停下休息，肌肉里的小静脉失去了肌肉对它的挤压作用，血液就会积聚在肢体扩张的血管中，回心血量减少，可致使脑缺血，产生头晕、眼花、恶心、呕吐、乏力、面色苍白等症状。所以，在剧烈活动后，要继续放慢活动一段时间，行走一会儿，进行整理活动，不要马上停下休息。

○不宜立即吹风、游泳或冷水浴

人在运动时常常会出汗，天气较热时出汗更多。有人为了一时痛快，剧烈活动后立即就站到电风扇下或阴凉风口乘凉，这样会带走身体很多热量，使皮肤温度迅速降低。同时，通过神经系统的反射活动，收缩上呼吸道血管，降低局部抵抗力，易引起感冒和气管炎等疾病。也有人剧烈活动后立即下水游泳或冷水浴，由于身体表面的温度与水温相差悬殊，易发生抽筋和意外。因此，剧烈活动结束后，做完整理活动，擦干汗液，不再出汗时，再进行游泳或冷水浴。

○不宜马上洗热水淋浴

健身运动后，如果立即洗热水淋浴，是有一定危险的。因为运动时体内大量血液分布在四肢体表，一旦运动停止，增加的血流量还要持续一段时间。若这个时候洗热水淋浴，就会增加皮肤内的血流量，导致血液过多地进入肌肉和皮肤，结果会引起人体的两大主要器官——心脏和大脑供血不足。尤其对于那些年老体弱者和潜在心脏病患者、肥胖超重者、高血压、冠心病、高胆固醇患者，危险性就更大。

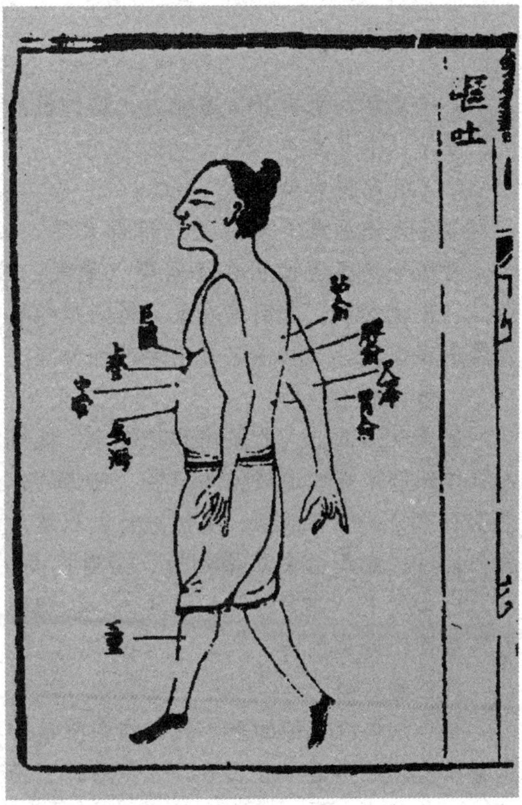

明万历刊本《杨敬斋针灸全书》针灸方图中的呕吐取穴图

○不宜立即饮水、喝冷饮

运动后立即喝下大量的水，进入体内会冲淡血液中盐的含量，使盐分相对减少。而且又由于出汗增多，更加剧盐分的丧失，降低细胞外渗透压，导致钠代谢的平衡失调，发生肌肉抽筋等现象。剧烈活动后心跳加快，大量饮水，血容量增加，加重心脏负担。正确的方法应是先用温水漱口，待身体平静后，少量多次饮用淡盐开水，以补充失去的水分和盐分。

尤其有些人在剧烈活动后喝大量冷饮，这对消化器官的刺激很大，促使胃肠蠕动增强，引起腹痛、腹泻。同时，由于运动时咽部充血，过多的冷刺激，也会造成这部分功能失调，引起咽部炎症。

○不宜立即吃饭

剧烈运动时，肌肉剧烈活动，血供增加，肌肉的血管扩张，心脏和呼吸器官加强活动，所以消化器官的血供应相对减少，胃肠道的蠕动和消化腺的分泌活动都明显减弱，需要经过一段时间的调整，至少半个小时，胃肠道的功能才能逐渐恢复。所以在剧烈活动后马上吃饭，食欲较差，对食物的吸收能力也不佳。

○不宜吸烟

运动后吸烟，吸入肺内的空气混入大量的烟雾，一方面减少含氧量，不利还清“氧债”，难以消除肌肉疲劳；另一方面人体吸入这样的带雾空气，将影响人体肺泡内气体交换，导致人体在运动后因供氧不足而出现胸闷、气喘、呼吸困难、头晕乏力等。

冬季锻炼有讲究

冬季运动，可提高御寒能力，增加抗病能力，而且还能锻炼意志。不过，锻炼时应注意以下几点：

〇不宜起得太早

老年人体温调节功能差，起得太早，难以适应温差变化，容易感冒或诱发哮喘。且锻炼场所因植物在夜间吸入氧气，放出大量的二氧化碳，在这种环境中活动，可出现头昏、晕倒等现象。特别是冬雾中含有大量有害物质和病原微生物，对人体危害极大。所以，以日出后锻炼为宜。

〇做好准备活动

冬季气温低，人的肌肉和韧带为了抵抗寒冷和减少散热处在绷紧的状态，老年人肌体四肢末端的血液循环变慢，韧带的弹性、伸展性和关节的灵活性均较低。如果没有充分的准备活动，突然进行剧烈运动，则躯体远端的足部和手部等部位的肌腱和韧带，在负荷突然增加时，有时容易受伤。因此，锻炼前要充分做好准备活动，比如甩手、伸臂、踢腿、转体、扩胸等。以提高中枢神经系统的兴奋性和关节的灵活性，避免创伤。

〇注意保暖

初参加体育锻炼的老年人，在锻炼前不要一下子把衣服脱得太多，而要等活动得身体发热后再逐步脱衣服，以免着凉、伤风和感冒。在锻炼之后，要及时穿好衣裤，以免受凉感冒。

〇天冷跑步要注意呼吸

冬天跑步时，应尽量用鼻呼吸。如果鼻呼吸不足，可用混合呼吸。这时应半开口腔，嘴唇微张，舌头上提，冷空气经牙缝吸入，再经舌头阻挡变得温暖起来，就不会严重刺激呼吸道，引起咳嗽。

〇运动方式要合理

宜选择缓慢柔和、肌肉协调放松、全身都得到活动的项目，如慢跑、气功、散步、太极拳等。冠心病人不宜早锻炼，当心寒气犯病。冠心病人严冬锻炼，宜在上午或下午进行散步和跑步。

晨练注意事项

早晨进行体育锻炼，能使人体从睡眠的抑制状态转为积极的兴奋状态，使人产生高昂的情绪，为一天的学习、工作和劳动在身体机能方面做好“准备活动”。但是，早晨锻炼要注意以下几点：

〇时间不宜过长，运动量不宜过大

早晨锻炼时间过久，运动量过大，会影响吃早饭，造成过度疲劳，影响一天的工作和学习。

〇大雾天不宜进行锻炼

雾是地面上的蒸气遇冷后，与飞起的尘土凝结成不透明的小水珠浮游在近地面的空间而成的。在大雾的时候，不仅空气中的水分多，尘土多，而且气压较低，呼吸困难，汗液不易蒸发，再加上视线看不清楚，易造成意外危险。所在，大雾天不宜做剧烈运动。

〇做好准备活动

晨练，室内外的气温相差很大，应该先做些准备活动，如稍微伸伸腰，踢踢腿，活动活动四肢，然后再去正式锻炼身体。

〇运动后不易立即吃早饭

运动时，神经系统中管理肌肉活动的中枢处于高度的兴奋状态。在它的影响下，管理内脏器官活动的副交感神经系统则加强了对消化系统活动的抑制性影响。同时，为了保证运动器官氧气和营养物质的充分供应，在运动时全身的血液重新分配，比较集中地供应运动器官的需要，因而腹腔内务器官的血液供应便相对减少。运动后，这种状态并不能立刻改变，而且运动愈剧烈，持续时间愈长，消化器官的活动就需要更长的时间才能恢复。因此晨练后，不应立即吃饭。一般来说，在运动后休息大约20~30分钟以后再吃东西是比较合乎科学的。

出现异征要暂停锻炼

健身运动，切忌性急。运动时始终要舒服愉快，从容不迫，这才是健康、体力充实的表现。

因此，在按健身运动处方进行运动时，如果出现下列症候，最好是暂停运动，进行观察。

胸痛随运动的进行而加剧；胸内绞痛；呼吸严重困难；感到格外疲劳；恶心；眩晕；头痛；四肢肌肉剧痛；足关节、膝关节、腿关节等疼痛；两腿无力，行走困难；脉搏显著增多。出现以上症状，就要停止运动。运动中止后，如果症状没有什么发展，断定继续进行运动不会有问题，就可再继续进行运动，但运动量要减轻。

有些人不宜饭后散步

饭后散步，对一个健康人来说有一定好处，但对有些人，就不一定有好处。如患肝炎的人，如果饭后也活动，食物在胃内便不能很好

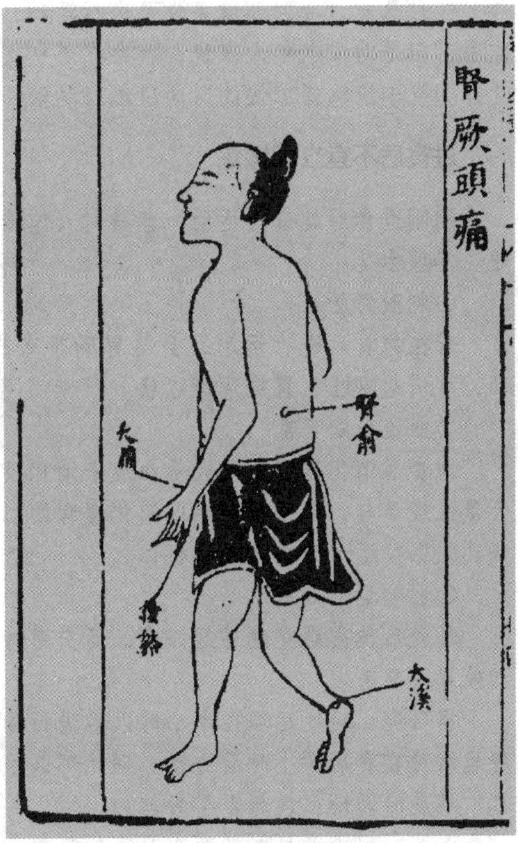

明万历刊本《杨敬斋针灸全书》针灸方图中的肾厥头痛取穴图

地消化，食物很快进入肠道也不能充分吸收，结果常出现腹胀等症状；患胃下垂的病人食后也不应运动，否则会加重胃下垂。因此患上述疾病或其他胃肠道疾病的人饭后要休息一段时间后再活动。即使是健康的人也应休息片刻后再进行散步。

慎重选择环境

在有大雾的早晨不要做跑步等剧烈运动。因为凡有雾时，大气层总是稳定的，集聚在地面、空中的烟粒、微尘和病原微生物，扩散、稀释甚慢，而这些物质又恰是水气的凝结核。一些酸、碱、胺、苯、酚等有害物质都会溶于雾中，雾越大空气污染越厉害。在雾中做剧烈运动，大量吸入这些有害物质，会引起气管炎、喉炎。吸入密度大的雾气，还会影响肺泡内的气体交换。

在日出前不要到茂密的树林或高于人的植物群中运动，因为在日出前，植物在夜间释放的二氧化碳大量积聚。尤其在大雾、气压低的情况下，更不宜到树林中活动。早晨活动时间以7时以后为好。因为冬季清晨地面温度比空间低，在低空中有一个“逆温层”，使接近于地面的污浊空气不易扩散。早起的人最好在旷野、路旁、院内活动。

在过热或过冷的环境条件下进行运动，对锻炼年轻人的意志与耐力会有积极的作用，但是对中老年人来说，就存在着一定的不利。因此，运动时应注意时间段的选择。夏季应选择凉快的时间段进行运动，冬季则应在暖和的时间段运动。

进食后不宜立即锻炼

刚刚进食后就进行运动，容易对人体造成损害，也可能导致运动过程中出现问题。其理由是：

○刺激胃肠

若在饱食后进行运动，会给胃肠带来机械性刺激，使胃肠内溶物左右上下振动，可引起呕吐、胃痉挛等症状。

○血流分配紊乱

饱食后消化器官需要大量血液来消化吸收食物，当全身肌肉在运动时，也需要大量血液参与，于是就会夺取消化器官的血液量，导致消化吸收功能的紊乱，这种紊乱既影响运动效果又危害机体。

○影响运动效果

进食后体内副交感神经兴奋，而交感神经则受到抑制，此时机体若要锻炼，运动效果不显著。

据研究，轻度运动在半小时以后进行最合理，中度运动应在一小时后进行，强度运动可在食后两小时后进行。据此可以推出几个运动的时间段如下：

早晨时间段：晨起至早餐前。

上午时间段：早餐后两小时至午餐前。

下午时间段：午餐后两小时至晚餐前。

晚间时间段：晚餐后两小时至睡前。

中老年朋友可根据自己的生活作息习惯和生物钟情况以及工作、学习情况选择适合自己的运动时间段。

剧烈运动后不宜立即洗澡

在运动后进行沐浴，可使心情爽快，促进疲劳消除。特别是在大量出汗后，沐浴更是不可缺少的。沐浴不仅可清洁皮肤，还可促进血液循环，加速体内废物的排泄和促进疲劳的消除。但是，剧烈运动后立即进行沐浴的做法是应该慎用的。这是因为，在运动后的很长一段时间内，皮肤血管一直处于显著的扩张状态，皮肤血流量比较多，此时机体血压比较低。在这种状况下，若用冷水冲浴，可引起皮肤血管急剧收缩，进而导致血压升高，给心血管系统增加负担，这是有一定危险性的。另一方面，立即用热水淋浴，也会产生不好的结果。因为热水对人体起刺激作用，会导致皮肤血管进一步扩张，使血压更趋低下，严重时可以引起脑缺血，因而也是不利于健康的。所以，运动后不宜马上洗澡，而应该在运动后心率恢复稳定、发汗停止后再沐浴。

水浴的温度有如下几种：热水浴 42℃ ~45℃；温水浴 36℃ ~39℃；低温浴 15℃ ~20℃；冷水浴 20℃以下。运动后的水浴水温以微热为好，特别是老年人及血压高的人更应注意水温。池浴时也应该注意洗浴的水温和时间，即使是健康人，泡在热水里的时间一次也不要超过 5 分钟。池浴比淋浴的效果更好，因为能使身心松弛的效果更为显著。没有条件的人可在家里简单擦一擦，但要注意保暖，防止感冒。

运动后应补充营养

人体运动后需要大量的补充。需要的营养物质有糖、蛋白质、维生素、水等。

运动时，储藏在肌肉及肝脏的葡萄糖消耗了很多，必须补充足够的葡萄糖才能提供能量。碳水化合物是最好的糖类物质。运动后可用饮料来补充。这些饮料应提供水分、糖及钾，而补充钾又尤为重要。因为运动中流汗多，钾随之流失也多，需及时补充。在饮料中加一点食盐，既可补充丢失的钠，又可帮助机体组织吸收葡萄糖。

身体消耗葡萄糖后会从肌肉及肝脏中取得蛋白质，因此，要使体力复原必须补充蛋白质。补充蛋白质，必须与含糖类的正餐结合，如米饭、鸡肉、面包、香肠等，也可进食鸡蛋、豆类食品。

经常运动的人应注意补充维生素 B_2 及维生素 E。其作用是动员蛋白质从糖及脂肪中释放出能量。维生素 E 的作用是保护细胞膜，使其协助运动中损伤的肌肉康复。

运动后出汗多，水分容易缺乏，应适当地补充一些水。

运动时饮水要注意

人在运动的时候，由于体力的消耗，就产生了大量的热，体温比平时要高。同时伴有口渴的现象。这时候，最好是利用水分来降低体温。据专业人士建议，有些饮品适合运动，有些却不适合。

有益运动的饮品有白开水、果汁、运动饮料。无益运动的饮品有茶、咖啡、可乐、酒、碳酸饮料、矿泉水、苏打饮料等。有益运动的饮品最好运动前喝1~2杯，使体内预备额外的水分供消耗。运动期间，每隔一段时间喝200毫升左右为宜，特别是在夏季热天里。配合运动的节奏来补充足够的水分，而非等到口渴才喝。

注意运动后不宜马上饮水和吃过冷的食物。如果在运动后很快吃冰冷的食物或饮料，胃肠道的血管就会马上收缩，就容易发生伤害，引起消化功能紊乱，引起腹痛腹泻。

在激烈运动后不宜大量饮水，避免胃肠道、心脏的负担。运动后，只要漱漱口，然后少喝点淡盐水，过些时候，再喝一些，逐渐补充。

心脏病患者宜在傍晚运动

清晨不但是心脏病发作的高峰期，也是发生猝死最多的时间，患有动脉粥样硬化的人，在清晨运动时有可能形成较高的动脉血压，造成心脏血管的堵塞或狭窄，引起心肌缺血，使冠心病发作的机会增加。

一般认为，上午往往是交感神经活性比较高的时间，这使心肌生物电的不稳定性升高，容易激发心跳的节律失常。患有高血压、心脏病的人，如果出现心跳节律失常，出现心室剧烈震颤，就极容易导致猝死。老年人特别是心脏功能不健全的老年人，不宜在清晨进行运动，而最好是在下午或傍晚时分锻炼身体。

5. 运动养生要诀

运动好比灵芝草，何必苦把仙方找

户枢不蠹，流水不腐
动则不衰
滚动的石头不长苔
形不动则精不流
水不流动要发臭，人不活动短阳寿
水停百日生毒，人停百日生病
人是贱相，坐着发胀
一身动则一身强
常用的铁不生锈，常动的人不生病
药补不如食补，食补不如动补
蹦蹦跳跳一身轻，不走不动多生病
运动运动，百病难碰
冬天动一动，少得一场病

若要寿年高，早起勤做操

我国古代哲学家子华子在公元前6世纪的春秋末期就提出了生命需要运动的观点，他在《北宫意问篇》中说："流水不腐，以其游故也。户枢不蠹，以其运故也。"他认为人体营卫气血流通无阻，运行不已，就会健康长寿。营卫气血流通不畅，运行受阻，就会生病损寿。因此他主张动以养生。这和现代科学认为运动能增强生命的活力，使各器官各部位都得到锻炼，从而加强循环，提高呼吸各系统的功能，提高人体对各种疾病的抵抗力，有利健康长寿的观点是完全一致的。

反之，人如果不活动，各方面的功能都会减弱。实验表明，一个身体健壮的人如果在床上静躺二三十天，心脏跳动会极度缓慢，动脉压下降，心脏功能可降低70%，体内组织缺氧，心肌极度衰弱，这时让他下床站起来，他会感到两腿发软，头晕目眩，疲弱无力，甚至发生晕厥。从这儿可以看出运动对于人的健康多么重要。

现代的物质文明大大减少了人在生活中活动的程度，结果许多疾病的发生率与文明程度的提高相应增加。据日本调查统计：日本国民发病率1955年为3.79‰，1965年为6.36‰，到了1976年，上升到11.64‰。日本已把糖尿病、高血压、心脏病、脑血管意外、腰痛列为"运动不足病"。可见运动对人之重要。

强身之道，锻炼为妙

拿药罐，不如练铁汉
若要健，多锻炼
铁不炼不成钢，人不练不健康
不磕不碰，骨头不硬
不碰不撞，骨头变软，
碰碰撞撞，骨头硬朗
练出一身汗，小病不用看
幼时勤锻炼，老来身体健
千锤百炼，益寿延年

锻炼，是一种人为的强制性的使身体在某个方面能提高能力的过程。比如没有挑过重担的人，第一、二天肩膀一定要红肿疼痛，非常痛苦。如果坚持下去，连续挑过三四天后，渐渐地肩膀不痛了，红肿逐步自动消失，若是再坚持锻炼几天，便会感到轻松快活。走长路也是一样，开始走时腿肿脚痛，只要连续走几天，脚力就锻炼出来了，不再感到吃力。民间总结肩膀和腿脚的锻炼时间，只需几天便能过关，故说"三日肩膀四日脚"。有的人为练轻功和飞毛腿，在腿上绑上沙包，开始感到很沉重，渐渐地就不感沉重了。随着沙包的加重，脚力不断加强，一旦把沙包解掉，就会感到非常轻松，行走如飞。

其他如耐寒、耐热、力量、跌扑等各个方面，都是如此，只要经过一定的锻炼，就会提高适应能力，也就是提高了身体素质。

一年四季勤，不入药铺门

石闲长苔，人闲生病
人闲要生病，水闲要生菌
无聊是疾病，勤劳是良药
冷的闲人，热的忙人
穿得多不如动得勤
人勤病就散，人懒病就勤
一勤生百巧，一懒生百病
一勤治百病，一懒百病来
做事出身汗，伤风去一半
急人子不经老，懒人子死得早
懒惰催人老，勤劳可延年
火越烧越旺，人越勤越壮
人勤寿高，天晴云高
心宽体胖，人勤体壮

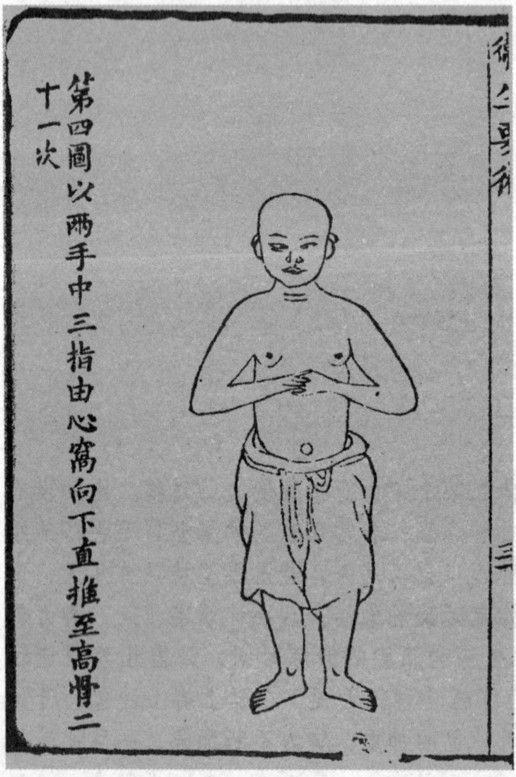

清代潘霨《祛病延年导引图》之第四图

锄头能壮筋骨，汗水能洗百病

不少人重视体育锻炼而轻视体力劳动。有的人可以早起出去进行艰苦的活动量较大的体育活动，却在日常生活中不肯做些轻微体力劳动的事。其实体力劳动对人的健康也是十分有利和非常必要的。与体育活动对比，除在有意识、针对性、全面性方面稍逊一点外，其他方面也和体育活动一样，能起到活动筋骨、锻炼肌体、促进新陈代谢、加强血液循环、增大肺活量、提高体质的作用。

一些地区的调查表明，在 80 岁以上的老人中，80% 以上是体力劳动者，说明劳动对健康关系之密切。据四川地方志记载，四川明清时期长寿老人中，以两种人最多，一是“耕作绩织”的体力劳动者，一是“济世活人”走村串户、上山采药的民间医生。有的“见年九十尚一旦步行近百里”，有的“八十岁而齿落复生”，有的连续几代获得高寿。四川省绵竹县长寿老人罗明山，记者访问他时已114岁，仍然十分健壮。他7岁帮人割马草，至13岁时进中药铺，日常工作是碾药轧药，还经常长途跋涉，上山采药，川陕青藏的不少名山都留下了他的足迹。40岁以后他以卖药为生，挑着药材走遍了全国十多个省市。50岁至106岁在天池山上背煤、采药、走村串户为人治病。111岁，每天还要来回走10余里山路去街上喝茶，就是病了，他也坚持自己走路，不要人搀扶。他说：“越睡越肥秧，越走越硬梆。”他的一生都是在艰苦劳动中度过的。当然，他对劳动不以为苦，反以为乐。他说：“人生不怕难，就怕愁莫展，能求苦中乐，再难也能活。”他一生的乐趣就是采药炼丹为人治病，他常唱自编的歌：“那穷汉，不怕苦，采药、炼丹两条路。采药为的是救人路，炼丹为的是长生路。”可见只要体力劳动得宜，精神愉快，其养生作用，不一定低于体育活动。

少吃荤，多吃素，少坐车，多走路

夜卧早起，广步于庭
要活九十九，清晨慢步走
要活九十九，走路甩开手
安步以当车，晚食以代肉

走路是人的经常性活动，不需要很大的气力，也不会造成精神紧张，但对人的身体健康却大有好处。人在坐着的时候，对氧气的需要量为每分钟250立方厘米，如果老保持着这种低限量要求，将导致肌力衰弱。在新鲜空气中散步，可使人的吸氧量增至每分钟1 000立方厘米。跑步可增加到每分钟4 000立方厘米，但跑步会增加心肺、肌体的负担和紧张度，不适合年老体衰和有疾患的人。而徒步走既适合多种人，又能起到锻炼身体的作用。人在步行时，腿、背、腹压和臀部等一些大肌群的肌肉协调运动，肌肉交替地收缩和放松，有利于改善血液循环和新陈代谢，增大肺活量，可更好地供应心脏氧气和营养物质。同时，徒步走能增强腿部肌肉和韧带的活动，防止关节灵活性的下降。所以我国古代医家、养生家都重视散步，尤重早起、睡前和饭后散步。《素问·四气调神论》所说的“夜卧早起，广步于庭”的养生法，就是指早晚较长时间的走路锻炼。孙思邈在《千金翼方》中指出：“四时气候和畅之日，量其时寒温，出门行三里二里及三百二百步为佳。”还强调“食毕当行步……令人能饮食，无百病”。《南华经》也说：“水之性不杂则清，郁闭而不流，亦不能清，此养神之道也，散步所以养神。”《紫岩隐书》提出睡前散步的好处说：“每夜入睡时，绕室行千步，始就枕……盖行则神劳，劳则思息，动极而返于静……行千步是以动求静。”

散步之要旨在于散，即不要紧张，不要追求速度，要全身肌肉放松，神志安悦，两臂自然摆动，才能起到畅通气血，有利养生的作用。现在国外越来越多的人兴起雨中散步。据科学家研究，细雨中含有大量阴离子，阴离子有舒气、醒脑、安神、降低血压、调节神经的作用。人们在细雨中散步，吸入这种含有阴离子的空气，并让细雨轻匀地洒打在身体各部，便成为一种天然按摩，十分有益。体质较差的人，打着雨伞在雨中散步，也能受益。

跑一跑，身体好

脚杆要跑，肚子要饱
返老还童灵芝草，不如早起把步跑

国内外资料表明，我们平时采取坐位工作，在安静状态下大约只有1/10的肺泡及肺胞毛细血管是开放工作的，而放松跑所供给的氧气比静坐时多8~12倍。长期放松跑的人，肺活量增强，肺泡毛细血管对氧的吸收率大大增多，同时心脏功能也会增强。放松跑还能增强人体内脏蠕动，增进食欲，减少便秘。

中医主张早起跑步，但不主张一般人太长时间太紧张地高速度跑步，尤其是老年更要适可而止。因为养生跑步的目的是增强体质，不同于专业运动员要创造成绩，争取名次。因此必须掌握适当的速度。跑步的速度以在跑的过程中心跳的频率每分钟不超过180减去自己的年龄数为宜，如是60岁的老年人，便是180减60，以不超过120次为好。如果50岁，则应以130次为最大运动量，呼吸以不喘气为宜。每次跑步的时间也不宜太长，每次20~30分钟就可以了，可以每天1次，也可隔天1次，但必须坚持经常，持之以恒。

跑步虽有益，并非都适宜

跑步虽然好，有些病人不宜跑

跑步能强身健体，但并不适合所有的人，有以下几种情况之一的，不适宜跑步锻炼。①近三个月内曾发生过心绞痛者；②做轻微动作就觉胸痛者；③重症心瓣膜病患者；④患先天性心脏病，运动能引起发作者；⑤病理性心脏肥大者；⑥高度心律不齐者；⑦服降压药后，血压仍在180~110毫米汞柱以上的严重高血压病患者。还有各种内脏病急性发作阶段的患者，如肝炎患者转氨酶升高时期、活动性肺结核、急性肾脏病、糖尿病较严重的阶段和具有出血和出血倾向的患者，如支气管扩张吐血、消化道出血患者等，都不适宜跑步。

松腰练腿好，九十也不老

早起压压腿，走路快如飞
清晨活活腰，八十也不老
练功不练腰，终究艺不高；练功不练腿，早晚要后悔

腿和腰是人体的主要支架，只要腰腿支撑有力，才能维持机体的负重平衡。通过活腰，可以促进腰肌和腰神经的健康和灵活。通过压腿，可使腿部各关节、韧

带、肌肉有一定的弹性和拉力，使脊椎骨、腰大肌柔韧、灵活。中医认为“膝为经之腑，肾为气之根”。压腿不仅能强腿，还能通过神经走行，直接刺激和影响肾腧、环跳、足三里、委中等经络穴位，起到调补肾气，除去寒湿风邪，治疗腰痛和坐骨、骶尾神经痛的作用。

平日多练武，长命九十五

清早起床打路拳，身强力壮膀儿圆
拳打卧牛之地
闪战敏捷若雄鹰，进击迅速如猛虎
内外三合须留意，此是练功之真谛

拳术是徒手技击方法的总称，包括拳打、脚踢、指抓、掌击、跳跃、扭闪、翻滚、点穴等动作，要求手眼身法步、神体，内外高度紧密配合，是练身、防敌相结合的一种在群众中流传最普遍的运动。进行这种运动不需要大的场地，俗语说“拳打卧牛之地”，只要有块能卧牛那么大的地方就行了，不需要任何设备，也不一定要有人配合练，而且实用价值很高。我国古代将拳术作为选拔军事人才和训练军事作战人员的重要内容，现代军人、警察的训练科目中亦包括拳术的内容。由于拳术在我国历史悠久，流传广泛，深为大众所喜爱，所以积累了丰富的经验，分成许多门派，编创了数十种武术套路。而且分成许多门派。有刚柔相济、动静相间、内外合一、以静制动、以柔克刚的内功拳；有上下相随，内外结合，动作圆转，轻松柔和的太极拳；有精神饱满、身法轻灵、体用兼备的长拳、劈挂、八极等外功拳。

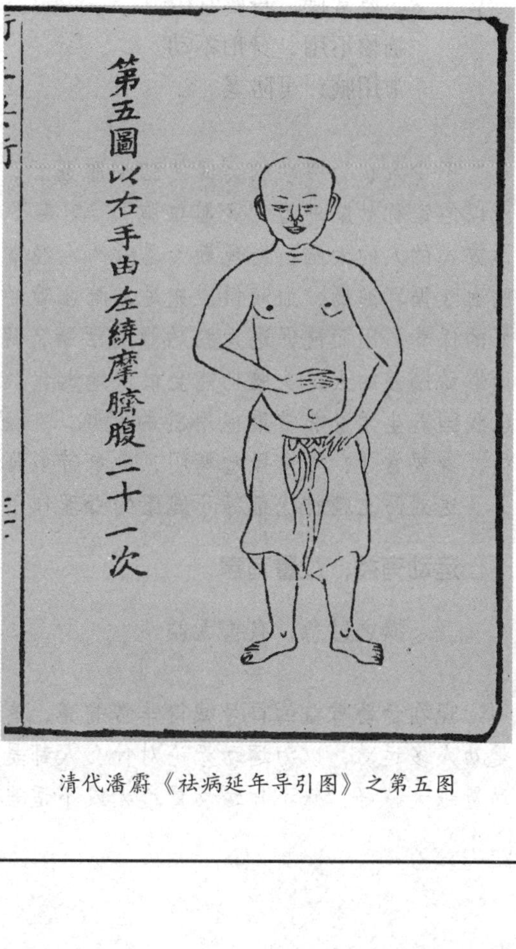

清代潘霨《祛病延年导引图》之第五图

一般说来，内功拳比较轻柔、圆转，能使人经络舒畅，新陈代谢旺盛，体质机能得到增强，对神经衰弱、心脏病、高血压、肺结核、气管炎、关节炎等慢性病，有一定的预防和治疗作用，适合老年和体弱的人练习。外功拳姿势舒展大方，动作灵活快速，出手长，进步疾，飞腾高，跳跃远，刚柔相济，徐疾相间，动迅静定，节奏分明，发力刚脆，力点明确，对增强力量、提高速度、灵敏、柔韧、耐力等身体素质，促进身体的全面发展大有好处，又可训练功防的技击方法。适合青少年、中年和体质较强的人练习。

射箭也是一项非常好的体育活动，对练习眼力、训练平衡功能、提高臂力都有好处。开弓射箭还具有导引运动的康复作用。自古盛行不衰的“八段锦”练身功法中便有“左右开弓似射雕”一节。通过扩胸伸臂以增强胸肋部和肩臂部肌肉，加强呼吸和血液循环，产生治病和健身作用。

踢毽跳绳，一身轻灵

以足踢毽，腿脚灵便
眼观脚踢，全身着力

踢毽运动手舞足蹈，眼观脚踢，或上或下，或前或后，或左或右，身动口数，一刻不停。跳绳运动也是手足配合，不容停息，全身无处不动，而且需要灵活、敏捷、稳准和耐力，对身体的锻炼，提高人的灵敏性、准确性很有好处。毽子的制作又很简单，携带方便，可在室外玩，也可在室内玩，只要有小块地方便可施展开，是一项很好的全身运动。

脑子不用不灵活，身体不动病来磨

心要常操，身要常劳
脑怕不用，身怕不动
常用脑，可防老

不少人认为多动脑会促使脑细胞死亡，人会衰老得快，不动脑筋的人老得慢，所以俗语称动脑筋为“死脑细胞”。其实不然，近年来科学家用超声波测量不同生活方式的人的大脑，发现勤于思考的人经常有足够的信息量来刺激大脑皮层，使大脑血液循环通畅，血液供应充足，脑血管经常处于舒展的状态，脑神经细胞得到良好的保养，因而能促进大脑功能的活跃，保持大脑功能不致过早退化，过早衰老。而懒动脑筋的人，头脑功能会很快地退化、衰老、早发老年性痴呆，甚至损寿。所以我国养生学说非常重视用脑的锻炼。明吕坤在《呻吟语》中说得好：“心要常操，身要常劳，心愈操愈精明，身愈劳愈强健，但自不可过耳。”

这对防止精神忧郁等不健康的心理作用也大有好处。

运动有益，过量有害

操之过急，有害无益

现在运动有益的口号喊得非常响亮，有的人见人身体不好，不分具体情况，总是劝人多运动，以为运动无论对什么人都是健身法宝，而且认为运动越多越好，活动量越大越好，殊不知运动量过大或不适当，对人也是有害的。

前些年国内外一些老年病学家提倡对冠心病用体育治疗，认为通过体育活动，特别是慢跑，可以改善冠心病者心血管功能，增加心肌供血量，有利于降低心肌梗死的再发率和死亡率。可是在实际生活中情况并不都好，病人在体育锻炼中发生猝死最典型的例子，是提出跑步健身口号的美国养生学家费克斯本人，猝死于一次长跑之中。这情况引起医学家们的高度重视，经过调查研究和科学分析，发现这些冠心病人在运动中猝死的原因，是“盲目超心脏负荷运动”。因此，近年来医学家们强调冠心病人的运动必须在心血管专科医生指导下进行。目前一般的主张冠心病人运动中强度以达到每人最大心率的70%左右为限，计算公式为200－年龄×0.7。还强调在运动前应做5～10分钟的准备活动；运动后应做一段时间的整理活动。使身体逐步适应，避免不良反应。

健康人运动量过大，特别是耐力性运动如长跑、游泳、骑自行车、登山等，也于人不利。大运动会使人体产生的一种“吗啡样物质”增加，这种物质大量释放到血液中，使人感到兴奋，可抑制各种不适与疼痛。时间一长便会成瘾，一旦停止运动，便会产生沮丧、抑郁、易激动、焦虑不安等不适的感觉。大运动还能抑制生殖功能，使妇女月经不调，男子不育。因此对于运动锻炼，不能盲目强调大动多动，千万要注意适量。

早起锻炼莫太早，太早空气不大好

冬季晨练莫太早，九十点钟为最好

一般人都主张早起运动，有的人认为越早越好，理由是：早上空气好，人烟稀少、清静，最适合练功。其实也不尽然，据有关专家研究表明，一年中夏秋两季空气最清洁，冬季和初春空气污染最严重。而在一天中又以早晚污染最严重，中、下午空气较清洁。这是因为冬季早晚居民小炉灶和厂矿汽车排出的废气最多，而绿色植物又是靠太阳光才能进行光合作用，吸进二氧化碳，呼出氧气。夜间没有阳光，太阳未出来时，绿色植物和人一样吸氧气吐出二氧化碳。夜晚植物吐出的二氧化碳气体沉积在空中，故早起空气并不太好（当然比室内空气还是要好些），因此早上锻炼不要太早，应在日出之后一段时间。尤其是在冬季和初春，更不宜太早。

饱不练气，饥不练功

空腹大运动，容易出毛病
空肚跑得快，晕倒莫见怪
清晨运动先饮水

多数人早起空腹进行体育锻炼和跑步，其实，这样很容易出危险。因为运动需要能量，平时人体能量来源主要靠饮食，人经过一夜消化后，腹内空空。在空腹的情况下进行锻炼，肌体会因能量不足产生低血糖反映，使运动者心悸、头晕、四肢酸软、精神不振、体力不足，严重者会出现昏厥。

再则，早晨机体相对缺水，因此血液浓度较大，流动缓慢，体内代谢产物堆积，使心血管内容易形成血栓。早上又是人体生理性血压升高的时间，易使平时粘着在血管壁上的脂肪沉积块松动脱落阻塞心血管，发生心血管意外。美国医学家调查发现，大多心脏病患者猝死于黎明。早上空腹运动，因运动导致呼吸节奏加快，皮肤毛孔扩张，人们大量出汗，使机体缺水状况加剧，血液进一步浓缩，更增加了血栓形成和心脏病发作的可能性。临床实验，心脏病患者在早晨及时补充适量的温开水，确有减少心脏病突发的作用。所以清晨锻炼者，应饮用一定量的温开水或牛奶，以保持肌体正常的“水平衡”，以不出现意外事件。

饮食贵有节，锻炼贵有恒

生命在于运动，锻炼在于坚持

凡事要成功都须有恒。坚持数年，必有好处，一曝十寒，一事无成，体育锻炼尤其如此，练练停停，效果不好。因为人体各器官、各系统的功能，要通过一段时间的锻炼，才会得到提高，不可操之过急，更不可经常中断，如不能坚持，就会前功尽弃。只有坚持不懈的人，才能收到好的效果。

一般性健身运动

1. 传统健身运动

中国武术

中国武术，是中华民族优秀的体育遗产，是强身健体的最好形式。它的理论基础也是渊源于中医。都是与中医的理论指导分不开的。东汉华佗以“户枢不蠹，流水不腐”的运动观为指导，创立了保健体操“五禽戏”，可以认为这就是我国武术的雏形。后来发展为不同流派，门类很多。但主要是少林、武当两大门派，每派又分许多门，如通臂拳、劈挂、猴拳和霍元甲打的迷踪拳，都属于少林派；而太极、八卦、形意等拳术属于武当派。少林武功的风格大体是以刚为主，刚柔相济，突出勇敢轻捷的特点，有爆发力，常显示出一种对抗的精神。武当则更讲究“气”，以柔为重，外柔内刚，动作较为舒缓柔韧。但不论哪一派，都讲究神气合一。必须做到“意到气到，气到劲到，以气运身，神气合一”。如此方能培养元气，强筋壮骨。这就叫做“内练一口气，外练筋骨皮”。

可见，我国的武术，体现了鲜明的中华民族特色。它既有舞蹈的审美价值，又有体操的健美功效，更有搏击防身的实用价值。同时，更有防病健身，延长寿命，防身御辱等舞蹈、体操不可替代的作用。中老年人如能根据自己的年龄、爱好和身体条件，选择一种，持之以恒，长久锻炼下去。对防病健身，祛老延衰，可以收到料想不到的效果。

铁球健身法

铁球（也称健身球）有一定的重量，球内装有音叉，音响一高一低（俗称一公一母），在转动时发出“叮当”的悦耳声音，使锻炼者增加兴趣，并有助于建立持之以恒的条件反射。选用铁球时，主要根据手掌大小，一般初学者以中、小号为宜，待技术熟练后，可加大型号或增加球的数量。

健身球一般都是使用双数，2个或4个球。为了增加手上的重量和锻炼效果，可以一手托3个或4个球，然后再换手，使用方法可以灵活变化。

健身球虽然练法很简单，但健身效果却很突出。它通过手指的活动，疏通经络，调和气血，强健五脏。健身球表面看来是局部运动，实际上是一项全身性的健身运动。

按照我国中医经络理论，手指与脑神经、五脏六腑联系起来而互为一体。五指拨动球体，球体对手指手掌穴位的刺激，能使血气津液保持通畅，从而调和气血，舒筋健骨，防治手麻、腕关节炎、高血压等症，还能调节大脑中枢神经，健脑益智，增强记忆力，预防脑溢血。

人的双手从事各种劳动的机会比其他器官要多，所以手在大脑皮质运动区的相应代表部位投影面积比较大。按神经机能结构原理来说，这叫做“生长相关律”。科学家研究证明，如果人的大脑皮质运动区前部受伤，并不引起对侧肢体的麻痹与瘫痪，但对侧的手的动作就不那么灵活，手指间的配合也不那么协调，这说明大脑皮质运动区的一定部位与手有密切的关系。

中老年人用手劳动的机会相对减少，手的动作逐渐缓慢、不大灵活。而健身球运动正好符合老年人的条件。我国民间早已有健身球运动，中老年人把金属球放在手心里不停地滚动，以刺激手掌的神经，引起大脑皮质肌体感觉区的兴奋，再将兴奋传至运动区，这种有节奏的中等强度的刺激，很适合中老年人手的运动。坚持锻炼，可以使手的动作灵敏、准确、协调。在家务劳动中也有不少劳动能锻炼中老年人的手，比如双手揉面、擀面、搓玉米等，都能使双手灵活、敏捷。

健身球运动对于中老年人来说是一项合适的运动，它可以健身益智，还可预防脑溢血。这是因为健身球运动是一种手部运动项目，而手指的活动又能刺激脑髓中的手指运动中枢，所以会使大脑发达，心灵手巧。

从事健身球运动，须左右手兼用。要是平时惯用右手者则应多用左手运动。多用左手可使右半球血液循环旺盛，使大脑右半球的功能得到正常发展。

太极球健身法

太极球是根据阴阳八卦和经络学说而创编的。它把武术、气功与健身融为一体，讲究以练精、气、神为本，人球合一。太极球流派很多，功法各异。陈氏太极有“太极球龙形十三式”，自然门有“母子球功”，八卦门有“太极球功”等。

这种球一般不重。也有把球悬起练各种动作的。具体方法有以下 3 种：

〇把球放在桌面、石盘、石槽上揉动或滚动

这种球一般为木质或石质，较重，揉动时讲究方位，暗藏武术技击的劲路、身法、步法。太极柔术名家沈阳赵中道习练此功，90 岁仍耳聪目明，行步稳健。1962 年他 119 岁无疾而终，就得益于练太极球。

〇在侧立的平面上（墙或立起的木板等），揉动铁球或石球

本功法可以练出两臂的超人力气，揉动的球可达数十公斤重。

〇人持球做各种动作，练一些手上的特殊功法，或用球协调身体，使人体内外与球合为一体

太极球的健身作用很大，不仅可以强身健体，而且对消化系统、心血管系统、神经系统的疾病及许多慢性病都有一定的防治效果。根据不同的练功要求，球的大小和质量及运动方式差别很大。

提肾功健身法

提肾，指的是提生殖器官，作用与内分泌肾上腺密切相关，而肾上腺对益智、美容、强身有重要作用，还可防治疾病。具体方法如下：

端坐凳上，两脚踏地，两脚宽同肩，两手放在大腿上，掌心向上、向下均可。坐时注意不要坐满凳，可坐在凳前边。熟练后，可不拘形式，随时随地可以练。思想集中于会阴部，随着呼吸，会阴部肌肉一提一放、一紧一松，使暗劲向上向里提缩，如忍大便状。然后用顺呼吸法，即呼气时腹部凹进，同时略用力将会阴部上提，即一紧；吸气时随着腹部凸出而下放，即一松。这样随着呼吸一紧一松，反复进行。熟练后，可不管呼吸，随时提放、紧松，甚至和别人谈话时，也可将会阴部一提一放、一紧一松。每次只宜提缩 10 余次，最多不超过 20 次。再练时，须隔半小时左右，否则会引起烦恼、紧张。晚上不宜练，以免影响睡眠。

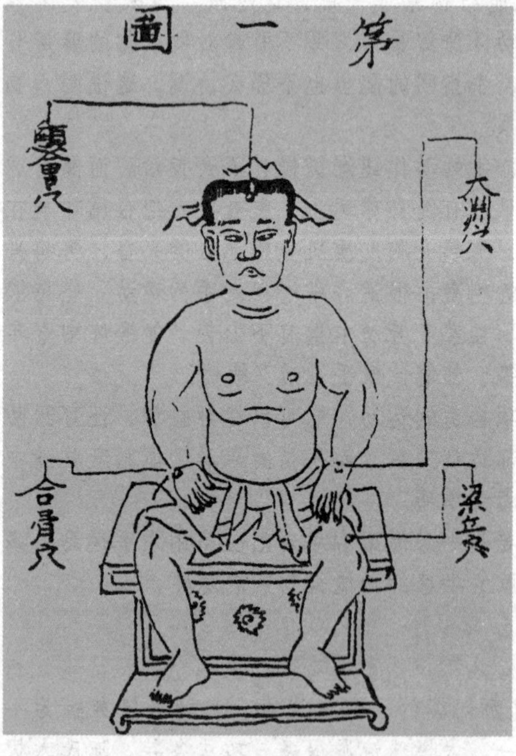

《神农皇帝针经图》人形穴图中的第一图

本功法为古代养生家练功秘宝。

佛珠健身法

佛珠健身法是利用佛珠作为健身器材进行练功。

佛珠练功的原理是：在人的手

指上分布着许多穴位，通过经络与全身及各脏腑相连。通过手指拨动佛珠，手指得到充分的运动，以达到健身的目的。

进行佛珠练功要微闭眼睛，排除杂念，手里拿着一串佛珠，自然地拨动。随着佛珠的滚动，刺激手部穴位，使手感到舒适。具体方法有以下几种：

〇单手拨佛珠

一手握着佛珠，从上到下，一颗颗地拨动，或者用力让佛珠在手指中摩擦。也可手握拳，让佛珠在手掌中搓动，刺激手部穴位。

〇两手拨佛珠

两手握着佛珠，循环地压着佛珠，或者将一串佛珠夹在两手掌之间，来回搓动。

〇搓佛珠

将一串佛珠用手压在腿部，手掌用力揉动佛珠，滚动穴位。

〇“念经”拨佛珠

手指循环压佛珠，闭口咬牙。一边拨动佛珠，一边咬牙，使唾液增多，帮助消化。

〇滚动按摩

把佛珠作为一种按摩工具，在人体各部位的穴位滚动。可治疗腿、脚扭伤。

健脑强体健身法

大多数健身方法，都是通过对一个生理系统的锻炼，来达到全身健康的目的。而健脑强体健身法，分为健脑、强体两部分，是通过多个生理系统来实现的。

健脑是指按摩头部的10个部位，有的是穴位，有的是器官。它们是：发下、前额、太阳穴、颞颥、耳朵、眼睛、上唇、脸部、鼻子、颈部。

头部按摩是用手的各种手势进行的按摩。头部按摩的前6个部位直接作用于中枢神经，故能收到头脑清醒、耳聪目明的功效。头部按摩的后4个部位，分别作用于呼吸、运动、消化3个系统。

强体是指用冷水摩擦身体的10个部位。它们是：颈部、胸部、肩部、背部、腰部、上肢、大腿、小腿、足部、腹部。

冷水摩擦是用冷毛巾在上述10个部位进行摩擦，其中颈部是重点，既可用手按摩，也可用冷毛巾摩擦。

在进行健脑强体健身法锻炼时，无论是用手按摩还是用冷毛巾摩擦都必须用力，才能刺激神经系统和循环系统，促进新陈代谢，达到健脑强体的目的。

健脑强体功法是我国古代的健身方法。它不需要场地，不分性别、年龄，不讲姿势，易学易练，收效明显。

毽球健身法

毽球，也称网毽，是我国民间特有的一项具有浓郁民族色彩的健身运动。它是从踢毽子游戏逐步发展而来的。

踢毽球的花式很多，踢法有大小之分。小踢又叫"小式"，有内侧踢、外侧踢、内外侧踢、内侧交替踢、脚尖踢、膝踢、脚尖停毽、面部停留等。大踢又叫"大式"，有拐、跪、踏、雀、夹、拉、飞、射、蹦、乖跃等。上述踢法可以单个动作练，也可以几个动作合起来练，运用手和脚、头和脚的配合、变化，还可踢出许多成套的花式来。

踢毽球是老少皆宜的健身运动，可以增强体质、延缓体能减退和关节韧带老化、衰退，对防治腰腿痛、关节炎效果显著。另外，踢毽球时人数可多可少，人多时可以围圈共同欢乐，单独一人则可自得其乐。这样既得到了兴趣上的满足，又强健了身体，可谓一举两得。

头面健身法

我国古代健身功法中，十分重视头和面部的保健，创造了多种头面健身功法。具体方法如下：

〇擦鼻翼

冬季出门前，两手拇指第二关节指背相互摩擦生热，上下摩擦两侧鼻翼10次，再用鼻深吸气，让冷空气进入鼻腔。

〇叩齿

用舌头抵住上腭，上下牙齿轻轻地相互叩击36次，再慢慢地咽下口中唾液。

〇转眼球

早晨起床后，在庭院中或阳台上，朝东站立，使呼吸均匀，排除杂念，两眼平视前方，即可开始练眼功。闭上眼睛，使眼球向左转40次，再向右转40次。然后，以两手食指指端按摩眼皮10次。最后极目远望片刻。

〇击枕骨

用两手掌心按住两耳门，掌根朝前，指抱枕部，以食指面压中指背滑下叩击枕骨部，连叩3次即可。

〇按摩头部

两手摩擦生热，掌心摩擦整个头面部。先摩擦面部，然后再摩擦头部，包括顶部和枕部。

站桩功健身法

站桩功是我国民间的一种有效的健身功法。站桩功不但能使中枢神经得到休息，还能加强血液循环，促进新陈代谢，对老年人健身强体和防治多种慢性病有较好的疗效。具体方法如下：

〇姿势

站桩功体式有多种，根据上肢和下肢的姿势，体式的高低，可分为基本式（双重式、单重式）、休息式（插兜式、贴腰式）、高位式（下按式、提抱式、环抱式、前撑式）、中位式和低位式等。这里重点介绍基本式中的双重式。双重式是站桩功最基本的形式，除身体严重虚弱者外，均可进行锻炼。练本功法时体式的高度比人体直立时降低一拳左右。

〇动作

练功时，心神宁静，呼吸自然。身心放松，两脚平行分开，与肩同宽，两膝微屈，稍向内扣。两脚平均着力，如树生根，避免将体重全落在脚跟上。腰脊竖直，舒放挺拔，两髋内收，松肩虚腋。两臂微屈，自然下垂稍外展。头颈正直，颈项放松。按上述姿势进行，很快便会产生轻松舒适的感觉。意如苍松屹立，即所谓站如松之意。

〇松静自然

松就是放松，练功时不仅全身肌肉要放松，精神也要放松。静就是宁静，练功时要排除杂念，使精神活动进入相对安静状态。自然，即练功时切勿勉强，应求其自然，尤其是呼吸。

其他健身法

〇太极棒健身法

太极棒是我国民间流传的传统健身功法。它通过手、小短棒、意念、呼吸及上下到以外动求内静的目的。适用于消化系统、神经系统和血液循环系统的慢性疾病。

〇咽津健身法

唾液对人体健康的作用不小。唾液含有淀粉酶，能帮助消化和促进吸收；含有的溶菌酶能杀死混在食物中的有害病菌；含有的钙、氨等对酸性细菌有抑制作用，可减少龋齿的发生；唾液还可减少酸、碱食物对口腔的刺激及坚硬食物对口腔的损害。因此，要爱惜口腔中的唾液。

咽津延年健身法是我国古代道家创造的一种健身方法。其要领是：在早晨用舌头贴住上腭，用产生的唾液漱口腔，然后慢慢吞下。采用咽津延年健身法要持之以恒，长年坚持，才能促进唾液腺附近的血液循环，增强唾液腺及其分泌作用，达到健身的目的。

〇按摩功健身法

按摩功是用自己的两手，在体

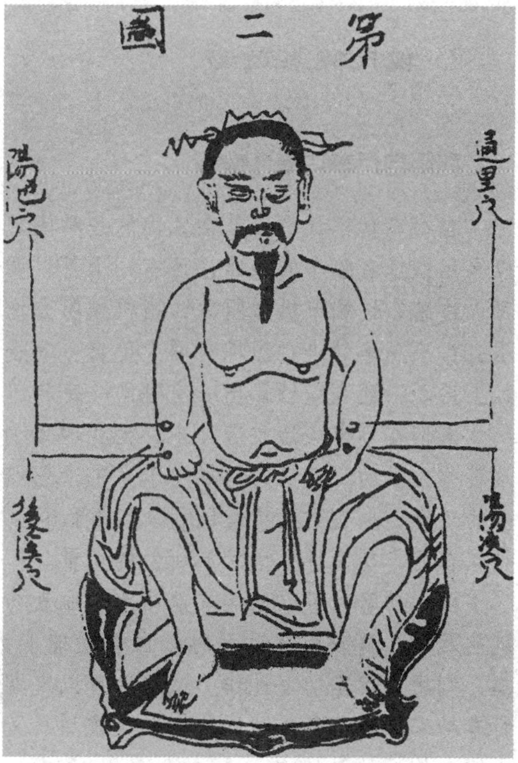

《神农皇帝针经图》人形穴图中的第二图

表部位或穴位进行按摩，以达到强壮身体，延年益寿，增强机体免疫力，未病能防，已病能治的目的。它是我国古代流行的一种自我按摩功。

○保健功健身法

我国古代保健功流派很多，本功法是取各流派功法之精华编写而成。它通过主动的肢体运动，达到疏通气血，强筋健骨，除劳去烦，祛病延年的目的。

○晃海健身法

晃海是一种自我保健运动，是练功者在静坐的基础上，轻柔地旋转、摇晃上身，使五脏、六腑、四肢、百骸都得到运动，推动经络全面正常运行，调和气血，增强内脏功能，有病治病，无病强身。

○八式定步动功健身法

八式定步动功是我国民间流传的一种健身功法。全功共8个动作，每一动作都尽量把身体自我牵引到最大限度。每次配合5息（即呼和吸各5次）完成。八式定步动功不但对筋骨、关节有良好的作用，而且对防治呼吸、消化、心血管系统的疾病有明显的效果。

○碰撞健身法

碰撞健身法是碰撞身体的有关部分，让肌肤、筋骨、内脏受到冲击和震动，从而增强身体对外来撞击的适应性，使身体更加结实健壮的一种健身、益寿延年的功法。

2. 现代健身运动

利用自行车功率计锻炼

自行车功率计是安装在室内的一种固定的自行车运动器。车前面有一个仪表可以显示锻炼者踏车的转速，还有一个可以调节阻力的装置。利用自行车功率计锻炼可以边踏车边调节机械阻力，当机械阻力增大时，人体所做的功也会随之增加。利用自行车功率计进行锻炼有两大优点：一是它可作为锻炼之用，同时在自行车功率计上运动，还可以计算出一定时间一定转速时人体所做的功量有多少。

人们在日常生活或劳动中，无论移动身体或搬起重物，都要付出一定的体力，这就称为做功。功量的标准用千克·米/分表示，即单位时间内1千克的物体提高1米的功率，也有用瓦特，1瓦特相当于6千克·米/分。了解这些后锻炼者可清楚自己在自行车功率计上运动时所做的功量。

由于功率计可以连接其他测定心血管功能的仪器，如心电图、脉图仪等，这样就能及时了解锻炼者运动时心血管功能能力及其变化情况，以作为运动监护的依据，利用自行车功率计作为试验还可以定期评估锻炼者的运动效果。总之，利用自行车功率计进行身体锻炼安全系数较高，又能使运动定量化，是一种非常适合中年人健身的运动器材。

中年人利用自行车功率计锻炼时，尤其要注意对运动强度的调节。强度大小是锻炼效果好坏的决定因素。运动强度选定可参照活动跑台的强度进行，即用极量运动试验法或次极量运动试验法来选定，也可根据前面公式法来确定合适运动强度。

中年人在进行自行车功率计锻炼时，可采用递增强度运动。比如起始负荷定为50瓦；运动10分钟后休息两分钟，增加到75瓦，运动10分钟，休息3分钟将运动负荷提高到90瓦。这种运动方式，可使你做较多的功量而又不至于出现机体疲劳。当然，增加运动负荷的方法很多，但关键是要做到循序渐进。

进行自行车功率计运动要先在无阻力状态下试一下坐垫的高度及把手的角度是否合适，然后逐渐加速。观察仪表数值，达到规定速度后，保证匀速。运动时上肢及躯干可配合下肢做协调摆动。完成规定时间的运动后不要立即停止运动，要在无阻力状态下踏车几分钟，其目的是帮助下肢血液回流并加速肢体疲劳消除。

利用活动跑道锻炼

活动跑道又称活动跑台，是一种和商场中自动扶梯相似原理的电动器具，只不过自动扶梯是梯子而跑台是平板，更准确讲是电动的输送带。电动机带动平板转动，人朝前跑动，跑台的输送带向后运动，当两者速度相等时人体就不会发生位移。电动机的转动速度及跑台坡度可通过控制台随意调节。医用及实验室用跑台还安装有配套设备，如：心电图机、气体分析仪等来观察跑台运动者机体的反应状况。

活动跑台由于具有可控制性，并兼有监护心肺等器官功能状态的设备装置，因此适合各种人进行锻炼，尤其是中年人。中年人的机体中各个零件已开始发生退行性变化，机能水平逐渐衰退，在进行体育锻炼时需要小心谨慎，避免运动强度过大而发生危险。但同时中年人往往又有一定的体力基础，强度太小则往往达不到锻炼效果，而活动跑台恰能对运动强度加以有效地监控。因此，活动跑台是一种安全、有效的极其适合中年人健身的运动器材。

如果锻炼者有某种疾病，尤其是有心肺疾患者，则要根据病情来相应降低强度。

运动强度确定后，先用慢速走或跑，而后逐渐增加速度和坡度，待适应现有的运动强度后，再把强度加大。上述方法中年朋友不妨一试。

长寿圈健身法

长寿圈又称健身圈，是医学科技人员设计的样式新颖，携带方便，具有多功能的健身器材。

俗话说“十指连心”。手指的末端、掌心和手背等处的经络上，布满了许多敏感的穴位，健身圈握在手中进行锻炼，不断对这些穴位进行刺激，可改善人的生理功能，使经络得以通畅，从而达到增强体力，祛病延年的目的。有助于治疗失眠，健脑增智，恢复功能，提神消忧，增强手臂的力量等。具体方法如下：

〇对掌按摩

两脚分开，稍宽于肩，将健身圈放于两手心之间，对掌按摩，沿顺时针、逆时针方向各转8拍。共做2~4个8拍。

○力挽狂澜

两脚分开，稍宽于肩，两手拿健身圈，手心向上、向前平举，屈肘时掌置于肩前，同时用力握健身圈，然后两臂向前平伸并放松健身圈。共做2~4个8拍。

○湖心划船

左脚向左前方迈出成弓步，两手拿健身圈于腰间，分别从两侧向上、向前划弧至面部前方，同时握健身圈，两脚重心由右脚移至左脚，两手收至腰间。然后右脚向右前方迈出成弓步，两手做上述动作。共做2~4个8拍。

○锤击泰山

两腿成弓步，两手心握健身圈于腰部，向前伸左手，手心向下，同时握健身圈，手心向上收回，松健身圈，还原。再交换右手做上述动作。共做2~4个8拍。

○反弹琵琶

两脚分开，稍宽于肩，左手拿健身圈屈肘于肩上，同时右手拿健身圈向后，手臂紧贴腰骶部，两手握健身圈2次。两手交替做上述动作。共做2~4个8拍。

○云雾采茶

两脚分开，稍宽于肩，两臂向前平举，与肩平行，同时手心向下，五指分开捏健身圈2次，然后两臂左右分开成“一”字形，捏健身圈2次。共做2~4个8拍。

做完上述动作后，两手握健身圈，交替揉压合谷、内关和风池穴。

老年迪斯科

迪斯科舞蹈就是这些以肌肉群运动为主的音乐体操。由于肌肉群分布的部位不同，随着肌肉伸长和收缩，可使关节从不同的方向运动。老年人关节活动较少，韧带的韧性降低，容易强直；而且老年人肌肉纤维减少，肌肉容易萎缩，下肢肌力减退，跨步变小，走路不稳，常易跌倒，所以有“人老腿先老”之说，老年人经常跳迪斯科，使关节活动，肌肉健壮，可避免双腿衰弱，步态蹒跚。肌肉的活动受神经传导支配，神经的最高中枢是大脑，当听到强烈节奏的迪斯科音乐，全身洋溢在欢乐的气氛中，可以消除过度的脑力疲劳和持续紧张的心理，全身感到轻松和协调。迪斯科舞蹈给老年人以劳逸结合的积极休息，对老年人的心理卫生很有益处，可以预防老年人的种种抑郁心理。

迪斯科音乐的节拍较快，活动量较大，可使全身新陈代谢加快。因此，老年人选择迪斯科锻炼一定要从自己的实际情况出发，并掌握好科学锻炼的方法。

跳老年迪斯科应注意以下几点：

○学好基本动作

迪斯科的基本动作。以髋关节及胯（指腰的两侧和大腿之间）的动作为主，双脚分开，双膝微屈，髋胯一动，自然地带动腰部及膝部活动，上半身左右或前后摇摆与髋胯动作方向相反，动作要轻松自如，活泼奔放。

○利用其运动特点

肩部运动也是迪斯科舞蹈的特点。两肩可以一前一后摆动，或双肩耸起放下，也可一肩耸起，一肩放下，或以肩为轴心，臂部轮圈活动。这些动作可以防治“冷冻肩”（即肩周炎）。同时亦可低头或昂首，两侧摆头，这些动作可以活动颈椎，以防发生“颈椎病”。

○动作不宜太繁，难度不宜太大

老年人记忆力较差，要求多了，反使动作别扭，减少学习兴趣。老年人迪斯科动作宜简单明了，随意性强。初学者只做几个基本动作，待熟练后再逐渐增加。

○因人而异，循序渐进

患高血压、轻度冠心病、肥胖病、骨质增生、胃肠病、类风湿关节炎等慢性病的老人，初跳时动作不可过猛，时间不可过长，从小幅度动作开始，时间要短，若无不适的症状，再适当增加活动量，以防意外。

○做好防护工作

老年人须防滑倒。一般舞池地面都较光滑，所以不宜着硬底皮鞋，宜穿旅游鞋，增加摩擦力。

老年人的游泳健身法

游泳时，人的皮肤接受冷的刺激后，皮肤血管急剧收缩，大量的血液被驱入内脏和深部组织，这时内脏器官血管扩张，稍过片刻，皮肤血管扩张，大量血液又从内脏流入体表，皮肤血管这样一张一缩，能使全身血管得到锻炼，有人将这种锻炼称为“血管体操”。长期坚持，能增加血管弹性，使供应心肌营养的冠状动脉血流量增加，并提高人体对外界温度变化的适应能力。游泳时，由于水对人身体的皮肤起到一种按摩作用，有助于血液循环，并且身体在水中呈水平姿势，动作可以缓慢进行，这对心脏的工作是极为有利的；由于人在水中要承受水的压力，还要克服身体前进时水的阻力，呼吸要比陆地上困难得多，经常游泳能促使呼吸肌发达，肺活量增加，从而提高呼吸功能。海水中还含有大量盐分，可杀菌消毒，治疗皮肤病，所以，在海水中游泳好处更多。

既然游泳有这么多的好处，那么学游泳、进行游泳锻炼是必不可少的了。

初学游泳，首先不要怕水，要敢于下水，练习各种基本动作。等到初步熟悉水性之后，再练习各种姿势。

随着人的年龄的增长，人的关节活动越来越不利，尤其关节发生病变之后，更不便参加什么体育锻炼活动了，但是，有一项运动却能避开这些不利，那就是游泳。因为水的浮力可以托起他们的身体，减少关节的负担，游泳就更是适合他们锻炼的一个项目。

但游泳不是每个老年人都能进行的，游泳前一定要进行体格检查，听从医生的意见。游泳感到全身轻松舒适，精神爽快即止。游泳前还要做好充分的精神准备和准备活动，使老年人僵滞的肌肉和关节在游泳前都得到初步的活动，同时使心血管系统和呼吸系统能较快地适应游泳时的需要，以减轻心脏和肺脏的负担。可以在身体感到温暖后再慢慢进入水中。老年人游泳的水温不能太低。因为老年人血管比较脆，有的人的血压也比较高，如水温太低，游泳时突然受到冷水的刺激，血管急剧收缩使血压显著升高，会加重心脏负担。所以，老年人应在18℃以上的水中游泳。游泳时的动作要充分放松和缓慢进行，不要做憋气动作和急剧用力。缓慢而长距离的游泳能锻炼耐力，对心脏有良好的作用，这样的游泳方式对老年人更合适。酒后不宜游泳，因为酒中的乙醇对人体的神经系统起抑制作用和麻醉作用，会使人体的机能降低，身体的反应能力及协调能力下降，如在水中遇到呛水、抽筋等问题，容易发生危险。吃的过饱后也不宜立即游泳，而应消化一段时间后再入水。

骑自行车健身法

每日清晨，马路上流动着一条自行车的长河。这时如能边骑自行车边做一套健身功，可使周身气血畅通，浑身舒适。具体方法如下：

骑自行车时，身体脊椎挺直，颈椎到尾椎成一直线，稍前倾。两肘臂轻夹胸肋。两手紧握车把，用力均衡。两腿稍夹裆，开裆平行，肛门上提。舌舐上腭、闭口，呼吸均匀。左腿下踩，脚伸直，成垂线，如芭蕾舞脚尖点地的姿势，同时右脚上抬，脚尖上翘，脚跟下蹬。当下踩时换左脚为垂线姿势，右腿随之改变。不一会儿，小腿肚和脚就有酸、胀感觉，脚底发热，背脊出汗，大腿肌肉感觉饱满、壮实，这就是收到效果了。本功法不必意守，只需集中精力，看清车辆、行人，注意安全即可。而且锻炼时间较为灵活。

哑铃健身法

目前，许多老年人离、退休在家，舒适的生活方式，使得总的运动量较上班工作时大大地减少，很多老年人感到腰酸背痛、四肢乏力、腰粗腹大、皮肤松弛、关节失去灵活性，甚至肿胀，走路困难。过去能轻松自如地蹲下、弯腰，现在感到吃力了。可以毫不夸张地说，现在许多离、退休老年人正经历着“肌肉饥饿”的危险时期。“肌肉饥饿”是直接危害老年人健康长寿的祸患之一。下面这套哑铃健身法能够使老年人的肌肉组织结构和功能发生积极变化，可以大大减缓肌肉的老化过程，预防肌肉的衰退，消除“肌肉饥饿”现象的发生，提高离、退休老年人的身体功能和生活质量。建议选用重量较轻的哑铃，亦可是成套的哑铃，伴随着乐曲，白天做1～2遍。也可以隔天做。

为了消除离、退休的安逸生活给老年人的肌肉带来的“饥饿”病，最好的处方就是进行哑铃健身锻炼。

拉力器健身法

拉力器健身法能够使老年人的肌肉组织结构和功能发生积极变化，可以大大减缓肌肉的老化过程，预防肌肉的衰退，消除“肌肉饥饿”现象的发生，提高老年人的身体功能和生活质量。选用1根80～90厘米的乳胶管或松紧带，也可使用体育用品商店出售的拉力器，每日早晨和晚上睡觉前各做1～2遍为宜，也可在白天或工作、学习劳累后进行。

3. 简易健身法

爬楼梯

爬楼梯时，由于两臂用力摆动，腰、背、颈部和腿部的关节和肌肉都不停地活动，可使心跳加快，血液循环加速，肺活量增大，吸入的氧气比安静时多7～9倍；人体的能量代谢、心肺功能及肌肉关节的力量、弹性和灵活性都得到相应的改善，而且爬楼梯时，需要的能量增多，人的基础代谢加强，从而促使脂肪转化为能量。有资料证实：爬楼梯时消耗的热量比静坐时多10倍，比散步多3倍，比步行多1.7倍，比打乒乓球多1.3倍，比打网球多1.5倍，比骑自行车多1.5倍，比打排球多1.4倍。因此，爬楼梯对减肥和预防中老年人常患的高血压、冠心病和肥胖症等均有良好的预防和治疗作用。

爬楼梯有利于锻炼肌肉和人的耐力。据运动医学专家测定：一个人登楼梯每爬高1米所消耗的热量，相当于散步走28米，若爬一趟6层楼，相当于慢跑500米的运动量。研究结果已证实，每天爬5层楼梯（相当于100级台阶），可使心脏病的发病率比乘电梯的人少25%。每登一级楼梯，可延长预期寿命4秒钟。如果一个人每星期登5 000级楼梯（即每日登714级，相当于6层楼房上下3次），所消耗的热量为2 000千卡，死亡率比那些不运动的人低1/3～1/4。因此，爬楼梯是一项颇有益处的健身运动，老年朋友一定要利用这个极好的锻炼机会。爬楼梯可随时随地练习，外出上街顺便即可练习。

冷水浴

冷水浴，洁身又健身，是一种经济、简单的锻炼方式。实践表明，冷水浴对增强体质和防治疾病有良好作用。

〇冷水浴对人体的作用

冷水浴能锻炼血管、神经，使之能够适应外界气温的变化，预防感冒。冷水的刺激首先作用于皮肤，皮肤具有周围神经末梢和丰富的血管网，容纳全身1/3血液。经过冷水锻炼，皮肤血管的感受能力和反应能力提高了，身体抵御寒冷刺激的能力也会提高。

冷水浴能锻炼中枢神经系统，有兴奋和强壮的作用。冷水的刺激能提高中枢神经系统的紧张性，引起兴奋，减轻或消除大脑皮层的抑制过程。

冷水浴能锻炼消化器官，促进新陈代谢。冷水浴能活跃腹腔血液循环，刺激胃肠平滑肌收缩，使胃肠蠕动增强，改善消化功能。在冷水刺激下，体内新陈代谢比较旺盛。

冷水浴能增加呼吸器官功能。人一接触到冷水刺激，就会不由自主地急吸气，接着呼吸停顿数秒钟，然后转为深呼气，随后便是深呼吸。这使那些时时得不到充分利用的肺泡也活动起来，发挥作用，所以呼吸器官也得到了锻炼。

○冷水浴的方式

冷水浴有多种方式，可分为冬泳（在低温天气下游泳）、盆浴、淋浴、冲浴（用冷水冲洗全身）、擦浴（用冷湿毛巾擦身）等几种。其中作用最强的是冬泳，最轻的是擦浴。

进行冷水浴时要从最简单的方式开始，先做擦浴和冲浴，经一个时期逐渐习惯后，即可转为淋浴或盆浴。体质较好的可在秋、冬坚持游泳锻炼。体质差一些的可长年做擦浴或冲洗。

冷水浴一般在清早进行。准备好冷水，用喷头、水桶或脸盆均可。首先活动身体至发热，如出汗应待汗干，才可入浴；然后脱掉衣服，双手快速地摩擦全身，从身体到四肢，由上而下，均匀摩擦。用力适度，感觉发热时，为检验身体能否适应水温，可将冷水抹在脸、手臂和大腿等处，此时，身体受到冷水刺激会引起条件反射，主要特征是皮肤出现鸡皮疙瘩，很快就会消失。

当身体感到不适时，首先应将毛巾放入冷水中再拧干或稍微拧干，然后用湿毛巾擦身体，随着擦洗次数的增多，身体由不适应逐步转为适应，由用毛巾间接擦洗过渡到用冷水直接冲洗。在这个阶段，不必着急，应量力而行，稳妥为上。

当身体能够适应时，便直接将冷水从头至脚进行冲洗，边冲洗边摩擦。这里有两个关键需要掌握好。一是双手摩擦全身贯穿于整个过程，要求双手、身体与冷水三者配合默契，协调一致，水冲洗到哪个部位，双手就摩擦到哪个部位；二是冲洗时间一般为10分钟（冬天5分钟）左右，以身体能够适应为宜，最好能控制在第二次鸡皮疙瘩出现之前。浴后迅速用干毛巾擦去水分，双手摩擦之后，穿上宽松的衣服，酌情活动一下，如原地跑步、做操等。

初练冷水浴者一般应从夏天练起，逐渐适应，逐步过渡到气温较低的秋冬季。要诀是：循序渐进，持之以恒，切忌三天打鱼两天晒网或半途而废，既要克服畏寒情绪，又要讲究方法。

日光浴

○日光浴对人体有很多好处

日光中的紫外线能刺激兴奋过程，提高中枢神经系统的紧张度，从而活跃全身各器官的机能。

太阳射线，特别是紫外线，具有很强的杀菌作用，能提高机体的免疫力。

紫外线能促进体内维生素D的合成，从而有助于防治佝偻病和骨软化症。

日光的照射能使调节体温的神经中枢受到锻炼，使身体能够适应外界高温，抵抗过热的刺激，较好地耐受高温环境。

日光的照射能够影响心脏活动，加速血液和淋巴液流动，增加心脏每搏输出量，使呼吸加深，肺换气量增大。

专门的日光浴，多在海滨、游泳场和家庭的院子里、阳台上裸露部分身体或全身让太阳照射。日光浴的方式可分为两种：一种是局部的，另一种是全身的。

局部日光浴多用于关节疾病、肌痛、神经痛，有改善病理过程，缓解疼痛的作用。照射时只露出伤病的部位，其余部位用衣服或被单遮盖。这种日光浴很少引起全身剧烈的反应，体弱者也适应，且效果很好。

病体虚弱的人一般先照射身体某一部分，然后逐渐增加照射范围进行全身日光浴。照射的时间应该循序渐进，时间可由10分钟增到1~2小时，在长时间照射当中，最好间歇几次（到阴凉处休息）。

〇进行日光浴时要注意

（1）最好选在没有污染的地方进行日光浴。

（2）空腹和饭后不宜进行日光浴，应适当隔些时间。日光浴后也应隔20~30分钟再进食。

（3）专门日光浴时可采取卧位姿势，用太阳帽遮住头部，最好戴茶色眼镜保护眼睛。

（4）一天中进行日光浴最适宜的时间，要根据地区、季节的不同而定。一般在上午9~12时，下午3~6时。日光过分强烈时，可在阴凉处间接接受日光照射。

放松保健法

〇放松臂部

坐姿，伸展双臂，十指尽量张开，然后用各手指分别压拇指2秒钟；双臂交叉在脑后，下颏尽量抵住胸部，靠手劲尽量使头部压前，停5秒钟，重复3次；双手在背后交叉反剪，将双臂尽量慢慢向上抬，到最高限后停5秒钟，重复3次。

〇放松腿部

并拢双脚，脚跟靠拢坐在椅子上，轻扣大腿内侧，然后用拳头轻轻地、小心地沿背部脊柱敲击；坐姿，双手抱住右小腿肚尽量向上抬，直至膝额相碰，停5秒钟，再换左小腿肚做，各3次；站姿，双腿尽量分开，将头压低到膝盖水平，手臂自然下垂，呼气，停5秒钟，在复位时深吸气，重复3次。

〇放松颌骨

大腿交叉坐好，手掌平放在膝盖上，睁大眼睛，舌头尽可能伸长，同时做深呼吸；张大嘴，尽量保持放松姿势；张大嘴，下颌左右移动，

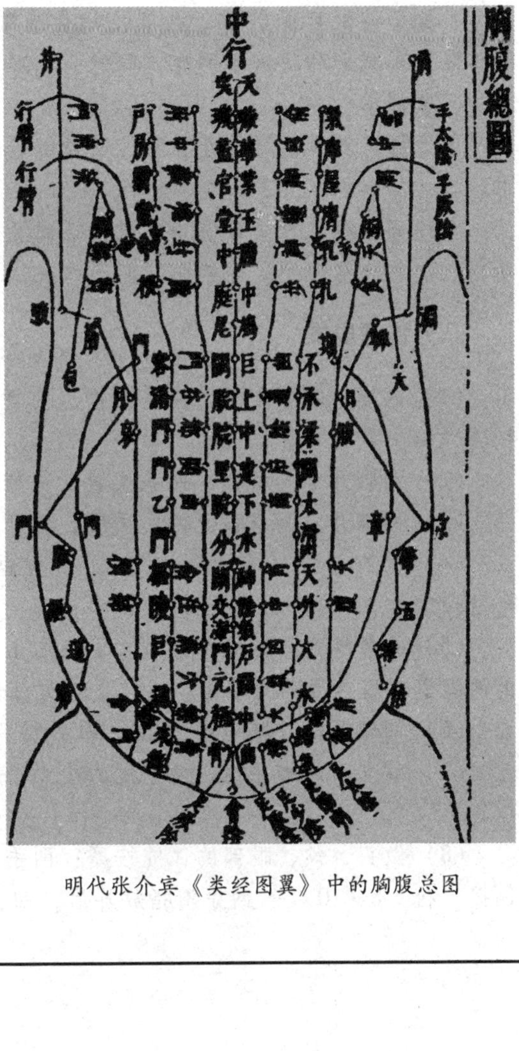

明代张介宾《类经图翼》中的胸腹总图

随后伸舌头，紧闭双眼。

收紧健身法

○收紧腹部肌肉

用力收紧腹部肌肉，5 秒钟后放松，然后再收紧、再放松，如此反复数次，可增强肠道蠕动功能，加强消化吸收能力。

○收紧胸部肌肉

上身稍向后倾使胸肌绷紧，同时双臂做扩胸运动，坚持做，可增强心肺功能。

○收紧背部肌肉

腰挺直，上身向前使背部肌肉绷紧，随后提肩、放肩，反复做可使背部肌肉得到锻炼。

○收紧双脚趾

用力收紧双脚的脚趾，使劲扒地，同时收紧小腿肌肉，收紧、放松，再收紧、再放松，如此反复数次。这项运动可促进下肢血液循环，使腿部肌肉得到锻炼。

○收紧臀部、肛门肌肉

用力收紧臀部、肛门的肌肉，持续6 秒钟之后放松，再收紧、再放松，反复数次。长期坚持做可促进臀、肛部位的血液循环，有助于消除腹部和臀部的多余脂肪，以达到减肥和防治肥胖症，同时，也可防止痔疮的发生。

○紧握拳

用力握紧双拳，再伸开手掌，反复做若干次。既可增强握力，又可防治手掌麻木。

上述每种锻炼方法可使局部肌肉得到锻炼，同时促进了血液循环，增强了心肺功能，加之非常简便，老年朋友们不妨一试。

八分钟健身操

（1）站立，右手上举，左手后摆，两臂交替上下抬摆（每两拍交换一次），做 4 ~ 8 次。

（2）两脚开立同肩宽，两手叉腰，头部绕环旋转，两侧各重复 10 ~ 20 次。

（3）两脚开立同肩宽，两手叉腰，臂部向两侧各绕旋 10 ~ 15 次。

（4）两脚分立（空隙一脚宽），两臂垂于体侧，原地深蹲，两手扶膝，重复 8 ~ 12次。

（5）力量练习。男性可做举杠引身向上或原地俯卧撑，女性可选坐姿或仰卧式的两脚模拟蹬自行车的动作。或在桌椅旁练俯卧撑。

（6）两臂摆动，原地踏步 20 ~ 30 秒钟。

（7）站立，两脚并拢，两手用力上举——吸气；上体前屈——呼气。重复 5 ~ 7 次。

（8）做头、颈、眼部的保健按摩：两手拇指放在耳侧，四指按前额上方，向两侧按“梳”8 ~ 10 次。两手拇指放耳后，四指紧贴前额，从正额向耳侧做轻缓按摩

8～10次。两手手指并拢放于颈后，用指腹往下推摩，再从颈后发际向肩部做螺旋状擦摩。重复8～10次。两眼闭合3～5秒，睁开双眼，再闭合。重复6～8次。两眼盯视书桌5～10秒，再眺望远处5～10秒，重复4～5次。

椅上健身法

俗话说“久坐伤身”。持续伏案工作，或长时间以同一种姿势坐在椅子上，不仅会引起腰背肌肉紧张，而且极易产生腰背酸痛、下肢肿胀、坐骨神经痛等“坐椅病”。针对上述情况编制的这套椅上健身法，可以在10分钟内很快地消除疲劳，强健四肢和躯干，促进血液循环，振作精神，提高工作效率，并能防止因“久坐伤肉”而产生的疾病，从而达到强身健体的目的。具体方法如下：

（1）坐在椅子上，上身伸直，做1次深呼吸，紧腰收腹，保持这种姿势2～3秒钟。重复4～8次。可强健腰、腹部肌力，预防腰背酸痛。

（2）坐在椅子上，上身伸直，两肩向后用力使背肌收紧，两肩胛骨靠拢，保持这种姿势4～6秒钟。重复4～8次。可滑润肩胛关节，强健肩背肌，预防肩背肌僵硬、酸痛。

（3）坐在椅子上，上身伸直，两手撑住坐板，用力支撑，尽量把身体抬起，保持这种姿势3～4秒钟。重复4～8次。有助于消除疲劳，强健上肢和腰背部肌力，可祛除腹部多余脂肪，健美腰围。

（4）坐在椅子上，身体紧缩、收腹，两手用力支撑坐板，收紧臂大肌，并使臂部从椅子上微微抬起，保持这种姿势4～6秒钟。重复4～8次。可强健上肢、腰、腹、臂和腿部的肌力，使之富有弹性，预防腰痛、痔疮和坐骨神经痛。

（5）坐在椅子上，两腿屈膝、抬起，两手抱住小腿，尽力往回使膝部贴近胸部。重复4～8次。可促进腿部血液循环，活动膝关节，强健腹、胸部肌力、预防下肢肿胀。

（6）坐在椅子上，两手叉腰，两脚踩地，左右转动腰部至最大幅度。重复8～12次。可使腰部、脊柱得到锻炼，强健腰、腹部肌力和增强柔韧性，防止腰痛，祛除腰、腹部多余脂肪，健美腰围。

（7）坐在椅子上，两腿轮流快速屈膝向上提起，两臂屈肘于体侧，交替前后摆动，模仿跑步动作。重复30次。可促进全身血液循环，强健全身肌力，防止“久坐伤肉”。

（8）坐在椅子上，上身伸直，两脚平放，脚趾踩在地上，脚跟尽量提起，持续6秒钟。重复8～12次。有助于促进下肢血液循环，强健小腿和踝关节肌力，预防下肢肿胀。

身体平衡健身法

除因高血压、冠心病发作时的跌跤外，单从生理衰退角度来看，老年人因为反应迟钝，肌肉功能衰退，关节灵活性差，容易失去平衡而发生跌跤，老年人由于骨质疏松，跌倒后易发生骨折。所以，要防止跌跤，关键是要积极锻炼神经反应、肌肉力量和关节的灵活性，提高身体的平衡性。可采取跑步、徒手操、太极拳等健身锻炼方法。下面介绍的中老年人身体平衡健身法，经常练习，能收到较好的效果。具体方法如下：

（1）先用一条腿站立，然后再换另一条腿站立。重复上述动作，每条腿站立的时间逐渐增加。

（2）坐在椅子上，上身向右转，然后向左转，手臂向前平举后重复上述动作。坐着向前弯腰，右手碰左脚，再用左手碰右脚。

（3）坐着从地上捡起物体，举起，然后再放到地上（物体重量可视自己情况而定）。

（4）站着从桌子上慢慢拿起重物，放在椅子上，再放回桌子上。重复上述拿物动作。然后将重物从桌子上放在地上，再放在桌子上。

以上动作每日重复做10~20次。经常坚持练习，会增加腿部肌肉力量和关节的灵活性，改善神经传导及反应能力，提高老年人的平衡能力，对防止老年人跌跤有明显的效果。

踏青与爬山

踏青是一种常见的运动项目，集旅游、运动、娱乐为一体。

踏青要选择天气好的时候进行，风雪天、寒冷天、下雨天等不宜进行。一般选择在春秋两季。约上三两好友，或会同家人一起去，带点吃喝，大家一起去郊外风光迷人之处，实在是人们的一大乐趣。

登高，即爬山。这是古今中外所广为推崇的一项健身体育活动。

从运动健身的角度看，经常进行登山活动，无疑能帮助人们达到预防疾病、强身健体、益寿延年的目的。由于一定高度的高山（约1 000米左右）的大气中氢离子（包括对人体健康大有益处的负氧离子）含量极多，大气压降低，能促进人的生理功能发生一系列变化，对哮喘等疾病可以起到辅助治疗作用，并可降低血糖，增高贫血患者的血红蛋白和红细胞数。即便在一些普通的并不很高的山中进行攀登锻炼，也能使肺通气量、肺活量增加，血液循环增强，脑血流量增加，小便酸度上升，血糖轻度下降。这些无疑都有利于人体健康。

经常爬山，对身体是有好处的，但老年人毕竟年龄老化，骨质疏松，腿脚不利落，一旦受到磕碰，容易发生骨折。建议老年人爬山时，一定要选择道路平整、坡度平缓的山路。太陡、太险的路不要试足。登山时要一张一弛，运动量不宜太大，行走速度放慢，可边走边欣赏路旁的风光。劳逸结合，应把登山看做是与大自然相融合的一种户外活动。因人而异，根据自己的体能情况来决定运动量，逐渐加大。

什么气候登山，也是很重要的，天气太热，阳光强烈，容易发生中暑；天气寒冷，要避免中风感冒，随时增减衣服。有些老年人本身就患有各种不同程度的疾病，像心脏病、高血压、糖尿病等，这些人首先要熟知自己的病情，一定要服从医生的劝告及安排，不可心血来潮，贸然行动。带上必要的药品，以备不测。拐杖、水、帽子也是不可缺少的。老年人登山一定要有人相伴，或是结队而行，相互有个照应。一旦身体不适，可及时报信抢救。

总之，一定要量力而行，运动的宗旨在于适量、安全。

其他简易健身法

〇倒立健身法

倒立健身方法在生活中我们都有体会。长时间的直立活动，时间一长就会感到头昏脑涨，耳鸣目眩，下肢静脉也会曲张。医学研究也证明，胃下垂、肾下垂、子宫下垂、痔疮等都与长时间直立有关，当身体倒立时，用一木斜板倚床边，头向下卧于板上，由于此时处于头低脚高位，脑部血流量自然也会增加。此外，也可用两条被子垫于腰背部，成头低脚高卧位，也有倒立作用。

倒立健身法并不是对所有中年人都适合，亦有一些禁忌症，比如高血压、冠心病、便秘、孕妇、骨折患者勿用此法，饭后即刻也不宜倒立锻炼。

〇甩手健身法

甩手是我国民间流传的一种健身方法，主要作用是增强体质、提高抗病能力，但对一般的慢性气管炎、肠胃病、高血压病和神经衰弱等也有一定的医疗效果。俗话说：甩手法治百病，建议大家不妨随时随地练一练。

〇手指健身法

手指与人的机体健康密切相关。在手指部位分布着丰富的毛细血管和神经末梢。手指健身法可以促进机体的血液循环，增强大脑神经中枢的感应性，使手指敏捷灵活，有助于放松肌肉，消除疲劳。具体方法如下：

（1）两腿直立，两手下垂，手掌朝前，向前或向后旋转，轻轻抖动3～5次。

（2）两腿直立，两臂向前伸直，十指交叉，将两肘关节弯曲后，再伸直，然后将手放下，抖动手指3～5次。

（3）两腿直立，两手下垂握拳，用力弯曲前臂，将两拳向肩部靠拢，再放下，两手抖动3～5次。

（4）一只脚向前跨出，两手臂向上弯曲，手指触肩，再向前推出，然后两手放下，抖动3～5次。

（5）两腿直立，两手沿躯干下垂，依次向上弯曲手臂，并轻轻敲打肩胛，然后放下，抖动3～5次。

〇拍打健身法

所谓“拍打法”，就是不停地挥动双手，交叉拍打自己身体的各个部位。现代科学研究表明，拍打运动可以使原来的兴奋中枢得到抑制，呼吸得到加强，同时还能促进血液循环，从而有利于消除疲劳，这和人们历来提倡的读书累了就去打打球、跑跑步有异曲同工之妙，这种运动方式还能防治脑力劳动者易患的一些疾病。因为拍打运动可使全身各个关节得到适度的活动，尤其是上身的肩、肘、腕、指、颈部的关节活动度更大，这对预防和治疗颈椎病及肩周炎将起到积极的作用。

拍打运动也是一种很好的肌肉按摩，它所产生的震动波和冲击波可传至肌肉和内脏器官的深部。故能“行气活血，流通经络”，促进内脏的血液循环和血管的柔

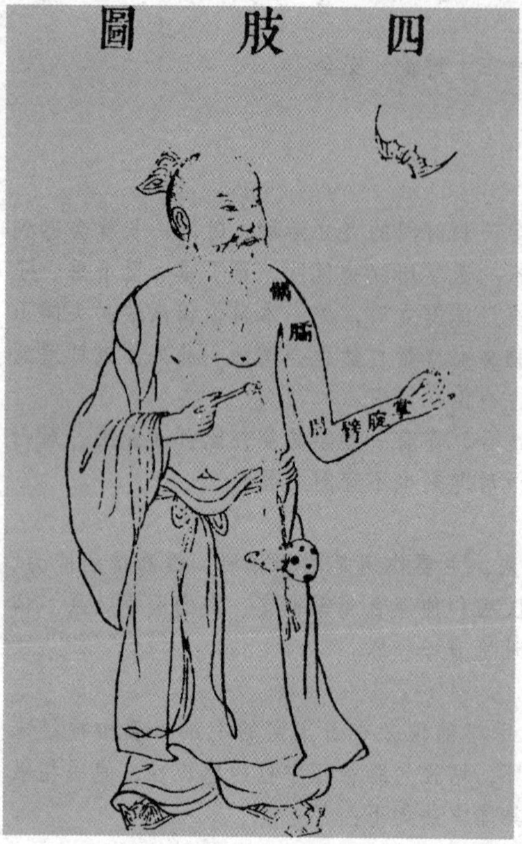

清代吴谦等人所撰《医宗会鉴》中的人体四肢图

软性，从而有利于防治心血管疾病。当这种冲击波抵达内脏深部时，还有可能使肝、胆、肾、膀胱等器官壁上的一些微小沉积物脱落下来，并随分泌物或血液循环排出体外，有利于预防肝脏疾病和胆、肾、膀胱结石。它还可以治疗手、脚畏寒症。唐代名医孙思邈在《千金备急方》中曾讲过，对于手脚怕冷的人，可以从上至下捶打，打热便休。

拍打运动不受场地限制，运动量也可以自行控制，实为一种老少皆宜、简便易行、经济实效、灵活方便的防病健身功法，尤其对脑力劳动者来说更是如此。

○悬空锻炼

悬空是一种简单体育锻炼活动。如果没有现成的锻炼设备，可以因地制宜，就地取材，比如在屋梁上架绳棍或利用门框、树枝等进行锻炼。两手拉横档，两脚离开地面，让身体在空中悬起来，在空中停留1～2分钟。每天早晚各1次。悬空时，全身肌肉伸直，肌纤维拉长，促进血液循环，改善局部营养，增强肌肉、关节、骨骼的生理功能。可预防和治疗肩周炎、腰背酸痛等疾病，尤其对胸肌有发达作用。

做悬空锻炼，设备要牢固，身体离地高低，视个人情况而定，悬空时间也要从实际出发。作为健身运动，除练悬空外，还可选择其他活动，以便身体的其他部分的肌肉及器官组织也得到锻炼。

○跳绳

跳绳，是一种以四肢肌肉活动为主的全身运动，两脚跳跃，两腕旋转，肩带、腰、腹、臀部、大腿、小腿直至脚部等各关节都参加活动。

跳绳能使心脏与肺脏的功能大大加强，呼吸加深加快。特别是对老年人的心脏来说，更是一种良好的锻炼。跳绳，还能使呼吸肌力量加强，对增大肺活量、提高肺功能都有良好作用。

因此，跳绳时，全身的血液循环都能得到加快，全身都能得到更加充分的氧气和营养物质的供应，同时对下肢骨骼还有一定压力，也能刺激和促进骨骼的健康。

4. 球类健身运动

打网球

经常参加一些适当的体育活动，可以促进人的全身的血液循环，改善心脏功能，防止组织器官过早衰退。身体素质尚好、过去也有体育锻炼基础的老年人，可以参加适当的球类活动，其中网球运动更适合老年人，因为打网球的运动量可大可小，活动范围也可根据自己的体力及运动技巧适当掌握，不会产生运动过量及身体伤害；打网球可增加运动乐趣，提高脑神经系统的兴奋及调节功能，改善脑部血液循环，保持精力充沛；打网球有利于减肥，使体重保持在适当范围之内，防止心血管系统的硬化。科学实验证明，网球一类的运动可以降低血中的脂肪成分，使血胆固醇减少。科学研究发现，人体血中高密度脂蛋白的增加，可以减少血管硬化的发生，而网球运动可以提高血中高密度脂蛋白的含量，因此老年人经常参加网球活动，可以减少高血压、冠心病以及脑血管栓塞等心血管疾病的发生率，增进健康，延长寿命。

门球运动

○门球运动能使身体得到全面锻炼

打门球的基本活动是瞄准、击球、拾球和到位。在活动中伴随着快步走或慢跑，可以使全身的运动器官，特别是手、臂、腰、腿、脚，以及视力、听力、内脏和神经系统都得到锻炼。

○门球运动可以增强脑细胞的活力，锻炼思维和记忆能力

门球活动中的技、战术的运用和整体配合，以及打球所处的位置，都需要用脑力，这样日复一日地进行脑运动，就会增强脑细胞的活力，锻炼思维和记忆能力。打门球可以说是体脑并用的运动项目，而体脑运动的有机结合，正是门球运动的独具之处，所以这项运动更有益于老年人健康长寿。

○门球运动具有显著的心理保健作用

门球是运动和娱乐兼而有之的项目。它不仅对肢体健康有益，而且能愉悦参加者的情绪，使老年人心醉神达，忘却生活中的种种烦忧，增多朋友之间的交往和友谊，对老年人心理有保健作用。

○打门球可以进行充分的日光浴和空气浴

门球运动是一项户外运动，又因其活动量较小，能持续活动几个小时，可以进行充分的日光浴和空气浴。这是门球户外运动“得天独厚”的优点。经常进行日光浴和空气浴有增强体质和防病治病的作用。太阳的光辐射还可以使人心情舒畅，并改善人体组织的新陈代谢。人体皮肤与空气接触，可产生相应的生理效应，提高身体对气温的适应能力。

打排球

排球是深受群众喜爱的球类运动项目，打排球等于进行全身锻炼。打排球时，要求参加者随时做出跑动移位、跳跃以致倒地救球等动作，这对发展人的肌体机能，增强体质，锻炼人的灵敏度、速度、弹跳力、力量和柔韧性等身体素质有着良好的作用。排球比赛又是集体运动项目，通过打球可以培养团结协作、机智勇敢、灵活顽强、积极果断等优良品质。

老年人的体力、灵敏度、弹跳力等都已程度不同地衰退，不能像青年人那样进行剧烈的对抗性排球比赛，但把排球作为活动筋骨、调节身心、促进新陈代谢的健身活动，还是很合适的。办法是年龄相当的老年人之间进行友谊比赛，倒地救球、跳高拦网等动作，只能量力而行，最好尽量避免。老年人打排球，目的在于健康益寿，如果做倒地救球等动作，很可能引起意外事故，那就违背了锻炼身体的初衷。

打乒乓球

乒乓球是老少皆宜，群众性非常广泛的球类运动项目，也是中国的国球。经常打乒乓球，能增强四肢、腰部、背部和胸部肌肉群的力量，提高耐久力，还可有效地增强内脏器官的功能，延缓肌体的衰老，有益于身体健康。

中老年人打乒乓球重在健身防老，而不是比赛的胜负。特别要避免过分剧烈的动作，如果能与技术熟练的对手打球，则更为理想。技术熟练的对手可以为你创造锻炼肌体各部位的条件。打乒乓球，要根据个人的体质情况确定运动量。有心血管、脑血管系统疾病的老年人参加打乒乓球等运动，动作可慢些，时间可短些。

玩保龄球

保龄球又叫地滚球，是一种很古老的运动项目。现代保龄球传入我国时间并不长，但却发展迅猛，如雨后春笋般迅速成长起来。

绝大多数保龄球馆都设有自动排列器、自动回球道和电子计分器等。活动场地分球道、球瓶区和掷球区三个部分。保龄球的球体直径为21.5厘米，有2~4个手指洞，一般为3个洞，由拇指、中指、无名指插入球洞持、掷球。保龄球的球鞋也很特殊，一脚为橡皮底，一脚为皮底。橡皮底可起防滑作用。保龄球的球重为8~16磅，每个人可根据自己的能力选择球的重量。

保龄球是一种全身都得到锻炼的运动，不仅对上肢、腰、背肌肉的锻炼大有益处，还能增强大脑的观察、思维、计算和判断能力。由于掷球时神经高度集中，加上准确地将目标全部击倒后产生的兴奋和愉快感，都会有助于身心健康。

保龄球是一项中老年人喜爱的球类项目，它趣味性极强。从事这项运动时，首先要注意循序渐进，第一次玩时，很可能摸不着门，不要着急，一次次练习，技术就会逐渐提高。其次，打球时，要注意协调性，步伐的协调，手臂的协调。起动时，可走3~6步，每个人可根据自己的习惯协调步伐。掷球时，手臂要顺势把球掷出。第三，要选择合适重量的球，初学者，要从较轻的球开始练起，等力量加强后，再慢慢增加球的重量。

但打保龄球要有一定的经济条件，每次打球都要花场地费，因此，不大适合一般人参加。

打高尔夫球

高尔夫球是国外盛行的一种体育活动。它虽还不是奥运会的正式比赛项目，但经常举行世界性的比赛。从1953年起，每年举行一次职业运动员参加的世界杯赛，每两年举行一次业余运动员参加的世界锦标赛。

高尔夫球略大于乒乓球，里层是软橡胶，外层是白色硬橡胶，球体有规则地布满圆形凹坑。球棒有20种形状，各有各的用途，比赛时每个运动员可携带14种之多。球场多设在景色宜人的地方，形状不规则，既无边线，也无端线，球场内有18条球道纵横排列，每条长100米至500米不等。每条球道的尽头有一场“绿洲”，上有一个直径10.8厘米、深不超过10厘米的小洞，洞旁插一面小旗。当最后一名运动员将球击入洞后，则可将小旗拔掉。

比赛的规则很简单：运动员尽力用最少的次数将球一一击入洞内。谁用的次数最少，谁就获胜。因此，它甚至不需要裁判员。双方相互在卡片上记下对方的击球次数，便可计算胜负。

高尔夫球比赛不仅要求运动员有高超的技巧，而且要求有良好的体质。因为一场比赛有时会延续数小时之久。

1984年以来，我国与外国合资，许多地方都修建了具有国际水平的高尔夫球场，并成立了高尔夫俱乐部。

但高尔夫球是贵族运动，一般的经济条件是无法问津的。因此，它不是一种普及性的体育运动项目。

击台球

台球运动是国际上流行的一种室内游戏，是一种智力与体力结合的健身运动。台球分落袋台球、彩色台球和四球台球。其中，落袋台球是各种台球的基础。

台球运动可以促进人体新陈代谢，锻炼老年人的思维能力，使老年人肢体和大脑灵活自如。

打台球是在专设的球房里进行的。室内布置庄重典雅，色调和谐。造型稳定的球台，台边呈深棕色，中间的台面绷铺着翠绿色台呢，与五颜六色的球体相互衬托，柔和的聚光灯匀布其上，显得格外鲜艳迷人。这里没有喧嚣的场面，只有阵阵球体撞击声，轻声细语的交谈声。即使是紧张的角逐，激烈的交锋，依然安静如常。置身其中，会使老年人充满生机。因此多少年来，台球以它独有的魅力，吸引着无数喜好运动，而又酷爱安静的人，被人誉为是有益身心健康的活动。

打台球，不需要屏气用力和快速地奔跑，也不需要反应快捷而复杂的体位变化。它也不受体形、年龄、性别的限制，对身体状况的限制也较少。打台球的基本动作也很简单，除了类似于伏在桌前站立的“俯身躬腰”和击球时的“荡臂抖腕”

的主要动作外，就如同走路一样的“稳步行走”。参加者可以运用自己对球式的理解，灵活发挥本人的思维。

击球手大体可分为两种类型：一类是刚劲快速的力量型打法，一类是绵软缓慢的技巧型打法。

老年人不适宜球类运动

老年人经历着一个身体生理功能减退的过程，经常的体育锻炼可以延缓这一过程，保持较高的活动能力，防止过早衰老。但是体育运动毕竟不能阻止衰老，随着年龄的增长，各系统器官的功能还是有所下降。例如老年人心血管和呼吸系统吸收和输送氧气的能力减弱，不能满足剧烈运动时肌肉对氧气的需求。在很多球类运动中运动的强度不易控制，剧烈的跑、跳，高度的精神兴奋都可引起心血管的异常反应，甚至造成意外。

老年人的运动器官也有明显的功能改变。如神经系统变得反应迟钝，不能适应球场上瞬息万变的形势。老年人肌肉萎缩，肌力减弱，肌腱、韧带缩短，关节僵硬，骨骼变得疏松脱钙，比较脆弱，在复杂的球类运动中容易因失去平衡或碰撞而跌倒，以致损伤肌肉、关节，甚至造成骨折。

所以，一般老年人的健身运动不宜采取剧烈的球类运动，而以采用比较平稳可控的运动，如走、跑、游泳以及拳、操等项目为宜。当然，如一直从事某项球类运动，而且身体对这种运动方式能很好地适应，那么年龄增长时仍可酌情继续进行这项球类运动，但要注意控制剧烈程度，不要和青年人争短长。此外，一般的打打羽毛球、乒乓球还可以，而篮、排、足球等，一般不适合大多数老年人参加。像水球、曲棍球等就更不适宜了。